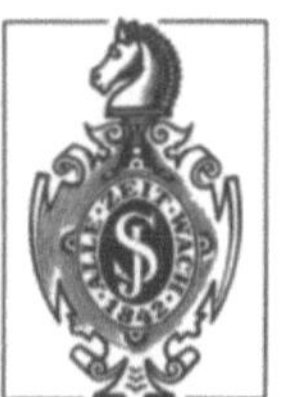

Otto G. Bier, Dietrich Götze,
Ivan Mota, Wilmar Dias da Silva

Experimentelle und klinische Immunologie

Mit 146 zum Teil farbigen Abbildungen

Springer-Verlag
Berlin Heidelberg New York 1979

Otto G. Bier
Diretor do Laboratório Especial
de Imunologia Aplicada,
Instituto Butantã, São Paulo

Dietrich Götze
Dr. med. habil., Associate Professor
Max-Planck-Institut für Biologie
Correnstr. 38, D-7400 Tübingen

Ivan Mota
Professor Adjunto do
Instituto de Ciências Biomédicas da
Universidade de São Paulo

Wilmar Dias da Silva
Ex-Professor Titular de Imunologia Básica do
Instituto de Ciências Biologicas da UFMG
Professor Docente-livre de Imunologia pela
Escola Paulista de Medicina
Professor Assitente, Doutor do Departamento de
Microbiologia e Imunologia do
Instituto de Ciências Biomédicas da
Universidade de São Paulo

Titel der brasilianischen Originalausgabe:
Bier, O. G., Mota, I., Dias da Silva, W., Vaz, N. M.:
Imunologia Básica e Aplicada. Segunda Edição, 1977.
Editora Guanabara Koogan S. A., Rio de Janeiro, Brasilien

Übersetzt aus dem Englischen von Anne-Marie Götze und Dietrich Götze und für die deutsche Ausgabe ediert von Dietrich Götze

ISBN-13 978-3-540-09196-7 e-ISBN-13: 978-3-642-67198-2
DOI: 10.1007/978-3-642-67198-2

CIP-Kurztitelaufnahme der Deutschen Bibliothek.
Experimentelle und klinische Immunologie/ Otto Bier ... – Berlin, Heidelberg, New York: Springer, 1979.
NE: Bier, Otto [Mitarb.]

Softcover reprint of the hardcover 1st edition 1979

2124/3321-543210

Vorwort

Der Fortschritt der Immunologie während der vergangenen 10 Jahre ist nur dem Vormarsch der Molekularbiologie vergleichbar. In dieser Dekade wurden viele seit langem bestehende immunologische Probleme gelöst, wie z. B. die Aufklärung der Antikörperstruktur und die Natur der immunologischen Spezifität. Darüber hinaus eröffneten Entdeckungen im Bereich der zellulären Immunologie neue Perspektiven: Die beiden Differenzierungswege spezifischer Zellen des Immunsystems für die zelluläre Immunität sowie für die humorale Antikörper-Synthese wurden aufgedeckt. Daraus entstanden und entwickelten sich viele Unterteilungen der Immunologie: Immunchemie, Immunbiologie oder zelluläre Immunologie, Immungenetik und Immunpathologie.

Der explosionsartige Fortschritt dieser Wissenschaften wird an der Schaffung mehrerer neuer Zeitschriften jedes Jahr in vielen Ländern sichtbar, am eindrucksvollen Zuwachs nationaler immunologischer Gesellschaften und an dem großartigen Erfolg des Ersten Internationalen Kongresses für Immunologie. Die schnelle Wachstumsrate dieser Wissenschaft macht es sehr schwierig, ein Lehrbuch der Immunologie zu schreiben. So viele Befunde häufen sich an und gleichzeitig werden so viele überkommene Konzepte überholt, daß ein solches Unterfangen tatsächlich bis vor kurzem schwierig war. Hinzu kommt, daß das Gebiet zu umfangreich wurde, um von einem Einzelnen fachgerecht abgehandelt zu werden.

In diesem Lehrbuch wurde die Anzahl der Autoren bewußt begrenzt, was ihnen ermöglichte, sowohl das Gebiet fachgerecht zu behandeln als sich auch gegenseitig zu ergänzen und ein Gefühl der Kontinuität zu vermitteln, das sonst in Lehrbüchern vermißt wird, die von 20 bis 30 Wissenschaftlern geschrieben werden, wobei jeder ein Kapitel aus seinem Spezialgebiet beiträgt.

Die moderne Immunologie ist ein Fachgebiet, das sowohl für Biochemiker, Genetiker, Molekular- und Zellbiologen als auch für praktizierende Ärzte in vielen medizinischen Sparten von Bedeutung ist wegen der grundlegenden Prinzipien, die sie hervorgebracht hat und der angewandten Methodologie, die sie bietet. Gerade weil die Immunologie eine angewandte Wissenschaft ist, die sich der Technologie vieler Grundlagen-Bereiche bedient, ist es ihr gelungen, umgekehrt die Grundlagen-Forschung, von der sie abhängt, zu bereichern. Der Aufbau des Lehrbuches macht diesen Aspekt besonders deutlich: Behandelt werden nämlich die Histologie, Zytologie und Differenzierung des Immunsystems, die physiologischen Regulationsmechanismen der Antikörper-Bildung, die Immunglobulinstruktur und die genetischen Vorgänge, die die Entstehung der Mannigfaltigkeit der Antikörperbindungsbereiche betreffen. Die Autoren gehen dann zu den Krankheitsprozessen über und analysieren die Funktion des Immunsystems bei den Abwehrmechanismen und bei pathogenen Vorgängen, die durch die Aktivität des Immunsystems selbst hervorgerufen werden, wie z. B. Allergien und Autoimmun-Erkrankungen. Jeder dieser Abschnitte wird mit den jüngsten Laboratoriumsbefunden fachgerecht und kritisch dargeboten.

Harvard Medical School
Boston, Massachusets, USA
November 1972

BARUJ BENACERRAF

Inhaltsverzeichnis

Biomedizinische Anwendung der Immunologie

Einleitung

Otto G. Bier

Die Immunologie beschäftigt sich mit dem Studium der Immunantwort (immunis, lat. abgabenfrei), d. h., der Reaktion des Organismus auf das Eindringen einer ihm nicht eigenen (fremden) Substanz. Geschieht dies, so wird ein Mechanismus in Gang gesetzt, der zunächst die Erkennung dieser fremden Substanz ermöglicht und in einem zweiten Schritt ihre Elimination bewirkt.

Während die Erkennung an schon vorhandene Zellen gebunden ist, nämlich die Träger von Rezeptoren, die die fremde Substanz binden können, hängt die Elimination von humoralen und zellulären Elementen ab, die sich auf den Stimulus der erkennenden Zellen hin erst neu oder vermehrt bilden.

Es gibt zwei Formen der Immunantwort: die humorale Immunität (Bildung von Antikörpern) und die zelluläre Immunität. Jede dieser beiden Formen ist mit der Stimulation einer bestimmten Lymphozyten-Population verbunden: B-Lymphozyten (nicht-thymischen Ursprungs oder thymusunabhängig) und T-Lymphozyten (Thymus-Herkunft oder thymusabhängig).

Bei der ersten Form wird die fremde Substanz (Antigen oder Immunogen genannt) nach Verarbeitung von Makrophagen von B-Lymphozyten gebunden, die die Fähigkeit haben, sie zu erkennen; auf diese Weise stimuliert, differenzieren sich die B-Lymphozyten zu Plasmazellen, die nun ihrerseits ein Immunglobulin (Antikörper) synthetisieren, das die gleiche Bindungsstelle trägt wie der Rezeptor der erkennenden B-Zelle. Daher sind solche Immunglobuline in der Lage, das Antigen, das ihre Bildung hervorrief, spezifisch zu binden.

Antigen und Antikörper sind hinsichtlich ihres entsprechenden Bindungsbereiches dreidimensional angepaßt – wie Schlüssel und Schloß, ein von Ehrlich übernommener Vergleich Fischers, den dieser gebrauchte, um die Spezifität von Enzymen in Bezug auf ihr Substrat zu erläutern. Damit eine Substanz eine Antikörperbildung hervorrufen kann, muß sie eine gewisse Größe besitzen. Selbst dann sind nur kleine Bereiche des Makromoleküls der Antikörper-Bindungsstelle angepaßt: Diese Bereiche nennt man Antigen-Determinanten.

Wenn sich Antigen-Determinanten nahe beieinanderliegender immunogener Moleküle mit den spezifischen Antikörpern verbinden, bilden sich Aggregate, die leicht von Makrophagen aufgenommen werden können und auf diese Weise aus dem Organismus entfernt werden.

Ähnliches tritt bei der zweiten Form der Immunantwort auf, nur mit dem Unterschied, daß hier Immunglobuline keine Rolle spielen; an ihre Stelle treten Lymphozyten, die in der Lage sind, mit dem Antigen spezifisch zu reagieren. Vermutlich besitzen sie an ihrer Oberfläche Rezeptoren, die denen der Bindungsstellen von Antikörpern ähnlich sind. Der immunogene Reiz wirkt in diesem Fall auf eine andere Lymphozyten-Population: die T-Lymphozyten. Anstatt sich in Plasmazellen zu differenzieren, durchlaufen die T-Lymphozyten eine Blastentransformation und proliferieren, um auf diese Weise die ursprünglich stimulierte Population zu vervielfachen: Es entstehen spezifisch „sensibilisierte" oder zytotoxische Lymphozyten. Das Phänomen einer Transplantatabstoßung ist das Ergebnis einer Reaktion zwischen Histokompatibilitätsantigenen an den Transplantat-(Spender-)Zellen und sensibilisierten Lymphozyten des Empfängers.

Der Antigen-Antikörper-Komplex ist in der Lage, mit einem Multienzym-System des normalen Serums zu reagieren: dem Komplement-System. Im besonderen Fall der an Zellen gebundenen Antigene kann eine solche Wechselwirkung zum Zelltod führen, sogenannte Zytolyse oder Zytotoxizität.

Antigen, Antikörper (frei oder an Lymphozyten gebunden) und Komplement sind die Mittel der Immunantwort. Ihr Zusammenwirken kann eine protektive Wirkung haben (Immunität) oder kann zu einer Überempfindlichkeitsreak-

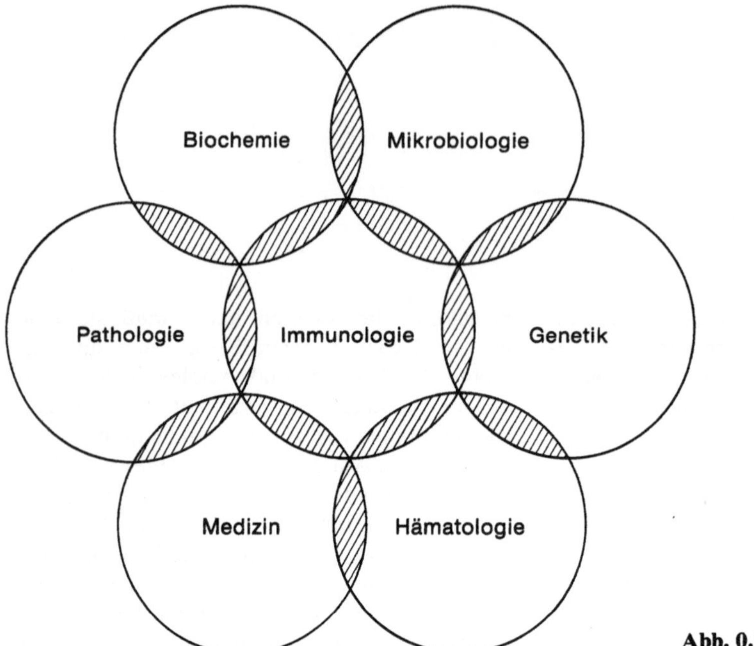

Abb. 0.1.

tion führen, die für den Organismus schädlich ist; in jedem Fall ist es jedoch das Ziel der Immunreaktion, die fremde Substanz zu entfernen.

Neben diesen Formen der Immunantwort besteht noch eine Form, deren Mechanismus unbekannt ist; hierbei führt die Reaktion eines Antigens mit Lymphozyten zum Verlust der immunogenen Wirksamkeit: Dieses Phänomen wird als immunologische Paralyse oder Immuntoleranz beschrieben. Das Vorhandensein dieser Reaktionsform wird als Erklärung für die Toleranz gegenüber den eigenen Bestandteilen des Organismus herangezogen.

Historisch entwickelte sich die Immunologie aus der Inneren Medizin, und hier dem Gebiet der Infektionserkrankungen; der Anstoß war das Phänomen der Immunität gegenüber bestimmten Zweit-Infektionen, wie Pocken, Masern, Diphtherie u. a. Die Entdeckung künstlicher Methoden aktiver Immunisierung (Impfung) oder passiver Immunisierung (Serumtherapie) zusammen mit der Entwicklung serologischer Reaktionen für die Diagnose von Infektionskrankheiten steckte den sich entwickelnden Fachbereich der Immunologie ab. Schritt für Schritt erweiterte sich das Feld und schließt heute die Bereiche Immunchemie, Immunbiologie, Immunpathologie, Immungenetik, Immunpharmakologie, Immunologie der Überempfindlichkeitsreaktionen, der Autoimmunerkrankungen, der Tumoren, der Transplantation und vieles mehr ein. Es ist daraus ersichtlich, daß der Immunologie heute ein besonderer Stellenwert im biomedizinischen Bereich zukommt (Abb. 0.1).

Grundlagen der Immunbiologie

1 Histologie und Histogenese des lymphatischen Gewebes

Ivan Mota

1.1 Histologie und Histogenese des lymphatischen Gewebes; primäre und sekundäre lymphatische Organe

Allgemeines. Lymphatisches Gewebe weist eine fibrillär-retikuläre Struktur auf, in dessen Netzwerk freie Zellen gefunden werden. Das retikuläre Gitterwerk setzt sich aus retikulären Fasern, Retikulum-Zellen und organständigen Makrophagen zusammen, die einen wesentlichen Anteil des retikulo-histiozytären Systems darstellen. Die Mehrheit der freien Zellen sind Lymphozyten in verschiedenen Stadien der Differenzierung; unter diesen finden sich auch freie Makrophagen und Plasma-Zellen. Zwei Arten von lymphatischem Gewebe kann man unterscheiden:

Lockeres lymphatisches Gewebe vorwiegend mit Retikulum-Zellen und *dichtes* lymphatisches Gewebe, in dem Lymphozyten überwiegen.

Dichtes lymphatisches Gewebe ist in der Lage, Knoten zu bilden, welche das noduläre lymphatische Gewebe bilden.

Lymphe und Lymphgefäße. Lymphgefäße haben ihre Wurzeln im Gewebe als feinste Lymphkapillaren, die kommunizieren und durch Anastomosen ein Netzwerk lymphatischer Kapillaren bilden. Diese haben unterschiedliche Durchmesser und bilden beim Zusammenfluß Haupt-Lymphgefäße. Ihre Gefäßwand setzt sich aus einer Schicht endothelialer Zellen zusammen, die außen von einer lockeren Gitterfaserhülle umschlossen ist. Im Gegensatz zu Blut-Kapillaren besitzen Lymph-Kapillaren keine Basal-Membran. Wahrscheinlich dadurch bedingt haben die Lymph-Kapillaren die Fähigkeit, Makromoleküle, die im Interstitium und im entzündlichen Exsudat vorkommen, zu absorbieren. Die Lymphe leitet sich aus der interstitiellen Flüssigkeit ab, die durch die Gefäßwand der Lymph-Kapillaren dringt und von dieser zu den Lymphknoten geleitet wird. Der Durchfluß der Lymphe durch das Interstitium des zellulären Netzwerkes dieser Organe erlaubt einen engen Kontakt zwischen den von der Lymphe mitgeführten Substanzen oder Partikeln und den Makrophagen und immunkompetenten Zellen dieser Organe. Gleichzeitig erhält die Lymphe Zellen, die ihren Ursprung im Lymphknoten haben. Nachdem die Lymphe die Lymphknoten passiert hat, wird sie schließlich über den Ductus thoracicus der venösen Zirkulation zugeführt.

Primäre und sekundäre lymphatische Organe. Lymphatisches Gewebe wird vermehrt in lymphoiden Organen vorgefunden, die funktionell in primäre und sekundäre Organe unterteilt werden. Während der phylogenetischen Entwicklung und der Embryogenese treten der Thymus und die Bursa Fabricii als erste lymphoide Organe auf und zusammen mit diesen die ersten Lymphozyten. Diese Organe werden daher primäre lymphatische Organe genannt. Vom Standpunkt der Embryogenese werden die primären lymphatischen Organe von anderen lymphatischen Strukturen durch den Ort ihres Ursprungs unterschieden – nämlich Berührungspunkte zwischen Ektoderm und Endoderm. Diese Tatsache läßt vermuten, daß solche Bezirke eine besondere induktive Eigenschaft bezüglich der in diesen Organen gebildeten lymphoiden Elemente besitzen.

Sekundäre lymphatische Organe der Säugetiere sind Milz, Lymphknoten und anderes lymphatisches Gewebe, deren lymphatische Zellpopulationen von den primären Organen abhängig sind. Lymphatisches Gewebe tritt zuerst im Thymus und der Bursa Fabricii auf und danach in anderen lymphatischen Organen. Beim Menschen besitzt der Thymus bis zum Ende des zweiten intrauterinen Monats eine rein epitheliale Struktur, erst danach erscheinen chrakeristische lymphoide Zellen. In der Bursa Fabricii – die nur bei Vögeln gefunden wird – erscheinen die ersten Lymphozyten am fünfzehnten Embryonal-Tag. Die große Zahl von Lymphozyten im Thymus und in der Bursa Fabricii kontrastiert mit dem fast vollständigen Fehlen dieser Zellen in der Milz, den Lymphknoten, Peyerschen Plaques und des Blutes während der gesamten Embryonalzeit. Erst nach der Geburt wird in diesen Organen eine Lymphopoese nachgewiesen, die möglicherweise durch Antigen-Stimulation bedingt ist. In einer sterilen Umgebung geborene Tiere besitzen gering entwickelte sekundäre lymphatische Organe, obwohl der Thymus gut entwickelt ist. Auch bei Vögeln wird die Entwicklung der sekundären lymphatischen Organe durch Antigen-Stimulation beschleunigt, jedoch nur dann, wenn ein intakt entwickelter Thymus vorliegt. Thymektomierte Tiere sind zu einer solchen Stimulation unfähig. Alle diese Beobachtungen stimmen mit der Annahme überein, daß die meisten Lymphozyten sich im Thymus oder der Bursa Fabricii (bzw. dem Säugetier-Äquivalent) differenzieren und dann über das lymphatische System zu den sekundären lymphoiden Organen wandern, in denen sie ortsständig werden und unter Antigen-Stimulus proliferieren.

Ursprung der lymphoiden Zellen der primären lymphatischen Organe. Der Ursprung der Lymphozyten, die in lymphatischen Organen gefunden werden, war lange Zeit eine umstrittene Frage. Einige Autoren behaupteten, daß sich diese Zellen durch Differenzierung vom embryonalen epithelialen Retikulum dieser Organe ableiteten, während andere der Meinung waren, daß die Lymphozyten dieser Organe sich von undifferenzierten Mesenchym-Zellen ableiteten, die zu einem früheren Zeitpunkt in das Epithel eingedrungen seien. Während anfangs angenommen wurde, daß sich Thymus-Lymphozyten vom Epithel dieses Organs ableiteten, weisen die Ergebnisse jüngerer Parabiose- und Transfer-Versuche mit chromosomal markierten Zellen in bestrahlten Tieren darauf hin, daß unreife Zellen, ähnlich den Hämozytoblasten, in einem sehr frühen Stadium in das Blastem des Thymus und der Bursa Fabricii einwandern, wo sie sich unter dem Einfluß des Organ-Epithels differenzieren. Die in diese Organe einwandernden Zellen haben beim Embryo ihren Ursprung in den Blutinseln des Dottersackes und im hämopoetischen Gewebe der Leber, beim Erwachsenen dagegen im Knochenmark. Tatsächlich haben Untersuchungen über die Regeneration von zerstörtem lymphatischen Gewebe durch die Transfusion von Zellen der unterschiedlichsten Herkunft endgültig bewiesen, daß zum Knochenmark gehörige Zellen für die Regeneration des lymphatischen Gewebes verantwortlich sind. Die Morphologie dieser Zellen beim Erwachsenen ist nicht bekannt. Die Repopulation lymphatischer Organe scheint in erster Linie von undifferenzierten Zellen abzuhängen, die normalerweise aus dem Knochemark stammen und entweder zum Thymus wandern, wo sie sich differenzieren und sich unter dem Einfluß von Hormonen des Thymusepithels in unreife T-Zellen transformieren, oder im Knochenmark ausreifen und sich in B-Zellen umwandeln und in das lymphatische System auswandern. Man nimmt an, daß die aus dem Knochenmark in den Thymus auswandernden Zellen schon spezifisch geprägt sind, sich zu T-Zellen zu differenzieren. Anscheinend haben diese Zellen einen Rezeptor für Thymopoetin, während solche Zellen, die zu B-Zellen differenzieren, keinen Rezeptor für dieses Hormon besitzen. Befinden sich diese Zellen einmal in den primären lymphatischen Organen, differenzieren sie sich und proliferieren unter dem Einfluß ihrer Umgebung und wandern zu den sekundären lymphatischen Organen, wo sie sich vollständig differenzieren, neue funktionelle Merkmale annehmen und immunkompetente Zellen werden (Abb. 1.1).

Funktionelle Eigenschaften primärer lymphatischer Organe. Lymphatische Zellen in den primären Organen sind durch ihre starke Proliferations-Aktivität ausgezeichnet, die von antigener Stimulation unabhängig ist. Daher ist die mitotische Aktivität der lymphatischen Zellen dieser Organe schon im Fetus, aber auch in unter aseptischen Bedingungen geborenen Tieren hoch. Im Gegensatz hierzu besteht beim Fetus, Neugeborenen oder bei unter sterilen Bedingungen geborenen Tieren kaum eine Lymphopoese in den sekundären lymphatischen Organen.

Zelluläre Veränderungen, wie sie in sekundären lymphatischen Organen als Reaktion auf einen antigenen Stimulus beobachtet werden, treten gewöhnlich nicht in primären lymphatischen Organen auf, wenn sie einem ähnlichen Stimulus ausgesetzt werden. Dies bedeutet jedoch nicht, daß sich lymphatische Zellen dieser Organe als Antwort auf bestimmte Antigen-Stimuli nicht verändern. So kann man z. B. Thymus-Suppressor-Zellen aus dem Thymus hyperimmunisierter Tiere erhalten. Solche Sup-

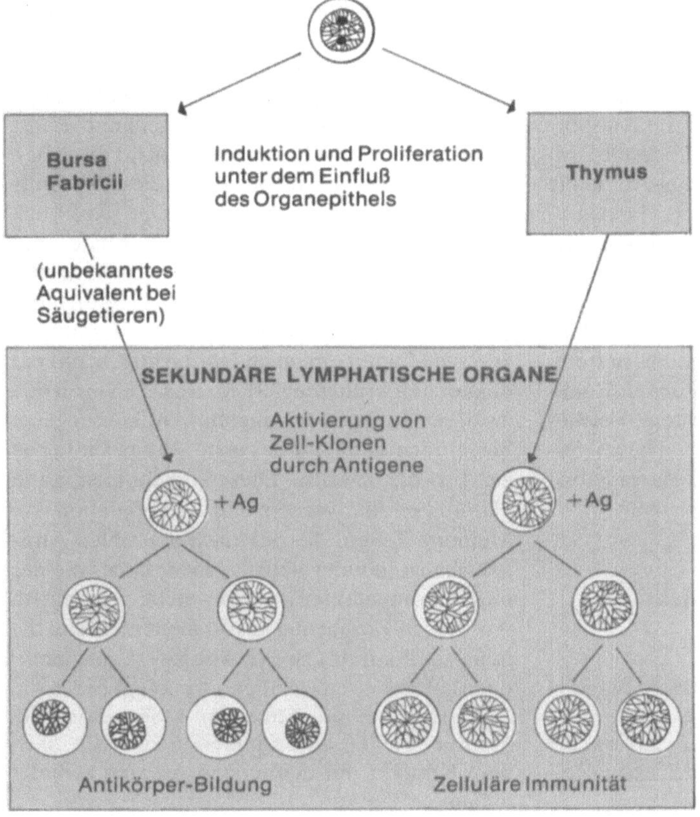

Abb. 1.1. Ursprung und Differenzierung lymphatischer Zellen der primären lymphatischen Organe

pressor-Zellen können spezifisch die Bildung von Antikörpern unterdrücken.

Die Entfernung primärer lymphatischer Organe verhindert die spezifische immunologische Funktion der sekundären lymphatischen Organe, wenn die ersteren entfernt werden, bevor sie Gelegenheit hatten, die Entwicklung der letzteren voranzutreiben.

Immunologische Dichotomie des lymphatischen Systems. Bei Vögeln besteht eine Dichotomie zwischen der Ausbildung von Zellen, die fähig sind, sich zu Antikörper-bildenden Zellen herauszubilden – was von der Bursa Fabricii abhängig ist – und der Ausbildung von Zellen, die fähig sind, sich zu sensibilisierten Zellen zu entwickeln, was thymusabhängig ist. Daher bieten bursektomierte Hühner weder eine primäre noch eine sekundäre Immunantwort, d. h., sie antworten weder nach einem ersten noch nach einem zweiten Antigen-Stimulus mit einer Antikörper-Bildung. Gleichzeitig jedoch verläuft eine zelluläre Antwort, die von der Bereitstellung sensibilisierter Zellen abhängig ist, wie z. B. eine Transplantat-Abstoßung, in diesen Fällen normal, da die zelluläre Immunität thymusabhängig ist. Andererseits vermindert die Entfernung des Thymus bei Vögeln nicht oder nur wenig die Stärke der Antikörper-Bildung, wenn das Organ sofort nach dem Schlüpfen entfernt wird. Eine solche Maßnahme beeinflußt jedoch die Ausbildung einer zellulären Immunität. Auch bei Säugetieren vermindert oder unterbindet eine Thymektomie zelluläre Immunreaktionen, ohne die Antikörperbildung wesentlich zu beeinträchtigen. Das weist darauf hin, daß auch in Säugetieren ein der Bursa Fabricii entsprechendes System bestehen muß, das die Entwicklung von Antikörper-bildenden Zellen reguliert. Einige immunologische Defizienz-(Mangel-) Syndrome, die in der Klinik angetroffen werden, ahmen beim Menschen die experimentell-chirurgische Entfernung lymphatischer Organe im Laboratoriums-Tier nach. Bei dem DiGeorgi-Syndrom handelt es sich um eine Agenesie des Thymus, wobei die zellulären immunologischen Reaktionen gestört sind, während die Antikörper-Bildung fast normal ist. Bei anderen Syndromen, die nicht von einer Thymus-Anomalie begleitet sind, tritt das Gegenteil auf: Hypogammaglobulinämie und ungenügende Antikörperbildung; die zellulären Immunreaktionen sind dagegen normal. Aus diesen klinischen Beobachtungen kann man ableiten, daß beim Menschen ein thymusabhängiges System besteht, welches die zellulären immunologischen Reaktionen steuert, und ein anderes System, welches die Antikörper-Bildung reguliert. Dieses System ähnelt in seiner Funktion der Bursa Fabricii, sein Äquivalent ist jedoch unbekannt.

1.2 Immunologische Aktivität lymphatischer Zellen

Die Zellen, die an der Immunantwort beteiligt sind, können in drei Gruppen eingeteilt werden: immunologisch kompetente Zellen, Zellen, die die Immunantwort ausführen (Effektor-Zellen), und auxiliäre Zellen.

1.2.1 Immunologisch kompetente Zellen

Diese Zellen sind fähig, Antigen-Determinanten spezifisch zu erkennen und gegen das Antigen mit der Entwicklung von antikörperbildenden Zellen oder sensibilisierten Zellen zu antworten. Zugegebenermaßen bilden einige immunkompetente Zellen Antikörper, jedoch nur in sehr geringen Mengen. Zu der Gruppe der immunkompetenten Zellen gehören Lymphozyten und unreife Zellen, Immunoblasten genannt, die in lymphatischem Gewebe angetroffen werden. Funktionell können zwei Arten immunkompetenter Zellen unterschieden werden: Zellen, die noch nicht mit einem Antigen (Ag) Kontakt hatten (uncommitted oder „virgin“ cells), aber immunologisch kompetent sind, und Zellen, die schon mit Antigenen in Berührung gekommen sind (committed oder „memory“ cells).

Memory-Zellen. Einige der immunologisch kompetenten Zellen, die als Folge eines Antigen-Stimulus proliferieren, differenzieren nicht, sondern bleiben unverändert. Die daraus folgende Vermehrung der Zahl der Zellen, die fähig sind, das Antigen spezifisch zu erkennen, erklärt die stärkere und schnellere Immunantwort bei einem zweiten Kontakt des Organismus mit dem gleichen Antigen. Daher wird die für dieses Phänomen verantwortliche Zelle „Memory“-Zelle (Gedächtniszelle) genannt. Es ist nicht bekannt, ob diese Zellen sich von denen unterscheiden, die ursprünglich dieselbe Antigen-Determinante erkannten. Der Ausdruck *original antigenic sin* (Antigen-Ursünde) bezieht sich auf ein Phänomen, das von Memory-Zellen abhängig ist. Wenn ein Tier erst mit einem Antigen immunisiert wird und dann ein zweites Mal mit einem anderen Antigen, das mit dem ersten kreuzreagiert, weisen die gegen den zweiten Stimulus erzeugten Antikörper eine Spezifität auf, die für das erste Antigen höher ist als für das zweite. Dieses Phänomen kann dadurch erklärt werden, daß die Population von Memory-Zellen, die sich nach der ersten Antigen-Gabe gebildet haben, größer ist als die der immunkompetenten, nocht nicht mit einem Antigen in Berührung gekommenen Zellen, die fähig sind, auf das zweite Antigen zu reagieren, und daß das zweite Antigen – bedingt durch die Kreuzreaktion mit dem ersten – fähig ist, solche Memory-Zellen zu stimulieren, die sich nach dem Kontakt mit dem ersten Antigen gebildet haben.

1.2.2 Effektor-Zellen bei der Immunantwort

Diese Gruppe umfaßt sogenannte sensibilisierte Zellen und Plasma-Zellen.

Sensibilisierte Zellen. Einige der immunkompetenten Zellen (T-Zellen) differenzieren sich zu sensibilisierten Zellen, wenn sie durch Antigene aktiviert werden, und sind für gewisse immunologische Phänomene verantwortlich, die nicht durch freie Antikörper bedingt sind, wie die Immunreaktion vom Spät- (verzögerten) Typ und Transplantat-Abstoßung. Diese Zellen sollen deshalb in Verbindung mit diesen Phänomenen besprochen werden.

Plasma-Zellen. Die Plasma-Zelle ist für die Bildung von Immunglobulinen verantwortlich. Die Suche nach dem Ort der Antikörperbildung im Organismus wies schon früh auf lymphatische Organe als die für die Synthese dieser Proteine verantwortlichen Strukturen hin. Pfeiffer und Marx (1898) waren wohl die ersten, die experimentell zeigen konnten, daß Milz, Lymphknoten, zu einem geringeren Grad Knochemmark und möglicherweise die Lungen die für die Antikörper-Bildung verantwortlichen Organe sind. Bedeutend später zeigten McMaster und Hudack (1935), daß die Injektion von Antigen in die Fußsohle von Kaninchen die Antikörper-Bildung erhöhte und zwar zuerst in den peripheren Lymphknoten und danach auch in anderen lymphatischen Organen. Darüberhinaus wiesen sie nach, daß bei Injektion verschiedener Antigene in jede Pfote die Antikörper-Konzentration in den peripheren Lymphknoten größer war für das Antigen, dessen Injektions-Bereich diese Lymphknoten drainierten, als für die anderen Antigene. Da der Hauptteil der gefundenen Antigene gewöhnlich in den Makrophagen entdeckt wurde, war es anfänglich nur natürlich anzunehmen, daß diese Zellen für die Antikörperbildung verantwortlich seien. Später jedoch führte die Beobachtung, daß sich die lymphoide Zell-Population in den Lymphknoten und der Milz auf Antigen-Stimulus deutlich vermehrte, zu der Annahme, daß die Lymphozyten und nicht die Makrophagen die für die Antikörperbildung unmittelbar verantwortlichen Zellen seien. Obwohl schon um 1900 einige Histologen basophile Zellen mit einem exzentrischen Kern als verantwortlich für die Antikörper-Produktion betrachteten, wiesen erst sehr viel später überzeugende Befunde auf die Plasma-Zelle als den Antikörper-Bildner hin. Einer der ersten Hinweise, die für diese Annahme sprachen, war die Beobachtung, daß Kranke mit Hyperglobulinämie vermehrt Plasma-Zellen in ihrem Gewebe besaßen. Fast gleichzeitig mit dieser Beobachtung zeigten Bjorneboe und seine Mitarbeiter in Skandinavien, daß eine Hyperimmunisierung von Kaninchen eine beachtenswerte Vermehrung von Immunglobulinen im Serum und gleichzeitig eine ähnlich auffallende Vermehrung von Plasma-Zellen im Gewebe hervorrief. Währenddessen bemühte sich Fagraeus einen Zusammenhang zwischen histologischen Veränderungen in der Milz und der Antikörper-Bildung zu finden. Bei diesen Untersuchungen konnte er eindeutig nachweisen, daß ein Zusammenhang zwischen Plasma-Zellen und Antikörper bestand. Fagaeus untersuchte den Zelltyp, der in der roten Pulpa der Milz als Antwort auf einen Antigen-Stimulus auftrat. Die ersten sich vermehrenden Zellen waren große unreife Zellen, die sich nicht von ähnlichen Zellen unterschieden, die normalerweise in diesem Organ vorkamen. Der Ribonukleinsäure(RNS)-Gehalt des Zytoplasmas dieser Zellen begann sich zu vermehren, sichtbar an seiner verstärkten Pyroninophilie, der Kern wurde kleiner, sein Chromatin dichter und verlagerte sich exzentrisch und nahm auf diese Weise die Merkmale der Plasma-Zell-Reihe an. Gleichzeitige Bestimmung des Antikörper-Spiegels im Blut wies einen unmittelbaren Zusammenhang zwischen dessen Konzentration und der Anzahl der Plasma-Zellen in der Milz auf.

Seit Fagraeus's Untersuchungen sind zahlreiche andere Methoden entwickelt worden, um dieses Problem aufzuklären; Methoden, die einen direkten Nachweis ermöglichten, daß Antikörper von Plasma-Zellen synthetisiert werden. Einer der ersten Beweise dieser Art wurde mit Hilfe des Phänomens der bakteriellen Adhärenz (Klebrigkeit) geliefert: Wenn man Bakterien mit Zellen aus Lymphknoten von Tieren, die mit diesen Bakterien immunisiert wurden, inkubierte, wurden die Bakterien spezifisch, und zwar ausschließlich an Plasma-Zellen gebunden.

Coons kam später mit Hilfe der Immunfluoreszenz-Methode zur gleichen Schlußfolgerung. Dabei wird gewöhnlich die sogenannte „sandwich"-Methode angewandt: histologische Schnitte oder Zellausstriche lymphatischer Organe immunisierter Tiere werden mit der Antigen-Lösung überschichtet, so daß sich das Antigen mit dem Antikörper an der Zelle verbindet. Das Präparat wird dann vorsichtig gewaschen, um alles nicht-gebundene Antigen zu entfernen, und erneut mit Fluoreszein-gekoppelten Antikörpern überschichtet, die sich nun ihrerseits mit dem an den zellständigen Antikörper gebundenen Antigen binden. Unter diesen Bedingungen sind praktisch alle fluoreszenzmarkierten Zellen Plasmazellen; einige wenige, schwach markierte Zellen sind Lymphozyten. Gleiche Resultate kann man mit radioaktiven Antigenen und der Autoradiographie erhalten.

Die sehr starke Bildung und Sekretion von Immunglobulinen durch Plasmazellen stimmt mit der Ultrastruktur dieser Zelle überein: In ihrem Plasma findet man die für die Synthese und Sekretion von Proteinen notwendigen Organellen, wie endoplasmatisches Retikulum, Ri-

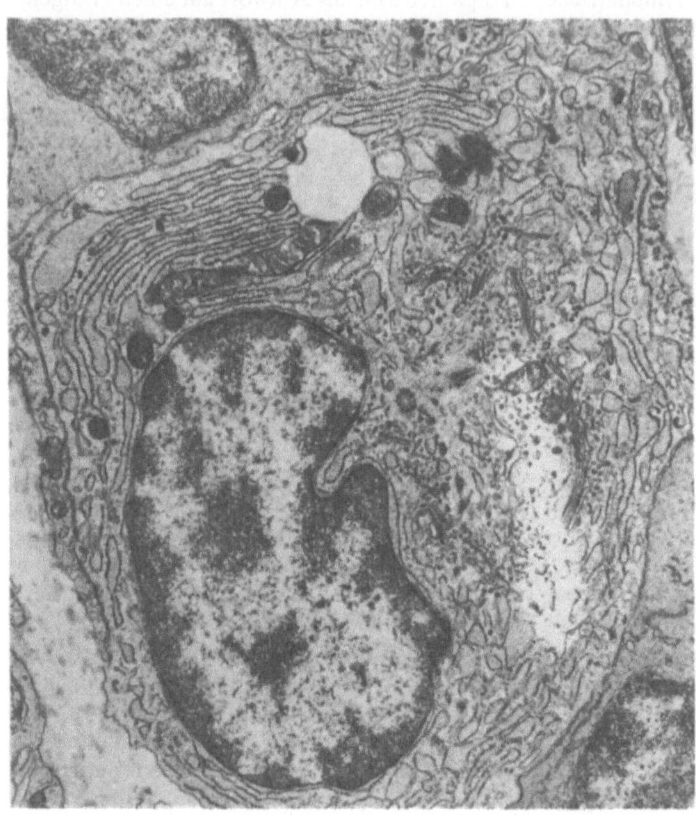

Abb. 1.2. Plasma-Zelle eines Affen (Callithrix), Vergrößerung 21000fach. Beachte das reichliche granuläre endoplasmatische Retikulum. Rechts vom Kern ist ein Golgi-Apparat. (Freundlicherweise überlassen von L. C. Junqueira, Instituto de Ciências Biomédicas, Universität Sáo Paulo, Brasilien)

bosomen und gutentwickelte Golgi-Apparate (s. Abb. 1.2).

Bemerkenswerterweise kommen dieselben Strukturen in anderen Protein-synthetisierenden Zellen vor wie z. B. den azinösen Zellen der Bauchspeicheldrüse. Jedoch wird im Falle der Plasma-Zelle der genaue Mechanismus der Immunglobulin-Sekretion noch nicht verstanden. Dies könnte auf verschiedene Weise geschehen, z. B. durch vollständige Lyse der Zellen oder Klasmatosis, d. h. dem Verlust kleiner Zytoplasma-Teile.

Versuchsergebnisse von verschiedenen Laboratorien, die mit unterschiedlichen Methoden erhalten wurden, weisen darauf hin, daß jede Plasma-Zelle Immunglobuline einer einzigen Klasse und Subklasse mit einem einzigen Typ der schweren (H) und leichten (L) Kette enthält. Zum Beispiel weisen Plasma-Zellen in Individuen, die heterozygot für einen bestimmten Immunglobulin-Allotyp sind, einen allelen Ausschluß (allelic exclusion) auf, obwohl beide Allotypen im Serum nachgewiesen werden können. Mit anderen Worten, jede einzelne Plasma-Zelle bildet nur einen Allotyp und nicht beide. Es wird daher angenommen, daß während der Differenzierung immunkompetenter Zellen ein somatischer Mechanismus zur Wirkung kommt, der ein Allotyp kodierendes Gen unterdrückt, d. h., jede Plasma-Zelle bildet einzig Immunglobuline derselben Klasse, desselben Typs und Allotyps. In der gleichen Weise zeigen zahlreiche Versuche, daß Plasma-Zellen nur Antikörper mit einer einzigen Spezifität synthetisieren. Wenn daher Tiere gleichzeitig mit mehreren Antigenen oder, was häufiger vorkommt, mit einem Antigen mit verschiedenen Antigen-Determinanten am gleichen Molekül immunisiert werden, bildet jede Plasmazelle spezifisch nur für eine dieser Determinanten Antikörper. Zu dieser Regel, daß jede Plasmazelle nur Immunglobuline einer einzigen Klasse bildet, besteht eine Ausnahme: Nämlich bei der primären Immunantwort wird anfänglich IgM synthetisiert und erst kurze Zeit später IgG. Untersucht man Plasmazellen zu einer Zeit, in der die IgM-Synthese zur IgG-Synthese wechselt, findet man einige wenige Plasma-Zellen, die beide

Immunglobulin-Klassen gleichzeitig bilden. Dies führte zu der Hypothese, daß die Zellen zuerst IgM und hernach IgG bilden. Wie wir später sehen werden, steht dieser Wechsel (switch) von IgM zu IgG in Zusammenhang mit der „Ausreifung der Immunantwort" durch Wechselwirkung von T-Helfer-Zellen unter deren Einfluß sich Antigen-stimulierte B-Zellen, zu Antikörper-sezernierenden Plasmazellen und Memoryzellen differenzieren (s. S. 40, 52, 239).

In Ruhepausen sind nur wenig plasmatische Zellen in den Lymphknoten anzutreffen (ungefähr 1–3%); nach einem Antigen-Stimulus nimmt ihre Zahl ganz erheblich zu. Der Ursprung dieser Zellen wurde auf zweierlei Wegen untersucht. Wurde nicht-immunisierten Tieren zusammen mit einem Antigen-Stimulus ^{3}H-Thymidin verabreicht, traten drei bis vier Tage später radio-markierte plasmatische Zellen auf. Solche Befunde ließen annehmen, daß sich Plasma-Zellen von unreifen Lymphozyten ableiten, die bereit sind, sich zu teilen – Immunoblasten –, in lymphatischen Organen vorkommen und sich zu Plasma-Zellen differenzieren, wenn sie durch ein Antigen stimuliert werden. Andererseits jedoch zeigten Versuche mit kleinen Lymphozyten, die durch Kanülierung des Ductus thoracicus erhalten wurden, daß diese fähig waren, die Antikörperbildung in bestrahlten Tieren wieder herzustellen, und wiesen so darauf hin, daß kleine Lymphozyten unter Antigenstimulation sich direkt differenzieren und Plasma-Zellen werden können. Andere experimentelle Befunde unterstützen eher die erste Annahme. So kann man beispielsweise in Kulturen die Transformation von Lymphozyten in große pyroninophile Zellen beobachten. Zudem konnte man nachweisen, daß Lymphknoten-Proben von vorher mit den Antigenen A und B immunisierten Tieren in vitro die Fähigkeit verlieren, Antikörper gegen Antigen A zu bilden, wenn sie gleichzeitig mit dem Antigen 5-Bromdesoxyuridin[1] erhalten; jedoch bleibt die Fähigkeit, Anti-B-Antikörper zu bilden, vorhanden.

Zusammen gesehen unterstützen diese Beobachtungen die Annahme, daß sich Plasma-Zellen von kleinen Lymphozyten ableiten, die unter Antigen-Stimulation zu „unreifen" Zellen (Immunoblasten) werden, DNS synthetisieren, sich rasch teilen und zu Plasma-Zellen differenzieren. Einige der kleinen Lymphozyten transformieren sich zu „Memory"-Zellen (Abb. 1.3).

1.2.3 Auxiliäre Zellen bei der Immunantwort

Der Ausdruck „A-Zelle" leitet sich von adhärenten Zellen ab; diese strahlenresistenten Zellen sind neben T- und B-Zellen notwendig, um eine Antikörper-Bildung in vitro zu erreichen. In vitro sind diese Zellen sehr wahrscheinlich Makrophagen; es ist aber möglich, daß in vivo dendritische Zellen eine größere Rolle als A-Zellen spielen.

Makrophagen. Der Begriff Makrophagen bezeichnet phagozytierende Zellen, die im Bindegewebe vorkommen und in der Lage sind, Bakterien, Zellreste und, ganz allgemein, fremde Substanzen, die sich im Gewebe befinden aufzunehmen und abzubauen. Die Vorsilbe „Makro" dient zur Unterscheidung von kleineren, ebenfalls phagozytierenden Zellen, die im Blut und Gewebe vorkommen: den segment-

[1] 5-Bromdesoxyuridin ist eine Substanz, die die Zellteilung verhindert, wenn es in genügender Konzentration in die DNS eingebaut wird

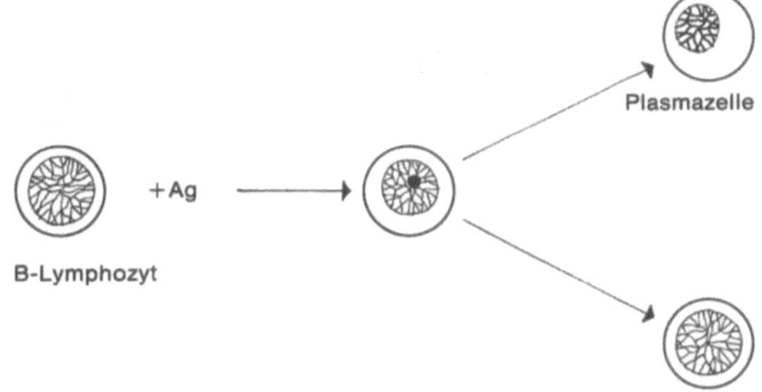

Abb. 1.3. Nach Aktivierung durch ein Antigen entwickelt sich möglicherweise aus einem kleinen Lymphozyten die Plasmazelle

kernigen Neutrophilen. Im lymphatischen Gewebe gehören die Makrophagen entweder zu den ortsständigen retikuloendothelialen Zellen, die an den lymphatischen Sinus und Sinusoiden angrenzen, oder es sind bewegliche Zellen, wie freie Phagozyten, die sich aktiv im Gewebe bewegen. Die Form der Makrophagen hängt von ihrem funktionellen Zustand und ihrer Lokalisation ab. Ortsständige Makrophagen sind stern- oder spindelförmig, besitzen einen chromatinreichen Kern mit einem oder zwei Nukleoli und leicht basophilem Zytoplasma. Die beweglichen Makrophagen sind meist rund oder oval mit einem nierenförmigen Kern. Beide Arten von Makrophagen besitzen eine unregelmäßige zytoplasmatische Membran mit zahlreichen Ausstülpungen und Eintrittsöffnungen, die in Beziehung von Phagozytose-Mechanismus stehen. Antigene, die mit Makrophagen in Kontakt kommen, werden entweder phagozytiert oder an der Membran festgehalten. Die Immunogenität löslicher Antigene ist besonders durch solche Determinanten bedingt, die nach Kontakt mit Makrophagen an deren Membran haften bleiben. Nach Phagozytose hängt das Schicksal des Antigens von seinen physikochemischen Eigenschaften ab. Einige Antigene wie synthetische Polypeptide, die sich aus D-Aminosäuren zusammensetzen, und Pneumokokken-Polysaccharide werden nur sehr langsam abgebaut; andere Antigene, wie menschliches Serumalbumin und Hämatocyanin, werden schnell in ihre Aminsosäuren durch proteolytische Enzyme gespalten. Noch andere Antigene, wie rote Blutzellen, werden phagozytiert und teilweise abgebaut; Abbauprodukte werden dann in das Medium freigegeben und teilweise an die äußere Membran gebunden, wo sie ihre Antigenität entfalten. Antigene, die von polymorphkernigen Neutrophilen phagozytiert werden und vollständig abgebaut werden, verlieren ihre Antigenität. Die zu phagozytierenden Partikel finden sich gewöhnlich zwischen zwei Pseudopodien; durch Fusion der beiden Ausstülpungen wird das Antigen umhüllt, von der Umgebung getrennt und einverleibt. Auf diese Art entstehen die Phagosomen. Alle in den Organismus gelangenden Antigene werden in unterschiedlichem Grad von Makrophagen phagozytiert. Die Phagozytose löslicher Antigene erfolgt als Pinozytose. Diese ist der Phagozytose partikulärer Antigene weit unterlegen; es mag sein, daß partikuläre Antigene aus diesem Grund auch sehr viel immunogener sind.

Makrophagen leiten sich von Vorläuferzellen im Knochenmark ab und gelangen als Monozyten ins Blut. Diese verbleiben mehrere Stunden (6 bis 12 Stunden bei der Maus) im Kreislauf und transformieren sich dort oder normalerweise nach Auswandern ins Gewebe zu Makrophagen. Die Transformation von Monozyten zu Makrophagen führt zu Zellen, die eine größere Phagozytose-Aktivität, mehr zytoplasmatische Organellen wie Lysosomen, Mikrotubuli, Mikrofilamente und Golgi-Apparate besitzen; der Kern wird irregulär und enthält ein oder zwei Nukleoli. Funktionell gehören Makrophagen und Monozyten zu dem mononukleären Phagozytose-System. Die dendritischen Zellen der Milz und der Lymphknoten-Follikel werden diesem System nicht zugerechnet, obwohl sie Antigene an ihrer Oberfläche fixieren können.

Gewöhnlich wandern Makrophagen in das Peritoneum und andere Serum-Höhlen; aus diesen gelangt eine kleine, aber konstante Zahl in die Lymphgefäße und über diese weiter in den Blutkreislauf von wo aus sie sich über den gesamten Organismus ausbreiten und in die rote Milzpulpa und das Lymphknoten-Mark gelangen. Wahrscheinlich leiten sich die ortsständigen Makrophagen, wie die Kupfferschen Sternzellen der Leber, ebenfalls von Monozyten oder zirkulierenden Makrophagen ab. Die ortsständigen Makrophagen können sich wahrscheinlich aus dem Gewebe lösen und wieder in die Zirkulation eintreten. Die epitheloiden und multinukleären Riesenzellen entstehen durch Verschmelzung und Transformation der Makrophagen.

Monozyten und Makrophagen sind durch ihre Fähigkeit zur Phagozytose und Adhärenz an gewisse Materialien wie Glas gekennzeichnet. Diese Eigenschaften werden für die Isolierung dieser Zellen ausgenutzt.

Den Phagozytose-Vorgang kann man in zwei Phasen unterteilen: die Adhärenz eines Partikels an die Zelloberfläche und die Ingestion des Partikels. Monozyten wie auch Makrophagen besitzen Rezeptoren für den Fc-Teil von Immunglobulinen und Komponenten des Komplement-Systems (C3b). Die Phase der Adhärenz von Partikeln wird durch Antiköprer plus Komplement vermittelt. Die Zeit, während der die Partikel an IgM plus C3 gebunden sind, entspricht der Adhärenz-Phase; ist IgG an die Partikel gebunden, kommt es zur Ingestion des Partikels, selbst wenn kein C3 vorhanden ist. Adhärenz kann auch durch andere Serum-Faktoren vermittelt werden, die in einigen Fällen als Immunglobuline, in anderen Fällen jedoch nicht näher identifiziert werden konnten. Offensichtlich können auch einige Partikel ohne Hilfe von Serumfaktoren von Makrophagen festgehalten werden. Die durch Immunglobuline (mit oder ohne Komplement) vermittelte Phagozytose wird als Immunphagozytose bezeichnet. Monozyten und Makrophagen, die Rezeptoren für Immunglobuline und Komplement an ihrer Zellmembran besitzen, kann man als „hauptberufliche" Phagozyten betrachten und sie von „Amateur"-Phagozyten unterscheiden (Fibroblasten, Retikulum-Zellen, Endothelzellen), die wahrscheinlich keine solchen Rezeptoren besitzen und sich die Partikel unabhängig von Antikörper und Komplement einverleiben.

Die Rolle der Makrophagen bei der zellulären Immunität. Makrophagen spielen eine bedeutende Rolle für die Resistenz gegenüber vielen intrazellulären Infektionen. Makrophagen, die man von Tieren isolieren kann, die gerade eine Infektion durchgemacht haben, phagozytieren und zerstören infektiöse Organismen sehr viel schneller und wirksamer als solche, die von nicht-infizierten Tieren präpariert werden. Man spricht in solchen Fällen von aktivierten Makrophagen. Aktivierte Makrophagen kleben sehr viel stärker an Glas- und Plastikoberflächen; sie weisen eine sehr viel ausgeprägtere wellenförmige Bewegung ihrer Zellmembran auf und man findet eine vermehrte Zahl zytoplasmatischer Granula und folglich eine Vermehrung hydrolytischer Enzyme. Es wird auch eine verstärkte Aktivität metabolischer Enzyme und der Adenylcyclase nachgewiesen. Aktivierte Makrophagen weisen eine verstärkte bakteriozide Aktivität auf. Die Aktivierung von Makrophagen durch Lymphozyten hängt von der Gegenwart des spezifischen Antigens ab; sensibililierte Lymphozyten setzen nach Kontakt mit dem Antigen eine Substanz frei, die Makrophagen aktiviert. Sind sie jedoch einmal aktiviert, reagieren Makrophagen nicht nur wirksamer gegen das Antigen, das die Lymphozyten spezifisch aktivierte, sondern auch gegen jedes andere vorliegende Antigen. Werden zum Beispiel immune Milzzellen tuberkulöser Mäuse in normale Tiere übertragen, sind diese sehr viel wirksamer gegen Infektionen mit z. B. *Listeria monocytogenes* geschützt, wenn gleichzeitig mit der Injektion dieser Bakterien eine kleine Dosis von Bacterium Calmette-Guerin (BCG) verabreicht wird. Dies bedeutet, daß ein spezifischer immunologischer Mechanismus, der T-Zellen aktiviert, zum Auftreten einer Population aktivierter Makrophagen führt, die unspezifisch gegen jedes infektiöse Agens reagiert, sei es eine Tumor-Zelle oder eine Zelle, die normal, aber fremd für den Organismus ist. Dieser Mechanismus hat auch Bedeutung für das Phänomen der zellulären Überempfindlichkeitsreaktion (s. Kapitel 10). Die Aktivierung von Makrophagen ist daher ein Phänomen der zellulären Überempfindlichkeitsreaktion und ist das Ergebnis der Wechselwirkung von sensibilisierten Lymphozyten mit dem Antigen. Makrophagenaktivierung kann man auch in vitro mit einem Makrophagenaktivierungs-Faktor durchführen (s. Lymphokine, S. 192). In vivo ist die Makrophagen-Aktivierung mit einer schnellen Ansammlung dieser Zellen um den Infektionsherd assoziiert, und dies verleiht dem infizierten Tier einen Abwehrmechanismus gegen infektiöse Agentien, die nicht leicht zerstört werden können. Allerdings sind aktivierte Makrophagen nicht in allen Fällen in der Lage, die invasiven Elemente zu zerstören, obwohl die kontinuierliche Wanderung von Makrophagen zu dem Infektionsherd zur Bildung von Granulomen führt. Dies ist z. B. der Fall bei einigen chronischen Infektionskrankheiten wie Lepra oder Tuberkulose, bei denen die pathogenen Agentien nicht leicht eliminiert werden können und sich daher Granulome bilden. Es sei auch erwähnt, daß Makrophagen auch eine nicht-immunologische und unspezifische bakterizide Aktivität besitzen.

Die Rolle der Makrophagen bei der humoralen Immunität. Die anfängliche Beobachtung, daß Antigene oder Teile davon immer in Makrophagen gefunden wurden, führte zu der Annahme, daß diese Zellen die Antikörper bildeten. Eine Fülle von Beweisen schloß schließlich Makrophagen als Antikörper-bildende Zellen aus. Dies führte zu der Überlegung, ob die Phagozytose von Antigenen durch Makrophagen nicht doch die Immunantwort beeinflußt. Die Immunogenität von Antigenen, nachdem sie von Makrophagen aufgenommen wurden, wurde prinzipiell mit drei Methoden untersucht: a) Das Antigen wurde mit Makrophagen inkubiert, so daß es zur Phagozytose kam; danach wurde ein Zellextrakt oder subzelluläre Fraktionen in andere Tiere injiziert, um die Immunogenität des phagozytierten und nicht phagozytierten Antigens zu vergleichen. b) Makrophagen wurden mit dem Antigen inkubiert und nach Phagozytose des Antigens wurden die Zellen anderen Tieren des gleichen Stammes inokuliert. Danach wurde die Immunantwort gegen das Antigen von Tieren, die solche vorbehandelten Makrophagen erhalten hatten, mit der von Tieren, die keine Zellen erhalten hatten, verglichen. c) Das Antigen wurde Lymphozytenkulturen oder Kulturen, die Lymphozyten und Makrophagen enthielten, zugegeben; danach wurde die Antikörperantwort, die man in beiden Kulturen erhielt, verglichen. Aus den Ergebnissen dieser Experimente konnte man schließen, daß Antigene, die nicht gut phagozytiert werden, immunogener werden, wenn sie nach Phagozytose durch Makrophagen injiziert werden. Das immunogene Material in den Makrophagen wurde in Lysosomen, in der Zellmembran und in Ribonucleinsäure-reichen Fraktionen von Zellextrakten gefunden. Das in lebenden Makrophagen vorhandene Antigen ist immunogener als das, welches aus den subzellulären Fraktionen isoliert wurde. Einige Antigene, die sich an der Membran von Makrophagen befinden, erscheinen besonders wichtig für die Immunogenität in Makrophagen-Transfer-Systemen und in der Lymphozyten-Kultur. Um eine Immunantwort in Tieren zu erhalten, die mit Makrophagen inokuliert wurden, müssen die Tiere immunkompetent sein. Werden Empfängertiere zuvor bestrahlt oder tolerant gemacht, so findet man keine Antwort auf das Makrophagen-assoziierte Antigen. Dies weist einmal mehr darauf hin, daß Makrophagen keine Antikörper bilden und daß eine Phagozytose des Antigens durch Makrophagen nicht ausreicht, eine Immunantwort hervorzurufen, sondern daß das von den Makrophagen angebotene Antigen von immunologisch kompetenten Zellen erkannt werden muß. Antigene, die in Makrophagen toleranter Tiere gefunden werden, sind allerdings genau so immunogen wie solche, die von normalen Tieren erhalten werden; Toleranz scheint demnach nicht von einer funktionellen Veränderung der Makrophagen abzuhängen. Die wichtigsten Beweise für eine Beteiligung der Makrophagen bei der Immunantwort wurden in in vitro-Experimenten erhalten, bei denen die Antikörper-Bildung untersucht wurde. Dabei konnte man nachweisen, daß die Zugabe von Antigen zu Lymphozyten-Kulturen oder Makrophagen-Kulturen zu keiner Antikörper-Bildung führte. Wenn allerdings die beiden Zellen zusammen inkubiert wurden, trat eine Antikörper-Bildung auf. Extrakte von Makrophagen, die zuvor für circa 30 Minuten mit dem Antigen inkubiert wurden, konnten die Antikörper-Bildung in Lymphozyten-Kulturen indizieren. Die Natur des in den Extrakten enthaltenen immunogenen Materials ist nicht bekannt. Möglicherweise hängt seine Aktivität von einem Komplex aus einem Antigenfragment und Ribonukleinsäure ab, der ein „Superantigen" darstellt. Die Immunogenität des Materials verschwindet nach Behandlung mit Ribonuklease; ob dieser Komplex eine wirkliche Bedeutung hat oder nur ein Artefakt durch den Extraktionsprozeß darstellt, ist nicht bekannt. Man hat auch angenommen, daß die im Extrakt wirksame Substanz Messenger-(Boten-)RNS darstellt. Experimentell erwiesen ist nur die Tatsache, daß Antigene nach Verarbeitung durch Makrophagen eine größere Immunogenität besitzen. Es sollte allerdings erwähnt werden, daß hoch immunogene Substanzen durch direkte Wechselwirkung mit immunologisch kompetenten Zellen auch ohne Einwirkung von Makrophagen eine primäre Antikörperantwort induzieren können. In diesen Fällen ist es sogar möglich, daß Phagozytose des Antigens durch Makrophagen die Primärantwort verhindert oder vermindert. So konnte man z. B. nachweisen, daß Hämocyanin äußerst immunogen ist, wenn es in löslicher Form in Mäuse injiziert wird; seine Immunogenität ist jedoch nach Phagozytose durch Makrophagen beträchtlich vermindert. Andererseits ist Rinderserum-Albumin viel stärker immunogen, wenn es von Makrophagen aufgenommen wurde. Es scheint also, daß einige Antigene erst von Makrophagen verarbeitet werden müssen, bevor sie wirksam immunkompetente Zellen stimulieren können, und daß andere Antigene dies direkt vermögen.

Faßt man alle Befunde zusammen, die in in vitro-Experimenten erhalten wurden (Experimente, die nicht notwendigerweise widerspiegeln, was in vivo erfolgt), so wird deutlich, daß Makrophagen eine Rolle bei der humoralen Immunantwort spielen, die bis jetzt noch nicht klar definiert werden kann. In Lymphozyten-Kulturen, die B- und T-Zellen enthalten, kann die Antikörper-Bildung gegen bestimmte Antigene durch die Zugabe von Makrophagen verstärkt werden. Die Rolle der Makrophagen in dieser Situation wird in viererlei Weise gedeutet: a) die Makrophagen konzentrieren das Antigen an ihrer Oberfläche und bieten es den B-Zellen in der für deren Aktivierung wirksam-

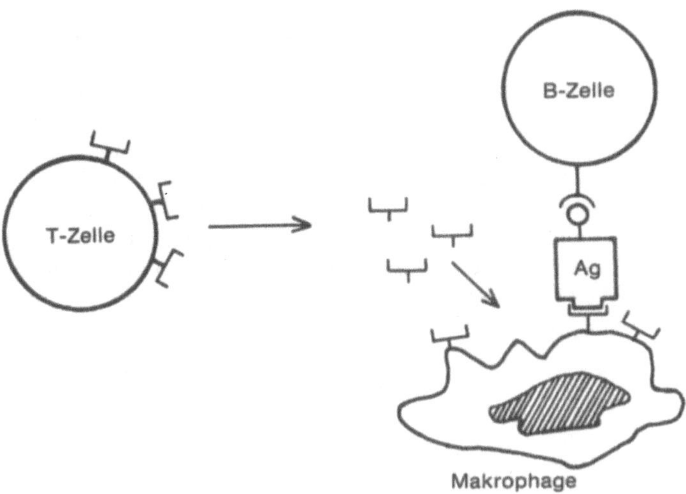

Abb. 1.4. Mögliche Mechanismen, auf welche Weise Makrophagen bei der humoralen Immunantwort eine Rolle spielen können. T-Zell-Antigenrezeptoren werden freigesetzt und binden sich an Makrophagen durch Zytophilie. Die Darbietung des Antigens an der Makrophagenoberfläche ermöglicht den B-Zellen, Antikörper zu bilden

sten Form an. b) Nach Verarbeitung des Antigens durch Makrophagen bilden diese eine Boten-RNS, die den zirkulierenden Lymphozyten eine spezifische Information liefert. c) Es wird in den Makrophagen ein Antigen-RNA-Komplex gebildet, der B-Lymphozyten wirksam aktiviert. d) Die Makrophagen könnten zytophil für den Antigen-Rezeptor der T-Zelle (IgT) sein und diesen an ihre Zellmembran binden. Diese an die Makrophagen gebundenen Rezeptoren reagieren mit den Antigendeterminanten des Carrier-Proteins und bieten es auf diese Weise den B-Zellen dar, die dann aktiviert werden würden (Abb. 1.4). In allen Fällen würden die Makrophagen unspezifisch wirken.

Dendritische Retikulumzellen. Dies sind Zellen, die hauptsächlich in den Keimzentren der Lymphknoten vorkommen. Ihre zahlreichen zytoplasmatischen Ausläufer sind so kompliziert und vielfältig, daß sie mit einem dreidimensionalen Spinnennetz vergleichbar sind. Im Unterschied zu den Makrophagen phagozytieren diese Zellen die Antigene nicht, sondern halten sie über einen längeren Zeitraum an ihrer Oberfläche fest. Dieses Festhalten ist besonders stark während der Sekundärantwort und scheint von dem Vorhandensein von Antikörpern abzuhängen. Manche Autoren sehen in diesen Zellen eine bestimmte Art von Retikulum-Zellen, während andere sie für einen bestimmten Makrophagen-Typ halten: dendritische Makrophagen. Die Funktion dieser Zellen bei der Immunantwort wird zusammen mit der Antwort der Lymphknoten auf Antigenstimulation erörtert werden.

1.3 Immunologische Aktivität der primären lymphatischen Organe

Thymus. Dieses Organ liegt im Thorax unmittelbar hinter der Pars superior des Sternums. Seine beiden Lappen befinden sich in einer dünnen Bindegewebskapsel, von der dünne Gewebsschichten als Septen das Organ durchdringen und es in unvollständige, ineinander übergehende Lappen teilen. Der periphere Teil jeden Lappens wird die Rinde (oder Kortex) genannt und setzt sich aus dichtem lymphatischem Gewebe zusammen, während der zentrale Teil oder das Mark aus lockerem lymphatischem Gewebe besteht. Die Lappen kann man als dreidimensionales Netz epithelialer Zellen ansehen, in dessen Maschenwerk sich die lymphatischen Zellen befinden. Diese sind weit zahlreicher in der Rinde als im Mark. Im Thymus bildet das lymphatische Gewebe keine Knoten wie in anderen Teilen dieses Gewebes. Im Mark finden sich Hassalsche Körper als eine für den Thymus typische Struktur, die aus einem zentralen Teil mit konzentrischen Epithelzellschichten bestehen (Abb. 1.5). Die Herkunft und Funktion dieser Körper ist unbekannt. Die Kapillaren und kleine Gefäße des Thymus besitzen besondere strukturelle Merkmale, die durch eine dicke Basalmembran mit einer Umscheidung von Epithelzellen, die ihrerseits von einer Basalmembran getragen werden, gekennzeichnet sind. Obwohl die epitheliale Membran nicht vollkommen zusammenhängend ist, wirkt sie als Schranke, die den Übertritt von Makromolekülen aus dem Serum in das Parenchym zwar nicht

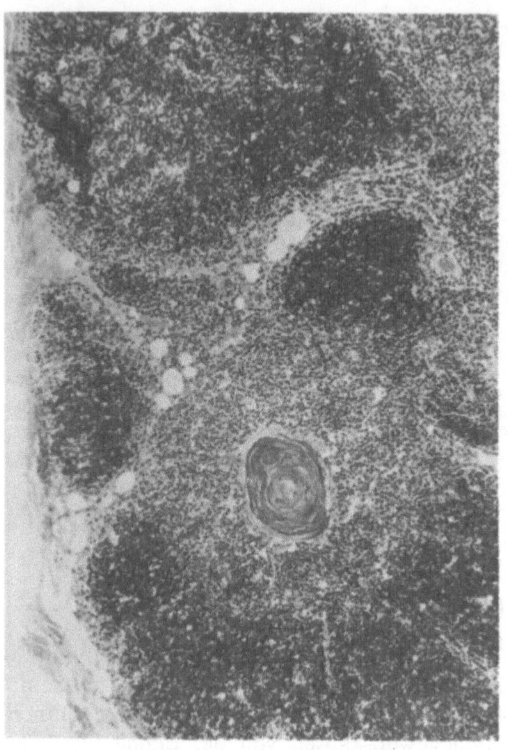

Abb. 1.5. Mikroskopische Aufnahme eines menschlichen Thymus mit Hassalschen Körperchen (freundlicherweise überlassen von L. C. Junqueira und J. Carneiro, Instituto de Ciências Biomédicas, Universität Sao Paulo, Brasilien)

vollständig verhindert, aber doch erschwert, so daß kein Kontakt mit den Lymphozyten dieses Organs zustande kommt. Der Thymus besitzt keine lymphatische Zirkulation, sondern nur efferente Lymphbahnen, die durch die Scheiden durchdringen und, nachdem sie das Organ verlassen haben, zu den Lymphknoten des Mediastinums führen.

Mitotische Aktivität der Thymus-Lymphozyten. Das Ausmaß der Lymphozytenbildung im Thymus ist viel größer als in anderen lymphatischen Bereichen des Organismus. Man hat errechnet, daß bei der Maus 1 mg Thymusgewebe nahezu 1 Million Lymphozyten pro Tag hervorbringt. Die Zahl der Mitosen in diesem Organ ist fünf- bis zehnmal so groß wie die in Lymphknoten der Payerschen Plaques. Die mitotische Aktivität ist größer bei Neugeborenen und nimmt mit dem Altern stetig ab. Die meisten Mitosen finden sich im Cortex, recht wenige dagegen im Mark. Die proliferative Aktivität der lymphatischen Zellen des Thymus wurde mittels Injektion von ^{3}H-Thymidin untersucht. Nach einer einzigen Gabe dieser Substanz traten anfangs nur große, markierte Lymphozyten auf; später dann erschienen auch kleine markierte Lymphozyten in steigender Anzahl. Die Anhäufung markierter Zellen ist erwartungsgemäß größer im Thymus als in anderen lymphatischen Bezirken. Über einen längeren Zeitraum beobachtet, folgt die Vermehrung, ausgedrückt in Prozent der markierten Lymphozyten, einer linearen Verteilung. 50% der Lymphozyten werden innerhalb von zwei Tagen markiert, so daß die Lymphozyten-Population des Organes alle vier Tage ausgetauscht sein muß. Da jedoch der Prozentsatz der markierten Zellen vier Tage nach Injektion von ^{3}H-Thymidin nur 95% beträgt, muß man folgern, daß die übrigen 5% eine größere Lebensspanne besitzen. Da die Größe des Thymus über einen Zeitraum von mehr als vier Tagen konstant bleibt, muß diese schnelle Zellproduktion durch einen Verlust in der gleichen Größenordnung ausgeglichen werden, entweder durch Zerstörung oder durch Zellauswanderung.

Schicksal der Thymus-Lymphozyten. Der Verdacht, daß Lymphozyten vom Thymus zu anderen lymphatischen Geweben wandern, wurde durch die Untersuchung histologischer Schnitte des Organs nahegelegt, bei denen eine Diapedese von Thymuszellen in die Gefäße beobachtet wurde. Darüberhinaus wurde eine erhöhte Lymphozytenzahl im Blut der Thymusvenen gefunden. Bei neueren Untersuchungen wurden geringe Mengen ^{3}H-Thymidin direkt in den Thymus injiziert, um ausschließlich dessen Zellen zu markieren; die nachfolgende Auswertung histologischer Schnitte lymphatischer Organe ergab eindeutig, daß Thymidin-markierte Zellen in die Lymphknoten und Milz ausgewandert waren. Der Anteil der ausgewanderten Zellen war jedoch sehr klein. Gleiche Ergebnisse wurden mit neonatal thymektomierten Mäusen erhalten, denen Thymus syngener neugeborener Mäuse implantiert wurden, deren Zellen einen Chromosomen-Marker besaßen. Auch in diesem Falle wurde nur eine kleine Zahl von Spender-Zellen in den Lymphknoten und der Milz des Empfängers nachgewiesen. Da nur ein kleiner Teil der Thymuszellen in andere lymphatische Organe auswandert, muß man annehmen, daß die meisten Thymuslymphozyten im Thymus selbst zerstört werden. Es wird angenommen, daß die im Thymus zerstörten Lymphozyten „verbotene Zell-Klone" darstellen (s. S. 63).

Auswirkung einer Thymektomie. Zahlreiche Versuche, die Funktion des Thymus aufzuklären, schlugen fehl, bis 1961 die Auswirkung einer Thymektomie bei Neugeborenen zum erstenmal untersucht wurde. Erst unter diesen Umständen zeigte sich, daß die Entfernung dieses Organs innerhalb der ersten Stunden nach der Geburt zu einer spürbaren Unterentwicklung und Unterfunktion des lymphatischen Gewebes führte (Abb. 1.6). So reduzierte sich die Zahl der zirkulierenden Lymphozyten, besonders der kleinen, zwei bis drei Monate nach der Thymektomie deutlich und die lymphatischen Organe wiesen eine erheblich verminderte Größe auf. So sank z. B. die Zahl der Lymphozyten, die sich bei einer 48stündigen Ductus-thoracicus-Drainage gewinnen ließ, von normal 100×10^6 Zellen auf 3 bis 4×10^6 Zellen nach der Thymektomie. Die Auswirkung einer Thymektomie variierte jedoch in Abhängigkeit des Entwicklungsstandes der lymphatischen Organe bei der Geburt: Je weniger sie entwickelt sind, desto größer ist die Auswirkung. Bei der Maus und Ratte muß das Organ innerhalb der ersten 48 Stunden nach der Geburt entfernt werden; Entfernung nach dem dritten Tag bewirkt nur eine geringe Verminderung der Lymphozytenzahl, ähnlich wie die Thymektomie Erwachsener; offensichtlich werden die sekundären lymphatischen Organe unter normalen Umständen selbständig, wenn sie erst einmal durch die Tätigkeit des Thymus stimuliert wurden und können den Thymus für ihre Aktivitäten entbehren. Der Thymus ist das erste lymphatische Organ, das sich während der Embryogenese entwickelt; Milz und Lymphknoten entwickeln sich als lymphatische Organe erst später und zwar mit Zellen, die vom Thymus und dem Knochenmark in diese Organe einwandern. Die durch Thymektomie induzierte Verminderung lymphoider Zellpopulationen in den lymphatischen Organen tritt bevorzugt in bestimmten Bereichen auf. So wird z. B. eine deutliche Verminderung von Lymphozyten in den parakortikalen Bezirken der Lymphknoten und in den periarteriellen Scheiden der Milz und des diffusen lymphatischen Gewebes der Peyerschen Plaques beobachtet. Diese Bereiche werden daher thymusabhängig genannt: Dies sind

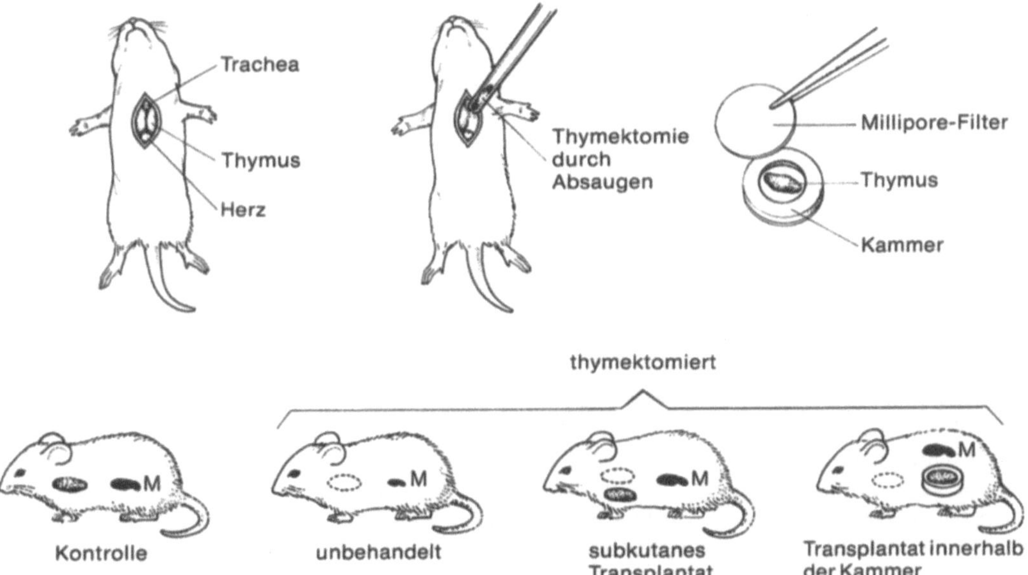

Abb. 1.6. Versuchsanordnung zur Ausführung der Thymektomie mit nachfolgender Reimplantation des Organs subkutan oder eingeschlossen in eine Millipore-Kammer. Die Millipore-Kammer erlaubt den Austritt von Makromolekülen, nicht aber den von Zellen. Mit dieser Anordnung kann man bei Neugeborenen (Mäusen) zeigen, daß das Vorhandensein des Thymus die Entwicklung immunologischer Funktionen erlaubt, die durch Thymektomie unterbunden sind, selbst wenn keine Zellen auswandern können. Die Entwicklung der lymphatischen Organe ist durch die Milzgröße angezeigt (M)

die Regionen, die die kleinen Lymphozyten auf ihrem Weg vom Blut zur Lymphe passieren. Wie wir bei der Diskussion über Lymphozyten sehen werden, sprechen alle experimentellen Befunde für die Vorstellung, daß die meisten der zirkulierenden Lymphozyten aus einer Zellklasse bestehen, die in ihrer Entwicklung von der normalen Funktion des Thymus abhängig sind. Andererseits sind die Keimzentren der Milz und der Lymphknoten, die sich aus thymusunabhängigen Zellen (B-Lymphozyten) zusammensetzen, nach der Thymektomie nicht verändert. Auch die Zahl der Plasmazellen in diesen Organen und im Bindegewebe ist nach der Thymektomie gewöhnlich unverändert.

Die Bedeutung des Thymus für die Antikörper-Bildung. Wie wir gesehen haben, bleibt die Entwicklung der zellulären Immunität bei Tieren aus, die kurz nach der Geburt thymektomiert wurden. Diese Tiere weisen keine Überempfindlichkeitsreaktionen vom verzögerten Typ oder Transplantat-Abstoßungen auf, obgleich die humorale Aktivität normal ist, was sich am Immunglobulin-Spiegel und der Fähigkeit der Antikörper-Bildung gegen verschiedene Antigene zeigt. Eine Abweichung wird jedoch für bestimmte Antigene beobachtet, wie z. B. Schaferythrozyten, die regelmäßig eine verminderte Immunogenität bei thymektomierten Mäusen aufweisen. Antigene, deren Immunogenität bei thymektomierten Tieren einer bestimmten Spezies vermindert ist, werden thymusabhängige Antigene genannt. Die Unterdrückung und Wiederherstellung der humoralen Antwort auf diese Antigene, besonders Schaferythrozyten bei Mäusen, wurde ein Modell für die Untersuchung der immunologischen Funktionen des Thymus. Neuere Ergebnisse zeigen, daß die humorale Antwort auf diese Antigene ein Zusammenwirken thymusabhängiger und thymusunabhängiger Zellen erfordert (siehe „T-B-Zell-Kooperation"). Diese Schlußfolgerung gründet sich auf Untersuchungen bei Mäusen, die keine Antikörper gegen Schaferythrozyten bilden, wenn sie neonatal thymektomiert werden. Wird ihnen Thymus reimplantiert, gewinnen sie diese Fähigkeit jedoch zurück. Ein Zusammenwirken von Zellen aus dem Thymus und antikörperbildenen Vorläuferzellen wurde erstmals in Versuchen nachgewiesen, bei denen Schaferythrozyten zusammen mit Thymuszellen, Knochenmarkzellen oder beiden zusammen thymektomierten und bestrahlten Mäusen injiziert wurden. Die humorale Antwort nach Injektion beider Zellpopulationen zusammen übersteigt die der Summe der Antworten nach Injektion jeder einzelnen Zellpopulation.

Das Zusammenwirken von thymusabhängigen und thymusunabhängigen antikörperbildenden Vorläuferzellen widerspricht nicht dem Befund, daß das System, das für die humorale Antwort verantwortlich ist, in seiner Entwicklung grundsätzlich thymusunabhängig ist. Wie wir oben gesehen haben, entwickeln sich Zellen, die Antikörper synthetisieren (B-Lymphozyten), unabhängig vom Thymus, während Zellen, die für zellvermittelte Immunität verantwortlich sind, des Thymus bedürfen, um ihre immunologischen Fähigkeiten zu entwickeln. Zur ausgereiften humoralen Immunantwort müssen jedoch beide Zellsysteme, T- und B-Lymphozyten, zusammenarbeiten. Auf diese Kollaboration werden wir weiter unten noch eingehen (s. S. 42, 239).

Thymus-Funktion beim Erwachsenen. Beim Menschen beginnt der Thymus nach der Geburt zu wachsen und erreicht seine maximale Größe im Alter von ungefähr 15 Jahren, um sich danach sehr langsam zurückzubilden. Bei der Maus wächst das Organ während der ersten beiden Monate nach der Geburt. Trotz dieser langen Wachstumsperiode hat eine Thymektomie einige Tage nach der Geburt keine ernsthaften Auswirkungen im Gegensatz zu einer Thymektomie gleich nach der Geburt. Gewöhnlich verursacht eine Entfernung des Thymus beim Erwachsenen nur ein leichtes Absinken der Lymphozytenzahl und des Gewichtes der lymphatischen Organe. Dies ist dadurch bedingt, daß T-Lymphozyten, die einen Teil der zirkulierenden Lymphozyten darstellen, langlebige Zellen sind; folglich tritt die Wirkung einer Thymektomie erst nach einer langen Zeitspanne auf, die bei der Maus Monate und beim Menschen Jahre beträgt. Thymektomierte Erwachsene erkranken daher gewöhnlich nicht, sondern führen ein anscheinend normales Leben. Unter gewissen Bedingungen können jedoch bei ihnen verhängnisvolle Wirkungen auftreten. So überleben subletal bestrahlte Tiere, bei denen eine drastische Verminderung der Hämatopoese auftritt, und gewinnen ihre immunologischen Fähigkeiten innerhalb von zwei bis drei Wochen wieder; werden die Tiere jedoch vor der Bestrahlung thymektomiert, erholt sich ihre immunologische Fähigkeit nicht mehr. Trotz vollständiger Regeneration des Knochenmarkes reifen undifferenzierte Zellen, die normalerweise zum Thymus wandern, nicht zu lymphatischen Zellen in Abwesenheit des Organs aus. Dies macht deutlich, daß der Thymus auch bei Erwachsenen notwendig ist, um den Verlust immunologisch schon differenzierter Zellen zu ersetzen. Dieser Verlust, der unter normalen Bedingungen langsam erfolgt, kann unter außergewöhnlichen Umständen sehr plötzlich auftreten. In diesem Zusammenhang sollte auch erwähnt werden, daß thymektomierte erwachsene Mäuse häufig eine spürbare Verminderung ihrer Immunantwortsfähigkeit aufweisen, wenn sie über mehrere Monate beobachtet werden.

Wirkung von Thymus-Implantaten bei thymektomierten Tieren. Tiere, die durch eine Thymektomie immundefizient geworden sind, gewinnen ihre immunologische Funktion wieder, wenn sie ein Thymus-Transplantat erhalten. Das transplantierte Organ ist in gleicher Weise wirksam, ob es allogen ist oder ob seine Zellen durch Bestrahlung zerstört wurden. Die Regeneration des übertragenen Thymus erfolgt langsam; ein bis zwei Tage nach der Transplantation weist das Organ zentrale Nekrosen auf mit peripherem lebendem Gewebe lymphoider und retikulärer Zellen. Die Nekrosen sind das Ergebnis einer Mangelernährung wegen der fehlenden Zirkulation. Die Zellen in den peripheren Bereichen bleiben lebensfähig, da sie ihre notwendigen Nahrungsstoffe durch Diffusion aus der Gewebsflüssigkeit erhalten. Ab dem dritten Tag steigert sich die mitotische Aktivität der überlebenden Zellen und innerhalb von weiteren fünf bis sechs Tagen ist die für das Organ typische Struktur wiederhergestellt, d. h. die Läppchengliederung, die Rinden- und Markbereiche. Anfangs dachte man, daß der transplantierte Thymus, nachdem er sich regenerierte, mit seinen eigenen Zellen die sekundären lymphatischen Organe restituiert. Als man jedoch untersuchte, welchen Beitrag der Empfänger des Thymus-Transplantats bei dem Erholungsvorgang leistete, ergab sich ein ganz unterschiedlicher Befund. Solche Untersuchungen wurden an Empfängertieren durchgeführt, deren Zellen durch einen Chromosomen-Marker identifizierbar waren. Auf diese Weise konnte nachgewiesen werden, daß, obwohl die anfänglich proliferierenden Zellen ausschließlich vom Spender stammten, sich mit dem Beginn der dritten Woche die proliferierende Zellpopulation im Transplantat vom Empfänger ableitete. Auch die in den sekundären lymphatischen Organen erscheinenden Zellen leiteten sich vom Empfänger ab. Wurden die lymphatischen Zellen des übertragenen Thymus zuvor durch Bestrahlung zerstört, so fehlte zwar die durch Spenderzellen getragene Initialphase der Regeneration, aber das Transplantat erfüllte seine Funktion und das Tier erholte sich immunologisch. Wenn allerdings der Empfänger zuvor bestrahlt worden war, bestand das Transplantat nur als eptheliale Struktur fort, ohne daß es lymphoide Merkmale annahm.

Ursprung und Differenzierung der Thymuslymphozyten. Die im vorangegangenen Abschnitt besprochenen experimentellen Befunde, die bei der Restitution thymektomierter Tiere durch Übertragung eines anderen Thymus erhoben wurden, sind völlig mit der Vorstellung vereinbar, daß sich die lymphatischen Zellen nicht vom Thymusepithel ableiten, sondern von Zellen, die über die Zirkulation in das Organ einwandern. Es ist heute erwiesen, daß undifferenzierte Zellen während der Embryonalzeit aus dem Dottersack und der Leber (myelopoetsiche Zentren beim Embryo) zum Thymus wandern. Wenn sie mit dem Thymusepithel in Berührung kommen, proliferieren sie und differenzieren sich funktionell wie auch strukturell und prägen neue Antigene an ihrer Membran aus, wie das TL- und Thy-1- (früher Theta-)Antigen bei der Maus. Das TL-Antigen kommt nur an Thymozyten und Thymus-Leukämie-Zellen (TL) vor, das Thy-1-Antigen wird an Thymuszellen, an sich vom Thymus ableitenden Lymphozyten und im Hirn gefunden. Das TL-Antigen verschwindet, wenn Thymozyten den Thymus verlassen. Das Thy-1-Antigen kann somit als Marker für Lymphozyten, die ihren Ursprung im Thymus haben, jedoch in anderen lymphatischen Geweben auftreten, verwendet werden. Undifferenzierte Zellen erscheinen im Thymus der Maus um den 11. Embryonaltag; zu dieser Zeit tragen sie weder Thy-1- noch TL-Antigene an ihrer Oberfläche. Ungefähr acht Tage später nehmen diese Zellen das Aussehen lymphoider Zellen an und zugleich damit treten die beiden Antigene an ihrer Zelloberfläche auf. Es ist bekannt, daß Zellpopulationen in Mitose und Lymphozyten sehr strahlenempfindlich sind; daher werden hämopoetische Zellen von Tieren zerstört, die einer letalen Bestrahlungsdosis ausgesetzt werden, einschließlich der lymphoiden Zellen des

Thymus. Werden Tiere in dieser Weise behandelt, können sie durch Transfusion von Knochenmarkzellen normaler syngener Spender am Leben erhalten werden. In diesen Fällen wird nicht nur das Knochenmark restituiert, sondern auch der Thymus und die sekundären lymphatischen Organe. Unter den gleichen Bedingungen kommt es bei Transfusion anderer lymphatischer Zellen – ob von der Lymphe, den Lymphknoten oder selbst vom Thymus – zu keiner Repopulation, und es konnte nachgewiesen werden, daß myeloische Zellen des Spenders anfangs im Knochenmark und Thymus proliferieren und später in den Lymphknoten erscheinen. Gleiche Schlußfolgerungen konnten aus Befunden gezogen werden, die bei Experimenten mit Transplantationen vom Thymi erhalten wurden, deren Zellen mittels eines Chromosomen-Markers identifiziert werden konnten. Wie wir oben schon gesehen haben, kommt es in diesem Fall inerhalb weniger Tage zum vollständigen Austausch mit Knochenmarkzellen des Spenders, obwohl die Regeneration der lymphoiden Zellpopulation des transplantierten Thymus anfangs von seinen eigenen Zellen ausgeht. Wenn das Knochenmark des Empfängers jedoch zuvor durch Bestrahlung zerstört wurde, erfolgt eine Repopulation dieses Organs nur in den ersten Tagen, und zwar auf Kosten der eigenen Zellen. Diese Versuche zeigen 1., daß die lymphoide Zellpopulation des Thymus sich von Zellen ableitet, die vom Knochenmark zu diesem Organ wandern und 2., daß die lymphoiden Zellen, die sich im Thymus befinden, nur eine beschränkte Proliferationsfähigkeit aufweisen, so daß die Autoregeneration begrenzt ist.

Man weiß, daß undifferenzierte Zellen des Markes immunologische Spezifität erwerben können, während sie sich im Thymus aufhalten, d. h., sie können ein bestimmtes Antigen erkennen. Sie transformieren jedoch nicht zu immunkompetenten Zellen. Dieser Sachverhalt mag a) die Tatsache erklären, daß Kontakt von Thymuszellen des Neugeborenen mit einem bestimmten Antigen das Tier spezifisch tolerant gegenüber diesem Antigen werden läßt und b) daß Thymus-Lymphozyten immunologisch nicht reagieren, weder wenn sie lokal stimuliert werden noch wenn sie Neugeborenen eines anderen Stammes übertragen werden: Bei Übertragung ausgereifter, immunkompetenter Lymphozyten käme es in diesem Fall zu einer Transplantat-gegen-Wirt-Reaktion (Graft-versus-Host-Reaktion). Es ist denkbar, daß ein kleiner Teil der im Thymus vorhandenen Zellen immunologisch kompetent ist; es ist allerdings nicht bekannt, ob diese Zellen an Ort und Stelle differenzieren oder ob sie ein Teil der zirkulierenden Lymphozyten darstellen, die gerade den Thymus passieren. Lymphozyten, die sich vom Thymus ableiten, stellen einen Teil der zirkulierenden Lymphozyten dar (beim Menschen leiten sich ca. 70% der zirkulierenden Lymphozyten vom Thymus ab) und bilden zum Teil die thymusabhängigen Bezirke der lymphatischen Organe; sie werden unter dem Begriff T-Lymphozyten zusammengefaßt. Dies sind langlebige Zellen, die nach Antigenstimulation zu sensibilisierten Zellen werden: Helfer- und Effektor-(Killer-)Zellen, Suppressor- und Memory-Zellen.

Hormonale Aktivität des Thymus. Über viele Jahrzehnte versuchte man erfolglos eine hormonale Funktion des Thymus nachzuweisen. Jüngere Beobachtungen über die Wirkung einer neonatalen Thymektomie und der Nachweis, daß diese Wirkung durch Thymus-Transplantate aufgehoben wurde, die in Millipore-Kammern eingeschlossen waren, so daß kein Zellaustausch stattfinden konnte, haben das Interesse belebt, hormonale Aktivität für den Thymus nachzuweisen und den Einfluß auf immunologische Phänomene zu untersuchen. Diese erneuten Versuche erbrachten eine Reihe von Substanzen, die aus Thymusextrakten isoliert werden konnten, von denen einige in Tabelle 1.1 aufgeführt sind.

Es ist wahrscheinlich, daß einige Aktivitäten, die heute noch verschiedenen Substanzen zugeschrieben werden, in Wirklichkeit von einer Substanz ausgeübt werden. Thymopoetin (I und II) ist eine äußerst aktive Substanz, die unreife Knochenmarkzellen veranlaßt, sich in Thymuszellen (unreife T-Zellen) zu differenzieren. Zugabe von Thymopoetin zu Maus-Knochenmark- oder Milzzell-Kulturen bewirkt das Auftreten von Zellen mit Oberflächenantigenen, die für T-Lymphozyten typisch sind. Untersuchungen zur Pathogenese der Myasthenia gravis führten schließlich zum Auffinden und zur Isolierung dieser Substanz. Myasthenia gravis ist eine Krankheit, die durch Muskelschwäche gekennzeichnet ist; diese ist durch eine Störung bei der neuromuskulären Übertragung bedingt und ist nicht selten mit einer pathologischen Veränderung des Thymus verbunden. Die eigentliche

Tabelle 1.1. Aktive, vom Thymus gebildete Substanzen

Bezeichnung	Zusammensetzung	Molekulargewicht	Biologische Aktivität
Thymosin	Protein	12000	Lymphozytopoese, Differenzierung von T-Zellen
Thymopoetin I	Protein	7000	Induktion des Auftretens spezifischer T-Zell-Antigene; Hemmung der neuromuskulären Übertragung
Thymopoetin II			
Thymusaktivität des Serums	Polypeptid	1000	Induktion spezifischer T-Zell-Antigene in vitro; Induktion Thy-1-positiver Zellen in *Nude*-Mäusen
Humoraler Thymusfaktor	Polypeptid	5000	Wiederherstellung immunologischer Kompetenz in vitro und in vivo
Lymphozyten stimulierende Hormone (LSHh+LSHr)	Protein	LSHh 17000 LSHr 80000	Lymphozytopoese; Vermehrung der Antikörper-Synthese in neugeborenen Mäusen

Ursache der Krankheit vermutete man in einer autoimmunen Thymitis; bei der genaueren Untersuchung fand man zwei Polypeptide (Thymopoetin I und II), die sich physikochemisch etwas unterscheiden, aber funktionell gleichwertig verhalten. Die Polypeptide werden wahrscheinlich von den Thymusepithelzellen gebildet; neben der Induktion der Differenzierung von Knochenmarkzellen zu T-Zellen beeinträchtigen sie auch die Übertragung neuromuskulärer Impulse. Der neuromuskuläre Effekt tritt allerdings erst 18 Stunden nach Hormoninjektion auf (bei Mäusen). Die Hauptwirkung von Thymopoetin besteht in der Induktion von unreifen T-Zellen aus „Stammzellen“.

Man nimmt heute an, daß zyklisches 3′, 5′-AMP (cAMP) der intrazelluläre Mediator für die Differenzierung von Prothymozyten ist und daß die Wirkung auf Prothymozyten durch Substanzen induziert oder erleichert werden kann, die den intrazellulären cAMP-Spiegel heben.

Neben den in Tabelle 1.1 aufgeführten aktiven Substanzen, die aus dem Thymus extrahiert wurden, konnte noch ein anderes Polypeptid aus Thymus extrahiert werden, das sich von den beschriebenen unterscheidet; es wird nicht nur im Thymus, sondern auch in anderen Geweben gefunden, es beeinflußt nicht die neuromuskuläre Übertragung und es induziert nicht nur die Differenzierung von T-Vorläuferzellen, sondern auch die von B-Vorläuferzellen. Da es in verschiedenen Geweben vorkommt, hat man es „Ubiquitin“ genannt.

Auszehrungs-Syndrom (Wasting syndrom oder disease). Tiere, die gleich nach der Geburt thymektomiert werden, erleiden eine Krankheit, die durch Schwäche, verzögertes Wachstum, Lethargie, brüchiges Haar, Gewichtsverlust, periorbitale Ödeme, Diarrhoe und schließlich Tod innerhalb weniger Wochen gekennzeichnet ist. Dieses Syndrom erinnert an die *Runt-Disease,* die durch eine Graft-versus-Host-Reaktion hervorgerufen wird, wenn Mäuse neonatal allogene Lymphozyten erhalten. Die Ursache dieses Syndroms ist noch nicht ganz aufgeklärt. Jedoch läßt die Tatsache, daß das *Wasting*-Syndrom durch Behandlung mit Breitband-Antibiotika oder durch Haltung der thymektomierten Tiere in steriler Umgebung, verhindert werden kann, annehmen, daß es durch multiple Infektionen verursacht wird.

Bursa Fabricii. Dieses Organ wird bei Vögeln nahe bei der Kloake gefunden und ähnelt strukturell dem Thymus (Abb. 1.7). Bei Hühnern tritt dieses Organ am 10. Embryonaltag als ein Divertikel der Kloake auf in einem Bereich, in dem sich Ektoderm und Entoderm berühren. Das Organ setzt sich aus vielen epithelialen Falten zusammen, in deren Lamina propria zahlreiche isolierte Haufen von dichtem lymphatischen Gewebes erscheinen, die eine den Thymuslappen ähnliche Struktur bilden. Zur Schlupfzeit weisen die Lappen eine kortikale und eine medulläre Zone auf. Entnahme der Bursa Fabricii (Bursektomie) zur Zeit des Schlüpfens verursacht eine Verminderung oder

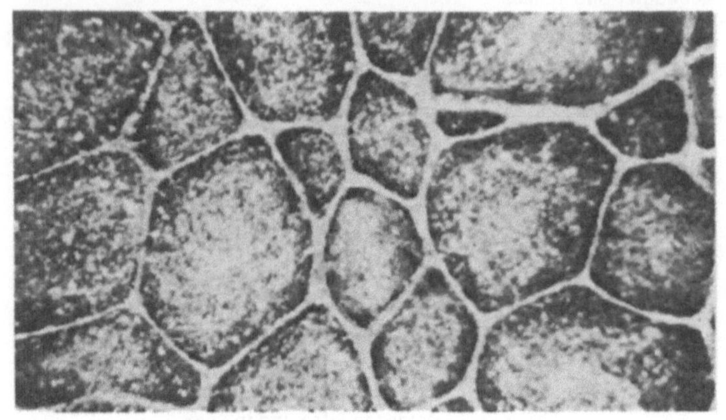

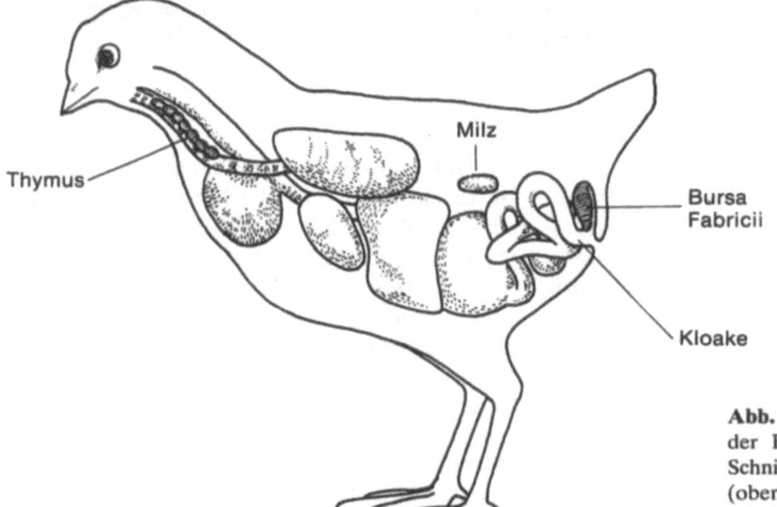

Abb. 1.7. Lage des Thymus und der Bursa Fabricii bei Vögeln. Schnitt durch die Bursa Fabricii (oben); beachte die Ähnlichkeit mit dem Thymus

gar ein vollständiges Fehlen der Keimzentren und Plasma-Zellen lymphatischer Organe und eine deutliche Verminderung der Antikörper-Bildungsfähigkeit. Andererseits weisen der Thymus und die thymusabhängigen Bereiche der lymphatischen Organe keine Veränderung auf, wie auch die zellgebundenen immunologischen Reaktionen intakt bleiben. Bei Vögeln besteht somit eine klare Dichotomie immunologischer Funktionen, die entweder vom Thymus oder der Bursa Fabricii kontrolliert werden. Ein strukturelles Äquivalent der Bursa Fabricii ist bei Säugetieren nicht bekannt. Es wird zwar angenommen, daß der Blinddarm, die Peyerschen Plaques und die Tonsillen bei den Säugetieren Organe darstellen, die die Funktion der Bursa Fabricii ausüben, jedoch fehlt es an endgültigen experimentellen Befunden, um diese Annahme zu stützen.

1.4 Immunologische Aktivität der sekundären lymphatischen Organe

Die sekundären lymphatischen Organe sind komplexe Strukturen, die eine gemischte Zellpopulation aus thymusabhängigen und bursaabhängigen (bei Säugetieren thymusunabhängigen) Zellen besitzen. Beide Zellpopulationen befinden sich in jeweils bestimmten, ausgewählten Zonen dieser Organe. Die Ausdrücke thymusabhängig und thymusunabhängig bezeichnen nur die Abhängigkeit der Ausbildung dieser Zellen. Befinden sie sich einmal in den sekundären Organen, benötigen sie weder den Thymus, noch (bei Vögeln) die Bursa, um ihre Funktion zu erfüllen. Dies erklärt auch, warum Tiere eine normale immunologische Reaktivität aufweisen, wenn sie im Erwachsenenalter thymektomiert oder bursektomiert werden, d. h., nachdem die sekundären lymphatischen Organe mit Zellen bevölkert sind, die sich in den primären lymphatischen Organen ausgebildet haben.

Lymphoide Knötchen. Lymphoide Knötchen sind unregelmäßige, sphärische Gebilde dichten lymphatischen Gewebes, die einen Durchmesser von 0,2 bis 1,0 mm aufweisen. Es sind keine dauerhaften Strukturen, sondern sie erscheinen und verschwinden an bestimmten Stellen. Bei Neugeborenen oder bei Tieren, die unter sterilen Bedingungen geboren wurden, findet man sie selten oder gar nicht. Dies weist darauf hin, daß ihr Vorhandensein möglicherweise von einem lokal wirkenden Antigen-Stimulus abhängig ist. Sie finden sich isoliert im Bindegewebe zahlreicher Organe (besonders in der Lamina propria des Verdauungstraktes, der oberen Atmungswege und des Harnsystems) und sind immer in den sekundären lymphatischen Organen vorhanden, wo sie gewöhnlich Lymphfollikel genannt werden. Häufig bilden sie einen hellen zentralen Bezirk, den man Keimzentrum nennt, in welchem Zellen mit unreifem Aussehen, gelegentlich mit intensiver Proliferations-Tätigkeit, erscheinen. Eine einzige ^{3}H-Thymidin-Gabe markiert eine große Anzahl von Zellen in diesem Bereich. Die meisten dieser Zellen sind unreife, sich differenzierende Lymphozyten, unter denen sich freie Makrophagen und dendritische Retikulum-Zellen befinden. Die Rolle, die diese lymphoiden Knötchen bei der Immunantwort spielen, wird in Verbindung mit der der Lymphknoten besprochen.

Lymphknoten. Lymphknoten sind ovale oder bohnenförmige Gebilde, die zwischen 1 mm und mehreren Zentimetern messen und entlang dem Verlauf der Lymphgefäße auftreten. Auf einer Seite findet sich eine Eindellung, der Hilus, in der die Blutgefäße ein- und austreten und die efferenten Lymphbahnen austreten (Abb. 1.8). Die afferenten Lymphgefäße dringen nicht am Hilus, sondern an der Konvexität in das Organinnere ein. Die Lymphknoten sind von einer dichten Bindegewebskapsel umschlossen und von einem Netz retikulärer Fasern durchsetzt, in dem sich Retikulumzellen und ortsständige Makrophagen finden. Im retikulären Bindegewebe kann man zwei Lymphozyten-Populationen unterscheiden: thymusabhängige und thymusunabhängige Lymphozyten. Die Verteilung des lymphatischen Gewebes in den Organen erlaubt eine Aufteilung in drei unterschiedliche Areale, die spezifische Strukturen erkennen lassen, jedoch nicht scharf voneinander abgegrenzt sind: a) Ein oberflächlicher und peripherer Rindenbereich, in dem die Lymphozyten in runden oder ovalen Haufen zusammenliegen und Primärknötchen oder Lymphfollikel bilden. In der Mitte der Lymphfollikel treten häufig Keimzentren auf, die reich an unreifen, in Proliferation begriffenen Zellen, an dendritischen Retikulumzellen und ortsständigen Makrophagen sind. Dieses Areal ist thymusunabhängig und durch Thymektomie nicht betroffen. b) Ein zentraler oder medullärer Bereich, in welchem dichtes lymphatisches Gewebe unregelmäßig verteilt ist, das als Markstränge in Schnitten

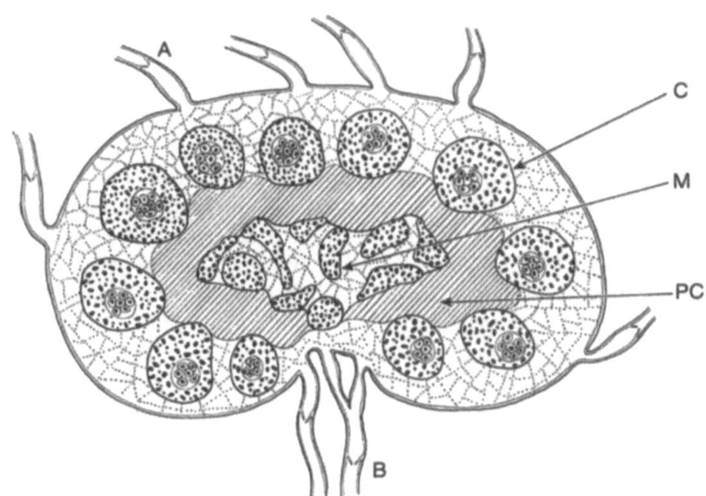

Abb. 1.8. Schema des Baus des Lymphknotens. A: afferente Lymphgefäße; B: efferente Lymphgefäße; C: Rindenfollikel mit Keimzentren; PC: parakortikale Zone; M: Markzone mit Marksträngen und Sinus. Die Rinden- und Markzone ist thymusunabhängig, während die parakortikale Zone thymusabhängig ist

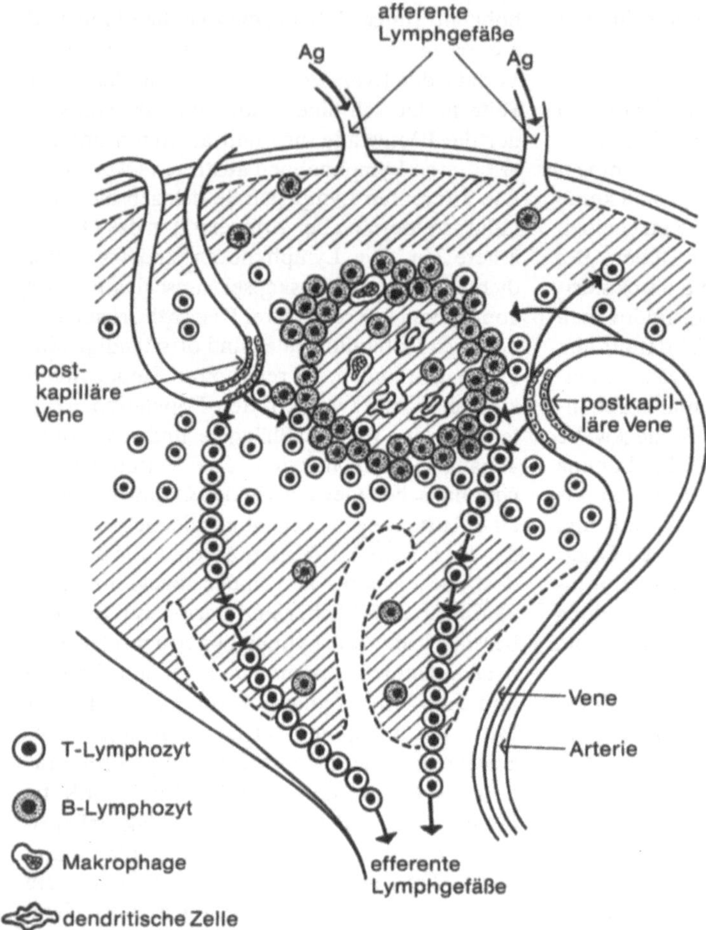

Abb. 1.9. Verteilung von B- und T-Lymphozyten im Lymphknoten. Der thymusabhängige Bereich ist weiß (TA); die gestrichelte Zone stellt die thymusunabhängigen Bereiche dar (TU). Die Mehrzahl der Zellen im TA-Bereich formen sich nach Reaktion mit einem Antigen in sensibilisierte Zellen um; die Mehrzahl der Zellen im TU-Bereich werden Antikörper-bildende Zellen, wenn sie mit Antigen in Kontakt kommen. T-Lymphozyten zirkulieren dauernd, indem sie aus den postkapillären Venolen in das lymphatische Parenchym übertreten; dort kommen sie mit dendritischen Zellen und B-Lymphozyten in Berührung. Bei ihrem Durchtritt durch den Lymphknoten findet man sie vorwiegend in der parakortikalen Zone (weiß), von wo sie in die Marksinus und von dort in die lymphatische Zirkulation gelangen

erscheint und zwischen welchen die Marksinus verlaufen. Auch dieses Areal ist thymusunabhängig . Schließlich c) eine Zwischenzone, der parakortikale Bereich, zwischen dem kortikalen und medullären Bereich. Er setzt sich aus unregelmäßigen Haufen dichten lymphatischen Gewebes zusammen (Abb. 1.9). Diese Zone, auch diffuser kortikaler Bereich genannt, hypertrophiert deutlich nach Antigen-Stimulation, die zu Überempfindlichkeitsreaktionen vom verzögerten Typ führt. Lymphozyten dieser Zone verschwinden nach Thymektomie und werden aus diesem Grunde als thymusabhängig angesehen.

Alle Anhäufung dichten lymphatischen Gewebes sind von lockerem Gewebe durchsetzt, das die subkapsulären, perifollikulären und medullären Sinus darstellt, durch welche die Lymphe in Richtung der efferenten Lymphgefäße fließt. Man muß sich vor Augen halten, daß das gesamte dichte lymphatische Gewebe des Lymphknotens wie auch die lymphatischen Sinus ein Kontinuum darstellt. Es bestehen keine freien Räume mit trennenden Membranen; es ist eher ein Schwammwerk von retikulärem Gewebe, das das Stroma des Organs darstellt. Die in den Randsinus (subkapsulärer Sinus) eintretende Lymphe fließt durch die interfollikulären Sinus und erreicht nach Durchfluß durch die Marksinus die efferentn Lymphgefäße. Auf diese Art wird der Kontakt zwischen fremden Partikeln in der Lymphe und den Makrophagen des Retikulums am besten ermöglicht. Hier sollten wir uns erinnern, daß die Aufnahmefähigkeit der Lymphknoten für fremde Partikel während Entzündungsprozessen stark vermehrt ist.

Postkapilläre Venolen. Nachdem erwiesen war, daß die meisten der Lymphozyten des Blutkreis-

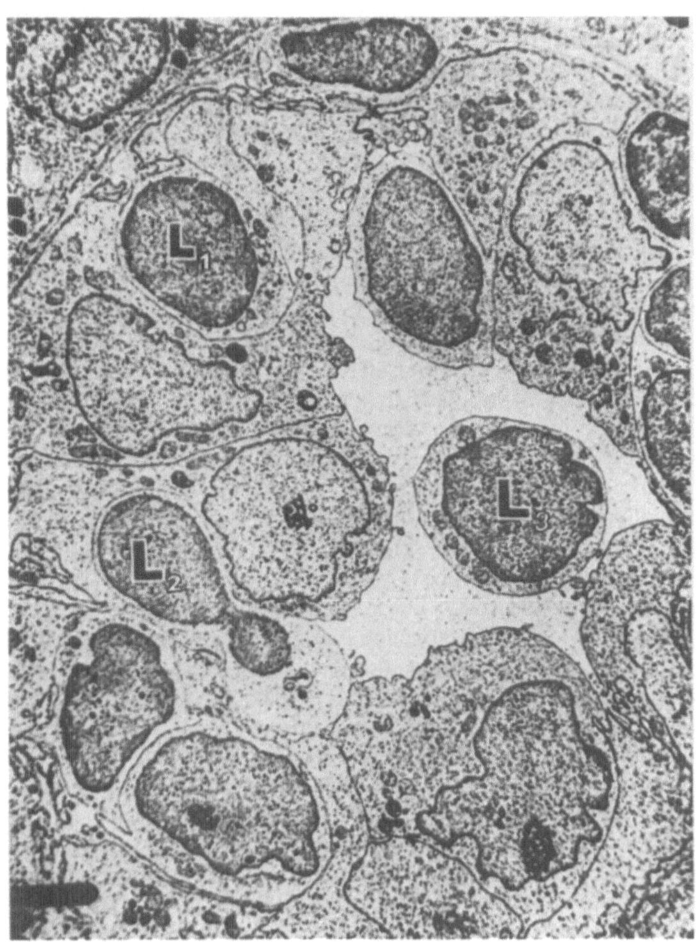

Abb. 1.10. Elektronenmikroskopische Aufnahme einer postkapillären Venole. Zwischen den kubischen Epithelzellen (L_1 und L_2) wie auch in der Gefäßlichtung (L_3) kann man Lymphozyten beobachten (modifizierte Reproduktion aus Nossal, G. J. V. und Ada, G. L.: Antigens, Lymphoid cells and the Immune Response. New York: Academic Press 1971)

laufes zur Lymphe zurückkehrten, versuchte man herauszufinden, auf welchem Wege diese Zellen zurückfanden – genauer, welche Strukturen die Lymphozyten durchdringen mußten, um in den lymphatischen Kreislauf zu gelangen. Hierzu wurden mit ^{3}H-Thymidin markierte Lymphozyten in den Blutkreislauf von Ratten gebracht und die Tiere wurden einige Stunden später getötet. Autoradiographische Untersuchungen der Organe solcher Tiere ergaben, daß Lymphozyten den Blutkreislauf über die sogenannten postkapillären Venolen (beim Menschen auch Schulze-Venolen genannt) verlassen, die sich in den parakortikalen Bereichen der Lymphknoten befinden. Diese Venolen sind dadurch gekennzeichnet, daß sie einen engen Innenraum aufweisen, der durch ein Endothel kuboidförmiger Zellen verengt werden kann, zwischen welchen Lymphozyten aus dem Blut in die parakortikale Zone der Lymphknoten gelangen (Abb. 1.10). Anscheinend ist der Durchtritt vom Lymphozyten zwischen den Endothelzellen durch Polysaccharide an der Lymphozytenmembran bedingt, für die an Endothelzellen spezifische Rezeptoren vorhanden sind. Autoradiographien von Lymphknoten zeigen zahlreiche markierte Lymphozyten, die zwischen Endothelzellen dieser Venolen wandern. Diese Lymphozyten finden sich vermehrt in den parakortikalen Bereichen und später in den lymphatischen Sinus, über die sie zusammen mit neugebildeten Lymphozyten in den Lymphkreislauf gelangen.

Lymphfollikel. Diese werden grundsätzlich von Lymphozyten-Haufen und dendritischen Retikulumzellen gebildet, die lange, zahlreiche und verschlängelte Ausläufer besitzen und ein wahres Labyrinth bilden, in dem sich Lymphozyten bewegen. An diesen Ausläufern haften Antigene für eine ziemlich lange Zeit. Diese Zellen phagozytieren die Antigene nicht wie medulläre Makrophagen, sondern halten sie nur an ihrer Oberfläche fest. Zwei Arten von Follikeln kann man unterscheiden: Primärfollikel, welche keine Keimzentren besitzen, und Sekundärfollikel, in denen Keimzentren, umgeben von einem Ring kleiner Lymphozyten, vorhanden sind. Die Keimzentren erscheinen als hellere Bereiche im Inneren der Follikel; sie setzen sich aus proliferierenden, unreifen Zellen und Makrophagen zusammen, die häufig, offensichtlich als Folge einer Phagozytose degenerierender Lymphozyten, Kerneinschlüsse enthalten. Die Keimzentren treten in der Folge einer Antigen-Stimulation auf und ihre Entwicklung ist eine Wirkung der Intensität eines solchen Reizes. Keimfreie Tiere besitzen Follikel ohne Keimzentren. Nach Schwinden des Antigenreizes vermindert sich die proliferative Aktivität, und sie nehmen das Aussehen primärer Follikel an, welche in diesem Fall häufig vermehrt Makrophagen mit Kerneinschlüssen besitzen.

Antigen-induzierte Zell-Veränderungen in lymphatischen Organen. Die zellulären Veränderungen, die bei Induktion humoraler und zellulärer Immunität auftreten, sind durch Antigenerkennung, Blastentransformation und Proliferation lymphatischer Zellen, besonders in Lymphknoten und der Milz, bedingt.

Frühe histologische Veränderungen bestehen hauptsächlich in der Vermehrung von T-Zellen in den parakortikalen Bereichen um die postkapillaren Venolen in den Lymphknoten und in den periarteriellen Scheiden in der Milz. Erst später treten Plasmoblasten in den Lymphknoten und der roten Milzpulpa auf. In den meisten Fällen induzieren Antigene eine gemischte Immunantwort mit Zellveränderungen in thymusabhängigen wie auch thymusunabhängigen Bereichen. Allerdings veranlassen einige Antigene vorzugsweise Zellveränderungen in nur einem der Bereiche. So verursachen Pneumokokken-Polysaccharide nur im thymusunabhängigen Bereich Veränderungen, während z. B. Oxazolon nur Veränderungen in thymusabhängigen Bereichen induziert. Ein Antigen-Reiz kann zu einer humoralen Reaktion mit Antikörper-Bildung oder zu einer zellulären Überempfindlichkeitsreaktion mit der Ausbildung sensibilisierter Zellen führen. Diese Reaktionen sind unterschiedlich, je nachdem, ob es sich um eine Primär- oder Sekundär-Antwort handelt. Zu Beginn einer Primär-Antwort wird das Antigen in zahlreichen Makrophagen des Markes gefunden und erst später in kleinen, aber nachweisbaren Mengen an dendritischen Zellen der Keimzentren. Wenn markierte Antigene verwendet werden, kann man beobachten, daß das Antigen in den Makrophagen rasch verschwindet, während das an dendritischen Retikulumzellen haftende Antigen über mehrere Wochen dort nachweisbar bleibt. Vier bis fünf Tage nach Antigen-Kontakt kann man eine bescheidene Proliferation unreifer Zellen beobachten, die als Immunoblasten bezeichnet werden. Diese Zellen treten grundsätzlich im Mark auf und werden praktisch nicht in den Lymphfollikeln gefunden. Die meisten dieser Zellen entwickeln sich zu Plasmoblasten und Plasmozyten. Während der Primär-Antwort zeigen die Keimzentren gewöhnlich nur leichte Veränderungen, die sich in einer geringen Hypertrophie während der späten Phase der Reaktion (sechster Tag) ausdrückt. Diese Veränderungen können bei stark immunogenen Antigenen ausgeprägter sein. Bei einem zweiten Kontakt mit dem gleichen Antigen, d. h., bei der Sekundär-Antwort, treten die Immunoblasten nicht nur im Mark auf, sondern auch in den sich stark vergrößernden Keimzentren. Bei der Sekundär-Antwort ist die Beteiligung der Keimzentren sehr viel deutlicher und die Plasmazellen treten sehr viel schneller und in größerer Zahl auf als bei der Primär-Antwort. Zudem wird das Antigen nicht nur in den Makrophagen des Markes gefunden, sondern ein großer Teil haftet an den dendritischen Retikulum-Zellen der Keimzentren und kommt somit in engen Kontakt mit den Lymphozyten. Man nimmt an, daß diese Retikulum-Zellen einen Mechanismus für das Haftenbleiben der Antigene besitzen, der besonders wirksam bei der Sekundärantwort ist. Diese Verhältnisse ermöglichen ein häufigeres Zusammentreffen der beweglichen Lymphozyten mit dem von den dendritischen Makrophagen dargebotenen Antigen. Es ist denkbar, daß das Antigen an der Oberfläche der dendritischen Retikulum-Zellen in Form eines Antigen-Antikörper-Komplexes festgehalten wird. Die Aktivität der Keimzentren führt zur Bildung einer großen Anzahl von Zellen, die sich in Plasmazellen oder Lymphozyten differenzieren. Viele dieser Zellen wandern in den medullären Bereich, von wo sie in die Zirkulation gelangen. Gelangt ein Antigen zum erstenmal in einen Organismus, so bewirkt es nicht nur die Bildung von Plasmazellen, sondern auch eine beträchtliche Vermehrung der Zahl von Zellen, die dieses Antigen zu erkennen vermögen. Diese, anscheinend in den Keimzentren entstehenden Zellen werden als „Memory"-Zellen (Gedächtnis-, Informationsspeicher-Zellen) bezeichnet und sind für die Sekundär-Antwort verantwortlich. Es ist nicht bekannt, ob sich Plasmazellen und Memory-Zellen von der gleichen Ursprungszelle ableiten.

Wird das Antigen so verabreicht, daß es zu einer Reaktion vom Spät-Typ kommt, bestehen die Veränderungen in den Lymphknoten, die man ab dem vierten Tage beobachten kann, im Auftreten zahlreicher Immunoblasten in den parakortikalen Bereichen. Der Prozentsatz dieser Zellen in diesen Bezirken steigt von normal 1% auf 8 bis 10%. Diese Zellen differenzieren im weiteren Verlauf zu Lymphozyten. Bei dieser Art der Immunantwort bilden sich keine Plasmazellen und sind keine Knötchen beteiligt. Die hypertrophierten Bereiche der parakortikalen Zone zeigen gelegentlich ein noduläres Erscheinungsbild und werden daher als parakortikale Knötchen bezeichnet. Eine charakteristische Besonderheit dieses Reaktionstyps ist der Verschluß der Marksinus durch Agglomerate kleiner Lymphozyten, die verschwinden, sobald die Reaktion sich abzuschwächen beginnt. Offensichtlich stellen die Sinus den Ausgang für Lymphozyten aus der parakortikalen Zone dar; diese scheinen zeitweise durch die große Anzahl von Zellen, die sich unter diesen Bedingungen bilden, verschlossen. Häufig kommt es zu einer simultanen Aktivierung der Keimzentren und der parakortikalen Areale der Lymphknoten, so daß das Bild einer gleichzeitig vorliegenden Reaktion vom Sofort- und Spät-Typ entsteht.

Milz. Die Milz bildet die größte Ansammlung lymphatischen Gewebes, das in den Blutkreislauf eingeschaltet ist. Bei Untersuchungen von Dünnschnitten dieses Organs erkennt man weißgraue, kugelige Knötchen, die in einer dunkelroten Masse, der roten Pulpa, verteilt sind. Die weißgrauen Knötchen stellen dichtes lymphatisches Gewebe dar, dessen Gesamtheit man als weiße Pulpa bezeichnet (Abb. 1.11). Von der Organkapsel aus durchsetzen zahlreiche unregelmäßig gestaltete Bindegewebszüge das Organ, die Milzbalken oder Trabekel, die das Parenchym oder die Milz-Pulpa unvollständig in Kompartimente teilen. Innerhalb der Trabekel bzw. ihnen angelagert, verlaufen die größeren Arterien, die, sobald sie einen Durchmesser von ca. 200 μm erreichen, in das Organparenchym eindringen und dann sofort von dichtem lymphatischem Gewebe umschlossen sind. Dieses Gewebe weitet sich an gewissen Punkten aus und bildet lymphatische Knötchen oder Milzfollikel (Malpighische Körperchen). Auf diese Art wird die weiße Pulpa in eine periarterielle Scheide lymphatischen Gewebes und in lymphatische Knötchen geteilt. Die letzteren bilden zusammen mit dem anliegenden lymphatischen Gewebe die thymusunabhängige Zone des Organs, während das periarterielle lymphatische Gewebe die thymusabhängige Zone darstellt. Die Zusammenhänge zwischen thymusabhängiger und thymusunabhängiger Zone der weißen Pulpa sind schematisch in Abb.

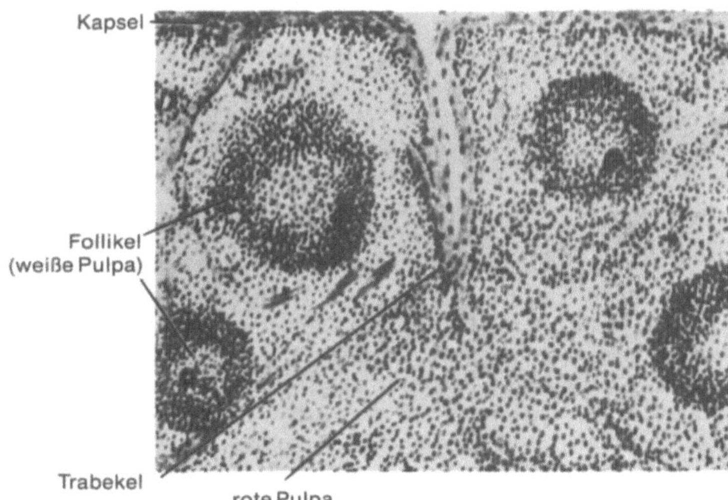

Abb. 1.11. Mikroskopische Aufnahme der Milz mit weißer und roter Pulpa, Kapsel und Trabekel

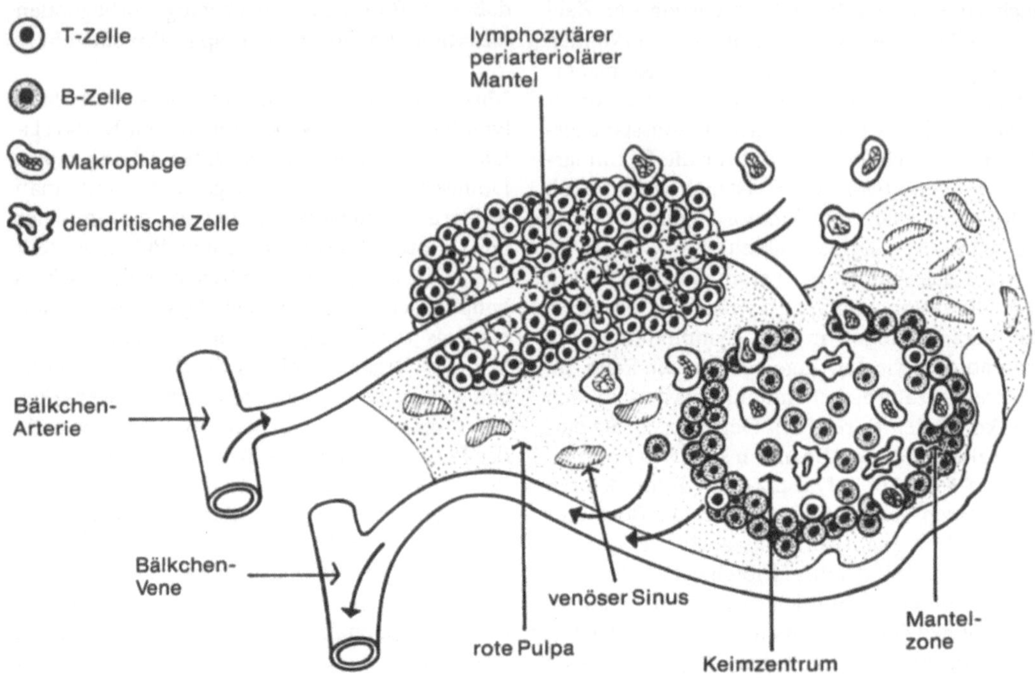

Abb. 1.12. Schema der thymusabhängigen (TA) und thymusunabhängigen (TU) Bereiche der Milz. Der lymphozytäre, periarterioläre Mantel stellt einen TA-Bereich dar, während die Lymphfollikel und das angrenzende lymphatische Gewebe die TU-Zone darstellen

1.12 wiedergegeben. Die rote Pulpa besteht aus Milzsträngen und venösen Sinus. Die Milzstränge bilden sich aus einem zytofibrillären Retikulum, das sich aus retikulären Fasern, Retikulumzellen und ortsständigen Makrophagen zusammensetzt; in diesem Maschenwerk finden sich die geformten Blutbestandteile zusammen mit freien Makrophagen und Plasmazellen. In den Milzsträngen breiten sich venöse Sinus aus, die Kapillaren mit unregelmäßigem Durchmesser darstellen und mit stark phagozytierenden Zellen ausgestattet sind. Obwohl diese Zellen gierig Kohlepartikel aufnehmen, muß man feststellen, daß sie zahlreiche Protein-Antigene nur recht ungenügend phagozytieren. Auf der einen Seite unterscheidet sich die Milz von Lymphknoten durch ihre Erythrozyten-Reinigungsfunktion, durch ihre myelopoetische Fähigkeit (bei einigen Spezies) und dadurch, daß sie nicht in die lymphatische Zirkulation eingeschaltet ist. Andererseits sind eine Reihe von Milzstrukturen denen der Lymphknoten sehr ähnlich: die Lymphfollikel, der periarterielle Mantel lymphatischen Gewebes, der dem parakortikalen lymphatischen Gewebe der Lymphknoten entspricht, und die Milzstränge der roten Pulpa, die den Marksträngen der Lymphknoten entsprechen. Darüberhinaus besitzt die Milz eine anatomische Struktur, zu der offensichtlich kein Gegenstück in den Lymphknoten besteht – die Marginal-Sinus. Diese Strukturen ergeben sich aus Anastomosen der Endkapillaren der weißen Pulpa, die sich unmittelbar innerhalb der Marginalzone befinden (bis jetzt wurden Marginal-Sinus nur bei der Ratte beschrieben). Bei vielen Spezies, den Menschen eingeschlossen, bestehen diese Strukturen aus lockerem lymphatischen Gewebe, das lange, verzweigte Ausläufer besitzt und ein Maschennetz bildet, in dem sich kleine Lymphozyten und Makrophagen befinden. Der Übergang zwischen Marginalzone und roter Pulpa ist nicht klar abgegrenzt. Schematisch sind die Verhältnisse in Abb. 1.13 dargestellt. Die Marginalzone ist vom immunologischen Gesichtspunkt aus wichtig, da dies der Bereich ist, wo ein großer Teil der vom Blut mitgeführten Antigene zurückgehalten wird. Nach Injektion radiomarkierter Proteinantigene häufen sich diese schnell an der Oberfläche zytoplasmatischer Ausläufer der Retikulum-Zellen dieses Bereiches an und gelangen erst später in das Innere der Lymphfollikel.

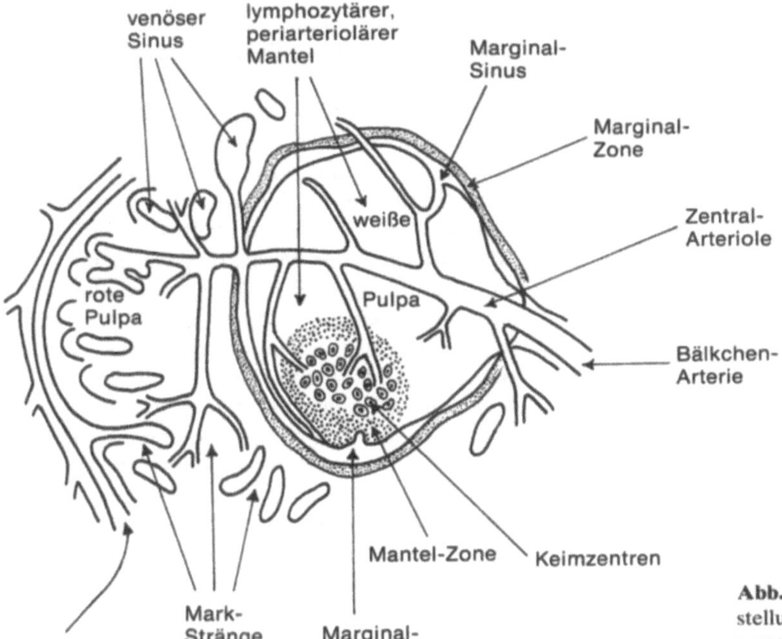

Abb. 1.13. Schematische Darstellung des Zusammenhangs der verschiedenen in der Milz vorkommenden Strukturen

Antigen-induzierte Veränderungen der Milz. Die zellulären Veränderungen in der Milz nach Antigengabe sind denen in Lymphknoten sehr ähnlich. Ein bis vier Tage nach intravenöser Injektion eines Antigens treten Immunoblasten in der weißen Pulpa auf und zwar an der Peripherie des periarteriellen Mantels und in der Marginalzone. Diese Zellen proliferieren und differenzieren zu Plasmoblasten und Plasmazellen, von denen viele in die rote Pulpa übertreten. Einige dieser Zellen finden sich auch in den Lymphfollikeln der weißen Pulpa. Die Plasmazellen verschwinden nach 5–6 Tagen ziemlich schnell; man nimmt an, daß sie in den Blutkreislauf eintreten. Bei der Sekundär-Antwort findet man zusätzlich zu diesen Veränderungen eine starke Proliferationsaktivität in den Lymphfollikeln, was zum Auftreten zahlreicher Plasmazellen am Follikelrand und immer auch in der roten Pulpa führt.

Andere lymphatische Strukturen. In enger Verbindung mit dem Epithel der Atmungs- und Verdauungsorgane finden sich Ansammlungen lymphatischer Knötchen. Beim Menschen stellen diese Organe die Gaumen- und Rachenmandeln dar, deren lymphatisches Gewebe eng mit den epithelialen Krypten dieser Organe verbunden ist; die Peyerschen Plaques sind eine andere Anhäufung lymphatischer Knötchen im Dünndarm und Wurmfortsatz, deren Follikel dichte Haufen in der Submukosa bilden. Die Lymphfollikel dieser Formationen sind die thymusunabhängigen Zonen, während das interfollikuläre Gewebe dem thymusabhängigen parakortikalen Bereich der Lymphknoten entspricht. Antigen-bedingte Zellveränderungen weisen ein ähnliches Bild wie in Lymphknoten auf.

Lymphozyten-Anhäufung. Neben Blastentransformation und Proliferation erfolgt eine Anhäufung von Lymphozyten im lymphatischen Gewebe nach Antigen-Stimulation. Werden ^{51}Cr-markierte Lymphozyten in Antigen-stimulierte syngene Mäuse übertragen, findet man die Lymphozyten nach intravenöser oder intraperitonealer Antigen-Gabe in der Milz, nach subkutaner Antigen-Gabe oder nach Transplantation nicht-syngener Haut in den Lymphknoten. Diese Lymphozyten-Anhäufung erfolgt innerhalb einer Stunde nach intravenöser Injektion oder innerhalb von 24 Stunden nach subkutaner Injektion und erreicht ein Maximum nach weiteren 24 Stunden. Innerhalb der folgenden 48 Stunden löst sich diese Anhäufung wieder auf. Die Vermehrung der Lymphozyten in den lymphatischen Organen erhöht die Wahrscheinlichkeit für Kontakte zwischen Antigen-beladenen dendritischen Zellen und Antigen-empfindlichen Zellen. Der Mechanismus der Lymphozyten-Anhäufung ist unbekannt; thymusabhängige lösliche Mediatoren mögen dabei eine Rolle spielen.

Lokalisierung der Antigene in den Lymphatischen Organen. Kenntnisse über die Lokalisierung von Antigenen im Gewebe wurden durch Arbeiten mit Fluoreszein- oder Isotopen-markierten Antigenen (besonders ^{3}H, ^{131}J und ^{125}J) gewonnen. Nach Injektion solcher Antigenpräparate in den Organismus werden Schnitte oder Ausstrichpräparate lymphatischer Organe unter dem Fluoreszenz-Mikroskop oder mittels der Autoradiographie untersucht.

Das Eindringen eines Antigens in einen Organismus stellt offensichtlich selbst für primitive Lebensformen eine Bedrohung seiner Integrität dar. Dies mag eine Erklärung für die Beobachtung sein, daß sich Mechanismen zur Elimination fremder Substanzen, die in einen Organismus dringen, phylogenetisch lange vor der Fähigkeit, Antikörper gegen diese zu produzieren, ausgedildet haben. Tatsächlich werden die meisten Antigene, die in einen Organismus gelangen, entfernt, ohne daß sie die Möglichkeit hatten, das Immunsystem zu aktivieren. Wahrscheinlich aus diesem Grunde stellen die Orte, an denen Antigene nach Einführung in den Organismus gefunden werden, nicht immer den Bereich dar, in dem die Immunreaktion auftritt. Es ist sogar üblich, Antikörper-bildende Zellen in solchen lymphatischen Geweben zu finden, die praktisch kein Antigen enthalten; umgekehrt können Antigene in Bereichen konzentriert sein, in denen keine Antikörper-bildenden Zellen gefunden werden.

Mittlerweile wird mit Gewißheit angenommen, daß das erste Ereignis, das einen Organismus dazu verleitet, seine immunologischen Möglichkeiten zu zeigen, das Zusammentreffen des Antigens mit an der Oberfläche immunkompetenter Zellen vorhandenen Antikörpern ist. Wo und wie das Antigen in Berührung mit diesen Zellen kommt, hängt davon ab, wie es in den Organismus gelangt. Im allgemeinen gelangen Antigene, die durch das Epithel eindringen, zu den die Eintrittsstelle drainierenden Lymphknoten, wo sie von den Makrophagen des Markes und an den dendritischen Zellen der Lymphfollikel festgehalten werden; Antigene, die direkt in den Blutkreislauf gelangen, werden grundsätzlich von den Zellen der Marginalzone und dendritischen Zellen der Milz aufgenommen. Wird das Antigen subkutan verabreicht, gelangt es über die afferenten Lymphgefäße zu den nächstliegenden Lymphknoten, tritt in den Randsinus ein und wird ungefähr drei Minuten nach Injektion in den Marksinus gefunden. Innerhalb von 5 Minuten trifft man es in den Makrophagen der Markstränge. Ein bis zwei Stunden später erreicht die Antigenkonzentration im Mark ihr Maximum; das Antigen kann innerhalb weniger Tage verschwinden, es kann aber auch über Monate dort persistieren, je nach Natur und Menge des Antigens. In den Marksinus wie auch in den Marksträngen werden gelegentlich antigenenthaltende Makrophagen gefunden, die von einem Lymphozytenring umschlossen sind. Obwohl dieser Befund als funktionell bedeutungsvoll gedeutet wurde (Informationsübertragung über die Natur des Antigens von Makrophagen auf Lymphozyten), ist diese Deutung bis jetzt rein spekulativer Natur. Die Lokalisierung von Antigenen an den dendritischen Zellen der Lymphfollikel tritt später auf als die in den Makrophagen und ist anscheinend nur bei der Sekundärantwort bedeutend oder wenn dem Tier zuvor für das in Frage kommende Antigen spezifische Antikörper injiziert wurden. Es sollte hier auch die Beobachtung erwähnt werden, daß in unter sterilen Bedingungen geborenen und gehaltenen Tieren nur kleine Mengen Antigen ortsgebunden festgehalten werden. Bei immunisierten Tieren dringt das an Antikörper gebundene Antigen schnell in die Rinde ein und wird innerhalb von 15 Minuten nach Injektion zwischen den Lymphozyten der oberflächlichen Bezirke der Lymphfollikel gefunden. Autoradiographien von Lymphknoten eine Stunde nach Injektion eines Antigens in immunisierte Tiere zeigen häufig Antigen-Kappen in den perifollikulären Bereichen (Abb. 1.14). Zu einem späteren Zeitpunkt wird das Antigen innerhalb der Sekundärfollikel und mehr diffus in den Primärfollikeln gefunden. Das Antigen wird an der Oberfläche der zytoplasmatischen Ausläufer der dendritischen Zellen festgehalten. Die Funktion der dendritischen Zellen scheint somit die lokale Antigen-Konzentrierung zu sein, die den Kontakt des Antigens mit immunkompetenten Zellen begünstigen soll. In der Milz wird das Antigen anfangs in der Marginalzone, eng verbunden mit den zytoplasmatischen Ausläu-

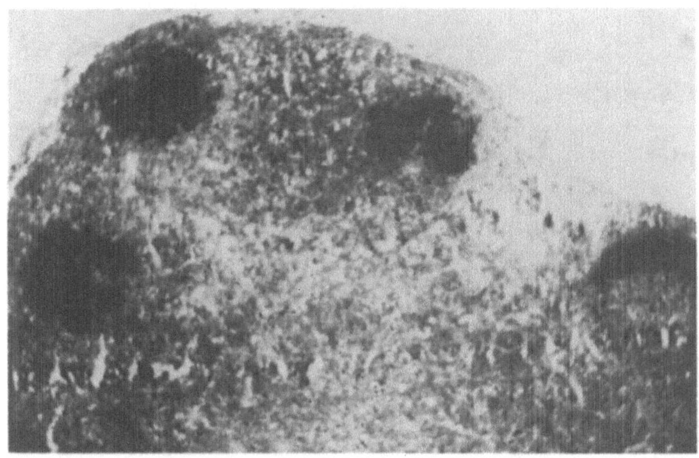

Abb. 1.14. Autoradiographie eines Lymphknotens, entnommen eine Stunde nach Injektion radioaktiven Antigens. Beachte die Lage des Antigens in den Follikeln (freundlicherweise überlassen von A. Szenberg, WHO, Genf)

fern der hier vorhandenen Retikulum-Zellen, gefunden. Autoradiographien von Milzen, die zu verschiedenen Zeiten nach Antigengabe präpariert wurden, weisen auf einen kontinuierlichen Antigenfluß von der Marginalzone zur weißen Pulpa hin, wo das Antigen über eine längere Periode festgehalten wird. Die Lymphfollikel stellen für viele Antigene den einzigen Ort dar, an dem sie in diesem Organ über einen längeren Zeitraum persistieren, während die Marginalzone für die vorübergehende Konzentrierung des Antigens bedeutsam zu sein scheint. Die Lokalisierung der Antigene in den anderen lymphatischen Geweben ist ähnlich der wie für Lymphknoten beschrieben.

1.5 Phylogenetische und ontogenetische Entwicklung der immunologischen Fähigkeiten

Unsere Kenntnis über die Phylogenie der Immunantwort ist noch recht lückenhaft. Es scheint, daß einige Wirbellose wie Anneliden und vielleicht auch Tunicaten eine Immunreaktion aufweisen, wenn auch nur primitiver Art, wie Transplantatabstoßung, die allerdings eine beträchtlich längere Zeit beansprucht als bei Wirbeltieren. Wirbellose besitzen keinen Thymus und die Zellen, die man in den zellulären Infiltraten der Transplantate vorfindet, haben rein histiozytären Charakter. Es gibt auch noch keine Befunde, die die Bildung humoraler Antikörper bei irgendeiner Wirbellosen-Spezies annehmen lassen. Die erste Spezies, bei der sowohl humorale als auch zelluläre immunologische Aktivität nachgewiesen werden kann, gehört zu den Agnaten; von diesen können Schleimaale und Neunaugen Transplantate abstoßen und mit der Bildung von Antikörpern reagieren, wenn sie mit partikulären oder löslichen Antigenen stimuliert werden. Es scheint jedoch, daß bei diesen Wirbeltieren die gebildeten Antikörper nur eine Klasse, ähnlich den IgM-Antikörpern darstellen. Es ist praktisch nichts über die zellulären Mechanismen der Immunantwort bei diesen Spezies bekannt – ausgenommen, daß ausgewachsene Tiere weder einen Thymus noch Ansammlungen lymphatischen Gewebes besitzen. Es treten jedoch Lymphozyten-ähnliche Zellen im Blut von gegen Schaferythrozyten immunisierten Schleimaalen auf, die eine spezifische Immunfluoreszenzmarkierung aufweisen, wenn sie zusammen mit dem Antigen inkubiert werden; es ist durchaus möglich, daß diese Zellen vollständig oder teilweise für die Antikörper-Bildung verantwortlich sind. Bei etwas weiter entwickelten Wirbeltieren, wie Haien und Rochen, besteht schon ein zentrales lymphatisches System in Form eines Thymus-Primordiums, lymphoider Zellfollikel in der Milz und zirkulierender Lymphozyten; Lymphknoten sind allerdings noch nicht vorhanden. Bei diesen Tieren, die auch ein Transplantat abstoßen und eine eindeutig humorale Antwort geben können, sind die gebildeten Antikörper vorwiegend vom IgM-Typ. Bei Teleosten treten zum erstenmal zwei unterschiedliche Antikörper-Klassen auf: IgG und IgM. Der Lungenfisch Australiens scheint das erste Wirbeltier zu sein, bei dem zwei gut definierbare Immunglobulin-Klassen nachgewiesen werden können. Auch Amphibien besitzen zwei Antikörperklassen

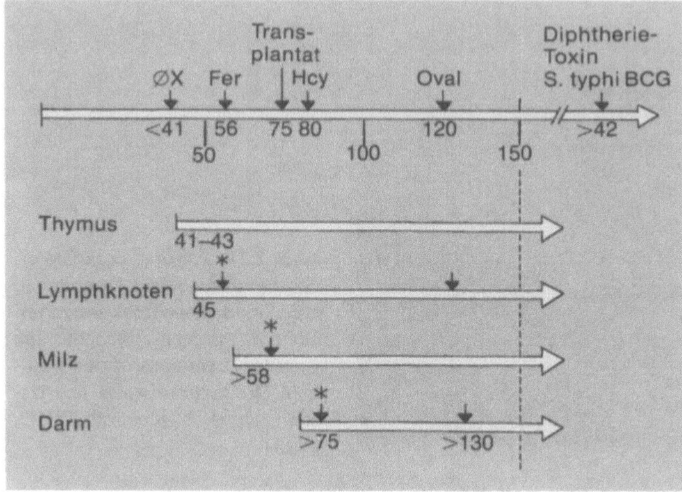

Abb. 1.15. Schematischer Vergleich des Auftretens der Immunreaktivität und des lymphatischen Systems bei Schafen. Die Zahlen bezeichnen den Zeitpunkt der Schwangerschaft (Tragzeit) (in Tagen). ØX = Bakteriophage ØX; Fer = Ferritin; Hcy = Hämocyanin; Oval = Ovalbumin (reproduziert aus Silverstein, A. M., Prandergast, R. A.: The Maturation of Lymphoid Tissue Structure and Function in Ontogeny. In: Morphological and Functional Aspects of Immunity, Lindahl-Kiessling, K., Ada, G., Hanna, M. J. jr., (Eds.). New York: Plenum Press 1971)

und weisen Anhäufungen lymphatischen Gewebes auf, das für die Antikörperbildung verantwortlich ist, obwohl sie noch keine Lymphknoten besitzen. Die höchste Entwicklungsstufe der Immun-Reaktivität wird bei Vögeln und Säugetieren erreicht, bei denen mindestens fünf Antikörperklassen nachgewiesen werden können, die sowohl funktionell als auch antigenetisch unterschiedlich sind.

Während der Ontogenese tritt die Fähigkeit der sich entwickelnden Wirbeltiere, eine Immunantwort zu geben, zur gleichen Zeit mit dem Erscheinen des Thymus und der ersten Lymphozyten auf. Kaulquappen z. B. entwickeln die Fähigkeit, Haut abzustoßen, erst, wenn die ersten Lymphozyten auftreten; beim Opossum tritt die Fähigkeit der Antikörper-Bildung gleichzeitig mit den ersten Lymphozyten auf. Bei Schafen entwickelt sich die Fähigkeit, auf einen Antigen-Reiz zu antworten, schrittweise während der Embryogenese – anscheinend als eine Reihe isolierter Ereignisse. Wie in der Abb. 1.15 dargestellt, kann der Fetus ab dem 75. Schwangerschaftstag Transplantate abstoßen; während die Antikörper-Bildung gegen Bakteriophagen schon nach 41 Tagen induziert werden kann, kommt es erst nach 56 Tagen zur Antikörper-Bildung gegen Ferritin, nach 80 Tagen gegen Hämocyanin und erst nach 120 Tagen gegen Ovalbumin (die Tragzeit dieser Spezies beträgt 150 Tage). Es ist aufschlußreich, diese Befunde mit der Entwicklung des lymphatischen Gewebes zu vergleichen. Die ersten Lymphozyten werden in der Thymusanlage nach dem 41. Schwangerschaftstag beobachtet und später in den Lymphknoten (45. Tag), in der Milz (58. Tag) und den Peyerschen Plaques (130. Tag).

Ausgewählte Übersichten und Originalarbeiten

Gordon, S., Cohn, Z. A.: The macrophage. Int. Rev. Cytol. *36* 171 (1973)

Gowans, J. L.: Immunobiology of the Small Lymphocyte. In: Immunobiology (Good, R. A., Fisher, D. W., Eds.) 1971

Katz, D., Benacerraf, B.: The regulatory influence of activated T cells on B cells responses to antigen. Advanc. Immunol., *15* 1 (1972)

Lindahl-Kiessling, K., et al.: Morphological and Functional Aspects of Immunity, New York: Plenum Press 1971

Makela, O., et al.: Cell Interaction and Receptor Antibodies in Immune Responses. New York: Academic Press 1971

Nossal, G. J. V., Ada, G. L.: Antigens Lymphoid Cells and the Immune Response. New York: Academic Press 1971

Owen, J. J.: The origins and development of lymphocyte populations. Ontogeny of Acquired Immunity. Amsterdam: Elsevier, Excepta Medica 1971

Roitt, I. M.: Essential Immunology. Oxford: Blackwell 1974

Friedman, H.: Thymus Factors in Immunity. New York: The New York Academy of Sciences 1975

Walford, R. L.: The Immunologic Theory of Aging: Current Status. Fed. Proc. *33* 2020 (1974)

2 Immunologische Aktivität der Lymphozyten

Ivan Mota

Allgemeines. Es wird allgemein anerkannt, daß sich Lymphozyten von undifferenzierten Zellen ableiten und über eine Reihe von Teilungs- und Differenzierungsschritten über Lymphoblasten, Prolymphozyten, großen Lymphozyten zu kleinen Lymphozyten transformieren. Ungefähr sechs bis neun Mitosen werden während dieses Prozesses durchlaufen. Die Lymphozyten-Vorläuferzellen befinden sich beim Fetus in der Leber und im Knochenmark, beim Erwachsenen nur im Knochenmark. Diese Zellen wandern sowohl im intrauterinen Stadium als auch beim Erwachsenen vom Knochenmark zum Thymus und anderen lymphatischen Organen, wo sie proliferieren und die lymphatische Population dieser Organe ausbilden.

Die ausgereifte Zelle der lymphatischen Reihe, der kleine Lymphozyt, mißt ungefähr 6 bis 10 μm im Durchmesser und besitzt einen pachychromatischen und tachychromatischen Kern, in welchem man nach besonderer Färbung oder unter dem Elektronenmikroskop einen Nukleolus nachweisen kann. Im gering ausgebildeten Zytoplasma dieser Zellen findet man einige Organellen wie Mitochondrien, schlecht ausgebildete Golgi-Apparate, nur einige Ribosomen und sehr wenig (oder gar kein) endoplasmatisches Retikulum. Gewöhnlich befinden sich diese Zellen in der Ruhephase und synthetisieren keine Desoxyribonukleinsäure (DNS). In vitro sind sie jedoch äußerst beweglich und haben eine besondere Neigung, über die Oberfläche anderer Zellen zu gleiten, einschließlich Makrophagen. Die kleinen Lymphozyten wurden lange Zeit nur in negativen Ausdrücken definiert, als Zellen mit wenig Zytoplasma, wenig Organellen, und wurden als Zellen im Terminalstadium angesehen. Allerdings erkannten einige Forscher, wie Maximow, schon sehr früh den Lymphozyten eine große Fähigkeit zur Differenzierung zu und betrachteten sie als totipotente Zellen. Mittlerweile konnte durch zahlreiche Experimente auch nachgewiesen werden, daß die kleinen Lymphozyten keine Zellen im Endstadium sind; obwohl sie morphologisch eine eher homogene Population darstellen, setzen sie sich funktionell aus einer äußerst heterogenen Population zusammen. Es besteht ein deutlicher Unterschied in ihrer Größe (6 bis 12 μm) und Dichte ihrer Bestandteile (trennbar in mindestens vier Fraktionen unterschiedlicher Dichte), ihrer Lebenszeit (die von einigen Tagen bis zu Jahren reicht) und, am wichtigsten, in ihrer Funktion. Einige Lymphozyten sind Plasmazell-Vorläufer, andere Vorläufer sensibilisierter Lymphozyten, die für Transplantat-Abstoßung oder Überempfindlichkeits-Reaktionen vom verzögerten Typ verantwortlich sind, während wieder andere „Memory"- oder „committed" Lymphozyten darstellen. Darüberhinaus unterscheiden sich die kleinen Lymphozyten des Thymus in ihren Fähigkeiten von Zellen der gleichen Art in anderen Organbereichen.

Lymphozytenmigration. Zusammengepackt ergeben Lymphozyten nahezu 1% des Gesamtkörpergewichtes, verteilt auf sogenannte Kompartimente, die bei Säugetieren durch Thymus, periphere lymphatische Organe (Milz, Lymphknoten und lymphoide Haufen) und in der Gesamtheit der zirkulierenden Lymphozyten vertreten sind. Lymphozyten stellen in den lymphatischen Organen keine statische Population dar; im Gegenteil, sie zirkulieren intensiv durch Blut und Lymphe, um gelegentlich zu den lymphatischen Kompartimenten zurückzukehren (Abb. 2.1). Dies erzeugt zelluläre Wanderungsströme, die durch Transfusionsexperimente markierter Lymphozyten in normale oder bestrahlte Empfänger-Tiere bestätigt wurden (Abb. 2.2). Darüberhinaus weiß man, daß Zellen vom Knochenmark zu den sekundären lymphatischen Organen wandern und einige dieser Zellen erst den Thymus passieren, wo sie sich vermehren, differenzieren und besondere Eigenschaften erwerben.

Die Gesamtheit dieser Wanderungsströme bildet nach Yoffee den vierten Kreislauf. Die

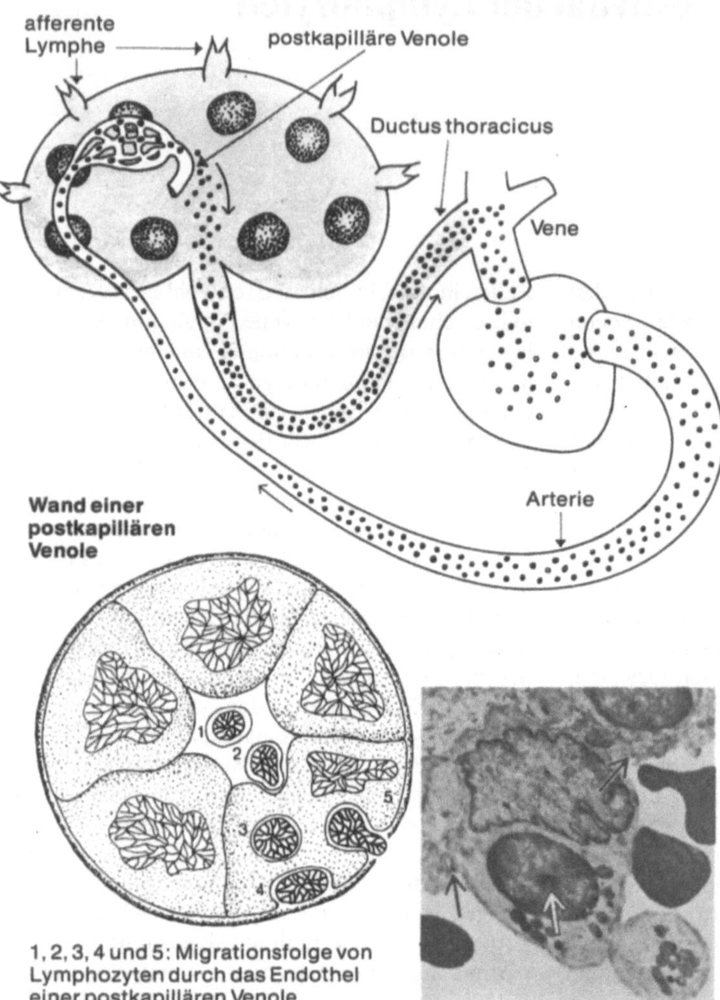

Abb. 2.1. Schematische Wiedergabe der Lymphozyten-Wanderung von den Lymphknoten über die Lymphe zum Blut und von dort zurück zum Lymphknoten. Die elektronenmikroskopische Aufnahme (unten rechts) zeigt einen Lymphknoten (weißer Pfeil), der das Endothel einer postkapillären Venole durchquert. An der Berührungsstelle beider Zellen zeigt der schwarze Pfeil intaktes Endothel an (veränderte Wiedergabe aus: Gowans, J. L.: Immunobiology of the small lymphocyte. In: Immunobiology [Good, R. A., Fisher, D. W., Eds.], Sinauer Associates)

sich im Blut- und Lymphkreislauf befindlichen Lymphozyten repräsentieren Zellen, die zu den verschiedenen Organen unterwegs sind. Die Existenz dieses Wanderungsstroms erklärt, warum immunologische Reaktionen immer systemischen Charakter annehmen; mit anderen Worten, warum der Kontakt eines Antigens mit einem umschriebenen Teil des Organismus eine generalisierte immunologische Antwort hervorruft. Der Wanderungsstrom der Lymphozyten ist schematisch in Abb. 2.2 wiedergegeben.

Ökotaxie. Werden markierte T- und B-Lymphozyten einem Tier wiedergeimpft, lokalisieren sie sich in denselben Regionen, in denen sie sich ursprünglich befanden, z. B. Thymuslymphozyten in Thymus-abhängigen Regionen, Knochenmarklymphozyten in Thymus-unabhängigen Regionen und Milzlymphozyten, die aus T- und B-Zellen bestehen, in beiden Regionen. Diese Kapazität der Lymphozyten, die entsprechenden ursprünglichen Regionen der lymphatischen Organe wiederzuerkennen, wird Ökotaxie genannt (gr. *oikos*, Haus, und *taxis*, Bewegung), ein Phänomen, das möglicherweise an die Anwesenheit spezifischer Erkennungsstrukturen an der Membran der betreffenden Zellen gebunden ist.

Langlebige und kurzlebige Lymphozyten. Durch Untersuchungen über den Einbau und den Verbleib von radiomarkiertem Thymidin konnte die Existenz von zwei Lymphozytenpopulationen nachgewiesen werden; eine, die aus

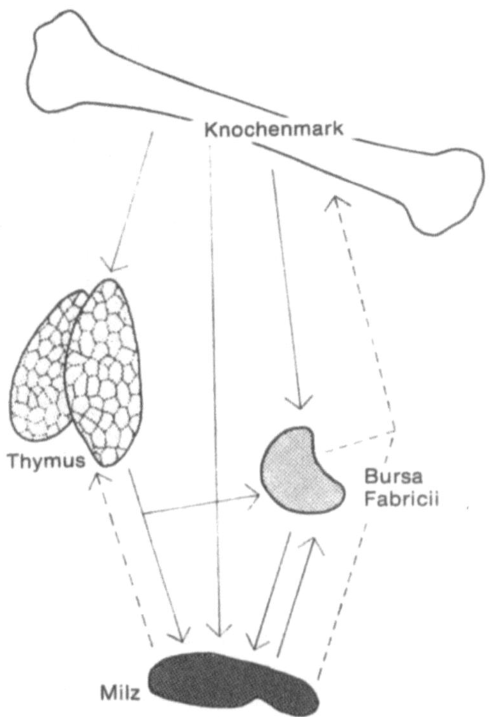

Abb. 2.2. Lymphozyten-Wanderung zwischen den verschiedenen lymphatischen Kompartimenten. Die durch unterbrochene Pfeile angegebene Migration ist nicht gesichert

langlebigen Zellen besteht, und eine andere aus kurzlebigen Zellen. Die ersten Untersuchungen dieser Art wurden an Patienten durchgeführt, denen Verbindungen mit radioaktivem Phosphor verabreicht wurden, wobei der Gehalt an Radioaktivität in den zirkulierenden Lymphozyten über die Zeit verfolgt wurde. Dabei konnte errechnet werden, daß ungefähr 80% der Lymphozyten eine durchschnittliche Lebensspanne von 100 bis 200 Tagen aufweisen. In späteren Experimenten wurde der Anteil markierter Lymphozyten, die für eine kürzere oder längere Zeitspanne mit ^{3}H-Thymidin inkubiert worden waren, mittels Autoradiographie bestimmt. Sowohl beim Menschen als auch bei verschiedenen Laboratoriumstieren konnte nachgewiesen werden, daß die meisten Lymphozyten zur langlebigen Population gehörten, da nur eine geringe Zahl dieser Zellen nach Kontakt mit ^{3}H-Thymidin radiomarkiert wurden. Bei Ratten enthielt z. B. gerade 1% der kleinen Lymphozyten des Ductus thoracicus nach einer 12 Stunden dauernden Infusion von ^{3}H-Thymidin Radioaktivität. In anderen Untersuchungen, bei denen der Organismus über mehrere Tage Kontakt mit ^{3}H-Thymidin hatte – um sicher zu stellen, daß alle neugebildeten Zellen Radioaktivität aufnehmen können – konnte nachgewiesen werden, daß selbst nach 200 Tagen 10% der kleinen Lymphozyten im Blut nicht markiert waren. Das bedeutet, daß 10% der Zellen vor Verabreichung des Thymidin entstanden waren, ungefähr 7 Monate zuvor. Durch die Anwendung der Autoradiographie konnte ferner festgestellt werden, daß der Anteil der langlebigen Lymphozyten in verschiedenen lymphatischen Bereichen der Ratte sehr unterschiedlich ist: 90% im Ductus thoracicus, 66% im peripheren Blut, 75% in den Lymphknoten und 25% in der Milz. Beim Menschen fand man, daß einige kleine Lymphozyten über einen Zeitraum von 10 Jahren leben, ohne sich zu teilen. Dieser Befund ergab sich bei der Untersuchung von Patienten, die 10 Jahre zuvor einer therapeutischen Röntgenbestrahlung ausgesetzt waren. Wurden Lymphozyten solcher Patienten mittels Phythämagglutinin zur Mitose angeregt, konnte man chromosomale Veränderungen nachweisen, die unvereinbar mit dem Überleben postmitotischer Zellen waren. Daraus wurde der Schluß gezogen, daß die beobachteten Mitosen die ersten der in Frage kommenden Lymphozyten waren, seit der Patient vor ungefähr 10 Jahren bestrahlt wurde. Es ist heute bekannt, daß sowohl T- als auch B-Lymphozyten langlebige Zellen in ihren Populationen besitzen.

Lymphozyten als immunkompetente Zellen. Der Nachweis, daß kleine Lymphozyten immunologisch kompetente Zellen darstellen, wurde durch die Anwendung der Ductus-thoracicus-Drainage möglich. Auf diese Weise behandelte Tiere können nicht auf einen ersten Antigenstimulus mit der Bildung von Antikörpern antworten und das selbst dann nicht, wenn Antigene verwendet werden, die für Kontrolltiere äußerst immunogen sind. Die Fähigkeit, auf diese Stimuli zu reagieren, ist jedoch schnell wieder hergestellt, wenn kleine Lymphozyten eines syngenen Tieres zugeführt werden. Darüberhinaus kann die Fähigkeit, mit einer Sekundärantwort zu reagieren, übertragen werden, wenn Lymphozyten eines immunisierten Tieres in einen nicht-immunisierten (normalen) syngenen Empfänger injiziert werden. Bei anderen Untersuchungen konnte die Spezifität der immunologischen Reaktion der übertragenen

Lymphozyten nachgewiesen werden und zwar durch die Injektion kleiner Lymphozyten von gegen Schaferythrozyten toleranten Tieren. Unter diesen Bedingungen erwiesen sich die Empfängertiere als unfähig, auf Schaferythrozyten zu reagieren, antworteten jedoch normal auf andere immunogene Stimuli. Unter den kleinen Lymphozyten befinden sich auch solche Zellen, die für die Transplantatabstoßungs- und Überempfindlichkeits-Reaktion vom Spät-Typ verantwortlich sind, da auch diese durch die Transfusion kleiner Lymphozyten übertragen werden kann. Bei all diesen Untersuchungen wurden besondere Methoden angewandt, um Zellsuspensionen zu erhalten, die besonders reich an kleinen Lymphozyten waren. Eine dieser besonders zu empfehlenden Technik, die zu einer praktisch reinen Population kleiner Lymphozyten führt, ist die Drainage der Lymphe des Ductus thoracicus und nachfolgende Inkubation der Zellen bei 37° C für 24 Stunden unter leichtem Schütteln. Bei diesem Verfahren werden große und mittelgroße Lymphozyten zerstört und es bleiben nur kleine Lymphozyten übrig. Bei einer kontinuierlichen Drainage des Ductus thoracicus über vier oder fünf Tage gewinnt man dagegen eine Lymphe, die fast ausschließlich große und mittelgroße Lymphozyten enthält; im Gegensatz zu den kleinen Lymphozyten sind diese nicht in der Lage, die immunologische Kompetenz solcher Tiere wiederherzustellen, die keine kleinen Lymphozyten mehr besitzen.

Lymphozyten und immunologische Memory-Zellen. Das immunologische Gedächtnis ist spezifisch und langdauernd und resultiert aus einem ersten Kontakt immunologisch kompetenter Zellen mit dem Antigen. Dieser Kontakt führt zu einer Vermehrung solcher Lymphozyten, die einen für dieses Antigen spezifischen Rezeptor in ihrer Membran tragen. Wie in dem in Abb. 2.3 wiedergegebenen Experiment dargestellt ist, sind die kleinen Lymphozyten für das immunologische Gedächtnis verantwortlich. Da sowohl B- als auch T-Zellen eine Antigenspezifität besitzen, können beide Zellarten immunologisches Gedächtnis ausprägen. Folgende Experimente haben das Bestehen von T- und B-Memory-Zellen erwiesen:

1. Die Bildung von Antikörper gegen ein Protein-Hapten-Konjugat hängt von der Kooperation von Carrier-spezifischen T-Zellen mit Hapten-spezifischen B-Zellen ab (s.S. 44, 54, 239). Ein erster Kontakt mit dem Carrier-Protein, (wodurch die Bildung von Carrier-spezifischen T-Zellen induziert wird) steigert die Hapten-spezifische Antikörper-Bildung, wenn der Körper nachfolgend mit dem Protein-Hapten-Konjugat stimuliert wird. Diese Ergebnisse deuten auf das Vorliegen von T-Memory-Zellen hin.
2. Werden Lymphozyten mit Anti-Thy-1-Serum (das Thy-1-Antigen, früher Theta-Antigen, ist spezifisch für T-Zellen, s.S. 19, 42) behandelt, wodurch fast alle T-Zellen zerstört werden, verliert diese Zellpopulation die Fähigkeit, eine Sekundärantwort sowohl *in vivo* als auch *in vitro* zu übertragen.
3. Werden Lymphozyten mit einem Anti-B-Zellserum behandelt, verliert diese Zellpopulation die Fähigkeit, passiv eine Sekundärantwort zu übertragen; Zugabe von B-Zellen zu dieser Zellpopulation rekonstituiert diese Fähigkeit wieder.

Die Induktion von Memory-Zellen ist dosisabhängig. T-Memory-Zellen treten schnell nach geringen Antigengaben auf, B-Memory-Zellen erscheinen langsam und nur nach Gabe relativ großer Antigenmengen. Es wird angenommen, daß B-Memory-Zellen in den Keimzentren entstehen.

Thymusabhängige und thymusunabhängige Lymphozyten. Bei Untersuchungen von Laboratoriumstieren, besonders Mäusen, hat man zahlreiche Befunde erhalten, die vermuten lassen, daß sich bei Säugetieren die beiden Lymphozyten-Populationen (T-Lymphozyten und B-Lymphozyten) von Zellen des Knochenmarkes ableiten. Beide Populationen zirkulieren; sie durchwandern jedoch unterschiedliche Bereiche innerhalb der lymphatischen Organe. Nachdem die T-Lymphozyten den Thymus verlassen haben, gelangen sie in die parakortikalen Bereiche der Lymphknoten und die periarteriellen Scheiden der Milz-Lymphfollikel. Ausgehend von diesen Organen wandern T-Lymphozyten über den Blutstrom durch die efferenten Lymphbahnen und möglicherweise auch durch die Blutgefäße der Milz, wonach sie wieder zu den lymphatischen Kompartimenten zurückkehren. Ein Merkmal der T-Lymphozyten ist ihre Fähigkeit, auf Kontakt mit dem Antigen „Blasten" zu bilden, aus welchen die kleinen sensibilisierten Lymphozyten entstehen, die für die verzögerten Überempfindlichkeitsreaktionen und Allotransplantat-Abstoßung verantwortlich sind. T-Lymphozyten bilden keine An-

Versuch I

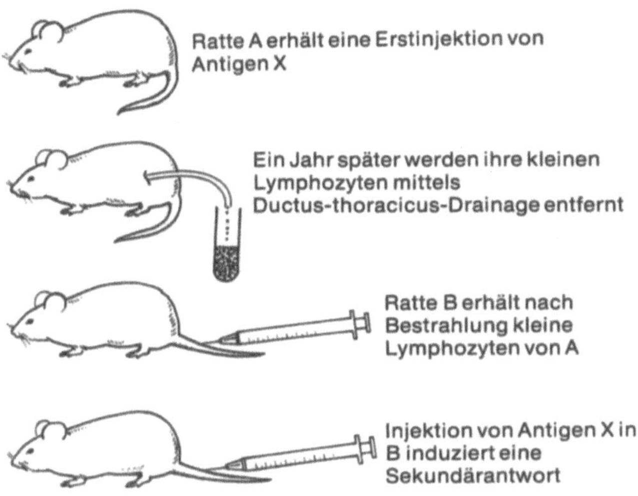

Versuch II

Von Ratten, die gegen Antigen
Z sensibilisiert wurden, werden kleine
Lymphozyten erhalten
Die kleinen Lymphozyten werden mit
Antigen in vitro kokultiviert und später in
bestrahlte Mäuse injiziert

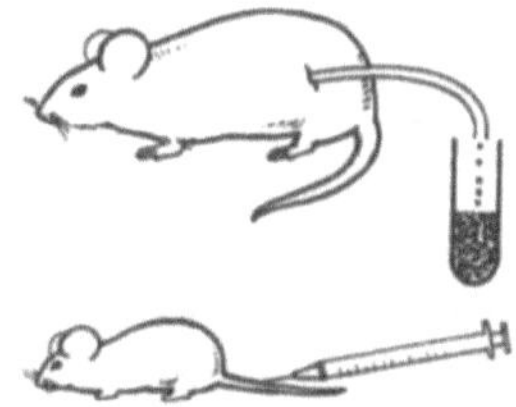

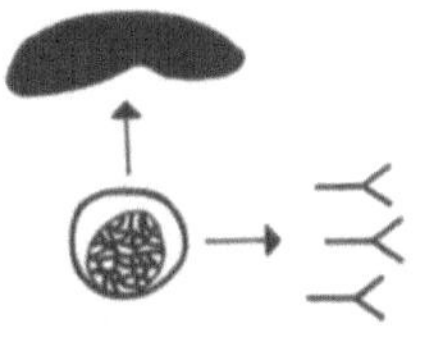

Abb. 2.3. Nachweis immunologischer Memory-Zellen unter den kleinen Lymphozyten

tikörper im klassischen Sinn, nämlich Immunglobuline, die in das Serum sezerniert werden; doch besitzen sie wahrscheinlich Antigen erkennende Rezeptoren an ihrer Oberfläche. Der Thymus wird als von B-Lymphozyten freie T-Lymphozytenquelle angesehen. Wenn Thymuszellen in zuvor bestrahlte Empfänger-Tiere injiziert werden, wandert ein Teil dieser Zellen in die Milz, wo sie neue Merkmale annehmen; die bemerkenswerteste Fähigkeit ist dabei die wirksame Zusammenarbeit mit B-Lymphozyten im Verlauf einer Immunantwort. Ausgewachsene, thymektomierte und letal bestrahlte Mäuse, die mittels Transfusion von Knochenmarkzellen am Leben erhalten werden, besitzen eine lymphoide Population, die sich fast ausschließlich aus B-Lymphozyten zusammensetzt. Der Lebenszyklus von B-Lymphozyten ist weniger gut aufgeklärt. Man weiß, daß sie sich von Zellen des Knochemanmarks ableiten, die möglicherweise unter dem Einfluß außerthymischer lymphatischer Kompartimente stehen, wie z. B. den Keimzentren der Lymphknoten. Unreife Zellen in diesen Zentren teilen sich tatsächlich mehrfach und werden durch eine Thymektomie nicht beeinträchtigt. Es mag sein, daß diese Zellen B-Lymphozyten darstellen, aus denen nach Antigenstimulation Antikörper-bildende Zel-

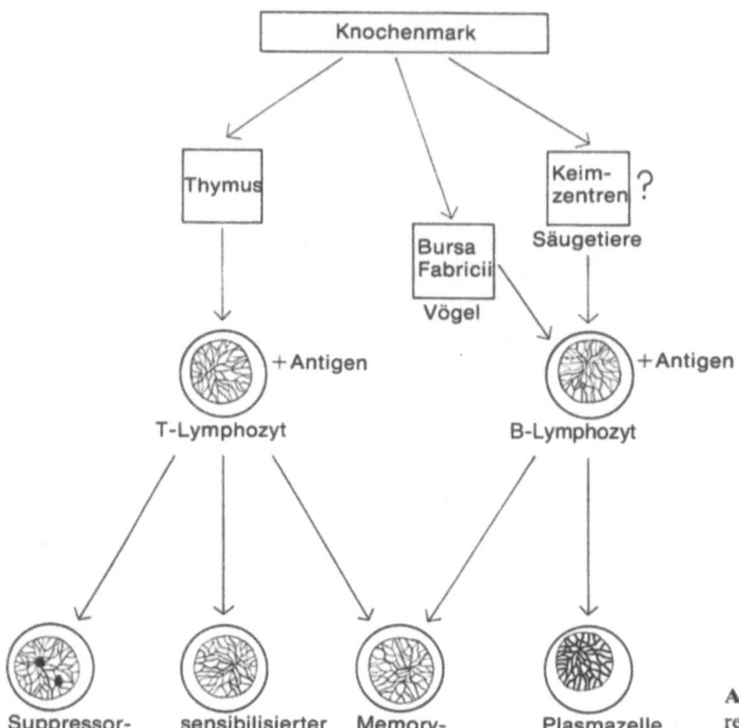

Abb. 2.4. Ursprung und Differenzierung von T- und B-Lymphozyten

len hervorgehen. Der mögliche Ursprung und das Schicksal dieser Zellen ist in Abb. 2.4 wiedergegeben.

T-Lymphozyten. Die Bedeutung der sich vom Thymus ableitenden Lymphozyten für die Entstehung der immunologischen Kompetenz ist nicht in gleichem Maße aufgeklärt wie die der B-Lymphozyten. Dies hat seine Ursache darin, daß T-Lymphozyten nur in indirekter Form bei der Antikörper-Bildung beteiligt sind, was bedeutet, daß ihre Aktivität und Funktion mit Methoden untersucht werden müssen, die komplexer sind als einfache Messung der Antikörpermenge. Die Beschreibung der Funktionen des lymphatischen Systems ist andererseits unmöglich ohne ein Verständnis der T-Zell-Funktion.

Die Thymus-Lymphozyten leiten sich von primordialen Zellen (Stammzellen) der fetalen Leber und später des Knochenmarks ab. Diese Zellen wandern in den Thymus und durchlaufen unter hormonalem Einfluß einen Differenzierungs- und Proliferationsprozeß, der dem der B-Lymphozyten ähnlich ist (z. B. in der Bursa Fabricii). Zwischen Thymus und Blutkreislauf besteht für die korpuskulären Elemente eine Schranke, und der Mechanismus, der den Stammzellen erlaubt, in den Thymus überzutreten, ist nicht bekannt.

In der Thymusrinde transformieren sich die Stammzellen zunächst in große pyroninophile Blasten und durchlaufen eine Reihe von Teilungen; die Zellen werden kleiner und nähern sich der Morphologie von Lymphozyten: Thymozyten. Diese besitzen an ihrer Zellmembran mindestens sieben Alloantigene, die weder an Stammzellen noch an B-Lymphozyten gefunden werden: Diese Alloantigene werden Thy-1, Tla, Gv-1, Ly-1, Ly-2, Ly-3 und Ly-5 genannt. Die Thymozyten unterscheiden sich auch von reifen T-Lymphozyten, die sich im Thymusmark ausbilden. Vergleicht man z. B. T-Lymphozyten mit Thymozyten, so findet man weniger Histokompatibilitätsantigene (H-2 bei der Maus) an Thymozytenmembranen (s. S. 42), und Thymozyten können viel leichter durch Kortikosteroide oder Bestrahlung zerstört werden. Während der Reifung verlieren T-Lymphozyten das Tla-Antigen, weisen vermindert Thy-1-Antigen auf, und gleichzeitig vermehren sich die Histokompatibilitätsantigene (H-2); ihre Membran nimmt eine Konformation an, die für rezirkulierende T-Lymphozyten typisch ist. Reife T-Lymphozyten verlassen den Thymus und gelangen in die Zirkulation, wo sie für einen langen Zeitraum verbleiben können, mit gelegentlichen Aufenthalten in „thymusabhängigen“ Bereichen der Milz, der Lymphknoten und anderer lymphatischer Strukturen. Eine größere Zahl von T-Lymphozyten wird im Ductus thoracicus und im Blut gefunden; Lymphknoten enthalten mehr als Milz, und sie sind relativ selten im Knochenmark.

Es gibt Hinweise, daß die Thymus-Umgebung nicht unerläßlich für die Differenzierung von Stammzellen zu Thymozyten ist. So kann man in Suspensionen peripherer Zellen, z. B. der Milz athymischer Mäuse (Maus-Mutanten, die kongenital keinen Thymus ausbilden) nach Zugabe hormonaler Substanzen, die aus dem Thymus extrahiert wurden (Thymopoetin), recht schnell das Auftreten von Tla- und Thy-1-positiven Zellen nachweisen, von Alloantigenen also, die typisch für Thymozyten sind. Diese Antigene treten auch dann auf, wenn solche Zellen Mitogenen, wie Concanavalin A oder sogar Endotoxin, ausgesetzt werden. Unter normalen Bedingungen allerdings erfolgt die Differenzierung im Thymusinneren; diese Beobachtungen sind aber insofern bedeutend, da sie anzeigen, daß Stammzellen auch in der Abwesenheit eines Thymus zur Differenzierung stimuliert werden können.

B-Lymphozyten. B-Lymphozyten sind Zellen, die in die thymusunabhängigen Bereiche (Bereiche, die durch eine Thymektomie nicht betroffen werden) der sekundären lymphatischen Organe wandern: die Follikel und das Mark der Lymphknoten, die peripheren Bereiche der weißen Pulpa der Milz und die Follikel des lymphatischen Gewebes des Darmes. Die meisten dieser Zellen sind ortsständig; haben sie einmal ihr sekundäres lymphatisches Organ erreicht, überleben sie dort für ungefähr 10 Tage, wenn sie nicht von Antigenen stimuliert werden.

Jede B-Zelle trägt auf ihrer Membran ungefähr 100000 Antikörper-Moleküle mit der gleichen Spezifität. Zwei Antikörper-Typen können an der Membran ausgeprägt sein: IgD-Moleküle und eine monomere Form von IgM, die sich von der normalerweise im Serum angetroffenen pentameren Form unterscheidet. Diese beiden Membran-Antikörper-Typen können unterschiedliche Funktionen erfüllen, wenn sie mit einem spezifischen Antigen in Berührung kommen (s. S. 53). Man hat berechnet, daß jeder Organismus ca. 100000 verschiedene Typen von B-Lymphozyten im lymphatischen Gewebe besitzt und daß irgendein spezielles Antigen ungefähr von 10 Millionen B-Lymphozyten gebunden werden kann, wenn es in den Organismus injiziert wird. Die Antigen-bindende Zellpopulation umfaßt Zellen verschiedener B-Zell-Klone, die Antikörper mit verschiedenen Affinitäten besitzen. In einigen Fällen binden die Antikörper das Antigen mit großer Affinität, in anderen Fällen ist die Bindung eher schwach und reicht nicht aus, die Zelle zu aktivieren. Je nach Antigenmenge setzt sich die aktivierte Zellpopulation entweder aus sehr aviden Zellen (geringe Antigenmenge) oder aus einer Mischung von stark und schwach aviden Zellen (große Antigenmengen) zusammen (s. S. 53, Reifung der Immunantwort).

Aktivierte B-Lymphozyten vergrößern sich und teilen sich. Diese Transformation (Blasten-Transformation) kann man biochemisch (durch den Einbau von DNS-Vorläufern wie Thymidin) oder morphologisch nachweisen. Die Blasten sind große Zellen (15 bis 20 μm) mit reichlichem, basophilem (pyroninophilem) Zytoplasma, großen Kernen mit deutlichen Nukleoli und unterscheiden sich daher deutlich von Lymphozyten in der Ruhephase. Die Blasten teilen sich wiederholt und differenzieren während jeder Teilung, wobei sie jedesmal eine größere Zahl kleinerer Zellen erzeugen, die zur Antikörper-Synthese besser angepaßt sind. Die endgültige Plasmazelle ähnelt weder einem Blasten noch einem Lymphozyten: Sie ist klein, besitzt einen ekzentrischen Kern mit einem Chromatin, das wagenradähnlich angeordnet ist, und weist endoplasmatisches Retikulum und gut ausgebildete Golgi-Apparate im Zytoplasma auf (s.S. 10). Die spezifische B-Zell-Aktivierung erfordert mindestens zwei Signale: die Bindung der Antigendeterminanten an membrangebundene Immunglobulinrezeptoren und ein anderes – noch nicht definiertes – Signal von T-Helfer-Zellen. Einige Antigene werden thymusunabhängig genannt, da sie B-Lymphozyten direkt stimulieren können, sich in Plasmazellen zu differenzieren, d. h., ohne die Hilfe von T-Lymphozyten. Diese Stimulation führt zur Differenzierung IgM-synthetisierender Plasmazellen, ohne daß IgG gebildet wird oder sich Memory-Zellen formieren; daher findet keine sekundäre

Immunantwort statt. Wiederholter Kontakt mit dem Antigen veranlaßt den Organismus zu einer wiederholten transitorischen IgM-Synthese. Thymusunabhängige Antigene sind polymere Substanzen mit einer großen Zahl gleicher Antigendeterminanten am Molekül. Diese Eigenschaft erleichtert die Bindung des Antigens an die Antikörper der B-Lymphozytenmembran, wobei die gleichzeitig stattfindenden schwachen Wechselwirkungen jeder einzelnen Determinante zu einer starken Bindung insgesamt führt. Zusätzlich wirken diese Antigene als polyklonale Mitogene für B-Lymphozyten; d. h., sie können die gesamten B-Lymphozyten aktivieren, nicht nur diejenigen, deren Membranen Antikörper tragen, die spezifisch die Antigendeterminanten binden. Spezifische B-Lymphozyten sind jedoch sehr viel empfindlicher auf thymusunabhängige (T-unabhängige) Antigene als nicht-spezifische, da spezifische B-Zellen das Antigen sehr viel leichter mittels ihrer Antikörper konzentrieren. Die zur polyklonalen B-Zell-Aktivierung notwendige Konzentration T-unabhängiger Antigene ist auch tatsächlich um ein Vielfaches höher als die, die notwendig ist, antigenspezifische B-Zellen zu aktivieren. T-abhängige Antigene sind weder (polyklonale) Mitogene für B-Zellen, noch müssen sie polymer sein. Es konnte bisher nicht geklärt werden, ob die einfache Bindung T-abhängiger Antigene für die Aktivierung von B-Zellen ganz einfach zu schwach ist, oder ob eine unvollständige Aktivierung erfolgt, die nur zu einer Zellteilung und Differenzierung zu IgM-bildenden Zellen führt. Werden allerdings B-Lymphozyten, die ein T-abhängiges Antigen gebunden haben, mit T-Lymphozyten zusammengebracht, die das Antigen ebenfalls erkennen können, so wird die Proliferation der B-Lymphozyten deutlich verstärkt, IgM-Antikörper werden in größeren Mengen gebildet und, was kennzeichnender ist, sie differenzieren zu Plasmazellen, die IgG, IgA und IgE bilden; zudem ist die Reaktivität auf das Antigen verstärkt, und es bilden sich Memory-Zellen aus, die eine Sekundärantwort auf weit geringere Mengen Antigen erlauben. Das von den T-Lymphozyten den B-Lymphozyten gegebene Differenzierungssignal verändert die Aktivierungsfolge dieser Zellen drastisch. Ein Teil der aktivierten Zellen bleibt während der klonalen Expansion als B-Lymphozyten bestehen und differenziert nicht zu Plasmazellen. Diese Zellen sind allerdings unterschiedliche B-Lymphozyten: sie überleben für Monate anstatt einige Tage, sie sind rezirkulierende Zellen und nicht ortsständig, und auf neuen Kontakt mit dem Antigen können sie schnell differenzieren und bilden IgG, IgA und IgE – und sind nicht auf die IgM-Bildung beschränkt. Man nimmt an, daß die an der Membran dieser „Memory"-B-Zellen ausgeprägten Antikörper sich von denen unterscheiden, die an den ursprünglichen B-Zellen ausgeprägt waren. Die ursprünglichen B-Zellen weisen nur monomeres IgM an ihrer Zellmembran auf, „Memory"-B-Zellen besitzen eine Mischung aus monomerem IgM und aus IgD an ihrer Membran oder besitzen sogar IgG, IgA oder IgE.

Lokalisation der Immunglobuline an der B-Lymphozytenmembran. Man hat berechnet, daß die Zahl der Immunglobulinmoleküle an der B-Lymphozytenmembran-Oberfläche zwischen 50000 und 150000 variiert, mit einer Durchschnittszahl von 100000. Die Immunglobulinmoleküle sind anscheinend zufällig über die Oberfläche verteilt. Wie sie wirklich an die Membran gebunden sind, ist nicht bekannt. Es scheint aber, daß das Fab-Fragment nach außen exponiert ist, da B-Zellen über ihre Antikörper Antigene binden können; auch ein Teil des Fc-Fragments muß nach außen exponiert sein, da Antikörper, die spezifisch für die schweren Ketten sind, mit B-Zell-Immunglobulinen reagieren. Untersuchungen über die Lokalisierung von Immunglobulinen an der Zell-Membran wurden hauptsächlich mit Hilfe Fluoreszein- oder Ferritin-konjugierter Antiimmunglobulin-Antikörper durchgeführt. Mit dieser Technik fand man zunächst zwei Arten von Markierungen: Entweder erschien die Immunglobulinverteilung an der Zelloberfläche diffus, und das mikroskopische Bild ähnelte einer ringartigen Anfärbung, oder die Markierung ergab eine polare Anhäufung mit dem Bild des sogenannten „Capping" (s. S. 212). Es konnte bald nachgewiesen werden, daß diese unterschiedliche Markierung durch eine Neuverteilung der Immunglobuline bedingt war, die durch Wechselwirkungen mit den Antiimmunglobulinen zustande kam. Wurden die Lymphozyten mit Ferritin-konjugierten Antiimmunglobulinen bei 4° C inkubiert, ergab sich bei der Beobachtung unter dem Elektronenmikroskop eine diffuse Verteilung der Immunglobuline; wurden sie jedoch bei 20° C inkubiert, wurde eine polare Verteilung (Capping) beobachtet. Die direkte Umwandlung von der diffusen zur polaren

Verteilung kann man unter dem Lichtmikroskop beobachten, wenn man Lymphozyten zunächst bei 4° C inkubiert und dann die Temperatur auf 37° C ansteigen läßt. Dieser Vorgang spielt sich innerhalb von zwei Minuten ab; nach weiteren fünf Minuten findet man das markierte Material innerhalb der Lymphozyten. Diese Zellen reagieren nicht mehr mit Antiimmunglobulinen, d. h., die Membran-Immunglobuline wurden durch Pinozytose von der Oberfläche entfernt. Diese Beobachtung ließ daran denken, daß die Neuverteilung der Rezeptor-Immunglobulin-Moleküle bei der Lymphozytenaktivierung durch Antigene von Bedeutung sein könnte.

Werden die Lymphozyten, die ihre Oberflächen-Immunglobuline verloren haben, weiter in Kultur gehalten, so kann man das schrittweise Wiederauftreten von Immunglobulinen beobachten; beginnend an einem Zellpol breiten sich die Immunglobuline diffus über die ganze Membranoberfläche aus. Die Kinetik des Auftretens und Verschwindens der Immunglobulinmoleküle auf der Lymphozytenmembran ist ungefähr die des Immunglobulinaustausches unbehandelter Lymphozyten und, ganz allgemein, des Austausches von Zellmembrankomponenten; es wird daher angenommen, daß dies ein allgemeines Phänomen jeder Zellmembran darstellt.

Unterschiede zwischen B- und T-Lymphozyten. Mit Hilfe der Raster-(„Scanning"-)Elektronenmikroskopie kann man morphologische Unterschiede zwischen B- und T-Lymphozyten feststellen: B-Zellen sind durch eine Vielzahl von Mikrovilli gekennzeichnet, während T-Zellen eine eher glatte Oberfläche aufweisen und sehr viel weniger und kürzere Mikrovilli besitzen. Diese Unterschiede sind jedoch relativ: Es finden sich Zellen, die man weder der einen noch der anderen Kategorie zuordnen kann. Andererseits kann man B-Lymphozyten durch eine Reihe von Kennzeichen von T-Lymphozyten unterscheiden: a) B-Lymphozyten besitzen eine hohe Konzentration von Membran-Immunglobulinen; diese Immunglobuline sind bezüglich ihrer immunologischen Spezifität und der Klasse der ausgeprägten IgM (monomer), IgD oder beider homogen. b) Neben den selbst synthetisierten Immunglobulinen besitzen B-Zellen noch Rezeptoren, die spezifisch für Fc-Teile von Immunglobulinen sind und mit denen sie Immunglobuline an ihrer Membran binden können. Die auf diese Art und Weise gebundenen Immunglobuline gehören zu bestimmten IgG-Sub-Klassen (bei der Maus besonders IgG_1) und sind in ihrer Spezifität nicht eingeschränkt. Die physiologische Funktion dieser Rezeptoren ist noch nicht bekannt, aber möglicherweise bewirken sie eine Antigen-Konzentrierung an der B-Lymphozytenmembran. c) An der Membran von B-Lymphozyten kann man auch einen Rezeptor für C 3b, das größere Fragment der dritten Komplement-Komponente (s. S. 102) nachweisen. Dieser Rezeptor ermöglicht die Konzentrierung von Antigen-Antikörper-Komplexen, die Komplement gebunden haben, an der B-Lymphozyten-Membran. d) An der Membran von B-Lymphozyten lassen sich Alloantigene nachweisen, die nicht an T-Lymphozyten ausgeprägt sind. Einige dieser Antigene sind auch an anderen Zelltypen zu finden, wie Plasmazellen und Stammzellen. Zu diesen Antigenen gehören solche, die durch xenogene Antiseren (z. B. Kaninchen anti-Maus) charakterisiert werden können (MBLA, mouse specific B lymphocyte antigen), sowie andere, die durch Alloantiseren (z. B. Maus anti-Maus) nachgewiesen werden können, wie Ly-4 und Ia-Antigene (s. S. 201, 211).

Neben diesen Kennzeichen bestehen noch andere Unterschiede zwischen B- und T-Zellen, die durch die unterschiedliche Membranstruktur bedingt sind: e) Reaktivität gegen Lectine. Lectine sind pflanzlichen oder bakteriellen Ursprungs und können aus einem bisher unbekannten Grund in vitro eine Lymphozyten-Aktivierung induzieren. B-Zellen sind relativ unempfindlich gegenüber Lectinen wie Phythämagglutinin oder Concanavalin A, die sehr wirkungsvoll T-Lymphozyten aktivieren. Dagegen sind Mitogene, wie Lipopolysaccharide (Endotoxine) von *E.coli* (T-unabhängiges Antigen, s. S. 18, 44) sehr wirkungsvolle B-Zell-Aktivatoren und haben keine Wirkung auf T-Lymphozyten. B-Lymphozyten können auch durch Antiimmunglobulin-Antikörper, die die Membran-Immunglobuline vernetzen können, aktiviert werden; T-Lymphozyten zeigen hier keine Reaktivität. f) In vitro-Merkmale. Werden Lymphozyten-Zellsuspensionen fraktioniert, so findet man, daß B-Lymphozyten ein wenig kleiner und weniger dicht als T-Lymphozyten sind; auf diese Weise kann man die beiden Zelltypen nach ihrer Sedimentationsgeschwindigkeit im Schwere- oder Zentrifugalfeld trennen. B-Lymphozyten haften auch stärker als T-Lymphozyten an Oberflächen wie Glas oder Nylon; wird eine Lymphozyten-Suspension auf eine Säule

Tabelle 2.1. B- und T-Zell-Merkmale

Antigene	Thymozyten	T 1	T 2	B-Zellen	Spezies
Thy-1	+++++	++	+	−	Maus
TL	+	−	−	−	Maus
H-2	+	++	++	++	Maus
MPLA[a]	−	++	++	++	Maus
MBLA[b]	−	−	−	+	Maus
Immunglobuline	−	?	?	+++	Maus und Mensch
C 3b-Rezeptor	−	−	−	+	Maus und Mensch
C 4-Rezeptor	−	−	−	+	Maus
Rezeptor für Schaferythrozyten	+	+	+	−	Mensch
Rezeptor für Kaninchenerythrozyten	−	−	−	+	Meerschweinchen
Rezeptor für IgG-Fc	−	−	−	+	Maus und Mensch

[a] Maus-spezfisches peripheres Lymphozyten-Antigen
[b] Maus-spezifisches B-Lymphozyten-Antigen

aufgetragen, die Nylon-Fasern enthält, so reichern sich die T-Lymphozyten im Eluat an.

T-Lymphozyten einiger Spezies können xenogene Erythrozyten binden und bilden auf diese Weise Rosetten. Obgleich der Mechanismus dieses Phänomens unbekannt ist, wird die Bildung von Rosetten mit Schaferythrozyten für die Identifizerung humaner T-Zellen angewandt. In Tabelle 2.1 sind die Unterschiede zwischen T- und B-Lymphozyten zusammengefaßt.

Wechselwirkung zwischen T- und B-Lymphozyten. B- und T-Lymphozyten weisen bei der Immunantwort gegen T-Zell-abhängige Antigene eine kollaborative Wirkung auf. So wird die Fähigkeit, Antikörper gegen Schaferythrozyten zu bilden durch Transfer von Thymuszellen oder Knochemarkzellen allein bei Mäusen nicht wiederhergestellt, sondern nur, wenn beide Zelltypen übertragen werden. Bei der Immunantwort gegen Hapten-Carrier-Antigene (Hapten-Protein-Konjugate) konnte nachgewiesen werden, daß T-Lymphozyten spezifisch auf den Carrier antworten, während die Immunantwort gegen das Hapten B-Zell spezifisch ist. Eine T-B-Zell-Kooperation ist für die Immunantwort gegen fast alle Antigene notwendig. Dies kann sehr gut mit Rinderserum-Albumin als Antigen nachgewiesen werden: Letal bestrahlte Mäuse werden mit Thymus- und Knochenmarkzellen in unterschiedlichen Verhältnissen inokuliert; zusammen mit den Zellen wird das Antigen verabreicht. Bestimmt man einen Monat später die Antikörperkonzentration im Serum, so findet man, daß die Antikörperkonzentration mit fallender Zahl inokulierter Knochenmarkszellen bei konstanter Zahl inokulierter Thymuszellen abnimmt; auch bei konstanter Zahl inokulierter Knochemarkzellen sinkt die Antikörper-Konzentration, wenn weniger Thymuszellen inokuliert werden. Diese Ergebnisse weisen deutlich auf eine Kooperation der beiden Zelltypen bei der Immunantwort hin. Das gleiche Phänomen kann man auch in in vitro-Zellkulturen nachweisen; hier tritt eine Primärantwort gegen Erythrozyten nur dann auf, wenn beide Zellarten vorliegen. In Milzzell-Kulturen von Mäusen, die kurz nach der Geburt thymektomiert wurden (und daher nur B-Lymphozyten enthalten), oder Thymus-Zell-Kulturen (die nur T-Lymphozyten enthalten), werden keine Antikörper gegen Schaferythrozyten gebildet; enthalten die Kulturen jedoch beide Zelltypen, kann man die Bildung hämolytischer Antikörper nachweisen. Es scheint, daß T-Lymphozyten bei der Immunantwort der B-Zelle eine Helfer-Funktion übernehmen, die die Antwort der B-Zelle erleichtert oder initiiert. Dies wird aus den in der Abb. 2.5 schematisch wiedergegebenen Experimenten ersichtlich: Bestrahlte Mäuse werden in drei Gruppen eingeteilt: A, B und C. Die Tiere der Gruppe A erhalten Thymuszellen; die Tiere der Gruppe B erhalten Thymuszellen und Antigen; die Tiere in Gruppe C schließlich erhalten nur das Antigen. Sechs Tage später werden die Tiere aller drei Gruppen getötet und von jeder Gruppe werden Milzzell-Suspensionen hergestellt. Zellen jeder der drei Gruppen werden dann zusammen mit Knochenmarkzellen und

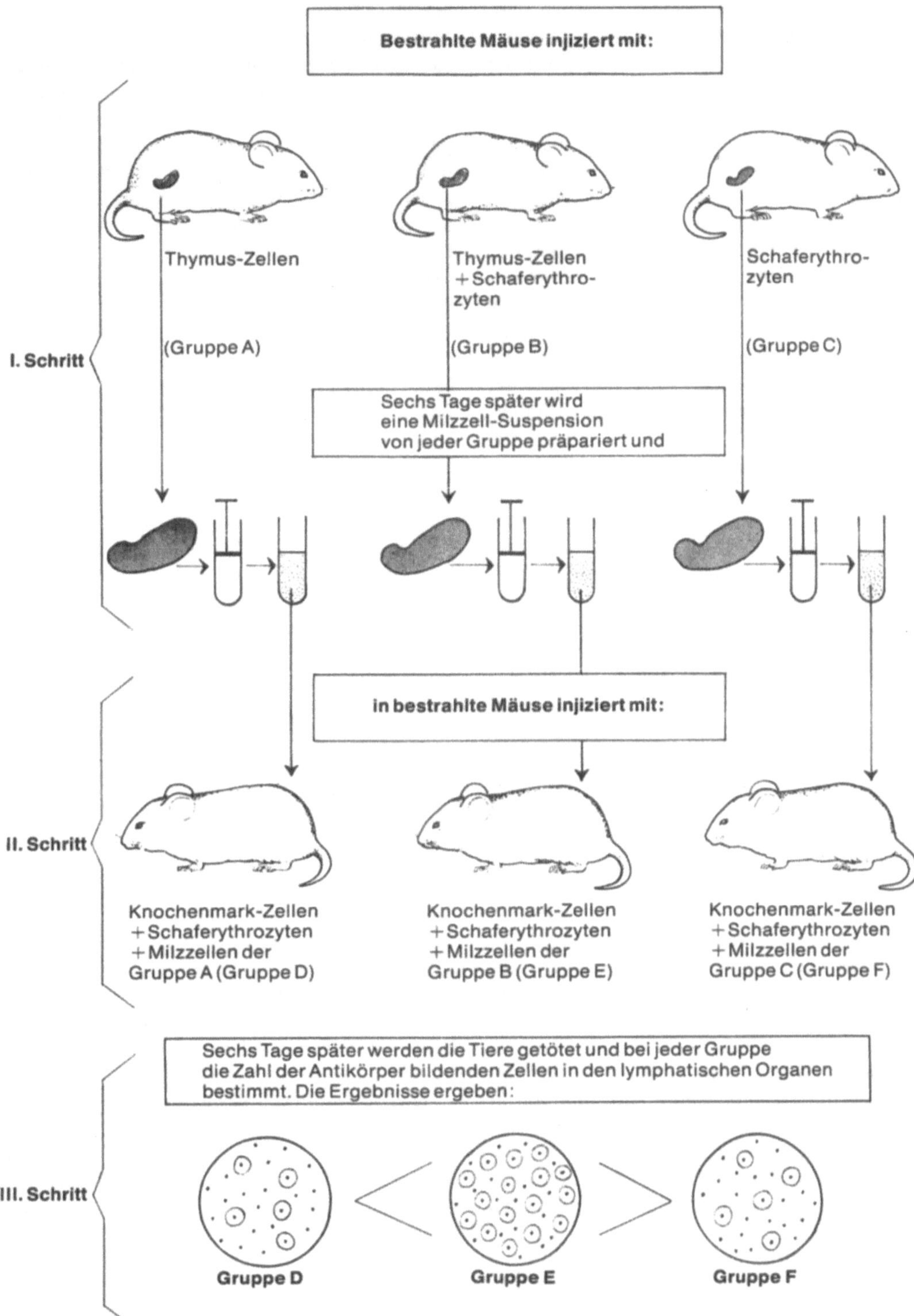

Abb. 2.5. Versuchsprotokoll für die Sensibilisierung von T-Lymphozyten durch ein Antigen

dem Antigen in bestrahlte Mäuse inokuliert, um die Immunantwort der Tiere zu vergleichen. Tiere der Gruppe E, die Milzzellen der Gruppe B erhalten hatten (Tiere der Gruppe B wurden ursprünglich mit Thymuszellen und dem Antigen injiziert), weisen eine deutlich erhöhte Antikörper-Antwort auf. Diese Ergebnisse zeigen, daß T-Lymphozyten der Tiere der Gruppe B durch den vorherigen Kontakt mit dem Antigen konditioniert wurden.

Da nicht für alle Antigene eine Kooperation der beiden Lymphozyten-Zelltypen notwendig ist, unterscheidet man thymusabhängige und thymusunabhängige Antigene. In manchen Fällen können Antigene entweder thymusabhängig oder thymusunabhängig sein, je nach der Menge, die verabreicht wird: In hohen Mengen können sie direkt B-Lymphozyten stimulieren, Antikörper zu bilden.

Spezifität des Carrier-Proteins. Eine Beobachtung, die sehr gut die Zell-Kooperation veranschaulicht, ist das Carrier-Spezifitäts-Phänomen. Eine Fülle von experimentellen Befunden zeigen, daß bei der Immunreaktion gegen Protein-Hapten-Konjugate (wie die verzögerte Überempfindlichkeitsreaktion, siehe Kapitel 13, oder die Sekundärantwort gegen das Hapten) die Spezifität zu einem unterschiedlichem jedoch deutlichem Ausmaß mit dem Carrier-Protein verbunden ist. Anfänglich ordnete man diese Spezifität einer partiellen Spezifität des Zellrezeptors für Antigendeterminanten des Carrier-Proteins zu. Diese Auslegung der Befunde ist allerdings nicht ausreichend, einige besondere Kennzeichen der humoralen Immunantwort gegen das Hapten zu erklären:

1. Die humorale Antwort gegen Haptene erfordert eine Immunogenität des Carrier-Proteins; nicht immunogene Substanzen wirken kaum oder gar nicht als Hapten-Carrier.
2. Eine optimale Immunantwort gegen das Hapten erfordert eine wiederholte Immunisierung mit dem ursprünglichen Immunogen.
3. Toleranzinduktion gegenüber dem Carrier-Protein führt zu einer partiellen oder vollständigen Unterdrückung der Immunantwort gegen ein Hapten, das an diesen Carrier konjugiert ist.

Da die Spezifität der Serum-Antikörper die Spezifität der Immunglobuline der Antikörper-bildenden Vorläufer-Zellen wiederspiegelt, läßt diese Beobachtung das Vorhandensein zusätzlicher Mechanismen vermuten, die für die Erkennung des Carrier-Moleküls notwendig sind. Diese Auslegung wird durch neuere Befunde gestützt, die auf eine Wechselwirkung Hapten-spezifischer und Carrier-Protein-spezifischer Zellen bei der Immunantwort gegen das Hapten hinweisen. Zwei in vivo-Modelle wurden angewendet, um die Notwendigkeit für zwei Zelltypen bei der Induktion einer Carrier-Spezifität nachzuweisen: 1. Die adoptive Immunantwort gegen das Hapten nach Übertragung von Zellen, die zuvor Kontakt mit dem Hapten oder mit dem Carrier hatten, in bestrahlte Empfänger, und 2. Vorimmunisierung oder zusätzliche Immunisierung mit nicht-konjugiertem Carrier, um die Immunantwort gegen das Hapten zu steigern. Selbst bevor ein direkter Hinweis für das Vorhandensein einer zellulären Kooperation bei der Immunantwort gegen das Carrier-Protein vorlag, wurden verschiedentlich Beobachtungen gemacht, die retrospektiv auf das Vorhandensein dieses Phänomen deuten ließen. Dazu gehörte die Beobachtung, daß genetische Unterschiede in der Fähigkeit mancher Tiere bestehen, eine Immunantwort gegen bestimmte Antigendeterminanten zu zeigen.

Solch ein genetischer Unterschied wurde zuerst in zwei Fällen beobachtet: Hartley-Meerschweinchen waren unfähig, mit einer Antikörper-Antwort oder einer Überempfindlichkeitsreaktion vom verzögerten Typ auf DNP-Polylysin zu reagieren; wurde DNP-Polylysin jedoch mit einem Carrier wie Rinderserum-Albumin gekoppelt, konnte man Anti-DNP-Antikörper in ihrem Serum nachweisen. Im anderen Falle handelte es sich um eine mangelnde Immunantwort gegen Lactatdehydrogenase bei Kaninchen. Lactatdehydrogenase ist ein tetrameres Enzym, das aus zwei Typen von Untereinheiten zusammengesetzt ist: A und B, die in allen möglichen Kombinationen vorkommen können: AAAA, AAAB, AABB, ABBB und BBBB. Für die hier relevanten Untersuchungen wurden die Formen: AAAA, BBBB und AABB verwendet. Das wichtigste Kennzeichen dieses Moleküls als Antigen ist, zwei Antigendeterminanten in einem Molekül oder in zwei unterschiedlichen Molekülen zu vereinen. Mit diesen drei Molekülen konnte nachgewiesen werden, daß Kaninchen, die nur gegen eine der Untereinheiten Antikörper bilden konnten, Antikörper gegen beide Untereinheiten herstellten, wenn sie mit dem Hybrid-Molekül immunisiert worden waren. War also ein bestimmtes Tier unfähig, Antikörper gegen A zu bilden, wenn es mit dem AAAA-Enzym immunisiert wurde, so bildete es Anti-A-Antikörper, wenn es mit dem Enzym in der AABB-Zusammensetzung immunisiert wurde und umgekehrt. Auf diese Art wirkte eine Untereinheit als eine Art Carrier. Waren die Tiere tolerant gegen die Carrier-Einheit, reagierten sie auch nicht mehr auf das Hybrid-Molekül; damit konnte gezeigt werden, daß die Erkennung nur einer Einheit nicht ausreichend war, um eine Immunantwort zu erhalten.

Der direkte Nachweis allerdings, daß zwei unterschiedliche Zellen bei der Immunantwort gegen Hapten-Carrier-Konjugate notwendig waren, wurde erst durch Mitchison erbracht: Er übertrug Milzzellen von syngenen Spender-Mäusen, die mit 4-Hydroxy-5-jod-3-nitrophenylacetyl-Ovalbumin (NIP-OVA) immunisiert waren, auf bestrahlte Empfänger-Mäuse und erhielt eine Sekundärantwort, wenn er das ursprüngliche Immunogen wieder injizierte. Es konnte keine Immunantwort nachgewiesen werden, wenn er ein unterschiedliches Protein, NIP-RSA (4-Hydroxy-5-jod-3-nitrophenylacetyl-Rinderserumalbumin) injizierte.

In anderen Experimenten wurden die Empfänger-Mäuse nicht nur mit Milzzellen von mit NIP-OVA immunisierten Mäusen inokuliert, sondern noch zusätzlich mit Milzzellen von syngenen Mäusen, die zuvor mit RSA immunisiert worden waren; in diesem Fall reagierten die Empfänger mit einer ausgezeichneten Sekundärantwort gegenüber NIP, auch wenn die Empfänger NIP-RSA erhielten. Dies zeigte, daß der Zusatz von Zellen, die spezifisch für das Carrier-Protein waren, den Hapten-spezifischen Zellen die Möglichkeit gaben, eine Sekundärantwort gegen das Hapten zu geben. Das Experiment zeigte weiter, daß für die humorale Immunantwort gegen das Hapten eine Wechselwirkung zwischen Carrier-spezifischen und Hapten-spezifischen Zellen notwendig ist, um Antikörper-bildende Vorläuferzellen maximal zu stimulieren.

Kurze Zeit später konnte Raff zeigen, daß die Zellen, die spezifisch für das Carrier-Protein sind, T-Zellen sind (T-Helfer-Zellen), während die Vorläuferzellen der Antikörper-bildenden Zellen B-Zellen sind: Behandlung von Milzzellen aus gegen RSA immunisierten Spendern mit Anti-Thy-1-Serum plus Komplement verhinderte die Zell-Kooperation mit NIP-HGG (4-Hydroxy-5-jod-3-nitrophenylacetyl-Human-γ-Globulin) sensibilisierten Zellen bei der sekundären Anti-NIP-RSA-Antwort. Wurden andererseits die mit NIP-HGG sensibilisierten Zellen mit Anti-Thy-1-Serum plus Komplement behandelt, so hatte dies keine Wirkung auf die Fähigkeit, Anti-NIP-Antikörper zu bilden, wenn die Zellen zusammen mit gegen RSA immunisierten Zellen übertragen wurden und die Zweitinjektion mit NIP-RSA erfolgte. Raffs Untersuchungen wurden mit Hilfe der adoptiven Transfer-Technik von Milzzellen durchgeführt. Mit dieser Technik und dem damit verbundenen Versuchsprotokoll wurden folgende Ergebnisse erhalten:

a) Die Übertragung von Milzzellen von Tieren, die gegen RSA immunisiert worden waren, ermöglicht eine sekundäre Immunantwort gegen NIP, wenn der Empfänger eine NIP-RSA-Injektion erhält.

b) Die Übertragung von Milzzellen, die gegen NIP-HGG sensibilisiert worden waren und mit Anti-Thy-1-Serum plus Komplement behandelt wurden, führt zu keiner Sekundärantwort gegen das Hapten, wenn der Empfänger eine NIP-RSA-Injektion erhält.

Das Zell-Kooperationsphänomen kann man auch in vivo beobachten. Werden z. B. Meerschweinchen mit DNP-OVA immunisiert, reagieren sie mit keiner Sekundärantwort, wenn sie eine zweite Injektion von DNP an einem unterschiedlichen Carrier, z. B. DNP-RGG (DNP-Rinder-γ-Globulin) erhalten. Erhalten jedoch Tiere, die gegen DNP-OVA immuniseriert wurden, eine intermediäre Injektion von RGG, so erfolgt nicht nur eine „einfache" Sekundär-Reaktion gegen DNP, sondern das Ausmaß der Immunantwort ist um ein Vielfaches größer als die Sekundärantwort, die man erhält, wenn man als zweite Injektion DNP-OVA verwendet. Dieses Phänomen ist nicht nur auf die Sekundär-Reaktion beschränkt. Wenn bestimmte Antigen-Mengen und bestimmte Zeitintervalle eingehalten werden, zeigen Meerschweinchen, Ratten und Kaninchen, die mit RGG vorimmunisiert wurden, eine verstärkte Primärantwort gegen DNP, wenn sie mit DNP-RGG injiziert werden. Der Mechanismus der zellulären Kooperation wird in Kapitel 3 besprochen.

T-Suppressor-Zellen. Neuere experimentelle Befunde deuten darauf hin, daß T-Zellen nicht nur einen positiven regulatorischen Effekt (Helfer-Zellen) auf B-Zellen (und T-Effektor-Zellen) haben können, sondern auch einen negativen (suppressiven) Effekt aufweisen können. So kommt es in bestimmten Situationen eines

T-Zell-Mangels (Thymektomie, Behandlung mit Antilymphozytenserum) zu einer verstärkten Antikörper-Bildung, während in anderen Fällen, bei denen ein T-Zell-Überschuß (oder eine verstärkte Aktivität der T-Zellen) besteht, die Bildung von bestimmten Antikörpern vermindert oder gar ganz unterdrückt wird. Sehr wahrscheinlich spielen die Suppressor-T-Zellen eine besondere Rolle bei der Induktion und/oder Aufrechterhaltung der Toleranz. Der Mechanismus des suppressiven Effekts der T-Zelle ist unbekannt. Es bestehen zwei Klassen von T-Zellen, eine, die die Immunantwort unterstützt (Helfer-T-Zellen), und eine andere, die die Immunreaktivität unterdrückt (Suppressor-T-Zelle). So wird nach Elimination von Lymphozyten mit Histamin-Rezeptoren (Histamin-Rezeptor-tragende Zellen können aus einer Zellsuspension entfernt werden, wenn die Suspension durch eine Säule gefiltert wird, die mit Sepharose gefüllt ist, an die Albumin-Histamin-Komplexe gekoppelt sind) aus einer Milzzell-Suspension eine nachfolgende humorale Immunantwort verstärkt – was für die Ausschaltung einer suppressiven Zelle spricht. Neuere Untersuchungen von Cantor und Boyse sprechen ebenfalls für das Vorliegen mehrerer T-Zell-Populationen, die unterschiedliche Oberflächenantigene besitzen: Helfer-T-Zellen, die Ly-1^+, aber Ly-2^- und Ly-3^- sind, und Suppressor-T-Zellen, die Ly-1^-, aber Ly-2^+ und Ly-3^+ sind (s. S. 24, 221, 224ff., 236). Zusätzlich zu diesen beiden T-Zell-Typen besteht noch eine T-Zell-Art, von den Autoren als Vorläufer für die beiden oben genannten T-Zellen gedeutet, die Ly-1^+, Ly-2^+ und Ly-3^+ ist. Ly-1^-, 2^+, 3^+ T-Zellen sind auch Killer-(Effektor-)Zellen; diese scheinen sich aber durch ein anderes Ly-Antigen von den Suppressor-Zellen zu unterscheiden.

Ausgewählte Übersichten und Originalarbeiten

Cantor, H., Boyse, E. A.: Functional subclasses of T lymphocytes bearing Ly antigens. I. The generation of functionally distinct T-cell subclasses is a differentiative process independent of antigen. J. exp. Med. *141* 1376 (1976)

Cantor, H., Boyse, E. A.: Functional Subclasses of T lymphocytes bearing different Ly antigens. II. Cooperation between subclasses of Ly^+ cells in the generation of Killer activity. J. exp. Med. *141* 1390 (1976)

Gordon, S., Cohn, Z. A.: The macrophage. Inter. Rev. Cytol. *36* 171 (1973).

Gowans, J. L.: Immunobiology of the Small Lymphocyte. In: Immunobiology (Good, R. A., Fisher, D. W., Ed.) 1971

Katz, D., Benacerraf, B.: The regulatory influence of activated T cells on B cells responses to antigen. Advanc. Immunol. *15* 1 (1972)

Lindahl-Kiessling, K., et al.: Morphological and Functional Aspects of Immunity, New York: Plenum Press 1971

Makela, O., et al.: Cell Interaction and Receptor Antibodies in Immune Responses. New York: Academic Press 1971

Nossal, G. J. V., Ada, G. L.: Antigens Lymphoid Cells and the Immune Response. New York: Academic Press 1971

Parrot, D. M. V., de Souza, M.: Thymus-dependent and thymus-independent populations: origin, migratory patterns and lifespan. Clin. exp. Immunol. *8* 663 (1971)

Owen, J. J.: The origins and development of lymphocyte populations. Ontogeny of acquired Immunity. Amsterdam: Elsevier, Excerpta Medica 1971

Roitt, I. M.: Essential Immunology. Oxford: Blackwell 1974

Zatz, M. M., Lance, E. M.: The distribution of ^{51}C-labeled Lymphocytes into antigen-stimulated mice. J. exp. Med. *134* 224 (1971)

3 Antikörper-Bildung

Otto G. Bier

3.1 Antikörperbildung im Gesamtorganismus

Die Dynamik der Antikörperbildung im Organismus äußert sich in zwei Formen der Immunantwort, die als Primär- und Sekundär-Antwort bezeichnet werden. In beiden Fällen hängt das Ausmaß der Immunantwort von der Empfindlichkeit der Nachweismethode ab. Wird daher der Titer oder die Menge der Antikörper gemessen, müssen wir uns der Tatsache bewußt sein, daß wir nur die Antikörper erfassen, die mit dem Antigen unter den gewählten Bedingungen reagieren.

Die Primärantwort. Der Ausdruck Primärantwort bezeichnet die Reaktion, die nach einem ersten Antigenreiz beobachtet wird. Sie kann erst nach einer bestimmten Latenzperiode von Tagen bis Wochen beobachtet werden, wobei die Dauer als Funktion der dem immunisierten Tier und dem Antigen inhärenten Eigenschaften verschieden ist. Das Auftreten eines nachweisbaren Antikörper-Titers gegen rote Zellen, Bakterien und andere Antigen-Partikel ist beim Kaninchen nach fünf Tagen möglich, während Antikörper gegen Diphtherie-Toxin erst 2 bis 3 Wochen nach Injektion des Toxins nachweisbar sind. Der Mensch ist bei der Geburt immunologisch sehr viel reifer als die Maus; man schätzt, daß der menschliche Embryo im fünften bis sechsten Monat eine immunologische Reife erlangt wie vergleichsweise die Maus erst bei der Geburt. Erst nach ein bis zwei Monaten extrauterinen Lebens hat das lymphatische Gewebe bei der Maus die Entwicklungsstufe der immunologischen Reife erlangt. In jedem Fall kommt es bei der Antikörperbildung zunächst zu einem Anstieg der Gesamtantikörper-Menge bis zu einem Plateau, das für einen längeren Zeitraum bestehen bleibt; schließlich sinkt der Antikörper-Spiegel wieder mit unterschiedlicher Geschwindigkeit in Abhängigkeit von dem Gleichgewicht zwischen Abbau und Biosynthese der Antikörper (Abb. 3.1). Das Verschwinden der Antikörper aus dem Blut erfolgt daher in Zeiträumen von mehreren Wochen bis mehreren Monaten, je nachdem, um welche Art von Antigen es sich handelt. Die Persistenz des Antigenstimulus und der Grad des Abbaues sind die bestimmenden Faktoren für den Abfall des Antikörper-Titers. Partikuläre (unlösliche) Antigene verursachen einen mehr prolongierten Reiz als lösliche Antigene und veranlassen aus diesem Grund einen erhöhten Antikörper-Spiegel über einen längeren Zeitraum. Das gleiche tritt bei Polysacchariden (z. B. Pneumokokken-Polysacchariden) als Antigen auf, die nur schlecht von Enzymen des Organismus angegriffen werden können. Im Gegensatz dazu werden

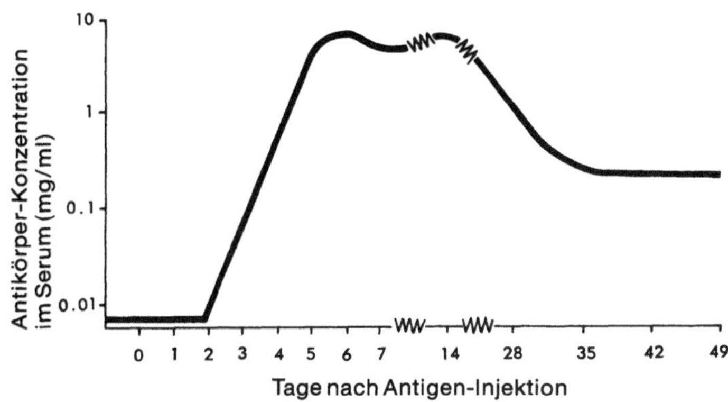

Abb. 3.1. Verlauf der Antikörper-Bildung nach einer ersten Antigen-Injektion (Primär-Antwort)

Proteine recht schnell *in vivo* abgebaut. Die Persistenz des Antigenreizes und ihr Katabolismus sind offensichtlich die Hauptfaktoren, die für die Diskontinuität und die Dauer der Antikörperbildung verantwortlich sind.

Sekundärantwort. Tiere, die zuvor durch eine Erstinjektion eines Antigens sensibilisiert wurden, weisen nach einer zweiten Antigengabe (Booster) eine beschleunigte und verstärkte Antwort im Vergleich zu der nach der Erstinjektion auf (Abb. 3.2). Die Sekundärantwort, auch anamnestische Immunantwort genannt, wird dem sogenannten immunologischen Gedächtnis (immunologic memory) zugeschrieben, in Analogie zu elektronischen Mechanismen, die ein schnelles Abrufen von Information in Rechenmaschinen kontrollieren.

In Anlehnung an die von Sercarz und Coons eingeführten Symbole, wobei X die immunkompetente (antigensensitive) Zelle, Y die geprägte oder Memory-Zelle und Z die Antikörper-bildende Zelle bezeichnen, können wir die Primär- und Sekundärantwort schematisch folgendermaßen erläutern:

$$X \xrightarrow[\text{Primärreiz}]{\text{Antigen}} Y \xrightarrow[\text{Sekundärreiz}]{\text{Antigen}} Z$$

Sowohl bei der Primär- als auch bei der Sekundärantwort ist die Anstiegsphase der Antikörperkonzentration gegen die Zeit logarithmisch, was stark auf eine Vermehrung der Antikörper-bildenden Zellen hindeutet, wobei im Falle der Sekundärantwort durch das Vorhandensein von Memory-Zellen dieser Anstieg noch verstärkt ist.

3.2 Antikörperbildung auf zellulärer Ebene

Bei der Untersuchung der Zytodynamik der Antikörperbildung wurden im wesentlichen drei Methoden angewandt: a) die Jerne-Plaque-Technik, b) die Rosetten-Technik und c) die Mikrotropf-Technik.

Jerne-Plaque-Technik. Bei dieser Technik wird eine Suspension lymphatischer Zellen eines immunisierten Tieres mit einer angemessenen Menge einer warmen Agargel-Lösung gleichmäßig gemischt und Erythrozyten, die das gleiche Antigen tragen, das zur vorherigen Immunisierung verwendet wurde, werden dem Kultur-Agargel-Medium zugegeben. Wenn sich die Mischung verfestigt hat, wird Komplement zugegeben. Die Antikörper diffundieren radial von der Zelle, die sie synthetisiert, und bilden in der Agarschicht einen runden Hämolysehof (Abb. 3.3). Die Plaque-bildenden Zellen (plaque forming cells, PFC) sind normalerweise Plasmazellen und die mit der beschriebenen Anordnung nachgewiesenen Antikörper vom IgM-Typ. Um IgG-Antikörper nachzuweisen, die nicht genügend Komplement aktivieren, muß vor der Komplementzugabe ein Anti-Ig-Serum zugefügt werden. Auf diese Art können beide Typen, IgM und IgG, nachgewiesen werden; die Differenz zwischen Plaques, die ohne und mit Anti-Ig-Serum gezählt werden, stellt die Anzahl der durch IgG hervorgerufenen Plaques dar (indirekte Plaques).

Rosetten-Technik. Die Rosetten-Methode, die auch Immunzytoadhärenz genannt wird, wurde

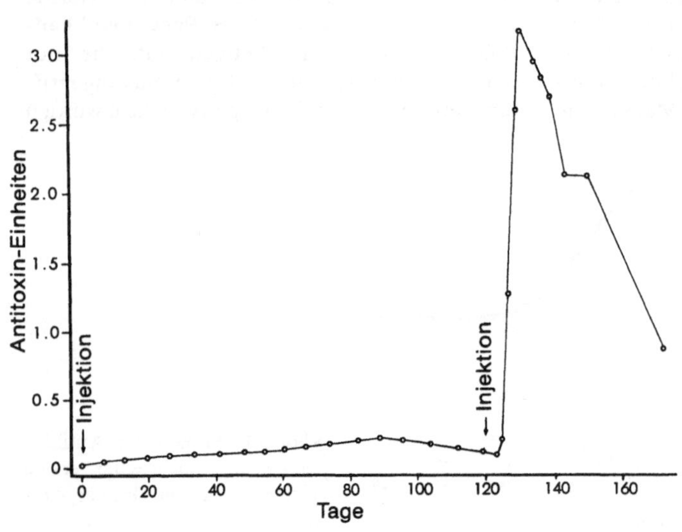

Abb. 3.2. Verlauf der Diphtherie-Antitoxin-Bildung beim Pferd. Unterschiedliche Antwort auf einen ersten und zweiten Stimulus (nach Glenny und Südmersen, 1921)

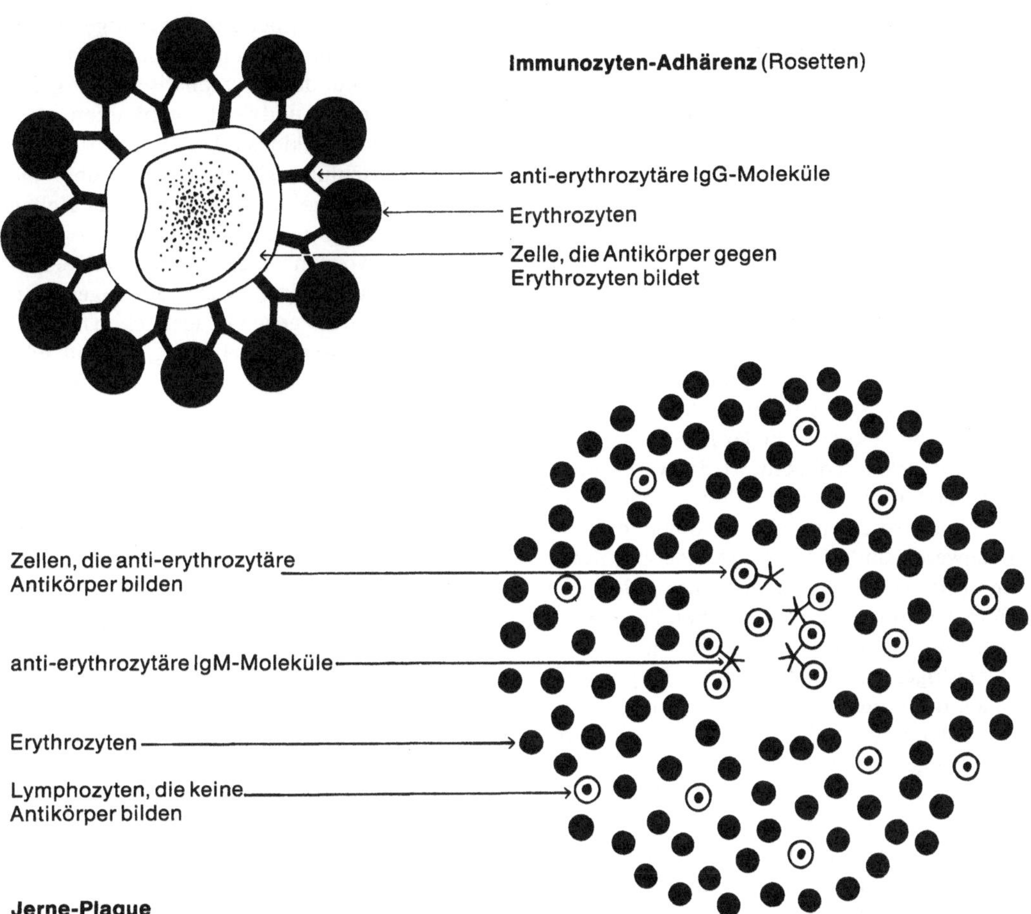

Abb. 3.3. Antikörper-Bildung auf der Zell-Ebene

von Biozzi und seinen Mitarbeitern entwickelt. Sie besteht in dem mikroskopischen Nachweis einer Rosettenbildung (Abb. 3.3), die in Suspensionen von Lymphozyten immunisierter Tiere auftreten mit Erythrozyten, die das zur Immunisierung verwendete Antigen tragen. Wird eine vergleichbare Zahl von Lymphozyten und Erythrozyten eingesetzt, findet man sehr viel weniger Plaques als Rosetten; mit der letzteren Methode kann man sehr viel kleinere Mengen von Antikörpern beider Klassen nachweisen. Fast alle Zellen, die Rosetten bilden, sind Lymphozyten, doch können auch Plasmazellen, Blasten, ja sogar Makrophagen, die zytophile Antikörper adsorbiert haben, Rosetten bilden.

Mikrotropf-Technik. Diese von Nossal und seinen Mitarbeitern ausgiebig angewandte Methode erfordert die Trennung von Mikrotropfen, die einzelne Lymphozyten enthalten, und die Austestung dieser für das Auftreten Bakterien-immobilisierender Antikörper (direkt unter dem Mikroskop) oder Phagen-neutralisierender Antikörper (Beobachtung von Lysehöfen). Diese Methode erlaubt nachzuweisen, daß die meisten der lymphoiden Zellen nur Immunglobuline einer einzigen Klasse und einer einzigen Spezifität bilden.

3.3 Antikörperbildung auf molekularer Ebene

Die Antikörperbildung auf molekularer Ebene wurde in *in vitro*-Experimenten mit Extrakten von Myelomen untersucht, die in der Lage waren, große Mengen von Immunglobulinen zu bilden (bis zu 40% der Gesamtproteinmenge). Solche Extrakte sind sehr viel geeigneter für diese Art der Untersuchung als solche, die von normalen lymphatischen Organen präpariert wurden, da diese einen hohen Grad von Heterogenität der synthetisierten Immunglobuline, der ererbten Eigenschaften und auch der Reizintensität, der sie ausgesetzt sein müssen, aufweisen.

Die erwähnten Experimente bestehen darin, Myelomextrakte mit markierten (zusammen mit unmarkierten) Aminosäuren zu inkubieren, um die Zeitspanne zu bestimmen, die erforderlich ist, damit leichte und schwere Ketten (s. S. 80) im Überstand und Sediment nach Saccharose-Gradienten-Zentrifugation auftreten. Unter diesen Bedingungen erscheinen leichte Ketten schon nach 30 Sekunden in der Ribosomenfraktion, die bei 190 S sedimentiert. Schwere Ketten werden erst nach 60 Sekunden nachgewiesen und zwar assoziiert an Polyribosomen, die sehr viel schwerer sind (250 S). Die beobachteten Zeiten (30 und 60 Sekunden) entsprechen den Gipfeln der Bildung der entsprechenden Ketten. Vorher und nachher ist die Markierung bedeutend niedriger, entweder weil die Polypeptide noch auf der Stufe der Polyribosomen synthetisiert werden oder weil sie schon in die lösliche Phase abgegeben wurden.

Es sollte erwähnt werden, daß die Fraktionen mit einem Sedimentationskoeffizienten von 250 S neben schweren Ketten auch kleine Mengen leichter Ketten enthalten, was annehmen läßt, daß die Zusammensetzung der Immunglobulin-Halbmoleküle auf der Stufe der Polyribosomen erfolgt.

3.4 Regulation der Antikörperbildung

Die Bildung von Antikörpern wird durch Wechselwirkung einer Reihe von Faktoren reguliert, die mit dem immunisierten Organismus oder dem immunisierenden Antigen zusammenhängen.

3.4.1 Faktoren des Organismus

Von besonderer Bedeutung unter diesen Faktoren sind das Alter, der Ernährungszustand, genetische Faktoren und die Auswirkung vorausgegangener Immunisierungen (immunologisches Gedächtnis).

Alter. Ganz allgemein lassen sich junge Tiere schlecht immunisieren. Dies mag auf die immunologische Inkompetenz des lymphatischen Gewebes zurückzuführen sein, das noch nicht ausreichend differenziert ist; es mag auch darauf zurückzuführen sein, daß die Mechanismen der Aufnahme und Verarbeitung von Antigenen auf der Stufe der dendritischen Zellen und Makrophagen der sekundären lymphatischen Organe, besonders der Milz und der Lymphknoten, noch mangelhaft ausgebildet sind.

Recht aufschlußreiche Ergebnisse über die Ontogenie immunologisch kompetenter Zellen wurden bei Schaf-Feten gefunden, die in utero immunisiert worden waren. Bei dieser Tierspezies, die eine Tragzeit von 150 Tagen hat, können Antikörper gegen Phagen schon nach 40 Tagen gebildet werden (allerdings nur in sehr kleinen Mengen nachweisbar); ab dem 80. Tag besitzen sie die Fähigkeit, Allotransplantate abzustoßen; und nach 120 Tagen können sie Antikörper gegen Ovalbumin bilden. Gegen bestimmte Antigene, wie das Flagella-Antigen von *S.typhi*, werden Antikörper allerdings erst gebildet, wenn die Immunisierung nach der Geburt erfolgt (s. S. 32 und Abb. 1.15).

Ähnliches wurde bei menschlichen Neugeborenen und Frühgeburten beobachtet. Bei ihnen ruft eine Immunisierung schon am ersten extrauterinen Lebenstag eine Antikörperbildung gegen Flagella-Antigen *S.typhi*, nicht aber gegen Flagella-Antigen *S.paratyphi A* und *B* hervor. Die gebildeten Antikörper sind vom 19S-Typ, was einen passiven Übertritt mütterlicher Antikörper ausschließt, da dies nur 7 S-Antikörper vermögen. Prophylaktische Immunisierung von Kindern erfolgt deshalb heute üblicherweise schon innerhalb der ersten drei Lebensmonate (s. S. 327, 328 und Tabellen 16.6 und 16.7).

Ernährungszustand. Klinische und experimentelle Beobachtungen weisen darauf hin, daß selbst bei schwerem Nahrungsmangel die Immunglobulinbildung nicht beeinträchtigt ist. Dies konnte zum Beispiel beim Vorliegen von Kwashiorkor nachgewiesen werden, einem Syndrom, das bei Kindern auftritt, die zu wenig Eiweiß und gewisse Aminosäuren – besonders Methionin – erhalten. Diese Kinder weisen einen äußerst niedrigen Albuminspiegel in ihrem Serum auf, ihr Immunglobulin-Spiegel ist jedoch normal oder sogar erhöht. Nach allen bisherigen Befunden hängt die verminderte Resistenz gegen Infektionen bei Unterernährung von biochemischen Vorgängen ab, die unspezifische Mechanismen beeinflussen, nicht aber die spezifischen, die zur Immunglobulinsynthese führen.

Genetische Faktoren. Die Erbanlage kann ganz

entscheidend die Antikörperbildung beeinflussen; dies kann experimentell bei manchen Meerschweinchen und Mausstämmen nachgewiesen werden (s. S. 54, 237ff.).

Als Beispiel für den Erbeinfluß beim Menschen kann man die Atopie aufführen: ein allergisches Leiden, das durch den Zustand unmittelbarer Überempfindlichkeit gegenüber inhalierbaren Antigenen, Nahrungsmittel, etc., bedingt ist, und das in Zusammenhang mit einer besonderen Immunglobulin-Klasse steht (s. S. 182ff.).

Immunologisches Gedächtnis. Frühere immunologische Prozesse stellen zweifellos den wichtigsten Faktor dar, der das Ausmaß einer Immunantwort bestimmt. Als Folge einer vorausgegangenen Immunisierung steigt die Zahl der Zellen im lymphatischen System (Memory-Zellen), die durch dieses Antigen stimuliert werden können. Daher setzt die Sekundärantwort mit größerer Schnelligkeit und Intensität selbst gegenüber geringeren Antigenkonzentrationen ein. Dieses Phänomen bildet die Grundlage der sogenannten Booster-Immunisierung, die routinemäßig bei der Immunprophylaxe gegen toxisch-infektiöse Krankheiten angewendet wird (s. Tabelle 16.6 und 16.7). Da Memory-Zellen langlebige Lymphozyten sind (bei der Ratte leben sie länger als ein Jahr, beim Menschen länger als 10 Jahre), kann man das immunologische Gedächtnis häufig über einen langen Zeitraum nachweisen. Bezüglich der Spezifität kann sich das immunologische Gedächtnis gegenüber Makromolekülen, die Träger gemeinsamer Antigendeterminanten sind, manifestieren oder gegenüber Immunogenen, die eine ähnliche Konfiguration aufweisen. Im ersten Fall findet eine Antikörperbildung nur gegen die gemeinsamen Determinanten statt, und daher variiert die Stärke im Verhältnis zur Zahl der Determinanten; bei der Sekundärantwort gegen Determinanten mit ähnlicher Konfiguration kann die Bildung von Antikörpern, die für das ursprüngliche Antigen spezifisch sind, stärker sein als gegen das Antigen, das zur zweiten Immunisierung verwendet wurde (s. S. 8; „original antigenic sin"). Gegenüber Antigen-Konjugaten (s. S. 44) manifestiert sich das immunologische Gedächtnis nicht nur gegen das Hapten, sondern auch gegen bestimmte Protein-Determinanten des „Carriers", die nicht notwendigerweise der Hapten-Bindungsstelle benachbart sind.

3.4.2 Antigen-Faktoren

Die Beschaffenheit des Antigens, die Dosierung und die Art der Verabreichung beeinflussen ganz entscheidend die Antikörperbildung und zwar nicht nur bezüglich der Zahl und des Immunglobulin-Typs, sondern auch hinsichtlich der Bindungsaffinität.

Einfluß des Antigens auf die Stärke der Immunantwort. Unter standardisierten Experimentalbedingungen kann man das relative immunogene Potential verschiedener Antigene bestimmen. Nimmt man als Bezugsantigen Rinderserumalbumin (RSA), mit dem man eine Immunantwort bei einer einmaligen Gabe von 100 μg erzeugen kann, und vergleicht hiermit die Minimaldosen, die notwendig sind, um mit anderen Antigenen vergleichbare Wirkungen zu erzielen, so stellt man fest, daß 10 μg Rinder-γ-Globulin, 10^{-2} μg polymerisiertes Flagellin und 10^{-9} μg Salmonella-„O"-Antigen genügen, d. h., das immunogene Potential dieser Antigene ist 10, 10^4 und 10^{11} mal stärker als das von RSA.

Die Hauptparameter, denen dieser Unterschied zugesprochen werden könnte, sind das Molekulargewicht, die Aufnahmefähigkeit des lymphatischen Systems des Empfängers und der phylogenetische Abstand zwischen der Herkunft des Antigenmaterials und dem reagierenden Organismus.

Molekulargewicht. Moleküle mit einem Molekulargewicht (MG) kleiner als 10000 Dalton, wie Glucagon (MG 2500), Insulin (MG 5700), Protamin und Histone (MG 6000), sind schwache Immunogene. Das kleinste bekannte Immunogen ist Hepta-L-Lysin, das über seine α-Aminogruppe an eine Dinitrophenol (DNP)-Gruppe gekoppelt ist. Ähnliche Verbindungen mit weniger als sieben Lysin-Resten sind nicht immunogen.

Proteinmoleküle, die ein Molekulargewicht über 10000 Dalton haben, zeigen eine deutliche immunogene Aktivität, die mit Zunahme des Molekulargewichtes steigt (Tabelle 3.1). Polysaccharide sind weniger starke Immunogene als Proteine, es sei denn, sie werden polymerisiert. Ein typisches Beispiel ist Dextran: In seiner nativen, polydispersen Form mit einem Molekulargewicht in der Größenordnung von 10^5 Dalton besitzt es eine drei- bis vierfach stärkere Immunogenität als das in der Klinik benutzte Dextran (MG 75000 $\pm$ 25000 Dalton). Durch milde Säurehydrolyse erhaltene Präparate mit einem durchschnittlichen Molekulargewicht von

Tabelle 3.1. Ungefähres Molekulargewicht von Proteinantigenen

Proteine	MG
Ribonuklease	14000
Myoglobin	17000
TMV-Peptid[a]	17000
Crotoxin[b]	30000
Flagellin[c]	40000
Ovalbumin	45000
Diphtherietoxin	62000
Serumalbumin	69000
γ-Globulin (IgG)	160000
Octopus-Hämocyanin	2800000

[a] Tabakmosaik-Virus-Protein
[b] Hauptkomponent des brasilianischen Klapperschlangengiftes
[c] Monomere Form

35000 bis 50000 Dalton sind nur schwach immunogen; wird es weiter bis auf ein Molekulargewicht von unter 10000 Dalton gespalten, verliert es seine Immunogenität vollständig. Ganz ähnlich weisen die Meningokokken-A und -C-Polysaccharide, die in jüngster Zeit zur Prophylaxe der Meningokokken-Meningitis verwendet werden, nur dann eine immunogene Aktivität auf, wenn sie zu Molekülen mit einem MG von 150000 und mehr Dalton polymerisiert werden.

Aufnahmefähigkeit lymphatischer Organe. Die Fähigkeit, in strategische Bereiche der lymphatischen Organe zu gelangen, wo sie von immunkompetenten Zellen erkannt werden können, ist ein ebenso wichtiges Antigenmerkmal. Faktoren, die eine solche Lokalisierung begünstigen, sind z. B. die partikuläre Natur des Antigens (Erythrozyten, Bakterien, Viren, Pollen, etc.) und das Vorhandensein natürlicher Antikörper im Organismus, die durch vorherige Immunisierung mit dem gleichen Antigen oder mit kreuzreagierenden Antigenen entstanden.

Phylogenetischer Abstand. Schließlich ist der phylogenetische Abstand zwischen dem Antigen und dem zu immuniserierenden Organismus – der Grad des Nicht-Selbst (foreigness) – ein Merkmal mit direktem Einfluß auf die Immunogenität des Antigens. Ein Organismus ist immunologisch gegenüber seinen eigenen Bestandteilen (gegenüber sich selbst) tolerant und, etwas weiter gefaßt, gegenüber solchen, die den eigenen sehr ähnlich sind. Aus diesem Grund werden Antigenvarianten von Teilen des Organismus, die in verschiedenen Individuen der gleichen Spezies vorkommen (isoantigene Varianten), als „Selbst" erkannt und zeigen gewöhnlich nur eine schwache Antigen-Aktivität. Eine Ausnahme besteht nur für bestimmte Antigene, die die Gewebetransplantation kontrollieren (Transplantationsantigene) und die von H-2-Komplex-Genen bei der Maus oder den HLA-Genen beim Menschen kontrolliert werden (s. Kap. 11).

Der Einfluß des Antigens auf den Typ der Immunantwort. Neben der Beeinflussung des Ausmaßes der Immunantwort bestimmt das Antigen auch die Art der Antwort (zellulär oder humoral), wie auch den Typ des Immunglobulins, der gebildet wird. Obwohl die meisten Antigene Determinanten besitzen, die sowohl mit T-Zellen als auch B-Lymphozyten reagieren können, aktivieren manche Antigene fast ausschließlich die eine oder andere der beiden Zellpopulationen. So stimulieren Pneumokokken-Polysaccharide nur B-Lymphozyten und induzieren folglich die Bildung von Antikörpern und die Ausbildung einer anaphylaktischen Reaktion vom Sofort-Typ, jedoch keine Überempfindlichkeitsreaktion vom Spät-Typ. Umgekehrt stimulieren Oxazolone nur T-Lymphozyten, induzieren damit eine verzögerte Überempfindlichkeitsreaktion, aber keine Antikörperbildung.

Hinsichtlich der Bildung bestimmter Immunglobuline sollte hier das Problem der aufeinanderfolgenden Synthese der Immunglobuline IgM und IgG besprochen werden (s. S. 11, 40, 239). Obgleich das gleichzeitige Vorhandensein von IgM und IgG in derselben Plasmazelle möglich ist und durch Immunfluoreszenz nachgewiesen werden kann, synthetisieren Plasmazellen normalerweise nicht beide zur gleichen Zeit. Nach allen bisherigen Befunden erfolgt während der Immunisierung entweder ein Signal, das den Synthese-Prozeß von der IgM-Bildung auf die IgG-Bildung umschaltet, oder zwei Lymphozytenpopulationen treten nacheinander in Aktion. Partikuläre Antigene wie Erythrozyten, Trypanosomen (nicht Trypanosoma cruzi!) oder Malaria-Plasmodien induzieren vorwiegend eine IgM-Synthese, was zu einer langdauernden 19 S-Antikörperbildung führt. Helminthen- oder Pollen-Antigene stimulieren selektiv die Bildung von IgE-Antikörpern. Bei Virusin-

fektionen der Atmungswege werden IgA-Antikörper gebildet, die in beträchtlichen Konzentrationen im Schleim auftreten, in den sie sezerniert werden, aber nicht im Blut. Andere Beispiele, die einen Einfluß des Antigens auf die Art der gebildeten Immunglobuline vermuten lassen, sind:
a) Meerschweinchen bilden unterschiedliche Mengen von IgG_1 und IgG_2 gegen die meisten Antigene, mit denen sie immunisiert werden und zwar abhängig von dem verwendeten Adjuvans und der Art der Immunisierung. Werden sie jedoch mit Lipopolysaccharid von *E.coli* immunisiert, bilden sie nur IgG_2. b) Anti-DNP-Antikörper, die während des späteren Verlaufes einer Immunisierung beim Meerschweinchen auftreten, besitzen nur $\varkappa$-Ketten. c) Meerschweinchen bilden gegen Dextran und Teichoinsäure vorwiegend Antikörper der IgG_2-Subklasse.

Die Bedeutung dieser Befunde bleibt im Dunkeln; jedoch lassen die zur Zeit erhältlichen Hinweise annehmen, daß manche Antigene selektiv verschiedene Lymphozytenpopulationen stimulieren, die an der Synthese unterschiedlicher Ketten-Typen, aus denen sich die Moleküle der verschiedenen Immunglobulin-Klassen und Subklassen zusammensetzen, beteiligt sind.

Einfluß der Antigendosis auf Spezifität und Antikörper-Affinität. Antiseren, die über einen langen Immunisierungszeitraum hergestellt wurden, enthalten eine heterogene Population von Antikörpern mit Spezifität für unterschiedliche Antigendeterminanten und mit unterschiedlicher Affinität. Diese Befunde kann man als Folge der gleichzeitigen Stimulation unterschiedlicher Lymphozyten-Klone deuten, die auf verschiedene Antigendeterminanten ansprechen – und zwar mit unterschiedlicher Affinität.

Die Analyse dieses Problems führt zu größerer Klarheit, wenn die Antikörperbildung gegen kleine Dosen monovalenter Immunogene, d. h. Hapten-Konjugate, in Betracht gezogen wird: Hier kann man zeigen, daß die gebildeten Antikörper aus einer relativ homogenen Immunglobulinpopulation mit hoher Affinität („perfect fit“) bestehen, wenn auch die gebildete Antikörpermenge recht klein sein mag. Wird jedoch das Antigen über einen längeren Zeitraum wiederholt verabreicht, nimmt die durchschnittliche Antikörper-Affinität, gemessen als 50%ige Sättigung der Antigenbindungsstelle, beträchtlich ab. Im Falle komplexer Antigene, wie z. B. großer Moleküle mit vielen Antigendeterminanten, wird dieses Phänomen durch die Vielzahl der Antikörper, die sich gegen jede dieser Determinanten bildeten, und ihre mannigfaltig eingehenden Bindungen mit Ausbildung von Antigen-Antikörper-Komplexen, die nur schwer dissoziieren, verdeckt.

Es besteht jedoch ein Regulationsmechanismus, der die Bildung hochaffiner Antikörper auch nach wiederholter Antigenstimulation erlaubt. Während der Immunisierung wird das Antigen nicht nur ausgeschieden und metabolisch abgebaut, sondern es erfährt auch eine metabolische Elimination: die gegen das Antigen gebildeten Antikörper wetteifern mit den für das Antigen spezifischen Rezeptoren an den Lymphozyten; nimmt die Antigenmenge deutlich ab, werden hochaffine Rezeptoren an den Lymphozyten frei und Antigen kann wieder gebunden werden, was wiederum zur Bildung hochaffiner Antikörper führt. Diesen Mechanismus nennt man gelegentlich „Reifung der Immunantwort“.

Rückgekoppelte Kontrolle der Antikörper-Synthese. Wie bei zahlreichen anderen biochemischen Vorgängen wird auch die Antikörper-Synthese durch Produkte ihrer eigenen Reaktion – in diesem Falle Antikörper – gehemmt. Dieser „Feedback-Hemmung“ genannte Vorgang ist absolut spezifisch und kann leicht durch passive Immunisierung mit homologen Antikörpern oder seiner $F(ab)_2$ (oder Fab-) Fragmente reproduziert werden. Offensichtlich kommt es zu einer *Kompetition* um das Antigen zwischen den Antigenbindungsstellen der Antikörper und den spezifischen Rezeptoren an der Lymphozytenoberfläche. Das Abdecken der Antigendeterminanten durch homologe Antikörper verhindert die weitere Erkennung des Antigens als „nicht-Selbst“, eine notwendige Bedingung für die Antikörperbildung.

IgM-Antikörper können nur die Synthese von IgM verhindern, während IgG-Antikörper sowohl die IgM- als auch die IgG-Synthese unterdrücken. Antikörper mit niedriger Affinität können nicht die Synthese von Antikörpern mit hoher Affinität hemmen, da sie nicht wirksam genug mit dem Lymphozyten-Rezeptor konkurrieren können. Schon 1909 konnte Theobald Smith bei Untersuchungen über die Immunisierung von Meerschweinchen mit

Diphtherie-Toxin und Antitoxin zeigen, daß Antigen-Antikörper-Komplexe eine hemmende Aktivität aufweisen, wenn der Antikörper im Überschuß vorliegt. Besteht allerdings ein Antigen-Überschuß, so kann es sogar zu einer verstärkten Immunantwort durch den Adjuvans-Effekt (Phagozytose des Komplexes und Verarbeitung des Antigens) kommen. Wir werden später sehen, daß die „Feedback-Hemmung" mit Erfolg bei der Immunprophylaxe der fetalen Erythroblastose ausgenutzt wird (s. S. 299, 335).

3.5 Genetische Kontrolle der Antikörper-Bildung

Gut abgesicherte experimentelle Beweise zeigen, daß die Bildung von Antikörpern oder besser gesagt, die Erkennung der Antigenität, von genetischen Faktoren abhängt. Unter den Experimentalmodellen, mit denen diese Schlußfolgerung bewiesen werden konnte, sollen das PLL-Gen beim Meerschweinchen und das Ir-1-(Immune response-1-)Gen bei der Maus erwähnt werden. Das erstere wurde von Kantor, Levine und Mitarbeiter, das zweite von McDevitt und Sela untersucht.

Das PLL-Gen beim Meerschweinchen. Wie wir weiter unten sehen werden (s. S. 73), ist Polylysin (PLL) für Meerschweinchen nicht immunogen. Wird es jedoch mit Dinitrophenol (DNP) konjugiert (DNP-PLL), kann es in 30 bis 40% von Hartley-Meerschweinchen eine Antikörper-Antwort hervorrufen, obwohl das Konjugat nur ungefähr 10% Lysin enthält. Erstaunlicherweise erfolgt die Immunogen-Erkennung für den PLL-Hapten-Komplex, da die gebildeten Antikörper nicht nur mit DNP-PLL reagieren, sondern auch mit PLL, das an andere Substanzen wie z. B. p-Toluolsulfonyl-Gruppe, Benzylpenicilloyl-Gruppe, etc. konjugiert wurde.

Es bleibt zu betonnen, daß DNP-PLL für nicht-reagierende Meerschweinchen (low responder, LR) immunogen wird, wenn es mit Serumalbumin (SA) gekoppelt wird, das auf Grund seiner basischen Ladung einen makromolekularen Komplex mit dem positiv geladenem Konjugat bilden kann. Dieser Befund läßt annehmen, daß die Erkennung des makromolekularen DNP-PLL/SA-Komplexes in zwei Schritten erfolgen könnte. Anfänglich mag das DNP-PLL/SA-Makromolekül in Abhängigkeit vom PLL-Gen erkannt werden, möglicherweise auf der Stufe der Makrophagen; in einem zweiten Schritt würde dann die DNP-PLL-Determinante einer Erkennung durch immunkompetente Zellen zugänglich sein.

Um die genetische Abhängigkeit der Immunantwort gegen PLL nachzuweisen, wurden Kreuzungsexperimente mit zwei „reinen" Hartley-Meerschweinchenstämmen durchgeführt: Stamm 2, der eine gute Antwort auf DNP-PLL-Konjugate gibt (high responder, HR), und Stamm 13, der eine schlechte oder gar keine Antwort gibt (low responder, LR). Wenn homozygote Stamm-2-Tiere (RR) mit homozygoten Stamm-13-Tieren (rr) gekreuzt werden, geben alle F_1-Tiere (Rr) eine gute Antikörper-Antwort. Werden die heterozygoten F_1-Tiere (Rr) mit homozygoten Stamm-13-Tieren rückgekreuzt, werden 50% der F_2-Tiere mit einer guten Antikörper-Antwort reagieren, wenn die Fähigkeit, gegen das Antigen Antikörper bilden zu könnnen, von einem Gen kontrolliert wird:

	R	R			R	r
r	rR	rR		r	rR	rr
r	rR	rR		r	rR	rr

Das Maus-Ir-1-Gen. Beim Studium der Antikörper-Bildung gegen Konjugate von Tyrosin und Glutaminsäure (TG) oder Histidin und Glutaminsäure (HG) konnte nachgewiesen werden, daß manche kongene Mausstämme (s. S. 197) gut auf TG und schlecht auf HG reagierten, während wieder andere eine umgekehrte Reaktivität aufwiesen.

Wie im Falle des PLL-Gens beim Meerschweinchen konnte durch Kreuzung dieser Mausstämme nachgewiesen werden, daß die Reaktivität gegen diese Polymere von einem dominanten Gen, Ir-1, kontrolliert wurde. Weiterhin konnte nachgewiesen werden, daß dieses Gen eng an den Haupthistokompatibilitäts-2-(H-2-)Komplex gekoppelt sein mußte (s. S. 232ff.), da die sich unterschiedlich verhaltenden Mausstämme mit Ausnahme des H-2-Komplexes genetisch identisch waren. Auch bei der Immunantwort gegen einige natürliche Antigene, wie Ovalbumin oder Rinderserumalbumin, konnte nachgewiesen werden, daß sie von an den H-2-Komplex gekoppelten Genen kontrolliert wird. Dies führte zu der Hypothese, daß die an der Zellmembranoberfläche vorkommenden Transplantationsantigene möglicherweise eine wichtige Funktion im Verlauf der Immunantwort durch Wechselwirkungen mit dem immunogenen Molekül spielen. Für eine detaillierte

Erklärung der genetischen Kontrolle der Antikörperbildung und der H-2-Komplex abhängigen T-B-Zell-Kooperation sei auf Kapitel 11 (S. 237ff.) hingewiesen.

3.6 Theorien über die Antikörperbildung

Instruktion gegen Selektion. Die Theorien, die die Antikörperbildung zu erklären versuchen, können in zwei Gruppen eingeteilt werden:
a) Selektionstheorien: Die für die Antikörper-Synthese notwendige Information ist im Organismus präexistent, und das Antigen selektiert lediglich Information hinsichtlich des Antikörpers, zu dem es paßt.
b) Instruktionstheorien: Die Information für die spezifische Antikörperstruktur wird durch das Antigen selbst gegeben, welches den Organismus anleitet, den spezifischen Antikörper herzustellen.

Die erste aufgestellte Theorie der Antikörperbildung, von Ehrlichs berühmte Seitenketten-Theorie (1900), war eine Selektionstheorie. Nach dieser Theorie stellt die Zelle ihren Bedarf an Nährstoffen – oder Antigenen – durch Rezeptoren sicher, die Seitenketten ähneln, die solche Substanzen festhalten können. Wird ein Antigen an einen solchen Rezeptor gebunden, tritt ein funktioneller Mangelzustand ein, wodurch die Zelle angeregt wird, diesen Rezeptor im Überschuß herzustellen. Dieser überschüssige Rezeptor löst sich dann von der Zelle und wird ein Bestandteil der zirkulierenden Antikörper. In der lapidaren Ausdruckweise Behrings „üben dieselben Elemente (Rezeptoren), die an der Zellmembran die Verbindung des Toxins mit dem Protoplasma ermöglichen und damit die Intoxikation bedingen, nach Freisetzen in das Blut eine antitoxische Funktion aus, die die Zelle schützen".

Ehrlichs Theorie war praktisch die einzige Theorie der Antikörperbildung bis in die dreißiger Jahre. Jedoch unter dem Einfluß von Landsteiners Arbeiten (s. S. 68) der Jahre 1930 bis 1940 über synthetische Antigenkonjugate und unter Berücksichtigung der Natur der serologischen Spezifität wurde dem Einwand, daß es schwierig, wenn nicht gar unmöglich sein dürfte, sich vorzustellen, daß Zellen vorgeformte Rezeptoren für all die natürlichen und künstlichen Antigene besitzen sollten, besondere Aufmerksamkeit zuteil. Ehrlichs Selektionstheorie mußte daher einer Instruktionstheorie weichen, gemäß der das Antigen als eine Matritze für die Antikörperbildung diente. Diese Theorie wurde besonders von Haurowitz und Pauling vertreten und erst 25 Jahre später durch eine neue Selektionstheorie von Burnet abgelöst, die durch Jernes Überlegungen inspiriert wurde (1955) – die Theorie der klonalen Selektion, die heute von den meisten Immunologen anerkannt wird.

3.6.1 Instruktive Theorien

Direkte Matritzen-Theorie (template theory). Die Matritzen-Theorie bestand in verschiedenen Versionen, keine konnte jedoch mit genügender Klarheit darlegen, wie das Antigen in direkter Weise als Vorlage für die Antikörperbildung dienen könnte. Pauling stellte 1940, zu einer Zeit, als noch kein Hinweis für einen Unterschied der Primärstruktur von Antikörpern mit verschiedener Spezifität vorlag, die Hypothese auf, daß Antigene die Sekundär- und Tertiärstruktur beeinflussen. Die Faltung des zentralen Teils der Polypeptidkette würde immer die gleiche sein, nicht aber die der peripheren Kettenenden. Diese könnten in unterschiedlicher Art mit gleichem Energieaufwand gefaltet werden; die Bildung normaler γ-Globuline würde die stabilste Form darstellen.

Als Reaktion auf die formgebende Wirkung der Antigene würden sich die Peptidketten-Enden zu einer dem Antigen komplementären Konfiguration falten; erst wenn sich die schon geformten Enden von der Vorlage trennten, würde es zur Faltung des zentralen Teils kommen.

In einer etwas jüngeren, von Haurowitz vertretenen Form würde das Antigen auf der Stufe der Polysomen wirken, indem es das Ablesen (die Translation) der mRNS (Kodeträger für die Polypeptidketten der Immunglobuline) ändern würde, und auf diese Weise den Einbau von Aminosäuren verursachen würde, die der Bildung der entsprechenden Bindungsstellen genügten. Es gibt bisher jedoch keine experimentellen Hinweise, die diese Hypothese stützen könnten.

Indirekte Matritzen-Theorie. Um die Bildung von Antikörpern nach der Elimination des Antigens zu erklären – ein Befund, der mit der direkten Matritzen-Theorie unvereinbar ist – nahmen Burnet und Fenner 1949 an, daß das Antigen nicht direkt seine Wirkung entfalte, sondern indirekt über die Änderung der DNS, die die Immunglobulinsynthese kontrolliert. Sie versuchten zusätzlich, einen Befund von grundlegender biologischer Bedeutung zu deuten, der mit der direkten Matritzen-Theorie nicht zu erklären war: wie unterscheidet der Organismus zwischen homologen (Selbst) und nicht-homologen (Nicht-Selbst, fremden) Substanzen?

Sie postulierten daher, daß 1. während der Embryonalzeit Zellen des retikuloendothelialen Systems (RES) bestimmte Substanzen inkorporierten, sogenannte Eigenmerkmale (Self Markers, SM), die die Bildung von γ-Globulinen mit komplementärer Konfiguration induzierten und die mit der Fähigkeit der Autoreduplikation ausgestattet wären. Solche Globuline, Erkennungseinheiten (EE) genannt, würden homologe Substanzen binden, die die entsprechenden SM tragen, ihren Abbau erwirken und ihre Antigenität verhindern. Die EE würden von Retikulumzellen auf lymphatische Zellen übertragen, wo sie die RNS verändern würden und somit die Bildung normaler γ-Globuline bedingen würden.
2. Nach der Geburt und Kontakt mit Antigenen würde die von den EE geformte RNS modifiziert, um „Antikörper-Einheiten" zu erzeugen. Diese nun würden zu den Lymphozyten gelangen, dort die RNS-Vorlage ändern und die Zellen zur Proliferation anregen.

Diese Theorie unterscheidet somit zwei verschiedene Stufen im Ablauf der Antikörperbildung: a) die induktive Stufe, die auf der Ebene der Zellen des RES wirkt, und b) die produktive Stufe, bei der die Information zu den Immunglobulin-bildenden Zellen übertragen wird. Die Burnet-Fenner-Theorie ermöglichte auch eine Erklärung für die Beobachtung von Owen (1945), daß dizygote Kälber Blutgruppenchimären darstellen; sie ermöglichte auch, das Phänomen der immunologischen Toleranz vorauszusehen, welches experimentell von Medawar und seinen Mitarbeitern 1956 beschrieben wurde (s. S. 196).

3.6.2 Selektions-Theorien

Humorale Selektionstheorie. Jerne ging als erster von der Matritzen-Theorie ab (1955): Er wies dem Antigen lediglich eine Aufgabe als Selektionsträger präexistenter Antikörper zu. Die γ-Globuline des Normalserums setzen sich nach dieser Theorie aus einer heterogenen Population mit Bindungsstellen für alle Antigendeterminanten, auf die sie treffen können, zusammen. Unter diesen Umständen wird ein injiziertes Antigen von dem entsprechenden γ-Globulin Antikörper gebunden und zu der Zelle transportiert, die dieses γ-Globulin bilden kann.

Klonale Selektionstheorie. Inspiriert durch Jernes Hypothese entwickelte Burnet (1957) die Theorie der klonalen Selektion, die folgendermaßen zusammengefaßt werden kann:
1. Mesenchymale Zellen, Vorläufer der Immunglobulin-bildenden Zellen, setzen sich aus unzähligen Klonen zusammen, wobei ein großer Teil durch Mutationen während der Embryonalzeit entsteht.
2. Die Klone, die mit Selbst-Komponenten reagieren können, werden pränatal eliminiert.
3. Die Zellen der Klone für fremde Stubstanzen reagieren mit dem entsprechenden Antigen, wenn der Organismus immunologische Reife erlangt hat; dies führt nicht zu einer Elimination des Klones, sondern zu seiner Proliferation (Abb. 3.4).

Nach der klonalen Selektionstheorie ist die Aminosäuresequenz von Antikörpern mit verschiedener Spezifität durch die Nukleotid-Sequenz der Boten-RNS (messenger-RNS, mRNS) des entsprechenden Klones bestimmt, der demnach nur Antikörper mit einer einzigen Spezifität bilden kann.

Experimente an isolierten Zellen von Tieren, die mit drei oder vier Antigenen wirksam immunisiert worden waren, haben gezeigt, daß sie nur Antikörper mit einer oder höchstens zwei Spezifitäten bilden können.

Die größte Schwierigkeit bei der Selektionstheorie ist zu erklären, wie die Vielfältigkeit immunologisch kompetenter Zellen entsteht („Generation of Diversity", GOD).

Genese der Antikörper-Vielfältigkeit. Die Fähigkeit des Organismus, Antikörper mit einer praktisch unbegrenzten Anzahl von Spezifitäten zu bilden, setzt das Vorhandensein eines ähnlich unbegrenzten Mechanismus der Erkennung der entsprechenden Immunogene voraus. Gleichzeitig mit der Differenzierung lymphatischer Zellen zu immunkompetenten Zellen muß ein Mechanismus in Kraft treten, der jeder immunkompetenten Zelle die Fähigkeit verleiht, auf einen Antigenstimulus hin das zu dem Antigen passende Immunglobulin zu bilden. Es bestehen Hinweise, daß dieser Diversifikationsmechanismus – der nicht nur auf die Spezifität der Antigenbindungsstelle, sondern auch auf die

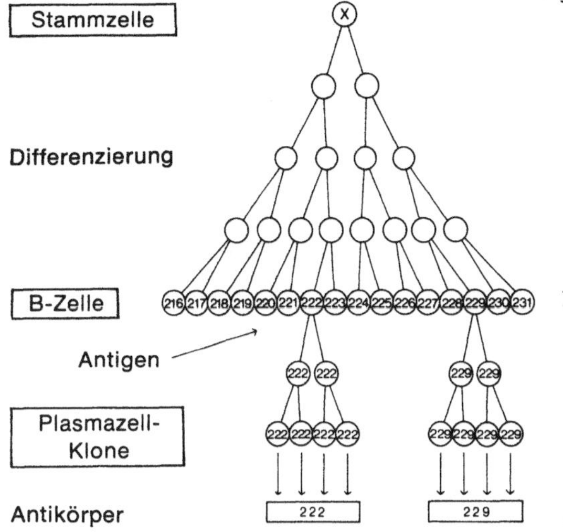

Abb. 3.4. Differenzierung von Antikörper-bildenden Zellen. Die undifferenzierte Stammzelle ist multipotent. Sie besitzt die Fähigkeit, ungefähr 10^6 unterschiedliche, antigenspezifische B-Zellen hervorzubringen. Jede B-Zelle ist nur noch unipotent. Nach Kontakt mit einem Antigen differenziert sich die entsprechende B-Zelle zu einem Plasmazell-Klon mit nur einem spezifischen Antikörper

Immunglobulinklasse und Subklasse Einfluß hat – genetisch kontrolliert ist und mindestens zwei Cistronen-Paare beteiligt sind, um die Synthese beider H- und L-Ketten zu kodieren.

Die Cistrone für die H- und L-Ketten der fünf menschlichen Immunglobulinklassen IgG, IgM, IgA, IgD und IgE bezeichnet man mit $C_\gamma V_H$, $C_\mu V_H$, $C_\alpha V_H$, $C_\delta V_H$ und $C_\varepsilon V_H$; die Cistrone für die $\varkappa$- und λ-Ketten werden $C_\varkappa$ $V_\varkappa$ bzw. C_λ V_λ genannt.

Experimentelle Befunde sprechen für die Hypothese, daß sich die DNS-Segmente, die für die Kodierung der konstanten und variablen Bereiche verantwortlich sind, an bestimmten Regionen vereinigen, um ein Cistron[1] zu bilden, so daß eine einzige mRNS entsteht, die die Aminosäuresequenz der gesamten Kette kodiert. Diese genetischen Regionen, die nicht gekoppelt sind und sogar auf separaten Chromosomen vorkommen können, werden Translokon-Regionen genannt, wobei allgemein akzeptiert wird, daß ein zirkuläres, episomenartiges DNS-Stück, das eine V-Sequenz kodiert, durch intrachromosomale Translokation entsteht und in die DNS neben dem entsprechenden C-Stück integriert werden kann. Es gibt mindestens drei Translokon-Bezirke, die $\varkappa$, λ und H genannt werden und die die Cistrone für die $\varkappa$-, λ- und H-Ketten bilden (Abb. 3.5). Die V- und C-Segmente können aus verschiedenen Strukturgenen bestehen, entsprechend den L- und H-Untergruppenketten, die sich in der Zusammensetzung ihrer ersten 23 Aminosäuren unterscheiden. In Tabelle 3.2 sind die an der Kodierung menschlicher Immunglobuline beteiligten V- und C-Regionen zusammengestellt.

Tabelle 3.2. System der zur Kodierung menschlicher Immunglobuline notwendigen Gene

Translokon	V-Untergruppen-gene	C-Gene
$\varkappa$	V$\varkappa$I–III	C$\varkappa$
λ	VλI–V	CλKern − Oz +
		CλKern + Oz −
		CλKern − Oz −
H	V_HI–IV	Cγ1 − 4
		Cα1,2
		Cμ
		Cδ
		Cε

Bei der ursprünglichen Version der klonalen Selektionstheorie wurde angenommen, daß die genetische Vielfältigkeit während der Phylogenese entstand und daß ein Individuum bei der Geburt in jeder seiner lymphatischen Zellen – wie auch in den anderen somatischen Zellen und den Keimzellen – das für den Rezeptor für ein spezifisches Antigen kodierende Gen besitzt, gleichsam um sicherzustellen, daß der Organismus alle Antikörper bilden kann, die für die Erhaltung der Spezies notwendig sind. Das ist das Konzept der unipotenten, immunkompetenten Zelle, die als Keimbahn-Theorie bekannt ist.

[1] Unter Cistron versteht man eine aus verschiedenen strukturellen Genen bestehende Funktionseinheit, die die ganze Aminosäuresequenz einer Polypeptidkette kodiert

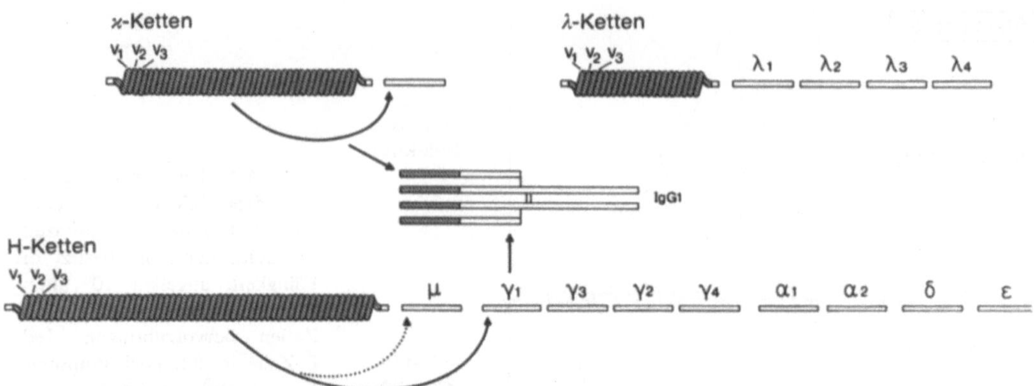

Abb. 3.5. Genetische Kontrolle der Immunglobulin-Struktur. Jedes Haploid-Genom besitzt 3 V-Gen-Sätze mit seinen entsprechenden C-Genen. ϰ- und λ-Ketten haben je einen V-Gen-Satz, die H-Ketten haben einen gemeinsamen V-Gen-Satz. Eine Zelle wird determiniert durch Fusion eines C_H-Gens mit einem V_H-Gen und eines C_L (ϰ oder λ) mit einem V_L-Gen (ϰ oder λ). Die V-Gene der H-Ketten können zweimal fusionieren, zuerst mit einem C_μ und dann mit einem C_γ (oder C_α) (s. S. 52)

Man kann allerdings auch annehmen, daß lymphoide Zellen pluripotent sind und daß der Antigenreiz eher als ein derepressives Agens wirkt, das nur die Ausprägung des Genes erlaubt, dessen Produkt (Antikörper) seiner Konfiguration entspricht und daher die Bildung von Antikörpern mit einer einzigen Spezifität bestimmt. Diese Pluripotenz würde durch einen selektiven Mechanismus auf der subzellulären Ebene zustande kommen und zwar durch eine große Mutationsrate oder somatische Rekombination während der Ontogenese, besonders in der pränatalen Zeit. Dieses Konzept ist als die somatische Theorie der Antikörpervielfältigkeit bekannt.

Es sprechen heute alle vorliegenden Befunde für die Keimbahntheorie: für alle Antikörper-Spezifitäten, die gebildet werden können, sind entsprechende Strukturgene in den Keimzellen und den Stammzellen der Antikörper-bildenden Plasmazellen vorhanden. Man kann abschätzen, daß dafür nur einige wenige 1000 V-Gene (<0,1% des Genoms) für jedes Translokon ausreichen, um die ca. 10^6 bis 10^7 verschiedenen Antikörper zu bilden, die z. B. im menschlichen Organismus gefunden werden, wenn man berücksichtigt, daß H- und L-Ketten am Antigenbindungsbereich beteiligt sind und sich jede L-Kette mit jeder H-Kette verbinden kann.

Während der Differenzierung wird ein V_L und ein V_H-Gen in jeder sich von einer Stammzelle ableitenden B-Zelle aktiviert zu translozieren und sich mit dem C-Gen des entsprechenden Translokons zu verbinden. Dabei scheinen alle V-Gene die gleiche Chance zu haben, sich mit dem entsprechenden C-Gen zu verbinden. Dieser Vorgang ist Antigen-unabhängig und ein irreversibler, „innerer" Selektionsvorgang, der beendet ist, sobald das V-Gen transloziert und mit dem C-Gen fusioniert ist und das Produkt dieser neukombinierten DNS als Rezeptor an der B-Zell-Membran erscheint. Welche der Millionen auf diese Weise entstandenen B-Zellen sich nun zu Plasmazellen enddifferenziert, ist ein Antigen-abhängiger („äußerer") Selektionsvorgang: die B-Zelle(n), die ein vorliegendes Antigen am besten binden können, werden stimuliert und entwickeln sich zu Plasmazellen und Memory-Zellen mit der Fähigkeit eine einzige Antikörper-Spezifität zu bilden.

Ausgewählte Übersichten und Originalarbeiten

Benacerraf, B.: The mechanism of immunization. In: Miescher, P. A., üller-Eberhard, H. J. (Eds.): Textbook of Immunopathology. New York: Grune & Stratton 1969

Breinl, F. Haurowitz, F.: Chemische Untersuchung des Präzipitats aus Hämoglobin und Anti-Hämoglobin-Serum und Bemerkungen über die Natur der Antikörper. Hoppe-Seyler's Z. physiol. Chem. *192*, 45 (1930)

Haurowitz, F.: Immunochemistry and biosynthesis of antibodies. New York: Interscience 1968

Burnet, F. M., Fenner, F.: The production of antibodies, 2nd. Ed. Melbourne/Cambridge: McMillan 1949

Burnet, F. M.: The clonal selection theory of acquired immunity. Cambridge/Engl.: Cambridge Univ. Press 1959

Burnet, F. M.: Self and Not-Self. Cambridge-Melbourne: Melbourne Univ. Press/Cambridge Univ. Press 1969

Dubert J. M.: Theories sur la formation des anticorps. In: Staub, A. M. und Raynaud, M.: Cours d'Immunologie générale et de Sérologie de l'Institut Pasteur, Bd. 4. Paris: C.D.U. 1968

Eisen, H.: Immunology. New York: Harper & Row 1974

Hilschmann, N., Barnikol, H. U., Kratzin, H., Altevogt, P., Engelhard, M. and Barnikol-Watanabe, S.: Genetic Determination of Antibody Specificity. Naturwissenschaften *65,* 616 (1978)

Jerne, N. K.: The natural selection theory of antibody formation. Proc. nat. Acad. Sci. (Wash.) *41,* 849 (1955)

Jerne, N. K.: The somatic generation of immune recognition. Europ. J. Immunol., *1,* 1 (1971)

Jerne, N. K.: Toward a network theory of the immune system. Ann. Immunol. (Institut Pasteur) *125C,* 373 (1974)

Kabat, E. A.: Structural concepts in Immunology and Immunochemistry, 2nd. Ed. Kap. 11 und 12. New York: Holt, Rinehart & Winston 1977

McDevitt, H. O., Benacerraf, B.: Genetic control of the specific immune response. Advanc. Immunol. *11,* 31 (1969)

McDevitt, H. O., Landy, M. (Eds): Genetic control of immune responses. New York: Academic Press 1972

Pauling, L.: Theory of the structure and process of formation of antibodies. J. Amer. chem. Soc. *62,* 2643 (1940)

Roitt, I. M.: Essential Immunology, 2nd. Ed. London: Blackwell 1974

Samter, M. (Ed.): Immunological diseases, 2nd Ed. Boston: Little, Brown & Co. 1971

Schlossmann, S. F., et al.: Immunogenicity of a series of α-DNP-Lysins Biochemistry *4,* 1638 (1966)

Sercarz, E. E., et al.: The immune system, genes, receptors, signals. New York: Academic Press 1973

Siskind, G. W., Benacerraf, B.: Cell selection by antigen in the immune response. Advanc. Immunol. *10,* 1 (1969)

Stiffel, C., et al.: Polygenic regulation of general antibody synthesis in the mouse. Progr. Immunol. *2,* 203 (1974)

Uhr, J. W., Müller, G.: Regulatory effect of antibody on the immune response. Advanc. Immunol. *8,* 81 (1968)

Vaz, N. M.: In: Bier, O. G., et al.: Immunologia Básica e Aplicada, 2a Ed., Kap. 3, 4 und 5. Rio de Janeiro: Guanabara-Koogan 1977

World Health Organization: Factors regulating the immune response. Genf: Technical Rep. Nr. 448, WHO 1970

4 Immuntoleranz

Ivan Mota

Immuntoleranz stellt einen Zustand immunologischer Inaktivität dar, der für Antigene und Zellen spezifisch ist, die unter normalen Bedingungen eine Immunantwort induzieren oder aufweisen. Das auffälligste Beispiel immunologischer Toleranz ist die Unfähigkeit des Organismus, von seinen eigenen Komponenten stimuliert zu werden, obwohl diese Komponenten für andere Organismen stark immunogen sein können. Um dieses Phänomen zu erklären, postulierte Paul Ehrlich das Vorhandensein eines Mechanismus, den er „horror autotoxicus" nannte und durch den der Organismus unfähig wird, Antikörper gegen seine eigenen Komponenten zu bilden.

Ein erster Hinweis auf das Zustandekommen der Toleranz erbrachte ein Experiment der Natur: bei dizygoten Rinder-Zwillingen bestehen zwischen den Plazenten Gefäßanastomosen. Werden die Zwillinge geboren, besitzen sie nicht nur Erythrozyten ihrer eigenen Blutgruppe, sondern auch die des Geschwisters. Solche Erythrozyten verhalten sich nicht als Antigene, d. h., sie werden nicht als fremd erkannt. Solche Zwillinge besitzen den Status einer erworbenen Immuntoleranz, und sie werden daher Chimären genannt (in der griechischen Mythologie war die Chimäre – lat. chimaera, griech. chimaira – ein Fabelwesen mit dem Kopf eines Löwen, dem Körper einer Ziege und dem Schwanz einer Schlange). Auf Grund dieser von Owen 1945 gemachten Beobachtung versuchten Burnet und Fenner zu erklären, warum ein Organismus keine Antikörper gegen sich selbst bildet; sie nahmen an, daß der Organismus während der Embryogenese „lernt", seine eigenen Bestandteile zu erkennen, und postulierten, daß ein Organismus, dem als Embryo eine antigene Substanz verabreicht wurde, als Erwachsener gegenüber diesem bestimmten Antigen tolerant sein würde. Burnet und Fenners Theorie bewegten Medawar und seine Mitarbeiter, Owens Experimente zu ergänzen, nämlich nachzuweisen, daß dizygote Rinder-Zwillinge Hauttransplantate untereinander nicht abstoßen, jedoch die Haut von anderen Rindern. Die Voraussage von Burnet und Fenner konnte so bestätigt werden; erhärtet wurden diese Befunde durch Arbeiten von Hašek und seinen Mitarbeitern. Sie stellten Parabionten von sich entwickelnden Hühnerembryonen über die Chorionallontoismembran her, die außerordentlich reich an Blutgefäßen ist, und erreichten damit einen starken Zellaustausch zwischen den Embryonen. Unter diesen Umständen waren die beiden Tiere nach dem Schlüpfen unfähig, Antikörper gegen Antigene des Partners zu bilden oder dessen Haut abzustoßen.

Bei Medawars Experimenten wurde Embryonen des Maus-Stammes A eine Zellsuspension des CBA-Stammes am 17. Tag post conceptionem injiziert (s. Schema Abb. 4.1)[1]. Zwei Monate nach der Geburt der Stamm-A-Mäuse erhielten diese ein Hauttransplantat des CBA-Stammes, das nicht abgestoßen wurde, sondern während des gesamten Lebens des Empfängers intakt blieb. Gleichzeitig konnten diese Tiere aber Hauttransplantate anderer Spender in normaler Zeit abstoßen (10–14 Tage). Dieser Toleranzzustand konnte gebrochen werden, wenn die toleranten Tiere lymphoide Zellen normaler A-Mäuse erhielten oder von A-Mäusen, die gegen CBA-Zellen sensibilisiert worden waren. Im ersten Fall erforderte die Durchbrechung der Toleranz eine längere Zeit und eine sehr viel größere Zelldosis als im zweiten. Diese Beobachtungen zeigten, daß Toleranz eine der Immunantwort inhärente Reaktionsform darstellt und daß das Transplantat bei toleranten Tieren seine Immunogenität behält.

Die Voraussage von Burnet und Fenner wurde bald nach den Experimenten von Medawar und Hašek durch Untersuchungen zahlreicher anderer Gruppen bestätigt, die zeigen

[1] Lymphknoten oder Milz-Zellen induzieren wirksamer eine Toleranz als Thymus- oder Knochenmarkzellen

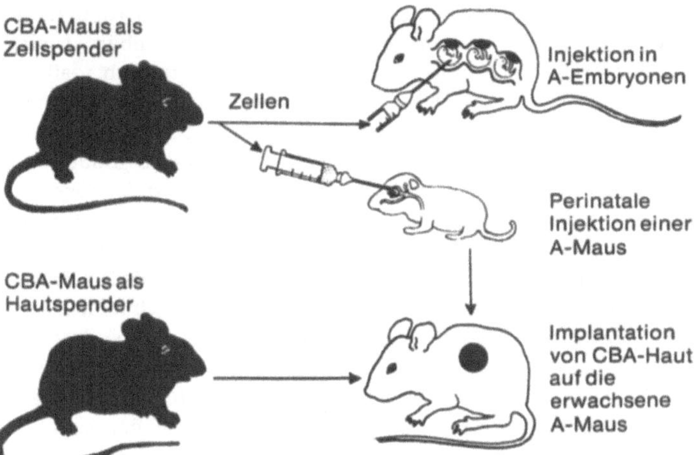

Abb. 4.1. Versuchsansatz von Medawar: experimentelle Induktion und Suppression immunologischer Toleranz. Milzzellen der CBA-Maus werden in der embryonalen oder perinatalen Periode in eine A-Maus injiziert. Die Donorzellen werden nicht abgestoßen, da das Immunsystem des Empfängers noch ungenügend entwickelt ist. Bei der erwachsenen A-Maus kann man mit Erfolg ein Hauttransplantat von CBA erreichen, weil ihre Lymphozyten eine Toleranz gegenüber den H-Antigenen des Donor-Typs erworben haben

konnten, daß die Injektion zahlreicher Antigene in neugeborene Tiere einen Zustand spezifischer immunologischer Toleranz erzeugte, der über einen begrenzten Zeitraum (Monate oder Jahre) anhielt und schrittweise verschwand. Ein Zustand permanenter Toleranz kann durch wiederholte Gabe des gleichen Antigens erreicht werden. Um einen solchen Toleranzzustand aufrechtzuerhalten, scheint die dauernde Gegenwart des Antigens notwendig zu sein.

Bei allen Spezies gibt es eine fetale oder postnatale Periode, in der Toleranz sehr leicht induziert werden kann. Die Existenz dieser Periode, „Tolerisierungsperiode“ genannt, bedeutet nicht, daß außerhalb dieser Periode keine Toleranz induziert werden kann. Tatsächlich ist es möglich, im Gegensatz zur ursprünglichen Auffassung, auch erwachsene Tiere gegen Allotransplantate (Transplantate zwischen Individuen der gleichen Spezies, s. S. 197) tolerant zu machen. Um dies allerdings zu erreichen, sind wiederholte Injektionen einer großen Zahl von Spenderzellen in den Empfänger notwendig oder die beiden Tiere müssen für eine bestimmte Zeitspanne parabiontisch vereint sein, bevor eine Transplantation durchgeführt wird. Der Grad der genetischen Differenz zwischen Empfänger und Spender bestimmt das Ausmaß und die Dauer des Kontaktes mit dem Spender-Antigen, die erforderlich sind, den Empfänger tolerant werden zu lassen.

Toleranz gegen „tote“ Antigene kann mit großen oder kleinen Mengen Antigen erreicht werden. Toleranzinduktion mit großen Antigenmengen, „high-dose tolerance“, erfordert Antigenmengen, die um ein Mehrfaches höher liegen als die Menge, die notwendig ist, um eine nachweisbare Immunantwort zu induzieren. Toleranz mit kleinen Antigenmengen, „low-dose tolerance“, erfordert eine kontinuierliche oder wiederholte Gabe des Antigens in Quantitäten, die kleiner sind als solche, die eine „high-dose tolerance“ induzieren. Das tolerogene Vermögen von Antigenen ist außerordentlich variabel; im allgemeinen sind jedoch schwache Antigene, d. h., gering immunogene Antigene, stark tolerogen, während starke Antigene schwache Tolerogene sind.

Die Toleranzinduktion bei ausgewachsenen Tieren kann durch verschiedene Behandlungen, die die immunologische Reaktivität der Tiere vorübergehend herabsetzen, erleichtert werden. Durch die Anwendung antimetabolischer Substanzen, wie Cortison, Röntgenstrahlen, Antilymphozytenserum, Verminderung der Lymphozytenzahl durch Lymphdrainage, etc., ist es möglich, Toleranz mit Antigenmengen zu erreichen, die normalerweise eine Immunantwort induzieren würden. Gegen einige Antigene, wie Serumproteine, kann bei ausgewachsenen Tieren Toleranz erzeugt werden, wenn Antigenlösungen benutzt werden, die durch Ultrazentrifugation aggregatfrei gemacht wurden.

Tiere, die schon gegen ein Antigen sensibilisiert wurden und daher Memory-Zellen besitzen, können nur mit großen Schwierigkeiten gegen dieses Antigen tolerant gemacht werden. In solchen Fällen kommt es selbst mit außerordentlich kleinen Mengen eines schwachen Antigens zu einer heftigen Immunantwort und es ist bisher nicht möglich, unter solchen Bedingungen eine low-dose-Toleranz zu erreichen. Unter manchen besonderen Umständen (z. B. bei Tieren, die ein Immunsuppressivum erhielten und bei denen große Mengen eines schwachen Antigens verwendet wurden) ist es möglich, eine high-dose-Toleranz selbst nach einer Primärantwort zu induzieren.

Es sollte erwähnt werden, daß es sowohl eine totale als auch eine partielle Toleranz gibt. Im letzten Fall ist nur ein Teil der Zellpopulation tolerant. Jedesmal, wenn das lymphoide System in Kontakt mit einem Antigen kommt, gibt es zwei Möglichkeiten für die für dieses Antigen spezifischen Zellen zu reagieren: entweder die Zellen proliferieren oder sie werden blockiert. Im ersten Fall kommt es zu einer Immunantwort, während im zweiten Fall Toleranz auftritt. Es muß weiter betont werden, daß Zellaktivierung und Toleranz auf der zellulären Ebene zwei gegensätzliche Ereignisse darstellen; im Organismus als Ganzes können jedoch beide Phänomene gleichzeitig auftreten und das Überwiegen des einen oder anderen ist von Bedingungen abhängig, die noch nicht recht verstanden werden.

Wie wir schon erwähnt haben, sind zwei Arten immunkompetenter Zellen bei der Antwort des Organismus auf eine große Zahl von Antigenen beteiligt. Eine dieser Zellarten, die B-Lymphozyten, besitzen an ihrer Membran Rezeptoren für Antigene, die den Serumantikörpern ähnlich sind – diese Zellen sind die direkten Vorläufer der Plasmazellen. Die Aktivierung dieser Zellen erfordert oder wird stark erleichert durch die Zusammenarbeit mit einem anderen Zelltyp, der selbst keine Antikörper bildet und sich auch nicht zu einer Antikörperbildenden Zelle differenzieren kann. Diese Zelle stammt vom Thymus ab und wird „Helfer-T-Zelle" genannt. Untersuchungen über den Mechanismus der Toleranz haben ergeben, daß beide Zelltypen an diesem Phänomen beteiligt sind. So kann Toleranz gegenüber thymusabhängigen Antigenen entweder durch eine T-Zell- oder eine B-Zell-Reaktionslosigkeit bedingt sein. Man konnte auch tatsächlich zeigen, daß T- und B-Zellen tolerant gemacht werden können, daß aber der Induktions-Mechanismus, die Dauer und der Toleranzverlust für beide Zelltypen unterschiedlich ist.

Transferiert man T- und B-Zellen von toleranten Tieren zu verschiedenen Zeiten nach Induktion der Toleranz, die mit verschiedenen Antigendosen erreicht wurde, in bestrahlte, syngene Mäuse und testet deren Fähigkeit, bei der Antikörperbildung zusammenzuwirken, kann man zeigen, daß eine T-Zell-Toleranz mit niedrigen Antigendosen erreicht wird, und daß sie schneller eintritt und länger anhält als eine B-Zell-Toleranz. Dies läßt vermuten, daß die natürliche Toleranz gegenüber Selbst-Antigenen wahrscheinlich durch T-Zellen bedingt ist.

Für thymusabhängige Antigene genügt eine Toleranz der B- oder T-Zelle, um den Gesamtorganismus tolerant zu machen. Bedingt durch die Tatsache, daß die Toleranzschwelle für T-Zellen beachtlich niedriger liegt als für B-Zellen, ist es schwierig, *in vivo* ausschließlich eine B-Zell-Toleranz zu erreichen, zumindest mit Protein-Antigenen. Diese Schwierigkeit kann durch Anwendung von Haptenen umgangen werden, die mit Molekülen konjugiert sind, die T-Zellen nicht stimulieren. Zum Beispiel hat man eine spezifische B-Zell-Toleranz gegen Haptene erzeugt, die an nicht-immunogene synthetische Kopolymere, autogene Proteine oder syngene Erythrozyten gekoppelt waren.

Die zelluläre Basis der immunologischen Toleranz wird noch nicht gut verstanden; es wurden allerdings verschiedene Theorien vorgeschlagen, sie zu erklären: Man weiß, daß die Vorläufer immunkompetenter Zellen stetig differenzieren und daß sie in bestimmten Phasen ihrer Differenzierung auf das Antigen reagieren und entweder toleriert oder eliminiert werden. Der Kontakt eines erwachsenen Organismus mit einem Antigen könnte daher zur Aktivierung immunkompetenter Zellen und zu Toleranz seiner Vorläufer führen. Normalerweise führt dies zur Entwicklung eines Immunstatus; unter bestimmten Bedingungen könnte dies jedoch zur Induktion einer Toleranz führen.

Es wird auch angenommen, daß die aktivierte und tolerante Zelle die immunkompetenten Zellen selbst darstellen, die auf Grund eines noch unbekannten Mechanismus auf das Antigen entweder mit einer Aktivierung oder mit Toleranz antworten. In Übereinstimmung mit dieser letzten Hypothese sind die Befunde, daß Neugeborene – die weniger immunkompetente Zellen besitzen – leichter tolerant gemacht werden können als Erwachsene. Burnets klonale Selektionstheorie (bei der immunologische Toleranz durch Elimination von Zellklonen, die spezifisch für das Tolerogen sind, erzeugt wird) wurde in Frage gestellt, als man nachweisen konnte, daß Toleranz durch Hyperimmunisierung toleranter Tiere mit kreuzreagierenden Antigenen durchbrochen werden kann. So verlieren z. B. Kaninchen, die gegen Rinderalbumin tolerant sind, diese Toleranz, wenn sie mit anderen Serumalbuminen hyperimmunisiert werden. Auch genügt Transfer toleranter Zellen in bestrahlte syngene Empfänger nicht, eine Toleranz zu durchbrechen. Diese und andere Befunde lassen vermuten, daß der tolerante Organismus in der Lage ist, eine spezifische Antwort auf ein Tolerogen zu geben, daß er aber unfähig ist, dies als ein immunogenes Molekül zu erkennen. Auch neuere experimentelle Befunde lassen bezweifeln, ob die Selbst-Toleranz durch Elimination sogenannter „verbotener Klone" erklärt werden kann. Es ist daher nicht verwunderlich, daß alternative Hypothesen formuliert wurden. Ihnen ist der Gedanke gemeinsam, daß eine bestimmte Lymphozyten-Population auf eine andere einwirken kann und deren Aktivität unterdrückt; diese Lymphozyten-Population wird Suppressor-Zellen genannt. Es ist möglich, daß eine Toleranz durch mehr als einen Mechanismus zustande kommt, wobei sicherlich nicht nur ein Faktor, der die antigeninduzierte Zelldifferenzierung blockiert, eine Rolle spielt. Es gibt Hinweise, daß unter bestimmten Bedingungen antagonistische anstatt kooperative Wechselwirkungen zwischen T- und B-Zellen auftreten. So kommt es bei thymektomierten Mäusen, die mit Polyvinylpyrrolidon (PVP) – einem T-Zell-unabhängigen Antigen – stimuliert werden, zu einer vermehrten Antikörperbildung; man nimmt in diesem Fall an, daß T-Suppressor-Zell-Aktivität die Differenzierung von B-Zellen und damit die Antikörper-Bildung gegen PVP blockiert. Es liegen auch experimentelle Befunde vor, die eine Wechselwirkung zwischen Suppressor-T-Zellen und sie blockierenden Antikörpern vermuten lassen. Zum Verstehen dieser Hypothese sind Ergebnisse von Versuchen mit tetraparentalen Mäusen wichtig: diese Tiere, die vom Acht-Zellstadium der Differenzierung an Chimären sind, werden hergestellt, indem man Blastulae von Inzuchtpaaren verschiedener Stämme im frühen Stadium nach Befruchtung erhält. Die Blastulae werden *in vitro* fusioniert und in ein anderes Weibchen zur weiteren Entwicklung implantiert. Diese gegenüber ihren eigenen Antigenen und denen ihrer Eltern toleranten Chimären besitzen spezifische Autoimmunzellen, die Zellen ihrer Eltern *in vitro* zerstören können, und sie besitzen gleichzeitig blockierende Antikörper, die *in vivo* diese Zerstörung verhindern können.

Sollten diese Ergebnisse und ihre Interpretation bestätigt werden, dann würde immunologische Toleranz eher einen aktiven als einen negativ-passiven Zustand, wie nach der klonalen Selektionstheorie postuliert wird, darstellen, der durch Lymphozyten aufrechterhalten wird, die eine antigenspezifische, immunsuppressive Wirkung entfalten.

Ausgewählte Übersichten und Originalarbeiten

Burnet, F. M.: Self und Not-Self. Cambridge: Cambridge University Press 1969

Dresser, D. W., Mitchison, N. A.: The mechanism of immunological paralysis. Advanc. Immunol. *8*, 129 (1968)

Feldman, M., Nossal, G. J.: Tolerance enhancement and the regulation between T cells, B cells and macrophages. Transplant. Rev. *13*, 3 (1972)

Hašek, M. A., et al.: Mechanisms of immunological tolerance. Prag: Publ. House Czechoslovac Acad. Sci. 1962

Howard, J., Mitchison, N. A.: Immunological tolerance. Progr. Allergy *18*, 43 (1975)

Landy, M., Braun, W. (Eds.): Immunological tolerance. A reassessment of mechanisms of the immune response. New York: Academic Press 1969

Medawar, P. B.: Immunological tolerance. Nobel Lecture. Nature *189*, 14 (1961)

Nossal, G. J. V.: Recent advances in immunological tolerance. In: Progr Immunol., p. 666. New York: Academic Press 1971

Voisin, G.: Immunological facilitation, a broadening of the concept of the enhancement phenomenon. Progr. Allergy *15*, 328 (1971)

Weigle, W. O.: Immunological unresponsiveness. Advanc. Immunol. *16*, 61 (1973)

Grundlagen der Immunchemie

5 Antigene

IVAN MOTA

Antigene (aus dem griechischen anti = gegen und gen = von gignomai, erzeugen) sind komplexe Moleküle, die als fremd (nicht-Selbst) von immunkompetenten Zellen erkannt werden. Werden sie einem Organismus zugeführt, aktivieren sie zwei verschiedene Bereiche des lymphatischen Systems: sie lösen die Bildung von Immunglobulinen, d. h., Antikörpern, aus und sie führen zur Sensibilisierung von Zellen. Antikörper wie auch sensibilisierte Zellen können mit dem Antigen spezifisch reagieren.

Damit eine Substanz als Antigen wirken kann, müssen zwei Voraussetzungen erfüllt sein: a) Die Substanz muß von den Komponenten des Organismus unterschiedlich sein und b) sie muß ein komplexes Makromolekül sein.

Die erste Voraussetzung bedeutet, daß das Antigen bestimmte Strukturen besitzt, die sich von denen an der Oberfläche immunkompetenter Zellen unterscheiden und auf diese Weise diese befähigen, die Substanz als nicht-selbst zu erkennen.

Obwohl Antikörper in der Regel nur gegen Antigene gebildet werden, die von verschiedenen Spezies stammen, gibt es Beispiele von Iso- und Alloimmunisierung, d. h. Immunisierung gegen Antigene von Tieren derselben Spezies. Dies tritt z. B. bei der maternofetalen Inkompatibilität für Antigene verschiedener Blutgruppen auf und bei der Abstoßung von Allotransplantaten (Transplantationsantigene). In Ausnahmefällen kann es auch zur Bildung von Antikörpern kommen, die mit Komponenten des eigenen Organismus reagieren können (Autoantikörper). Die Spezifität der Antikörper ist im allgemeinen gegen die Tierspezies gerichtet, von der das Antigen stammt (Anti-Pferd, Anti-Schaf etc.); daneben werden jedoch auch häufig Antikörper mit Organ-Spezifität gebildet. Wird z. B. ein Kaninchen mit Rinderlinsen-Kristallin immunisiert, werden nicht nur Antikörper gebildet, die mit nur diesem Antigen reagieren, sondern auch mit Kristallin anderer Spezies (Pferd, Schaf, Meerschweinchen etc.).

Andere Beispiele, bei denen eine Organspezifität klar nachweisbar ist, sind Spermatozoen, Hirn und Thyreoglobulin.

Die zweite Voraussetzung bezieht sich auf die Größe und Komplexität des Antigenmoleküls. Wie wir oben erwähnt haben (s. S. 51), sind kleine Moleküle (MG unter 5000) im allgemeinen nicht immunogen, es sei denn, sie sind mit einem Protein konjugiert. Jedoch können gewisse kleinmolekulare Substanzen wie Verbindungen von Arsanilsäure und Tyrosin und DNP-7-Lysin (s. S. 51) stark immunogen werden, wenn sie mit komplettem Freundschen Adjuvans injiziert werden. Diese Substanzen verbinden sich nicht mit Proteinen des Organismus: Die durch sie veranlaßte Antikörperbildung wird noch nicht verstanden.

Es reicht jedoch nicht aus, daß eine Substanz ein Makromolekül ist, um als Antigen zu wirken: Synthetische Polymere, wie Nylon, Teflon, Polystyrol, Polyacrylamid etc. bestehen aus Riesenmolekülen; trotzdem zeigen sie keine Antigen-Aktivität. Die Moleküle müssen anscheinend eine gewisse innere Komplexität aufweisen wie z. B. Proteine. Selbst Polysaccharide, die eine monotone Struktur mit zahlreichen repetitiven Einheiten besitzen, können als komplexe Moleküle angesehen werden im Vergleich zu synthetischen Kunststoffen. Lipide sind anscheinend nicht immunogen, obwohl sie als Hapten wirken können, wenn sie mit Human- oder Schweine-Serum vermischt werden. Auf diese Art wurden Antikörper gegen Cholesterin, Kephalin und Lecithin hergestellt. Der wirksame Mechanismus des Serums ist nicht bekannt, aber man stellt sich vor, daß seine Proteine als Träger- oder Schleppermoleküle wirken. Für die Serodiagnostik der Lues stellt Cardiolipin ein (s. S. 308) wichtiges Lipid dar.

Zwei besondere Eigenschaften kann man bei Antigenen unterscheiden:

a) Das Vermögen, Antikörperbildung zu induzieren, oder ihre Immunogenität, und

b) das Vermögen, mit Antikörpern zu reagieren, oder ihre Antigenität.
Nur Makromoleküle besitzen beide Eigenschaften. Es gibt Substanzen, die nicht immunogen sind, aber antigenisch.

Diese Substanzen stellen im isolierten Zustand Strukturen dar, die zu einfach sind, als daß sie die Bildung von Antikörpern induzieren; stellen sie jedoch einen integralen Teil größerer Moleküle dar, können sie immunogen werden und die Bildung von Antikörpern induzieren, mit denen sie reagieren können, auch wenn sie von dem großen Molekül getrennt sind. Wenn diese Verbindungen künstlich mit einem Protein konjugiert werden, oder wenn sie einen natürlichen Teil eines Antigens darstellen, werden sie Antigendeterminanten genannt. Die Spezifität der Antikörper und sensibilisierter Zellen ist gegen die Haptene oder Antigendeterminanten gerichtet.

5.1 Chemische Grundlagen der Antigenität

Synthetische Antigen-Konjugate. Karl Landsteiner brachte mit einer Reihe brillianter Untersuchungen mit künstlichen Antigen-Konjugaten etwas Licht in die Chemie der antigenen Spezifität. Er nutzte die Beobachtung aus, daß Antikörper gegen konjugierte Proteine (Träger-[Carrier-]Protein plus Hapten) mit anderen Proteinen reagieren und Präzipitate bilden, wenn sie mit dem gleichen Hapten konjugiert wurden. In Experimenten mit Protein-Konjugaten müssen die Antigene, die zur Herstellung des Antiserum verwendet werden, und solche, die für die in vitro-Reaktion benutzt werden, durch Konjugation des Haptens an verschiedene Proteine (z. B. Serumalbumin und γ-Globulin) hergestellt werden, um Reaktionen auszuschließen, die durch Determinanten des Carrier-Proteins bedingt sind. Diazotierung war die von Landsteiner im allgemeinen angewandte Methode, um Hapten und Protein zu verbinden und künstliche Antigen-Konjugate zu erhalten. Diese Methode, die in Fällen anwendbar ist, bei denen das Hapten ein aromatisches Amin (Arylamin) ist, besteht darin, das Hapten in das entsprechende Diazosalz zu transformieren, um es dann mit dem Protein (den Tyrosin-, Histidin- und Lysin-Resten) über eine N=N-Bindung zu koppeln (Abb. 5.1).

Diese Reaktion wird erst in saurem Milieu bei 0° C und dann im alkalischen Milieu durchgeführt. Ein typisches Ergebnis eines solchen Experimentes ist in Tabelle 5.1 wiedergegeben.

Tabelle 5.1. Präzipitationstest mit Proteinen, die mit Diazoniumsalzen von Sulfanilamid und Sulfapyridin konjugiert wurden

Antigene	Präzipitation mit Anti-	
	RSA-Azo-Sulfanilamid	RSA-Azo-Sulfapyridin
RGG-Azo-Sulfanilamid	++	–
RGG-Azo-Sulfapyridin	–	++
RSA	++	++
RGG	–	–

RSA = Rinder-Serum-Albumin, RGG = Rinder-γ-Globulin

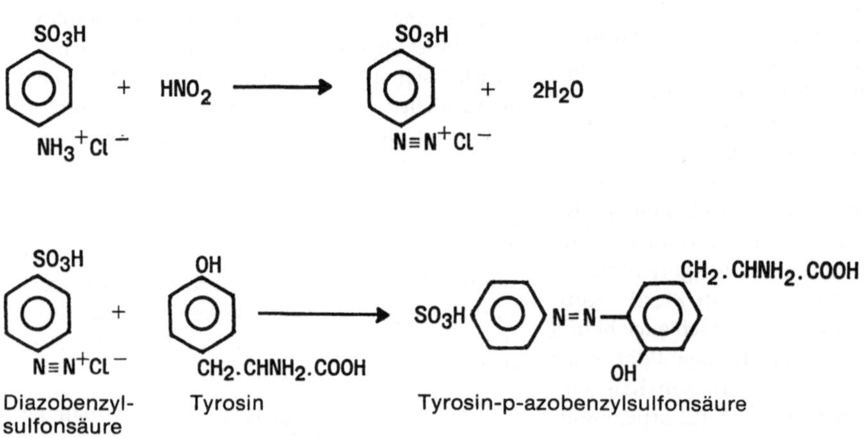

$$SO_3H\text{-}C_6H_4\text{-}NH_3^+Cl^- + HNO_2 \longrightarrow SO_3H\text{-}C_6H_4\text{-}N{\equiv}N^+Cl^- + 2H_2O$$

$$SO_3H\text{-}C_6H_4\text{-}N{\equiv}N^+Cl^- + HO\text{-}C_6H_4\text{-}CH_2.CHNH_2.COOH \longrightarrow SO_3H\text{-}C_6H_4\text{-}N{=}N\text{-}C_6H_3(OH)\text{-}CH_2.CHNH_2.COOH$$

Diazobenzylsulfonsäure   Tyrosin   Tyrosin-p-azobenzylsulfonsäure

Abb. 5.1. Schema der Diazotierungs-Reaktion, wie sie von Landsteiner zur Herstellung von Hapten-Protein-Konjugaten für die Diazotierung von Tyrosin-Resten natürlicher Proteine durchgeführt wurde

Unter Verwendung der Methodologie, wie sie in den folgenden Abschnitten beschrieben ist, untersuchte Landsteiner die Bedeutung verschiedener Faktoren, die die Spezifität der Antigen-Konjugate bestimmen.

Andere sehr häufig gebrauchte synthetische Antigene sind die DNP-Konjugate, die durch nukleophile Substition durch Halogenderivate, z. B. 2,4-Dinitrofluorbenzol erhalten werden können. Die Kupplung kann über die α- oder die ε-NH_2-Gruppe stattfinden, wie unten am α, ε-DNP-Lysin illustriert wird:

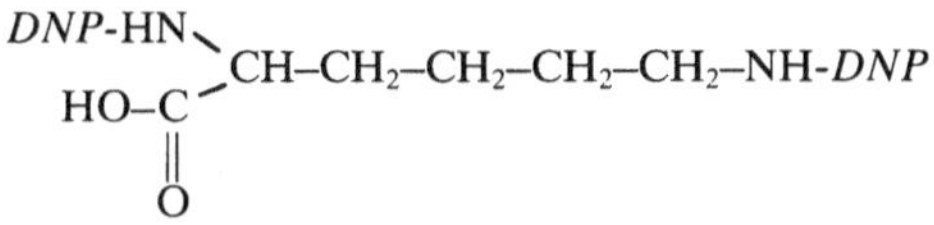

DNP-HN
CH–CH_2–CH_2–CH_2–CH_2–NH-*DNP*
HO–C
‖
O

Räumliche Konfiguration. Der Einfluß dieses Faktors kann durch Untersuchungen der serologischen Spezifität von Proteinen, die mit Isomeren der Laevo-, Dextro- und Meso-Weinsäure gekoppelt sind, illustriert werden (Tabelle 5.2). Wie in der Tabelle aufgeführt ist, reagiert jedes Antiserum stark mit seinem homologem Antigen ohne eindrucksvolle Kreuzreaktion zwischen der Laevo- und Dextro-Weinsäure; wie man erwarten würde, weist jedoch das Serum gegen Meso-Weinsäure eine deutliche Kreuzreaktion mit den L- und D-Formen auf.

Ein anderes äußerst illustratives Beispiel für den Einfluß von Isomeren auf die Antigen-Spezifität ist das Vermögen von Antikörpern, spezifisch zwischen Glucose und Galaktose, die sich nur durch eine vertauschte Position eines H-Atoms und einer Hydroxylgruppe unterscheiden, zu differenzieren.

Tabelle 5.2. Serologische Spezifität der Weinsäure

Antigene	Antiseren Lävo	Dextro	Meso
Lävo	+++	±	+
Dextro	0	+++	+
Meso	±	0	+++

Polare Gruppen. Radikale, die elektrostatische Ladungen gegensätzlicher Vorzeichen aufweisen und Dipole repräsentieren, stellen hochaktive Determinantengruppen mit Antigenspezifität dar. Dies kann man z. B. mit der Reaktion von Antiseren gegen meta-Aminobenzoesäure- und meta-Aminobenzolsulfonsäure nachweisen, die in der Gegenwart folgender Antigene getestet werden, deren Formel in der horizontalen Kolumne der Tabelle 5.3 wiedergegeben sind: Anilin, para-Aminobenzoesäure, meta-Aminobenzoesäure, ein Methylderivat der vorausgehenden Substanz, und meta-Aminobenzosulfonsäure.

Spezifische Determinanten natürlicher Antigene. Welcher Teil des Antigen-Moleküls trägt die immunologische Spezifität? Die klassischen Untersuchungen von Obermayer und Pick (1904) zeigten, daß mit Jod behandelte Proteine ihre ursprüngliche Spezifität (Spezies-Spezifität) verlieren, dafür jedoch eine neue (chemische) Spezifität annehmen und mit Jod-Proteinen

Tabelle 5.3. Bedeutung der polaren Gruppen und ihrer Position für die Antikörper-Spezifität

Antiserum gegen	Für die Präzipitation eingesetztes Hapten: NH_2 (Anilin)	NH_2, COOH (para)	H_3C, NH_2, COOH	NH_2, COOH (meta)	NH_2, SO_3H (meta)
NH_2, COOH (meta)	0	0	+++	+++	+
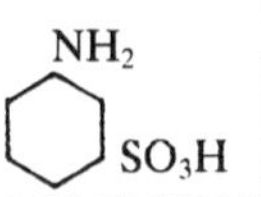 NH_2, SO_3H (meta)	0	0	0	0	+++

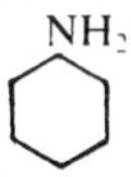

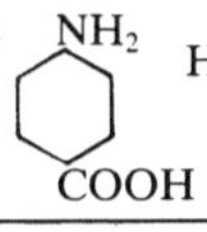

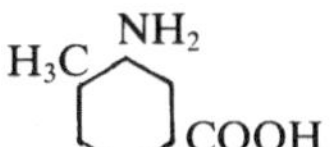

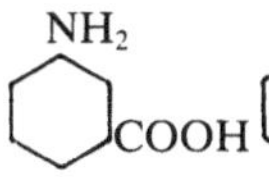

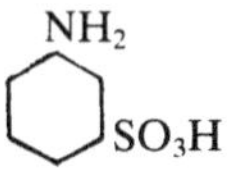

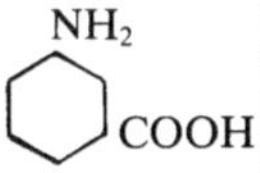

Die in der Tabelle zusammengefaßten Ergebnisse weisen Folgendes deutlich nach:

1. Die Determinanten-Gruppen der polaren COOH- und CO_3H-Gruppen;
2. Den Einfluß der meta- oder para-Position des COOH-Radikals;
3. Die Wirkungslosigkeit des CH_3-Radikals; und
4. Die Ko-Reaktivität der COOH- und SO_3-Gruppen, wenn sie die gleiche Position einnehmen

anderer Spezies reagieren. Das gleiche trifft bis zu einem gewissen Grade auch auf Azoproteine zu; hier verschwindet jedoch die ursprüngliche Spezifität nicht.

Wichtig sind auch die Sekundär- und Tertiärstruktur von Proteinmolekülen, d. h., die Art, wie die Proteinmoleküle gefaltet sind und das dreidimensionale Proteinmolekül bilden. In Abhängigkeit von dieser Struktur sind kleinste Reaktionsbereiche an der Oberfläche globulärer Moleküle exponiert. Die Antikörper binden diese Bereiche, die den Determinanten-Gruppen mit Antigenspezifität entsprechen. Die Determinanten-Gruppen sind zahlreich (die Zahl steigt mit zunehmendem Molekulargewicht), und nicht alle sind gleichwertig: jeder Determinante mit eigener Spezifität entspricht ein homologer Antikörper. Diese Tatsache wurde auf elegante Weise von Lapresle (1955) mittels Immunelektrophorese-Experimenten mit Humanserumalbumin-Fragmenten nach Kathepsin-Spaltung demonstriert.

Die immunologische Spezifität hängt nachweislich von der Vollkommenheit ab, mit der eine Determinante den gesamten Antikörperbindungsbereich ausfüllt. Wird er vollständig ausgefüllt (homologe Reaktion), kommen Antigen und Antikörper nahe genug, um schwache Bindungskräfte (Coulombsche, van der Waalsche Anziehungskräfte und Wasserstoff-Brükken-Bindungen) wirksam werden zu lassen und die Verbindung zu stabilisieren. Gleiches tritt jedoch nicht im Falle von Kreuzreaktionen auf, bei denen der Antikörperbindungsbereich nicht vollständig ausgefüllt ist und eine feste Bindung der beteiligten Komponenten nicht gewährleistet ist.

In Übereinstimmung mit der klonalen Selektionstheorie (s. S. 56) entspricht jeder Antigendeterminanten eine lymphoide Zelle, die eine spezifische Bindungsstelle trägt. Lymphozyten vermögen die Substitution einer einzigen Aminosäure (die minimale Größe einer Determinante besteht nur aus 10 Aminosäuren) in der Antigen-Determinante zu erkennen und diese führt zu einer veränderten Spezifität des Antikörpers.

Polysaccharid-Antigendeterminanten. Die einfachsten Polysaccharid-Antigene stellen Glucose-Homopolymere dar, unter denen das Dextran das vom immunologischen Gesichtspunkt bestuntersuchte ist; es setzt sich aus einer Hauptkette aus Polyglucose in α-1,6-Bindung mit Seitenketten in α-1,3-Bindung zusammen (Abb. 5.2). Natives Dextran hat, wie das von manchen Mikroorganismen (z. B. *Leuconostoc mesenteroides*) synthetisierte, ein größeres Molekulargewicht (10^7 bis 10^8 Dalton) als Dextran, das in der Klinik als Plasma-Ersatz verwendet wird; das klinische Dextran ist teilweise hydrolysiert und besitzt ein durchschnittliches Molekulargewicht von 75000 Dalton. Aber selbst in dieser Form kann Dextran beim Menschen Antikörper induzieren, gelegentlich mit hohen Titern. Eine länger dauernde Hydrolyse des Dextrans ergibt Oligosaccharide, von denen die aus zwei bis sieben Glucose-Molekülen bestehenden (Isomaltose, Isomaltose-Triose, -Pentose, -Hexose und -Heptose) von besonderem Interesse sind.

E. A. Kabats wegweisende Untersuchungen über die quantitative Hemmung der Dextran-Antidextran-Reaktion durch die obengenannten Oligosaccharide ermöglichten, das maximale Ausmaß des Antikörperbindungsbereiches zu messen: Es entspricht offensichtlich dem des am besten hemmenden Oligosaccharides und dieses sind die Hexose und Heptose. Die maximale Ausdehnung des Antikörperbindungsbereiches

CH_2OH CH_2OH 6 5 4 1 HO 3 2 H.OH CH_2OH HO

1,6-Kette 1,3-Seitenkette

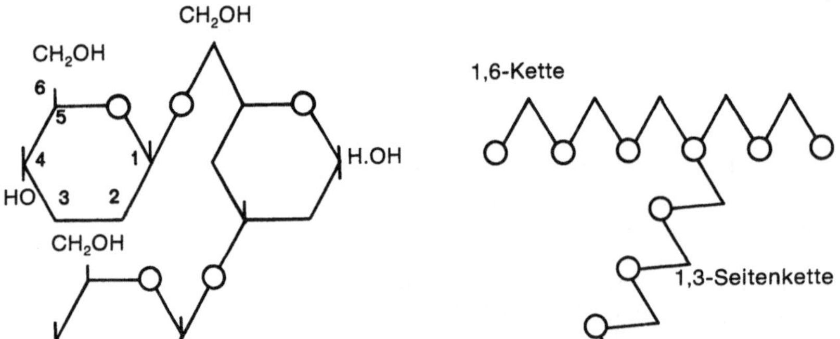

Abb. 5.2. 1,6- und 1,3-Glucose-Ketten des Dextrans

wurde daher in bezug auf das Ausmaß des gestreckten Isomaltose-Hexose-Moleküls berechnet, d. h. auf 34 × 12 × 7 Ångström.

Andere Untersuchungen verschiedener Human-Antidextran-Antikörper ergaben unterschiedliche Hemmkurven für die verschiedenen Oligosaccharide, was auf Antikörper-Heterogenität bezüglich des Ausmaßes des Antigen-Bindungsbereiches hinweist, die zwei bis sechs oder sieben Glucose-Moleküle aufnehmen können. Spätere Untersuchungen, besonders mit synthetischen Polypeptiden, bestätigten die mit Oligosacchariden erhaltenen Befunde und zeigten, daß der Bindungsbereich 5 bis 6 Aminosäure-Reste aufnehmen kann.

Antigendeterminanten und Kreuzreaktionen. Wenn zwei Antigene eine gemeinsame oder eine strukturell ähnliche Antigen-Determinante besitzen, neigen Antikörper, die gegen das eine Antigen hergestellt wurden, dazu, mit dem anderen zu reagieren. Das als Immunogen benutzte Antigen wird gewöhnlich als homologes Antigen bezeichnet, während das kreuzreagierende Antigen heterolog genannt wird. Kreuzreaktionen treten nicht nur zwischen phylogenetisch verwandten Antigenen auf, sondern auch zwischen Substanzen weit entfernten phylogenetischen Ursprungs und selbst zwischen Substanzen, die keine bekannte Verwandtschaft besitzen. Kreuzreaktionen der ersten Art sind die zwischen Ovalbumin verschiedener Vögel und Serumalbumin verschiedener Spezies. Ein typisches Beispiel einer Kreuzreaktion zwischen phylogenetisch unverwandten Antigenen ist die des Forssman-Antigens, eine Substanz, die bei vielen Tierspezies und Bakterien gefunden wird. Mit Schaferythrozyten immunisierte Kaninchen bilden zwei Typen hämolytischer Antikörper:

Spezies-spezifische Isophyle (die nur Determinanten einer Spezies erkennen) und Heterophyle, die spezifisch für das Forssman-Antigen sind. Das Forssman-Antigen ist jedoch nur ein Beispiel; es gibt eine ganze Reihe anderer Beispiele unter genetisch entfernten Spezies, die völlig unerwartete Kreuzreaktionen verursachen können. Antigene dieses Typs werden heterophyle Antigene genannt.

Konformation und Antigen-Spezifität. Zahlreiche Beobachtungen haben die Bedeutung der sterischen Konformation für die antigenische Spezifität erwiesen. Bei natürlichen und synthetischen Proteinantigenen kann man Determinanten unterscheiden, deren Spezifität durch die Aminosäure-Sequenz (sequentielle Determinanten) oder durch die Molekül-Konformation (Konformations-Determinanten) bestimmt wird. Antikörper gegen sequentielle Determinanten reagieren mit Determinanten ähnlicher Sequenz, während Antikörper mit Spezifität für Konformations-Determinanten nicht mit Determinanten reagieren, die zwar die gleiche Aminosäure-Sequenz aufweisen, aber nicht die ursprüngliche sterische Konformation des Immunogens besitzen. So kann man Lysozym-Moleküle abbauen und Polypeptide mit 20 Aminosäure-Resten isolieren, die im Gesamtmolekül eine Schlinge zwischen zwei Cystein-Resten in den Positionen 64 und 80 mittels Disulfid-Brükken bilden. Antiseren, die in Kaninchen gegen das intakte mit Lysin konjugierte Peptid hergestellt wurden, können mit der isolierten „Schlinge" wie auch dem gesamten Lysozym-Molekül reagieren (offensichtlich über die „Schlingen"-Region), aber nicht mit Peptid-Schlingen, deren Didulfid-Brücken durch Reduktion und Alkylierung geöffnet wurden. Ebenso reagieren Antikörper gegen Pankreas-Nuclease nicht mit dem Antigen, wenn es denaturiert und die Disulfid-Brücken durch Reduktion zerstört wurden.

Myoglobin ist ein noch klareres Beispiel, da nicht nur seine Primärstruktur, sondern auch seine Tertiärstruktur bekannt ist, die von Kendrew durch kristallographische Diffraktions-Untersuchungen mit Röntgenstrahlen aufgeklärt wurde. Wie Hämoglobin ist Myoglobin ein Häm-Molekül, in welchem das Häm in einer Nische des Proteins liegt und über Wasserstoffbrücken zwischen Fe^{++} und zwei Histidin-Resten in Positionen 64 und 93 gebunden wird. Diese Bindung gibt dem Metamyoglobin eine vom Apomyoglobin unterschiedliche Konformation.

Durch Untersuchungen der Präzipitationsinhibition von Anti-Apomyoglobin durch Apo- oder Metamyoglobin in der Gegenwart von sechs chymotryptischen Peptiden konnte nachgewiesen werden, daß zwei Peptide (A 2 und A 4) dasselbe Ausmaß an Inhibition verursachen und das, obwohl A 2 aus 15 Aminosäuren und A 4 aus 19 Aminosäuren besteht. Die vier zusätzlichen Aminosäure-Reste in A 4 entsprechen Aminosäuren, die im Myoglobin-Molekül von außen nicht zugänglich sind und demnach nicht an der Antigendeterminante beteiligt sind.

Ein drittes Peptid (B 1), das sich aus den

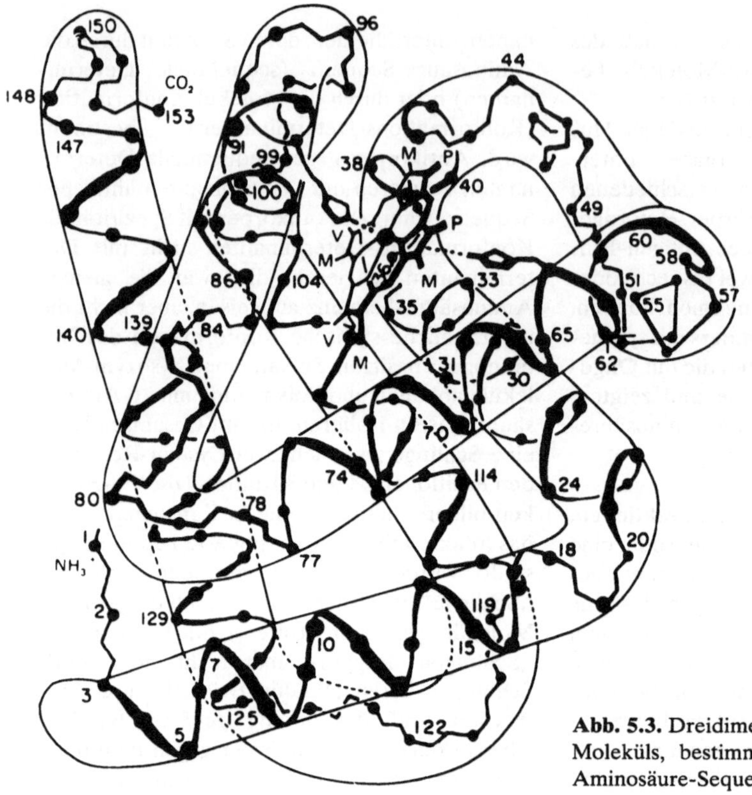

Abb. 5.3. Dreidimensionale Struktur des Myoglobin-Moleküls, bestimmt durch kristallographische und Aminosäure-Sequenz-Methoden

Aminosäuren 56 bis 69 zusammensetzt, vermochte die Reaktion mit Apomyoglobin, aber nicht die mit Metamyoglobin, zu hemmen. Dies weist daraufhin, daß die Bindung des Häms an die Histidine in Position 64 und 93 eine Konformations-Spezifität bildet (Abb. 5.3).

Von den verbleibenden untersuchten Peptiden waren ebenfalls D 1 und D 2, die von außen zugängliche Aminosäuren enthalten, aktiv, während D 3, das nur aus nach innen versteckten Aminosäuren besteht, inaktiv war.

Es ist denkbar, daß die Antigen-Spezifität globulärer Proteine und selbst einiger fibrillärer Proteine, wie Kollagen, grundsätzlich eine Konformations-Spezifität ist.

5.2 Chemische Grundlagen der Immunogenität

Die chemischen Grundlagen der Immunogenität sind nicht annähernd so gut bekannt wie die der Antigen-Spezifitäten. Es ist seit langem bekannt, daß manche Proteine starke Antigene darstellen, während andere schwache Antigene sind, und daß im allgemeinen dieser Unterschied mit der Molekülgröße zusammenhängt. Jedoch sind zweifellos auch andere Merkmale an dem immunogenen Vermögen beteiligt, besonders die Art der Aminosäuren, die die immunogenen Determinanten bestimmen (aber nicht notwendigerweise die der Spezifität) und auch die Zugänglichkeit zu den Determinanten. Ein nur allzu bekanntes Beispiel ist Gelatine, ein fibrilläres Protein, das man durch Kochen von Kollagen in Wasser oder Säure erhält; seine nicht bestehende Immunogenität hat man dem Mangel an aromatischen Aminosäuren (Tryptophan, Tyrosin) zugeschrieben. Obwohl andere Faktoren nicht ausgeschlossen werden können, besteht kein Zweifel, daß die Zugabe kleiner Mengen Tyrosin unter bestimmten experimentellen Bedingungen die Immunogenität von Gelatine verstärken kann, wobei diese Aminosäure für die Antigen-Spezifität keine Rolle spielt. Einstweilen erscheint die schwache Immunogenität der Gelatine durch ihre starke strukturelle Ähnlichkeit mit Kollagen verschiedener Spezies bedingt zu sein; der geringe Aminosäure-Austausch macht sie kaum unterschiedlich für verschiedene Organismen.

Einen gewaltigen Auftrieb erhielt die chemische Bestimmung der Immunogenität durch Untersuchungen mit synthetischen Polypeptiden, besonders durch M. Sela und Mitarbeiter in

Israel. Die synthetischen Polypeptide sind Polymere von α-Aminosäuren, die durch Polymerisation monomerer Aminosäure-Abkömmlinge, gewöhnlich Carboxyanhydride, hergestellt werden. Sie können entweder als verzweigte oder lineare Ketten präpariert werden. Solche Polymere bieten gegenüber natürlichen Proteinen einen großen Vorteil, da je nach Intentionen des Experimentators die Art und Positionen der Aminosäuren, aus denen sie sich zusammensetzen, variiert werden können und so die Untersuchung ihrer immunogenen Eigenschaften erleichtert wird.

Untersuchungen mit solchen Polymeren ermöglichten einen beträchtlichen Fortschritt für unser Verstehen der Immunogenität. Zum Beispiel konnte nachgewiesen werden, daß Homopolymere (Polymere, die sich aus einer einzigen Aminosäure zusammensetzen wie Polylysin, PLL) bei Kaninchen gewöhnlich nicht immunogen sind; wenn sie jedoch mit Proteinen konjugiert oder einfach durch gegensätzlich geladene Proteine präzipitiert werden, können sie eine Immunantwort induzieren. Andererseits sind viele Kopolymere (Polymere aus unterschiedlichen Aminosäuren) zweier Aminosäuren immunogen, besonders, wenn sie zyklische Aminosäuren enthalten. Solche Kopolymere sind häufig nur für einige Individuen oder einige isogenetische Tierstämme immunogen. So sind Kopolymere aus Glutaminsäure und Alanin für den Meerschweinchenstamm 13 nicht immunogen, jedoch für den Stamm 2; umgekehrt sind Polymere aus Glutaminsäure und Tyrosin für den Stamm 13 immunogen, aber nicht für Stamm 2 (s. S. 54). Wenn Auszucht-Meerschweinchen mit diesen Polymeren immunisiert werden, reagieren manche Tiere wie Stamm 2, andere wie Stamm 13 und noch andere wie Hybride, die auf beide Polymere reagieren. Kopolymere aus drei oder mehr Aminosäuren sind immunogen für alle Tierspezies.

Bedeutung der nach außen exponierten Gruppen für die Immunogenität von Antigenen. Die Immunogenität eines Antigens hängt von den chemischen Gruppen ab, die an seiner Oberfläche liegen, und nicht von solchen, die sich im Inneren des Moleküls befinden. Zum Beispiel sind Polymere, die ein axiales Skelett mit internem DL-Alanin (nicht immunogen) und nach außen liegenden Tyrosin-Glutaminsäure-Gruppen (immunogen) besitzen, tatsächlich immunogen; werden jedoch die Gruppen vertauscht, so daß die nicht-immunogene DL-Alanin-Gruppe an die Oberfläche kommt, wird dieses Polymer nicht-immunogen (Abb. 5.4).

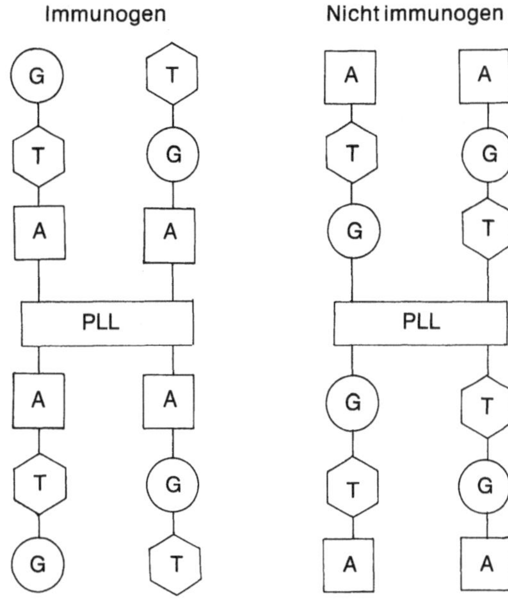

Abb. 5.4. Bedeutung der Oberflächengruppen des Antigenmoleküls für seine Immunogenität. T = Tyrosin, G = Glutaminsäure, A = DL-Alanin

Experimente mit Polymeren aus D-Aminosäuren, die sehr schwach immunogen sind, bestätigen ebenfalls die Bedeutung der Zugänglichkeit zu immunogenen Gruppen: Verzweigte Polymere mit 95% L-Aminosäuren (die immunogen sind) und 5% D-Aminosäuren (nicht immunogen) an ihrer Oberfläche sind genauso schwache Immunogene wie Polymere, die 100% D-Aminosäuren enthalten; andererseits sind Polymere aus 95% D-Aminosäuren und 5% L-Aminosäuren an der äußeren Oberfläche des Moleküls gleichermaßen immunogen wie solche aus 100% L-Aminosäuren.

Adjuvans-Wirkung. Substanzen oder Verfahren, die die Immunogenität von Antigenen verstärken, werden Adjuvantien genannt (vom lat. adjuvans, helfend). Die Beobachtung, daß manche Substanzen, wenn sie gleichzeitig mit dem Antigen verabreicht werden (obwohl nicht notwendigerweise vermischt mit ihm), die Antikörperbildung vervielfachen, wurde vor ungefähr 45 Jahren gemacht, einige Dekaden nach der Entdeckung der Antikörper. Ramon war unter den ersten, die dieses Phänomen bemerkten, und zwar beobachtete er, daß die Anti-Toxin-Antikörperbildung bei Pferden verstärkt werden konnte, wenn das Antigen an partikuläre Substanzen adsorbiert worden war und als solches anstatt in reinem Zustand injiziert wurde. Das Adjuvans-Konzept entwickelte sich aus der Anwendung der kombinierten Toxoid-Bakterium-Vakzine, d. h. der sogenannten Dreifachimpfung (s. S. 327); hier beobachtete man, daß eine der Komponenten die Immunantwort gegen die andere verstärkte. Zahlreiche heterogene Substanzen sind mittlerweile bekannt, die die Immunogenität erhöhen: Alaun, Aluminiumhydroxyd, Aluminiumphosphat, Berryliumsulfat, Saponin, Calciumalginat, Guanidin, Silicium, Mineralöl-Emulsionen, synthetische Doppelhelix-Nukleinsäuren, wie Komplexe aus Polyadenyl- und Polyuridylsäure (Poly-A-U) und Polyinosyl- und Polycytidylsäure (Poly-I-C), sowie Lipopolysaccharide zahlreicher gramnegativer Bakterien, wie *S.typhii, B.pertussis* und *E.coli.* Der Wirkungsmechanismus der Adjuvantien wird wenig verstanden; es wird jedoch allgemein angenommen, daß die verstärkte Antikörperbildung auf dreierlei Wegen erreicht wird: a) durch fortlaufende und schrittweise Freisetzung des Antigens (Depotwirkung), b) durch Stimulation der Phagozytose und c) durch (unspezifische) Lymphozytenaktivierung (Mitogenität). Ein sehr häufig verwendetes Adjuvans ist das Freundsche Adjuvans. Es setzt sich aus einer Mischung von Mineralöl (Bayol F), einem emulsifizierendem Agens (Aquafor, Falba, Arlacel) und einer wäßrigen Antigen-Lösung zusammen. Diese Mischung wird zu einer Wasser-in-Öl-Emulsion vermischt. Auf diese Weise wird das Antigen auf feinste Fetttröpfchen verteilt, von welchen es nur langsam freigegeben wird. Das sogenannte komplette Freundsche Adjuvans enthält noch eine Suspension abgetöteter Mykobakterien (*M.tuberculosis* oder *M.butyricum*); das Adjuvans ohne Mykobakterien wird als inkomplettes Adjuvans bezeichnet. Der Wirkungsmechanismus dieses Adjuvans wird auf drei grundsätzliche Effekte zurückgeführt: a) auf eine Depotwirkung mit verzögerter Antigenabgabe, b) einer lokalen Granulombildung mit vielen Makrophagen und immunkompetenten Zellen und c) einer Fernwirkung auf die lymphatischen Organe (es kommt zu einer sofort einsetzenden Verteilung der Emulsionstropfen über die Lymphe in die Lymphknoten). Die Zugabe von Mykobakterien führt unweigerlich zur Ausbildung eines Zustandes verzögerter Überempfindlichkeit. Ein komplettes Adjuvans ist daher wesentlich für die Erzeugung experimenteller autoallergischer Erkrankungen, wie der Encephalomyelitis, Thyreoiditis, Arthritis und anderer.

Eine zytologische Untersuchung der Lymphe efferenter Lymphbahnen aus den Gewebsgranulomen, die sich nach Injektion von Freundschem Adjuvans bilden, weist einen hohen Durchsatz von Lymphozyten auf. Diese Tatsache und ältere Beobachtungen, daß die Injektion eines Antigens in ein tuberkulöses Granulom zu einem Zustand verzögerter Überempfindlichkeit gegenüber diesem Antigen führt, ließen vermuten, daß das Zusammentreffen des Antigens mit der immunkompetenten Zelle innerhalb oder nahe dem Granulom wichtig ist, damit sich ein Überempfindlichkeitszustand ausbildet.

Die Adjuvans-Aktivität von Mykobakterien hat man verschiedenen Substanzen zugeschrieben, die von diesen Bakterien extrahiert werden können, besonders dem Wachs D, ein Peptidoglykolipid, das sich aus Mykolsäureestern mit Polysacchariden zusammensetzt, die über eine Amidbrücke an ein Heptapeptid gebunden sind, und Ribonukleinsäuren.

Der starke Adjuvans-Effekt gram-negativer Bakterien scheint größtenteils durch Endotoxine bedingt zu sein. Der Ausdruck Endotoxin bezeichnet einen großmolekularen Komplex, der in der Zellwand vieler Bakterien vorkommt; sie sind besonders toxisch, pyrogen, immunogen und zeigen einen Adjuvanseffekt. Diese Komplexe setzen sich aus Polysacchariden, Lipiden und Proteinen zusammen.

Die biologische Aktivität der Endotoxine wird von einem kleinen Molekül, einem Lipopolysaccharid (LPS), das frei von Proteinen ist, ausgeübt. Es scheint, daß eine direkte Beziehung zwischen dem toxischen und dem Adjuvans-Effekt des LPS besteht. So werden gegen LPS tolerante Kaninchen auch refraktär gegenüber der Adjuvans-Wirkung dieser Substanz. Das Lipopolysaccharid ist ein Thymus-unabhängiges Antigen und ein für B-Lymphozyten spezifisches Mitogen, das die Proliferation bestimmter Zellklone in Abwesenheit eines Antigens bewirkt. Möglicherweise hat der Adjuvans-Effekt des LPS einen Bezug zu seiner mitogenen Wirkung auf B-Zellen.

Bemerkenswert ist jedenfalls, daß manche Adjuvantien anscheinend bestimmte Antikörperklassen auf Kosten anderer begünstigen: Mit Ovalbumin und komplettem Freundschen Adjuvans immunisierte Meerschweinchen bilden vorzugsweise IgG_2-Antikörper, während unter den gleichen Bedingungen inkomplettes Adjuvans eher die Bildung von IgG_1-Antikörper induziert. Die Adjuvans-Wirkung von *B.pertussis* betrifft vorwiegend die Bildung von IgE-Antikörpern bei der Ratte, bei Mäusen und Meerschweinchen. Bei den zwei ersten Spezies scheint die vorzugsweise IgE-Bildung durch den Histamin-sensibilisierenden Faktor (HSF) bedingt zu sein, während beim Meerschweinchen die Adjuvans-Wirkung direkt mit dem LPS assoziiert ist. Wahrscheinlich entfalten Adjuvantien ihre Wirkung ganz besonders auf der zellulären Ebene, und der betroffene Zelltyp bestimmt die bei der humoralen Antwort vorherrschende Antikörper-Klasse.

Seltsamerweise besitzen viele immunsuppressive Substanzen ebenfalls Adjuvans-Aktivität, wenn sie zur rechten Zeit im Verhältnis zum Antigenkontakt verabreicht werden. Zu diesen Substanzen gehören Röntgen- und Gammastrahlen, 6-Mercaptopurin, 5-Fluoruracil, 5-Fluordesoxyuridin und andere (s. Kap. 17).

Ausgewählte Übersichten und Originalarbeiten

Borek, F. F.: Immunogenicity. Physico-chemical and biological aspects. Amsterdam: North-Holland 1972

Kabat, E. A.: Structural concepts in Immunology and Immunochemistry, 2nd Ed., Kap. 2. New York: Holt, Rinehart & Winston 1976

Landsteiner, K.: The specificity of serological reactions. New York: Bover Publications 1962

Sela, M.: Immunological studies with synthetic polypeptides. Advanc. Immunol. *5,* 29 (1965)

Sela, M. (Ed.): The Antigens, Bd. I. New York: Academic Press 1973

Staub, A. M., Raynaud, M.: Cours d'Immunologie générale et de Sérologie de l'Institut Pasteur, Bd. I. Paris: C.D.U. 1971

WHO Scientific Group on Immunological Adjuvants: Report Series Nr. 595. Genf: World Health Organization

6 Antikörper

Otto G. Bier

6.1 Herstellung von Immunseren

6.1.1 Allgemeines über die Herstellung von Immunseren

Voraussetzung für die Untersuchung von Antigenen und Antikörpern ist die Herstellung von Immunseren, d. h., von Seren, die spezifisch mit Antigenen reagieren. Bei Laborversuchen werden gewöhnlich kleine Tiere, wie Kaninchen, für die Herstellung von Immunseren verwendet. Wenn es jedoch notwendig ist, Seren in größeren Mengen z. B. für therapeutische Zwecke herzustellen, werden größere Tiere bevorzugt, meistens Pferde. Die Immunseren, die durch Injektion eines Tieres mit Antigenen einer anderen Spezies gewonnen werden, nennt man Xeno- oder Heteroantiseren, wie z. B. Kaninchen-Anti-Huhn-Ovalbumin-Serum oder Pferde-Anti-Diphtherietoxin-Serum. Gelegentlich ist es jedoch notwendig, geringere Antigenunterschiede nachzuweisen, z. B. das Vorhandensein von Rh-Antigenen an menschlichen Erythrozyten. In diesem Fall verwendet man zur Immunisierung ein Tier der gleichen Spezies, das aber das besagte Antigen nicht aufweist. Wenn z. B. ein Kaninchen mit Rh+-menschlichen Erythrozyten immunisiert wird, werden vorwiegend Antikörper gegen andere erythrozytäre Antigene gebildet, und dadurch wird die Bildung von Anti-Rh-Antikörpern überdeckt. Wird jedoch eine rh−-Person mit dem Blut einer Rh+-Person immunisiert (s. S. 294ff.), werden bei sonst identischen erythrozytären Antigenen ausschließlich Anti-Rh-Antikörper gebildet werden. Diese Intra-Spezies-Immunisierung nennt man Alloimmunisierung und das so gewonnene Antiserum Alloantiserum[1].

[1] Diese Bezeichnung ist der Bezeichnung „Isoantiserum" oder „Iso-Immunisierung" vorzuziehen, da sie in Übereinstimmung mit den Bezeichnungen der Transplantationsbiologie ist (s. S. 197)

6.1.2 Immunisierungsverfahren: Adjuvantien

Die meisten empirischen Verfahren der Immunisierung sind je nach Natur des Antigens oder Art der Verabreichung unterschiedlich, können jedoch in zwei Kategorien eingeteilt werden:

1. Wiederholte intravenöse oder intraperitoneale Injektion steigender Mengen Antigens in wäßriger Lösung.
2. Einmalige oder wiederholte subkutane Injektion einer konstanten Menge Antigens in einer Ölemulsion.

Ein Beispiel der ersten Kategorie ist die Immunisierung von Kaninchen zur Herstellung von Hämolysinen oder antibakterieller Antikörper (Antipneumokokken- oder Antisalmonella-Seren).

Für die Herstellung präzipitierender Antikörper gegen lösliche Proteine, wie z. B. Ovalbumin oder Rinder-γ-Globulin, können sowohl Methode 1 als auch Methode 2 angewandt werden. Eine wirksame Methode besteht darin, dem Kaninchen eine mit Aluminiumhydroxyd präzipitierte Proteinlösung intravenös zu injizieren. Aluminiumhydroxyd als Adjuvans verringert die Ausscheidung und fördert die Phagozytose. Die Immunisierung beginnt mit 0,5 mg Protein und die Dosis wird nach und nach bis auf 5,0 mg erhöht; es wird 4- bis 5mal pro Woche an aufeinanderfolgenden Tagen injiziert, bis die Gesamtmenge von 20 bis 30 mg erreicht ist.

Nach 4 oder 6 Wochen wird das Immunisierungsverfahren unterbrochen, und 5 oder 6 Tage nach der letzten Antigengabe wird das Blut untersucht. Ist der Antikörper-Titer hoch genug, wird das Tier entblutet (durch Herzpunktion); sollte der Titer noch nicht hoch genug sein, wird die Immunisierung über 2 oder 3 weitere Wochen fortgesetzt. Statt dieser Methode zieht man heute die Injektion einer einzelnen Dosis vor. Das Antigen wird in komplettem Freundschen Adjuvans emulgiert und subkutan beiderseits der Nackenmittellinie an 4 oder 5 Stellen (0,2 ml an jeder Einstichstelle) injiziert. Meistens genügt eine einzelne

Injektion, um Antiseren mit zufriedenstellendem Titer innerhalb von 4 bis 6 Wochen zu erhalten. Ist es jedoch erwünscht, den Titer noch zu erhöhen, verabreicht man noch eine intravenöse oder intraperitoneale Wiederholungsinjektion mit 2 bis 5 mg Aluminiumhydroxyd-präzipitiertem Antigen.

Das durch Herzpunktion gewonnene Blut wird unter aseptischen Bedingungen getrennt, und dem Serum wird ein Antiseptikum hinzugefügt (Merthiolat in einer Konzentration von 1:10000 oder Natriumazid in einer Konzentration von 1:1000); die Seren werden danach bei 4° C gelagert.

Zwei grundsätzliche Regeln müssen bei der Herstellung von Immunseren beachtet werden:
1. Vor Beginn der Immunisierung muß eine Blutprobe entnommen werden, um eventuell vorhandene präformierte Antikörper festzustellen,
2. Da die Antwort der einzelnen Tiere verschieden ist, sollten die Seren individuell getestet werden; Mischungen von Antiseren, bevor sie nicht gründlich getestet werden, führen zum Verlust wertvoller Informationen, die von manchen Antiseren erhalten werden könnten.

6.2 Reinigung von Antikörpern

Sowohl zur Aufklärung der Antikörperstruktur als auch zur klinischen Anwendung zur Prophylaxe oder Serumtherapie müssen Antikörper isoliert und von anderen Serumprotein-Kontaminationen gereinigt werden (s. S. 185, 334). Antikörper kann man mit unspezifischen oder spezifischen Methoden reinigen. Unspezifische Methoden gründen sich auf physikalische oder physikochemische Eigenschaften der Immunglobuline und erlauben es nicht, die normalen γ-Globuline von spezifischen Antikörpern zu trennen. Spezifische Methoden beruhen auf der Dissoziierung oder Elution von Immunkomplexen und erlauben daher, die Antikörper sehr rein und frei von unspezifischen Immunglobulinen zu isolieren. Spezifische Methoden werden hauptsächlich experimentell angewendet und nicht für therapeutische Seren, da infolge der Reinigungsprozesse die Ausbeute sehr gering ist.

Ohne die Techniken im einzelnen zu beschreiben, wollen wir einige repräsentative Beispiele der verschiedenen Reinigungsmethoden, die unten in Stichworten aufgeführt sind, näher erläutern:

1. Unspezifische Methoden:
   a) Präzipitation mit Neutralsalzen (Aussalzen)
   b) Chromatographische Fraktionierung
   c) Alkohol-Fraktionierung
   d) Enzymatischer Abbau
2. Spezifische Methoden:
   a) Dissoziation mit 15% NaCl (Antipolysaccharide)
   b) Dissoziation bei saurem pH (Antiproteine)
   c) Dissoziation mittels Haptenen
   d) Immunabsorbentien

Unspezifische Methoden. Präzipitation mit Neutralsalzen (Aussalzen) ist eine häufig angewandte Methode. Vorzugsweise werden Ammoniumsulfat oder Natriumsulfat verwendet. Will man ganz allgemein die gesamte Globulinfraktion präzipitieren, wird Ammoniumsulfat bis zu einer 50%igen Sättigungskonzentration oder Natriumsulfat bis zu einer Konzentration von 22% (bei 37° C) dem Serum zugesetzt. In manchen Fällen ist es jedoch von Vorteil, nur die Fraktion zu trennen, die zwischen 33% und 50% Sättigung (Ammoniumsulfat) präzipitiert. Dieses kann leicht folgendermaßen erreicht werden:
1. Zu zwei Volumenteilen Serum wird ein Volumenteil gesättigte Ammoniumsulfat-Lösung zugegeben (daher 33% Sättigung). Danach wird zentrifugiert; der Niederschlag enthält die Fraktion, die man „Euglobulin" nennt, unlös-

Tabelle 6.1. Durch „Aussalzen" erhaltene humane Serum-Fraktionen mit ihren immunelektrophoretisch nachgewiesenen Komponenten

Ammoniumsulfat % Sättigung	Natriumsulfat % Sättigung	Komponente	% des Gesamt-Proteins	g/ml Plasma
25	10	Fibrinogen	3	0,2
34	15	γ-Globuline	20	1,4
40	19	γ, β	15	1,0
50	27	α, β, A	14	1,0
70	–	Albumin	46	3,4

lich in destilliertem Wasser ist und hauptsächlich aus γ-Globulin (IgG) besteht.

2. Zu dem Überstand (ungefähr drei Volumenteile) fügt man einen zusätzlichen Volumenteil gesättigter Ammoniumsulfat-Lösung zu, um eine Lösung von 50% Sättigung zu erhalten. Das 33%- bis 50%-Präzipitat enthält eine signifikante Menge an γ-Globulin und die meisten β-Globuline (IgA, IgM).

In Seren toxinhyperimmunisierter Pferde befinden sich die Antitoxine meist in der „33- bis 50%"-Fraktion, die man unter anderem auch folgendermaßen erhalten kann: durch Präzipitation mit halbgesättigtem Ammoniumsulfat und anschließender Dialyse des Präzipitats gegen destilliertes Wasser. Unter diesen Bedingungen präzipitieren „Euglobuline", und die „Pseudoglobuline" bleiben in Lösung. Die fraktionierte Präzipitation erlaubt es nicht, die verschiedenen durch Elektrophorese unterscheidbaren Globuline zufriedenstellend zu trennen. Obwohl die Fraktionen, die durch Aussalzen erhalten werden, durchaus unrein sein können und bei der Elektrophorese viele Bestandteile aufweisen, findet doch eine Teilreinigung statt, da gewisse Bestandteile überwiegen, wie aus Tabelle 6.1 ersichtlich ist.

Eine bessere Reinigung erzielt man durch Chromatographie an Diäthylaminoäthyl-(DEAE-)Cellulose. Wird das Serum oder die durch Aussalzen erhaltene Serumfraktion mit 0,02 M Phosphatpuffer, pH 8,0, eluiert, kann man IgG in fast reiner Form erhalten.

Bei alkalischem pH geht die Ionisierung der DEAE-Cellulose zurück und die ionisierten Proteine (Pr-COO$^-$) werden in steigender Reihenfolge je nach ihrer elektrophoretischen Beweglichkeit (γ, β, α, Albumin) eluiert.

$$\underset{(\mathrm{DEAE}^+)}{\mathrm{RN^+H(C_2H_5)_2}} \cdot \mathrm{Pr{-}COO^-} \xrightarrow{\mathrm{NaOH}} \underset{(\mathrm{DEAE})}{\mathrm{RN(C_2H_5)_2}} + \mathrm{Pr{-}COO^-Na^+}$$

Unter den Chromatographie-Methoden sollen auch die Gelfiltration und die Affinitätschromatographie erwähnt werden. Bei der Gelfiltration verwendet man Dextran (Sephadex), Agarose (Sepharose) oder Polyacrylamid (Biogel). Die Sephadex-Partikel werden von Dextranfraktionen erhalten, die verschiedene Grade von Vernetzung aufweisen und dadurch eine größere oder geringere Schwellfähigkeit aufweisen (mehr oder weniger Wasser aufnehmen); auf diese Weise können Moleküle nach ihrer Größe getrennt werden – sofern es sich um globuläre Moleküle handelt. Die Partikel gibt es in verschiedenen Durchlässigkeitsgraden, von G 10 bis G 200; die ersteren haben eine Einsaugungsfähigkeit (Wasseraufnahmefähigkeit) von 1 ml/g und erlauben das Eindringen von Molekülen unter 700 Dalton; die G 200-Partikel können 20 ml/g aufnehmen und können von Molekülen bis zu 800000 Dalton penetriert werden. Für die Vorbereitung zur Säulenchromatographie werden die Sephadex-Partikel in Wasser zum Schwellen gebracht und dann unter entsprechendem Druck (unter Vermeidung von Luftblasenbildung) in die Säulen gegossen. Große Moleküle gehen direkt in die Flüssigkeit über, die die Partikel umgibt (externes oder Leervolumen, V_o), während die kleinen Moleküle durch die Partikel wandern (internes Volumen, V_i). Die großen Moleküle brauchen nur den Weg des V_o zurücklegen, während das Elutionsvolumen der kleinen Moleküle gleich der Summe $V_o + V_i$ ist. Daher werden die Moleküle in der Reihenfolge ihrer Größe eluiert. Diese Feststellung gilt aber nur für Gel-Teilchen, die einen Stoff vollkommen ausschließen oder vollständig hindurch lassen, d. h., wenn sich die Moleküle ausschließlich innerhalb der Partikel (Verteilungskoeffizient $K_d = 0$) oder außerhalb ($K_d = 1$) verteilen. Da der K_d von 0 bis 1 variieren kann, ist die allgemeine Formel des Elutionsvolumens $V_e = V_o + V_i \times K_d$.

Gele mit kleinen Poren, z. B. G 10 oder G 25, eignen sich besonders gut für die Trennung von Elektrolyten (anstatt der Dialyse), während G 100 bis G 200 die Trennung von Makromolekülen, z. B. IgG und IgM, erlaubt. Gelfiltration und Ionenaustauscher-Chromatographie können kombiniert werden wie z. B. bei DEAE-Sephadex oder CM-Sephadex.

Sepharose verwendet man hauptsächlich für die Trennung sehr großer Moleküle wie DNS, RNS, Viren und Polysaccharid-Polymeren und als Matrix zur Unlöslichmachung von Liganden, indem diese durch bestimmte chemische Verbindungen wie Cyanogenbromid, 6-Aminocapronsäure u. a. an die Dextranpartikel gekoppelt werden. Das Präparat „CNBr-aktivierte Sepharose B4" ist besonders für die direkte Kopplung von Proteinen oder anderen Molekülen, die Aminogruppen aufweisen, zu empfehlen. Nach Kopplung eines Antigens kann man durch Affinitätschromatographie den entsprechenden Antikörper binden und durch Elution isolieren und umgekehrt.

Die durch Cohn und Mitarbeiter 1940 eingeführte Alkohol-Fraktionierung für die Trennung menschlicher Plasmaproteine wird durch langsames Zufügen von Äthylalkohol in verschiedenen Konzentrationen bei unterschiedlichen pH-Werten und bei einer dem Gefrierpunkt nahen Temperatur – damit die Proteine nicht denaturiert werden – durchgeführt (Tabelle 6.2). Die Methode nach Cohn wird vor allem für die Proteinfraktionierung auf industrieller Ebene angewendet, um zwei Fraktionen von großer therapeutischer Bedeutung zu isolieren: das Albumin (Cohn-Fraktion V) und die γ-Globuline (Cohn-Fraktionen II, III). Im letzteren Falle ist die Fraktionierung mit Alkohol besonders zu empfehlen, weil dabei das Hepatitis-Virus B eliminiert oder inaktiviert wird. In jedem Fall sollten nur Serumspender ausgewählt werden, die nachweislich frei von HB-Antigen sind (s. S. 153, 313).

Tabelle 6.2. Fraktionierung der Plasma-Proteine nach Cohns Methode 6

Äthanol %	pH	Fraktion	Hauptsächliche Komponente
8	7,2	I	Fibrinogen
25	6,8	II+III	α- und β-
40	4,8	V	Albumin

Für die Alkoholfraktionierung auf Labor-Ebene hat Deutsch ein Alternativverfahren beschrieben: Das Serum, das 1 zu 4 mit destilliertem Wasser verdünnt und auf 0° C gekühlt wird, wird dann mit einer 50%igen Alkohollösung, die auf −20° C gekühlt wurde, unter langsamem, aber ständigem Rühren gemischt bis zu einer Alkoholkonzentration von 20%, so daß die Mischung auf einer Temperatur nahe dem Gefrierpunkt (−5° bis −6° C) gehalten wird. Das Immunglobulinpräzipitat (Präzipitat A) wird in einer Pufferlösung mit Jonenstärke 0,01 und pH 5,1 resuspendiert. Äthanol wird dann bis zu einer Konzentration von 15% hinzugefügt, wobei die IgA- und IgM-Fraktionen in Lösung gehen und die IgG-Fraktion mit einer Ausbeute von ca. 65% und einer Reinheit von 90 bis 98% präzipitiert.

Der enzymatische Abbau wurde empirisch von Parfentjev (1936) und Pope (1939) entwickelt; heutzutage wird er nur noch für die Reinigung der Antitoxine angewandt, die therapeutischen Zwecken dienen sollen. Er besteht im wesentlichen aus einer milden Andauung von Plasma mit Pepsin bei einem pH von 3,2 und anschließender Thermokoagulation der inerten Proteine (bei 56° C und pH 4,2) und Isolierung des angedauten Antikörpers durch Präzipitation mit Ammoniumsulfat.

Spezifische Methoden. Der Nachweis, daß die Menge des präzipitierten Antikörpers durch eine gegebene Menge Pneumokokken-Polysaccharide geringer war, wenn die Reaktion in 1,8 M NaCl und nicht in 0,15 M NaCl durchgeführt wurde, veranlaßten Heidelberger und Kendall 1936 erfolgreich, den Pneumokokken-Antikörper mit Hilfe einer Extraktion in 15%iger NaCl aus dem spezifischen Präzipitat zu dissoziieren. Mit dieser Methode konnten Antikörper mit einer Reinheit von 80 bis 100% und gelegentlich in großer Ausbeute (30% bei Pferdeseren) erhalten werden, die elektrophoretisch wie auch in der analytischen Ultrazentrifuge homogen waren. Die gleiche Methode wurde auch für die Reinigung von Anticardiolipin-Antikörpern aus Syphilis-Seren angewandt.

Jedoch erlaubt es die Dissoziierung in 15%iger NaCl nicht, Antiprotein-Antikörper zu reinigen. In diesem Fall muß man andere Eluentien verwenden, wie z. B. saure Puffer (pH 3,0).

Besonders zu erwähnen ist auch die Elution von Antikörpern mittels Haptenen wie z. B. für die Reinigung von Anti-Dinitrophenyl (DNP)-Antikörpern durch DNP-OH. In groben Zügen besteht diese von Eisen entwickelte Reinigungsmethode aus folgenden Schritten:

a) Präzipitation des Antikörpers durch das Hapten, das an ein Trägerprotein gekoppelt ist. Dieses Protein ist verschieden von dem, das zur Konjugation des DNP für die Immunisierung eingesetzt wurde. Wird z. B. DNP zur Immunisierung mit Rinder-γ-Globulin (RGG) gekoppelt, so kann es als DNP-Rinderserumalbumin-Konjugat präzipitiert werden.

b) Dissoziation des Anti-DNP/DNP-RSA-Komplexes mit DNP-OH bei pH 5,0 in Gegenwart von Streptomycin. Die negativ geladenen DNP-RSA-Moleküle werden aus ihrer Verbindung mit Anti-DNP durch die kompetitive Wirkung des DNP-OH-Überschusses gelöst und durch das basische Streptomycin-Molekül präzipitiert.

c) Dialyse, um DNP-OH zu entfernen.

d) Säulenchromatographie über Dowex 1-RX-Jonenaustauscherharz, um verbliebene DNP-OH oder DNP-BSA zu entfernen, wobei

Anti-DNP-Antikörper in freiem Zustand zurückbleiben.

In jüngster Zeit werden zur Antikörper-Reinigung erfolgreich Immunabsorbentien angewandt. Diese Methode wurde zuerst von Campell 1951 mit p-Aminobenzylcellulose diazotierten Proteinen angewandt: Der Antikörper bindet sich an das unlösliche Immunabsorbens in der Säule und kann später mit einem saurem Puffer eluiert werden. Die gleichen Ergebnisse erhält man mit Proteinantigenen, die durch Diazotierung an Polyaminostyrol gekoppelt wurden oder durch Äthylchlorformiat oder Glutaraldehyd zu unlöslichen Polymeren aggregiert wurden.

6.3 Natur und Vielfältigkeit der Antikörper

Allgemeines. Obwohl es seit langem bekannt war, daß die Antikörper in der Globulin-Fraktion des Serums enthalten sind, konnten Tiselius und Kabat erst 1939 den Beweis dafür erbringen, daß es sich um γ-Globuline handelte:

1. Im Serum von hyperimmunisierten Tieren weist der den γ-Globulinen entsprechende Gipfel eine abnorme Höhe auf, während das Elektrophorese-Profil des Antiserums nach Präzipitation mit dem spezifischen Antigen (Abb. 6.1) wieder normal ist.
2. Durch spezifische Methoden (s. S. 79) gereinigte Antikörper verhalten sich bei der Elektrophorese wie das langsame Serumprotein, das bereits von Tiselius beschrieben worden war und γ-Globulin genannt wurde.

Zwei Jahre zuvor hatten Heidelberger und Pedersen die Sedimentation gereinigter Antikörper in der Ultrazentrifuge untersucht und festgestellt, daß manche Antikörper, wie z. B. Pneumokokken-Antikörper vom Pferd, Rind und Schwein, schnell sedimentieren (Sedimentationskonstante 19 S, Molekulargewicht um 900000) und daß andere, wie menschliche und Kaninchen-Pneumokokken-Antikörper, eine 7 S-Sedimentationskonstante mit einem Molekulargewicht von ca. 160000 aufwiesen. Die ersteren wurden als langsame β-Globuline bezeichnet (β_2) und die letzteren als langsame γ-Globuline (γ_2).

Zwanzig Jahre später konnten Grabar und seine Mitarbeiter mit der gerade entwickelten Immunelektrophorese (s. S. 101, 118ff., 283) nachweisen, daß das, was bisher γ-Globuline genannt wurde, eine Molekülfamilie darstellte, die zwar antigenisch identisch war, jedoch eine unterschiedliche Ladung besaß, so daß bei alkalischem pH (8,6) eine anodische Wanderungsrichtung mit einem breiten Band vom langsamen Gamma-(γ_2-) bis zum langsamen Alpha- (α_2-)Bereich auftrat. Sie stellten zusätzlich fest, daß zwei andere Globuline, die zwar antigenisch mit den γ-Globulinen verwandt, aber nicht mit ihnen identisch sind, auch eine Antikörper-Aktivität aufwiesen. Diese beiden Globuline, die bei der Immunelektrophorese als eigene Präzipitationsbögen erscheinen, wurden zunächst β_{2A} und β_{2M}, später γA und γM genannt, wobei man die γ-G-Bezeichnung von den klassischen γ-Globulinen übernahm.

In Übereinstimmung mit Heremans Vorschlag werden jetzt alle Proteine, die eine Antikörper-Aktivität aufweisen oder die antigenisch mit den Antikörper-Molekülen verwandt sind, Immunglobuline genannt; entsprechend den Empfehlungen der WHO (World Health

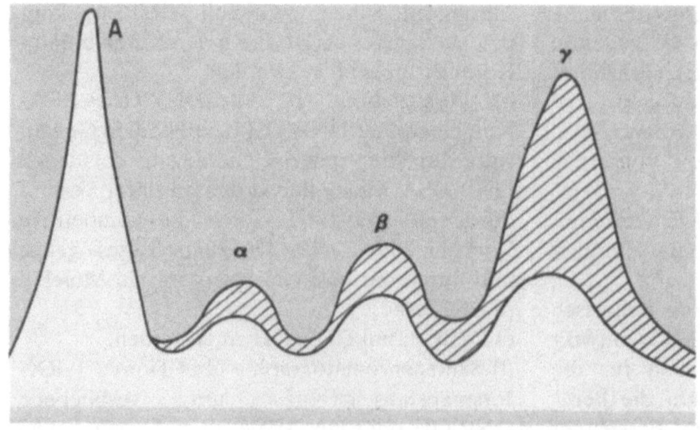

Abb. 6.1. Elektrophorese-Profil eines Kaninchen-Antiovalbumin-Serums vor und nach Absorption der Antikörper

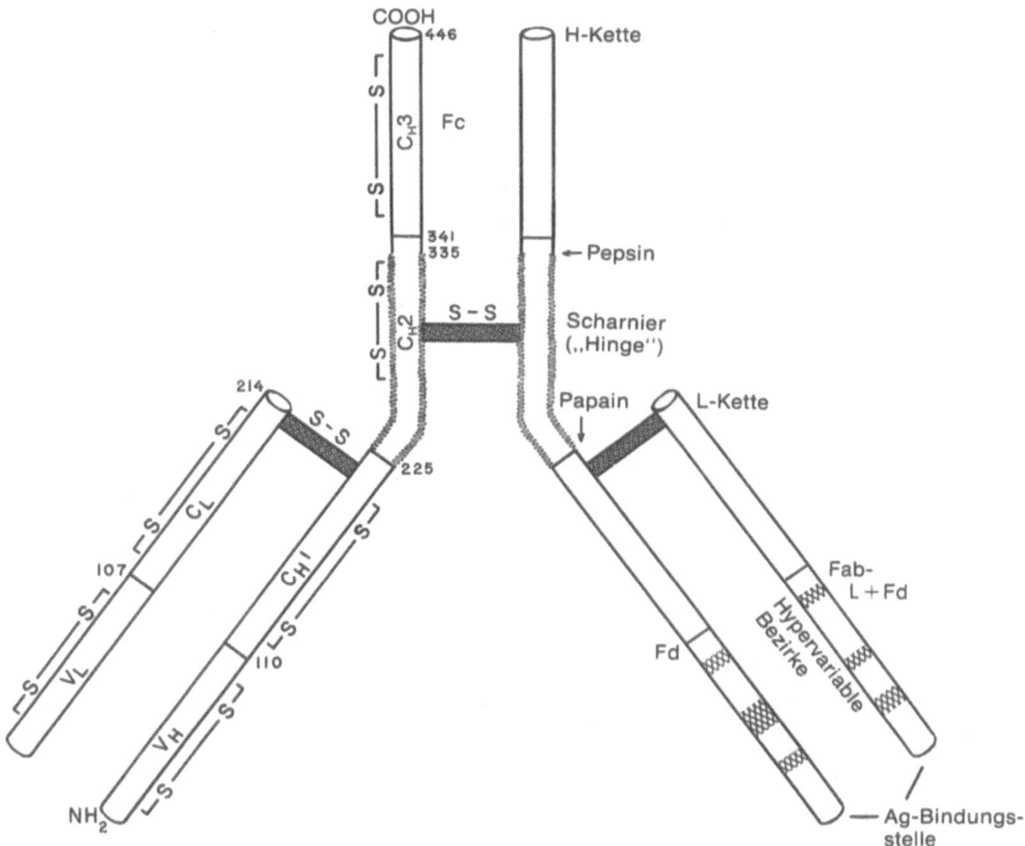

Abb. 6.2. Struktur-Modell des IgG-Moleküls

Organisation, Weltgesundheitsorganisation) bezeichnet man sie mit der Abkürzung Ig, z. B. IgG, IgA, IgM, IgD und IgE.

Struktur der Immunglobuline. 7 S-Immunglobulinmoleküle (Molekulargewicht 150000) bestehen aus vier Polypeptidketten: zwei schweren Ketten (H-[heavy-]Ketten, Molekulargewicht 50000) und zwei leichten Ketten (L-[light-]Ketten, Molekulargewicht 25000), die durch Disulfidbrücken (S-S) verbunden sind, wie in Abb. 6.2 gezeigt ist.

Zwei experimentelle Protokolle haben zu diesem Schluß geführt:

a) Trennung der Ketten durch Reduktionsmittel.

b) Spaltung der Immunglobulinmoleküle durch Enzyme.

Trennung der Ketten. 1950 untersuchte Porter die Zahl und Identität der N-terminalen Aminosäuren der 7 S-Immunglobuline des Kaninchens an Hand der Reaktion mit Dinitrofluorbenzol und fand nur einen N-terminalen Alaninrest pro Molekül. Daraus schloß er, daß das besagte Molekül aus nur einer Polypeptid-Kette zusammengesetzt war. Als jedoch die gleiche Methode bei Immunglobulinen anderer Spezies eingesetzt wurde, wurden abweichende Ergebnisse erzielt (z. B. zwei N-terminale Reste für humanes Immunglobulin und 4 bis 5 Reste bei Pferde-Immunglobulinen). Dies ließ vermuten, daß bei Kaninchen die N-terminalen Enden anderer Ketten durch Acetylierung blockiert waren. Dies veranlaßte 1959 Edelmann und seine Mitarbeiter dazu, eine andere Methode für die Bestimmung der Anzahl der Peptid-Ketten des Immunglobulinmoleküls anzuwenden, die auf der Reduktion von S-S-Brücken basierte, welche bei zahlreichen Proteinen die Polypeptiduntereinheiten kovalent verbinden. Unter diesen Bedingungen konnten sie nachweisen, daß sich das Molekulargewicht des Immunglobulins von 150000 auf 50000 verringerte, ferner zeigte die Chromatographie des reduzierten Materials eine zusätzliche Komponente mit einem kleineren Molekulargewicht (25000). Diese Befunde wiesen stark darauf hin, daß das Kaninchen-Immunglobulin aus vier Polypeptid-Ketten besteht: zwei mit einem Molekulargewicht von 50000 und zwei mit einem Molekulargewicht von 25000.

Die Versuche Edelmans und seiner Mitarbeiter wurden in Gegenwart von Harnstoff oder Guanidin durchgeführt. Diese Substanzen bewirken eine Denaturierung und unterstützen die Auffaltung der Peptidkette und die Freilegung der S-S-Brücken zwischen den Ketten, so daß unlösliche Produkte, die keinerlei biologische Aktivität aufweisen, gebildet werden. Diesen Nachteil schalteten Fleischman, Pain und Porter 1962 aus, indem sie eine milde Reduktion mit Mercaptoäthanol bei pH 8,2 mit anschließender Alkylierung durch Jodacetamid – um die Reoxidation der SH-Gruppen zu vermeiden – durchführten und durch Ansäuern mit organischen Säuren (Essig- oder Propionsäure) hydrophobe Bindungen verhinderten, so daß die Ketten eine positive Ladung aufwiesen und sich nicht reassoziieren konnten. Unter diesen Bedingungen war es durch Filtration an Dextran-Gelen (Sephadex G75), die mit Essig- oder Propionsäure äquilibriert waren, möglich, zwei Gipfel deutlich voneinander zu trennen, wobei der erste den schweren Ketten und der zweite den leichten Ketten entsprach.

Unter den von Porter und anderen angegebenen Versuchsbedingungen wird die Sekundärstruktur der Ketten aufrechterhalten, da die milden Bedingungen, unter denen sich die Reaktion vollzieht, nur 4 oder 5 der 20 bis 25 S-S-Bindungen lösen, die es in dem Immunglobulinmolekül gibt. Dabei werden nur die S-S-Bindungen zwischen den Ketten gelöst, nicht aber die innerhalb einer Kette. Das wiedergegebene Schema zeigt in groben Zügen Porters Fraktionierungsmethode; Abb. 6.3 gibt das Elutionsprofil nach Gelfiltration wieder.

Da die Wiedergewinnung der schweren und leichten Ketten mit ungefähr 70% in der ersten Gipfelfraktion (schwere Ketten) und 30% in der zweiten Gipfelfraktion (leichte Ketten) praktisch vollständig war, war es unter Berücksichtigung des Molekulargewichtes des gesamten Immunglobulinmoleküls leicht möglich zu berechnen, daß ungefähr 100000 den schweren Ketten und ca. 50000 den leichten Ketten entsprachen. Da darüber hinaus die Ultrazentrifugation zeigte, daß die schweren Ketten ein Molekulargewicht von 50000 und die leichten Ketten ein Molekulargewicht von 25000 hatten, konnte man weiter schließen, daß das IgG-Molekül aus zwei schweren und zwei leichten Ketten zusammengesetzt ist.

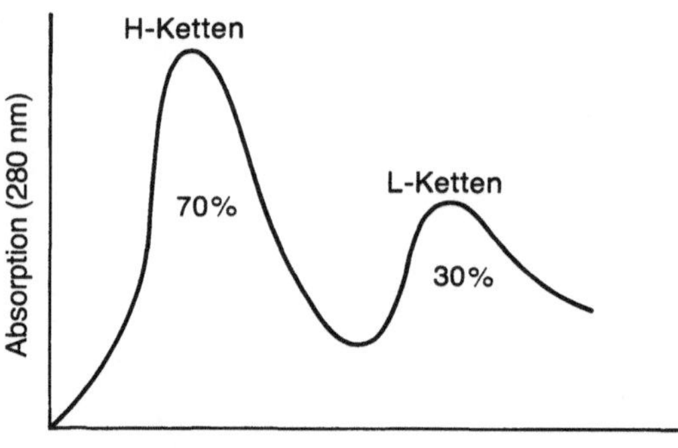

Abb. 6.3. Trennung der H- und L-Ketten durch Sephadex-G 75 Gelfiltration; das Gel wurde mit 1,0 M Propionsäure äquilibriert. Das Protein wurde vor der chromatographischen Trennung reduziert und alkyliert

Die Art der Kettenassoziation wurde durch enzymatische Spaltungsversuche aufgeklärt.

Trennung der schweren und leichten Ketten der 7S-Kaninchen-Immunglobuline

IgG (150000)

↓

Reduktion der S-S-Bindungen zwischen den Ketten mit Mercaptoäthanol bei pH 8,2

↓

Blockierung der SH-Gruppen durch Jodacetamid

↓

Dialyse gegen 1,0 M Propionsäure

↓

Filtration über Sephadex G75 äquilibriert mit 1,0 M Propionsäure

↓	↓
schwere Ketten 70% der gesamten Menge maximales MG: 100000	leichte Ketten 30% der gesamten Menge maximales MG: 50000

Enzymatische Spaltung. 1959 unterwarf Porter Kaninchen-IgG einer Papain-Verdauung in Gegenwart von Cystein und wies nach, daß die Sedimentationskonstante des angedauten Materials von 7 S auf 3,5 S abfiel, was auf eine Spaltung in Fragmente von ca. 50000 Dalton deutete. Wurde das angedaute Material gegen

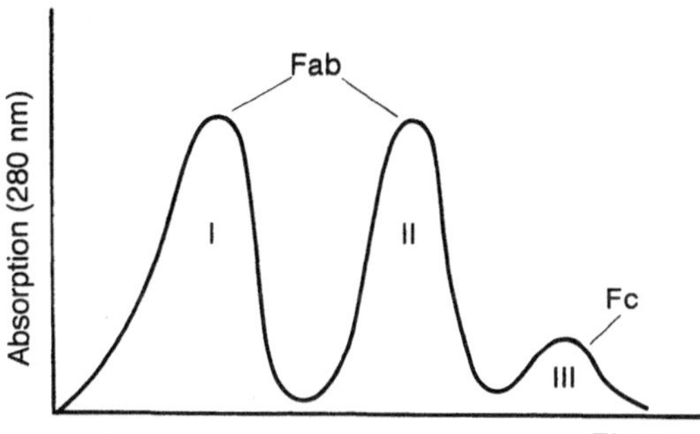

Abb. 6.4. Chromatographische Trennung von Papain-gespaltenem Kaninchen-IgG über CM-Cellulose. Die Elution erfolgt mit einem Acetat-Puffer-Gradienten, pH 5,5. von 0,1 bis 0,9 M. Das Fc-Fragment kristallisiert aus, wenn es gegen einen Puffer mit niedriger Ionenstärke dialysiert wird. Zweidrittel des Gesamt-IgG entsprechen dem Fab- und Eindrittel dem Fc-Fragment

einen Phosphatpuffer bei pH 7,0 dialysiert und über Carboxymethylcellulose bei pH 5,2 (Acetatpuffer-Gradienten) fraktioniert, konnten drei Gipfel identifiziert werden, die in der Reihenfolge ihrer Elution Fragment I, II und III genannt wurden (Abb. 6.4). Die Fraktionen I und II wiesen die Aktivität eines monovalenten Antikörpers auf, da sie die Präzipitierung des vollständigen Antikörpers hemmten; die Fraktion III war biologisch inaktiv. Nach Dialyse der Spaltprodukte gegen einen Puffer mit geringer Jonenstärke kristallisierte Fragment III aus. Die Fragmente I und II waren antigenisch identisch und stammten von IgG-Molekülen mit unterschiedlicher Beweglichkeit, was dazu führte, daß sie zwei getrennte Gipfel bildeten. Da sie Antigene binden konnten, wurden sie Fab (Antigen bindende Fragmente) genannt und Fragment III wurde Fc (kristallisierbares Fragment) bezeichnet. Der Zusammenhang der Antigenität der Fragmente I, II und III ist in Abb. 6.5 dargestellt.

Nisonoff und Mitarbeiter (1960) spalteten Kaninchen-IgG mit Pepsin anstatt Papain und ohne Cystein und zeigten, daß das Molekulargewicht der gespaltenen Produkte nur auf 100000 (5 S) abfiel, wobei das Präzipitationsvermögen erhalten blieb, d. h., die Eigenschaft des bivalenten Antikörpers. Wenn Cystein in einer zweiten Phase hinzugefügt wurde, fiel das Molekulargewicht auf 50000 und es fand keine Präzipitation mehr statt, sondern nur noch eine Hemmung der Präzipitation (monovalentes Fragment).

Die monovalenten Pepsinfragmente haben ein Molekulargewicht, das etwas größer ist als das der Fab-Fragmente und sie wurden deshalb Fab' genannt. Vor der Reduktion mit Cystein werden die zwei Fab-Fragmente durch eine S-S-Brücke zusammengehalten und bilden ein bivalentes 5 S-Fragment, das als $F(ab')_2$-Fragment bezeichnet wird. Das Fc-Fragment wird nach Pepsin-Verdauung nicht wiedergefunden, da es in kleinere Fragmente gespalten wird.

Die Interpretation der Ergebnisse der Papain- und Pepsin-Spaltungen führt zu der Erkenntnis, daß sich die Angriffspunkte für beide Enzyme jeweils links und rechts der S-S-Brükken, die die schweren Ketten verbinden, befinden, wie die Diagramme der Abb. 6.6 zeigen.

Beziehung zwischen Ketten und Fragmenten. Die Beziehung zwischen den durch Reduktion erhaltenen Fraktionen und den enzymatischen Fragmenten, aus denen das heute für die 7 S-Im-

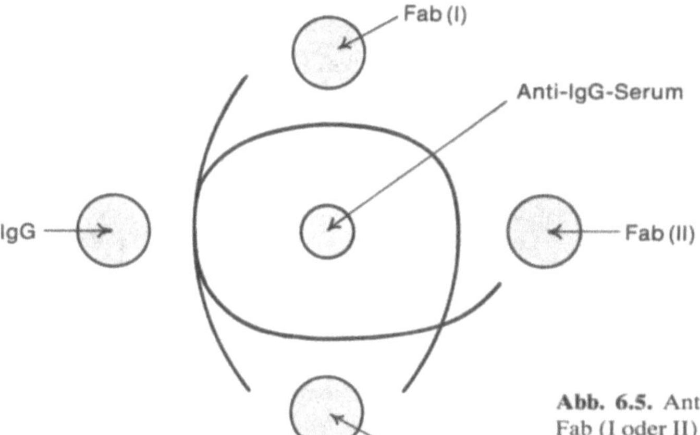

Abb. 6.5. Antigener Zusammenhang zwischen IgG, Fab (I oder II) und Fc, wie er bei der Gelpräzipitation zu Tage tritt

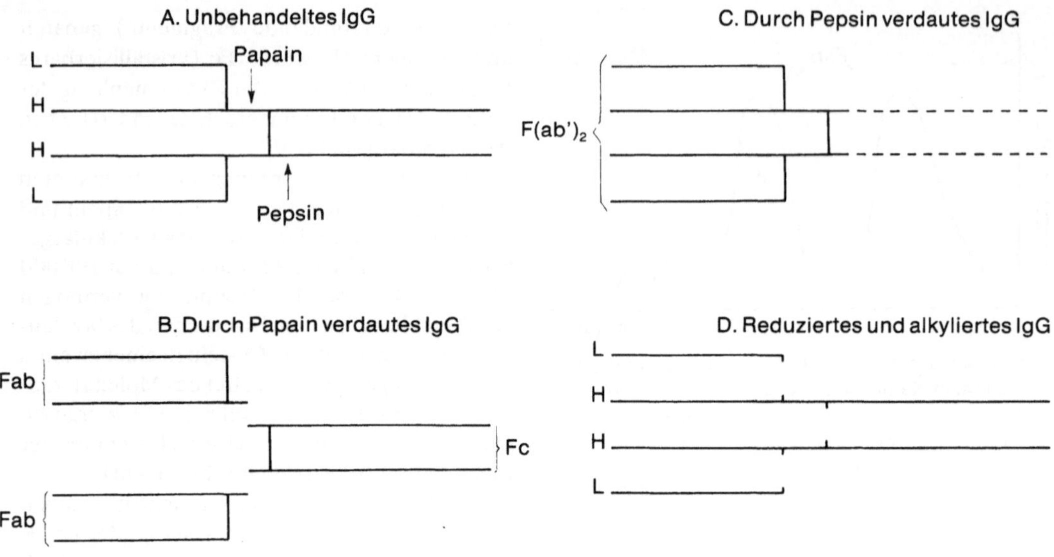

Abb. 6.6. Spaltung des Immunglobulin-G-Moleküls. Wird IgG (Molekulargewicht 150000) mit Papain verdaut, entstehen drei Fragmente mit einem Molekulargewicht von ungefähr 50000 Dalton (2 Fab+1 Fc). Eine Verdauung mit Pepsin führt zur Zerstörung des Fc-Stücks, so daß ein divalentes Fragment, das als $F(ab')_2$ bezeichnet wird, übrig bleibt (Molekulargewicht ungefähr 100000). Werden die S-S-Brücken zwischen den Ketten des IgG reduziert und alkyliert, so kann man zwei L(MG25000)- und 2 H(MG 50000)-Ketten trennen

munglobuline (Abb. 6.2) akzeptierte Molekülmodell entwickelt wurde, wurde durch Gel-Präzipitations-Versuche zwischen Anti-Fab-Seren oder Anti-Fc-Seren und den schweren und leichten Ketten des Immunglobulins geklärt (Tabelle 6.3).

Tabelle 6.3. Reaktion von Anti-Fab- und Anti-Fc-Seren mit H- und L-Ketten

Antiserum	H-Kette	L-Kette
Anti-Fab	+	+
Anti-Fc	+	−

Die Ergebnisse in Tabelle 6.3 zeigen deutlich, daß das Fab-Fragment aus einem Teil der schweren Kette plus der leichten Kette besteht, während das Fc-Fragment aus dem anderen Teil der schweren Kette, der nicht im Fab enthalten ist, d. h. ohne die leichte Kette, besteht.

Funktionen der Fragmente. Die Fab-Fragmente des Immunglobulin-Moleküls repräsentieren die Antigen-Bindungsstellen, die es dem Antikörper ermöglichen, sich in bivalenter Form mit Antigenen zu verbinden. Diese müssen zwangsläufig eine starke Variabilität aufweisen, entsprechend der Vielfalt der Antigendeterminanten, die mit dem Organismus in Kontakt kommen können. Im Gegensatz dazu ist die Struktur des Fc-Fragments innerhalb derselben Spezies verhältnismäßig konstant. Mit Hilfe des Fc-Fragmentes werden, unter anderem, folgende biologische Prozesse ausgeübt: die Fähigkeit, Komplement zu binden und Zytotoxizitätsreaktionen hervorzurufen (s. S. 133); die Fähigkeit, sich an Gewebe zu binden und anaphylaktische Reaktionen hervorzurufen (s. S. 167ff.); die Fähigkeit, an Makrophagen zu haften und eine Phagozytose zu ermöglichen (s. S. 136ff.); die Fähigkeit, die Plazenta zu passieren; die Verteilung des Antikörpers im Organismus, insbesonders sein Auftreten in den äußeren Sekreten, und schließlich sein Katabolismus-Index, aus dem sich der Immunglobulin-Spiegel im Blut ableitet.

Heterogenität und Struktur der Ketten. Eine einfache Immunelektrophorese-Analyse zeigt, daß die Immunglobuline sich aus heterogenen Molekül-Populationen mit ganz verschiedener Mobilität zusammensetzen. Im Fall von IgG reicht sie vom Gamma-Bereich bis zum Alpha-2-Bereich (s. Abb. 8.8, S. 120.)

Diese Heterogenität ist typisch für normale Immunglobuline und ist viel weniger deutlich bei den pathologischen Proteinen, die im Serum in Fällen von Myelom-Tumoren monoklonaler Plasmazellen auftreten. In diesen Fällen werden relativ homogene Immunglobuline produziert.

Bei Myelom-Fällen treten im Urin besondere Proteine auf, die Bence-Jones-Proteine genannt werden. Sie sind Fragmente derselben pathologischen Proteine, die im Serum angetroffen werden[1].

Da diese Proteine in großen Mengen ausgeschieden werden, sind sie besonders wertvoll für die Untersuchung der leichten Ketten, da wir jetzt wissen, daß sie Dimere leichter Ketten mit einem Molekulargewicht von ungefähr 45000 darstellen.

Die Bence-Jones-Proteine sind von einem Individuum zum anderen verschieden. Wenn man sie jedoch mit Kaninchen-Antiseren immunologisch untersucht, findet man, daß sie zwei Gruppen bilden, die ursprünglich als I (oder B) und II (oder A) bezeichnet wurden; heute werden sie nach den Initialen der Autoren, die sie untersucht haben (Korngold und Lipari) „K" und „L" genannt. Die leichten Ketten, die diesen beiden Protein-Gruppen entsprechen, werden $\varkappa$(Kappa) und λ (Lambda) genannt. Die leichten Ketten eines Immunoglobulin-Moleküls können entweder vom $\varkappa$- oder λ-Typ sein, hybride Moleküle kommen nicht vor. Im normalen Human-Serum besitzen ungefähr $^2/_3$ der G-Immunoglobuline eine $\varkappa$-Kette, während das letzte Drittel λ-Ketten trägt.

Die Struktur der Immunglobulin-Ketten kann durch Gel-Elektrophorese an Amid- oder Acrylamid-Gelen analysiert werden. Unter diesen Bedingungen weisen die schweren Ketten normalerweise eine einzige, diffuse, langsame Bande auf; die leichten Ketten trennen sich in mehrere (7 bis 10) mehr oder weniger schnelle Banden auf. Myelom- und Bence-Jones-Proteine sind verhältnismäßig homogen und weisen nur eine kleine Zahl von L-Ketten-Banden auf.

Die innere Heterogenität normaler Immunglobuline und Antikörper macht eine einfache Analyse auf der Ebene der Aminosäuren selbst gereinigter Präparationen unmöglich. Aus diesem Grund ist der beste Weg zur Lösung dieses Problems die Verwendung von monoklonalen Myelomproteinen oder affinitätschromatographisch gereinigter Antikörper beziehungsweise ihrer Fragmente zur Bestimmung der Aminosäuresequenz. Untersuchungen dieser Art wurden vornehmlich mit Bence-Jones-Proteinen vom Menschen und der Maus unternommen.

Die leichten Ketten bestehen aus 214 Aminosäuren, wobei die N-terminale Hälfte (von 1 bis 107) variabel ist (V_L), während die C-terminale Hälfte konstant ist (C_L), wie an dem folgenden Wortbeispiel gezeigt werden soll:

V_L	C_L
PATHO	LOGIE
HISTO	LOGIE
NEURO	LOGIE

Bei diesen Wörtern stellen die ersten 5 Buchstaben der Worte die V_L-Region und die letzten 5 Buchstaben die C_L-Region dar.

Auch bei den schweren Ketten ist das erste N-terminale Viertel variabel (V_H), während der Rest der Kette aus konstanten Segmenten (Domänen) besteht, wie in Abb. 6.7 zu sehen ist: Dabei sind die γ- und α-Ketten aus drei Segmenten C_H1, C_H2 und C_H3 und die μ- und ε-Ketten aus vier Segmenten C_H1, C_H2, C_H3 und C_H4 zusammengesetzt. Strukturuntersuchungen und -vergleiche mit Immunglobulinen primitiver Fische legen die Vermutung nahe, daß die „Ur"-C-Kette der heutigen μ-Kette mit vier homologen Segmenten (Domainen) entspricht; die kürzeren γ- und α-Ketten sind durch den Verlust der C_H2 (μ)-Domaine während der phylogenetischen Entwicklung entstanden.

Die Homologie der V_L- und V_H-Regionen läßt vermuten, daß während der Evolution eine Verdoppelung eines anzestralen Genes auftrat und daß nachfolgende Mutationen zu den variablen Bereichen mit Antikörperfunktion und speziesspezifischen Resten in der konstanten Region der L- und H-Ketten führten.

Domäne. Die Idee, das Immunoglobulinmolekül in Domänen zu unterteilen, wurde von Edelman auf Grund des Nachweises homologer Regionen formuliert. Gemäß der „domain"-Hypothese besitzt das Antikörper-Molekül kompakte Bereiche (Domänen) aus 102 bis 110 Aminosäuren, die durch S-S-Brücken stabilisiert sind und eine oder mehrere Funktionen ausüben:

1. Die Bereiche V_L und V_H an dem N-terminalen Ende des Fab-Fragments, die zur Antigenbindung dienen. Die Spezifität der Antikörper-

[1] Diese Proteine, die 1847 durch Dr. H. Bence Jones im Harn von Patienten mit Myelom beschrieben wurden, sind durch die Eigenschaften gekennzeichnet, zwischen pH 4 und 6 nach Erwärmen auf 50–60° C zu koagulieren; bei weiterem Erhitzen lösen sie sich wieder, um beim Abkühlen wieder zu präzipitieren.

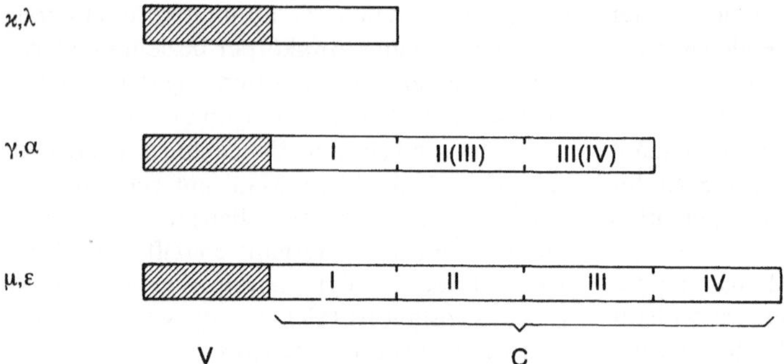

Abb. 6.7. Länge verschiedener Ig-Ketten. Die V-Bereiche aller Ketten-Typen sind mit ungefähr 110 Aminosäuren gleich lang. Die C-Bereiche der L-Ketten bestehen aus 1, der γ- und α-Ketten aus 3 und der μ-und ε-Ketten aus 4 homologen Segmenten (Domainen), die aus je ca. 110 Aminosäuren bestehen

bindungsstelle („combining site") beruht wahrscheinlich auf der spezifischen Reihenfolge der Aminosäuren in hypervariblen Regionen dieser Bereiche (s. S. 86), ebenso wie auf den variablen Winkeln zwischen den V- und C-Bereichen des Fab-Fragments (quaternäre Struktur).

2. Die C_H2 Bereiche, an die sich Komplement bindet.

3. Die C_H3 Bereiche, die an Rezeptoren von Makrophagen oder anderen Zellen haften. Tabelle 6.4 faßt diese verschiedenen Funktionen und die entsprechenden Domänen für IgG zusammen.

Tabelle 6.4. Funktionen der Domänen der Immunglobulin-G-Moleküle

Domäne	Nachgewiesene oder wahrscheinliche Funktion
V_H+V_L	Antigenerkennung (Antigenbindungsstelle)
C_H1+C_L	Nicht-kovalente Bindung zwischen L- und H-Ketten; S-S-Brücken zwischen den distalen Fd- und Fc-Enden
C_H2	Bindung von Clq und Kontrolle des Katabolismus
C_H3	Zytotropie für Makrophagen, Lymphozyten und Mastzellen. Nicht-kovalente Bindung zwischen den H-Ketten

Die Domänen-Hypothese bietet ein theoretisches Konzept, auf dem ein Verständnis der strukturellen und funktionellen Eigenschaften der Immunglobuline basieren kann.

Chemische Struktur des Bindungsbezirkes. Die chemische Struktur des Bindungsbezirkes der Antikörper kann noch nicht genau definiert werden; man muß die Ergebnisse der kristallographischen Untersuchungen abwarten, die später seine räumliche Struktur darstellen werden. Einige sichere Fakten können jedoch jetzt schon genannt werden:

1. Die maximale Größe des Bindungsbezirkes kann aus der Tatsache abgeleitet werden, daß es Moleküle wie Hexasaccharide oder Hexapeptide (s.S. 70) binden kann; daraus ergibt sich eine Molekulargröße in der Größenordnung wie das Lysozym-Substrat-Molekül. In diesem Molekül wurden 15 bis 20 „Kontakt-Aminosäuren" gefunden, und wir dürfen annehmen, daß es auch für den Bindungsbezirk des Antikörpers zutrifft. Wenn jede Art von Aminosäurerest eine dieser 15 bis 20 Stellen einnehmen kann, ist die Zahl der möglichen Abwandlungen sehr groß.

2. Wenn wir die konstanten Regionen der Immunglobulin-Ketten verschiedener Spezies vergleichen, wie z. B. die λ-Ketten menschlicher Bence-Jones-Proteine mit denen der Maus, finden wir in 44 Positionen identische Aminosäure-Reste. Dieser Befund deutet darauf hin, daß während der phylogenetischen Evolution der C_L-Bereich außerordentlich bewahrt blieb.

Auf der anderen Seite wird beim Vergleich der Aminosäuresequenz des V_L-Bereiches derselben Moleküle eine große Ähnlichkeit deutlich und es zeigten sich gerade 3 hypervariable Regionen, entsprechend den Positionen 24 bis 34, 50 bis 56 und 89 bis 97. Homologe hypervariable Bezirke wurden an menschlichen H-Ketten (Bereich V_H) in den Positionen 31 bis 35, 50 bis 65 und 95 bis 102 nachgewiesen. Diese homologen, komplementären Bereiche bilden zusammen die Antigenbindungsstelle.

Es gibt auch variable Reste an C_L, aber während in V_L nichtvariierende Glyzin-Reste in der Überzahl sind, bestehen in dem C_L-Bereich diese Reste hauptsächlich aus hydrophoben Aminosäuren. Wie es scheint, konnten bestimmte Bezirke des V_L-Skeletts während der Evolution nicht frei mutieren, wodurch das Glyzin in einer bestimmten Position erhalten wurde (besonders in den Positionen 99 und 101), um damit die notwendige Biegsamkeit für die Adaptation an die Antigendeterminanten zu gewährleisten.

Affinitäts-Markierungs-Technik. Um die chemische Struktur der Bindungsstelle zu definieren, ist die sogenannte Affinitäts-Markierungs-Technik *(affinity labelling)* besonders geeignet. Dabei wird zunächst ein markiertes, chemisch modifiziertes Hapten, das durch eine zusätzliche reaktive Gruppe (z. B. Diazonium-, Bromacetyl- oder Arylnitro-Verbindungen) in der Lage ist, eine kovalente Bindung in oder nahe der Bindungsstelle einzugehen, dem Antikörper zugeben. Danach wird die Menge des markierten Haptens in Peptiden bestimmt, die durch Hydrolyse der Antikörper (H- und L-Ketten) erhalten werden. Es wird dann die Aminosäuresequenz der markierten Peptide bestimmt.

Das Prinzip der Methode kann folgendermaßen schematisiert werden:

$$B(y)+H^*(x) \rightarrow B.y-x.H^*$$

wobei B die Antikörperbindungsstelle, H* das markierte Hapten, y und x die Strukturen sind, die in oder nahe B bzw. H* liegen und durch eine kovalente Bindung das stabile B.y−x.H* bilden.

Bestimmte Kontrollen müssen dabei berücksichtigt werden: a) Abwesenheit von markiertem Hapten im unspezifischen Immunglobulin und b) Hemmung der Markierung durch vorherige Zugabe unmarkierten Haptens.

Die gesamten Ergebnisse solcher Experimente mit verschiedenen Antikörpern und Markierungsreagenzien unterstützen die Hypothese, daß Tyrosin- und Lysinreste in den hypervariablen Bezirken der V_H- und V_L-Domänen bei der spezifischen Bindung des Antigens eine Hauptrolle spielen.

6.4 Klassen und Subklassen humaner Immunoglobuline

Die humanen Immunglobuline werden heute in fünf Klassen mit den Abkürzungen IgG, IgA, IgM, IgD und IgE eingeteilt (Abb. 6.7). Sie sind durch spezifische Antigendeterminanten ihrer schweren Ketten γ(Gamma), α(Alpha), μ(Mü), δ (Delta) und ε (Epsilon) gekennzeichnet. Die leichten Ketten sind für alle Klassen die gleichen: $\varkappa$ (Kappa) oder λ (Lambda).

Da die Immunglobulinmoleküle zwei schwere und zwei leichte Ketten besitzen, ergibt sich für IgG folgende Formel: $\gamma_2 \varkappa_2$ oder $\gamma_2\lambda_2$; für IgA $\alpha_2\varkappa_2$ oder $\alpha_2\lambda_2$ etc. Zur Differenzierung der Klassen werden spezifisch absorbierte Kaninchen-Anti-Ig-Seren benutzt, z. B. erhält man ein Anti-IgG-Antiserum durch Absorption mit anderen Ig-Klassen-Proteinen (IgM, IgA, etc.) und umgekehrt.

IgG. Immunglobulin G, das quantitativ das Hauptimmunglobulin des Serums ist (ca. 1300 mg% verglichen mit 160 bzw. 90mg% für IgA und IgM), besitzt vier „Subdeterminanten" an seinem Fc-Teil (1, 2, 3 und 4), die vier Unterklassen charakterisieren (IgG_1, IgG_2, IgG_3 und IgG_4). Für die Differenzierung dieser Unterklassen werden Kaninchen-Antiseren verwendet, die mit einem Myelom-G-Antigen hergestellt wurden und mit anderen IgG-Myelomproteinen absorbiert wurden. Die Hauptmerkmale der verschiedenen Klassen humaner Immunglobuline und die besonderen Charakteristika der IgG-Unterklassen sind in den Tabellen 6.5 und 6.6 zusammengefaßt.

IgG (mit Ausnahme von IgG_4) und IgM, aber nicht die anderen Immunglobuline, besitzen die Fähigkeit Clq zu fixieren – eine Bindung, die an der C_H2-Domäne zu erfolgen scheint. Mit Ausnahme von IgG_2 kann sich auch IgG an xenogene Haut binden und auf diese Weise anaphylaktische Reaktionen hervorrufen. Nur IgG kann die Plazenta passieren und sich an Makrophagen binden. Diese Bindung findet mittels der C_H3-Domäne statt und, im Gegensatz zu der Bindung opsonierender IgG- und IgM-Antikörper, ist sie von einer vorherigen Kombination mit dem Antigen unabhängig.

IgM. IgM (*M* bedeutet *M*akroglobulin) besteht aus einem Pentamer, dessen 7 S-Einheiten durch ein Peptid von ca. 25000 Dalton zusammengehalten werden, das als J *(junction)*-Kette bezeichnet wird. Dieses Peptid besteht aus einer einzigen Aminosäurekette mit einem hohen Cystein(12 Reste)- und Asparagingehalt und ist auf eine noch unbekannte Weise auch an der Bildung von IgA-Polymeren beteiligt.

Immunglobulin M hat ein Molekulargewicht von ca. 900000 und eine etwas größere elektrophoretische Beweglichkeit als IgA, IgD und IgE.

Tabelle 6.5. Physikochemische und biologische Charakteristika verschiedener Klassen humaner Immunoglobuline

Charakteristika	IgG	IgA	IgM	IgD	IgE
Durchschnittliche Serum-Konzentration in mg per ml[a]	13,1	1,6	0,9	0,12	$0{,}33 \times 10^{-3}$
S-Wert	7	7	19	7	8
Molekulargewicht · 10^3	160	170[b]	900	185	185
Kohlenhydrat (%)	2,9	7,5	11,8	13	12
J-Kette	−	+	+	−	−
Labilität bei 56°	−	−	−	−	+
Mercaptoäthanol-Resistenz	++	±	−	++	−
Isotyp-Determinanten	$\gamma 1, \gamma 2, \gamma 3, \gamma 4$	$\alpha 1, \alpha 2$	μ	δ	ε
Allotyp-Determinanten					
Gm (H-Ketten)	+	−	−		
Inv (L-Ketten)	+	+	+		
Synthese (mg/kg/Tag)	28	8–10	5–8	0,4	
Katabolismus (%)	3	12	14		2,5
Halbwertszeit (Tage)	23	5,8	5,1	2,8	2,5
Agglutinierende Wirkung	1	−	100		
Clq-Fixierung	+	−	+	−	−
Plazenta-Passage	+	−	−	−	−
Bindung an Makrophagen	+	−	−	−	−
Bindung an Mastzellen[c]	−	−	−	−	+
Reaktion mit Staphylococcus-A-Protein	+	−	−	−	−
Reaktion mit Rheumafaktor	+	−	−	−	−

[a] Nach Johansson, 1967

[b] In Sekreten kommt IgA als Dimer vor und ist mit einem „Sekretions-Stück“ *(Secretory Piece)* assoziiert. Sekretorisches IgA hat ein Molekulargewicht von ca. 390000, d.h. die Summe $(2 \times 170000) + 58000$ (Sekretions-Stück)

[c] IgG_1, IgG_3 und IgG_4 binden sich an xenogene Haut (s. Tabelle 6.6 und S. 166)

Tabelle 6.6. Hauptmerkmale humaner IgG-Unterklassen

Merkmale	IgG_1	IgG_2	IgG_3	IgG_4
% totales IgG	67	24	6	3
% in IgG-Myelomen	77	14	6	3
Halbwertszeit (Tage)	23	23	8	23
Clq-Bindung	++	+	+++	0
Plazenta-Passage	+	+	+	+
Hetero-PKA (Meerschweinchen)	+	0	+	+
Homo-PKA[a]	0	0	0	0
Makrophagen-Zytophilie	+	0	+	0
S-S-Brücken zwischen H-Ketten	2	4	5	2
Reaktivität mit Staphylococcus-A-Protein	+	+	0	+
Gm-Allotypen	u. zahlreiche	u. zahlreiche	1 (N°23)	0

[a] S. S. 166

Die schwere Kette ist aus vier homologen Segmenten (Domainen) zusammengesetzt; $C\mu 3$ besitzt in Position 102 ein Cystein, das die Bindung der IgM-Untereinheiten zum Pentamer vermittelt (siehe Abb. 6.8).

Bei der Clq-Bindung ist IgM viel aktiver als IgG: ein einziges Molekül ist für die Sensibilisierung eines Eryhtrozyten genügend (s. S. 98).

Theoretisch sollte IgM eine Valenz von 10 aufweisen, jedoch erfolgt dies nur mit kleinen Hapten-Molekülen wie z. B. DNP; in den meisten Fällen können aus stereochemischen Gründen nur 5 Antigen-Moleküle gebunden werden *(steric hindrance)*.

IgA. Das Immunglobulin A zirkuliert gewöhnlich in monomerer (7 S) und dimerer (9 S) Form, kommt aber auch als 11 S- und 13 S-Polymer vor. Die Einheiten dieser Polymere werden durch J-Ketten gebunden. Wie die anderen Immunglobuline hat auch IgA einen Kohlenhydratanteil, der ca. 3- bis 4mal größer ist als der von IgG.

IgG und IgM werden in kleinen Mengen in Sekreten gefunden, z. B. in Speichel, Tränen, Intestinalsekreten und Kolostrum, jedoch IgA, insbesondere IgA_1, stellt das vorherrschende Immunglobulin in diesen Sekreten dar. Sekret-IgA hat ein Molekulargewicht von ungefähr 390000 Dalton, und 1963 hat Tomasi gezeigt, daß seine zwei 7 S-Einheiten durch ein zusätzliches ca. 58000 Dalton großes Glykoprotein, das sogenannte „Sekretions-Stück" oder „Transport-Stück", zusammengehalten werden. Diese Komponente wird lokal von Epithelzellen der Mukosa oder von exokrinen Drüsen sezerniert; anscheinend verleiht es einen Schutz gegen proteolytische Enzyme und stellt auf diese Weise die Passage des in subepithelialen Bereichen synthetisierten Sekretions-IgA zur Schleimhautoberfläche sicher (Abb. 6.9).

Obwohl IgA kein Komplement bindet und nicht bakterizid wirkt, wird angenommen, daß es eine bedeutende Rolle für die Lokalisierung bestimmter infektiöser Erreger spielt (z. B. Influenza- und Polioviren auf der Schleimhaut des Darmes bzw. der Nase) und für die Neutralisierung gewisser Bakterientoxine.

IgD. Dieses Immunglobulin wurde 1965 im Serum eines Myelompatienten entdeckt; wegen seiner niedrigen Serum-Konzentration war es bis dahin unerkannt geblieben. Das Auffinden von IgD-Myelomen ermöglichte die Isolierung genügender Mengen des Immunglobulins für die physiko-chemische Charakterisierung. Es handelt sich um ein 7 S-Immunglobulin mit hohem Kohlenhydratanteil, dessen H-Ketten ein Molekulargewicht von ca. 70000 Dalton besitzen und durch eine einzige Disulfidbrücke gebunden sind. Eine Antikörperaktivität konnte diesem Immunglobulin nicht zugeschrieben werden; neue Befunde über IgD-Spezifitäten gegen bestimmte Antigene (Nukleoproteine, Insulin)

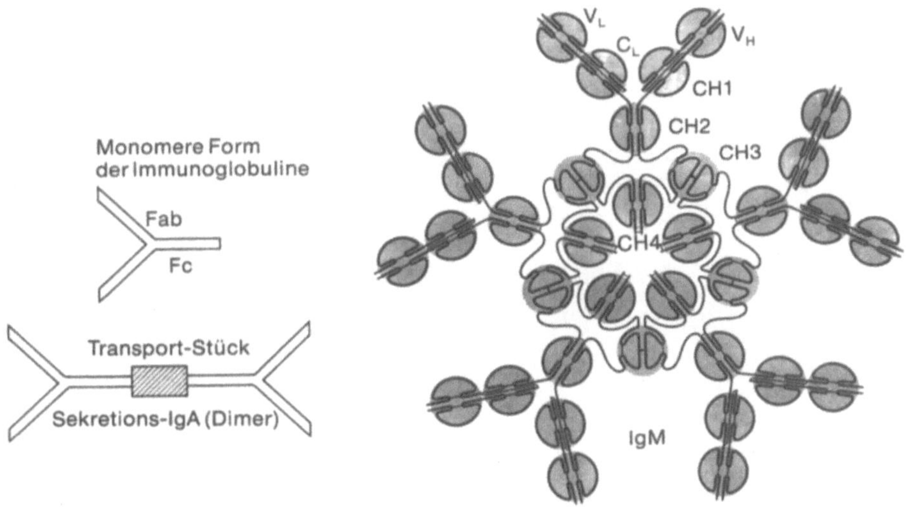

Abb. 6.8. Strukturformen der Immunglobuline: IgG ist ein Monomer; IgA kommt als Mono-, Di-, Tri- und Tetramer vor: IgM ist ein Pentamer

sind zweifelhaft. Es sollte noch erwähnt werden, daß sowohl IgM als auch IgD auf der Oberfläche von Lymphozyten gefunden wird, besonders in Fällen von lymphatischer Leukämie.

IgE. IgE entspricht dem Reaginantikörper, der für den PK-Test verantwortlich ist (s. S. 178); seine Identifizierung als ein von den anderen Immunglobulinen unterschiedliches Immunglobulin gelang Ishizaka und seinen Mitarbeitern 1966 in folgender genialer Weise: Kaninchen wurden mit Serum von Patienten, die an Pollen-Allergie litten, immunisiert und das so erhaltene Antiserum wurde mit IgG, IgM, IgA und IgD absorbiert. Das absorbierte „leere" Antiserum konnte nur noch Antikörper gegen Immunglobuline enthalten, die zu keiner dieser vier Klassen gehörte, und die vermutlich in Zusammenhang mit der Reaginaktivität standen (später IgE genannt).

Wurde das „leere" Antiserum mit einem an Reaginen reichhaltigen Serum (R) absorbiert, verlor es die Fähigkeit, einen positiven PK-Test hervorzurufen (obwohl die Kontrolle stark positiv war). Wurde zudem das zweimal absorbierte Serum (anti-IgE) zusammen mit ^{131}I-markierten Antigen in das zentrale Loch einer Ouchterlony-Platte und in die peripheren Löcher IgG, IgA, IgM, IgD bzw. R gegeben, so entwickelte sich nur zwischen dem Anti-IgE und den R-Löchern eine Präzipitationslinie (Abb. 6.9). Nach vorsichtigem Waschen wurde die Immunreaktion autoradiographisch untersucht, und es zeigte sich, daß eine Radioaktivität nur im Bereich der Präzipitationslinie nachzuweisen war.

Die drei gerade erwähnten Befunde (spezifische Immunpräzipation, Inaktivierung der PK-Aktivität durch Präzipitation und Identität der Radioaktivitätsbande mit der Präzipitationslinie) ließen Ishizaka und seine Mitarbeiter postulieren, daß Reaginantikörper mit einer neuen Immunglobulinklasse, IgE, und nicht mit IgA, wie man bis dahin dachte, identisch waren.

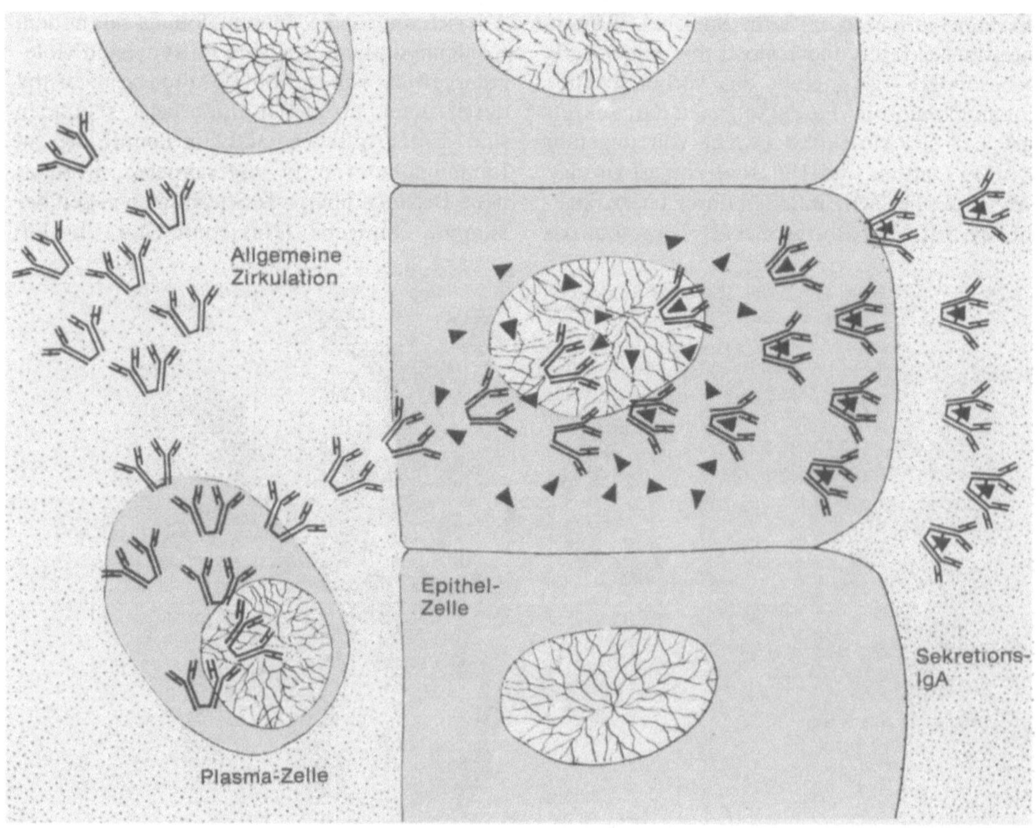

Abb. 6.9. Synthese und Transport des Sekret-IgA

Die spätere Entdeckung eines atypischen (IgE) Myeloms erlaubte die physiko-chemische Untersuchung des Immunglobulins und die Aufklärung seiner strukturellen Charakteristika (Abb. 6.10):
a) IgE hat ein Molekulargewicht von ungefähr 200000, da seine H-Kette ca. 75000 Dalton groß ist (und nicht 50000 wie IgG-H-Ketten), da sie, wie die H_μ-Kette, vier C-Domainen besitzt.
b) es hat eine Sedimentationskonstante von 8 S,
c) einen hohen Gehalt an Kohlenhydraten (11%), Methionin und SH-Gruppen und d) weist eine Thermolabilität bei 56° nach 4 Stunden auf, die wahrscheinlich durch die Zerstörung einer am Fc-Teil lokalisierten Struktur bedingt ist, die die Bindung an Mastozyten ermöglicht (C_H4-Domäne; s. S. 81, 86 und 179). Da seine Serumkonzentration in den meisten Fällen im Pikogramm bis zu Nanogramm-Bereich per ml liegt, kann es nur ausnahmsweise durch Präzipitation nachgewiesen werden. Für seine Bestimmung werden der PK-Test oder spezielle Methoden verwendet (s. S. 178ff.).

Genetische Immunglobulin-Marker. Allotypen und Idiotypen. Lange Zeit glaubte man, daß Immunglobuline nur isotypische Antigenspezifitäten besitzen, d.h. Spezifitäten, die ihrer eigenen Spezies gemeinsam waren. Oudin konnte jedoch 1956 zeigen, daß mit Hilfe von durch Immunisierung eines Kaninchens mit Immunkomplexen oder Immunglobulinen eines anderen Kaninchens hergestellten Alloantiseren Spezifitäten nachgewiesen werden konnten, die Allotypen genannt wurden. Diese allotypischen Determinanten von Protein-Molekülen (nicht notwendigerweise Immunglobulinen) werden nach einfachen Mendelschen Regeln vererbt[1].

Sie lassen sich mit kleinen Differenzen in der Aminosäure-Sequenz korrelieren.

Für die Kaninchen-Allotypen bestehen mindestens drei Systeme: das a(H-Ketten)-, b($\varkappa$-Ketten)- und c(λ-Ketten)-System. Jedes System wird durch multiple Allele verschiedener Loci determiniert, z.B. a^1, a^2, b^4, b^5, und jedes Tier weist ein Minimum von zwei und ein Maximum von vier allotypischen Spezifitäten auf. Auf molekularer Ebene sind aber nur zwei Allele ausgedrückt, so daß beide H- und L-Ketten immer denselben Allotyp tragen (allotypische Restriktion). Ist ein Tier homozygot, z.B. a^1 a^1 b^4 b^4, werden ausschließlich Moleküle des Allotyps a^1b^4 synthetisiert; ist es aber heterozygot, können Moleküle verschiedener Allotypen synthetisiert werden, z.B. für den Genotyp a^1 a^2 b^4 b^5 die Allotypen a^1b^4, a^1b^5, a^2b^4 und a^2b^5, so daß vier allotypische Spezifitäten im Serum nachgewiesen werden können.

Zusätzlich zu den Allotypen wies Oudin spezifische individuelle Spezifitäten oder idiotypische Determinanten bei Kaninchen nach. Während allotypische Spezifitäten an normalen Immunglobulinen auch bei verschiedenen Individuen nachgewiesen werden können, kann man die Idiotyp genannten Spezifitäten nur an Antikörpern bestimmter Individuen nachweisen. Diese Spezifitäten persistieren selbst nach wiederholter Absorption mit Antikörpern der glei-

[1] Die überraschende Beobachtung von Todd, daß allotypische Spezifitäten des a-Systems sowohl an H-Ketten von IgG als auch an denen von IgM und IgE vorhanden sind, macht es notwendig, anzunehmen, daß eine Translokation der Gene für die isotypischen und allotypischen Spezifitäten stattfindet

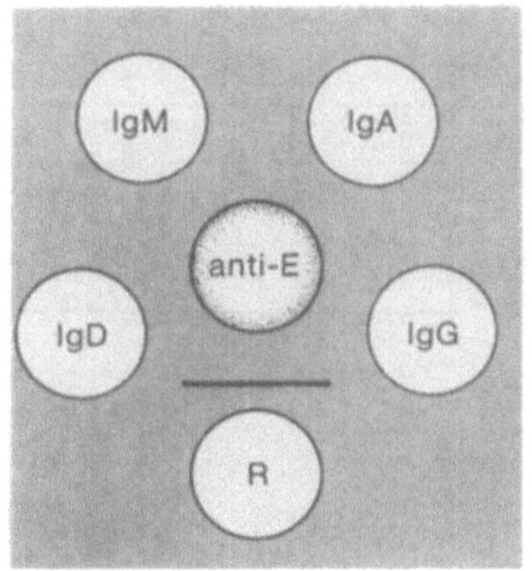

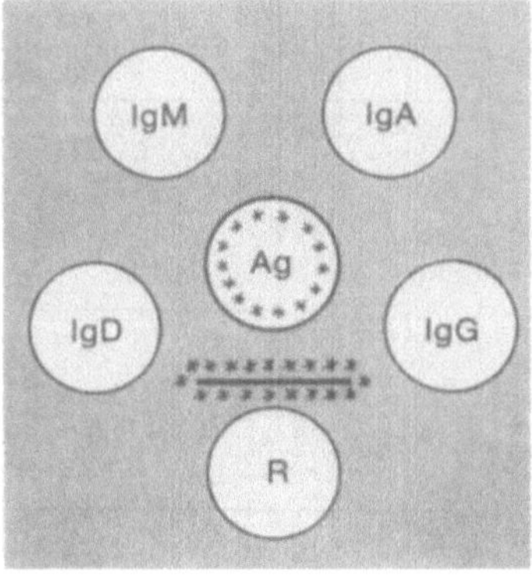

Abb. 6.10. Nachweis des Reagin-(IgE)-Antikörpers durch Gelpräzipitation und Autoradiographie

chen Subklasse und Allotypen, so daß es scheint, daß sie im Zusammenhang mit der Aminosäuresequenz der variablen Regionen der schweren und leichten Ketten, wie auch mit der Quaternärstruktur der Bindungsstelle stehen.

Bis heute sind zahlreiche allotypische Varianten beim Menschen beschrieben und zwar sowohl für die H-Ketten (Gm-Faktoren) als auch für die leichten Ketten (Inv-Faktoren). Grubb beschrieb 23 Gm(γ-Globulin-)Faktoren, die am Fd- oder Fc-Fragment meistens einer spezifischen Subklasse lokalisiert sind: so gehören die Gm-Gruppen 1, 2, 3, 4, 17 und 22 zur IgG_1-Subklasse; Gruppe 23 wird ausschließlich an IgG_2 gefunden; die Gruppen 5, 6, 10, 11, 14 und 21 an IgG_3. Subklasse IgG_4 besitzt keine bekannte Gm-Determinante. Inv-Faktoren (*In* für Inhibitor und *v* für das Initial des Patienten) gibt es drei, und sie treten an $\varkappa$-Ketten aller Immunglobulin-Klassen auf.

Die Spezifität der Inv-Determinanten hängt von der Substitution einer einzigen Aminosäure in Position 191 der L-Kette ab: Leucin für Inv 1 und Valin für Inv 3[1].

[1] In den Ketten, die keine Inv-Spezifität besitzen, ist die Aminosäure 191 Leucin und die Aminosäure 153 Alanin. Bei λ-Ketten konnte man für die Position 191 entweder Lysin (Oz^+) oder Arginin (Oz^-) bestimmen, bzw. für die Position 154 Serin ($Kern^-$) und Glycin ($Kern^+$)

Zusätzlich zu dem Gm- und Inv-System gibt es das ISf-(San Franzisko-System), von dem eine einzige Determinante bekannt ist, die sich am Fc-Fragment des IgG_1 befindet.

Die Bestimmung der Gm-Gruppen geschieht durch eine Inhibitionsreaktion in einem System, das sich aus Rh(D)-positiven Erythrozyten, inkomplettem Anti-Rh(D)-Serum, Seren von Patienten mit rheumatischer Arthritis, die Antigammaglobulin (Rheumafaktor, Rf) enthalten, und dem Immunglobulin, dessen Gm-Allotyp bestimmt werden soll, zusammensetzt.

Falls der Allotyp des zu untersuchenden Immunglobulins mit dem des Anti-D-Immunglobulins übereinstimmt, kommt es zu einer Inhibition der Agglutination von Rf (Abb. 6.12). Es ist offensichtlich, daß man nicht irgendein Anti-D und irgendein Anti-Rf benutzen kann, sondern nur die Kombination, die der Spezifität entspricht.

6.5 Elektronen-Mikroskopie des Antikörpers

Valentine und Green wiesen nach, daß der lösliche Komplex aus Kaninchen-Anti-DNP-IgG mit Di-DNP-Octamethylendiamin (DNP-NH-$(CH_2)_8$-NH-DNP) unter dem Elektronenmikroskop eine vorwiegend trianguläre

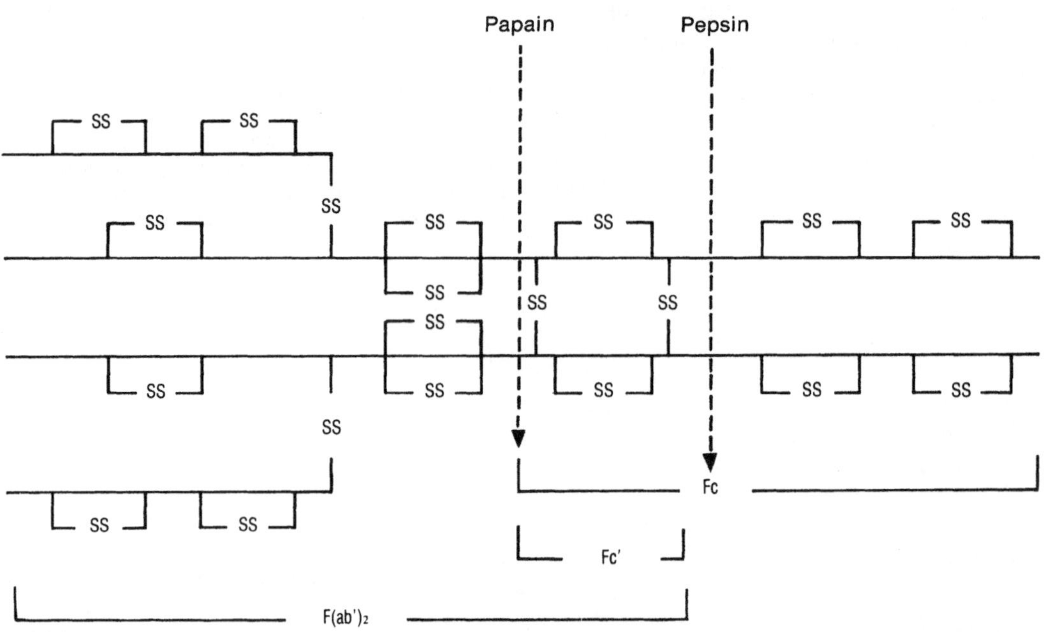

Abb. 6.11. Struktur des IgE-Moleküls

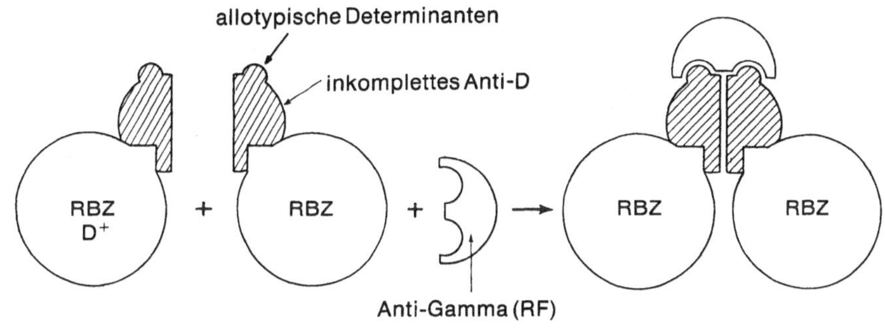

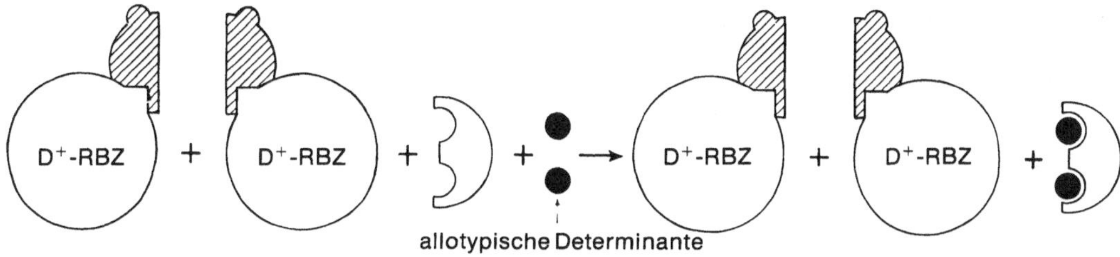

Abb. 6.12. Schematische Darstellung der Nachweismethode für humane IgG-Allotypen

oder rhomboide Form mit lateralen Armen an den Ecken aufweist (s. Abb. 8.21, S. 132).

Die Seitenlänge dieser geometrischen Figuren ist ungefähr 120 Ångström, d. h. zweimal die Länge des Fab-Fragments (läßt man die Größe des Antigens außer acht, da es außerordentlich klein ist und innerhalb der Bindungs-„höhle" des Antikörpers liegt). Die lateralen Arme werden als Fc-Fragmente gedeutet, da sie bei Ag-Ak-Komplexen, die mit Pepsin angedaut wurden, nicht erscheinen. Die durch die Scharnier-(hinge)-Region sichergestellte Beugung erlaubt eine beträchtliche Variabilität der Winkelgröße zwischen den beiden Fab-Fragmenten, die mit dem gleichen Fc-Fragment verbunden sind, und dies erlaubt die Bildung von Tri-, Tetra- und Pentameren.

IgM-Antikörper kann man dank ihrer relativen Größe direkt unter dem Elektronenmikroskop in gereinigten und konzentrierten Präparationen beobachten. Sie zeigen das Bild eines Sternes mit einem zentralen „Rad" von 100 Å und fünf seitlichen Armen von je 125 Å. Nach Reduktion und Alkylierung verschwinden die sternförmigen Strukturen. Ausgezeichnete elektronenmikroskopische Bilder konnte man von IgM-Antikörpern, die an Viruspartikel (Phagen, Poliovirus) oder an die Erythrozytenoberfläche gebunden waren, erhalten.

Ausgewählte Übersichten und Originalarbeiten

Avrameas, S., Terninck, T.: The cross linking of proteins with glutaraldehyd and its use for the preparation of immunoadsorbents. Immunochemistry *6,* 53 (1969)

Capra, J. D., Kehoe, J. M.: Hypervariable regions, idiotypy and the antibody combining site. Advanc. Immunol. *20,* 1 (1975)

Cazenave, P. A., et al.: Similar idiotypes in antibody-forming cells synthesizing immunoglobulins without detectable functions. Proc. nat. Ac. Sci. (Wash.) *71,* 4500 (1974)

Cohen, S., Milstein, C.: Structure and biological properties of immunoglobulins. Advanc. Immunol. *7,* 1 (1967)

Dayton, jr., et al. (Eds.): The secretory immunologic system. Bethesda/Md.: NIH, U.S. Dept. Health, P. H.Serv.

Edelman, G. M.: The structure and function of antibodies. Sci. Americ. *123,* 3 (1970)

Edelman, G. M., et al.: The covalent structure of an entire gamma-G-immunoglobulin, Proc. nat. Acad. Sci. (Wash.) *63,* 78 (1969)

Frangione, B., et al.: Structural studies of immunoglobulin G. Nature *221,* 145 (1969)

Givol, D.: Affinity labelling and topology of the antibody combining site. Essays Biochem. *10,* 1 (1974)

Green, N. M.: Electronmicroscopy of the immunoglobulins. Advanc. Immunol. *11,* 1 (1969)

Grubb, R.: The genetic markers of human immunoglobulins. Berlin–Heidelberg–New York: Springer 1970

Heremans, J. F.: Immunoglobulin formation and functions in different tissues. Curr. Topics Microbiol. Immunol. *45,* 131 (1968)

Heremans, J. F.: Les globulines sériques du système gamma, leur nature et leur pathologie. Paris: Masson 1960

Hopper, J. E., Nisonoff, A.: Individual specificity of immunoglobulins. Advanc. Immunol. *13,* 57 (1971)

Isenman, D. E., et al.: The structure and functions of immunoglobulin domains. J. Immunol. *114,* 1726 (1975)

Ishizaka, K.: The identification and significance of gamma-E. In: Good, R. A., Fisher, D. W. (Eds.): Immunobiology. Stamford/Conn.: Sinauer 1970

Kabat, E. A.: General features of anibody molecules. In: 3d. Convocation on Immunology, Vol. 4. Basel: Karger 1973

Kabat, E. A.: Structural concepts in Immunology and Immunochemistry, 2nd. Ed., Kap. 6–10. New York: Holt, Rinehart & Winston 1976

Killander, J. (Ed.): Nobel Symp. III: Gamma globulins. Structure and control of biosynthesis. Stockholm: Almqwist & Wicksell 1967

Koshland, M. E.: Structure and function of the J chain. Advanc. Immunol. *20,* 41 (1975)

Kochwa, S., Kunkel, H. G. (Eds.): Immunoglobulins. Ann. N.Y. Acad. Sci. *190,* 5 (1971)

Low, T. L. K., et al.: Structure, function, and evolutionary relationships of Fc domains of human immunoglobins A, G, M, and E. Science *191,* 390 (1975)

Metzger, H.: Structure and functions of IgM immunoglobulins. Advanc. Immunol. *12,* 57 (1970)

Nisonof, A., et al.: The antibody molecule. New York: Academic Press 1973

Oudin, J.: L'allotypie. Paris: Congr. francophone int. Immunol. INSERM 1977

Porter, R. R.: The structure of antibodies, Sci. Amer. *217,* 81 (1967)

Pressman, D., et al.: Specific receptor of antibodies, antigens and cells. 3rd. Int. Convocation on Immunology, Basel: Karger 1975

Parfentjev, I., 1936. U.S. Patent 20655196.

Pope, C. G., Healey, M.: The preparation of diphtheria antitoxin in a state of high purity. Brit. J. exp. Path. *20,* 213 (1939)

Raynaud, M.: Nature chimique des anticorps et structure des immunoglobulines. Paris: C.D.U. 1970

Ropartz, C.: L'allotypie des immunoglobulines humaines. Ann. Immunol. (Inst. Pasteur) *125 C,* 27 (1974)

Rowe, D. S., Fahey, J. L.: A new class of human immunoglobulins, I und II. J. exp. Med. *121,* 171, 185 (1965)

Sela, M. (Ed.): The Antigens, I und II. New York: Academic Press 1973–1974

Sercarz, E. E., et al.: The immune system, genes, receptors, signals. New York: Academic Press 1974

Shur, P. H.: Human gamma-G subclasses. Progr. clin. Immunol. *1,* 71 (1972)

Stertzl, J., Riha, I. (Eds.): Developmental aspects of antibody formation. Prague, I und II. Academia

Tomasi, jr., T. B.: The gamma-A globulins: first line of defense. In: Good, R. A., Fisher, D. W.: Immunobiology, Stamford/Conn.: Sinauer 1970

Wu, T. T., Kabat, E. A.: An analysis of sequences of the variable regions of Bence-Jones Proteins and myeloma light chains and their implications for antibody complementarity. J. exp. Med. *132,* 211 (1970)

7 Komplement

Wilmar Dias da Silva

7.1 Allgemeines

Pfeiffer und Issaeff beobachteten 1894, daß Cholera-Vibrionen zerfallen, wenn sie in die Peritonealhöhle zuvor immunisierter Meerschweinchen injiziert werden. Bordet wies etwas später nach, daß Mikroorganismen in Minuten lysiert werden, wenn ihnen in vitro Serum immunisierter Tiere zugesetzt wird; wurde das Serum jedoch für 30 Minuten auf 56° C erhitzt oder einfach für einige Tage stehen gelassen, so verlor es seine lytische Aktivität, obwohl der Antikörper noch vorhanden war. Zugabe von frischem Serum von nichtimmunisierten Tieren stellte die lytische Aktivität wieder her. Mit diesem Experiment konnte daher gezeigt werden, daß die bakteriolytische Aktivität des Serums immunisierter Tiere von zwei Faktoren abhing: einem (dem Antikörper) spezifischen und thermostabilen und einem anderen, der unspezifisch und thermolabil ist und der sowohl in Immun- als auch in Normalseren vorkommt. Dieser Faktor wurde zunächst Alexin genannt und wird heute als Komplement bezeichnet, abgekürzt C. Jede immunologische Reaktion beginnt mit der spezifischen Verbindung von Antigen und Antikörper, wie in den obigen Beispielen (Pfeiffersches Phänomen) gezeigt wurde. Danach wird eine Reihe humoraler oder zellulärer Reaktionen in Gang gesetzt, deren Ergebnis eine Gewebsschädigung ist. Die Verbindung von Antigen und Antikörper ist für sich selbst ein folgenloses Ereignis und Ag-Ak-Komplexe können Gewebsschädigungen nur unter Mithilfe zusätzlicher Systeme bewirken. Bei der Antigen-Reaktion mit humoralen Antikörpern ist das wirksame System das Komplement. Dieses System kann als eine Gruppe von Faktoren (hauptsächlich Enzymen) definiert werden, die im normalen Serum vorhanden sind, während einer Immunisierung nicht zunehmen und auf verschiedene Antigen-Antikörper-Komplexe einwirken können. Ist das Antigen ein Teil der Zellmembranstruktur, verursacht die Beteiligung des Komplements bei der Ag-Ak-Reaktion eine irreversible Schädigung, die schließlich zur Lyse der Zelle führt. Auf Grund der zytotoxischen Wirkung des aktivierten Komplements können Folgen verschiedener Art auftreten: Lyse von Bakterien (Bakteriolyse); Phagozytose gewisser korpuskulärer Antigene, die mit Antikörpern beladen sind (Opsonisierung); Veränderungen der Zellmembran, die zur Lyse von Erythrozyten (Immunhämolyse) oder kernhaltiger Zellen (Zytolyse) führen; Bildung von Substanzen, die Histamin aus Mastzellen oder glatten Muskelzellen freisetzen (Anaphylatoxine); Bildung von Substanzen, die Leukozyten anziehen (chemotaktische Faktoren), etc. Schließlich werden durch die Aktivierung des Komplement-Systems Faktoren gebildet, die notwendig sind, um eine Entzündungsreaktion zu initiieren, die bei manchen Formen immunologisch bedingter Gewebsschädigungen auftritt. Von den Modellen einer direkt durch Komplement verursachten Gewebsschädigung ist die Immunhämolyse am besten untersucht. Der Vorteil dieses Modells, bei dem Schaferythrozyten mit Kaninchen-Antikörpern sensibilisiert (beladen) werden und frisches Meerschweinchenserum oder Humanserum als Komplementquelle dient, liegt in der Genauigkeit der Information, die erhalten werden kann.

Gesamttitration des hämolytischen Komplements. Obwohl Bordet schon 1909 die Immunhämolyse beschrieb, wurden geeignete Methoden zur genauen quantitativen Bestimmung des hämolytischen Komplementtiters im Serum erst um 1945 unter Ausnutzung der Rolle zweiwertiger Kationen, Ca^{++} und Mg^{++} im Ablauf der Reaktion, entwickelt. Manfred Mayer gebührt das Verdienst, durch seine Untersuchungen viele kinetische Grundzüge der Immunhämolyse aufgeklärt zu haben. Die Reaktion kann man insgesamt folgendermaßen beschreiben:

$$E + A \rightarrow EA; \; EA + C \rightarrow \text{Stroma} + \text{Hämoglobin}$$

wobei E für Schaferythrozyten, A für Kaninchen-anti-Schaferythrozyten-Antikörper, EA für sensibilisierte Erythrozyten und C für Komplement stehen.

Für die Titration des Komplements wird eine standardisierte Menge EA ($5 \cdot 10^8$) mit verschiedenen Mengen C in einem konstanten Volumen (gewöhnlich 7,5 ml) bei einem pH von 7,4 bis 7,5 des Mediums (gewöhnlich isotonischer Natrium-Veronal- oder Triäthanolamin-Puffer), das Ca^{++} ($1{,}5 \cdot 10^{-4}$) und Mg^{++} ($5 \cdot 10^{-4}$ M) enthält, inkubiert. Die Inkubation erfolgt bei 37° C für 90 Minuten, wenn Meerschweinchenserum verwendet wird, oder bei 32° C, wenn Humanserum verwendet wird. Das Ausmaß der Hämolyse wird durch Messung des freigesetzten Hämoglobins bestimmt. Hierfür wird die Mischung zentrifugiert und der Überstand im Spektrophotometer bei einer Wellenlänge von 540 nm gemessen. Trägt man den Prozentsatz der hämolysierten Zellen gegen die zugegebene Menge C auf, so erhält man eine sigmoidale Dosis-Antwort-Kurve (Abb. 7.1).

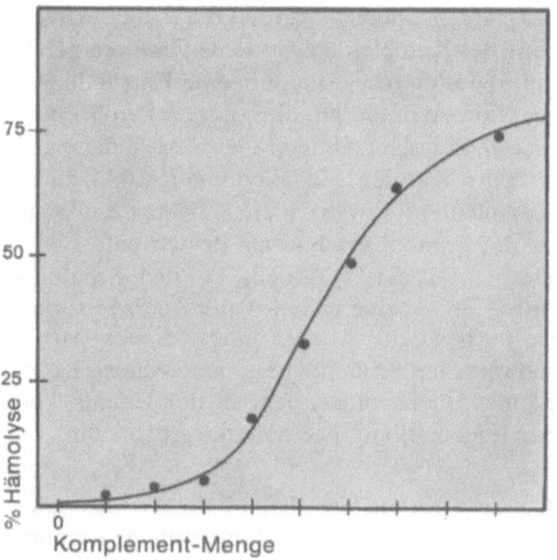

Abb. 7.1. Dosis-Antwort-Kurve bei der Komplement-Titration (arithmetische Skala)

Die Zeichnung in Abb. 7.1 zeigt, daß die Hämolyse-Kurve asymptotisch gegen 100% zuläuft. Aus diesem Grund ist es sinnvoller, das Komplement im Bereich des linearen Teils der Kurve zu titrieren, und zwar wird dabei die Menge Komplement, die notwendig ist, eine 50%ige Hämolyse unter Standardbedingungen zu verursachen, als Referenzpunkt (CH_{50}) gewählt. Das Verhältnis von % Hämolyse y und Komplementmenge x wird durch die Gleichung:

$$y = \frac{x^n}{x^n + K^n}$$

ausgedrückt.

Aus dieser Formel leitet sich die van Kroghsche Gleichung ab:

$$x = K\left(\frac{y}{1-y}\right)^{1/n}$$

bei der x die Komplementmenge, y die Prozente Hämolyse, n eine Konstante, die die Neigung der Kurve bestimmt und K eine Konstante, die die 50%-Einheit des Komplements wiedergibt, bedeuten.

Besteht 50% Lyse, so ist $\frac{y}{1-y} = 1$ und x wird gleich K (CH_{50}-Dosis).

Die von van Krogh beschriebene Kurve ist sigmoidal, wenn $1/n > 1$ ist und unter normalen Bedingungen sollte der Wert 1/n um 0,2 (±10%) variieren. Wird eine Bestimmung des CH_{50}-Wertes im Serum durchgeführt, ist es sinnvoll, eine Zeichnung anzufertigen (Abb. 7.2) und log x auf der Ordinate gegen log $\frac{y}{1-y}$ auf der Abszisse aufzutragen. Auf diese Weise erhält man eine Gerade nach der Gleichung:

$$\log x = \log K + 1/n \log (y/1-y)$$

Der Schnittpunkt dieser Geraden mit der Ordinate (x=O) gibt die Menge Serum an, die einer CH_{50}-Einheit entspricht, wenn $\log (y/1-y) = 0$, $y = 0{,}5$ beträgt. Meerschweinchenserum enthält 200–300 CH_{50}/ml und Humanserum 40–60 CH_{50}/ml.

Komplement als multifaktorielles System. Die Freisetzung von Hämoglobin bei der Immunhämolyse oder die Freisetzung zellulärer Bestandteile bei anderen Formen von Zellschädigungen, die durch Komplement verursacht werden, spiegelt nur das Endergebnis einer Reihe von aufeinanderfolgenden Reaktionen wider. Die Vielfalt der Komponenten wurde 1912 von Ferrata nachgewiesen, der zeigen konnte, daß Euglobuline wie auch Pseudoglobuline, die durch Dialyse gegen Wasser erhalten wurden, zwar für sich allein keine hämolytische Aktivität aufwiesen wenn sie jedoch wieder vereinigt wurden, die ursprüngliche hämolytische Aktivi-

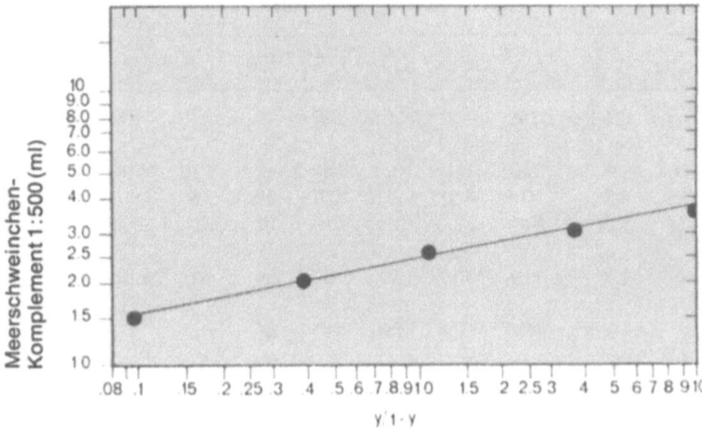

Abb. 7.2. Dosis-Antwort-Kurve zur Bestimmung der Komplementkonzentration: log x gegen log (y/1 − y)

tät wiederherstellten. Versuche, bei denen zuerst eine der beiden Fraktionen den Erythrozyten zugegeben wurde und erst nach Waschen der Zellen die andere Fraktion, ergaben, daß zur Hämolyse zuerst die Euglobulinfraktion gebunden werden muß und dann die Pseudoglobulinfraktion. Der erste Faktor wurde daher Zwischenstück (midpiece) oder C1 und der zweite Endstück oder C2 genannt. Zwei weitere thermostabile Faktoren wurden später durch Behandlung von Humanseren mit Cobravenom oder Zymosan (C3) und mit Ammoniak oder Hydrazin (C4) entdeckt.

Die Bezeichnungen R1, R2, R3 und R4 wurde selektiv-defizienten Seren gegeben (R für Reagens), die dem Nachweis von C1, C2, C3 und C4 dienten.

Die Verfügbarkeit von R-Reagentien erlaubt die Titration jeder einzelnen Komponente. So gibt z. B. der C1-Titer eines Serums die größte Verdünnung an, die zu einer 50%igen Hämolyse der EA in Gegenwart einer standardisierten R 1-Konzentration führt.

Bis 1958 waren nur 4 Komplement-Komponenten bekannt. Die Komponente, die man ursprünglich mit C3 („klassisches" C3) bezeichnete, ist eine Mischung von mindestens sechs verschiedenen Proteinen mit individueller Struktur und Funktionen, die als C3, C5, C6, C7, C8 und C9 bezeichnet werden. Auch C1 kann in drei Untereinheiten zerlegt werden, C1q, C1r und C1s. Wie wir unten sehen werden, reagieren die 11 Proteine des Systems nacheinander in Art einer Kaskade. Einige besondere Eigenschaften der Komplement-Komponenten sind in Tabelle 7.2 zusammengestellt.

Nomenklatur. In Übereinstimmung mit der Empfehlung einer Sachverständigen-Gruppe der WHO (World Health Organisation) wird Komplement mit C bezeichnet und die Komponenten werden mit diesem Symbol und einer nachfolgenden Zahl bezeichnet (C1, C4 etc.). Die aktivierten Komponenten werden mit einem horizontalen Strich über der Zahl gekennzeichnet, wie z. B. $C\bar{1}$ = aktiviertes C1. Der kleine Buchstabe i nach einer Bezeichnung gibt an, daß die bezeichnete Komponente ihre Aktivität verloren hat, d. h. C4i = inaktiviertes C4. Peptidspaltprodukte werden nach der allgemeinen Formel Cna, Cnb, etc., d. h. C3a und C3b oder C5a und C5b gekennzeichnet.

Tabelle 7.1. Trennung der klassischen Komplement-Komponenten

Serum-Behandlung	R-Reaktiv	Vorhandene Komponenten
Dialyse gegen pH 5,5-Puffer, μ = 0,02		
Überstand	R 1	C 2, C 3, C 4
Niederschlag	R 2	C 1, C 3, C 4
Zymosan (2–3 mg/ml), 1 Std bei 37° C	R 3	C 1, C 2, C 4
Hydrazin 0,02–0,03 M 1 Std bei 37° C	R 4	C 1, C 2, C 4
30 min bei 56° C	inaktiviertes Serum	C 3, C 4

Tabelle 7.2. Eigenschaften der Komponenten des humanen Komplement-Systems

Komponente	C1q	C1r	C1s	C4	C2	C3	C5	C6	C7	C8	C9
Synomym	–	–	C1-Esterase	β_1E	–	β_1C	β_1F	–	–	–	–
Molekulargewicht ($\times 10^3$)	388	168	79	230	117	185	185	125	120	150	79
Sedimentations-Koeffizient	11 S	7 S	4 S	10 S	6 S	9,5 S	8,7 S	6 S	7 S	8 S	4 S
Elektrophoretische Beweglichkeit	$\gamma 1$	β	$\alpha 2$	$\beta 1$	$\beta 2$	$\beta 1$	$\beta 1$	$\beta 2$	$\beta 2$	$\gamma 1$	$\alpha 2$
Serum-Konzentration (μg/ml)	20–30	–	120	430	30	1300	75	60	60	Spuren	Spuren
Kongenitaler Mangel				MS[a]	H[b]	MS[a]	M[c]	K[d]			
Thermolabilität bei 56° C, 30 min	+	++	+	–	+	–	+	–	+	+	+

[a] Meerschweinchen, [b] Mensch, [c] Maus, [d] Kaninchen

7.2 Sequentielle Reaktion der Komplement-Komponenten bei der Immunhämolyse

Abb. 7.3 zeigt die Reaktionsfolge der Komponenten des Komplementsystems bei der Immunhämolyse. Diese Abfolge gilt auch für die Lyse anderer tierischer Zellen und für Bakterien und läuft ebenfalls in zellfreien Systemen ab, die vorgeformte, lösliche Ag-Ak-Komplexe enthalten. Die Hämolyse von Schaferythrozyten (E), die durch Kaninchenantikörper (A) gegen Schaferythrozyten und Human- oder Meerschweinchenserum als Komplement ausgelöst wird, erfolgt in acht Schritten:

1) $E + A \longrightarrow EA$

2) $EA + C1 \xrightarrow{Ca^{++}} EAC\overline{1}$

3) $EAC\overline{1} + C4 \longrightarrow EAC\overline{1,4b}$

4) $EAC\overline{1,4b}, + C2 \xrightarrow{Mg^{++}} EAC\overline{1,4b,2a}$

5) $EAC\overline{1,4b,2a}, + C3 \longrightarrow EAC\overline{1,4b,2a,3b}$

6) $EAC\overline{1,4b,2a,3b}, + C5 + C6 + C7 \longrightarrow EAC\overline{1,4b,2a,3b,5b,6,7}$

7) $EAC\overline{1,4b,2a,3b,5b,6,7} + C8 + C9 \longrightarrow E^*$

8) $E^* \longrightarrow$ Stroma + Hämoglobin

Der erste Schritt: E + A → EA.

Am Anfang erfolgt eine spezifische Bindung von Antikörper (A) und Antigen (E) an der Oberfläche der Erythrozyten. Es bestehen indirekte Hinweise, daß ein einziges IgM-Molekül oder zwei nahe beieinander gebunden liegende IgG-Moleküle ausreichen, Komplement zu aktivieren. Diese Feststellung stimmt mit dem Befund überein, daß beim Mischen eines Zellüberschusses mit einer konstanten Menge IgM die Zahl der sensibilisierten Zellen konstant bleibt, während dies nicht der Fall ist, wenn anstatt IgM IgG-Antikörper eingesetzt werden. Antikörper der IgM-Klasse sind somit weit wirkungsvollere Komplement-Aktivatoren als die der IgG-Klasse.

Die Notwendigkeit, daß zwei IgG-Moleküle sehr nahe beieinander liegen müssen, bedeutet, daß die Antigendeterminanten, die sie binden, sehr nahe an der Zelloberfläche von Erythrozyten beieinanderliegen müssen. Diese Verhältnisse erklären, warum Antikörper gegen Antigene, wie die Rh-Antigene oder andere Isoantigene, die weit über die Erythrozytenmembran verstreut sind, unfähig sind, eine spezifische Hämolyse zu verursachen. Die an der Immunhämolyse beteiligten Antigendeterminanten müssen nicht notwendigerweise natürliche Bestandteile der Zellmembran sein. Antigengruppen können künstlich an die Membran gekoppelt werden und man kann durch Bindung des für diese Gruppen spezifischen Antikörpers und Zugabe von Komplement ebenfalls eine Hämolyse erreichen. Immunkomplexe, die in der Äquivalenz-Zone oder bei geringem Antigen-Überschuß gebildet wurden, aktivieren Komplement wirkungsvoller als solche, die sich in starkem Antigen-Überschuß bilden, da sich dann keine Netzstruktur ausbildet. Auch künstlich hergestellte Hybrid-Antikörper (Antikörper, die aus zwei Halbmolekülen – einer schweren und einer leichten Kette – zweier Antikörper mit verschiedener Spezifität hergestellt wurden), die nur eine Bindungsstelle haben, bilden keine Aggregate und aktivieren kein Komplement.

Die primäre Aktivierung scheint von der geeigneten Position zweier schwerer Ketten

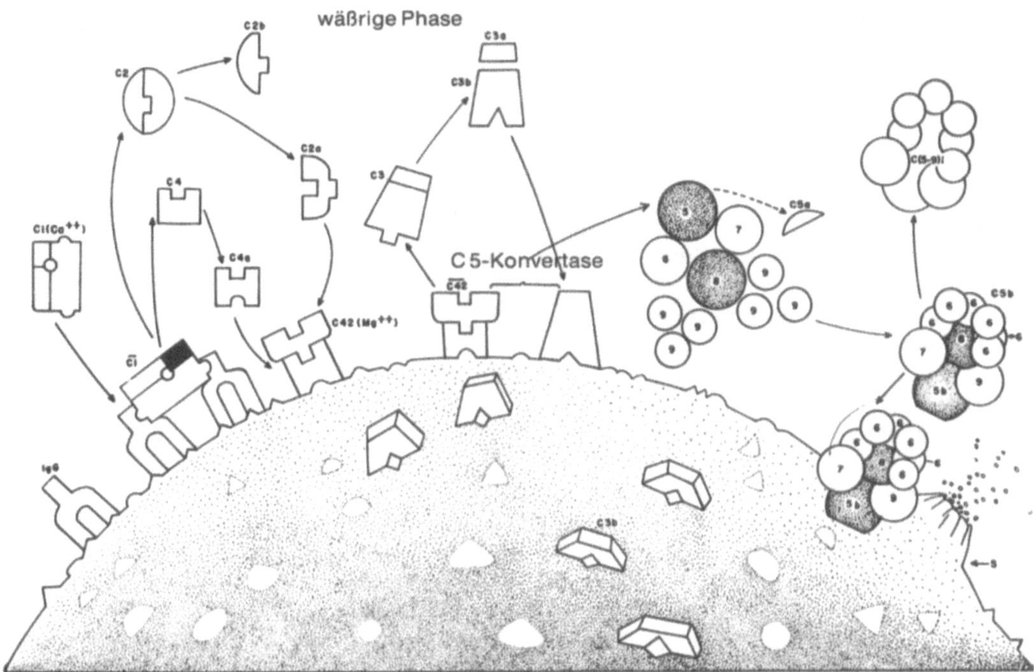

Abb. 7.3. Reaktionskaskade der Komplement-Komponenten bei der spezifischen Zytolyse

zueinander und der Offenlegung eines Teiles des Fc-Fragments, das für die Bindung des C1q verantwortlich ist, abzuhängen. Durch Pepsin-Spaltung von IgG erhaltene $F(ab)_2$-Fragmente bilden zwar Komplexe mit entsprechenden Antigenen, aktivieren aber kein Komplement. Dieser letzte Befund ist ausschlaggebend für die Zuordnung der C1q-Bindungsstelle zu dem Teil der schweren Kette, der das Fc-Fragment bildet.

Nicht alle Antikörper, die Komplement binden, können Meerschweinchen-Komplement aktivieren, das gewöhnlich für Routine-Teste benutzt wird. Antikörper von Vögeln z. B. aktivieren kein Säugetier-Komplement. Auch bei Spezies, deren Antikörper Komplement binden können, sind nur Antikörper bestimmter Immungloblin-Klassen wirklich wirksam. So binden IgM und einige Human-IgG-Subtypen Komplement, IgA und IgE aber nicht.

Auch unspezifische IgG-Aggregate, die durch Erwärmen auf 63° C für 10 Minuten oder chemisch mit BDB (Bis-diazo-benzidin) hergestellt wurden, aktivieren sehr wirksam Komplement.

Der zweite Schritt: $EA + C\,1 \xrightarrow{Ca^{++}} EAC\overline{1}$.

Die Reaktion zwischen Komplement und Erythrozyten erfordert Ca^{++}- und Mg^{++}-Ionen, und die Reaktionsgeschwindigkeit ist größer bei 37° C als bei 0° C. Diese Beobachtungen lassen vermuten, daß zumindestens einige Komplement-Komponenten Enzyme sind, die normalerweise in der Form von Proenzymen im Serum vorliegen. C1 bildet einen makromolekularen Komplex, der sich aus drei Untereinheiten zusammensetzt, die mit C1q, C1r und C1s bezeichnet werden und über Ca^{++}-Ionen zusammengehalten werden. Werden diese durch Chelatbildung, z. B. mit EDTA (Äthylendiamintetraacetat), entfernt, dissoziiert der Komplex in seine Untereinheiten, die mittels DEAE-(Diäthylaminoäthyl-)Cellulose chromatographisch getrennt werden können. In makromolekularer Form verbindet sich C1 mittels Rezeptoren an C1q mit besonderen Bereichen des Fc-Teils von Antikörpern, die zugänglich werden, wenn der Antikörper Antigene gebunden hat. C1q scheint sich aus 5 oder 6 Untereinheiten zusammenzusetzen. Vier oder fünf dieser Untereinheiten haben ein Molekulargewicht von 70000 Dalton und eines oder zwei von 52000 Dalton. Ultrastrukturanalysen erlauben, zwei Modelle für die Molekül-Konfiguration zu konstruieren: Eines besteht aus fünf symmetrisch um eine zentrale Einheit angeordneten Einheiten mit einem Ausmaß von ungefähr 200

Angström; das andere weist eine mehr oder weniger zylindrische Form von ungefähr 400 Angström auf mit anscheinend derselben Anzahl von Untereinheiten. Da C1q fünf oder sechs Valenzen für Antikörper-Moleküle aufweist, könnte jede Valenz zu einer peripheren Untereinheit gehören. C1q kann auch mit IgG-Molekülen reagieren und vorgeformte Ag-Ak-Komplexe präzipitieren. Ultrazentrifugationsanalysen der IgG-C1q-Molekül-Komplexe ergaben einen Sedimentations-Koeffizient von 15 S; man kann daher annehmen, daß sie aus sechs IgG-Molekülen und einem C1q-Molekül zusammengesetzt sind. Komplexe zwischen IgM und C1q werden in analoger Weise gebildet.

Untersuchungen dieses Stadiums der Immunhämolyse ergaben folgendes:

a) Nachdem sich C1 an die EA-Membran angeheftet hat, wandelt es sich zur aktiven $C\bar{1}$-Form um und kann gewisse synthetische Aminosäuren wie ATEE (N-Acetyl-L-tyrosinäthylester) hydrolysieren.

b) Sowohl die hämolytische als auch die Esterase-Aktivität von $C\bar{1}$ kann durch DFP (Diisopropylfluorphosphat) und andere Esterase-Inhibitoren gehemmt werden. Reagieren EA oder gleichwertige Ag-Ak-Komplexe mit C1, treten zwei in ihrer Spezifität recht unterschiedliche Esterase-Aktivitäten auf (Abb. 7.4). Die erste, die mit C1r assoziiert ist, hydrolysiert AAME (N-Acetyl-argininmethylester), während die zweite, die mit C1s assoziiert ist, ATEE (siehe oben) und TAME (N-p-Toluolsulfonyl-argininmethylester) hydrolysiert. Die letztere wird gemeinhin C1-Esterase genannt und stellt die hämolytisch aktive Form des C1 dar. Wird die C1-Komponente mit EDTA behandelt, verliert sie ihre makromolekulare Form, da Ca^{++}-Ionen entzogen werden. Nach DEAE-Cellulose-Chromatographie des so behandelten C1 erhält man drei Subkomponenten C1q, C1r und C1s (Abb. 7.5). Eine C1s-Aktivierung erfolgt allerdings nur, wenn die drei Subkomponenten mittels Ca^{++} reassoziiert sind. Ca^{++}-Ionen stellen einen integralen Bestandteil des makromolekularen C1-Komplexes dar. Normalseren verschiedener Spezies, einschließlich des Menschen und Meerschweinchen, enthalten einen C1-Esterase-Inhibitor. Der Inhibitor ist ein säurelabiles α_2-Globulin mit einem Sedimentations-Koeffizienten von 3 S und einem Molekulargewicht von 90000 Dalton. Er wird durch Erwärmen auf 63° C und durch Ätherbehandlung zerstört. Hochgereinigte Präparationen dieses Inhibitors hemmen die Aktivität der C1-Esterase im Verhältnis 1 Einheit Inhibitor zu 10 Enzym-Einheiten.

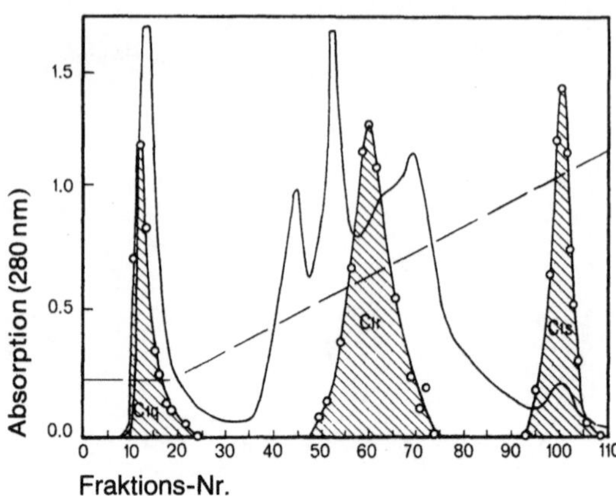

Abb. 7.5. Chromatographische Trennung von C1, das mit EDTA behandelt wurde (aus Lepow, I. H., et al: *J. exp. Med. 117,* 983 [1962])

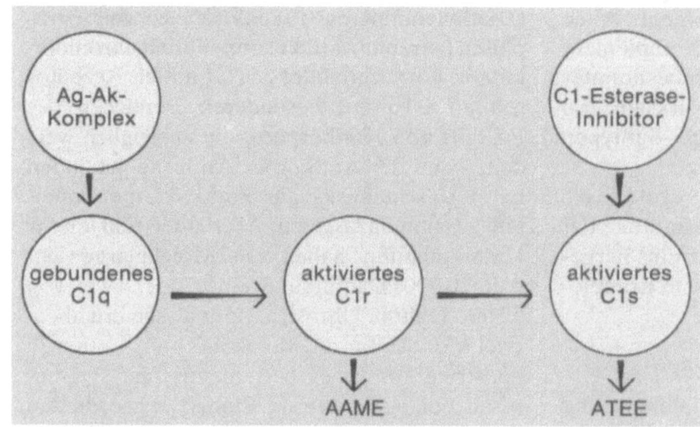

Abb. 7.4. Esterase-Aktivitäten des aktivierten C1

Der dritte Schritt: $EAC\overline{1}+C4 \rightarrow EAC\overline{1,4b}$.

Nach Bildung des $EAC\overline{1}$-Komplexes kommt es beim folgenden Schritt der Immunhämolyse zur Reaktion mit C4 und der Bildung des Zwischenkomplexes $EAC\overline{1,4}$ (Abb. 7.3). Die Bildung dieses Komplexes tritt nur dann wirkungsvoll ein, wenn C1 an der Oberfläche sensibilisierter Erythrozyten in seiner enzymatisch aktiven Form vorliegt. Die Inhibition von C1 durch DFP, mit Anti-C1-Esterase-Antikörpern oder mit gereinigten Präparationen des C1-Esterase-Inhibitors verhindert die Bildung des $EAC\overline{1,4}$-Komplexes. Ist der Komplex einmal gebildet, kann man C1 mittels EDTA dissoziieren, ohne die C4-Aktivität zu beeinträchtigen. Dies weist daraufhin, daß C4 selbst nicht an C1 gekoppelt ist, sondern wahrscheinlich kovalent an Rezeptoren, die sich an der Erythrozyten-Membran oder am Antikörper befinden. Humanes C4 konnte in hochgereinigter Form erhalten werden. Es ist ein Protein mit einer Sedimentationskonstanten von 10 S, das im elektrophoretischen Feld mit β-Proteinen wandert und als β_1E bezeichnet wird. Antikörper gegen dieses Protein blockieren die hämolytische Aktivität von C4. Wenn diese Antikörper mit Fluorochromen wie Fluorescein-Isothiocyanat markiert werden, kann man C4 an Ag-Ak-Komplexen im Gewebe nachweisen.

Behandlung gereinigter C4-Präparationen mit C1-Esterase führt zu einer Veränderung ihrer elektrophoretischen Beweglichkeit und einer kleinen, aber nachweisbaren Reduktion ihrer Sedimentationskonstanten auf 9,5 S (Abb. 7.6). Diese Veränderungen sind das Ergebnis der Spaltung des C4-Moleküls in ein kleines Fragment (C4a) mit einem Molekulargewicht von ungefähr 15000 und in ein größeres Fragment, welches sich mit der Erythrozytenmembran verbindet und ein Molekulargewicht von 230000 aufweist ($C\overline{4b}$). Dieses größere Fragment trägt auch den Akzeptor für das C2-Molekül. Gereinigte C4-Präparationen erlaubten eine Reihe von Untersuchungen zur Biochemie dieser Reaktion bei der Immunhämolyse. So konnte gesichert werden, daß C1-Esterase wahrscheinlich in zweifacher Weise auf das C4-Molekül einwirkt: Zuerst vermittelt sie die Bindung des C4-Moleküls an die Zellwand oder den Ag-Ak-Komplex, danach bereitet sie C4 auf die Bindung des C2-Moleküls vor (Abb. 7.3). Die für die Bindung des C3-Moleküls verantwortlichen Bereiche des C4-Moleküls sind von denen, die für die Fixierung des C4 an

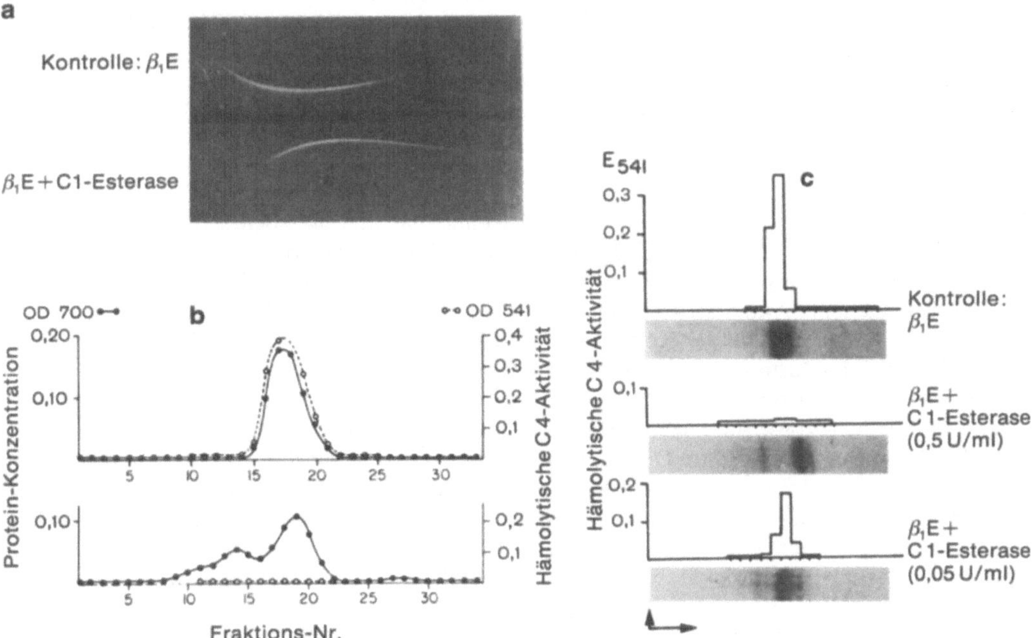

Abb. 7.6. Die Wirkung gereinigter C1-Esterase auf gereinigtes C4, nachweisbar in der Immunelektrophorese **a**, Elektrophorese **b** und durch Ultrazentrifugation (nach Müller-Eberhard, J. H., Lepow, H. I.: J. exp. Med. *121*, 819 [1965])

die Zellmembran verantwortlich sind, unterschiedlich. Diese letzteren sind sehr instabil und werden schnell inaktiviert, wenn C$\overline{4b}$ auf keinen Rezeptor an der Zellmembran trifft. Im Gegensatz dazu ist der Bereich für die Bindung des C2-Moleküls recht stabil und noch nach seiner Aktivierung durch C1-Esterase aktiv.

Der vierte Schritt: EAC$\overline{1,4b}$ + C2 $\xrightarrow{Mg^{++}}$ EAC $\overline{1,4b,2a}$.

C2 ist ein β_2-Globulin mit einem Molekulargewicht von ungefähr 117000 Dalton. Behandlung des C2 mit Jodessigsäure oder p-Chlormercuribenzoat zerstört seine hämolytische Aktivität, während Behandlung mit Jod seine Aktivität steigert. Dies läßt vermuten, daß das C2-Molekül Sulfhydrylgruppen besitzt, die für seine Aktivität wichtig sind.

Der Reaktionsschritt erfolgt in zwei Stufen: Bei der ersten, die Mg^{++}-Ionen erfordert, wird C2 reversibel an den EAC$\overline{1,4b}$-Komplex gebunden; bei der zweiten, temperaturabhängigen Reaktion, spaltet C1 das gerade gebundene C2-Molekül in zwei Fragmente: ein aktives (C$\overline{2a}$), das fest, jedoch nicht irreversibel an C4 gebunden wird und ein anderes, inaktives (C2b), mit einem Molekulargewicht von 34000 Dalton, das in die flüssige Phase dissoziiert (Abb. 7.3). Das C$\overline{2a}$-Fragment hat ein Molekulargewicht von 83000 Dalton und besitzt den aktiven Bereich des C$\overline{4b}$-C$\overline{2a}$-Komplexes, eines Enzymes, das wegen seiner Wirkung, C3 in bezug auf seine elektrophoretische Wanderungsgeschwindigkeit von einem im β-Bereich wandernden Protein zu einem im α-Proteinbereich wandernden Molekül umzuwandeln, C3-Konvertase genannt wird.

Der Komplex EAC$\overline{1,4b,2a}$ ist instabil und hat eine Halbwertszeit von ungefähr 12 Minuten bei 32°C. Verliert C2 seine Aktivität, wird es in die wäßrige Phase freigesetzt und der Komplex ist wieder im EAC$\overline{1,4b}$-Zustand. Dieser Vorgang wird als „Zerfall" bezeichnet.

Der C$\overline{4b}$-C$\overline{2a}$ (C3-Konvertase-)Komplex hat ein Molekulargewicht von 305000 Dalton, was ungefähr der Summe der C$\overline{4b}$- und C$\overline{2a}$-Werte entspricht. Seine Bildung schließt vier gesonderte Schritte ein: a) Reversible Wechselwirkung zwischen dem C4- und C1-Molekül; b) Spaltung von C4 durch C1-Esterase in C$\overline{4a}$ und C$\overline{4b}$, wobei das letztere den Akzeptor für aktiviertes C$\overline{2}$ trägt; c) Spaltung von C2 in C$\overline{2a}$ und C2b durch die C1-Esterase, und schließlich d) verbindet sich C$\overline{2a}$ fest mit C$\overline{4b}$. Obwohl für diese Reaktion Mg^{++} notwendig sind, verursacht EDTA weder eine Dissoziation noch eine Hemmung der Aktivität, ist der Komplex einmal gebildet. C3-Konvertase, die sich aus C2 bildet, das mit Jod oxydiert wurde ($C2^{oxi}$), ist um ein vielfaches aktiver und stabiler als das mit nativem C2 geformte Enzym. Dies läßt vermuten, daß die Umwandlung der SH-Gruppen in S-S-Brücken sowohl für die enzymatische Aktivität als auch für die Stabilität des bimolekularen Komplexes wichtig ist. Man kann auch annehmen, daß sich die S-S-Brücken am C2-Molekül eng benachbart den C$\overline{4b}$-Bindungsbereichen befinden.

Der fünfte Schritt: EAC$\overline{1,4b,2a}$ + C3 $\rightarrow$ EAC$\overline{1,4b,2a,3b}$.

C3 ist ein β-Protein mit einer Sedimentationskonstanten von 9,5 S und einem Molekulargewicht von ungefähr 185000 Dalton. Es besteht aus zwei Polypeptidketten (α und β) mit einem Molekulargewicht von 120000 bzw. 75000 Dalton, die über Disulfidbrücken verbunden sind. Wird das C3-Molekül aktiviert, entsteht ein großes Fragment (C$\overline{3b}$), welches für die hämolytische Aktivität des C3 verantwortlich ist, und ein kleines (C$\overline{3a}$) mit einem Molekulargewicht von ca. 9000 Dalton, das in den Überstand abgegeben wird und einige pharmakologisch wichtige Eigenschaft besitzt (Abb. 7.3) Dieses Fragment (C$\overline{3a}$) kann auch durch Behandlung hochgereinigten C3 mit C$\overline{4b,2a}$ (C3-Konvertase) sowie durch Trypsin oder Kobravenom-Faktor (s. S. 106, 111) freigesetzt werden.

Während der Aktivierung wird C$\overline{3a}$ von dem NH-terminalen Ende der C3α-Kette abgetrennt. Der übrigbleibende Teil des C3-Moleküls (C$\overline{3b}$) wird sofort an die Membran gebunden und bildet den intermediären Komplex EAC$\overline{1,4b,2a,3b}$ (C5-Konvertase). C1 ist an dieser Reaktion nicht beteiligt, da die Reaktion auch erfolgt, wenn C1-freie EAC$\overline{4b,2a}$-Komplexe verwendet werden. Heften sich die C$\overline{3b}$-Moleküle nicht schnell genug an die Zellmembran, verlieren sie ihre Aktivität und wandeln sich in die hämolytisch inaktive Form, C3bi, um.

Die Einwirkung des C$\overline{3b}$-Inaktivators (KAF, s. S. 110) oder Trypsins auf das gebundene C$\overline{3b}$ bewirkt dessen Zerfall in ein ungefähr 25000-Dalton großes Fragment, C$\overline{3a}$, das in der Membran verbleibt und ein kleines Stück der C3α-Kette darstellt, und dem verbleibenden Teil der α-Kette mit der gesamten β-Kette, der in die flüssige Phase übergeht. Die Bindung des C$\overline{3b}$

erfolgt offensichtlich über das C3d-Fragment. Aus allen zugänglichen Befunden leiten sich alle physiologisch aktiven Fragmente des C3 durch Abspaltung von der α-Kette ab: $C\overline{3a}$, $C\overline{3b}$, $C\overline{3c}$ und $C\overline{3d}$.

Der sechste Schritt: $EAC\overline{1,4b,2a,3b}$ + C5, C6, C7 → $EAC\overline{1,4b,2a,3b,5b,6,7}$.

Über den Mechanismus der Reaktion von C5, C6 und C7 ist wenig bekannt. Untersuchungen über die Wechselwirkung von C6 und C7 mit C5 mittels Ultrazentrifugation haben gezeigt, daß jeder dieser Faktoren unabhängig reagieren kann; es ist jedoch noch unklar, ob die beiden Komponenten die gleiche Bindungsstelle am C5-Molekül besitzen. Indessen scheint es, daß die dem $C\overline{3b}$ zugeschriebene Peptidase-Aktivität für die Spaltung des C5-Moleküls wesentlich ist. Dies wird aus der Beobachtung gefolgert, daß Peptide, die aromatische Aminosäure-Reste, wie z. B. Glycyl-L-Tyrosin, enthalten, und die von dem Zwischenkomplex $EAC\overline{1,4b,2a,3b}$ hydrolytisch gespalten werden, die Umwandlung dieses Komplexes in $EAC\overline{1,4b,2a,3b,5b,6,7}$ hemmen. Der erste Schritt dieser Reaktion würde demnach die Spaltung des C5-Moleküls in $C\overline{5a}$ und $C\overline{5b}$ sein, gefolgt vom Zusammenschluß des $C\overline{5b}$ mit C6 und C7, die somit einen trimolekularen Komplex $C\overline{5b,6,7}$ bilden. Dieses Aggregat heftet sich unmittelbar an die Membran; es bestehen Hinweise, daß aktiviertes $C\overline{7}$ auf die Membran einwirkt, ohne daß es zu einer stabilen Bindung kommt. Behandlung des $EAC\overline{1,4b,2a,3b,5b,6,7}$-Komplexes mit Anti-C5-Antikörpern verhindert die Bindung von C8 an die Zellmembran, so daß angenommen wird, daß C6 und C7 die für die Aktivierung von C8 verantwortlichen Komponenten sind (Abb. 7.3).

Der siebente Schritt: $EAC\overline{1,4b,2a,3b,5b,6,7}$ + C8 + C9→E*→Hämolyse.

Müller-Eberhard und Mitarbeiter regten vor kurzem an, daß die Bildung einer Zellmembranschädigung durch Komplement durch einen dekamolekularen Komplex aus den Komponenten C5 bis C9 verursacht wird. Nach Spaltung des C5 in $C\overline{5a}$ und $C\overline{5b}$ durch das $C\overline{4b,2a,3b}$ (C5-Konvertase)-Enzym, binden sich $C\overline{5b}$, C6 und C7 an die Membran und bilden einen Komplex. Die geometrische Form dieses angenommenen Komplexes ist triangulär, wobei jede Komponente ein Molekül beisteuert, um ein Dreieck zu bilden. Da das Molekulargewicht von $C\overline{5b}$ 165000 Dalton ist und das Molekulargewicht von C6 und C7 jeweils 100000 Dalton, hat der Komplex ein Gesamtmolekulargewicht von 365000 Dalton. Der mittlere Teil des Dreiecks beherbergt ein C8-Molekül, das durch einfache Adsorption an jede der Komponenten des molekularen Komplexes gebunden wird. Der jetzt tetramolekulare Komplex nimmt die Form eines Tetraeders an. Das aufgenommene C8-Molekül kann durch einfache Adsorption sechs C9-Moleküle binden. Da das Molekulargewicht des C8 150000 Dalton ist und das des C9 79000 Dalton, hat der dekamolekulare Komplex $C5b_1$-$C6_1$-$C7_1$-$C8_1$-$C9_6$ ein Molekulargewicht von 995000 Dalton.

Die vorgeschlagene molekulare Anordnung der sechs letzten Komponenten gründet sich auf die folgenden Befunde: a) $C\overline{5b}$, C6 und C7 sind an der Zellmembran sehr eng miteinander verbunden; b) der $C\overline{5b,6,7}$-Komplex bildet die Bindungsstelle für C8, und c) C8 besitzt mehrere Bindungsstellen für C9. Dieses Modell ist mit möglichen allosterischen Effektor-Funktionen des C9 vereinbar, die aus früheren Beobachtungen angenommen wurden, in welchen C9 durch Chelat-bildende Verbindungen, wie 1,10-Phenanthrolin und 2,2′-Dipyridyl ersetzt werden kann.

Es ist unklar, wie dieser dekamolekulare Komplex die Membran schädigt. Die anfängliche Annahme einer Phospholipase-Aktivität hat sich bei Experimenten, bei denen künstliche Membranen mit markierten Phospholipiden als Substrat für die letzten Komplement-Komponenten eingesetzt wurden, nicht bestätigen lassen. Die Ergebnisse dieser Experimente lassen eher vermuten, daß die Schädigung durch hydrophobe Wechselwirkungen zwischen Komplement und Lipiden der Zellmembran erfolgen könnten.

Die morphologischen Merkmale der Zellmembranschäden treten gleich nach Bindung des C5 auf (Abb. 7.7). Diese „ultrastrukturellen" Schäden werden durch die Detergens-Wirkung des $C\overline{5b}$ nach Abspaltung vom C5 verursacht, das stark hydrophob für die anderen Membranphospholipide wird. Die nachfolgende Einwirkung der beiden anderen Komplement-Komponenten verstärkt nur den Detergens-Effekt des $C\overline{5b}$, wodurch es zur Umwandlung der „ultrastrukturellen" in „funktionelle" Schädigungen kommt.

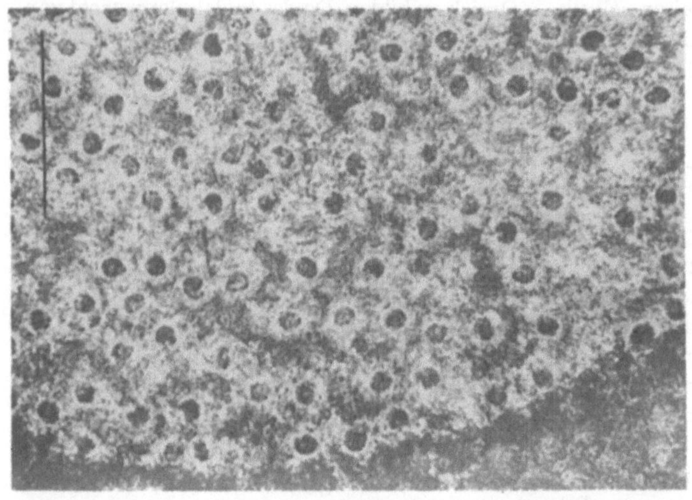

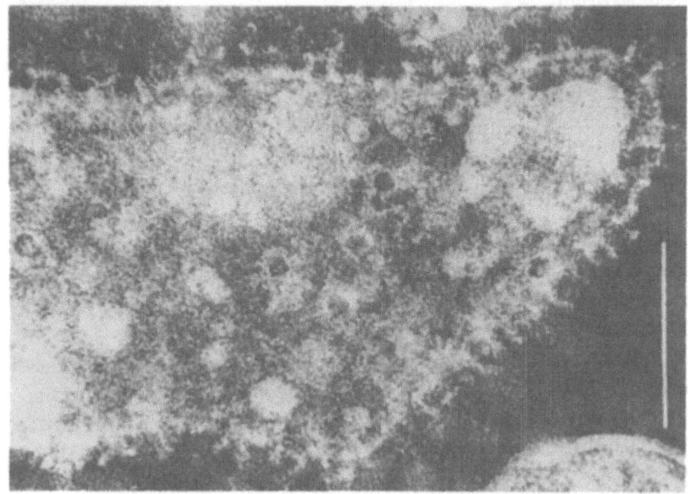

Abb. 7.7. Bildung von Öffnungen in der Zellmembran (Schaf- und Human-Erythrozyten) während der Zytolyse durch Komplement

Quantitative Bestimmung der Komplement-Komponenten. Eine Methode zur quantitativen Bestimmung einzelner Komponenten des Komplement-Systems, basierend auf der hämolytischen Aktivität, wurde von Meyer 1961 eingeführt und gründet sich theoretisch auf seine „one-hit"-Theorie für die Immunhämolyse. Nach dieser Theorie genügt ein einziges Molekül jeder Komplement-Komponente in der Reaktionssequenz, um eine Schädigung der Erythrozyten-Membran zu setzen, die zur Lyse führt. Die Zahl der hämolytisch aktiven Bereiche jeder Komplement-Komponente kann dann durch $Z = -\ln(1-y)$ dargestellt werden, d.h., den negativen natürlichen Logarithmus der Anzahl der nicht-lysierten Zellen. Z beträgt 1 bei 63% Hämolyse, was einer hämolytisch aktiven Stelle pro Zelle entspricht. Da diese Methode erfolglose Reaktionen nicht berücksichtigt, stellen die Ergebnisse eine Minimal-Zahl dar und werden deshalb als „effektive Moleküle" ausgedrückt. Rein technisch besteht die Methode darin, eine Zeichnung zu erstellen, bei der der arithmetische Wert von Z gegen die Serum-Verdünnung aufgetragen wird. Um die Zahl der effektiven Moleküle einer bestimmten Komplement-Komponente zu erhalten, genügt es, den graphisch erhaltenen Wert, der $Z = 1$ entspricht, mit dem reziproken Wert der Verdünnung und der Zahl der in der Mischung vorhandenen Erythrozyten zu multiplizieren und auf 1 ml Serum zu beziehen.

Morphologische Folgen der immuntoxischen Reaktionen. Zellmembran-Schäden durch Ak-C-Einwirkung hat man mit Hilfe negativer Färbetechniken in Verbindung mit der Elektronenmikroskopie sichtbar machen können. Die in Erythrozyten- und Bakterien-Membranen erzeugten Schäden weisen eine mehr oder weniger runde Öffnung mit einem Durchmesser von 80 bis 100 Ångström (Abb. 7.7) auf. Diese Läsionen werden Typ I genannt, während die durch das Properdin-System (s. S. 110) hervorgerufenen Membranschädigungen, die einen größeren Durchmesser besitzen (150 Ångström) und durch einen hellen Hof von ca. 80 Angström Dichte umgeben sind, als Typ II bezeichnet werden.

Untersuchungen der Komplement-Wirkungen auf Lipopolysaccharide von Veillonella alcalescens lassen vermuten, daß die Läsionen in der Membran nicht wirkliche Öffnungen darstellen, sondern eher eine Anhäufung von Mizellen in der Lipoprotein-Schicht der Erythrozyten-Oberfläche.

Kernhaltige Zellen wie die von Krebs-Aszites-Tumor weisen nach Einwirkung von Antikörpern Einstülpungen und Fingerbildungen der Zellmembran auf. Nach Zugabe von Komplement kommt es zur Schwellung der Mitochondrien und der Membranen des endoplasmatischen Retikulums; Vergrößerung der perinukleären Poren wird ebenfalls beobachtet. Störungen der Kontrolle der Zellmembran-Permeabilität werden zuerst durch den Verlust von K^+, Aminosäuren und Ribonucleotiden deutlich. Die Zelle schwillt und als Folge der osmotischen Lyse kommt es zur Freisetzug von Makromolekülen wie Proteinen und Nucleinsäuren.

7.3 Immunbiologische Komplement-Aktivitäten

Während der sequentiellen Reaktion des Komplement-Systems treten verschiedene biologische Wirkungen auf, die entweder durch aktivierte Komplement-Komponenten oder deren Spaltprodukte verursacht werden. In Tabelle 7.3 sind diese verschiedenen Wirkungen zusammengestellt sowie die Komponente oder Komponenten, die an ihrem Zustandekommen beteiligt sind.

Hämolyse. Wie wir oben gesehen haben, sind alle 11 Komplement-Komponenten an dem Zustandekommen der Immunhämolyse beteiligt. Wegen seiner großen Reproduzierbarkeit und Einfachheit der Ausführung wird gewöhnlich diese Reaktion für biochemische Untersuchungen der Komplement-Aktivierung herangezogen.

Bakteriolyse. Gram-negative Bakterien sind empfindlich auf die Wirkung von Antikörper plus Komplement, wobei anscheinend ebenfalls

Tabelle 7.3. Biologische Aktivitäten der bei der Kettenreaktion des Komplements gebildeten Produkte

Biologische Aktivität	Komponenten, die bei dem Bildungsprozeß mitwirken									Herkunft–Komponenten
	C1	C2	C4	C3	C5	C6	C7	C8	C9	
Hämolyse	+	+	+	+	+	+	+	+	+	C8
Bakteriolyse	+	+	+	+	+	+	+	+	+	C8
Anaphylatoxin	+	+	+	+	+	–	–	–	–	C3 und C5
Chemotaxis	+	+	+	+	+	+	+	–	–	C3, C5, C5–C6, C7
Opsonisation	+	+	+	+	+	–	–	–	–	C3
Immunadhärenz	+	+	+	+	–	–	–	–	–	C3
Konglutination	+	+	+	+	–	–	–	–	–	C3
Immunkonglutination	+	+	+	+	–	–	–	–	–	C3
Kinin-Aktivierung	–	+	+?	–	–	–	–	–	–	C2?, C4?
Enzyme	+	+	+	+	–	–	–	–	–	C1r, C1s, C4–C2, C3
Histamin-Freisetzung	+	+	+	+	+?	+?	–	–	–	C5?, C6?
Ausbildung einer Glomerulonephritis	+	+	+	+	?	?	?	?	?	?
Ausbildung eines pulmonalen Ödems	+	+	+	+	?	?	?	?	?	?

alle 11 Komponenten notwendig sind. Die endgültige Schädigung betrifft die Zellwand, was zur Bildung von Sphärozyten führt (s. S. 133).

Anaphylatoxin. Der Ausdruck „Anaphylatoxin“ wurde von Friedberger 1910 zum erstenmal benutzt, um die Eigenschaft bestimmter Seren zu beschreiben, die ein dem anaphylaktischen Schock ähnliches Syndrom erzeugen, wenn sie mit präformierten Ag-Ak-Komplexen behandelt werden. Es konnte später gezeigt werden, daß Seren, die mit gewissen Polysaccharid-Komplexen wie Agar-Agar, Zymosan, Dextran etc. behandelt wurden, ebenfalls diese Eigenschaft erwerben. Nachfolgende Untersuchungen zeigten, daß Seren, die Anaphylatoxin enthalten, folgende pharmakologische Eigenschaften aufweisen:
a) Sie erzeugen spastische Kontraktionen der glatten Muskulatur (Meerschweinchen-Ileum) mit nachfolgender Tachyphylaxie bei Gabe einer erneuten Dosis. b) Sie besitzen die Fähigkeit, aus Mastozyten Histamin freizusetzen und eine Degranulation (in Meerschweinchen) oder Ausstoßung (in Ratten und Mäusen) der metachromatischen Granula im Zytoplasma dieser Zellen zu bewirken. c) Sie verhindern die Kontraktion der glatten Muskulatur des Uterus der Ratte während der Brunst. d) Sie bewirken eine Steigerung der vaskulären Permeabilität.

Auf Grund der Tatsache, daß zuvor auf 56° C erwärmte Seren kein Anaphylatoxin bilden, nahm Friedberger 1911 an, daß Komplement für die Bildung verantwortlich sein könnte. Annähernd 50 Jahre blieb diese Hypothese unerforscht, hauptsächlich weil genauere Kenntnisse der biochemischen Ereignisse fehlten, die zur Komplement-Aktivierung führten. Erst nachdem Komplement-Komponenten in hochgereinigter Form zur Verfügung standen, wurde diese Hypothese experimenteller Prüfung unterworfen. Diese Untersuchungen zeigten, daß im Ablauf der Komplement-Reaktionen zwei Spaltprodukte gebildet werden, nämlich von C3 und C5, die in ihrer biologischen Wirkung dem Anaphylatoxin ähnlich sind.

C3-abgeleitetes Anaphylatoxin. Das biologisch aktive Fragment C3 wird durch Spaltung des C3 durch C3-Konvertase nach der folgenden Reaktion gebildet:

$$C3 \xrightarrow{\overline{C4b\text{-}2a}} C\overline{3a} + C\overline{3b}$$

Das C$\overline{3a}$-Fragment stellt ungefähr 4% des ursprünglichen C3-Moleküls dar mit einem Molekulargewicht von zirka 7200 und wandert bei der Elektrophorese bei pH 9 in Richtung der Kathode. Der basische Charakter dieses Fragments wurde durch Aminosäure-Analyse bestätigt, bei der ein Verhältnis von 1,65 zwischen basischen und sauren Aminosäuren gefunden wurde. Das C$\overline{3a}$-Fragment besitzt einen Kohlenhydrat-Anteil, der an ein Peptid gebunden ist, das vier Cystein-Reste enthält, Serin als N-terminalen Rest und Leucin als C-terminalen Rest aufweist. Über den Leucin-Rest ist C$\overline{3a}$ mit dem verbliebenen Teil des ursprünglichen C3-Moleküls gekoppelt.

Neben der C3-Konvertase spalten auch andere Enzyme wie Trypsin, Plasmin und Thrombin, der 7S-Cobravenom-Faktor (CVF) und der 5S-Serumprotein-(C3PA-)Komplex das C3-Molekül und veranlassen die Bildung eines dem C$\overline{3a}$ analogen Fragments. Das nach Trypsinspaltung erhaltene Fragment besitzt Arginin als C-terminalen Rest; dies läßt vermuten, daß der C3-Molekül-Bereich, der auf die Enzym-Einwirkung empfindlich ist, aus mehr als einer Peptid-Bindung gebildet wird.

C5-abgeleitetes Anaphylatoxin. Das biologisch aktive C$\overline{5a}$-Fragment entsteht bei der Spaltung von C5 durch das aktivierende Enzym $\overline{C4b,2a,3b}$ nach folgender Reaktion:

$$C5 \xrightarrow{\overline{C4b,2a,3b}} C\overline{5a} + C\overline{5b}$$

Das C$\overline{5a}$-Fragment hat ein Molekulargewicht von 10000 bis 15000. Man kann es auch durch Behandlung des gereinigten C5 mit Trypsin erhalten. Bisher sind noch keine Befunde vorhanden, die eine Aussage über seine chemische Zusammensetzung oder den Mechanismus seiner Bildung erlauben.

Die beiden Fragmente, C$\overline{3a}$ und C$\overline{5a}$, besitzen alle Eigenschaften, die dem Anaphylatoxin zugeschrieben werden. Tabelle 7.4 gibt die Ähnlichkeit sowie die Unterschiede im pharmakologischen Verhalten der beiden Substanzen wieder.

Wie in der Tabelle 7.4 ausgewiesen, setzt Anaphylatoxin von C3 (C$\overline{3a}$) Histamin aus Mastozyten der Ratte und des Meerschweinchens frei, während Anaphylatoxin von C5 (C$\overline{5a}$) nur für Meerschweinchen-Mastozyten aktiv ist. Dieser Unterschied in der biologischen Spezifität läßt vermuten, daß beide Anaphylato-

Tabelle 7.4. Biologische Eigenschaften der $C\overline{3a}$- und $C\overline{5a}$-Fragmente nach Abspaltung von C3 bzw. C5

Fragment	Spalt-Enzym	Kontraktion des Meerschweinchen-Ileums	Morphologische Veränderungen an Mastozyten		Histamin-Freisetzung im Gewebe	
			Ratte	Meerschweinchen	Ratte	Meerschweinchen
C3a	$C\overline{4b\text{-}2a}$	+	+	+	+	+
C3a	Trypsin	+	+	+	+	+
C3a	Plasmin	+	+	+	+	+
C3a	9 S-Komplex (CVF + C3PA)	+	+	+	+	+
C5a	$C\overline{4b\text{-}2a\text{-}3b}$	+	−	+	−	+
C5a	Trypsin	+	−	+	−	+
Anaphylatoxin aus Meerschweinchen-Agar-Agar-Serum		+	−	+	−	+

xine auf unterschiedliche Rezeptoren wirken und Meerschweinchen-Mastozyten Rezeptoren für beide Anaphylatoxine besitzen, während Ratten-Mastozyten nur einen Rezeptor für $C\overline{3a}$ haben. Es konnte auch bestimmt werden, daß Meerschweinchen-Ileum, das für ein Anaphylatoxin – zum Beispiel durch aufeinanderfolgende Gabe von $C\overline{3a}$ – desensibilisiert wurde, unverändert auf die Zugabe des anderen Anaphylatoxins ($C\overline{5a}$) antwortet. Auch hier liegt die Annahme nahe, daß die beiden Anaphylatoxine auf unterschiedliche Rezeptoren wirken.

In normalem Human-Serum findet sich ein Anaphylatoxin-Inhibitor; dieser ist ein bei 56° C thermolabiles β-Globulin, das $C\overline{3a}$ und $C\overline{5a}$ inaktiviert. Er hat ein Molekulargewicht von 300000, die Aktivität einer Carboxypeptidase B und ist wahrscheinlich identisch mit der Carboxypeptidase N. Die Gegenwart dieses Inhibitors mag das Fehlen einer anaphylaktischen Aktivität von Humanserum-Proben erklären, die mit Ag-Ak-Komplexen, Agar, C1-Esterase oder anderen Anaphylatoxin-bildenden Agentien behandelt werden.

Chemotaktische Faktoren. Diese, auch Chemotaxine genannte Substanzen, bewirken die Migration von Leukozyten von einem Gebiet mit geringerer zu einem Gebiet mit höherer Dichte entlang eines Konzentrations-Gradienten dieser chemotaktischen Substanzen. Untersuchungen der Chemotaxis erfolgten ursprünglich in vivo mittels lokaler Injektion des chemotaktischen Faktors, um histologisch die Bewegung der Leukozyten zur Injektionsstelle verfolgen zu können. Experimente dieser Art werden jetzt in vitro durchgeführt, und zwar mit geeigneten Kammern, die aus zwei gleichen Abteilen aus nicht-oxidierendem Metall gebildet werden, und durch eine mikroporöse Scheibe getrennt werden. Die Poren der Scheibe sind 650 mμ groß und erlauben das Eindringen von Zellen aus den Abteilen. Die zu testende chemotaktische Substanz wird in ein Abteil und die Leukozyten in das andere eingeführt. Die Leukozyten, die zu dem Abteil wandern, das die chemotaktische Substanz enthält, dringen mittels amöboider Bewegungen in die Membran ein und werden dort festgehalten (Abb. 7.8).

Die Entwicklung dieser in vitro-Methode erlaubte die Untersuchung verschiedener chemotaktischer Aktivitäten, die während der Aktivierung des Komplement-Systems gebildet werden. Eine chemotaktische Aktivität wurde für die $C\overline{3a}$- und $C\overline{5a}$-Fragmente nachgewiesen sowie für C3-Fragmente, die nach Plasmin-Spaltung, Einwirkung eines proteolytischen Enzyms von β-hämolytischen Streptokokken der Gruppe A und des makromolekularen C5-C6-C7-Komplexes gebildet wurden. Die durch eine dieser Faktoren induzierte Chemotaxis steht in Bezug zu der Aktivierung einer an Leukozyten gebundenen Esterase, die die erhöhte und gerichtete Beweglichkeit dieser Zellen bewirkt. Im Human-Serum gibt es mindestens zwei Inaktivatoren der chemotaktischen Wirkung (CFI-A und CFI-B) von $C\overline{3a}$ bzw. $C\overline{5a}$.

Opsonisierung. Opsonine sind Substanzen, die Partikel, die phagozytiert werden sollen, verändern, um eine schnellere und verstärkte Aufnahme zu ermöglichen. Experimente, mit denen

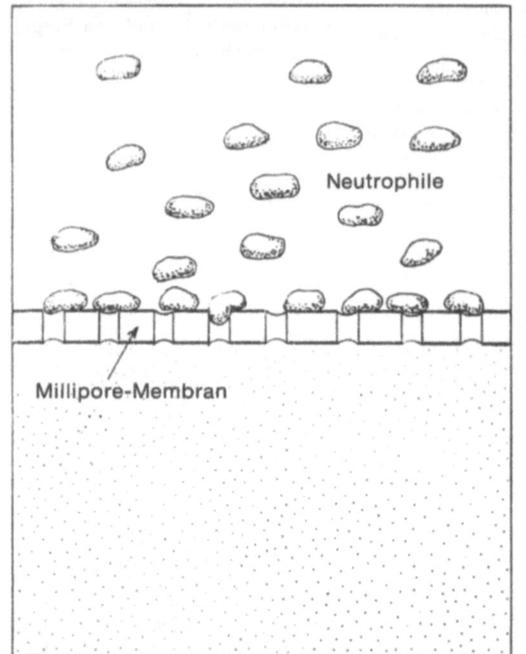

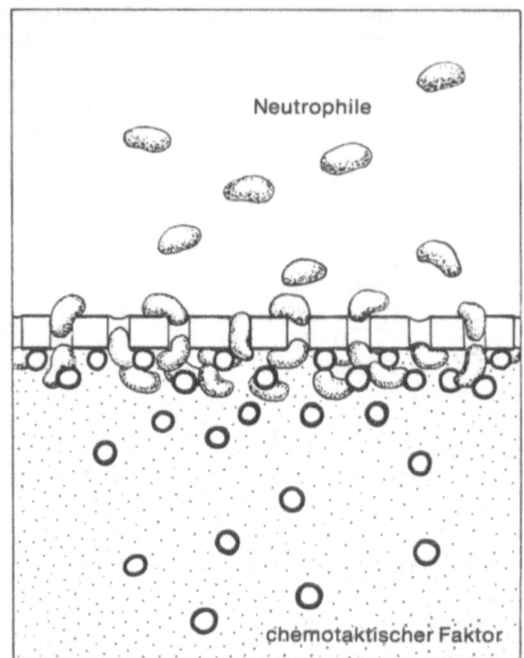

Abb. 7.8. Diagrammatische Darstellung der Technik zum Nachweis chemotaktischer Faktoren

nachgewiesen werden sollte, daß Komplement-Komponenten partikuläre Substanzen durch direkte Opsonisierung sensibilisierten, wurden so durchgeführt, daß sie eine Adhäsion dieser Substanzen an die Erythrozyten-Oberfläche hervorriefen. Die Ergebnisse dieser Untersuchungen ergaben, daß eine Erythrophagozytose nur nach C3-Fixation beobachtet werden konnte und daß diese durch die Zugabe anderer Komplement-Komponenten nicht vermehrt wurde.

Komplement-abhängige Histamin-Freisetzung. Wenn Ratten-Mastozyten, die aus der Peritonealhöhle isoliert wurden, bei 37° C mit bei 50° C inaktiviertem anti-Mastozyten-Serum oder mit Anti-γ-Globulin inkubiert werden, tritt eine Histaminfreisetzung nur auf, wenn frisches Serum zugeführt wird. Um zu beweisen, daß Komplement-Komponenten notwendig sind, wurden Experimente mit gereinigten Komplement-Präparationen durchgeführt. Hiermit war es möglich, nachzuweisen, daß eine Histamin-Freisetzung nur in Gegenwart von C1, C4, C2, C3 und C5 auftrat – ob C6 notwendig ist, ist ungeklärt. Mit Hilfe von Inhibitoren, deren Inhibitions-Spektrum gut definiert ist, konnte die Aktivierung eines esterolytischen Enzyms in Mastozyten nachgewiesen werden; dieses scheint eine Rolle bei der Freisetzung von Histamin bei der Anaphylaxie zu spielen. Der Nachweis, daß C5 die Schädigung der Erythrozytenmembran einleitet, läßt vermuten, daß der für die Freisetzung des Histamins verantwortliche Faktor mit dieser Komponente zusammenhängt.

Ein ähnliches Phänomen wurde beobachtet, wenn Mastozyten, die aus dem Peritoneum von Mäusen isoliert wurden, in vitro mit der 19 S-Fraktion eines Kaninchen-Anti-Forssman-Serums behandelt wurden. Auf diese Weise konnte das Vorhandensein eines heterophilen Antigens an der Oberfläche von Mastozyten nachgewiesen werden.

Kinin-Bildung. Zahlreiche Versuche, die Bildung von Kininen während der Aktivierung von Komplement nachzuweisen, erbrachten nur Ergebnisse ohne Aussagekraft. Der erste indirekte Nachweis einer Kinin-Bildung gelang mit Seren von Patienten mit hereditärem angioneurotischem Ödem. In solchen Seren findet sich neben einer deutlichen Erhöhung des C1-Esterase-Spiegels und einer Verminderung der C4- und C2-Titer ein Peptid, das auf den Ratten-Uterus mit einer Erhöhung der vaskulären Permeabilität wirkt, sich aber in gewisser Weise von Bradykinin und Lysylbradykinin unterscheidet. Neuere Experimente haben gezeigt, daß eine Behandlung gereinigter Präparationen von C4 und C2 mit C1-Esterase eine Kinin-ähnliche Aktivität hervorruft; allerdings war es unter den Bedingungen, unter denen die Experimente durchgeführt wurden, nicht mit Gewißheit möglich, den Bezug zu C4 oder C2 zu bestimmen.

Enzymaktivierung. Während der sequentiellen Aktivierung des Komplements werden vier Enzyme aktiviert, jedes mit einem Aktivitätsspektrum, das schon gut charakterisiert wurde. Diese Enzymaktivitäten sind die mit C1r und C1s assoziierten Esterasen, die mit dem bimolekularen Komplex assoziierte proteolytische Aktivität und die mit $C\overline{3b}$ assoziierte Dipeptidase-Aktivität. Obwohl die natürlichen Substrate dieser Enzyme im Komplement-System selbst gefunden werden, kann die Möglichkeit nicht ausgeschlossen werden, daß auch Komponenten des Plasmas, die keinen Bezug zum Komplement haben, und solche von Zellmembranen, Substrate darstellen.

Immunglomerulonephritiden. Glomerulonephritiden, die durch nephrotoxische Seren oder durch Ablagerung präformierter Ag-Ak-Komplexe entstehen, schließen eine Komplement-Beteiligung ein.

7.4 Die Aktivierung des Komplement-Systems durch das Properdin-System (Alternative Pathway)

Vor kurzem wurde ein zweiter, alternativer Weg der Komplement-Aktivierung beschrieben, bei dem C1, C4 und C2 umgangen werden und der als alternativer Weg oder Properdin-Komplement-Aktivierung bezeichnet wird. Eine Nomenklatur für die Komponenten dieser Reaktionskette wurde während des Ersten Internationalen Kongresses für Immunologie empfohlen.

Das alternative oder Properdin-Komplementaktivierungs-System besteht aus 7 Komponenten: Properdin (P), der dritten Komplement-Komponente C3 oder Faktor A, dem Proaktivator (Faktor B), der Proaktivator-Konvertase (Faktor D), dem Startfaktor (IF), dem $C\overline{3b}$-Inaktivator (KAF) und dem Aktivator des $C\overline{3b}$-Inaktivators (C3b-INA). In den folgenden Abschnitten werden die biologischen, chemischen und physikochemischen Eigenschaften dieser Komponenten beschrieben.

Properdin (P̲) ist ein Euglobulin, das im Serum verschiedener Tierspezies und des Menschen vorkommt. P wird gewöhnlich aus dem Serum in der Form $\overline{P}$ isoliert. Das Protein hat ein Molekulargewicht von 220000 Dalton und bindet sich direkt an oberflächengebundenes $C\overline{3b}$; es bildet mit $C\overline{3b}$, den Faktoren B, D und Mg^{++} die P-C3-Konvertase. Im Serum tritt P in seiner Vorläuferform auf, das sich nicht direkt mit $C\overline{3b}$ verbindet und keinen löslichen Enzymkomplex bildet. P wird an einen Komplex aus partikelgebundenem Properdin-Rezeptor und aktiviertem Faktor B (S-$C\overline{3b}$-B, wobei S die Oberflächenbindungsstelle bezeichnet) gebunden und aktiviert. Die Bindung und Aktivierung von P ist ein nicht-enzymatischer Vorgang, wobei ungefähr ein P-Molekül durch 50 $C\overline{3b}$-Moleküle gebunden wird. Die $P \rightarrow \overline{P}$-Umwandlung ist von einer Konfirmationsänderung des Properdin-Moleküls begleitet.

C3 oder Faktor A. Die Eigenschaften dieses Proteins wurden schon bei der Besprechung der fünften Stufe der klassischen Komplementaktivierung besprochen.

Proaktivator oder Faktor B ist ein thermolabiles (52° C) β-Protein mit einem Molekulargewicht von 80000 Dalton. Wird Serum mit Substanzen behandelt, die das Properdin-System aktivieren (komplexe Polysaccharide wie Zymosan, Inulin, Agar-Agar; präformierte Immunaggregate aus IgA, IgE oder IgG etc.), wird der Faktor B in mindestens zwei Fragmente gespalten. Das größere Fragment (Faktor $\overline{B}$) mit einem Molekulargewicht von 60000 weist die elektrophoretische Beweglichkeit eines γ-Globulins auf, das kleinere Fragment mit einem Molekulargewicht von 20000 ist ein saures Peptid. Faktor $\overline{B}$ kann mit dem Komplex S-$C\overline{3b}$, P reagieren und bildet dabei die C3- und C5-Konvertase des Properdin-Systems. Der Faktor B ist identisch mit dem glycinreichen β-Glykoprotein (GBG), während der Faktor $\overline{B}$ Eigenschaften mit dem Glycinglykoprotein (GGG) teilt, dem von GBG stammenden 4,2 S-Fragment.

Das Gift der indischen Cobra Naja naja enthält ein Glykoprotein mit einem Molekulargewicht von 144000 Dalton und der elektrophoretischen Beweglichkeit eines β-Proteins bei pH 8,6. Dieses als Cobra-Faktor (CoF) bezeichnete Protein konvertiert und inaktiviert C3, wenn es dem Serum zugesetzt wird. Die Reaktion führt zu einem labilem Komplex mit Faktor B, B-CoF, der durch den Faktor D (s. unten) stabilisiert wird. Antiseren gegen CoF kreuzreagieren mit humanem C3 und mit einem Cobra-Serum-Protein, das wahrscheinlich Cobra-C3 ist. CoF ähnelt anscheinend $\overline{\mathrm{C3b}}$ und seine starke antikomplementäre Aktivität könnte sich aus seiner Unempfindlichkeit gegenüber dem humanen $\overline{\mathrm{C3b}}$-Inaktivator erklären.

Faktor D ist ein Protein, das in Spuren im Serum (2 mg pro 100 ml) vorkommt, in geringsten Mengen den B-CoF-Komplex stabilisiert und seine C3-Spaltungsaktivität verstärkt. Nach Umwandlung von D zu $\overline{\mathrm{D}}$ besitzt es eine Serin-Esterase-Aktivität, die durch DFP gehemmt werden kann.

$\overline{\mathrm{C3b}}$-Inaktivator (KAF) ist ein Serum-Protein mit einem Molekulargewicht von 100000 Dalton, das $\overline{\mathrm{C3b}}$ in zwei Fragmente, C3c und C3d, spaltet. Unter dem Einfluß des $\overline{\mathrm{C3b}}$-Inaktivators reagiert $\overline{\mathrm{C3b}}$ mit Rinderkonglutinin, daher seine Bezeichnung *K*onglutinin-*a*ktivierender *F*aktor oder KAF. Partikel-gebundenes $\overline{\mathrm{C3b}}$ reagiert unter Einwirkung des KAF mit Konglutinin und verliert seine hämolytische sowie immunadhärente Aktivität.

$\overline{\mathrm{C3b}}$-INA ist ein Euglobulin mit einem Molekulargewicht von 150000 Dalton. Es besteht aus einer einzigen Polypeptidkette mit einem hohen Anteil an Kohlenhydraten. Dieses Protein scheint die Inaktivierung des $\overline{\mathrm{C3b}}$ durch den $\overline{\mathrm{C3b}}$-Inaktivator zu verstärken und die Aktivierung von C5 durch $\overline{\mathrm{C3b}}$ der klassischen Komplementreaktionskette und des Faktors B des Properdin-Systems zu verhindern; es vermindert auch die Aktivität der Properdin-System-Konvertasen $\overline{\mathrm{C3b, B}}$ und $\overline{\mathrm{C3b, B, P}}$, indem es deren Zerfall beschleunigt.

Start-Faktor. Der IF (initiating factor) ist ein 7 S-Pseudoglobulin, das sich wie ein β-Globulin verhält, bei 56° C stabil ist und sich offensichtlich von Immunglobulinen unterscheidet. Dieser Faktor wurde zuerst in Seren von Patienten mit hypokomplementärer chronischer Glomerulonephritis in seiner aktiven Form $\overline{\mathrm{IF}}$ oder NeF identifiziert. In dieser Form verhält sich $\overline{\mathrm{IF}}$ als ein nicht-7 S-γ-Globulin, das ausschließlich das Properdin-System aktiviert. IF besteht vermutlich aus zwei identischen Ketten mit einem Molekulargewicht von je 85000 Dalton, die über Disulfidbrücken miteinander verbunden sind. Es konnte noch nicht geklärt werden, ob dieser Faktor aus einer Reihe von Proteinen besteht, die Oberflächenstrukturen an komplementaktivierenden Partikeln erkennen, die eine Konfiguration besitzen, die der Verbindung Benzyl-β-D-Fructopyranosid oder aufeinanderfolgender 1-3- und verzweigter 1-6-Bindungen ähneln und nicht an Immunglobulinen zu finden sind.

7.5 Aktivierung des Properdin-Systems

Auf Grund ausgedehnter experimenteller Befunde kann man zwei Aktivierungswege des Properdin-Systems unterscheiden.

Aktivierung durch feste Partikel. Dieser Mechanismus besteht aus zwei Schritten:

a) Der Bildung der P-unabhängigen C3-Konvertasen

$$\mathrm{IF} + \mathrm{C3} + \mathrm{B} + \mathrm{D} \xrightarrow[\mathrm{Mg^{++}}]{\text{Aktivator}} \overline{\mathrm{S\text{-}IF,B,C3b}}$$

Das erste Ereignis findet an der Oberfläche der aktivierenden Partikel durch Reaktion ihrer aktiven Bereiche (S) mit dem I-Faktor statt. Das gebundene IF reagiert mit den Faktoren B, D und nativem C3, die zusammen das P-Rezeptor bildende Enym S-$\overline{\mathrm{IF, B, C3b}}$ darstellen, das die initiierende C3-Konvertase ist. Die Wirkung des Enzyms wird durch seinen spontanen Zerfall begrenzt, wobei B und S-$\overline{\mathrm{C3b}}$ auseinanderfallen. Es ist nicht bekannt, ob der Faktor D eine integrale Untereinheit dieses Komplexes darstellt.

b) Der Bildung der P-abhängigen C3-Konvertase

$$\mathrm{S\text{-}}\overline{\mathrm{C3b}} + \mathrm{B,D} \xrightarrow[\mathrm{Mg^{++}}]{} \mathrm{S\text{-}}\overline{\mathrm{C3b,B}} + \mathrm{P} \rightarrow \mathrm{S\text{-}}\overline{\mathrm{C3b,P,B}}$$

Die Bindung neuaktivierten $\overline{\mathrm{B}}$ an den P-Rezeptor, der mindestens zwei $\overline{\mathrm{C3b}}$ in bestimmter Ausrichtung bindet, ergibt das P-aktivierende Prinzip, $\overline{\mathrm{C3b\text{-}B}}$. Der Komplex ist recht labil; kommt er in Kontakt mit nativem P, erfährt dies eine Veränderung zur gebundenen Form $\overline{P}$. $\overline{P}$ verleiht dem Komplex S-$\overline{C3b,P,B}$ Stabilität. Es scheint, daß IF wahrscheinlich den Erkennungsfaktor darstellt, während P nur mit dem $\overline{C3b,B}$-Komplex in Wechselwirkung tritt und ihn stabilisiert.

IF reagiert mit B und P mit C3 oder $\overline{C3b}$; in dem Komplex S-IF, $\overline{C3b,P,B}$ besitzt der Faktor B eine katalytische Aktivität als C3- und C4-Konvertase und aktiviert auf diese Weise die Properdinreaktionskette. Der Komplex S-IF, $\overline{C3b,P,B}$ spaltet C3 in $\overline{C3a}$ und $\overline{C3b}$, wobei die letzteren neue Rezeptoren für P darstellen. Es ist wahrscheinlich, daß die Zufuhr von 2 $\overline{C3b}$-Molekülen zu dem S-IF, $\overline{C3b, P, B}$-Komplex zu dem neuen Komplex S-IF, $\overline{C3b_2, P, B}$ führt, der C5-Konvertaseaktivität besitzt wie das Enzym, das die Bildung des zytolytischen Komplexes $\overline{C5b\text{-}9}$ katalysiert.

Aktivierung durch Cobravenom-Faktor (CoF). Zugabe des Cobravenom-Faktors zu Serum führt zur Bildung eines CoF-B-Komplexes, der enzymatisch C3 in $\overline{C3a}$ und $\overline{C3b}$ spalten kann und damit die Bildung des zytolytischen Komplexes $\overline{C5b\text{–}9}$ veranlassen kann. Zur Bildung dieses Komplexes werden die Faktoren B und D sowie Mg^{++} benötigt. Da CoF dem $\overline{C3b}$ ähnlich zu sein scheint, aber unempfindlich gegenüber der Wirkung humanen KAF ist, könnte CoF-B dem $\overline{C3b\text{-}B}$ ähnlich sein.

Die Aktivierung der Properdin-Kette kann auf dreierlei Weise reguliert werden:

a) Durch spontanen Zerfall der S-IF, $\overline{C3b,B}$- oder S-IF, $\overline{C3b_2,P,B}$-Konvertasen. Diese Enzyme haben eine Halbwertzeit von ungefähr 2 bzw. 15 Minuten.

b) Durch Auseinanderfallen der Enzyme bei einem $\overline{C3b}$-Überschuß und Freisetzung von inaktiviertem Faktor B.

c) Durch Spaltung des gebundenen $\overline{C3b}$ durch KAF in die Fragmente $\overline{C3c}$ und $\overline{C3d}$.

7.6 Die Wirkung des Komplements bei der Löslichmachung von Immunkomplexen

Jüngste Beobachtungen zeigten, daß Immunkomplexe in wäßriger Phase oder gebunden an Zellmembranen durch Zugabe von Komplement gelöst werden können. Diese Reaktion scheint wirkungsvoller zu sein, wenn Komplement über das Properdin-System aktiviert wird.

Defekte in diesem Homöostase-Mechanismus zirkulierender Immunkomplexe durch vermehrten Verbrauch oder als genetischer Mangelzustand bestimmter Komponenten des Komplement- oder Properdin-Systems sind möglicherweise der Grund für eine Anhäufung von Immunkomplexen im Gewebe mit nachfolgender Gewebsschädigung.

Biosynthese des Komplements und einige ererbte Mangelerscheinungen. Es ist nicht mit Gewißheit bekannt, in welchen Zellen oder welchem Gewebe die Komponenten des Komplements synthetisiert werden. Neuere Befunde deuten darauf hin, daß C1 in Epithelzellen des Ileum und des Kolons gebildet werden könnte und daß C3 möglicherweise in der Leber gebildet wird. Für C3 gibt es verschiedene allotypische Formen, die durch ihre elektrophoretische Beweglichkeit unterschieden werden können. Dieser C3-Polymorphismus konnte bei Patienten, bei denen eine Leber-Transplantation durchgeführt worden war, nachgewiesen werden, da bei ihnen der C3-Allotyp des Spenders auftrat. C2 scheint in den Makrophagen synthetisiert zu werden. Erbliche Defizienzen einiger Komplement-Komponenten wurden beschrieben. Ein C1-Mangel – anscheinend durch das Fehlen der C1q-Subkomponente bedingt – wurde bei Kindern mit thymischer Alymphoplasie gefunden.

Einen Mangel an hämolytischer Aktivität, der durch Zugabe gereinigten C2's korrigiert werden konnte, hat man in Seren offensichtlich gesunder Individuen nachgewiesen. Diese C2-Defizienz wird von einem kodominanten, autosomalen Gen kontrolliert; das bedeutet, der Mangel ist nicht geschlechtsgebunden und heterozygote Individuen besitzen ungefähr die Hälfte des C2 wie normale Individuen. Bei Inzucht-Stämmen von Laboratoriumstieren hat man einige absolute Defizienzien beschrieben: C5 (Maus), C6 (Kaninchen) und C4 (Meerschweinchen).

Ausgewählte Übersichten und Originalarbeiten

Alper, C. H., Rosen, F. S.: Genetic aspects of the complement system. Advanc. Immunol. *14,* 252 (1971)

Gewurz, H.: The Immunologic Role of Complement. In: Good, R. A., Fisher D. W. (Eds.): Immunobiology. Stamford/Conn: Sinauer 1971

Humphrey, J. H., Dourmashkin, R. R.: The Lesions in Cell Membranes Caused by Complement. Advanc. in Immunol. *11,* 75 (1969)

Lachman, P. L.: Conglutinin and Immunoconglutinin. Advanc. Immunol. *6,* 480 (1967)

Lepow, I. H.: Serum Complement and Properdin. In: Santer, M. (Ed): Immunological Diseases. Boston: Little Brown & Co 1965

Lepow, I. H., et al: Nature and Biolological Properties of Human Anaphylatoxin. In: Austen K. F., Becker E. L. (Eds): Biochemistry of the Acute Allergic Reactions. Oxford: Blackwell 1968

Mayer, M. M.: Complement and Complement Fixation. In: Kabat, E. A., Mayer, M. M.: Experimental Immunochemistry. Springfield/Ill.: Ch. C. Thomas 1961

Mayer, M. M.: The complement system. Sci. Amer. *229,* 54 (1973)

Müller-Eberhard, H.: A Molecular Concept of Immune Cytolysis. Arch. Path. *82,* 205 (1966)

Müller-Eberhard, H.: Chemistry and Reaction Mechanisms of Complement. Advanc. Immunol. *6,* 1 (1968)

Müller-Eberhard, H.: Complement. Ann. Rev. Biochem. *38,* 389 (1969)

Müller-Eberhard, H.: Complement. Ann. Rev. Biochem. *44,* 697 (1975)

Mechanisms. In Good, R. A., Fisher, D. W. (Eds.): Immunology. Stamford/Conn: Sinauer 1971

Ward, P. A.: The Role of Complement in Inflammation and Hypersensitivity. In: Movat, H. Z. (Ed): Inflammation and Hypersensitivity. New York: Harper & Row 1971

8 Antikörper-Antigen-Wechselwirkung

OTTO G. BIER

8.1 Serologische Reaktionen zum Antikörper-Nachweis

Die Verbindung von Antikörper und Antigen verursacht eine Reihe von Reaktionen, deren qualitative oder semiquantitative Untersuchung den Bereich der *Serologie* darstellt.

Der beobachtete Reaktionstyp hängt vom physikalischen Zustand des Antigens (löslich oder korpuskulär) und den experimentellen Bedingungen des angewandten Testes ab. Ist das Antigen ein lösliches Protein, dann kommt es zwischen den Antigenmolekülen und dem Antikörper – bei einem geeigneten Verhältnis – zur Bildung eines unlöslichen Komplexes (Präzipitat). Falls das Antigen an der Oberfläche von Partikeln (z. B. Bakterien oder Erythrozyten) vorliegt, bilden die divalenten Antikörper-Moleküle Brücken zwischen den Partikeln und verursachen eine Agglutination (Abb. 8.1). Wenn bei der Antikörper-Reaktion mit Erythrozyten auch Komplement aktiviert wird, kommt es zu Läsionen an der Erythrozytenmembran und zur Freisetzung von Hämoglobin; es tritt eine spezifische Hämolyse auf.

Die Stärke der serologischen Reaktion wird allgemein in Form des „Titers“ angegeben, d. h., die Verdünnung des Serums (oder Antigens), bei der ein bestimmter Effekt unter bestimmten experimentellen Bedingungen gerade noch beobachtet wird. Werden z. B. von einem vorgegebenem Serum geometrische Verdünnungen (1:10, 1:20, 1:40, 1:80 etc.) hergestellt und bei der Verdünnung von 1:640 noch eine Agglutination, bei 1:1280 aber keine Agglutination mehr beobachtet, so sagt man, daß dieses Serum einen Titer von 1:640 hat oder 640 Agglutinations-Einheiten per Volumeneinheit besitzt. Es ist offensichtlich, daß bei dieser Art von Test die Genauigkeit der Ablesung von subjektiven Faktoren beeinflußt wird und mit einem Faktor von $\pm \log 2$ bei wiederholten Testen variieren kann, so daß nur Titerdifferenzen in zwei oder mehr Röhrchen der Reaktionsreihe als signifikant angesehen werden können. Im Falle der spezifischen Hämolyse kann man jedoch bei richtiger Anwendung eines engeren Verhältnisses der geometrischen Reihe der Serum-Verdünnungen (z. B. 1,2) und durch spektrophotometrische Bestimmung des Hämolyse-Grades eine Genauigkeit bis zu 2% erreichen.

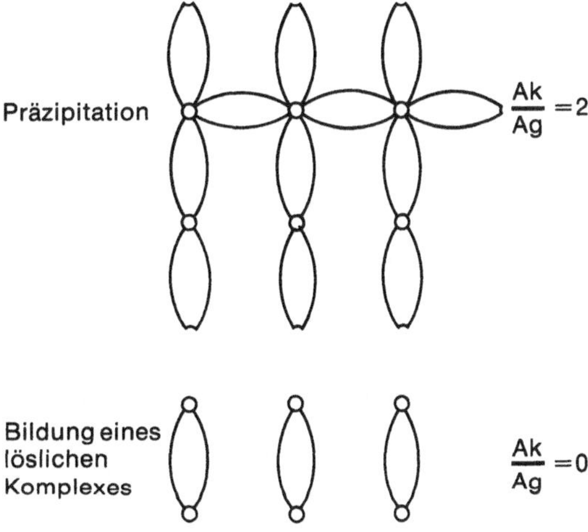

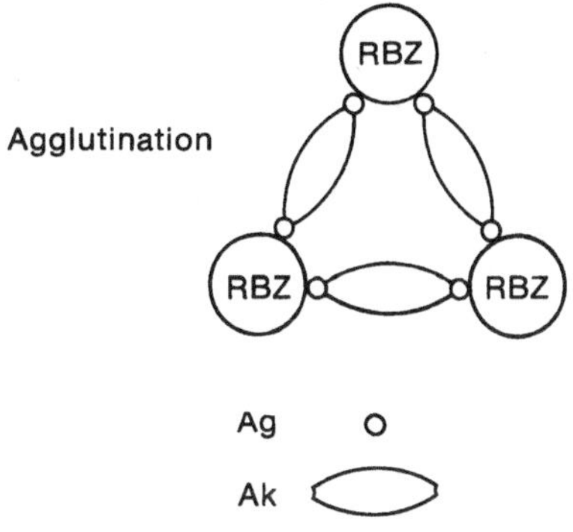

Abb. 8.1. Mechanismus der spezifischen Präzipitation und Agglutination

Obwohl der Nachweis der Stärke einer serologischen Reaktion von unschätzbarem praktischem Wert für die Diagnose von Infektionen ist, ist es wichtig, daran zu denken, daß der serologische Titer kein Maß für die Antikörper-Menge darstellt, da er auch von der Qualität der Antikörper abhängt (so gibt es nicht-agglutinierende Antikörper oder nicht-Komplement-bindende Antikörper), wie auch von der Besonderheit des Antigens und den dem speziellen Test eigenen Bedingungen.

Will man daher die Titer verschiedener Antiseren vergleichen, sollte man die gleiche Dosierungstechnik anwenden und, wenn möglich, zuvor standardisierte Referenzreagentien (Seren und Antigene) in den Test miteinschließen.

8.2 Serologische Reaktionen in vitro:

8.2.1 Präzipitation

Der einfachste Weg für den Nachweis der Reaktion zwischen einem Antikörper und einem Antigen in Lösung besteht darin, beide Reaktionspartner übereinander zu schichten, um dann in der Zwischenphase das Auftreten eines Ringens (Präzipitationsring, Ringtest) nachzuweisen. Eine spezifische Präzipitationsreaktion tritt immer dann auf, wenn das Antigen-Makromolekül zwei, drei oder mehr Bindungsstellen für die beiden Bindungsbereiche des bivalenten Antikörper-Moleküls besitzt. Ist das Antigen univalent (Hapten) oder gerade bivalent, werden lösliche Komplexe gebildet und es bildet sich kein Präzipitat (Abb. 8.1). Das gleiche geschieht, wenn ein Antikörper-Überschuß besteht. Ein Präzipitat wird auch dann nicht beobachtet, wenn ein multivalentes Antigen mit univalenten Antikörper-Fragmenten oder mit Antikörpern mit geringer Affinität reagiert: Im letzteren Falle müssen spezielle Methoden angewandt werden, um das Vorliegen des Antikörpers nachzuweisen (s. S. 121, 149).

Die quantitativen Reaktionen zwischen Antigen und Antikörper bei der spezifischen Präzipitation werden wir weiter unten besprechen. Es scheint jedoch nachgewiesen, daß solche Reaktionen in variablen Ausmaßen und reversibel stattfinden: Das Ak:Ag-Verhältnis vermindert sich in dem Maße, in dem die Antigen-Menge zunimmt, bis eine molekulare Verbindung Ag_2Ak erreicht ist, bei der lösliche Komplexe gebildet werden:

$$\underset{}{Ag + Ak} \rightarrow \underset{\text{(Präzipitat)}}{AgAk} \quad + \text{Ag-Überschuß} \rightarrow \underset{\text{(lösliche Komplexe)}}{Ag_2Ak}$$

$$\underset{}{AgAk} + \underset{\text{(Hapten)}}{\text{H-Überschuß}} \rightarrow \underset{\text{(lösliche Komplexe)}}{H_2Ak + Ag + H}$$

Die letztere der Gleichungen bildet die theoretische Grundlage für die Reinigung von Antikörpern mittels Elution spezifischer Präzipitate mit entsprechenden Haptenen (s. S. 79).

Präzipitation in flüssigem Milieu. Anstatt Antigen und Antikörper zu überschichten, wie im Ringtest, kann man auch wäßrige Lösungen beider Reagentien mischen; die Mischung ist anfangs vollkommen klar, nach und nach kann man aber das Auftreten einer Trübung oder Opaleszenz beobachten. Nach einer gewissen Zeitspanne bilden sich Flocken oder ein „Präzipitat“, das zum Boden des Röhrchens sedimentiert. Die Menge des Präzipitats ist eine Funktion der Menge des im Antiserum vorhandenen Antikörpers und der Menge des zugesetzten Antigens. Wird eine steigende Menge des Antigens zu einer Reihe von Röhrchen mit einer konstanten Menge Antiserum (z. B. 1 ml) zugegeben, so kann man die Bildung einer steigenden Menge Präzipitat bis zu einem Maximum beobachten. Danach vermindert sich die Menge des Präzipitats, weil sich bei Antigen-Überschuß lösliche Komplexe bilden. Durch Subtraktion der zugegebenen Antigen-Menge von der Menge des gebildeten Präzipitats bei maximaler Präzipitation kann man die Menge des im Serum vorhandenen Antikörpers berechnen (s.S. 146).

Antikörper (oder Antigen) kann man nicht nur über die Bestimmung der Präzipitatmenge messen, sondern auch mittels der Zeit der schnellsten Präzipitation, die dem optimalen Verhältnis, in dem sich die beiden Reagentien verbinden können, entspricht (optimale Verhältnis-Methode). Bei der sogenannten Alpha-Methode (Dean und Webb) wird die Konzentration des Antiserums konstant gehalten, während die Konzentration des Antigens variiert wird; bei der Beta-Methode (Ramon) variiert man die Menge des Antiserums, die zu einer konstanten Menge Antigen zugegeben wird. Bei beiden Methoden entspricht das optimale Verhältnis der Mischung, in der eine Präzipitation zuerst erscheint.

Eine Titration von Antikörpern mit dieser Methode ist von großem Nutzen für die Überprüfung der im Pferd gebildeten Antitoxine

(Ramon-Flockung); hier wird die Bestimmung des optimalen Verhältnisses besonders klar wegen des Auftretens einer Präzipitations-Hemmung (Bildung löslicher Komplexe) sowohl bei Antigen-Überschuß als auch bei Antikörper-Überschuß.

Die Toxin-Dosis (ausgedrückt als Lf), die eine optimale Flockung in Gegenwart einer Antitoxin-Einheit (abgekürzt AE) ergibt, kann für ein Antitoxin (A) und ein Toxin (T) leicht in Form einer Verhältnisfunktion, ausgedrückt mit der Gleichung

$$\text{ml A} \cdot \text{AE/ml} = \text{ml T} \cdot \text{Lf/ml}$$

berechnet werden. Wenn zum Beispiel 5 ml eines bekannten Toxins (30 Lf/ml) eine optimale Flockung mit 0,1 ml eines unbekannten Serums bilden, kann man schließen, daß das

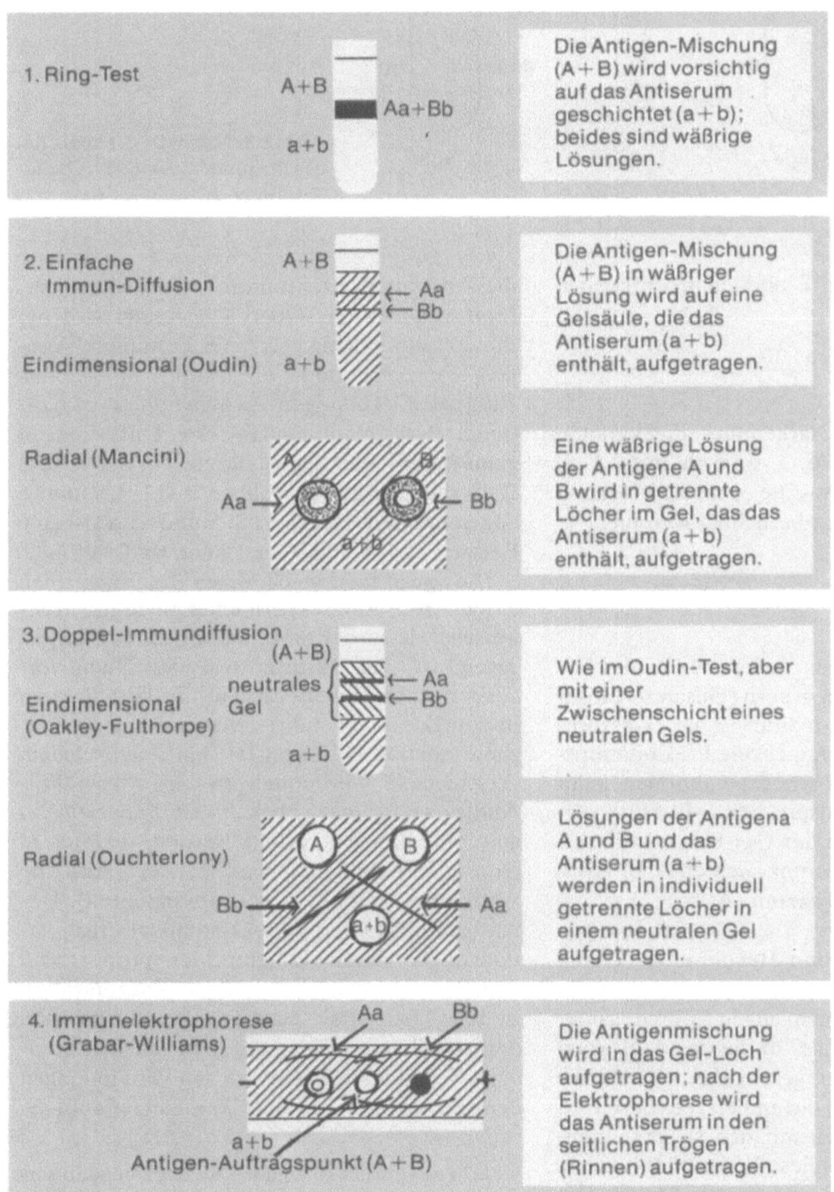

Abb. 8.2. Methoden der immunchemischen Analyse durch Gelpräzipitation

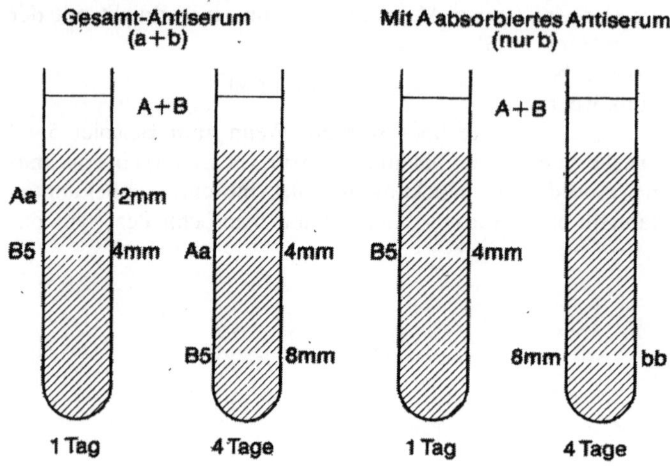

Abb. 8.3. Nachweis der Spezifität des Präzipitationsrings im Oudin-Test durch Absorption

Serum 1500 Antitoxin-Einheiten pro ml besitzt, da

$$\mathrm{AE/ml} = \frac{\mathrm{ml\ T \cdot Lf/ml}}{\mathrm{ml\ A}} = \frac{5 \cdot 30}{0{,}1} = 1500$$

Umgekehrt kann die Stärke eines unbekannten Toxins, das in einer Dosis von 5 ml mit 0,1 ml Serum bei 1500 AE/ml eine optimale Flockung ergibt, folgendermaßen berechnet werden:

$$\mathrm{Lf/ml} = \frac{\mathrm{ml\ A \cdot Ae/ml}}{\mathrm{ml\ T}} = \frac{0{,}1 \cdot 1500}{5} = 30.$$

Gel-Präzipitation. Wenn Antigene in einer Mischung mit ihren Antikörpern (Gesamt-Antiserum) in einem Gel-Medium (Agar, Agarose) reagieren, so entstehen mehrere Präzipitationslinien, die den spezifischen Reaktionen jeder der Komponenten entsprechen. Mit Hilfe verschiedener Techniken der Gel-Präzipitation ist es daher möglich, die Komponenten einer Antigen-Mischung zu analysieren (Abb. 8.2).

Einfache Immundiffusion. Bei dieser von Oudin eingeführten Methode wird das Antigen in wäßriger Lösung in einem engen Röhrchen über eine 0,6%ige Agarsäule, in die das Antiserum zuvor gemischt wurde, geschichtet. Sobald die Lösung durch das Gel diffundiert, reagieren die Antigen-Komponenten mit den sie erkennenden Antikörpern. Auf diese Weise bilden sich in einem Gradienten Präzipitations-Ringe. Die Lage dieser Ringe hängt von der Antigen-Konzentration und der Diffusions-Zeit ab. Je größer die Antigen-Konzentration, um so weiter entfernt von der Gel-Oberfläche bildet sich der Präzipitations-Ring; für eine bestimmte Antigen-Konzentration ist die Entfernung „h“ vom Ring zur Gel-Antigen-Zwischenphase proportional der Quadratwurzel der Diffusionszeit gemäß dem Fickschen Gesetz ($h = k\sqrt{t}$). Die Entfernung ändert sich daher nach 1, 4, 9 und 16 Tagen mit dem Faktor 1, 2, 3 und 4 und ist zum Beispiel 2, 4, 6 und 8 mm, wenn $k = 2$ beträgt.

Die Spezifität der gebildeten Ringe kann man durch Absorptionsexperimente eindeutig nachweisen, wie in der Abb. 8.3 an einem Beispiel gezeigt ist. Der Diffusionstest nach Oudin verläuft in einer Dimension. Für die Titration von Immunglobulinen führte Mancini einen einfachen radialen Diffusionstest ein[1], bei welchem verschiedene Verdünnungen eines Standard-Antigens und einer unbekannten Präparation in getrennte Löcher verteilt werden, die sich in einem Gel befinden, in welchem der spezifische Antikörper enthalten ist (Immunplatten). Das Antigen diffundiert radial und bildet Präzipitationsringe, deren Durchmesser proportional dem Logarithmus der Antigen-Konzentration ist. Die horizontale Entfernung „m“ zwischen den parallelen Linien, die man mit den Standard-Verdünnungen (S) und den Verdünnungen der unbekannten Lösung (D) erhält, erlaubt die

[1] Nicht zu verwechseln mit der Radioimmundiffusion oder Radioimmunelektrophorese, bei der radioaktive Antigene verwendet werden und die Präzipitationslinien mittels Autoradiographie bestimmt werden

Berechnung der relativen Stärke der letzteren (Abb. 8.4).

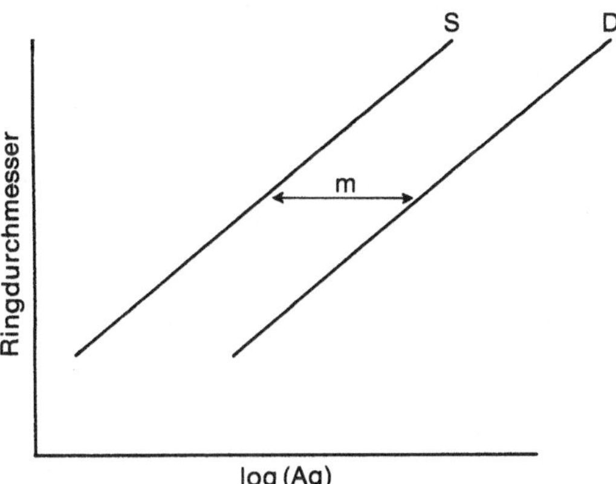

Abb. 8.4. Graphische Darstellung der relativen Antikörper-Konzentration im Mancini-Test

Doppelimmundiffusion. Oakley und Fulthorpe modifizierten Oudins Technik, indem sie eine neutrale Agarschicht zwischen dem Gel mit dem Antikörper am Boden des Röhrchens und der wäßrigen Antigen-Lösung an der Oberfläche zwischenschalteten. Unter diesen Bedingungen diffundiert der Antikörper von unten nach oben und das Antigen von oben nach unten und beide bilden einen Ring in der neutralen Agarschicht. Eine Variante dieser Technik (Preer) besteht darin, einen Tropfen Antiserum am Boden des Röhrchens mit einer Schicht eines neutralen Gels zu überdecken und nach Festwerden die Antigen-Lösung zuzugeben.

Obwohl bei der Oakleyschen Technik die Diffusion doppelt ist, schreitet sie nur in einer Dimension voran. Häufiger angewandt wird der von Ouchterlony eingeführte Doppelradialdiffusions-Test, bei dem Antigen und Antikörper – beide in wäßrigen Lösungen – aus benachbarten Gräben in einem neutralen Gel aufeinander zu diffundieren. Abb. 8.5 veranschaulicht die Bildung von Präzipitationslinien in Ouchterlony-Platten. Bei dieser Technik können zahlreiche Anordnungen je nach experimentellen Erfordernissen gewählt werden. Eine der meist gebrauchten ist in Abb. 8.6 wiedergegeben. Enthalten die unteren Gräben das gleiche Antigen (A 2), bildet sich eine durchgehende Präzipitationslinie (identische Reaktion). Im Falle

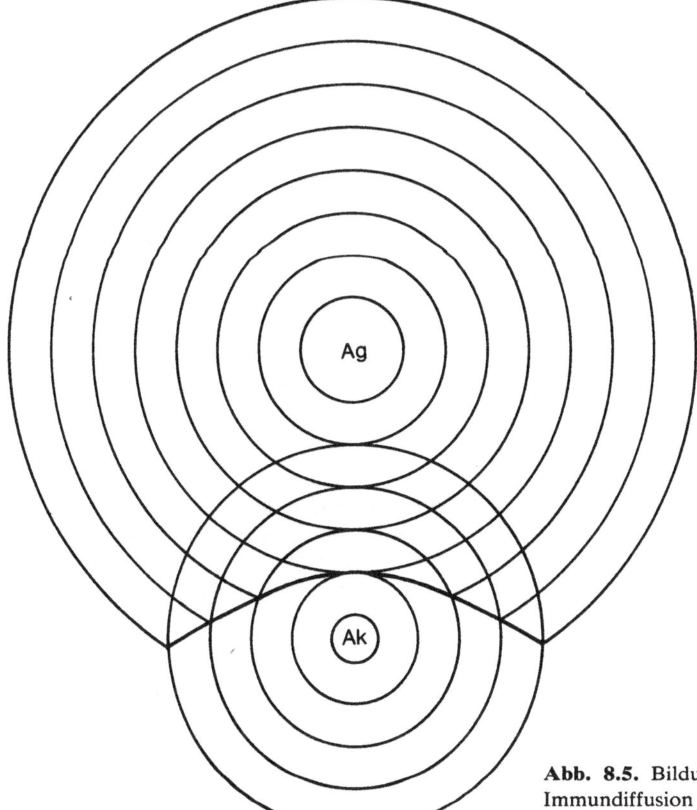

Abb. 8.5. Bildung der Präzipitationslinien bei der Immundiffusion nach Ouchterlony

unterschiedlicher Antigene (A 1 und A 2) kreuzen sich die Präzipitationslinien; besteht eine partielle Identität (A 2 und A 1,2) bildet sich ein Sporn in Richtung des monospezifischen Antigens (hier A 2).

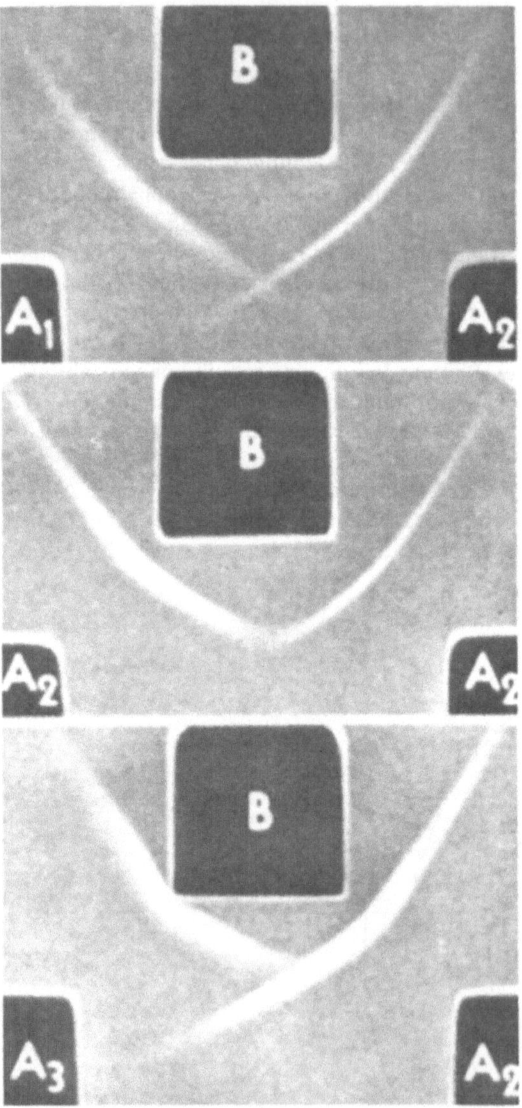

Abb. 8.6. Identische (vollständige oder teilweise) und nicht-identische Reaktionen bei der Doppelimmundiffusion

Die Anwendung der Immundiffusionsmethode erlaubt eine detaillierte Analyse der Antigen-Komponenten organischen Materials. So konnte man z. B. mit einfacher Immundiffusion nachweisen, daß die Milch von Eseln mit einem homologen Immunserum fünf Präzipitationslinien bildet, von denen drei verschwanden, wenn das Immunserum mit Pferdemilch absorbiert wurde. Mindestens zehn Antigen-Komponenten wurden im Eiweiß nachgewiesen, und selbst nach dreifacher Rekristallisation von Hühner-Ovalbumin konnten noch drei Antigen-Kontaminanten nachgewiesen werden. In Abb. 8.7 sind einige Beispiele von Antigen-Analysen mit dem Ouchterlony-Test diagrammatisch wiedergegeben.

Immunelektrophorese. Grabar und Williams haben die Elektrophorese mit der Immundiffusion kombiniert und auf diese Weise eine bessere Trennung der Präzipitationslinien erreicht. Bei der Immunelektrophorese wird die Antigen-Mischung in ein Loch der Gelschicht aufgetragen; nachdem die Komponenten elektrophoretisch getrennt wurden, wird das Antiserum in einen Graben entlang der elektrophoretischen Wanderungsrichtung aufgetragen (Abb. 8.2, 4).

Bei alkalischem pH wandern die negativ geladenen Proteine zur Anode[1], und die entlang der elektrophoretischen Wanderungsrichtung getrennten Komponenten diffundieren radial und bilden eine Reihe von Präzipitationsbögen mit den spezifischen Antikörpern, die vom seitlichen Graben in das Gel eindiffundieren.

Die Immunelektrophorese besitzt ein beträchtlich besseres Auflösungsvermögen als die Immundiffusion und sie macht es möglich, verschiedene antigene Komponenten, die eine unterschiedliche elektrophoretische Beweglichkeit besitzen, zu differenzieren. Zum Beispiel kann man mit der Immunelektrophorese in humanem Serum bis zu dreißig Komponenten nachweisen anstatt fünf (Albumin, α_1, α_2, β, γ), wie sie bei der einfachen Papierelektrophorese oder Agar-Agar-Gel-Elektrophorese gefunden werden. Die differenzierbaren Komponenten sind, nach steigender elektrophoretischer Be-

---

[1] Bei der Bestimmung der elektrophoretischen Beweglichkeit geht man nicht vom Auftragspunkt aus, sondern links davon in Richtung der Kathode. Dies rührt daher, daß sich ein Stromfluß in der der elektrophoretischen Wanderung entgegengesetzten Richtung ausbildet (bei alkalischem pH in der Richtung + −). Der endosmotische Strom genannte Stromfluß ergibt sich aus der Tatsache, daß der Agar-Agar nicht vollständig neutral ist, sondern eine elektronegative Ladung im Verhältnis zum Puffer, in dem er eingebettet ist, aufweist. Da das Träger-Gel fixiert ist, ist es der Puffer, der sich unter diesen Bedingungen in Richtung der Kathode bewegt

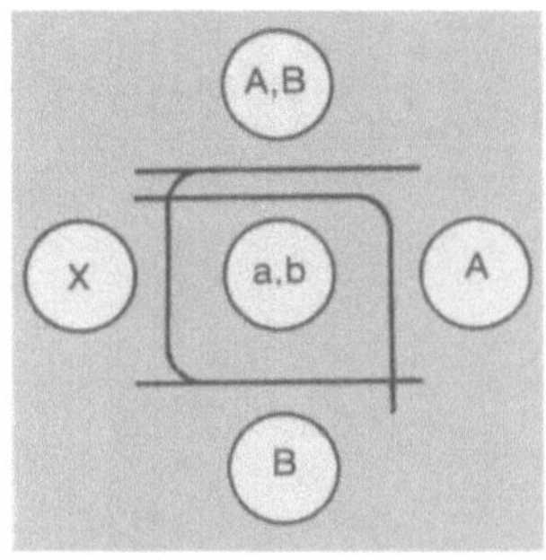

A und B sind unverwandte Antigene, X ist teilweise identisch mit B, aber nicht verwandt mit A

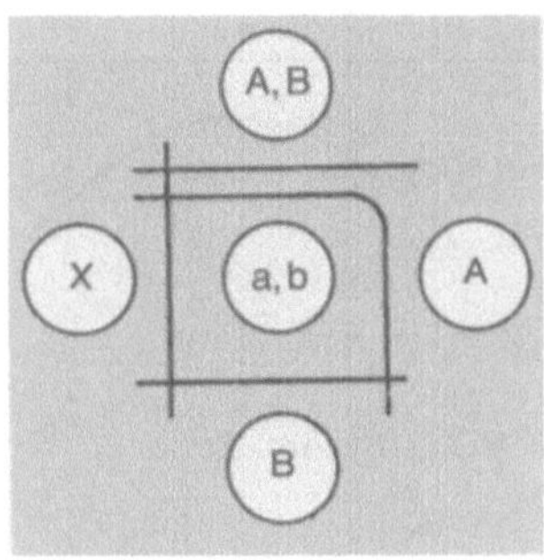

A, B und X sind unverwandte Antigene

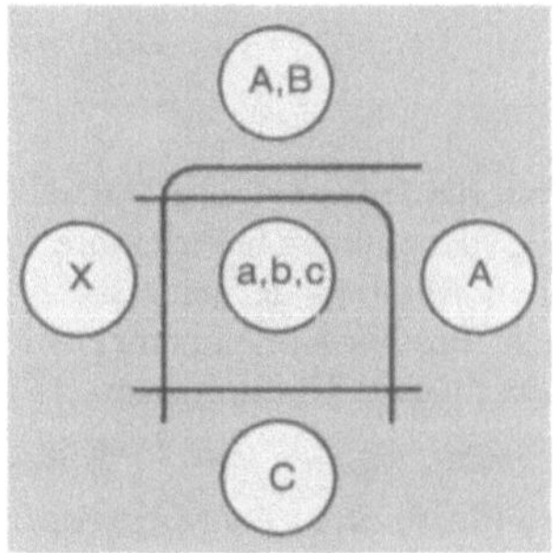

A, B und C sind unverwandt; X ist identisch mit B

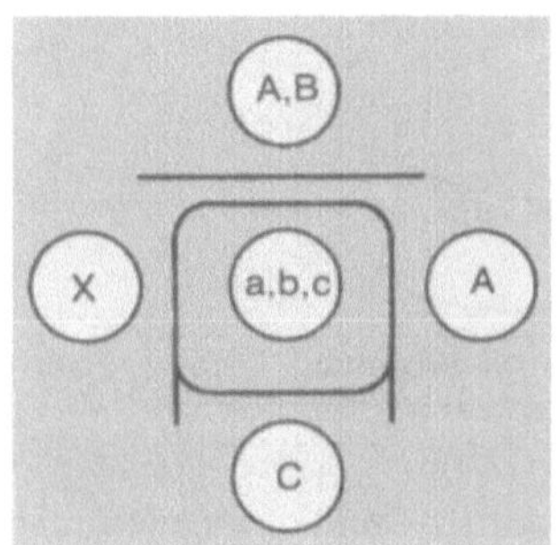

A und B sind unverwandt; A und C zeigen teilweise Identität; X ist identisch mit A

Abb. 8.7. Beispiel einer Antigen-Analyse im Ouchterlony-Gel

weglichkeit geordnet, die folgenden: γ- und β_2-Globuline (IgG, IgA, IgM), β_1 (Siderophilin oder Transferrin), Hämopexin (β_1B), β_1C-β_1A, β_1E und β_F, die C3, C4 und C5 entsprechen; α_2 (Haptoglobin, Coeruloplasmin, α_2-Makroglobulin), α_{1a} (Antitrypsin) und Albumin (s. Abb. 8.8).

8.2.2 Agglutination

Wenn eine Suspension von Partikeln, die Antigendeterminanten an ihrer Oberfläche tragen, mit einem spezifischen Antiserum gemischt wird, bilden sich große Aggregate, die schnell sedimentieren. Dieses Phänomen der Agglutination wurde zu Beginn dieses Jahrhunderts von Gruber und Durham zuerst beschrieben.

Eine Agglutination kann man mit Mikroben oder Zellen (Erythrozyten, Leukozyten oder anderen Zellen) mit natürlicherweise vorhandenen aktiven Determinanten an der Oberfläche (direkte Agglutination) oder mit Zellen (gewöhnlich Erythrozyten) oder inerten Partikeln (Latex, Bentonit etc.), die künstlich mit löslichem Antigen beladen wurden (indirekte oder passive Agglutination), beobachten. In jedem Fall ist der Agglutinationsmechanismus grundsätzlich der gleiche wie bei der spezifischen Präzipitation, nämlich Brückenbildung bivalenter Antikörper mit an die Partikel gebundenen Antigendeterminanten (s. Abb. 8.1).

Wie Bordet zeigen konnte, bildet die Gegenwart von Elektrolyten einen kritischen Faktor bei der Agglutination: In der Abwesenheit von Salzen binden die Partikel zwar Antikörper, sind aber unfähig zu agglutinieren. Dies veranlaßte den Autor, die sogenannte Zwei-Stufen-Theorie zu vertreten, nach welcher die Verbindung des Antigens mit dem Antikörper (erste Stufe) das spezifische Immunphänomen darstellt, während die Agglutination nur ein sekundäres, unspezifisches Phänomen (zweite Stufe) repräsentiert, vergleichbar der Ausflockung hydrophober Kolloide durch Elektrolyte. Wäre diese Vorstellung richtig, müßte man bei der Mischung einer Suspension zweier Partikeltypen,

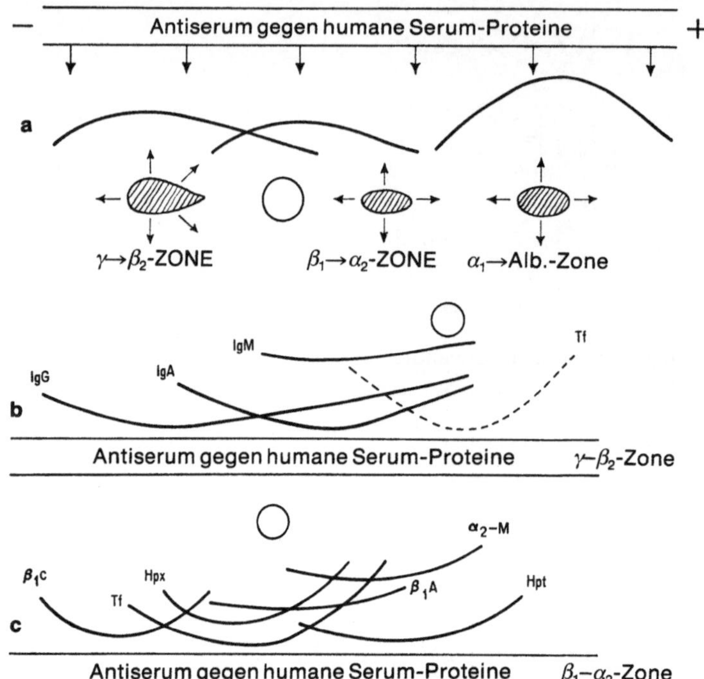

Abb. 8.8. Schematische Darstellung der immunelektrophoretischen Trennung der hauptsächlichen Protein-Komponenten im menschlichen Normalserum

A und B, mit einem Antiserum, das Anti-A- und Anti-B-Antikörper enthält, notwendigerweise aus beiden Partikeln gemischte Agglutinate beobachten. Mit Partikeln, die sich mikroskopisch leicht unterscheiden lassen, wie Schaf- und Hühner-Erythrozyten, wurden jedoch nur Agglutinate beobachtet, die das eine oder andere Partikel enthielten.

Die zur Zeit akzeptierte Erklärung sieht die Relevanz der Salzhaltigkeit in der Wirkung, die negative Netto-Ladung der Partikel bei neutralem pH und damit ihre Abstoßung aufzuheben, so daß sie sich genügend nähern können, damit durch kurzreichende nicht-kovalente Bindungskräfte, die die Antigen-Antikörper-Bindung sichern, die Brückenbildung zwischen aneinanderliegenden Partikeln ermöglicht wird.

Titration agglutinierender Seren. Der Agglutinationstiter eines Antiserums wird in einem semiquantitativen Test mit abnehmenden Mengen des Antiserums (z. B. 0,5 ml der Verdünnungen 1:10, 1:20, 1:40 etc.) und einer konstanten Menge des Antigens (z. B. 0,5 ml einer Bakterien-Suspension, die 0,5 bis $1{,}0 \cdot 10^9$ Organismen pro ml enthält) bestimmt. Nach einer Inkubationsperiode bei geeigneter Temperatur werden die Ergebnisse mit dem unbewaffneten Auge oder mit Hilfe eines Vergrößerungsglases abgelesen und der Grad der Agglutination notiert (++, +, −). Der Agglutinationstiter ist die höchste Verdünnung, die noch eine vollständige (++) oder partielle (+) Agglutination verursacht. Wie wir schon oben ausgeführt haben, ist die Genauigkeit dieses Testtyps nur ±50%.

Verschiedene Faktoren spielen eine bedeutende Rolle bei der Bestimmung des Agglutinations-Titers:

1. Die Gegenwart von Elektrolyten ist essentiell für das Auftreten dieses Phänomens und der pH der Verdünnungslösung darf nicht zu sauer oder zu alkalisch sein, um unspezifische Ergebnisse zu vermeiden. Gewöhnlich wird eine gepufferte Kochsalz-Lösung (0,9% NaCl) mit einem pH um 7,2 als Verdünnungslösung verwendet.
2. Die Konzentration der Antigen-Suspension stellt einen wichtigen Faktor dar, da die Agglutination um so schneller erfolgt, je größer die Partikel-Konzentration ist. Andererseits verbraucht eine konzentrierte Antigensuspension auch mehr Antikörper und senkt folglich den Agglutinationstiter.
3. Die Temperatur, bei der die Reaktion stattfindet, ist bedeutend. So ist die beste Temperatur für die Agglutination von Mikroben 37° C. Bei der Hämagglutination, z. B. der Untersuchung der ABO- oder Rh-Blutgruppen, kann es sinn-

voll sein, zwischen Immunantikörpern, die besser bei 37°C (Wärme-Agglutinine[1]) reagieren, und natürlichen Antikörpern, die besser bei 20° C agglutinieren, zu unterscheiden; zudem gibt es Hämagglutinine wie Kryoagglutinine bei der atypischen primären Pneumonie oder die Anti-I-Agglutinine bei gewissen erworbenen hämolytischen Anämien, die nur bei 4° C stark reagieren (Kälte-Agglutinine).

4. Die Länge der Inkubation ist von Bedeutung. Normalerweise liest man Agglutinationsteste nach Inkubation für 1 bis 2 Stunden bei 37° C und dann noch einmal nach 24 Stunden Inkubation bei Raumtemperatur oder im Kühlschrank bei 4° C ab. Wenn der Test in Platten oder auf Objektträgern mit konzentrierten Antigensuspensionen durchgeführt wird, kann er durch Schütteln beträchtlich beschleunigt werden (schnelle Agglutination). Wird der Test in Röhrchen mit verdünnten Antigensuspensionen durchgeführt (langsame Agglutination), kann er durch leichte Zentrifugation, der eine vorsichtige Resuspension des Sediments folgt, beschleunigt werden.

5. Gewisse Antikörper, genannt „inkomplette Antikörper", können nicht agglutinieren, und wenn sie zusammen mit agglutinierenden Antikörpern vorkommen, können sie die Bindung der letzteren hemmen und eine „Prozonen"-Inhibition verursachen:

Serum-Verdünnung	1:10	1:20	1:40	1:80	1:160
Agglutination:	–	–	+	+	+
	Prozone				

Serum-Verdünnung	1:320	1:640 etc.
Agglutination	+	–
	Titer	

Es ist nicht ungewöhnlich, mit gewissen antibakteriellen Seren wie Anti-Brucella-Seren, eine Prozone zu beobachten. Im Falle von Anti-Rh-Antikörpern ist das ausschließliche Auftreten von nicht-agglutinierenden Antikörpern üblich; diese können durch gewisse Kunstgriffe aufgedeckt werden, wie z. B. durch die Verwendung von Verdünnungslösungen mit einem hohen Albumin-Spiegel, durch Trypsinisierung roter Blutzellen oder dem Antiglobulin-Test (s.S. 261, 296). Zuerst dachte man, daß die oben erwähnten inkompletten Antikörper keine Agglutination aufweisen, weil sie univalent wären; heute neigt man jedoch dazu, die Unfähigkeit dieser Antikörper zu agglutinieren dem Umstand zuzuschreiben, daß die Antigen-Determinanten unzugänglich sind (Abb. 8.9) oder die Antikörper eine nur schwache Avidität besitzen (niedrige Assoziations-Konstante).

[1] Agglutinine nennt man agglutinierende Antikörper

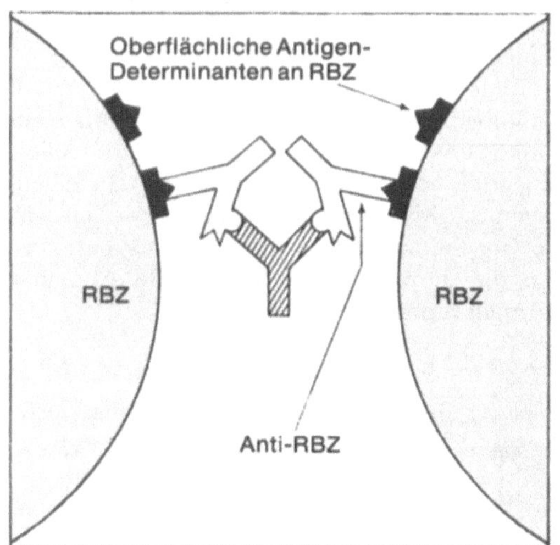

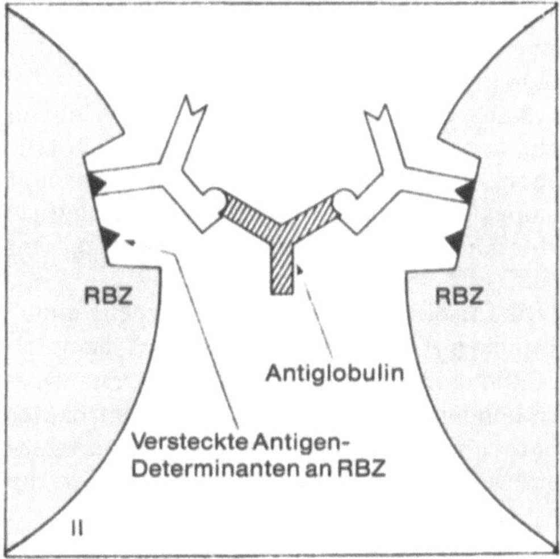

Abb. 8.9. Schematische Erläuterung der Abwesenheit einer Hämagglutionation in bestimmten Systemen, z. B. dem Rh-System. Nach der 1. Deutung kann sich der Antikörper wegen seiner zu eng beieinanderliegenden Bindungsstellen nicht mit zwei Antigendeterminanten verbinden; dagegen ist bei dem Modell 2 der Antikörper nicht in der Lage, Bindungsbrücken herzustellen, da die Antigendeterminanten in Krypten der Erythrozytenoberfläche lokalisiert sind. In beiden Fällen kann eine Verbindung über Antiglobuline zustande kommen (Coombs-Test)

Es ist offensichtlich, daß der Agglutinations-Titer selbst unter Standard-Bedingungen kein Maß für den Gesamt-Antikörper-Spiegel im Serum darstellt, sondern nur eines für die vorherrschenden Antikörper. Kommen z. B. die Antigene A, B und C an der Oberfläche von Partikeln vor, erfolgt die Agglutination dieser Partikel durch ein Gesamt-Antiserum (mit Antikörpern a, b und c, d. h. gegen A, B und C) in niedriger Verdünnung durch alle drei Antikörper:

B-b-B-b-B-b-B
A-a-A-a-A-a-A
C-c-C-c-C-c-C

Bei einer Endpunkt-Verdünnung (Titer) spielen jedoch nur die Antikörper, die in der größten Menge vorhanden sind, eine Rolle; z. B. für Antikörper a:

B B B B
A-a-A-a-A-a-A
C C C C

Körper- und Geißel-Agglutination. Zwei Arten von Agglutination können mit beweglichen Bakterien wie Salmonellen beobachtet werden (Abb. 8.10):

a) Geißel-(„H"-)Agglutination tritt auf, wenn Mikroorganismen über ihre Geißeln verbunden werden und lockere Flocken bilden, die bei Schütteln leicht auseinanderfallen. Dieser Agglutinationstyp entwickelt sich rasch und man kann den „H"-Titer nach ein bis zwei Stunden Inkubation ablesen[1].

b) Somatische („O") Agglutinationen bilden sich, wenn an den Bakterien-Körper sich bindende Antikörper Brücken bilden und somit kompakte, nicht leicht dissoziierbare Agglutinate formen. „O"-Agglutinate bilden sich langsam über 24 bis 48 Stunden.

Die für diese beiden Reaktionstypen verantwortlichen Agglutinogene (Antigene, die durch agglutinierende Antikörper nachgewiesen werden können) können leicht durch Erhitzen der Bakteriensuspensionen auf 100° C unterschieden werden: diese Behandlung zerstört die „H"-Antigene, ohne die „O"-Antigene zu verändern. Andererseits wird die Agglutinabilität durch die „O"-Antigene bei Behandlung mit 0,5% Formalin gehemmt, was keinen Einfluß auf die „H"-Agglutination hat.

„O"-Antigene von Salmonellen bestehen aus Polysacchariden mit repetitiven Einheiten (Galaktose-Mannose-Ramnose), die abhängig von der Art der Zuckerbindungen und (oder) dem Vorhandensein von Seitenketten an den basischen Trisacchariden unterschiedliche Spezifitäten (Antigendeterminanten) besitzen. Von den Geißel-Antigenen weiß man, daß sie Proteine sind, jedoch ist nichts über die chemische Natur ihrer Determinanten bekannt.

Kreuzreaktionen bei der mikrobiellen Agglutination. Wenn zwei Mikroben-Spezies neben ihrem spezifischen Antigen gemeinsame oder verwandte Antigene an ihrer Oberfläche aufweisen, treten Kreuzreaktionen zwischen diesen auf, d. h., ein gegen eine Spezies hergestelltes (homologes) Antiserum kann die andere Spezies (heterologe) agglutinieren und umgekehrt.

In diesem Kapitel wollen wir uns nicht mit Reaktionen beschäftigen, die über verwandte Antigene zustandekommen, da diese nur sinnvoll mit Hilfe von Präzipitationskurven untersucht werden können. Wir wollen lieber besprechen, wie durch Gruppenantigene bedingte Kreuzreaktionen mittels des Agglutinations-Absorptions-Testes unterschieden werden können.

Gemeinsamen (Gruppen-spezifischen) und homologen (Typen-spezifischen) Antigenen können unterschiedliche Moleküle zugrundeliegen oder unterschiedliche Bereiche desselben Agglutinogens. An einem Beispiel wollen wir die vier Salmonellen-Spezies genauer betrachten, die durch folgende abgekürzte Antigen-Formeln repräsentiert sind:

Salmonella paratyphi-B	4/b
Salmonella typhimurium	4/i
Salmonella anatum	3,10/e,h
Salmonella newington	3,15/e,h

Die beiden ersten sind in ihrem somatischen Antigen (4) identisch, unterscheiden sich aber in ihrem Geißelantigene (b,i); dagegen sind die beiden letzteren in ihren Geißelantigenen identisch (e,h), differieren aber in einer der „O"-Antigen-Spezifitäten (10 und 15).

Werden Kaninchen mit *S. paratyphi-B* immunisiert, wird das Gesamtserum Anti-4- plus

[1] H und O sind Bezeichnungen, die ursprünglich für bewegliche und unbewegliche Proteus-Stämme benutzt wurden: Die ersten bilden einen sich ausbreitenden Schleier auf der Agar-Agar-Oberfläche, der einem Hauch („H") auf einer Fensterscheibe vergleichbar ist; die andere Variante („O") bildet isolierte Kolonien *o*hne Schleier (*O*hne Hauch)

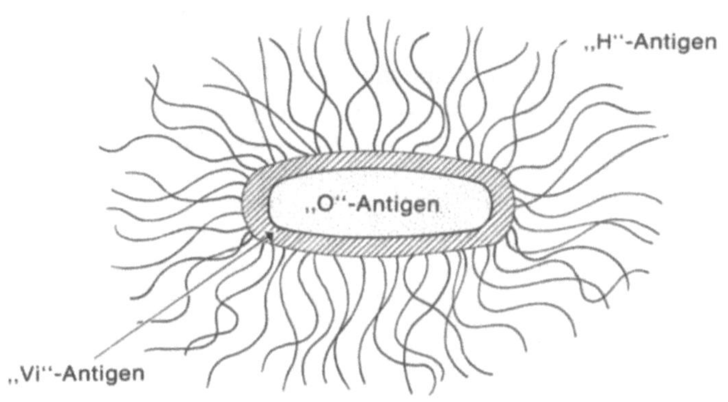

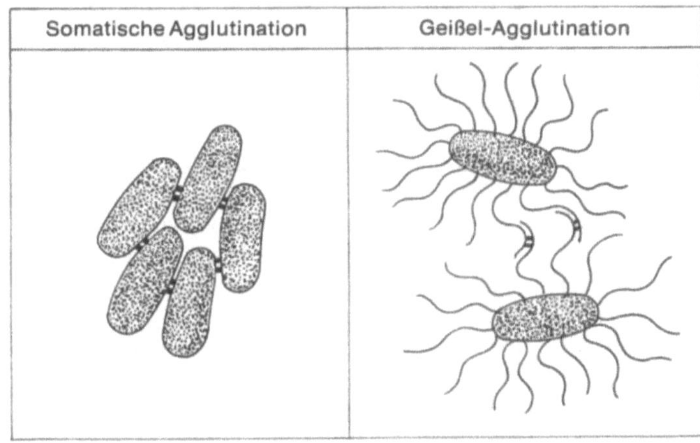

Abb. 8.10. Somatische und Geißel-Agglutination

Anti-b-Antikörper enthalten und daher sowohl *S. paratyphi-B* (4/b) als auch *S. typhimurium* (4/i) agglutinieren. Das gleiche wird mit einem Anti-Typhimurium-Serum (Anti-4 plus Anti-i) auftreten. Wird jedoch das Anti-Paratyphi-B-Serum mit einer dichten *S. typhimurium*-Suspension absorbiert, werden die Anti-4-Agglutinine entfernt und es bleibt ein monospezifisches Anti-b-Serum zurück.

Umgekehrt wird die Absorption des Anti-Typhimurium-Serums mit *S. paratyphi-B* Anti-4 entfernen und nur Anti-i übriglassen. In diesem Beispiel gehören das gemeinsame und das spezifische Antigen zu verschiedenen Molekülen der beiden Agglutinogene. Identische Ergebnisse erhält man mit den Spezies *S. anatum* und *newington,* deren „O"-Spezifität unterschiedlichen Bereichen des gleichen Agglutinogens entsprechen:

$$\overset{3}{\underset{10}{(\text{Gal-}\alpha\text{Man-Ra})_n}} \qquad \textit{S. anatum}$$

$$\overset{3}{\underset{15}{(\text{Gal-}\beta\text{Man-Ra})_n}} \qquad \textit{S. newington}$$

Wird das 3,10-Serum mit 3,15 absorbiert, wird es Anti-10 monospezifisch, und umgekehrt wird das Anti-3,15-Serum nach Absorption mit 3,10 monospezifisch für 15. Der Agglutinin-Absorptions-Test hat eine weite Verbreitung in der Bakteriologie für die Differenzierung serologischer Typen, z. B. der Enterobakterien-Gruppe. Mit durch Absorption erhaltenen monospezifischen Seren können mehr als 1000 Serotypen des Genus Salmonella unterschieden werden (White-Kaufman-Tabelle).

Die Bestimmung des Agglutinations-Titers eines Serums ist von großer Bedeutung für die Infektions-Diagnostik, wie das zum erstenmal für Typhus gezeigt werden konnte (Widal-Test). Auch in diesem Fall kann der Agglutinin-Absorptions-Test von großem Nutzen sein, da er die Differenzierung zwischen Gruppen-Reaktionen und Mischinfektionen erlaubt (Castellani-Test). Dies mag an Hand eines angenommenen, klinisch charakteristischen Typhus-Falles illustriert werden, bei welchem das Serum des Patienten einen „O"-Titer von 1:640 gegen *S. typhi* (9,12) und von 1:80 gegen *S. paratyphi-B* (4,12) aufweist. Der Castellani-Test erlaubt die Differenzierung der Gruppen-Agglutination im Falle der *S. typhi*-Infektion von der einer gemischten Infektion mit *S. typhi* (T) und *S. paratyphi-B* (B) (Tabelle 8.1).

Tabelle 8.1. Modell des Agglutinin-Sättigungstestes nach Castellani zur Differenzierung zwischen Gruppen-Agglutination und Mischinfektion

Patienten-Serum	„O"-Agglutination mit:			
	T	B	T	B
nicht absorbiert	+	+	+	+
absorbiert mit T	−	−	−	+
absorbiert mit B	+	−	+	−
Interpretation:	Gruppen-Agglutination		Gemischte Infektion	

Passive Hämagglutination. Man kann Antigene an die Oberfläche von Erythrozyten oder inerten Partikeln (Kolloid, Latex, Bentonit etc.) koppeln und macht diese damit in Gegenwart eines entsprechenden Antiserums agglutinabel. Im Falle von roten Blutzellen (RBZ) kommt es zu dem als passive oder indirekte Hämagglutination genannten Phänomen im Gegensatz zur natürlichen oder direkten Hämagglutination, die das Ergebnis einer Wechselwirkung von Antikörpern mit natürlichen Agglutinogenen der RBZ ist. Man kann verschiedene Antigene gleichzeitig an dieselben RBZ koppeln, die dann durch verschiedene Antikörper agglutinabel werden. Dies tritt auch bei der direkten Hämagglutination auf: Ein Antiserum gegen Schaf-RBZ enthält z.B. eine Mischung von Antikörpern mit Spezifitäten gegen verschiedene natürliche Antigen-Determinanten an Schaferythrozyten.

Beispiele natürlicher Hämagglutination sind die Agglutination humaner Erythrozyten durch Seren von Individuen mit verschiedenen Blutgruppen, die Agglutination von Schaferythrozyten durch Seren von Patienten mit infektiöser Mononukleose (Paul-Bunnel-Reaktion) und die Kryohämagglutination humaner O-Erythrozyten durch Seren von Patienten mit primärer atypischer Pneumonie. Als Beispiele passiver Hämagglutination mögen aufgeführt werden: die Agglutination von Polystyrol-(Latex-) oder Bentonit-Partikel durch den sogenannten Rheumafaktor (s. S. 275), die Agglutination von Cholesterin-Kristallen, die mit Cardiolipin überzogen wurden, durch Seren von Lues-Patienten (Kline- und VDRL-Teste), die passive Hämagglutination von Erythrozyten, die mit verschiedenen Agglutinogenen beladen wurden, die für die Serodiagnostik verschiedener Infektionen wegen ihrer großen Sensibilität (Nachweis von Antikörpermengen in der Größenordnung von 0,003 mg) angewandt werden. Im allgemeinen können Polysaccharid-Antigene, wenn sie nicht hoch gereinigt sind, direkt an Erythrozyten haften[1].

Um allerdings Proteine an Erythrozyten zu koppeln, müssen die Zellen mit Tanninsäure behandelt werden (Boydens-Technik); dadurch kann man RBZ-Suspensionen erhalten, die in Gegenwart spezifischer Antiseren agglutinabel sind. Man weiß nicht genau, auf welche Weise die Tannin-Kopplung abläuft; es scheint jedoch, daß Tannin nicht nur eine lockere Absorption des Proteins an die Erythrozyten-Oberfläche bewirkt, sondern die Erythrozyten beim Vorliegen kleinster Antikörper-Mengen auch leichter agglutinabel macht, was gelegentlch eine unspezifische Agglutination auch in den Kontrollen (ohne Antikörper) verursacht. Diesen Nachteil kann man z.T. durch Anwendung besonderer Verdünnungslösungen (wie z.B. Kochsalz + 1% Kaninchennormalserum) ausgleichen. Anstatt mit Tannin können Proteine auch in anderer Weise an Erythrozyten gekoppelt werden:

1. *Kovalente Kopplung.* Kovalente Kopplung kann man mittels bifunktionaler Moleküle, wie bis-diazotiertes Benzol (BDB), Carbodiimid (CDI), Glutaraldehyd (GA) und anderen erreichen.
2. *Metallische Kopplung.* Bestimmt multivalente Kationen, besonders Cr^{++}, verändern die Erythrozyten-Oberfläche und befähigen sie, Proteine zu adsorbieren.
3. *Immunologische Kopplung.* Gleichsam um selbstagglutinierende Suspensionen als Folge der Konjugation von Proteinen an Erythrozyten zu verhindern, kann man auf einen Trick zurückgreifen, der aus zwei Schritten besteht: a) Das

[1] Die Fixierung von Polysacchariden an rote Blutzellen scheint von der Gegenwart ionisierter Zucker (Aminozucker, Uronsäuren) abzuhängen. Daher haften „O"-Polysaccharide von Salmonellen, die mittels alkalischer Hydrolyse präpariert wurden und die oben beschriebenen Charakteristika besitzen, sehr leicht an Erythrozyten im Gegensatz zu hoch gereinigten Polysacchariden, die durch saure Hydrolyse hergestellt wurden

Protein-Antigen wird mittels BDB an nicht-agglutinierende Anti-Rh-Antikörper gekoppelt. b) Das Konjugat wird dann an Rh-positive rote Zellen absorbiert (immunologische Bindung).

Welche Methode auch immer angewandt wird, es ist unerläßlich, jede Erythrozyten-Präparation auf ihre Spezifität zu kontrollieren, da geringe technische Variationen einen unterschiedlichen Grad von Autoagglutinabilität bewirken können. Heutzutage neigt man dazu, die Erythrozyten vor oder nach der Antigen-Konjugation mit Formaldehyd oder Glutaraldehyd zu fixieren, um eine über Monate unveränderliche Suspension zu erhalten, wenn sie bei 4°C aufbewahrt wird.

Meistens werden Human- oder Schaferythrozyten benutzt; jedoch kann es in gewissen Fällen von Vorteil sein, Erythrozyten anderer Spezies zu verwenden.

Die an Erythrozyten gekoppelte Menge Antigen ist von größter Bedeutung; es ist ratsam, die optimale Menge in vorangehenden Testen zu bestimmen; die optimale Menge ist die Menge, die mit einem geeigneten Referenzserum den höchsten Titer ergibt. Die Mindestzahl von Molekülen, die Erythrozyten sensibilisieren

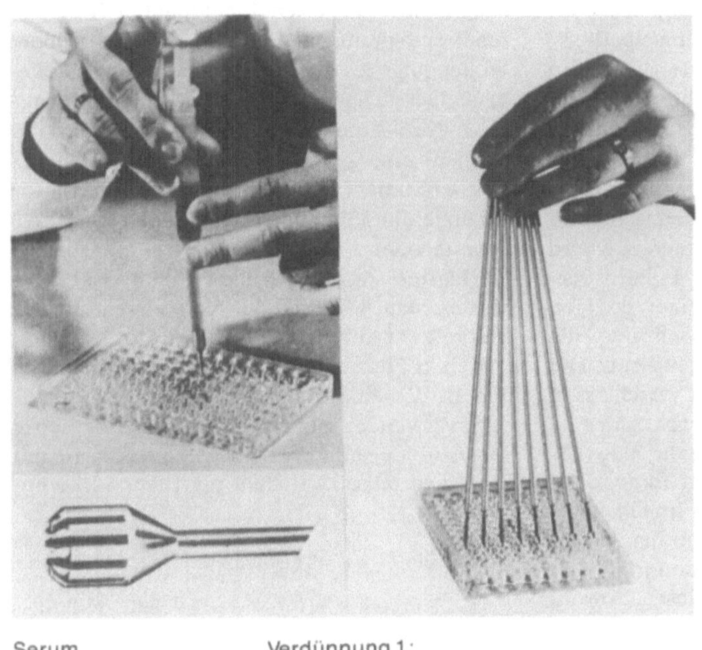

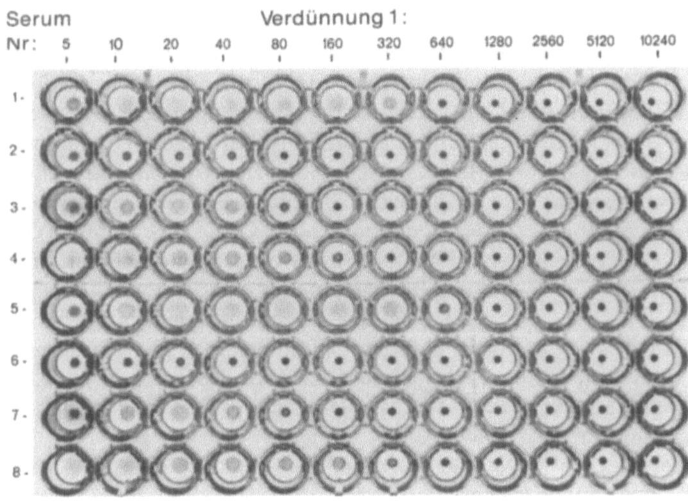

Abb. 8.11. Hämagglutination in der Mikrotiter-Platte. Takatsy-Mikrotitrator

können, kann man mit Hilfe Isotopen-markierter Antigene bestimmen und wurde für „O"-Polysaccharide von Salmonellen in der Größenordnung von 2000 Moleküle pro Erythrozyt gefunden.

Die Hämagglutinations-Reaktion selbst kann in Röhrchen oder bequemer in Plastik-Platten durchgeführt werden, in deren Löcher die Serumverdünnungen zusammen mit einer konstanten Menge der Erythrozyten-Suspension verteilt werden. Die letzte Technik ist besonders praktisch, da bei ihr nur 25 μl Serum verbraucht werden. Bei dieser Technik (Abb. 8.11) wird eine Plexiglas-Platte mit 75 μl-Löcher und ein Metall-Titrator mit einer Kapazität für 25 μl (Takatsy-Mikrotitrator) benutzt. In jedes Loch werden 25 μl der Verdünnungslösung pipettiert; danach werden 25 μl des zu untersuchenden Serums in das erste Loch zugegeben. Mit dem Mikrotitrator wird diese Lösung gemischt, indem der Mikrotitrator mit den Fingern leicht gedreht wird. Dann werden 25 μl in das nächste Loch übertragen, in derselben gemischt und wieder 25 μl übertragen; auf diese Weise wird das Serum geometrisch 1:2, 1:4, 1:8 etc. verdünnt. Danach werden 25 μl einer 1%igen Erythrozyten-Suspension zugegeben und die Reagenzien werden vorsichtig gemischt. Die Platte oder die Röhrchen werden verschlossen oder in eine feuchte Kammer gebracht, um eine Verdunstung zu vermeiden, und für eine bestimmte Zeit bei der gewünschten Temperatur inkubiert. Die Ergebnisse werden im allgemeinen nach zwei Stunden Inkubation bei Raumtemperatur und nach 12 Stunden oder 24 Stunden Inkubation bei 4° C abgelesen. Sowohl in den Röhrchen als auch in den Platten werden die Ergebnisse nach der Art des Sediments interpretiert, wobei die Form eines „Knopfes" eine negative Reaktion darstellt (−), die einer runden Platte mit unregelmäßigen Rändern eine stark positive Reaktion (4 +) und Zwischenformen 1 +- bis 3 +- Reaktionen (Abb. 8.11, unten) anzeigen. Im Zweifelsfall kann man das Sediment sanft resuspendieren und mit einer Lupe das Vorhandensein und die Größe der Agglutinate bestimmen.

8.2.3 Immunfluoreszenz

Antigen-Antikörper-Reaktionen können sichtbar gemacht werden, wenn eine der Reagentien mit Substanzen, genannt Fluorochrome, markiert werden, die die Eigenschaft haben, Lichtenergie zu absorbieren, sie für eine kurze Zeitspanne festzuhalten und dann in Form einer Strahlung mit größerer Wellenlänge zu emittieren. Ohne auf die tieferen Mechanismen der Fluoreszenz eingehen zu wollen, kann man sagen, daß sie im Prinzip durch die Absorption der Photoenergie durch periphere Kreiselektronen bedingt ist, die dabei auf eine vom Kern entferntere Bahn gelangen, wodurch die Moleküle in einen Erregungszustand versetzt werden. Solch ein Zustand ist allerdings nur von sehr kurzer Dauer, da die Elektronen schnell wieder auf ihre ursprüngliche Kreisbahn zurückfallen (d. h., in einen Ruhezustand), wobei es zur Emission von Lichtstrahlen kommt. Wegen der Abgabe thermischer oder mechanischer Energie haben die emittierten Lichtquanten (Fluoreszenz) eine geringere Energie oder eine größere Wellenlänge als die Erregungsstrahlung (Stokesches Gesetz). Aus diesem Grund haben Anti-DNS-Antikörper, die mit Fluoreszein markiert wurden, eine Absorptionsmaximum bei ungefähr 490 nm[1], während ihr Emissionsmaximum bei ungefähr 530 nm liegt. Behandelt man einen Schnitt oder einen Zellausstrich mit solchen markierten Antikörpern, erscheint das Zytoplasma blau, während der Kern eine grüngelbe Fluoreszenz aufweist.

Neben Fluoreszein wird auch häufig Rhodamin B, das eine orangerote Fluoreszenz emittiert, verwendet. Beide Fluorochrome werden in der Isothiocyanatform benutzt, die leicht mit Proteinen bei alkalischem pH (über 9) konjugiert:

$$\text{Fluoreszein}-N=C=S \text{ (Isothiocyanat des Fluoreszein)}$$

$$+ \text{Protein}-NH_2 \;----\; \text{Fl}-\underset{H}{\underset{|}{N}}-\underset{S}{\underset{\|}{C}}-\underset{H}{\underset{|}{N}}\text{-Protein}$$

Für die mikroskopische Fluoreszenzuntersuchung sind folgende Zusätze notwendig: a) Eine Lichtquelle für die Anregung; b) ein Wärmefilter; c) ein Exzitationsfilter; d) ein Dunkelfeld-Kondensor (Cardioid); und e) ein Sperrfilter. Als Quelle des Exzitationslichtes wird allgemein eine Quarzlampe mit Quecksilberdampf (Osram HB 200-Birne) benutzt, die sichtbare und ultraviolette Strahlung emittiert (unter 400 nm).

Das von der Exzitationsquelle ausgehende Licht durchläuft nacheinander das Wärmefilter und das Exzitationsfilter; das letztere ist nur für Licht einer Wellenlänge von 435 nm durchlässig,

---

[1] 1 nm (Nanometer) oder Millimikron (mμ) sind 10^{-9} m oder 10^{-6} mm

das noch von dem Fluoreszein absorbiert werden kann. Danach durchläuft es den Kondensor und wird durch die optische Achse des Mikroskops auf das Präparat projiziert. Das durch das Präparat transmittierte Licht besteht nicht nur aus Licht derselben Wellenlänge, sondern auch aus Strahlen mit einer längeren Wellenlänge als das des Exzitationslichtes (Fluoreszenz). Das zwischen Objekt und Auge zwischengeschaltete Sperrfilter schützt das Auge des Beobachters vor Kurzwellenstrahlung, die das Objektiv durchläuft (Abb. 8.12).

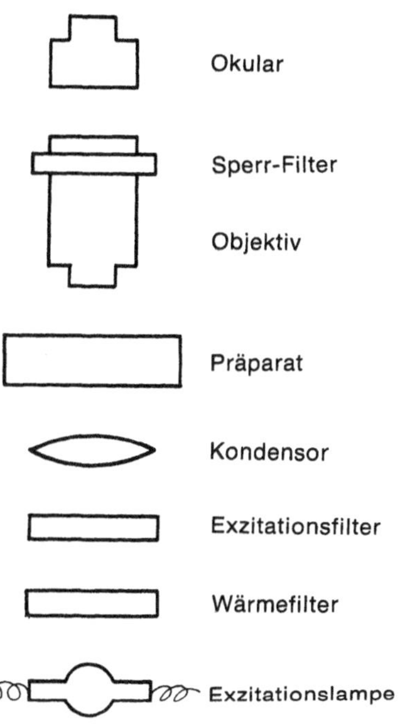

Abb. 8.12. Schema des optischen Systems zur Fluoreszenzmikroskopie

Im Prinzip werden für immunfluoreszenzoptische Untersuchungen zwei Techniken angewandt (Abb. 8.13):

1. Direkte Immunfluoreszenz. Hierbei wird das Antigen direkt mit dem markierten Antikörper gefärbt. Dies ist die gebräuchlichste Methode für die Identifizierung von Mikroorganismen durch Immunfluoreszenz, z. B. *E. coli* (enteropathogene Serotypen), *Klebsiellen* (Serotypen), *Streptokokken* (Lancefield-Gruppen), *Gonokokken, B. pertussis, C. diphtheriae, Leptospiren* (Serotypen), *Candida albicans,* etc.

2. Indirekte Immunfluoreszenz. Die Antigen-Probe wird zuerst mit einem unmarkierten, spezifischen Antikörper behandelt und nach Waschen mit einem konjugierten Anti-γ-Globulin, das gegen Immunglobuline der Spezies hergestellt wurde, von der die spezifischen Antikörper stammen, inkubiert.

Die Doppel-Schichten-Immunfluoreszenz, wie sie gerade beschrieben wurde, wird häufig für den Nachweis antimikrobieller Antikörper angewandt (zur Serodiagnostik der Lues, Toxoplasmose, Leptospirose, Schistosomiasis, Chagas-Krankheit, etc.), sowie für den Nachweis von Autoantikörpern, z. B. antinukleären Antikörpern bei Lupus erythematodes oder interzellulären Antikörpern beim Pemphigus. Man kann auch drei Schichten bilden, wie bei der sogenannten Sandwich-Technik; die erste Schicht ist ein Ag-Ak-Komplex, die zweite Schicht besteht aus unmarkierten Antikörpern gegen Antikörper der ersten Schicht, und die dritte Schicht wird von markierten Antikörpern, spezifisch für die Antikörper der zweiten Schicht, gebildet. Diese Technik wurde von Coons und Mitarbeiter zum Nachweis von Antikörpern an der Oberfläche von Plasmazellen angewandt.

In den Rahmen der Sandwich-Technik gehören auch die Immunfluoreszenz-Reaktionen für den Nachweis der Komplement-Bindung: die erste Schicht besteht aus dem Ag-Ak-Komplex; darauf wird eine Schicht Komplement gebunden; als dritte Schicht dient dann ein markiertes Anti-Komplement[1]. Der Immunfluoreszenz-Nachweis von in vivo fixiertem Komplement läßt vermuten, daß Schädigungen, wie sie bei der Arthus-Reaktion (Vaskulitis) oder bei gewissen Formen der Glomerulonephritis mit Ag-Ak-Komplex-Ablagerungen oder durch zytotoxische Antikörper etc. (s. S. 135, 184) auftreten, durch Ag-Ak-Komplexe verursacht werden. In jedem Fall sollte man nur Reagenzien verwenden, deren Aktivität (Titration des Konjugats zur Bestimmung der optimalen Dosis) und Spezifität (Fehlen unspezifischer Fluoreszenz) zuvor nachgewiesen wurde; beides kann man im allgemeinen erreichen, wenn zur Konjugation hochtitrige Antiseren verwendet wurden und wenn die Markierung vorsichtig vorgenommen wird (niedriges Fluorochrom/Protein-Verhältnis).

---

[1] Anti-Komplementserum kann man durch Immunisierung mit Ag-Ak-Komplexen oder mit Zymosan-C3 (Herstellung eines Anti-β1C Serums) erhalten

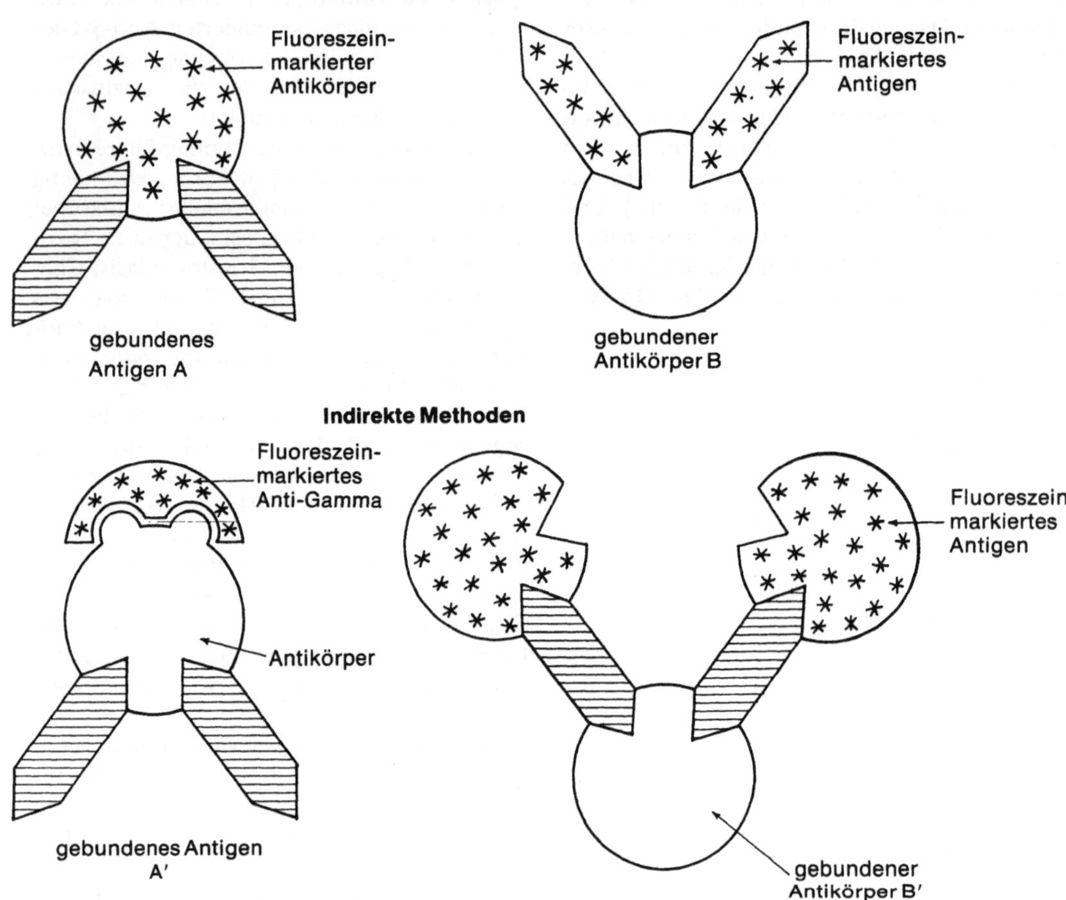

Abb. 8.13. Schema verschiedener Methoden der Immunfluoreszenz

8.2.4 Komplement-Bindung

Bestimmte Antikörper, die zu den IgG- und IgM-Immunglobulinen gehören, können bei der Bindung von Antigen Komplement fixieren. Dieses Phänomen wurde Anfang des Jahrhunderts von Bordet und Gengou entdeckt und weckte schnell großes Interesse für seine Anwendung bei der Serodiagnostik der Lues (Wassermann-Reaktion). Heute werden zahlreiche andere Infektionen mittels der Komplement-Bindungs-Reaktion (KBR) diagnostiziert, z. B. die Chagas-Krankheit, die südamerikanische Blastomykose, Toxoplasmose, Echinokokkose, Gonokokken-Infektionen, Rickettsiosen und zahlreiche Virus-Infektionen (Psittakose, Lymphogranulom, Poliomyelitis, Arbovirus-Infektionen, epidemische Parotitis, Influenza). Darüber hinaus wird die KBR mit Hilfe von Antiseren mit bekannter Spezifität auch zur Charakterisierung der Typen und Subtypen zahlreicher Viren benutzt, wie Aphtosaviren, Arboviren und Echoviren.

Der qualitative Test. Den Komplement-Bindungstest kann man zusammenfassend folgendermaßen beschreiben:

I.	spezifisches Antigen (Ag)	+C freies Komplement
II.	Anti-Ag-Antikörper	+C freies Komplement
III.	Anti-Ag+Ag	+C gebundenes Komplement

Werden zu den beiden Mischungen I und II EA zugegeben (z. B. Schaferythrozyten, die mit Kaninchen-Anti-Schaferythrozyten-Antikörper sensibilisiert wurden), tritt Hämolyse auf:

EA + freies C → Hämolyse.

Bei Zugabe von EA zur Mischung III wird jedoch nur eine geringe oder keine Hämolyse auftreten, da der größte Teil oder alles Komplement, das dem Ag-AK-Komplex zugegeben wurde, verbraucht wurde:

EA + gebundenes Komplement → keine Hämolyse.

Die Durchführung des qualitativen Tests kann auf die drei oben genannten Röhrchen beschränkt werden: I und II sind die Antigen- und Serum-Kontrolle und III ist die Reaktionprobe. In Abb. 8.14 ist der Ablauf des Testes mit seinen zwei Stufen schematisch dargestellt.

In den Anfängen der Serologie, als der Wassermann-Test eingeführt wurde, wurde der Grad der Bindung in Prozent der beobachteten Hämolyse abgeschätzt und die Ergebnisse als ++++ (keine Hämolyse), +++ (25% Hämolyse), ++ (50% Hämolyse) und + (75% Hämolyse) angegeben. Heute jedoch wird zur Erkennung der Bindungskapazität eines Serums dieses in steigenden Verdünnungen mit einer konstanten Menge des Antigens und Komplement gemischt und die Ergebnisse als die in den Überstand freigesetzte Menge Hämoglobin angegeben, wie wir das oben schon beschrieben haben (s. S. 96).

Quantitative Testmethoden. Zwei Methoden für die quantitative Testung sollen hier erwähnt werden:

1. Bei der von Mayer und Mitarbeiter beschriebenen Methode werden Verdünnungen des Antiserums (oder Antigens) mit einer optimalen Dosis Antigen (oder Antiserum) und einem Komplement-Überschuß (z. B. 100 CH_{50}) für 20 Stunden bei 2–4° C inkubiert. Test-Kontrollen bestehen aus Serum und Komplement oder Antigen und Komplement allein, um Antikomplementarität zu erkennen. Nach Inkubation wird die Mischung verdünnt, um die Menge des nichtgebundenen Komplements zu messen und die Anzahl der gebundenen CH_{50}-Einheiten zu bestimmen.

2. Bei serodiagnostischen Testen, bei denen kleine Mengen Komplement (2–5 CH_{50}-Einheiten) eingesetzt werden, so daß die verbleibende Menge des nichtgebundenen Komplements in der Größenordnung von 0,8 bis 1,2 CH_{50}-Einheiten ist, kann das Ausmaß der Komplement-Bindung direkt durch Zugabe von EA zu der unverdünnten Mischung bestimmt werden. Zu dieser Kategorie der (semi)quantitativen Methoden gehören die von Christiansen, Maltaner und Mitarbeiter, Stein und Van Ngu und anderen beschriebenen Teste.

Mit Mayers Methode kann man recht genau das Ag/Ak-Verhältnis bei der Komplement-Bindungsreaktion untersuchen. Wird die Ak-Dosis konstant gehalten und die Antigen-Konzentration variiert, erhält man eine der spezifischen Präzipitationskurve sehr ähnliche Bindungskur-

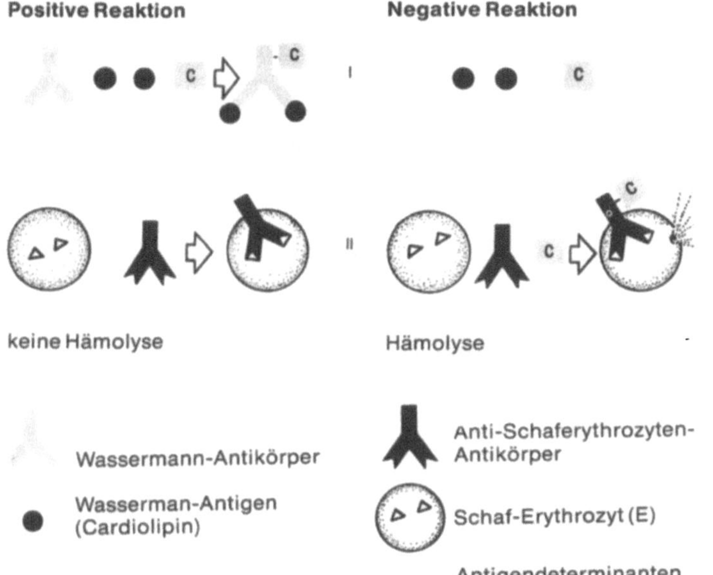

Abb. 8.14. Diagrammatische Darstellung des Mechanismus der Wassermann-Reaktion

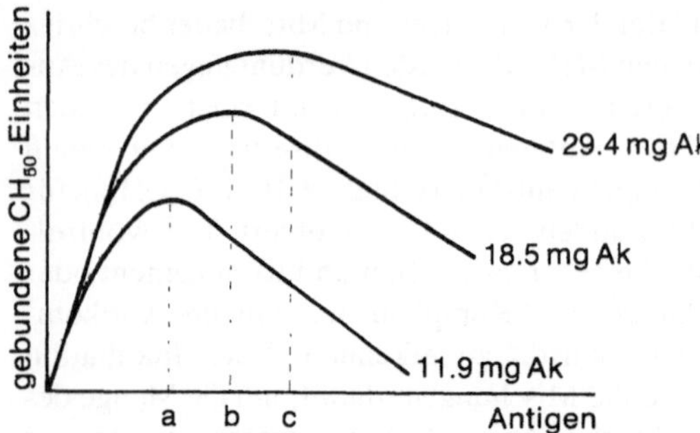

Abb. 8.15. Quantitative Komplement-Bindungs-Reaktion nach der Makromethode von *Mayer* et al. in Systemen mit konstanten Antikörper-Konzentrationen (11,9 mg, 18,5 mg und 29,4 mg) und variablen Antigen-Konzentrationen

ve, die deutlich einen Inhibitionsbereich im Antigen-Überschuß aufweist (Abb. 8.15). Werden umgekehrt zu einer konstanten Menge Antigen variierende Mengen eines Immunserums zugegeben, ändert sich die Kurve zwar, aber es bildet sich keine Inhibitionszone aus (Abb. 8.16). In beiden Fällen erreicht die Menge des gebundenen Komplements ein Maximum, das durch die maximal reaktive Antigen- (bei konstanter Antikörper-Konzentration) oder Serum-Menge (bei konstanter Antigen-Konzentration) bedingt ist.

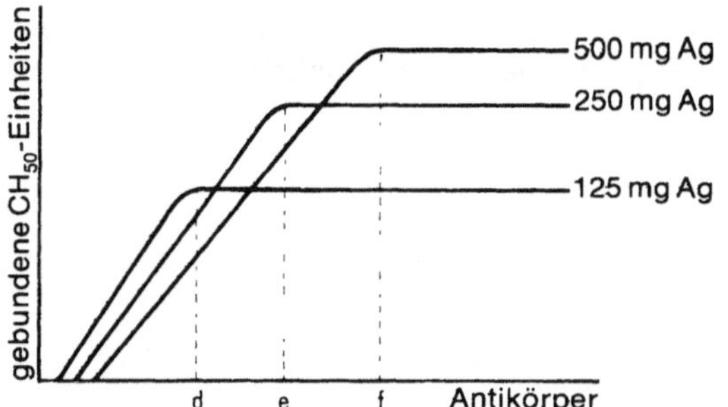

Abb. 8.16. Quantitative Komplement-Bindungs-Reaktion nach der Makromethode von *Mayer* et al. in Systemen mit konstanten Antigen-Konzentrationen (125 mg, 250 mg und 500 mg) und variablen Antikörper-Konzentrationen

Stellen wir graphisch die Serummenge auf der Abszisse und die Zahl der Komplementeinheiten, die bei maximal reaktiven Antigen-Konzentrationen gebunden werden, auf der Ordinate dar, so erhalten wir eine sigmoide Kurve (Abb. 8.17). Die als CF_{50} ausgedrückte Bindungskraft (d. h. die Serummenge, bei der 50% des Komplements gebunden werden), wird vom linearen Teil der Kurve abgelesen.

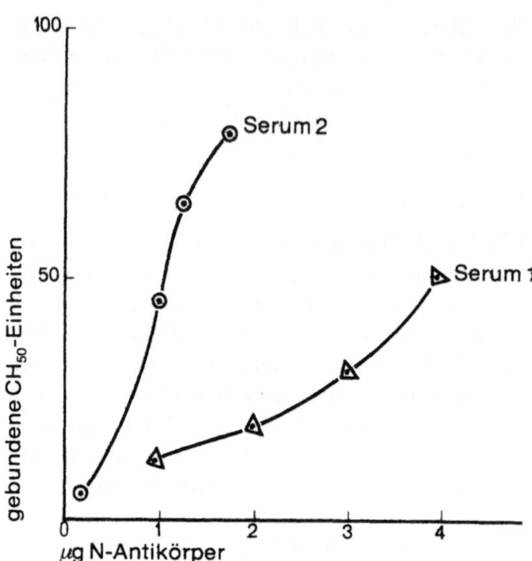

Abb. 8.17. Sigmoidale Kurve der Zahl der gebundenen Komplementeinheiten durch verschiedene Antikörper-Mengen in Gegenwart einer optimalen Antigen-Konzentration. Bestimmung von CH_{50}

Bei den semiquantitativen Methoden ist die maximal reaktive Antigenmenge für alle Antiserumverdünnungen nicht bekannt; es wird eine Konzentration eingesetzt, die optimal mit einer Reihe von Serumverdünnungen reagiert. Um die optimale Dosis zu bestimmen, ist es notwendig, eine Iso-Bindungskurve mit Hilfe eines „Schachbrett"-Versuches aufzustellen, bei dem die Antigen- und die Antikörper-Verdünnungen im rechten Winkel variieren. Die optimale Dosis ergibt sich aus den minimalen Mengen Antikörper (oder Antigen) und kann leicht mittels der Iso-Bindungskurve sichtbar gemacht werden (Tabelle 8.2 und Abb. 8.18).

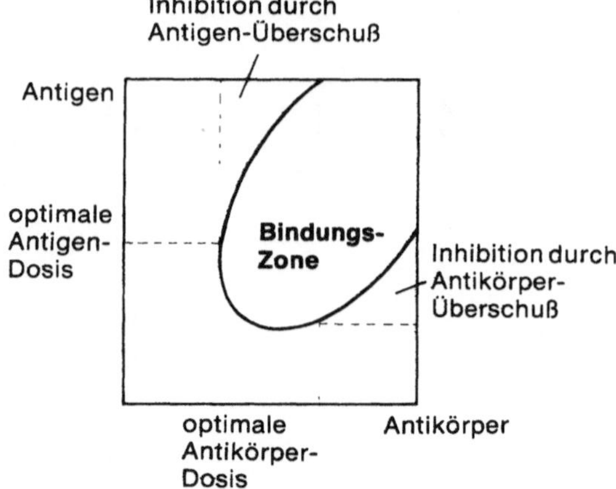

Abb. 8.18. Iso-Bindungskurve für die Bestimmung der optimalen Antigen-Konzentration

Tabelle 8.2. Semiquantitative Bestimmung der optimalen Antigen-Menge im Rinderserumalbumin/Kaninchen-Anti-Rinderserumalbumin-System mit 5 Komplement-Einheiten im Test

Antikörper μg N/ml	Antigen μg N/ml							
	0,001	0,012	0,04	0,12	0,36	1,10	3,33	1,00
3,3	1	0	0	0	0	0	0	0
2,2	2	0	0	0	0	0	1	1
1,5	4	0	0	0	0	0	1	4
1,0	4	1	0	0	0	1	4	4
0,66	4	3	1	1	1	4	4	4
0,44	4	4	2	3	4	4	4	4
0,30	4	4	4	4	4	4	4	4

0, 1, 2, 3 und 4 in der Tabelle entsprechen 0, 25, 50, 75 bzw. 100% Hämolyse

Mit Hilfe des semiquantitativen Testes wiesen Maltaner und Mitarbeiter die direkte Proportionalität zwischen K'sa, der Zahl von C-Einheiten, die für eine 50%ige Hämolyse in Gegenwart von Serum und Antigen notwendig sind, und 1/D nach, der reziproken Serumverdünnung, die es erlaubt, den Bindungstiter als Winkelkoeffizient (Neigung) der Geraden K'sa=b'(1/D) auszudrücken. Da K'sa durch Division von n, der Zahl der im Test eingesetzten C-Einheiten und durch den Korrektionsfaktor f, der dem Prozentsatz der Lyse entspricht, errechnet wird, ist

$$b' = D \times (n/f) \qquad (1)$$

wobei $f = (y/1-y)^h$ und h die Neigung ist, die für die Komplement-Titration in Gegenwart von Serum oder Antigen allein nachgewiesen wurde. Genauere Analysen haben allerdings gezeigt, daß eine streng lineare Beziehung zwischen log D und log $(y/1-y)$ besteht, nach der Gleichung log D=log $T + h's \cdot \log(y/1-y)$, in der $h's$ der Winkelkoeffizient ist, der der Menge des verbleibenden Komplements nach der Bindungsreaktion entspricht. Von dieser Gleichung leitet sich die Formel für die Berechnung des Bindungstiters ab:

$$T = D \cdot (1/f') \qquad (2)$$

Es ist offensichtlich, daß bei $h=h's$ die Gleichung (1) den gleichen Wert wie die Gleichung (2) oder ein Mehrfaches davon ergibt. Erzeugt z. B. ein Serum bei einer Verdünnung von 1:25 in Gegenwart einer optimalen Antigenmenge und 6 Komplement-Einheiten im Testansatz 75,5% Hämolyse, wobei $h=h's=0{,}2$ und $f'=f=1{,}25$ ist, dann sind die nach beiden Formeln berechneten Titerwerte:

$b' = 25 \cdot 6/1{,}25 = 120$
$T = 25 \cdot 1/1{,}25 = 20$

Abhängig von der Zahl der im Test eingesetzten C-Einheiten, der Antigen- oder Serumnatur und anderer Faktoren kann der Wert von $h's$ sich allerdings beträchtlich von dem von h unterscheiden, was zu einer entsprechenden Differenz bei der Berechnung des Bindungstiters führt. Um die Berechnung eines Umwandlungsfaktors in diesen Fällen zu vermeiden, kann man den Titer graphisch, wie in Abb. 8.19 gezeigt ist, bestimmen.

Mechanismus der Komplement-Bindung. Der Mechanismus der Komplement-Bindung ist immer noch im Dunkeln. Allerdings versuchte man schon früh, ihn zu erklären; so vertrat Ehrlich

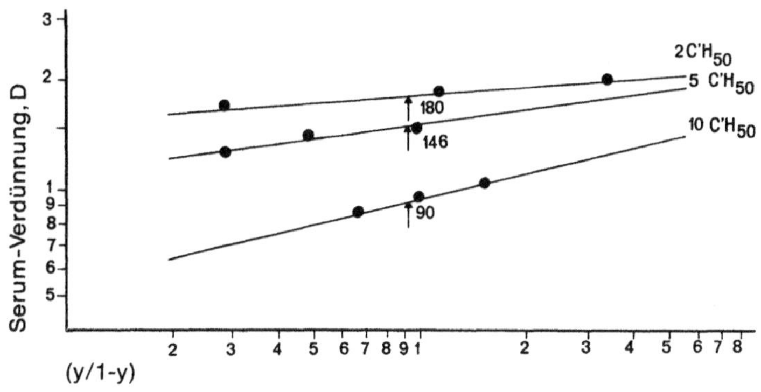

Abb. 8.19. Graphische Bestimmung des Bindungstiters mit der Funktion log D gegen log (y/1-y)

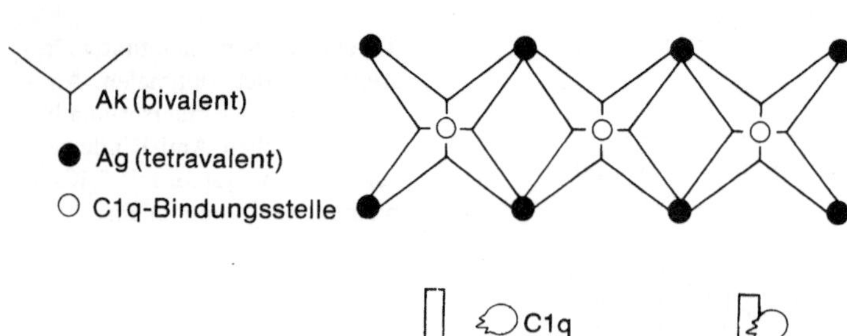

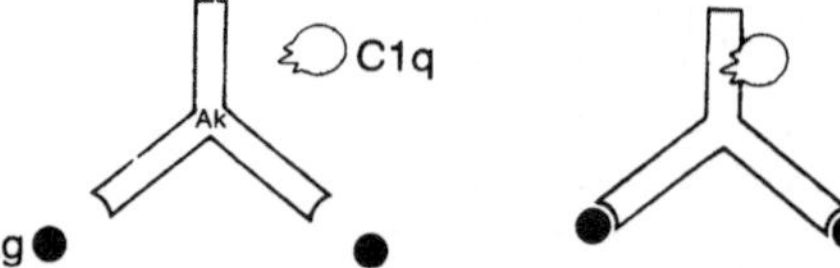

Abb. 8.20. Mechanismus der Komplement-Bindung durch Antikörper nach Wechselwirkung mit dem spezifischen Antigen

die Ansicht, daß die Komplementbindung durch besondere Gruppen (komplementophile Gruppen) des bindenden Antikörpers (Ambozeptor) erfolgt, während Bordet dieses Phänomen den Absorptionseigenschaften des Ag-Ak-Komplexes zuschrieb.

Unter dem Einfluß der Arbeiten von Ishizaka und anderen wird heute die Ehrlichsche Ansicht vertreten, daß nämlich in erster Linie die Antikörper das Komplement binden: a) Immunglobuline aktivieren nicht nur Komplement, wenn sie Antigene gebunden haben, sondern auch, wenn sie unspezifisch aggregiert werden, z. B. durch Erhitzen oder mittels Bisdiazobenzidin. b) Die Bindungseigenschaft scheint mit dem Fc-Teil des Immunglobulinmoleküls verbunden zu sein, da nur dieses Fragment im aggregierten Zustand antikomplementär ist, nicht aber $F(ab')_2$-Fragmente. c) Reagieren zwei Immunglobuline miteinander, das eine als Antigen und das andere als Antikörper, wird eine Komplementbindung nur dann beobachtet, wenn das Antikörperimmunglobulin Komplement binden kann, z. B. ist die Komplementbindungs-Reaktion positiv mit Kaninchenantikörpern gegen Vogel-Immunglobulin, aber nicht mit Vogelantikörper gegen Kaninchen-Immunglobulin, wenn Kaninchen- oder Meerschweinchenserum als Komplement benutzt wird.

Der Grund, warum Antikörper *per se* kein Komplement binden, wurde von Heidelberger und seinen Mitarbeitern als Ausdruck eines Affinitätsmangels gedeutet; eine feste Verbindung wäre nur dann möglich, wenn mehrere Antikörpermoleküle sehr eng zueinander zu liegen kommen.

Die Masse der experimentellen Befunde, die wir heute besitzen, zeigt, daß eine einfache Aggregation nicht ausreicht, um Komplement zu aktivieren, und läßt vermuten, daß Antikörpermoleküle bestimmte Strukturen exponieren, wenn sie sich mit dem Antigen verbinden, die zuvor im C_H2-Bereich des Fc-Fragments unzugänglich waren. Diese Exposition erfolgt durch Konformationsmechanismen, die bis zu einem gewissen Grad den allosterischen Konformationsänderungen von Enzymmolekülen vergleichbar sind (Abb. 8.20). Elektronenmikroskopisch kann man jedenfalls zeigen, daß die Bindungsfähigkeit mit der Bildung von Aggregaten aus vier oder mehr vollständigen Antikörpermolekülen, nicht jedoch Fab-Fragmenten, verknüpft ist (Abb. 8.21).

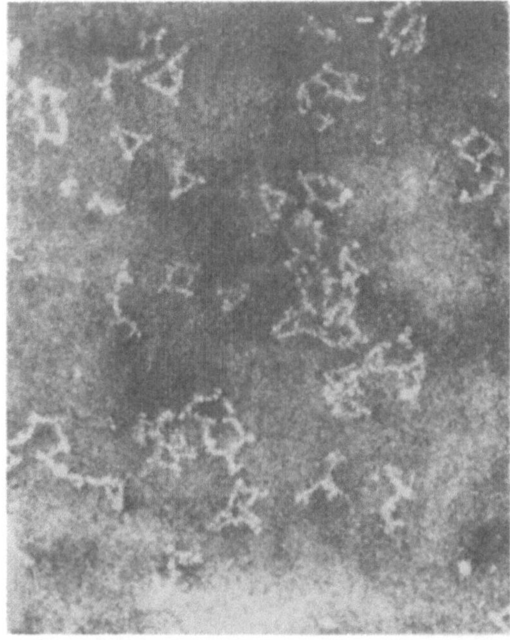

Abb. 8.21. Elektronenmikroskopische Aufnahme von Antikörper-Hapten-Aggregaten, die mit einem maximalen Komplementbindungsvermögen ausgerüstet sind

Wirkung der Komplement-Bindung auf die Zellmembran. Die Bindung von Komplement-Komponenten an die Zellmembran bewirkt eine Reihe von Erscheinungen, die man in folgender Weise schematisch ordnen kann:

1. Wirkungen, die sich aus der Bindung der Komponenten C1 bis C9 ergeben:
   a) Immunzytolyse
   b) Immunzytotoxität
2. Wirkungen, die sich aus der Bindung der Komponenten C1 bis C3 ergeben:
   a) Immunadhärenz
   b) Immunkonglutination

8.2.5 Immunzytolyse

Schon in den Anfängen der Immunologie wurde beobachtet, daß Bakterien oder rote Blutzellen, die durch spezifische Antikörper sensibilisiert wurden, bei Komplement-Zugabe lysiert wurden. Den Mechanismus der spezifischen Hämolyse haben wir schon im Detail besprochen (d.h., die aufeinander folgenden Reaktionen der Komplementkomponenten C1 bis C9 [s. S. 98ff.]). In diesem Kapitel wollen wir nur das Phänomen der spezifischen Bakteriolyse abhandeln, das zum erstenmal nach Inokulation von Choleravibrionen in das Peritoneum immunisierter Kaninchen beobachtet wurde. Während das Punktat des Peritonealexsudats von Kontrolltieren *V. cholerae* mit ihrer typischen Morphologie und Beweglichkeit enthielten, hatten die Vibrionen im Exsudat immunisierter Kaninchen ihre Mobilität verloren und waren desintegriert (Pfeiffersches Phänomen). Dieses Phänomen kann man bequem *in vitro* untersuchen, indem man Bakterien, Immunseren und Komplement mischt und die Zahl der lebenden Bakterien (bakterizide Wirkung) bestimmt; dies erfolgt durch Auftragen der Suspension auf eine Nähragaragarplatte und Auszählen der sich bildenden Kolonien. Im allgemeinen werden gram-negative Bakterien (z.B. *V. cholerae, S. typhi, S. dysenteriae, E. coli, P. aeruginosa*) lysiert und zerstört, während gram-positive Bakterien (z.B. gram-positive Kokken, *B. subtilis*) zwar in ihrem Wachstum gehemmt, aber nicht lysiert werden. In beiden Fällen hängt jedoch der zytozide Effekt von der sequentiellen Wirkung aller neun Komplement-Komponenten ab: C6-defiziente Kaninchen sind z.B. nicht in der Lage, eine bakterizide Wirkung auf *S. typhi* auszuüben.

Das Phänomen der Erythrozyten-Lyse scheint ausschließlich von der anfänglichen Ausbildung ultramikroskopischer Schäden der Zellmembran abzuhängen, die zunächst eine gesteigerte Permeabilität niedrigmolekularer Substanzen (Kalium-Austritt, Natrium- und Wasser-Eintritt) verursachen, gefolgt von einem Anschwellen und Ruptur der Membran und damit einer Permeabilität für hochmolekulare Substanzen (z.B. Hämoglobin). Für Bakterien ist diese Bedingung nicht ausreichend, da zusätzlich eine Veränderung der Zellwand nötig ist.

Bei gram-negativen Bakterien, die reich an Phospholipiden sind und eine dünne Zellwand besitzen (10 mμ oder weniger), führt die vereinte Wirkung von Antikörper und Komplement zur Bildung geschädigter und wehrloser Sphäroplasten, die für eine Lyse empfindlich sind; bei gram-negativen Bakterien jedoch, die eine dicke Zellwand (15–50 mμ) und wenig Lipide besitzen, veranlassen diese Bedingungen keine Desintegration der Zellwand und es tritt daher keine Lyse auf, obwohl die Schädigung der Zytoplasma-Membran einen bakteriziden Effekt haben kann. Diese Deutung wird durch zwei experimentelle Befunde gestützt: a) *E. coli*-Sphäroplasten und *B. subtilis*-Protoplasten werden gleichermaßen durch die Wirkung spezifischer Antikörper plus Komplement lysiert, und b) Bakterien, die auf die Einwirkung von Antikörper plus Komplement lyseresistent sind, werden lysiert, wenn Lysozym zugeführt wird, welches die Zellwand zerstört und die geschädigten Protoplasten zugänglich werden läßt.

Lysozyme sind wahrscheinlich nicht die einzigen unspezifischen Adjuvans-Faktoren, die bei der spezifischen Bakteriolyse mitwirken. Es ist möglich, daß die bakterizide Wirkung von Normalseren, die allgemein natürlichen polyspezifischen Antikörpern zugeschrieben wird, tatsächlich durch den Einfluß von Serumfaktoren bedingt ist, der im Vergleich zu der Wirkung, die von kleinen Mengen spezifisch Komplement-bindender und komplementaktivierender Antikörper ausgeht, unspezifisch ist. Es kann auch die Hypothese nicht ausgeschlossen werden, daß die Komplement-Aktivierung durch von Antikörpern unterschiedlichen Faktoren oder sogar als Ergebnis der Bakterienoberflächeneigenschaften selbst ausgelöst wird.

In diesem Zusammenhang muß der als Properdin bezeichnete Serumfaktor erwähnt werden, der ursprünglich als ein Protein beschrieben wurde, das sich mit Bestandteilen der Zellwand verschiedener Mikroorganismen (unter anderen mit Polysacchariden der Hefezellwand, Zymosan genannt) verbinden kann; man nimmt auch an, daß es einen bakteriziden Effekt in Gegenwart von Komplement und Mg^{++} besitzt. Obwohl kein Antikörper, bewirkt es wie ein Ag-Ak-Komplex die selektive Bindung des C3, ohne nennenswert C1, C4 oder C2 zu verbrauchen (s. S. 110).

Das Vorkommen von Properdin, das von einigen Autoren bestritten wurde, die seine Wirkung polyspezifischen, natürlichen Antikörpern zuschrieben, konnte jedoch jüngst bestätigt werden: Biochemische Versuche führten mittels chromatographischer Fraktionierung zur Trennung eines in der Elektrophorese und Ultrazentrifuge homogenen β-Globulins mit einem Molekulargewicht von 223.000 Dalton, das nicht mit Antikörpern gegen IgM, IgG, IgA oder ihren leichten und schweren Ketten reagierte. Dieses Protein weist für Properdin charakteristische Reaktionen auf; besonders die Fähigkeit, durch vorherige Verbindung mit einem Serum-Proaktivator (C3PA) C3 zu inaktivieren. Sein Wirkungsmechanismus kommt demnach dem des Endotoxins und dem des sogenannten thermolabilen Opsonins von Pneumococcus nahe, die C3 unabhängig von $\overline{C4b2a}$ aktivieren (s. S. 110). Die Betalysine sollte man ebenfalls unter den unspezifischen Bakteriziden in Normalseren erwähnen; ihre komplementunabhängige Wirkung ist in erster Linie gegen gram-positive Bakterien gerichtet. Diese Substanzen werden erst nach Gerinnung des Blutes freigesetzt (möglicherweise sind sie mit den aus Plättchen freigesetzten Plakinen verwandt) und scheinen in vivo keine bekannte Funktion auszuüben.

8.2.6 Immunzytotoxizität

Unter dieser Bezeichnung werden Ag-Ak-C-Wechselwirkungen mit der Zelloberfläche verstanden, die nicht zur Lyse führen, sondern sich als Zytotoxizität oder strukturelle Veränderungen und Störungen der Zellfunktion (Immobilisierung, Permeabilitätssteigerung, Stoffwechselveränderungen) manifestieren.

Die Immobilisierung von *T. pallidum* (TPI-Test) durch Seren von Lues-Patienten ist ein Beispiel der Reaktion dieser Art. Bewegliche Treponemen werden mit dem Patientenserum und Meerschweinchen-Komplement gemischt. Bei positiver Reaktion werden die Treponemen nach 16 bis 18 Stunden Inkubation bei 37° C immobilisiert; das ist nicht der Fall, wenn Normalserum zugegeben wird oder das Komplement weggelassen wird. Die Notwendigkeit, die Mischung für eine lange Zeitspanne zu inkubieren, kann man dadurch erklären, daß Treponemen eine Umhüllung aus Hyaluronsäure besitzen, die den Antikörpern den Zugang zu den (Protein-)Determinanten der Spirochäten verwehren. Tatsächlich beschleunigt die Zugabe von Lysozymen die Reaktion.

Als Beispiel einer zytotoxischen Reaktion, die zu einer Permeabilitätssteigerung der Zellmembran führt, zitieren wir den lymphozytotoxischen Test, der heute für den Nachweis und die Bestimmung der Histokompatibilitätsantigene für die Spender-Auswahl bei Gewebe- oder Organtransplantationen durchgeführt wird (s. S. 204, 227). Zu einer gereinigten Humanlymphozyten-Suspension werden Antiserum und Komplement (Human-, Kaninchen-Serum) gegeben. Nach Inkubation bei Raumtemperatur (oder 37° C) wird Trypanblau (oder Eosin) zugesetzt. Unter dem Mikroskop kann man sehen, daß geschädigte Zellen den Farbstoff aufnehmen und blau (dunkelrot) gefärbt erscheinen, während die Membran intakter Zellen keine Farbstoffaufnahme zuläßt (Mikrofarb-Exklusions-Test).

Die durch Inokulation eines heterologen Anti-Nierenserums induzierte experimentelle Glomerulonephritis (Masugi-Nephritis) liefert ein interessantes Beispiel direkter Immunzytotoxizität (Reaktion mit Glomerulum-eigenen Antigenen) und indirekter Immunzytotoxizität (Reaktion mit einem an das Glomerulum gebundenen heterologen Antigens). Wird einer Ratte ein Anti-Rattennieren-Serum vom Kaninchen injiziert, tritt eine starke und frühe Proteinurie auf (wenn die Antiserum-Dosis ausreichend ist), die das Ergebnis der zytotoxischen Wirkung des Anti-Nieren-Antikörpers auf glomeruläre Basalmembran(BM)-Antigene ist. Bei ultramikroskopischer Betrachtung kann eine einheitliche Verdickung der BM nachgewiesen werden; mittels der Immunfluoreszenz findet man entlang der endothelialen Membranseite Kaninchenimmunglobulin und eine Verdickung der Kapillarlichtung (mesangiales Muster). Die Rolle des Komplements bei der nephrotoxischen Nephritis ist klar nachgewiesen durch a) das Fehlen glomerulärer Läsionen bei dekomplementierten Tieren und b) die Unfähigkeit von nephrotoxischen Antikörpern, die mittels Pepsinspaltung erhalten wurden, eine unvermittelte Proteinurie zu bewirken, wie sie durch vollständige, komplementbindende Antikörper verursacht wird. Wird anstatt eines komplementbindenden Antikörpers ein nicht-komplementbindender Antikörper injiziert, entwickelt sich die Proteinurie nicht sofort, sondern erst nach einigen Tagen. Dies kann mit Anti-Kaninchennieren-Antikörpern von Gänsen nachgewiesen werden, die Kaninchen injiziert werden. Da in diesem Fall der Antikörper kein Komplement binden kann, tritt eine Proteinurie erst dann auf, wenn das heterologe Immunglobulin an die Basal-Membran gebunden wurde und die Bildung von Kaninchen-Anti-Gänse-Immunglobulin induzierte, welches dann Komplement bindet und für die verzögerte Proteinurie verantwortlich ist (indirekte Immunzytotoxizität). Im Gegensatz zur nephrotoxischen Nephritis kann man bei der durch Ag-Ak-C-Komplexe erzeugten Nephritis, die durch irreguläre Ablagerungen (Haufen-Muster) gekennzeichnet ist, die beteiligten Reaktionspartner durch Immunfluoreszenz leicht identifizieren.

Ein anderes Beispiel einer indirekten Immunzytotoxizität ist die thrombozytopenische Purpura, die sich bei bestimmten Fällen einer Medikamenten-Allergie entwickelt, z.B. bei Überempfindlichkeit gegen Allylisopropylacetyl-carbamid (Sedormid) oder Chinidin. In diesen Fällen reagiert der spezifische Antikörper mit dem Medikament, das an Plättchen gebunden ist; durch die Ag-Ak-Bindung wird Komplement aktiviert und es kommt zur Thrombozytolyse mit nachfolgender Thrombozytopenie. Eine Thrombolyse kann in vitro durch Zugabe von Patientenserum zu normalen Thrombozyten und dem Medikament plus Komplement nachgewiesen werden. Mit dem Serum des sensibilisierten Individuums werden die Plättchen lysiert, während mit Seren nicht-sensibilisierter Personen oder beim Weglassen des Medikamentes oder Komplementes keine Lyse auftritt.

8.2.7 Immunadhärenz

Gewisse Mikroorganismen, wie Spirochäten und Trypanosomen, haften an Plättchen und bilden Klümpchen, wenn sie mit spezifischen Antikörpern in einer Plättchensuspension in Gegenwart von Komplement zusammengebracht werden; diese können mittels Dunkelfeldmikroskopie deutlich nachgewiesen werden (Rieckenberg-Reaktion). In jüngster Zeit wurde dieses Phänomen erneut untersucht und wird nun Immunadhärenz genannt (IA): das Anhaften eines Ag-Ak-C-Komplexes an die Erythrozytenoberfläche von Primaten[1] oder Plättchen anderer Spezies, das sowohl mikroskopisch als auch makroskopisch durch Agglutination der Indikatorpartikel nachweisbar ist.

Untersuchungen über die Rolle des Komplements bei der IA haben ergeben, daß nur die C1- und C3-Komponenten beteiligt sind, wobei gebundenes C3 die entscheidende Rolle spielt; EAC$\overline{1,4,2,3}$-, EAC$\overline{1,4,3}$- oder EAC$\overline{4,3}$-Komplexe besitzen gleiches Immunadhärenz-Vermögen.

Immunadhärenz ist eine äußerst empfindliche serologische Reaktion, die zum Nachweis minimaler Mengen von Auto-Antikörpern angewendet werden kann (d.h. zum Nachweis von Autoantikörper-Konzentrationen, die durch andere Methoden nicht aufgedeckt werden) oder für die C3-Titration. Neben seiner serologischen Bedeutung für die C3-Titration und als Indikator für die Komplementbindungsreaktion schreibt man der Immunadhärenz eine wichtige Rolle bei der Phagozytose zu. Erythrozyten oder Bakterien, die mit spezifischen Antikörpern behandelt werden, können Komplement binden, und die beladenen C3b-Partikel haften dann nicht nur an Erythrozyten, sondern auch an Rezeptoren der Makrophagen.

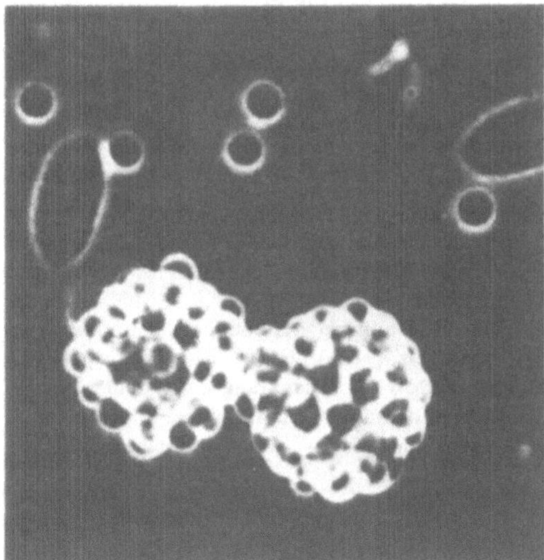

Abb. 8.22. Immunzytoadhärenz

Immunozytenadhärenz. Biozzi und Mitarbeiter benutzten diesen Ausdruck, um Rosetten zu

[1] Bei Humanerythrozyten wird der Rezeptor durch Neuraminidase zerstört

beschreiben, die von Erythrozyten mit Lymphozyten immunisierter Tiere gebildet werden (Abb. 8.22). Nur wenige Milzlymphozyten von normalen Mäusen können Rosetten mit Schaferythrozyten bilden. Werden Mäuse jedoch mit diesen Erythrozyten immunisiert, steigt die Zahl der rosettenbildenden Zellen vom 4. Tag an stetig und parallel zum Agglutinationstiter des Serums an. Dieses Phänomen wird als Ausdruck einer Antikörperbildung auf der zellulären Ebene vor dem Freisetzen aus den sie bildenden Zellen gedeutet. Interessante Befunde über die Zytodynamik der Antikörperbildung wurden mit dieser Methode erhalten.

8.2.8 Konglutination und Immunkonglutination

Konglutination ist die aktive Agglutination sensibilisierter Erythrozyten (E'A), die mit Komplement (C) beladen sind, durch ein Euglobulin, das in Rinderseren vorkommt und Konglutinin (K) genannt wird[1]. Gewöhnlich wird frisches Pferdeserum in einer Konzentration, die genügend C1, C4, C2 und C3 enthält ohne hämolytisch zu sein, für die Konglutinationsreaktion benutzt. Die entscheidende Komponente ist C3, auf die nach Bindung (C$\overline{3b}$) ein Serum-β-Globulin (MG 100000), wahrscheinlich ein Enzym, einwirkt: Dies ist der Konglutinin-aktivierende Faktor (KAF), der die Polysaccharid-Determinanten freilegt, die sich nun ihrerseits in Gegenwart von Ca^{++} mit K verbinden und das Konglutinationsphänomen bewirken:

$$\mathrm{EAC\overline{1,4,2,3b} + KAF + K \xrightarrow{Ca^{++}} Konglutination}$$

[1] Konglutinine können durch Absorption an Zymosan in Gegenwart von Ca^{++} und anschließender Elution mit EDTA gereinigt werden. Man erhält ein stark asymmetrisches Molekül (7,8 S, MG 750000), das keine Beziehung zu γ-Globulinen hat und sehr viel Gylcin enthält (18%). Es ist resistent gegenüber Erhitzen auf 56° C, Behandlung mit Ammoniumsalzen, Mercaptoäthanol, Neuraminidase und Pepsin; es wird jedoch leicht durch Trypsin und Papain zerstört

Die Konglutinationsreaktion ist von gewisser serodiagnostischer Bedeutung, da sie ähnlich wie die spezifische Hämolyse-Reaktion als Indikator für das Vorliegen freien Komplements dienen kann (z. B. bei der Serodiagnostik des Rotz).

Immunkonglutination ist die Agglutination von EAC$\overline{1,4,2,3b}$ durch Anti-Nicht-γ-Autoantikörper mit einer Spezifität für Determinanten an gebundenem C4 und C3. Solche Autoantikörper, Immunkonglutinine (IK), kann man experimentell durch Injektion von Bakterien, die durch Heteroantikörper in vitro oder auf andere Weise sensibilisiert wurden und mit Komplement beladen wurden, herstellen (heterostimulierte IK); sie bilden sich auch natürlicherweise im Verlauf von Infektionen durch mit Antikörper und autologem Komplement beladene Mikroorganismen (autostimulierte IK). Den Immunkonglutininen hat man eine gewisse Rolle für die unspezifische Resistenz gegen Infektionen zugeschrieben; durch einen opsonisierenden Prozeß sollen sie die Phagozytose und intrazelluläre Verdauung von Bakterien durch Makrophagen des retikuloendothelialen Systems steigern.

8.3 Serologische Reaktionen in vivo

8.3.1 Phagozytose und Opsonisation

Lebende Zellen haben die Fähigkeit, sich aktiv Partikel einzuverleiben; dies erfolgt durch die Ausbildung einer hyaloplasmatischen Membran und wird allgemein als „Endozytose" bezeichnet: Der Ausdruck Phagozytose wird für die Endozytose fester Partikel benutzt (aus dem griechischen phagein = essen); Pinozytose wird für die Einverleibung von Flüssigkeiten und in ihnen gelösten Substanzen gebraucht (vom griechischen pinein = trinken).

Während die Phagozytose für bestimmte Zellen, Phagozyten genannt, charakteristisch ist, kann jede Zelle eine Pinozytose zeigen; diese

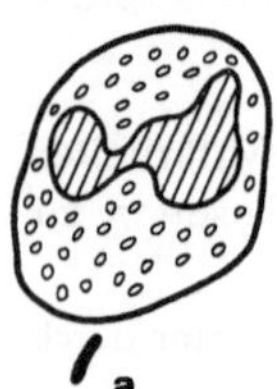
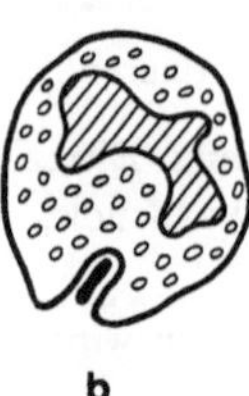
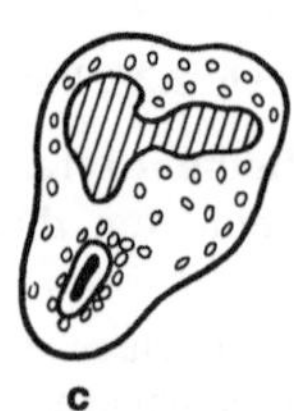
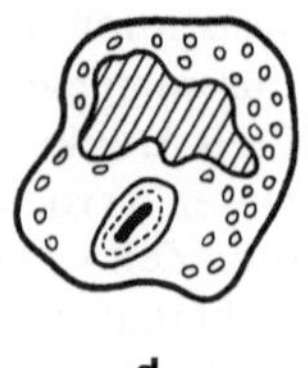

Abb. 8.23. Aufeinanderfolgende Phasen der Phagozytose und Postendozytose. **a** Vor Einverleibung, **b** Zytoplasmatische Einstülpung, **c** Bildung einer phagozytischen Vakuole, **d** Degranulation: Entleerung des Enzym-Gehaltes von Lysosomen in phagozytische Vakuolen

stellt wahrscheinlich einen besonderen Fall der Phagozytose inframikroskopischer Partikel und Makromoleküle dar. In beiden Fällen ist der Mechanismus der Aufnahme grundsätzlich identisch. Er wird durch die Adhäsion eines Partikels an die Zytoplasmamembran eingeleitet, der eine schrittweise Invagination folgt und schließlich durch die Sequestration des Partikels in eine zytoplasmatische Vakuole beendet wird. Gleichzeitig wird die Zytoplasmamembran am Ort der Invagination verschlossen (Abb. 8.23). Ursprünglich glaubte man, daß die Phagozytose ein rein physikalischer Prozeß sei, d. h. bedingt durch Veränderungen der Oberflächenspannung. Heute wissen wir jedoch, daß der Phagozytose-Mechanismus Energie aus dem Stoffwechsel der Phagozyten benötigt, was an einer Steigerung der anaeroben Glykolyse polymorphkerniger Leukozyten deutlich wird.

Die Phagozytose, die bei niederen Tieren den Hauptmechanismus der Nahrungszufuhr (intrazelluläre Verdauung) darstellt, ist auch von grundlegender Bedeutung für die Beseitigung Organismus-interner Abfallprodukte („scavenger cells"), wie z. B. toter Zellen, Teile verletzter Zellen, denaturierte Makromoleküle etc., und die Elimination von Fremdkörpern beliebiger Natur einschließlich Mikroorganismen. Wie von Metchnikoff am Ende des letzten Jahrhunderts ingeniös erkannt, stellt dieser letzte Prozeß den grundlegenden Abwehrmechanismus gegen Infektionen dar und zwar sowohl bei niederen Organismen als auch bei höheren Tieren. Bei diesen erfolgt die Verdauungsfunktion extrazellulär mit Hilfe von Enzymen des Gastrointestinaltraktes; aber einige Zellen mesechymalen Ursprungs haben überdauert und sind über den Organismus verteilt (ortsständige Zellen des retikuloendothelialen Systems) oder in Bereichen lokaler Entzündungen konzentriert und bilden eine wirksame Schranke für die Penetration und Ausbreitung infektiöser Agentien, besonders in immunisierten Tieren.

Die phagozytierende Zelle. Metchnikoff unterschied zwei Phagozyten-Klassen bei Wirbeltieren, die er Mikrophagen und Makrophagen nannte.

Mikrophagen entsprechen den polymorphkernigen Leukozyten des Blutes, die phagozytieren können (Neutrophile und Eosinophile), während Makrophagen über den ganzen Organismus verteilt sind und folgende Zellpopulationen einschließen: a) Blutmonozyten, b) Endothelzellen der Leber (Kupffersche Sternzellen), der Milz (rote Pulpa) und der lymphatischen Sinusoide und c) freie Phagozyten im Gewebe (z. B. Epiploon) und in entzündlichen Exsudaten (z. B. im Exsudat des Peritoneums und der pulmonalen Alveolen).

Mit dem Fortschritt vitaler Färbemethoden wurde es möglich, das Makrophagen-System auf Grund seiner gemeinsamen physiologischen Eigenschaften besser zu charakterisieren: Diese Eigenschaft ist die Granulopexie oder die Fähigkeit der Makrophagen, elektronegative, gefärbte, kolloidale Mizellen (Trypanblau, Lithiumcarmin etc.) oder kolloidalen Kohlenstoff aufzunehmen und sie in Form von Granulae in ihrem Zytoplasma anzuhäufen.

Die zur Granulopexie fähigen Zellen faßte Aschoff mit dem Begriff Retikulo-Endotheliales System (RES) zusammen. Dieses System umfaßt:

1. Blutmonozyten,
2. Gewebshistiozyten,
3. Mikroglia des zentralen Nervensystems (ZNS),
4. Retikuläre Zellen (schwach aktiv) des lymphatischen Gewebes,
5. Endotheliale Zellen (sehr aktiv), die die lymphatischen und sanguinösen Sinusoide auskleiden (Leber, Milz, Knochenmark, Nebenniere und vordere Hypophyse).

Es wird allgemein angenommen, daß sich die im entzündlichen Exsudat befindlichen Makrophagen von Blutmonozyten oder Gewebshistiozyten ableiten.

Quantitative Untersuchungen der Phagozytose inerter Partikel durch das RES. Man kann die Phagozytose inerter Partikel durch das RES quantitativ untersuchen; dabei wird eine bestimmte Menge einer Suspension einheitlich großer Partikel, die ausreichend groß sind, so daß sie nicht aus dem Blutstrom eliminiert werden können, einem Tier intravenös injiziert. Unter diesen Bedingungen kann man an Hand der Elimination des inokulierten Kolloids über die Zeit (Eliminationskurve) die Intensität der Phagozytose berechnen, die von den retikuloendothelialen Zellen, die mit dem Blutstrom in Kontakt kommen, ausgeübt wird. Das quantitative Verhältnis zwischen der Konzentration C zu einer bestimmten Zeit t und der Anfangskonzentration C_0 ist in der Gleichung

$$C = C_0 \cdot 10^{-kt}$$

ausgedrückt.

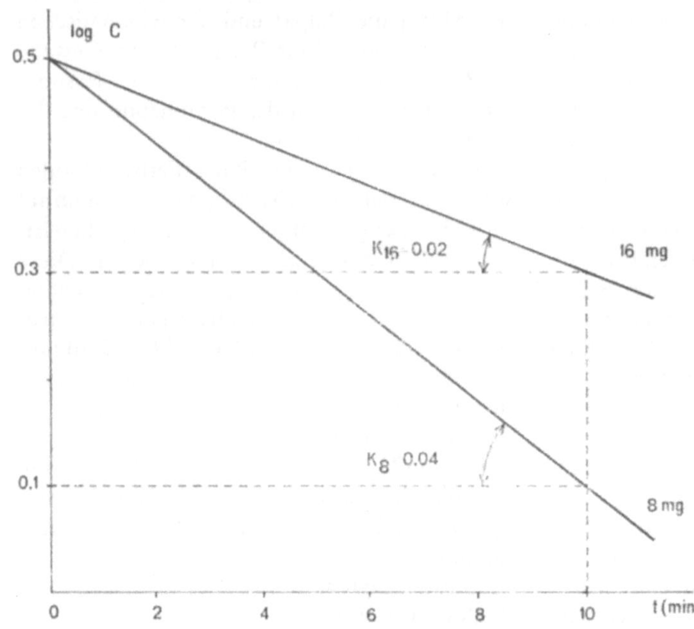

Abb. 8.24. Bestimmung des phagozytotischen Index auf Grund der linearen Regression zwischen dem Logarithmus der Konzentration des zirkulierenden Kohlenstoffs und der Zeit

Mit dieser Gleichung kann man den Wert k leicht berechnen (k ist gleich dem phagozytischen oder granulopexischen Index):

$k = \log C_0 - \log C/t$, oder
$\log C_1 - \log C_2/t_2 - t_1$,

der die phagozytische Wirksamkeit der retikuloendothelialen Zellen, die mit dem injizierten Kolloid in Berührung kommen, mißt (Abb. 8.24).

Der Wert von k ist der Menge des injizierten Kolloids (d) umgekehrt proportional, so daß das Produkt k×d ziemlich konstant für jede Tierspezies ist. So ist z. B. das kd-Produkt für die Ratte 0,208 für kolloidalen Kohlenstoff, d. h., für eine Dosis Kohlenstoff von 8 mg/100 g ist der k-Wert 0,208 g oder 0,026, und der für die doppelte Dosis ist um die Hälfte kleiner (0,013).

Der k-Wert für eine konstante Dosis eines Kolloids ist bei wiederholten Testen bei derselben Tierspezies beträchtlichen Variationen ausgesetzt; z. B., injiziert man Ratten 8 mg/100 g kolloidalen Kohlenstoff, nimmt k die Werte 0,026±0,015 an. Diese Variation ist nicht durch eine entsprechende Variation der phagozytischen Aktivität bedingt, sondern eher durch Variationen im Gewicht des aktiven Gewebes, d. h., des hepatosplenischen Gewebes (G_{fb}) im Verhältnis zum Gesamtgewicht des Tieres (G_t). Bei zahlreichen Bestimmungen wurde nachgewiesen, daß der k-Wert der 3. Potenz des G_t/G_{fb}-Verhältnisses umgekehrt proportional ist; multipliziert man daher das Verhältnis mit der dritten Wurzel von k, so erhält man eine neue Konstante α (korrigierter phagozytischer Index), die die Makrophagen-Aktivität als Funktion des relativen Gewichtes des aktiven Gewebes ausdrückt[1]:

$$(\underline{G}_t/\underline{G}_{fb})^3 \cdot k = \alpha^3$$
$$\alpha = (\underline{G}_t/\underline{G}_{fb})\sqrt[3]{k}$$

Ungleich k ist α nur geringen Variationen (±10%) unterworfen und recht konstant für jede Tierspezies, wie unten für die 8 mg/100 g-Dosis illustriert wird:

Index	Ratte	Maus	Kaninchen
k	0,026	0,047	0,08
α	5,4	5,4	6,0

Quantitative Untersuchungen der Phagozytose von Bakterien durch das RES. Wird die gleiche Methode zur Untersuchung der Elimination von Bakterien, die mit radioaktiven Isotopen markiert wurden, aus dem Blut angewandt, findet man gleiche quantitative Verhältnisse; im Gegensatz zu inerten Partikeln wird der phagozy-

[1] Das aktive Gewebe ist praktisch vollständig durch die hepatosplenische Masse repräsentiert: nach Injektion kolloidalen Kohlenstoffs in Mäuse wird 90% in der Leber und 4% in der Milz wiedergefunden

tische Index allerdings nicht durch die Dosis beeinflußt. Dies ist leicht zu verstehen, wenn man bedenkt, daß die Phagozytose von Bakterien (aber nicht die inerter Partikel) von deren Wechselwirkung mit Serum-Komponenten, Opsoninen genannt, abhängig ist, und daher dem Einfluß dieser begrenzenden Faktoren unterworfen ist. Bis zu einem bestimmten kritischen Wert des Inokulums entspricht die Anzahl der phagozytierten Mikroorganismen der maximalen Zahl, die mit dem in dem getesteten Tier vorhandenen Opsoninen reagieren kann.

Normale Opsonine und Immunopsonine. Es ist seit langem bekannt, daß die Phagozytose von Mikroben durch gewisse Proteine im Normalserum, aber noch deutlicher in Immunseren (mit Antikörpern gegen mikrobielle Oberflächenantigendeterminanten) erleichtert wird. Diesen Substanzen hat man den Namen Opsonine (aus dem Griechischen *opsoneo,* ich bereit zur Nahrung vor) gegeben und den Vorgang bezeichnet man als Opsonisation. Im Normalserum vorkommende Opsonine hat man Normal-Opsonine, solche in spezifischen Antiseren Immunopsonine genannt. Im klassischen Sinne wurden Immunopsonine (früher Bakteriotropine genannt) von natürlichen Opsoninen durch ihre Thermolabilität unterschieden, da die ersteren nach Erwärmen auf 56° C aktiv bleiben, während die letzteren zerstört werden. Diese Thermolabilität kann dadurch erklärt werden, daß natürliche Opsonine für ihre Wirkung Komplement benötigen, während Opsonisation durch spezifische Antikörper auch stattfindet, ohne daß Komplement vorhanden ist, auch wenn diese Opsonisation in Gegenwart von Komplement beträchtlich gesteigert ist.

Es ist auch heute noch nicht möglich, die im Normalserum die Phagozytose erleichternden Faktoren genau zu definieren; man weiß, daß eine Beziehung zur Aktivierung der C3- und C5-Komplement-Komponenten besteht, die entweder durch natürliche Antikörper in niedrigen Konzentrationen oder durch thermolabile Serumfaktoren (heat-labil factor, HLF), die keine γ-Globuline darstellen, bewirkt wird.

Die Rolle des Komplements bei der Opsonisation. Die Funktion des Komplements bei der Unterstützung der Phagozytose kann eindeutig mit in vitro- und in vivo-Experimenten nachgewiesen werden. Durch die Untersuchung der Phagozytose sensibilisierter Erythrozyten (EA), die mit verschiedenen Komplement-Komponenten behandelt wurden, konnte nachgewiesen werden, daß der phagozytierte Komplex dem EAC1,4,2,3 entspricht, wobei eine Wirkung von C5 nicht deutlich ist. Trotzdem konnte in Experimenten mit eingekapselten Pneumokokken, die mit frischem Meerschweinchenserum behandelt wurden, auch eine Beteiligung, wenn auch nur untergeordneter Art, der C5-Komponente nachgewiesen werden. In in vivo-Experimenten konnte die Rolle des Komplements bei der Phagozytose klar aufgezeigt werden, da markierte Bakterien verzögert aus Seren eliminiert werden, denen Komplement fehlt.

Die wichtige Rolle des C3 kann man als Funktion des $\overline{C3b}$-Rezeptors an der Oberfläche polymorphkerniger Zellen und Monozyten interpretieren, der die Initialphase der Phagozytose sicherstellt, d. h. die Adhäsion der zu opsonierenden Partikel an der Oberfläche von Phagozyten.

Bestimmung der Opsonin-Konzentration. Die klassische Methode zur Bestimmung der Opsonin-Konzentration besteht in dem Vergleich der durchschnittlichen Zahl P' phagozytierter Bakterien in einer Mischung aus Bakterien und Leukozyten, die in einem Medium suspendiert sind, das das zu untersuchende Serum enthält, mit dem Wert P, der mit einer identischen Mischung, allerdings suspendiert in Normalserum, erhalten wird. Der P'/P-Quotient stellt den Opsonisations-Index des in Frage stehenden Serums dar. Finden wir z. B. in 50 ausgezählten Leukozyten 120 phagozytierte Mikroorganismen in der Suspension mit dem Patientenserum und 200 in der Suspension mit Normalserum, so kann man schließen, daß der Opsonisations-Index des Patientenserums 120/200 oder 0,6 ist, d. h. daß das Patientenserum nur 60% des normalen Opsonisationsvermögens besitzt. Eine Variante dieser Methode ist der opsonozytophagische Test, der früher sehr häufig für die Serodiagnostik der Brucellose angewandt wurde. Heutzutage sind diese Teste fast vergessen, da sie nicht mehr diagnostische Information liefern als der einfache direkte oder passive Agglutinationstest.

Die beste Methode zur quantitativen Bestimmung des Serumopsonin-Spiegels basiert auf der Bestimmung der Eliminationszeit radiomarkierter Bakterien aus dem Blut. Um Variationen zu vermeiden, die vom natürlichen Opsonin-Spiegel des zur Untersuchung benutzten Tieres

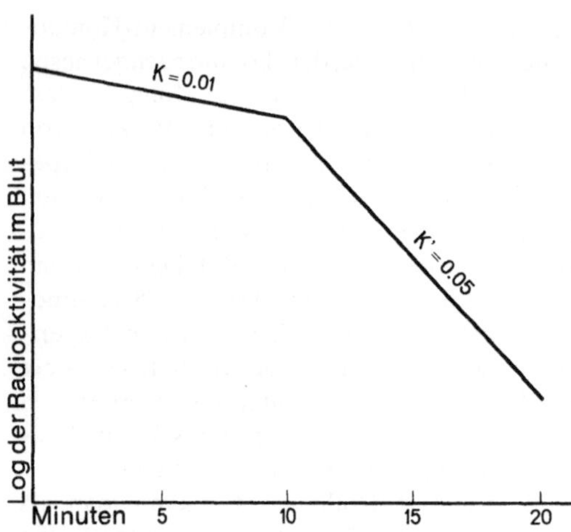

Abb. 8.25. Beispiel für die Bestimmung von Immunopsonin mittels der Eliminationsgeschwindigkeit von ^{131}J-markierten S.typhi (nach Biozzi et al., 1963)

herrühren, wird erst eine Bakteriensuspension injiziert und der Anfangs-k-Wert in Abwesenheit des Immunserums bestimmt. Danach wird das zu untersuchende Serum injiziert und der neue Wert *k'* des phagozytischen Index bestimmt. Die Differenz k'–k erlaubt die Berechnung der opsonisierenden Einheiten des in Frage stehenden Serums (Abb. 8.25). Bezeichnen wir willkürlich 0,01 als den Differenzwert *k'–k* für eine opsonierende Einheit, so können wir die Zahl der opsonierenden Einheiten (OE) irgendeines Serums nach der Formel:

$$OE/ml = 1/V \cdot D \cdot 100\ (k'-k)$$

berechnen; hierbei sind *V* und *D* das Volumen und die reziproke Verdünnung des injizierten Serums. Erhalten wir z. B. beim Austesten einer Maus einen k-Wert von 0,01 und für k' 0,05 nach Injektion von 0,1 ml eines 1:500 verdünnten Antiserums, so ergibt sich die Anzahl der opsonierenden Einheiten zu

$$1/0{,}1 \cdot 500 \cdot 100(k'-k) \text{ oder } 20\,000 \text{ OE.}$$

Die Anwendung dieser Methode hat eine eindrucksvolle Korrelation zwischen der Spezifität der Agglutination und der opsonierenden Aktivität in Antisalmonella-Seren ergeben. So konnten z. B. „O"-Varianten von *S. typhimurium* (4, 12; 1, 4, 12; 4, 5, 12 und 1, 4, 5, 12) nur mit monospezifischen Antiseren (Anti-1, 4, 5 oder 12) opsonisiert werden, wenn sie die entsprechenden Antigendeterminanten besaßen. Für Anti-„H"-Seren konnte gezeigt werden, daß sie bar jeglichen Opsonisierungs-Vermögens sind.

Postendozytotische Phänomene. Intrazelluläre Verdauung. Nach der Einverleibung der opsonisierten Partikel entwickelt sich als Folge einer gesteigerten anaeroben Glykolyse eine starke Azidität (pH 3 bis pH 6) in den phagozytischen Vakuolen. Darüber hinaus kann man durch Phasenmikroskopie feststellen, daß sich in den polymorphkernigen Zellen (Granulozyten) die Granulae um die Vakuolen auflösen – die Granula enthalten als Lysosome zahlreiche Enzyme; insbesondere saure und alkalische Phosphatase, Ribonuclease, Desoxyribunuclease und β-Glucuronidase. Zusätzlich kann man unter dem Elektronenmikroskop erkennen, daß die Vakuolen-Membranen mit Membranen der benachbarten Lysosomen fusionieren, so daß ihr Enzyminhalt sich direkt dorthin entleert, wo sich die phagozytierten Bakterien befinden, und nicht in das Zytoplasma der Phagozyten, das auf diese Weise vor den möglicherweise fatalen Wirkungen der Enzyme geschützt ist.

Neben den erwähnten Lysosomen-Enzymen müssen noch zwei Substanzen besonders erwähnt werden, die ebenfalls von Lysosomen freigesetzt werden und wahrscheinlich wichtige Agenzien bei der intrazellulären Verdauung darstellen: Lysozym und Phagozytin. Lysozym ist eine Acetylaminopolysaccharidase, kommt in recht hohen Konzentrationen in polymorphkernigen Leukozyten vor und wirkt synergistisch mit Antikörpern plus Komplement bei der Lyse gram-negativer Bakterien in vitro; möglicherweise wirkt es ähnlich in den Phagozyten.

Phagozytin ist ein labiles Proteinenzym mit breitem Wirkungs-Spektrum und wirkt sowohl auf gram-positive als auch auf gram-negative Bakterien.

Viele andere bakterizide Substanzen hat man aus Leukozyten extrahiert (Leukin, Leukozym etc.), aber ihre Rolle bei der postendozytotischen Verdauung ist zweifelhaft. Heute besteht die Ansicht, daß der intrazelluläre wie auch der extrazelluläre bakterizide Effekt von Antigen-Antikörper - Komplement - Wechselwirkungen abhängig ist und daß Enzyme und andere Substanzen, die bei der Degranulation von Lysosomen freigesetzt werden, nur synergistisch wirken.

Immunphagozytose. Phagozytierte Bakterien werden nicht immer durch intrazelluläre Verdauung zerstört. Mikroorganismen, wie *D. pneumoniae, S. pyogenes* und *K. pneumoniae* verschwinden sehr rasch nach ihrer Einverleibung (15–30 Minuten) in polymorphkernige Leukozyten; andere Bakterien, wie *M. tuberculosis, B. abortus, L. monocytogenes* und *S. typhimurium* werden auch nach ihrer Einvernahme nicht zerstört, sondern bleiben in einem lebenden Latenzzustand im Inneren der Phagozyten über eine lange Zeitspanne. Man kann die fortdauernde Immunität, die sich als Antwort auf eine Infektion der obengenannten Keime oder auf Immunisierung mit entsprechenden lebenden Vakzinen (BCG gegen Tuberkulose, lebende Vakzine gegen Brucellose) ausbildet, auf die Persistenz dieser Keime zurückführen. Wir wissen jedoch nicht, auf Grund welcher Mechanismen sich diese Immunität entwickelt. Um das Fehlen einer Vermehrung der Keime, die im Inneren der Phagozyten überleben, zu erklären, wurde zunächst angenommen, daß Makrophagen immunisierter Tiere zu Zellen transformieren, die spezifisch infektiöse Agentien zerstören können (Immunmakrophagen). Heute wissen wir, daß die Resistenz der Phagozyten durch die Wechselwirkung des Antigens mit sensibilisierten Lymphozyten induziert ist, möglicherweise durch Freisetzung von Lymphokinen (s. S. 108, 192), die Makrophagen aktivieren und sie gegenüber einer intrazellulären Vermehrung des infektiösen Materials resistent machen.

Es muß jedoch erwähnt werden, daß zwar die Induktion das Ergebnis einer spezifischen Wechselwirkung ist, daß aber seine Ausprägung unspezifisch ist: So kann man zeigen, daß Makrophagen tuberkulöser Tiere, die gegenüber *M. tuberculosis* resistent sind, auch gegenüber unverwandten Keimen, wie *Brucella, Listeria monocytogenes* und anderen, resistent sind.

Es sollte weiter erwähnt werden, daß man bei Mäusen eine beachtliche Resistenz gegenüber einer *S. typhimurium*-Infektion durch verschiedene Behandlungen, die zu einer deutlichen Erhöhung des phagozytischen Index, k, führen, induzieren kann – wie z. B. durch Injektion von lebenden BCG, von Endotoxin oder Suspensionen von abgetötetem *Corynebacterium parvum*.

8.3.2 Toxin-Neutralisation

Bakterien-Enditoxine (von Diphtheria, Tetanus, Cl. perfringens, Botulinus und anderen) und tierische Gifte (Schlangen, Spinnen, Skorpion u. a.) sind stark antigenische Proteine, die die Bildung von Antikörpern induzieren (Antitoxine), die die Wirkung der entsprechenden Toxine neutralisieren können. Die 1890 von Behring und Kitasato entdeckten Antitoxine waren die ersten bekannten Antikörper, für die recht genaue Titrationsmethoden eingeführt wurden.

In vivo-Bestimmung der Antitoxin-Konzentration. Die grundlegenden Forschungen auf diesem Gebiet wurden von Ehrlich mit dem Diphtherie-Toxin und -Antitoxin durchgeführt. Um den Neutralisationsspiegel eines Antidiphtherieserums zu bestimmen, nahm Ehrlich zunächst als Ausgangspunkt eine Antiserum-Konzentration für den Neutralisationstest von 100 Minumum-Letal-Dosen (MLD). Die erstere wird antitoxische Einheit (AE) genannt, die letztere (MLD), definierte er als die minimale 100%-Letal-Dosis (Tod innerhalb von 4 Tagen) für 250 g schwere Meerschweinchen.

Die Instabilität des Diphterie-Toxins und seine zunehmende Umwandlung in atoxische (Toxoid) Moleküle machte es unmöglich, eine Testdosis mit MLD-Bezug festzusetzen. Dies veranlaßte Ehrlich, sie als Bindungseinheit mittels eines Standard-Antitoxins festzulegen, das heute von internationalen Referenzlaboratorien, wie dem Statens Seruminstitut in Dänemark oder den National Institutes of Health in den Vereinigten Staaten, erhalten werden kann.

Für die praktische Durchführung hat es sich als besser erwiesen, nicht den Neutralisationspunkt (L_0), sondern einen Punkt bei Toxinüberschuß abzulesen. Ehrlich nahm als Referenzpunkt die Toxinmischung +1 AE an, die Meerschweinchen innerhalb von vier Tagen tötete; der in dieser Mischung vorliegenden Menge

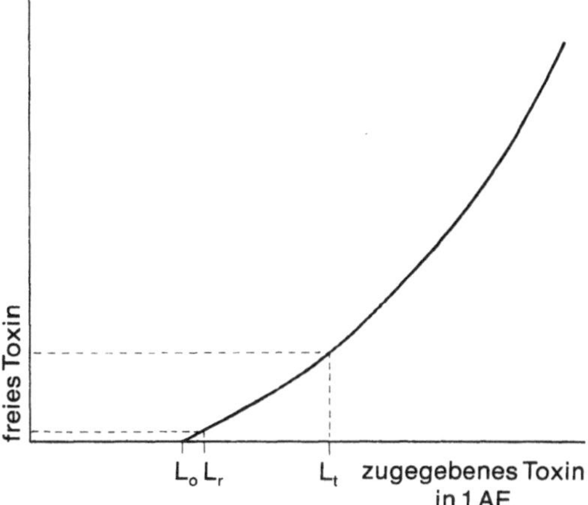

Abb. 8.26. Graphische Darstellung der Verhältnisse zwischen L_0, L_r, L_t und AE

Tabelle 8.3. Maßeinheiten für Diphtherie-Toxin

Toxin-Einheit	Zugegebenes Antitoxin	Art der Verabreichung	Beobachtete Reaktion
MLD	–	subkutan	Tod innerhalb von 4 Tagen
MRD[a]	–	intradermal	Minimale Erythem-Reaktion
L_0[b]	1 AE	subkutan	Minimale Ödem-Reaktion
L_r	1 AE	intradermal	Minimale Erythem-Reaktion
L_t	1 AE	subkutan	Tod innerhalb von 4 Tagen
Lf	1 AE	in vitro	Optimale Flockung

[a] MRD, die minimale reaktive Dosis, ist ungefähr 250- bis 500mal weniger als MLD.
[b] Beispiele experimenteller Werte für die Dosen in einem toxischen Filtrat sind: $L_0=0{,}18$ ml; $L_t=0{,}21$ ml; $L_f=0{,}155$ ml

Toxin gab er den Namen „Letalgrenze" (L_+). Römer führte später einen anderen Referenzpunkt ein, der L_0 sehr nahe kam und der der Mischung entspricht, die ein minimales lokales Erythem verursacht, wenn 0,2 ml dieser Mischung intradermal injiziert werden. Er nannte diese neue Referenzdosis L_r („Reaktionsgrenze"). Die unterschiedlichen Maßeinheiten für Diphtherie-Toxin sind in der Tabelle 8.3 beschrieben; Abb. 8.26 gibt den Bezug zwischen AE, L_0, L_r und L_+ graphisch wieder.

In jedem Fall bedarf es zweier aufeinanderfolgender Bestimmungen, um ein unbekanntes Antitoxin zu testen:
1. Toxinstandardisierung oder Bestimmung der Test-Dosis (L_r oder L_+) in Gegenwart von 1 AE des Standard-Antitoxins und
2. Austestung des Antitoxins durch Mischen aufeinanderfolgender Verdünnungen des Antiserums mit dem zuvor standardisierten Toxin.

Toxin-Neutralisation und Präzipitation. Als die Antitoxine entdeckt wurden, konnte keine Präzipitation des Toxin-Antitoxin-(TA-)Komplexes beobachtet werden und die Wirkung der Antikörper wurde einzig durch ihr in vivo-Neutralisationsvermögen charakterisiert. Seit 1922 weiß man jedoch, daß T und A bei einem optimalen Verhältnis präzipitieren können. Dies veranlaßte Ramon, einen in vitro-Test zur Bestimmung des Antitoxins zu entwickeln (s. S. 115).

Quantitative Untersuchungen der Reaktion zwischen T und A ergaben Kurven, die mit solchen anderer Antiprotein-Präzipitations-Systemen recht gut übereinstimmten und die es ermöglichten, eine „Pferde-Typ"- oder „Kaninchen-Typ"-Kurve zu beobachten, je nach Herkunft des Antitoxin-Immunglobulins.

Bei der quantitativen Untersuchung der Präzipitation des Diphtherietoxins mit Pferde-Antitoxin (Abb. 8.27) beobachtet man eine glokkenförmige Kurve, bei der der Maximalpunkt der Neutralisation (L_0) und ein zweiter Punkt (L_f), etwas entfernt vom ersten, der L_t-Dosis entspricht.

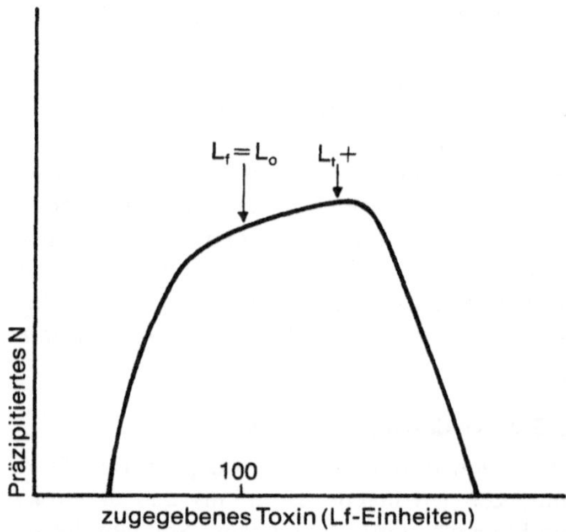

Abb. 8.27. Präzipitations-Glockenkurve von Diphtherie-Toxin mit Pferde-Antitoxin; angegeben sind die Lf, L_0 und L_t entsprechenden Punkte

Immunglobulinklassen der Antitoxine. Im Serum des Pferdes, des Tieres, das allgemein für die Herstellung von Antitoxin-Seren in großem Maßstab herangezogen wird, sind die Antitoxine mit den 7S-Immunglobulinen folgender Klassen assoziiert:

1. Zu Beginn der Immunisierung mit IgG (γ_2-Mobilität).
2. Am Ende der Hyperimmunisierung mit einem schnelleren Immunglobulin (γ_1-Mobilität), welches zunächst T-Komponente genannt und als ein β-Globulin (β_2A) angesehen wurde, heute aber als γ-Globulin erkannt ist und als IgGT bezeichnet wird.

Während IgG-Antitoxine eine Präzipitationskurve vom „Kaninchen-Typ" aufweisen, zeigt das IgGT-Antitoxin eine Ramon-Flockung (mit unterschiedlichen Inhibitionszonen im Bereich eines Serum- wie auch eines Antigen-Überschusses) und seine Präzipitationskurve ist typisch glockenförmig. Bei anderen Spezies (Rind, Schaf, Kaninchen, Affe, Mensch) ist das Antitoxin immer mit dem IgG assoziiert.

Antitoxin-Avidität. Bestimmte Antitoxine dissozieren leicht von TA-Komplexen und werden nicht-avid genannt im Gegensatz zu solchen, die eine feste Verbindung bilden und daher avide Antitoxine genannt werden. Dies ist ein wichtiges Merkmal, das für Antitoxinseren kontrolliert werden muß, da befriedigende therapeutische Resultate von nichtaviden Antitoxinen nicht erwartet werden können. Dieses Phänomen wurde erstmals erkannt, als beobachtet wurde, daß bestimmte TA-Mischungen harmlos waren, wenn sie subkutan injiziert wurden, jedoch nach intravenöser Injektion eine Toxizität aufwiesen. Später, als man herausgefunden hatte, daß die Toxizität eines injizierten TA-Komplexes von seiner Konzentration abhing, führte man diesen Effekt (keine Toxizität bei subkutaner, Toxizität bei intravenöser Injektion) auf eine Verdünnung des TA-Komplexes zurück. Cinader schlug einen Index vor, der ein Maß für die Antitoxin-Avidität darstellt: das Verhältnis

$$\frac{T/A}{T'/A'}$$

für die Mengen Toxin und Antitoxin, die notwendig sind, um eine neutrale Mischung für zwei Toxin-Spiegel, *T* und *T'*, mit *T'* kleiner als *T* (z. B. ½ *T*) zu erhalten. Ist der Cinader-Index größer als 1, so wird das Antitoxin als nicht-avid angesehen, da es bei einer Verdünnung von *TA*-Komplex dissoziiert.

Ein anderer Wert, der von gewisser Bedeutung für die Abschätzung der Avidität von Antitoxinen ist, ist das Verhältnis der in vivo/in vitro-Konzentration, das man aus dem Quotienten

$$\frac{L_t}{L_f} \quad \text{oder} \quad \frac{L_r}{L_f}$$

errechnen kann. Antitoxin flockt besser aus als es neutralisiert, und daher sind L_f-Werte beträchtlich niedriger als L_t-Werte, d. h.,

$$\frac{L_t}{L_f} = \frac{0{,}2}{0{,}1} = 2$$

Mit aviden Antitoxinen nähert sich dieser Wert im allgemeinen 1.

Flockungsgeschwindigkeit. Die minimale Flokkungszeit, die der vollständigen Neutralisierung von T durch A entspricht, wird Kf bezeichnet und ist der Konzentration der beteiligten Reagenzien umgekehrt proportional[1].

Liegen daher T und A in konzentrierter Lösung vor, tritt Flockung mit großer Geschwindigkeit auf; allerdings tritt in Röhrchen, die dem optimal neutralisierenden Gemisch benachbart sind, fast gleichzeitig eine Flockung auf. Das verhindert eine genaue Bestimmung des Röhrchens, das dem Flockungsoptimum entspricht, das wiederum den Wert von Kf anzeigt. Werden andererseits T und A zu sehr verdünnt, tritt nur eine leichte und späte Flockung auf, die nicht deutlich abgegrenzt werden kann. Es ist darum notwendig, günstige Konzentrationen zu benutzen (z. B. 2 ml einer 25 Lf/ml Lösung Toxins und variable Mengen Antitoxins mit ca. 50 Flokkungseinheiten), die eine deutliche, aber nicht zu schnelle Flockung ergeben (Abb. 8.28).

Die Bestimmung des Kf-Wertes ist von großer praktischer Bedeutung, da er nicht nur vom optimalen T/A-Verhältnis abhängt, sondern auch von den Reagenzien innewohnenden Eigenschaften: a) Wird ein bekanntes Serum verwendet, so weist ein erhöhter Kf-Wert, d. h. eine langsame Flockung, auf eine Veränderung von T hin. b) Bei Verwendung des gleichen Toxins bedeutet eine langsame Flockung eine

---

[1] Die Variation von Kf als Funktion der Konzentration von T und A wird durch die empirische Gleichung $\log Kf = a - b \log (A + T)$ ausgedrückt

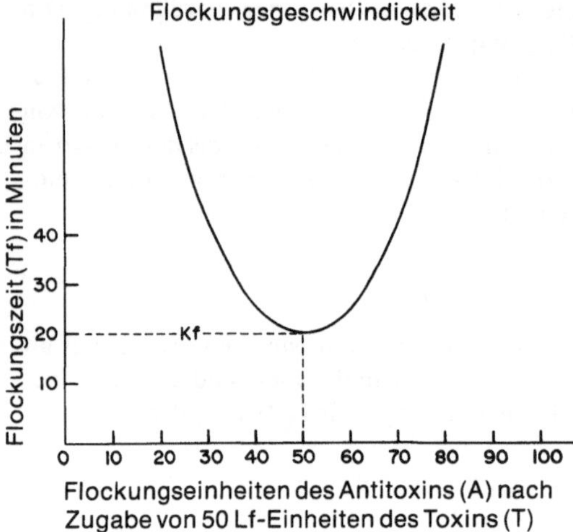

Abb. 8.28. Bestimmung des K_f-Wertes

geringe Avidität von A. Gereinigtes T wie auch A weisen eine schnellere Flockung auf.

Mechanismus der Neutralisation. Der Mechanismus der Neutralisation von Toxin durch Antitoxin ist nicht bekannt; drei Möglichkeiten hat man sich vorgestellt (Abb. 8.29): a) Das Antitoxin bindet sich an den T-Bereich, der für die Toxizität verantwortlich ist, und es kommt zu einer kompetitiven Hemmung. b) Das Antitoxin wirkt auf Bereiche nahe der aktiven T-Bereiche und verhindert rein sterisch eine toxische Wirkung. c) Das Antitoxin wirkt auf entferntere Bereiche und verhindert die Toxizität durch allosterische Mechanismen. Im Falle von Antienzymen, der dem Antitoxin angenähert ist, kann man die Möglichkeit a) ausschließen, da für eine bestimmte Menge Antikörper die Inhibition der enzymatischen Aktivität durch einen Anstieg der Substrat-Konzentration nicht beeinflußt werden kann. Es ist jedoch nicht möglich, zwischen den Hypothesen b) und c) zu entscheiden, obgleich die letztere eher wahrscheinlich erscheint. Für die Interpretation b) gibt es experimentelle Unterstützung: Eine vollständige Inhibition tritt nur auf, wenn Enzym und Substrat ein niedriges MG haben, z.B. Lecithinase von Cl. perfringens (30000) und Lecithin (1200); keine Inhibiton tritt auf, wenn das Enzym ein hohes MG und das Substrat ein kleines MG hat, z.B. im Galaktosidase(800000)-Lactose(300)-System. Ist das Enzym klein und das Substrat groß, z.B. bei Ribonuklease (14000) und RNA ($n \cdot 10^6$), so beobachtet man nur eine partielle Inhibition.

8.3.3 Schutzwirkung anti-bakterieller Seren

Die antibakteriellen Seren können passiv Laboratoriumstiere schützen und zwar durch Wirkung opsonisierender oder bakterizider Antikörper, die gegen Oberflächenantigene der infizierenden Mikroorganismen gerichtet sind. So schützen Anti-Pneumokokken-Seren Mäuse mittels ihrer Kohlenhydrat-S-Typ-spezifischen Antikörper gegen Pneumokokken-Infektionen, indem sie die Kapsel verändern, was durch Schwellung der Kapsel nachgewiesen werden kann; auf diese Weise unterstützen sie die Phagozytose der virulenten Pneumokokken[1]. In gleicher Weise wirken Anti-Haemophilus-influenza-Seren, die auch auf kapsuläre Kohlenhydrate der Mikroorganismen einwirken, und Anti-Streptokokken-Seren, deren protektive Wir-

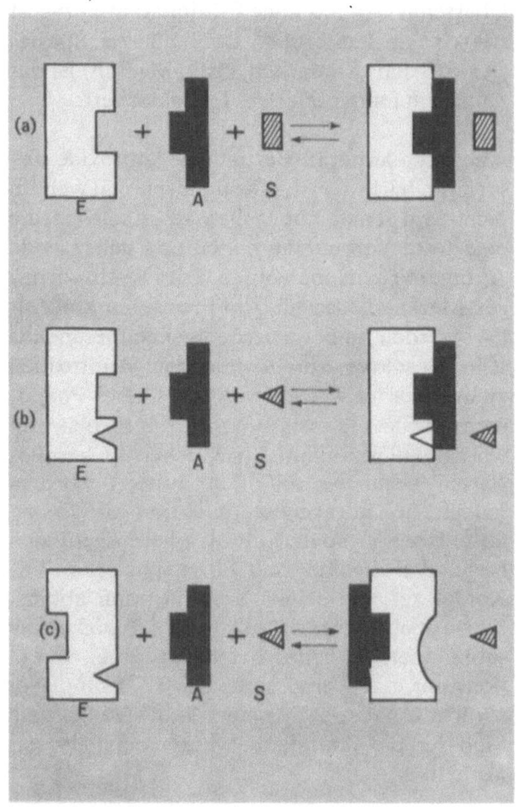

Abb. 8.29. Interpretation des Mechanismus der Enzym-Hemmung durch Anti-Enzyme

[1] Antikörper gegen das somatische Kohlenhydrat C ermangeln einer protektiven Wirkung

kung durch Antikörper mit einer Spezifität für typspezifische M-Proteine β-hämolytischer Streptokokken bedingt ist.

Im Falle intestinaler Bakterien (*V. cholerae, S. typhi, S. dysenteriae* u. a.) spielen Antikörper mit bakterizider Wirkung neben solchen mit opsonisierender Wirkung eine wichtige Rolle – mit oder ohne bakteriolytischer Wirkung.

Die Bakteriolyse wurde lange Zeit als der fundamentale Mechanismus der Immunität angesehen (Pfeiffersches Phänomen); heute dagegen besteht die Neigung, die zytotoxischen und zytolytischen Wirkungen, die durch Antikörper und Komplement (C1 bis C9) vermittelt werden, als synergistische Faktoren im Rahmen des Gesamten zu sehen – synergistisch zu dem mehr grundsätzlichen Mechanismus der Phagozytose, der die intrazelluläre Verdauung folgt. Unter diesem Gesichtspunkt besteht die Wirkung des Antikörper-Komplement-Systems darin, die Zellwand zu schädigen, was die Transformation gram-negativer Bakterien in Sphäroplasten bedingt, die entweder extrazellulär lysiert oder häufig intrazellulär in Makrophagen zerstört werden[1].

Antibakterielle Antikörper können entweder IgG- oder IgM-Immunglobuline sein, wobei IgM sowohl als opsonisierendes als auch bakterizides Agens aktiver ist. Versteckt liegende Antigene, die erst nach Ruptur des Capsids – oder der Hülle – mittels der Präzipitations- oder Komplementbindungs-Reaktion nachweisbar werden, scheinen für die protektive Wirkung keine Rolle zu spielen. Anders ist es mit Oberflächenantigenen, die mit Bereichen assoziiert sind, die für die Bindung der Viruspartikel an Rezeptoren sensibilisierter Zellen in Beziehung stehen; diesen wird eine vitale Bedeutung zugesprochen, da sie die Bildung von Antikörpern stimulieren, die die Vermehrung der Viren unterbinden und ihren pathogenen Effekt neutralisieren können.

Um den Mechanismus der Virus-Neutralisation besser verstehen zu können, wollen wir als Beispiel das vieluntersuchte Modell des Influenza-Virus (Myxovirus) heranziehen, dessen Virion ein internes Gruppen-spezifisches S-Antigen enthält, das mit dem Nukleocapsid von helikaler Struktur assoziiert ist, und ein externes V-Antigen, das typspezifisch und mit der Hülle, genauer mit den Spiculae, die von der Oberfläche des Viruspartikels abstehen, assoziiert ist. Das V-Antigen ist ein Glykoprotein und entspricht dem Hämagglutinin, das Brücken zwischen dem Virion und agglutinablen Erythrozyten ausbilden kann. Die Bildung dieser Bindung wird durch die Gegenwart eines Rezeptors an der Erythrozytenmembran, der ein Mukoprotein mit N-Acetylneuraminsäure (Sialinsäure) als N-terminalen Rest darstellt, ermöglicht. Identische Rezeptoren werden an der Oberfläche sensibilisierter Zellen nachgewiesen; sie werden auch in Sekrete (Speichel) freigesetzt und wirken hier als Inhibitoren. Anti-V-Antikörper binden sich an Hämagglutinine und bewirken so eine Hämagglutinationsinhibition.

Die Hämagglutinationsinhibitions-Reaktion kann als *in vitro*-Äquivalent der *in vivo*-Pathogenitätsneutralisation angesehen werden, die der Wirkung des Antikörpers, die Bindung des Virus an sensibilisierte Zellen (Target-Zellen) zu blockieren, zugeschrieben werden kann.

Praktisch wird der *in vitro*-Neutralisationstest durch Inokulation einer Verdünnungsreihe aus Serum mit einer konstanten Zahl von Viren in Gewebe-Kulturen von embryonalen Eiern oder sensibilisierter Tiere durchgeführt, wobei der 50%-Wert als Referenzpunkt für die Ablesung der Resultate gewählt wird. Der Virus-Antikörper-Komplex ist wie der T-A-Komplex reversibel und dissoziiert bei Verdünnung. Die in Immunseren vorkommenden Anti-Virus-Antikörper sind entweder IgG- oder IgM-Immunglobuline; in Sekreten herrschen allerdings IgA-Immunglobuline vor, die lokal synthetisiert werden.

Einige Autoren behaupten, daß IgA-Antikörper eine entscheidende Rolle bei der Immunisierung gegen Influenza, wie sie in der Sowjet-Union mit Erfolg durch die nasale Verabreichung eines abgeschwächten Virus durchgeführt wurde, spielen. Man nimmt auch an, daß das hohe Maß an Immunität, das bei oraler Impfung gegen Poliomyelitis mit abgeschwächten Viren erreicht wird, der lokalen Bildung von Antikörpern zuzuschreiben ist, die die Viren im Darm neutralisieren, bevor sie in den Blutkreislauf gelangen.

[1] Trotz der bakteriziden Wirkung von Immunseren gegen *S. typhi* oder *S. typhimurium* gibt es Hinweise, daß eine Immunität gegen Mikroorganismen grundsätzlich zellulär ist und in der Unfähigkeit der Keimvermehrung im Inneren von Makrophagen immunisierter Tiere begründet ist

8.4 Quantitative Untersuchung der Antigen-Antikörper-Reaktion

8.4.1 Quantitative Präzipitation

Quantitative Beschreibung der Phänomene. Präzipitationskurve. Die quantitative Untersuchung spezifischer Präzipitationsreaktionen, die 1929 mit der Einführung einer genauen analytischen Methode durch Heidelberger und seiner Mitarbeiter in den Vereinigten Staaten eingeführt wurde, begründete den Beginn der modernen Immunchemie.

Zu einer Reihe von Röhrchen, die eine konstante Menge (z. B. 1 ml) eines Kaninchen-Antiserums (z. B. Antiovalbumin) enthalten, werden steigende Mengen Antigen zugegeben[1]. Nach Inkubation bei 0° C für 24 Stunden oder mehr (um vollständige Präzipitation zu sichern) werden die Röhrchen zentrifugiert; die Präzipitate werden mit 0,15 M NaCl bei 0° C gewaschen und quantitativ in Mikro-Kjeldahl-Kolben übertragen, um den Protein-Stickstoff zu bestimmen. Alternativ kann jede andere Methode zur Proteinbestimmung angewendet werden, wie kolorimetrische Methoden (Biuret, Folin-Ciocalteu u. a.) oder UV-Absorption bei 280 nm. Unter diesen Bedingungen konnte man nachweisen, daß die Menge des Präzipitats mit der zugesetzten Antigenmenge bis zu einem Maximum steigt, um dann wieder abzunehmen, da sich lösliche Komplexe im Antigen-Überschußbereich bilden. Repräsentative Ergebnisse eines Experimentes dieser Art sind in der Tabelle 8.4 und Abb. 8.30 wiedergegeben.

Abb. 8.30 zeigt, daß die spezifische Präzipitationskurve drei verschiedene Abschnitte umfaßt: einen initialen, ansteigenden Teil, ein Plateau, das der maximalen Präzipitation entspricht, und einen absteigenden Endteil. Diese drei Abschnitte sind durch Austestung der Überstände jeder Reaktion nach Zentrifugation des spezifischen Präzipitats deutlich abgrenzbar. Diese Austestung kann entweder durch den Ringtest in geeigneten Kapillarröhrchen oder durch Gelpräzipitation, wie in der Abbildung gezeigt, durchgeführt werden. Man kann auf diese Weise nachweisen, daß der Anfangs-(Anstiegs-)teil und der terminale (Abstiegs-)Teil einem Antikörper- bzw. Antigen-Überschuß entsprechen und der Plateau-Abschnitt für keine der beiden Reagenzien einen Überschuß aufweist. Der Plateau-Abschnitt entspricht somit der Äquivalenz-Zone, in welcher Antigen und Antikörper in optimalen Verhältnissen vorliegen und miteinander zu dem Präzipitat verbunden sind.

Die gerade beschriebene Kurve zeigt nur eine angedeutete Hemmzone im Bereich des Anti-

[1] Heidelberger und Kendall haben zuerst Pneumokokken-Polysaccharide als Antigen verwendet, die den Vorteil hatten, bei der Bestimmung des Antikörperproteins als N nicht zu interferieren. Heute ist durch Anwendung radiomarkierter Antigene dieses Problem gelöst

Tabelle 8.4. Quantitative Befunde der spezifischen Präzipitation im Ovalbumin/Kaninchen-Anti-Ovalbumin-System. Zugabe steigender Mengen Ovalbumin zu 1 ml Serum. Werte sind in μg N ausgedrückt

Antigen	Präzipitat (Ag+Ak)	Antikörper	Ak/Ag Gewichts-Verhältnis	Ak/Ag Molares Verhältnis	Überstand
9	156	147	16,2	4	Ak-Überschuß
40	526	486	12,2	3	Ak-Überschuß
50	632	582	11,6	2,9	Ak-Überschuß
74	794	720	9,7	2,4	Weder Ag noch Ak
82	830	748	9,1	2,3	Spuren von Ag
90 (87)	826	739	8,5	2,1	Ag-Überschuß
98 (89)	820	731	8,2	2	Ag-Überschuß
124 (87)	730	643	7,4	1,8	Ag-Überschuß
307	106				Ag-Überschuß
490	42				Ag-Überschuß

Die Werte in Klammern entsprechen den Antigen-Mengen im Präzipitat; sie werden durch Substraktion von der gesamten Ag-Menge, die im Überstand in Gegenwart einer abgemessenen Menge Ak gemessen wurde, berechnet. Das Ak:Ag-Verhältnis wird durch Division des Gewichtsverhältnisses mit dem Quotienten des Molekulargewichts des Ak und Ag (160000/40000=4) erhalten

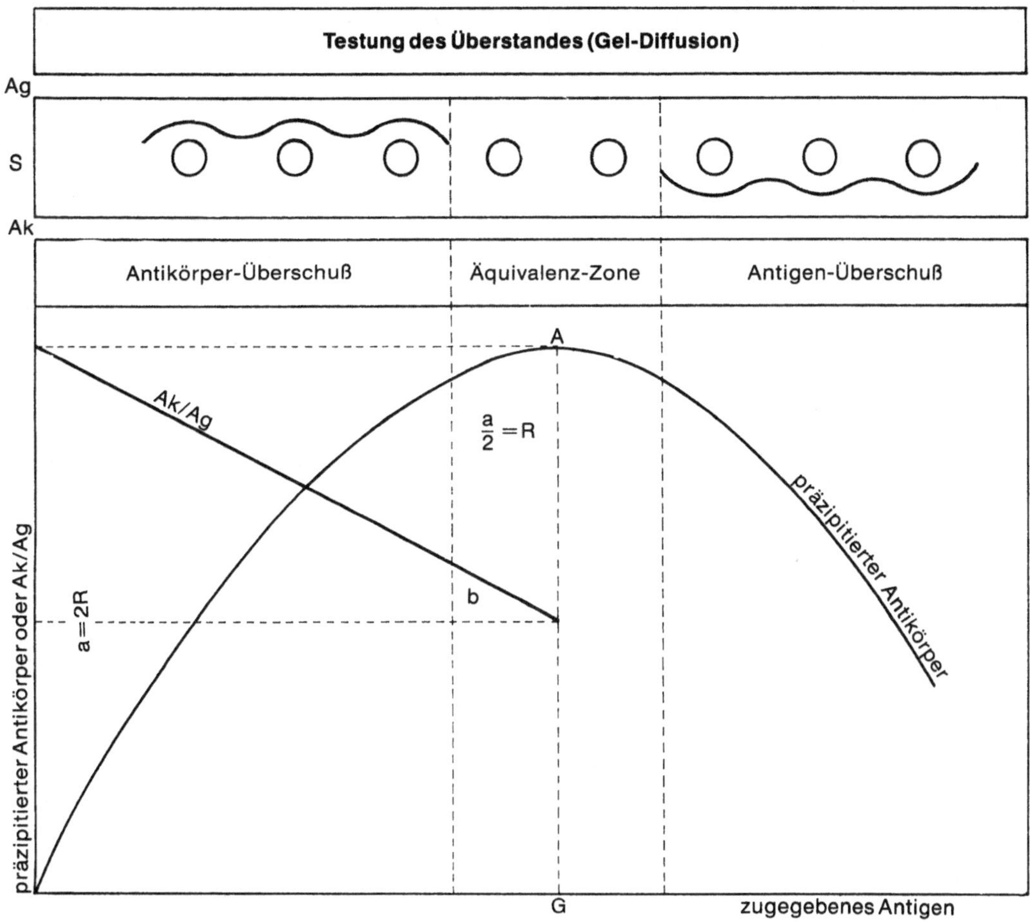

Abb. 8.30. Quantitativen-Verhältnisse bei der spezifischen Präzipitation

gen-Überschusses; da dies bei Kaninchenantiseren häufig beobachtet wird, bezeichnet man diesen Typ von Kurve als „Kaninchen-Typ" oder „Präzipitin-Typ". Mit Pferdeantiproteinseren (z. B. gegen Diphtherie-Toxin) sieht die Kurve anders aus: Sie beginnt nicht bei 0, sondern bei einem positiven Abszissen-Wert und weist eine charakteristische Glockenform auf. Diese Antiseren weisen somit zwei Hemmzonen auf, eine im Antikörper-Überschuß und eine andere im Antigen-Überschuß. Diese Art Kurve wird „Pferde-Typ" oder „Flockungs-Typ" genannt (s. S. 143). In Wirklichkeit kann ein Pferde-Antitoxin beide Arten von Kurven aufweisen, abhängig von der Immunglobulinart, mit der die Antikörper-Aktivität assoziiert ist: IgG („Präzipitations-Typ") oder IgGT („Flokkungs-Typ").

Quantitative Verhältnisse bei der spezifischen Präzipitation. Abb. 8.30 zeigt weiterhin, daß das Ak/Ag-Gewichtsverhältnis des spezifischen Präzipitats eine lineare Funktion des Ag ist, das man mit der Gleichung (1) ausdrücken kann:

$$Ak/Ag = a - b\,Ag, \qquad (1)$$

wobei a (Schnittpunkt mit der Ordinate) und b (Tangens der Geraden) für jedes Antiserum konstant ist.

Aus der Gleichung (1) kann man ableiten:

$$Ak = a\,Ag - b\,Ag^2 \qquad (2)$$

was die Berechnung des Ak-Wertes für jede Dosis entlang der Präzipitationskurve erlaubt. In dem Beispiel in Tabelle 8.4 ist a = 15,8 und b = 0,083, so daß die Gleichung für das Serum

$$Ak = 15{,}8\ Ag - 0{,}083 \cdot Ag^2$$

lautet, wenn Ag in μg N ausgedrückt ist; oder

$$Ak = 15{,}8\ Ag - 83\ Ag^2,$$

wenn Ag in mg N ausgedrückt ist.

Die absolute Antikörper-Menge im Serum entspricht dem Ak-Wert für die Dosis, die Ag maximal präzipitiert. Diese Dosis kann leicht aus der Formel

$$Ag_{max} = a/2b$$

berechnet werden, die sich aus dem Verhältnis $b = R/Ag_{max}$ ableiten läßt, unter Berücksichtigung des experimentellen Befundes, daß a ungefähr 2 R entspricht (wobei $R = a/2$):

$$Ag_{max} = R/b = a/2b.$$

Ak_{max} kann aus der Gleichung

$$Ak_{max} = a \cdot Ag_{max} - b \cdot Ag^2_{max}$$

errechnet werden. Ersetzt man Ag_{max} durch a/2b, dann ergibt sich:

$$Ak_{max} = a(a/2b) - b(a^2/4b^2) = a^2/4b \qquad (3)$$

Wird die Formel (3) auf das Antiserum dieses Beispiels angewandt, ergibt sich:

$$Ak_{max} = \frac{15{,}8^2}{4 \cdot 0{,}083} = 752\,\mu g\,N;$$

dies stimmt gut mit dem experimentellen Wert von 748 μg N (Tabelle 8.4) überein und entspricht einem leichten Antigen-Überschuß.

In Gleichung (1) gibt die Konstante a ($= 2$ R) den Grad der Antikörper-Reaktivität wieder; je größer der Wert für R, desto größer ist die Ak-Menge, die gleiche Mengen Ag bindet. Der Wert von b hängt nicht nur von der Qualität, sondern auch der Quantität von Ak ab, da $b = R^2/Ak_{max}$ ist. Dieses Verhältnis läßt sich aus $b = R/Ag_{max}$ errechnen, wenn Ak_{max}/R für Ag_{max} eingesetzt wird (per definitionem ist $R = Ak_{max}/Ag_{max}$ und daher $Ag_{max} = Ak_{max}/R$).

Um die Gleichungen verschiedener Seren in Hinblick auf die relative Antikörper-Qualität zu vergleichen, müssen quantitative Faktoren ausgeschlossen werden; dies kann man durch Multiplikation von b mit Ak_{max} und durch Einsetzen von $b = R^2/1$ erreichen.

Betrachtet man z. B. zwei Antiseren mit den Gleichungen:

$$\text{I} \quad Ak = 21{,}4\,Ag - 101\,Ag^2$$
$$\text{II} \quad Ak = 21{,}4\,Ag - 167\,Ag^2$$

so scheint es sich hier um zwei verschiedene Seren zu handeln, da für das eine $b = 101$ und für das andere $b = 167$ ist. Werden jedoch beide Gleichungen auf 1 mg Antikörper durch Multiplikation der b-Werte mit den entsprechenden Ak_{max}-Werten (1,136 für I und 0,685 für II) reduziert, so erhält man eine einzige Gleichung, die die Identität beider Seren anzeigt:

$$Ak = 21{,}4\,Ag - 114\,Ag^2.$$

Die quantitative Untersuchung der spezifischen Präzipitations-Reaktion erlaubt weiterhin die Berechnung der molekularen Zusammensetzung des Präzipitats in den verschiedenen Abschnitten der Präzipitationskurve. So ist z. B. bei dem Ovalbumin-Anti-Ovalbumin-System das Ak/Ag-Verhältnis in der Antigen-Überschuß-Zone ungefähr 5, während im Bereich des Ak-Überschusses dieser Wert näher bei 20 liegt. Da das Molekulargewicht der beteiligten Substanzen 40000 und 160000 Dalton ist, ergibt sich für das molare Verhältnis im Bereich des Antikörper-Überschusses:

$$\frac{20/160\,000}{1/40\,000} = 5,$$

was einem $AgAk_5$-Komplex entspricht. In der Äquivalenzzone besteht der Komplex aus $AgAk_{2,5}$ und im Antigen-Überschuß aus AgAk oder Ag_2Ak. Tabelle 8.5 gibt für verschiedene Systeme das Molekulargewicht der Antigene, den durchschnittlichen a- (oder 2 R-) Wert und das molare Verhältnis für die Äquivalenzzone und den Bereich des Antigen-Überschusses an. Das molare Ak/Ag-Verhältnis bei extremem Ag-Überschuß wird häufig für die Schätzung der minimalen Zahl von Antigendeterminanten an der Antigen-Oberfläche herangezogen, d. h. als

Tabelle 8.5. Molekulare Zusammensetzung des Präzipitats für verschiedene Immunsysteme (Kaninchen-Antikörper)

Antigen	Molekulargewicht	a=2R	Molares Verhältnis	
			Äquivalenz	Extremer Antigen-Überschuß
Ribonuclease	11000	33	1,5	3
Ovalbumin	40000	20	2,5	5
Serumalbumin	60000	15	3	6
γ-Globulin	160000	7	3,7	7

Maß der Ag-Valenzen. Dies erlaubt allerdings nur eine Minimalschätzung, da es ganz offensichtlich Determinanten gibt, die sich aus sterischen Gründen nicht mit einem Antikörper verbinden können; zudem kommt hinzu, daß der Antikörper zweiwertig ist und ein einziges Antikörpermolekül zwei Determinanten des gleichen Antigens binden kann.

8.4.2 Anwendung der Präzipitations-Reaktion. Qualitative Präzipitation

Die Präzipitationsreaktion in flüssigem Medium wurde in Form des Ringtestes zu Beginn dieses Jahrhunderts eingeführt, um den Blutfarbstoff für forensische Untersuchungen identifizieren zu können. Solche Identifikationen erwiesen sich auch für die Entdeckung von Hämatophagen-Vektoren als nützlich. Die qualitative Präzipitation wurde auch für die Diagnostik von Infektionskrankheiten angewandt, z. B. für die post mortem-Diagnose des Milzbrandes (Ascoli-Reaktion), wie auch für die Identifizierung von Bakterien, z. B. der Lancefield-Gruppe und M-Typen der Streptokokken. Heute werden Präzipitationsreaktionen als Gel-Präzipitationen für Antigen-Analysen durchgeführt.

8.4.3 Quantitative Präzipitation

Quantitativer Antikörper-Nachweis. Die absolute Menge des Präzipitats kann man in Milligramm Protein oder N per Milliliter Antiserum mittels der Heidelberger und Kendall-Methode oder durch Analyse des Präzipitats, das man durch Zusatz einer Antigenmenge, die gerade etwas größer als die Äquivalenz-Menge ist, zu einer geeigneten, konstanten Antiserummenge erhält, bestimmen (s. Tabelle 8.4).

Selbst ohne Analyse des spezifischen Präzipitats kann man eine Annäherung der Präzipitin-Konzentration mittels der sogenannten Überstands-Methode erhalten, wobei zuvor der R-Wert, d. h. das Ag/Ak-Verhältnis in der Äquivalenzzone bestimmt wird. Ist es z. B. notwendig, zu 1 ml Antiserum 50 μg N Ovalbumin zuzugeben, um einen leichten Antigen-Überschuß im Überstand aufrechtzuerhalten (bei einem Wert für R = 10 in dem untersuchten System), so kann man schließen, daß das Antiserum ungefähr 500 μg Antikörper (in N) pro Milliliter enthält.

Bei den Methoden von Heidelberger und Kendall wird die Menge des Serums konstant gehalten und das Antigen wird in steigenden Konzentrationen zugegeben, um die maximale Präzipitat-Menge zu bestimmen (bei leichtem Ag-Überschuß). Man kann auch vergleichsweise den relativen Antikörper-Gehalt verschiedener Seren mittels radiomarkierter Antigene (z. B. mit ^{125}J oder ^{131}J) bestimmen, indem man den Prozentsatz der in das spezifische Präzipitat aufgenommenen Radioaktivität bestimmt. Bei der sogenannten P-80-Methode dient als Vergleich die Serumverdünnung, bei der 80% aufgenommen werden (20% Antigen-Überschuß im Überstand); dieser Referenzpunkt liegt im allgemeinen im Bereich der maximalen Präzipitation.

Für die Bestimmung nicht-präzipitierender Antikörper[1] führte Farr eine andere Methode ein; die löslichen Komplexe werden durch Zugabe eines gleichen Volumens einer gesättigten Ammoniumsulfat-Lösung gefällt und die Niederschläge werden nach vorsichtigem Waschen analysiert, um den Prozentsatz gebundenen Antigens zu bestimmen (ABC-Methode, *A*ntigen-*B*indungs-*C*apazität). Der Referenzpunkt bei dieser Methode wird willkürlich auf ein Drittel der maximalen Antigen-Aufnahme (ABC-33) festgelegt, was einen beträchtlichen Antigen-Überschuß im Überstand bedeutet (Zweidrittel des zugegebenen Antigens). In Abb. 8.31 sind parallel die Ergebnisse aus Versuchen mit einem Antiserum für beide Methoden, P-80 und ABC-33, wiedergegeben.

Farrs Methode ist unbestreitbar von großem Wert für die Untersuchung nicht-präzipitierender Systeme, aber sie erfordert eine strenge und genaue Standardisierung der experimentellen Bedingungen und ist insofern in ihrer Anwendung begrenzt, da sie nur dann angewendet werden kann, wenn das Antigen allein nicht schon durch halbgesättigte Ammoniumsulfat-Konzentrationen gefällt wird, wie in den Anti-Ovalbumin- oder Anti-Serum-Albumin-Systemen.

---

[1] Früher dachte man, daß nicht-präzipitierende Antikörper univalent seien, aber Gleichgewichtsdialysen-Experimente haben gezeigt, daß solche Antikörper eine schwache oder starke Affinität besitzen können. Möglicherweise besitzen stark-affine, bivalente Antikörper, die keine Präzipitationen verursachen, eine abnormale Verteilung elektrischer Ladungen oder andere Veränderungen, die eine Bindung der Antigen-Determinanten auf Grund sterischer Hemmungen unmöglich machen

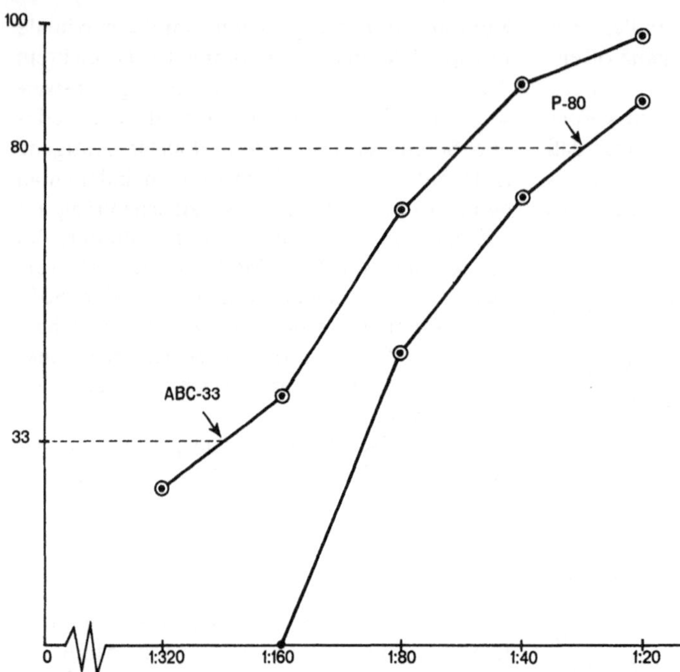

Abb. 8.31. Messung der Antikörper-Konzentration mittels der ABC-33- und P-80-Methoden

Antigen-Testung. Die quantitative Präzipitation kann auch zur Austestung von Antigenen angewandt werden, vorausgesetzt, daß man für das in Frage kommende Antigen ein monospezifisches Antiserum in der Hand hat. Ein wichtiger Anwendungsbereich dieser Methode ist die Bestimmung der γ-Globulin-Konzentration im Liquor cerebrospinalis bei neurologischen Erkrankungen, besonders der multiplen Sklerose und Neurolues, die früher durch unspezifische Teste diagnostiziert wurden (kolloidale Benzoe-Reaktion).

Untersuchungen von Kreuzreaktionen. Die quantitative Präzipitation ist auch für die Untersuchung von Kreuzreaktionen von besonderem Interesse; sie erlaubt die Differenzierung zwischen Kreuzreaktionen, die durch gemeinsame Antigendeterminanten bedingt sind, und solchen, die sich aus der Wechselwirkung ähnlicher (aber nicht identischer) Determinanten mit mehr oder weniger gut „passenden" Antikörpern ergeben.

Beispiele für die erste Art sind die Reaktionen zwischen Hühner- und Entenovalbumin oder zwischen S 3- und S 8-Pneumokokken-Polysacchariden und den entsprechenden Antiseren. Die Reaktionen mit Pneumokokken-Polysacchariden wurde besonders eingehend von Heidelberger und seinen Mitarbeitern untersucht; die Kreuzreaktionen sind in diesen Fällen durch die repetitiven Cellubiuronsäure-Einheiten (1,4-Glucuronoglucose oder GnGl) beider Antigene bedingt, wobei S 3 ein lineares Polymer aus GnGl ist, während S 8 sich abwechselnd aus GnGl- und Glucosyl-Galaktosyl-(GlGa)-Einheiten zusammensetzt:

S 3 (GnGl)- (GnGl)-(GnGl)-(GnGl)-
S 8 (GnGl)-(GlGa)- (GnGl)-(GlGa)-

Was auf Grund der Struktur der oben erwähnten Polysaccharide vorauszusehen war, konnte auch experimentell bestätigt werden: S3, das zu 100% aus GnGl-Resten besteht, präzipitiert besser mit Anti-S8 als S8 (nur 50%) mit Anti-S3.

Der andere Typ von Kreuzreaktionen besteht in der Reaktion zwischen ähnlichen Antigendeterminanten, z. B. m-Azophenylsulfonat und m-Azophenylarsonat oder 2,4-Dinitrophenyllysin und 2,4,6-Trinitrobenzol.

Die heterologe Reaktion erreicht im Falle gemeinsamer Determinanten niemals das Maximum der homologen Reaktion, wobei beide Kurven eine deutliche Äquivalenzzone aufweisen wie auch eine Antigen-Überschuß-Hemmzone; erfolgt die Kreuzreaktion durch ähnliche Determinanten, kann zwar die heterologe Kurve Werte erreichen wie die homologe Reaktion (bei genügend hoher Antigen-Konzentration), aber die heterologe Reaktionskurve weist keine deutliche Äquivalenzzone auf und es bilden sich wegen des hohen Dissoziationsgrades des Ag-Ak-Komplexes nur schwer lösliche Komplexe.

8.4.4 Quantitative Inhibition der spezifischen Präzipitation

Univalente Antigene, die nicht präzipitieren, sind jedoch in der Lage, eine Präzipitation multivalenter Antigene zu inhibieren. Diese Inhibition kann quantitativ untersucht werden, indem das Antiserum zuerst mit dem Inhibitor inkubiert wird und danach mit dem multivalenten Antigen in einer annähernd äquivalenten Dosis. Erreicht z. B. in Abwesenheit des Inhibitors das Präzipitat 100 μg und in Gegenwart des Inhibitors 80 μg, so liegt eine 20%ige Inhibition vor. Durch Austestung verschiedener Inhibitions-Konzentrationen kann man eine 50%ige Inhibitionsdosis bestimmen und diese Dosis als Bezugspunkt für den relativen Vergleich des Inhibitionsvermögens verschiedener Inhibitoren heranziehen. Drei wichtige Anwendungsgebiete leiten sich von der quantitativen Inhibition der Ag-Ak-Reaktion ab:

1. Die Bestimmung der Größe des Antikörperbindungsbereiches. Aus den Ergebnissen der Versuche von Kabat mit humanen Anti-Dextranantikörpern und Dextran kann man schließen, daß der Bindungsbereich des Antikörpers der Größe einer Kette aus sechs bis sieben Glucose-Molekülen entspricht. Diese Schlußfolgerung ergibt sich aus den Inhibitionsexperimenten mit verschiedenen Oligosacchariden der Isomaltose (IM 2 bis IM 7), bei denen nachgewiesen wurde, daß eine maximale Inhibition mit Isomaltohexose (IM 6) oder mit Isomaltoheptaose (IM 7) erhalten wurde. Das relative Inhibitionsvermögen verschiedener Oligosaccharide war dabei für verschiedene Antiseren unterschiedlich und dies führte zu der wichtigen zusätzlichen Schlußfolgerung, daß eine heterogene Antikörperpopulation mit Bindungsbereichen verschiedener Größe bis zu einer maximalen Größe, die der von IM 6 und IM 7 entsprach, vorlag. Experimente mit anderen Ag-Ak-Systemen bestätigten die Befunde, die ursprünglich mit Dextran-Antidextran-Reaktionen erhalten wurden, d. h., der Bindungsbereich kann maximal sechs bis sieben Glucose-Moleküle oder fünf bis sieben Aminosäuren aufnehmen und entspricht ungefähr einer Größe von 34 · 17 · 7 Ångström.

Die Untersuchung der Dextran-Antidextran-Reaktion erlaubte weitere interessante Schlußfolgerungen bezüglich der Bindungsenergie verschiedener Antigen-Determinanten-Gruppen. Auf Grund der Proportionalität, die zwischen Inhibitionsvermögen und Bindungsenergie ($\Delta F°$) besteht, war es möglich, den Prozentsatz, den jedes Glucose-Molekül zur Gesamtbindungsenergie des IM 6 beisteuerte, zu bestimmen. Während die erste Glucose (vom nicht-reduzierten Ende) 40% beisteuerte und die ersten drei 90%, war die Steigerung darüberhinaus minimal (2–5%). Die Gruppe, die den größten Prozentsatz der Gesamtbindungsenergie einer Antigen-Determinante beisteuerte, wurde als „immundominante" Gruppe bezeichnet.

2. Bestimmung der Antigen-Determinanten-Struktur. Die quantitative Inhibition stellt auch eine wertvolle Methode zur Bestimmung der Struktur der Antigen-Determinante dar. So werden z. B. die A-, B- und H-Determinanten der ABO-Blutgruppen durch N-Acetyl-D-Galaktosamin (A), D-Galaktose (B) bzw. L-Fucose (H) inhibiert, was annehmen läßt, daß diese Zucker die immundominanten Gruppen dieser Determinanten darstellen. Die Struktur der A-Determinante wurde noch detaillierter durch quantitative Inhibitionsversuche mit den folgenden Oligosacchariden untersucht, die mittels saurer oder alkalischer Hydrolyse der A-Substanz erhalten wurden:

α-D-GalNAc-(1→3)-β-D-Gal-(1→3)-D-GNAc

```
                       α-L-Fuc-(1-2)
                            |
α-D-GalNAc-(1→3)-β-D-Gal-(1→4)-β-D-GNAc-R
```

wobei GalNAc = N-Acetyl-D-Galaktosamin; Gal = Galaktose; GNAc = N-Acetyl-D-Glucosamin; Fuc = Fucose und R = Radikal nach Reduktion der Galaktose bedeuten.

Das reduzierte Pentasaccharid stellt einen stärkeren Inhibitor dar als das Trisaccharid und die Ergebnisse der quantitativen Inhibition als Gesamtes erlaubten die Aufklärung der Struktur der A-Determinante.

Zusätzlich zur quantitativen Inhibition der spezifischen Präzipitation können auch Kreuzreaktionen zur Strukturuntersuchung von Antigen-Determinanten herangezogen werden. Heidelberger untersuchte mit kreuzreagierenden

Seren, die mit bekannten Antigenen reagierten, die Reaktion zahlreicher Polysaccharide mit verschiedenen Typ-spezifischen Pferdeseren. Aus den Ergebnissen konnte er wohlbegründete Schlußfolgerungen bezüglich der unbekannten Struktur dieser Substanzen ziehen. So könnte z. B. die Kreuzreaktion mit einem Anti-S2-Serum durch Glucose-, Ramnose- oder Glucuronsäure-Reste bedingt sein; im besonderen Fall der Reaktion mit Acacia Gummi (Gummi arabicum) konnte er nachweisen, daß die Reaktion mit Glucuronsäure stattfand, die auch die immundominante Gruppe bei der S2-Anti-S2-Reaktion ausmachte. Das Anti-S14-Serum reagierte mit Polyglucose wie auch mit terminalen Galaktoseresten, die auch die Kreuzreaktionen mit Substanzen der ABO-Gruppen und gewissen Harzen und Schleimen pflanzlicher Herkunft bedingen.

3. Radioimmuntest. Diese Art von Test ist äußerst empfindlich; er erlaubt den Nachweis von Antigenmengen im Pikogrammbereich und gründet sich auf die kompetitive Hemmung nicht-markierter Antigene (Ag) und dem gleichen radiomarkierten (gewöhnlich ^{125}J) Antigen (Ag*) bei der Bildung von Immun-Komplexen in der Gegenwart einer begrenzten Menge spezifischer Antikörper (Ak), die kovalent an eine unlösliche Matrix gebunden sind (z. B. Sepharose) oder mit Anti-Ak in eine unlösliche Form gebracht wurden (Kopräzipitation, doppeltes Antikörper-System).

Gibt man, in einem hypothetischen Beispiel, zu fünf bivalenten Antikörper-Molekülen (zehn Bindungsstellen) zuerst variable Mengen unmarkierten Antigens zu und dann eine bestimmte Menge markierten Antigens (10 Moleküle), so wird der Prozentsatz der gebundenen Radioaktivität (oder das Verhältnis von gebundenem Ag* zu freiem Ag*) abnehmen, wie das Diagramm der Abb. 8.32 und die Zeichnung in Abb. 8.33 illustriert. Beim Vergleich mit einer Referenzkurve, die mit einer Antigen-Lösung bekannter Konzentration erhalten wurde, kann man auf Grund der Radioaktivitätsabnahme die Menge des Antigens in der unbekannten Lösung bestimmen.

Radioimmunteste werden heute routinemäßig mit ausgezeichneten Ergebnissen für den Nachweis und die Austestung von Peptiden und Hormonen (Steroiden, Insulin, Wachstumshor-

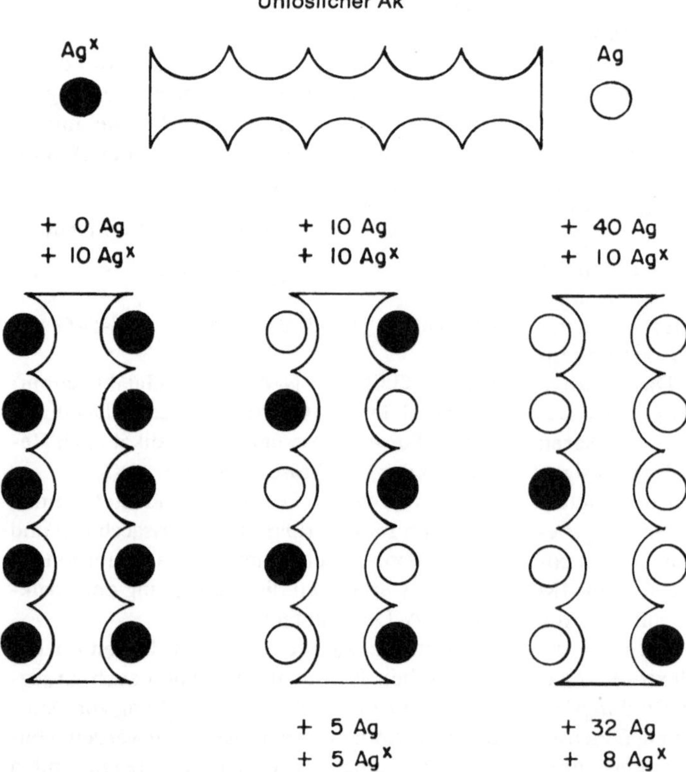

Abb. 8.32. Diagrammatische Darstellung des Prinzips des Radioimmuntestes

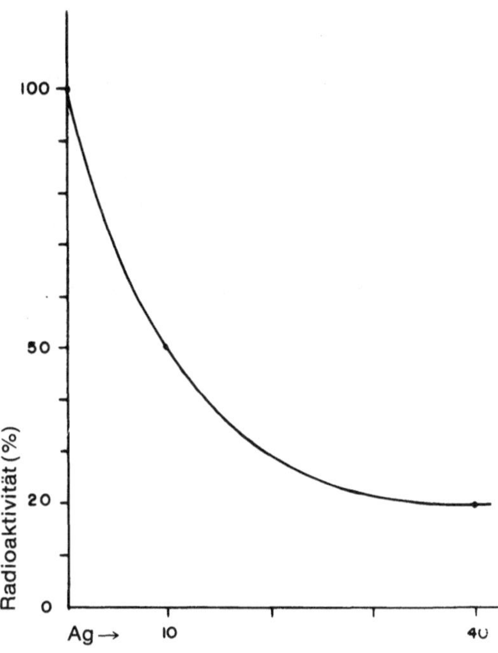

Abb. 8.33. Die Kurve basiert auf dem hypothetischen Beispiel der Abb. 8.32: Der Abfall der gebundenen Radioaktivität, der durch die Kompetition von Ag und Ag* bedingt ist, ist ungefähr sigmoidal. Wird die Antigen-Menge auf der Abszisse logarithmisch aufgetragen, erhält man eine Gerade, deren Neigung die Berechnung der Ag-Konzentration einer unbekannten Lösung an Hand einer Standard-Kurve erlaubt.

mon, ACTH, Gonadotropin und Choriongonadotropin, Follikelstimulierendes Hormon und Luteinisierungshormon, laktogene, plazentare und andere Hormone), gewissen Tumor-Antigenen (α-Foetoprotein, karzinoembryonales Antigen), Medikamenten (Digoxin, Morphium), viralen Antigenen (Hb), Immunglobulinen (IgE 7), etc. angewandt.

8.4.5 Quantitative Untersuchung der Hapten-Antikörper-Reaktion.

Allgemeines. Die Hapten-Antikörper-Reaktion ist eine reversible Reaktion:

$$S + H \leftrightarrows SH,$$

deren Assoziationskonstante mit Hilfe des Massenwirkungsgesetzes berechnet werden kann:

$$K = \frac{(SH)}{(S)(H)},$$

wobei S die Bindungsstelle des Antikörpers und H die des Haptens darstellen. Ist n die Wertigkeit des Antikörpers, r die Zahl der H-Moleküle, die pro Antikörper gebunden sind und c die Konzentration von H, dann ist

$$K = \frac{r}{(n-r)\,c},$$

da r = SH und (n-r) = S ist. Aus dieser Gleichung kann man die Gleichung

$$r/c = K_n - K_r \quad \text{(Scatchardsche Gleichung)}$$

für die Gerade, die die Variation von r/c als Funktion von r wiedergibt, ableiten, bei welcher K_n den Schnittpunkt mit der Ordinate und K den Winkelkoeffizienten oder die Neigung repräsentiert (Abb. 8.34).

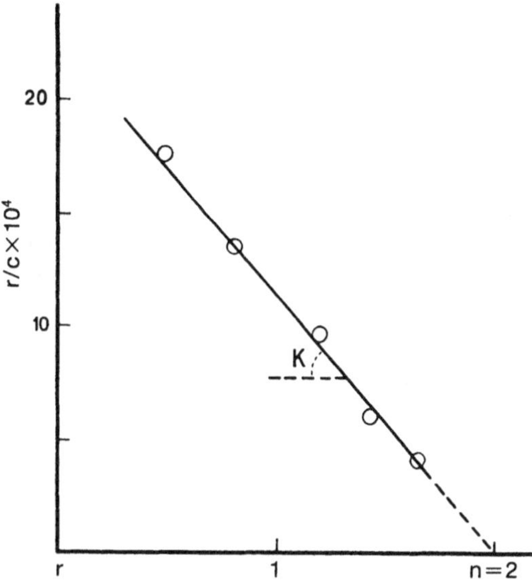

Abb. 8.34. Scatchardsche Gleichung (r/c vs r)

Für den Ordinaten-Wert O entspricht der Schnittpunkt der Geraden mit der Abszisse dem Wert r = n (da r/c = 0, $K_n = K_r$).

Auf diese Weise ist es möglich, K und n zu berechnen, wenn man die Werte r und c kennt, die durch besondere Methoden, die wie wir unten beschreiben werden, experimentell erhalten werden können (Gleichgewichtsdialyse, Fluoreszenzlöschung). Sehr häufig ist allerdings die Variation r/c gegen r nicht völlig linear, so daß die Werte für K nicht einheitlich sind[1]. Es ist

---

[1] Um den Effekt der Antikörper-Heterogenität in Bezug auf den Wert K zu korrigieren, wird die Sips-Funktion (ähnlich der Gaußschen Funktion) angewandt, was zu der Gleichung $r/(n-r) = (k \times c)^a$ führt, in welcher a den Index der Heterogenität bildet. Für a = 1 (keine Heterogenität) wird diese Gleichung in die Scatchard-Gleichung transformiert

daher sinnvoll, die Affinität der Antikörper, ausgedrückt als Funktion des Mittelwertes K_0 (innere Assoziationskonstante), zu messen, die der Besetzung der Hälfte der Bindungsstellen S entspricht (r=1). Dieser Wert kann mit $K_0 = 1/c$ berechnet werden, so daß man, wenn in die Scatchard-Gleichung n=2 (bivalenter Antikörper) und r=1 gesetzt wird,

$$1/c = 2K - K = K^{\circ}$$

erhält.

Der Wert K° (1/c) kann auch graphisch als die Mitte des K_n-Schnittpunktes oder des r/c-Wertes, der r=1 entspricht, abgeschätzt werden.

Gleichgewichtsdialyse. Ein Milliliter eines gereinigten Antiserums (S) wird in einen kleinen Zellophanschlauch gefüllt. Der Schlauch wird verknotet und in einen Glas-Behälter mit einem Milliliter 0,15 M NaCl, in dem eine bekannte Menge eines Haptens (H) gelöst ist, gebracht. Es wird solange unter leichtem Rühren inkubiert, bis das Hapten in der äußeren Lösung einen konstanten Wert erreicht hat (Gleichgewicht). Die anfängliche und endgültige Verteilung der Hapten- und Antikörper-Moleküle ist schematisch in Abb. 8.35 wiedergegeben.

Ist H eine gefärbte Verbindung, kann ihre Konzentration spektrophotometrisch gemessen werden. Andernfalls sollte man radiomarkiertes Hapten verwenden. Die Versuche müssen Kontrollen einschließen, um eine nicht-spezifische Bindung des Haptens an normale γ-Globulinen erkennen zu können. Da die Konzentration des freien Haptens c bekannt ist, kann man durch Subtraktion bestimmen, wieviel Mol Hapten sich mit dem Antikörper verbunden haben, und kann folglich r berechnen, wobei r gleich der Molzahl des an den Antikörper gebundenen Haptens ist. In Tabelle 8.6 ist ein vereinfachtes Protokoll eines solchen Experimentes wiedergegeben.

Tabelle 8.6. Vereinfachtes Protokoll eines Gleichgewichtsdialyse-Experiments

Röhrchen Nr.	Innen	Außen
1	0,15M NaCl	$5 \cdot 10^{-5}$ M H
2	$4 \cdot 10^{-5}$ S	$5 \cdot 10^{-5}$ M H

Wenn man annimmt, daß die Molzahl des Haptens in der äußeren Phase des Röhrchens im Gleichgewichtszustand $1{,}11 \cdot 10^{-5}$ M ist, dann ist die Menge des freien Haptens in beiden Phasen $2{,}22 \cdot 10^{-5}$ M.

Zeigt Röhrchen 1 eine 10%ige unspezifische Absorption an die Membran, so muß dieser Wert entsprechend korrigiert werden: $(2{,}22 + 0{,}22) \cdot 10^{-5}$ oder $2{,}44 \cdot 10^{-5}$, und die Menge des von S gebundenen Haptens kann auf

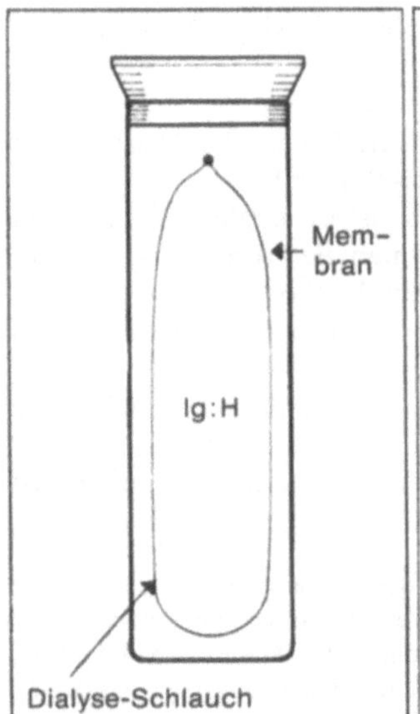

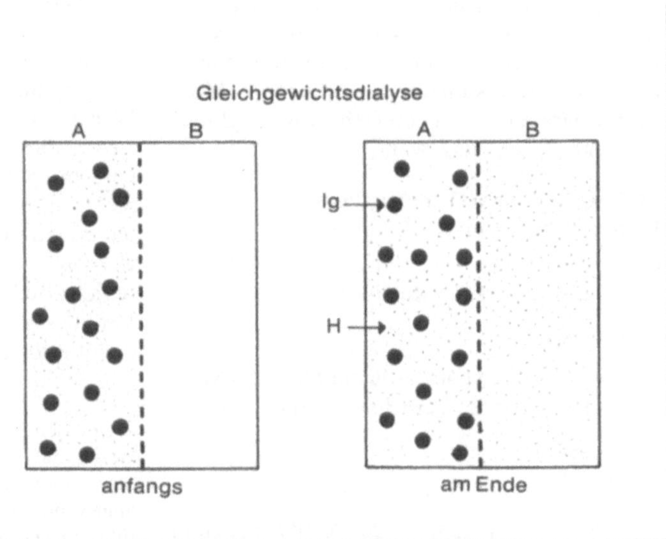

Abb. 8.35. Gleichgewichtsdialyse

(5–2,44), d.h. auf $2{,}56 \cdot 10^{-5}$ M berechnet werden.

Da die Gesamtmenge des zugegebenen Antikörpers bekannt ist ($4 \cdot 10^{-5}$ M), ist $r = 2{,}56/4 = 0{,}640$. K^o (1/c) ist das Reziprok von $2{,}44 \cdot 10^{-5}$ M oder $0{,}41 \times 10^5$ M.

Fluoreszenzlöschung („Quenching"). Die Hapten-Antikörper-Reaktion neigt dazu, einen Teil der Fluoreszenz, die normalerweise bei Bestrahlung von Immunglobulinen mit UV-Licht (280 nm) auftritt, zu löschen. Diese Fluoreszenz-Unterdrückung ist durch Tryptophan-Reste bedingt, die sich in den Bindungsbereichen der Antikörper befinden, und die, wenn ein Hapten gebunden ist, die adsorbierte Energie auf dieses übertragen anstatt sie in Form von Fluoreszenzlicht (330–350 nm) zu emittieren.

Die Methode der Fluoreszenzlöschung hat viele Vorteile, da sie schnell durchgeführt werden kann und nur winzige Mengen Antiserum erfordert; wenn sie jedoch auf unbekannte Systeme angewandt werden soll, muß eine Gleichgewichtsdialyse als Standardmethode immer parallel zum Vergleich durchgeführt werden.

Thermodynamik der Hapten-Antikörper-Reaktion. Energie ist die Fähigkeit, Arbeit zu leisten, während sogenannte freie Energie (F) das bezeichnet, was maximale Leistung erbringt. Der Wert von F kann nicht in absoluter Form gemessen werden; es ist jedoch möglich, die positiven oder negativen Veränderungen von F zu messen, die auftreten, wenn Umsetzungen in einem System erfolgen. Bei exothermen Reaktionen – solchen, die Energie freisetzen – nimmt F einen positiven Wert an; bei endothermen Reaktionen muß Energie zugeführt werden und F besitzt einen negativen Wert[1].

Die freie Energie F ist eine exponentielle Funktion der Assoziationskonstanten:

$K^o = e^{-\Delta F^o/RT}$ und

$\Delta F^o = -RT \cdot \ln K^o = -4{,}57 \cdot T \cdot \log K^o$.

[1] Die freie Energie (F) stellt lediglich einen Teil der Gesamtenergie (Enthalpie oder H) dar; der andere Teil stellt entartete Energie dar, die mit der Unordnung des Systems, genannt Entropie (S), assoziiert ist: $\Delta H = \Delta F + T\Delta S$. Um den Wert der Enthalpie zu berechnen (und durch Subtraktion den der Entropie), muß die Assoziationskonstante für zwei Temperaturen bestimmt werden und die Van T'Hoff'sche Formel angewandt werden: $\Delta H = R \cdot T_1 \cdot T_2 \cdot \ln (K_2 \cdot K_1)/(T_2 - T_1)$

Ergibt z.B. die Bestimmung von K^o bei der Temperatur von 25° C (298 T) den Wert $1{,}57 \cdot 10^5$, so kann die Veränderung der freien Energie auf

$$\Delta F^o = -4{,}57 \cdot 298 \cdot \log (1{,}57 \cdot 10^5) = -7{,}09 \text{ Kcal/mol}$$

berechnet werden.

Für verschiedene Ag-Ak-Systeme wurden verschiedene Werte für $-\Delta F^o$ gefunden, von 6 bis 11 Kcal/Mol, entsprechend den Werten für K^o zwischen $1 \cdot 10^4$ und $1 \cdot 10^9$.

8.4.6 Intermolekulare Bindungskräfte der Ag-Ak-Reaktion

Die Verbindung von Antikörper und Antigen hängt wie die Bindung des Substrates an sein Enzym entscheidend von der komplementären Form ihrer dreidimensionalen Struktur ab. Diese sterische Anpassung ergibt sich aus der gegenseitigen Anziehung beider Oberflächen über kurzreichende, kovalente Bindungskräfte, die dann nicht zur Wirkung kommen, wenn sich Moleküle nicht genügend nahe kommen können.

Ein analoges Beispiel ist das Zusammenkleben zweier Scherben gebrochenen Porzellans: Nachdem auf beide Scherben eine Schicht Klebstoff aufgetragen wurde, müssen beide eine Zeit lang sehr eng zusammengehalten werden. Bei der Antigen-Antikörper-Reaktion wird der Klebstoff durch Anziehungskräfte, die von der komplementären Anpassung ihrer Oberfläche abhängig sind im Bereich der Bindungsstellen der Reagentien dargestellt. Folgende intermolekulare Bindungskräfte spielen dabei eine Rolle.

1. Ionen- oder Coulomb-Bindungen. Diese ergeben sich aus der elektrostatischen Anziehung von Ionen entgegengesetzter Ladung, z.B. COO^- und NH_4^+.

2. Polare Bindungen. Diese treten zwischen Dipolen und Ionen und Dipolen auf. Einen besonderen Fall stellen Wasserstoff-Bindungen dar, bei denen ein kovalent an ein elektronegatives Atom gebundenes H von einem Paar nichtbesetzter Elektronen eines anderen elektronegativen Atoms angezogen wird:

$$:\ddot{\underset{..}{F}}:H \rightarrow :\ddot{\underset{..}{F}}: \quad \text{oder} \quad F^-H^+ \rightarrow F^-$$

Obgleich sie schwach sind (3 bis 7 Kcal/Mol), spielen die zahlreichen, zwischen NH- und CO-Gruppen von Peptidbindung vorkommenden Wasserstoffbrücken eine wichtige Rolle für die Aufrechterhaltung der Sekundärstruktur (α-Helix) der Proteine:

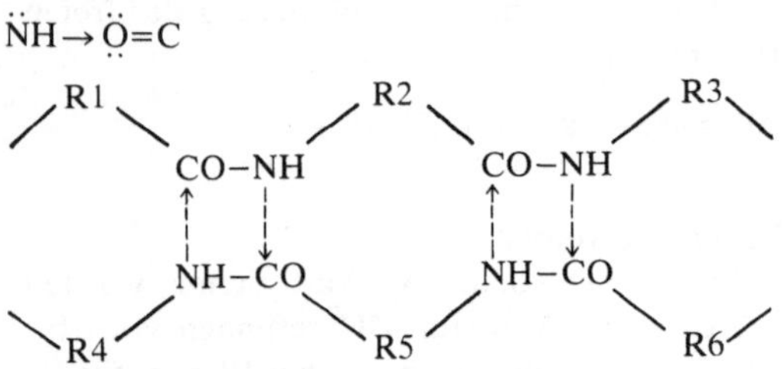

$\dot{N}H \rightarrow \ddot{O}=C$

```
  /R1\          /R2\          /R3\
 /    \        /    \        /    \
       CO-NH          CO-NH
       ↑   |          ↑   |
       |   ↓          |   ↓
       NH-CO          NH-CO
 \    /      \      /      \      /
  \R4/        \R5/          \R6/
```

3. Van der Waalsche Kräfte. Diese sind die schwächsten Kräfte (1–2 Kcal/Mol) mit einem nur sehr kurzen Aktionsradius, in welchem die Nähe der Moleküle zur Induktion einer Ladungsfluktuation führt, die von der Anziehung des Kernes eines der Atome auf Elektronen der äußeren Kreisbahn der anderen Atome und umgekehrt ausgeübt wird. Auch London-Kräfte genannt, scheinen diese intermolekularen Kräfte im allgemeinen keine wichtige Rolle bei der Ag-Ak-Bindung zu spielen.

4. Apolare oder hydrophobe Bindungen. Diese Bindungen treten in wäßrigen Lösungen zwischen apolaren Gruppen auf und wirken wegen ihrer Eigenschaft, das geordnete Netzwerk von H_2O-Molekülen, das sich zwischen gelösten Molekülen befindet, zu zerstören, und auf diese Weise die Moleküle soweit annähern, daß sie in den Wirkungsbereich kurzreichender Kräfte gelangen – besonders der Van der Waalschen Kräfte.

Die hydrophoben Reste gewisser Aminosäuren (Alanin, Phenylalanin, Leucin, Isoleucin, Tyrosin, Tryptophan, Methionin) spielen eine wichtige Rolle für die Tertiärstruktur der Proteine.

8.4.7 Empfindlichkeitsvergleich verschiedener serologischer Methoden

Wie in der Tabelle 8.7 aufgeführt, weisen die verschiedenen Methoden zum Antikörper-Nachweis große Unterschiede in ihrer Empfindlichkeit auf und zwar bezüglich der Konzentra-

Tabelle 8.7. Relative Empfindlichkeit verschiedener immunologischer Methoden

Methode	Für den Test benötigte Serum-Menge (ml)	Empfindlichkeitsgrenze	
		µg N-Ak/ml	µg N-Ak
spezifische Präzipitation			
Qualitativ:			
Ring-Test	0,1	2–5	0,2–0,5
Gel-Diffusion			
Oudin	0,2	2–5	0,4–1,0
Ouchterlony	0,1	5–10	0,5–1,0
Preer	0,01	5–10	0,05–0,1
Quantitativ:			
Mikro-Kjeldhal			20(20–100)
Mod. Markham			10(10–100)
Biuret (550 nm)			20(20–100)
Folin-Ciocalteu (750 nm)			2(2–30)
UV-Absorption (277 oder 287 nm)			5(5–100)
Passive Hämagglutination	0,1	0,03–0,06	0,003–0,006
Komplement-Bindung	0,1	0,5–1,0	0,05–0,01
Diphtherie-Toxin-Neutralisation (Römer-Frazer-Test)	0,1	0,01–0,04	0,001–0,004
Passive kutane Anaphylaxie (Kaninchen-Ak, Meerschweinchen-Haut)	0,1		0,003–0,006
Radioimmunbestimmung		µg-ng Bereich	ng-pg Bereich

tion oder der absoluten Menge der Antikörper, die mit einer Reaktion nachgewiesen werden können.

Die Bestimmung der minimalen Antikörper-Menge, die durch eine Reaktion nachgewiesen wird, hängt von den praktischen Bedingungen ihrer Durchführung ab, oder spezifischer, dem benutzten Serumvolumen und den dem individuellen Test eigenen Besonderheiten. So vermag z. B. die passive Hämagglutination 0,003 bis 0,006 μg Antikörper-N in einem Serumvolumen von 0,1 ml nachweisen.

Im Falle der kutanen Anaphylaxie (PCA), bei welcher 0,03 μg Ak-N nachgewiesen werden können, wird allerdings ein Serum, das 0,03 μg Ak-N/ml enthält, keine PCA-Reaktion zeigen, da die normalen Immunglobuline eine hemmende Wirkung ausüben.

Beim Radioimmun-Test kann Serum bis zu einer Verdünnung von 10^{-6} angewandt werden und Antigene wie z. B. Corticosteron können in Mengen bis zu 5 Picogramm ($1{,}5 \cdot 10^{-14}$ Mol!) mit Genauigkeit gemessen werden.

Ausgewählte Übersichten und Originalarbeiten

Ackroyd, F. F., Turk J. L. (Eds.): Immunological Methods. Oxford: Blackwell 1970

Arquembourg, P. C., et al.: Primer of immunoelectrophoresis. Ann Arbor/Mich.: Ann Arbor Humphrey 1970

Barret, J. T.: Textbook of Immunology. An introduction to Immunochemistry and Immunobiology. St. Louis: C. V. Mosby 1970

Berson, S. A., Yalov, R.: General principles of radioimmunoassay. Clin. chim. Acta *22*, 51 (1968)

Burrows, W.: Endotoxin. An. Rev. Microbiol. *5*, 181 (1951)

Campbell, D. H., et al.: Methods in Immunology, 2nd Ed. New York: W. A. Benjamin 1970

Chase, M. W., Williams C. A., jr.: Methods in Immunology and Immunochemistry, Vol I and II. New York: Academic Press 1971

Coombs, R. R. A., et al.: The serology of conglutination and its relation to disease. Oxford: Blackwell 1961

Coons, A. H.: Fluorescent, antibody, methods. In: Danielli J. F. (Ed.): General Cytochemical Methods. New York: Academic Press 1958

Crowle, A. J.: Immunodiffusion. New York: Academic Press 1961

Davis, B. D., et al.: Microbiology, 2nd. Ed., Kap. 12–18. New York: Harper & Row (Hoeber) 1967

Dubos, R. J., Hirsch, J. G. (Eds.): Bacterial and mycotic infections of man, 4nd. Ed. Philadelphia: Lippincott 1965

Eisen, H. N.: Equilibrium dialysis for measurement of antibody-hapten affinities. In: Methods in Med. Res., Yearbook *10*, 16, 1964

Fahey, J. L., McKelvey, E. M.: Quantitative determination of serum immunoglobin in antibody agar plate. J. Immunol. *94*, 84 (1965)

van Furth, R., et al.: The mononuclear phagocytic system, monocytes and their precursor cells. Bull. WHO *46*, 845 (1972)

Givol, D.: Procedures for sensitive radioimmunoassay. Int. Atom. Energy Agency *124*515/72, (1970)

Grabar, P., Burtin, P.: L'analyse immunoeléctrophorétique. Paris: Masson 1960

Heidelberger, M.: Immunochemistry of antigens and antibodies. In: Cooke: Allergy in theory and practice. Philadelphia: Saunders 1947

Heidelberger, M.: Quantitative absolute methods in the study of antigen-antibody reactions. Bact Rev. *3*, 49 (1969)

Holborow, E. J. (Ed.): Standardization in immuofluorescence, 2nd Ed. Oxford: Blackwell 1970

Kabat, E. A.: Kabat and Mayer's Exp. Immunochemistry, 2nd Ed., Kap. 1–12. Springfield/Ill.: Ch. C. Thomas 1961

Kabat, E. A.: Einführung in die Immunchemie und Immunbiologie. Berlin–Heidelberg–New York: Springer 1971

Kabat, E. A.: Structural concepts in Immunology and Immunochemistry, 2nd Ed. New York: Holt, Rinehart & Winston 1976

Karush, F.: Immunological specificity and molecular structure. Advanc. Immunol. *2*, 1 (1962)

Kwapinski, J. B. G.: Methodology of immunochemical and immunological research. Chochester: Wiley 1972

Nairn, R. C.: Fluorescent protein tracing. Edinburgh: Livingstone 1969

Oakley, C. L.: Bacterial Toxins. An. Rev. Microbiol. *8*, 411 (1954)

Osler, A. G.: Quantitative study of complement fixation. Bact. Rev. *20*, 166 (1968)

Ouchterlony, O.: Diffusion-in-gel methods for immunological analysis. Progr. Allergy, *5*, 1 (1958); *6*, 30 (1962)

Oudin, J.: Specific precipitation in gels and its application to immunochemical analysis. In: Methods in med. Res. Yearbook *5*, 335 (1952)

Pappenheimer, jr., A.: Proteins of pathogenic bacteria. Advanc Protein Chemistry *1*, 69 (1948)

Pinckard, R. N., Weir, D. M.: Handbook of exp. immunology, 2nd Ed. Weir D. M., Ed.). Oxford: Blackwell 1973

Prevot, A. R.: Hemolysines etantihemolysines bactériennes. Le Sang, *21*, 565 (1950)

Raynaud, M.: Heterogeneity of diphtheria antitoxin. In: Mechanisms of Hypersensitivity. Boston: Little, Brown and Co. 1959

Relyveld, E. H.: Toxine et antitoxine diphthériques. Etude immunologique. Paris: Harmann 1959

Schmidt, H.: Die Praxis der Auswertung von Toxinen und Antitoxinen. Jena: Gustav Fischer 1931

Staub, A. M., Raynaud, M.: Cours d'Immunologie générale et de Sérologie de l'Institut Pasteur. Paris: C. D. U. 1971

Thomas, L.: The physiological disturbances produced by endotoxins. An. Rev. Physiol. *16*, 467 (1954)

Van Heyningen, W. E.: Toxic Proteins. In: Neurath, Bailey (Eds): The Proteins, Bd. II. New York: Academic Press 1954

Westphal, O.: Pyrogens. In: Second Macy Conf. on Polysaccharides in Biology. New York: Macy Foundation 1957

Zwilling, R.: Immunologisches Praktikum. Stuttgart: Gustav Fischer 1977

Grundlagen der Immunpathologie

9 Antikörper-vermittelte Überempfindlichkeit

IVAN MOTA

9.1 Einführung

Seit dem Nachweis, daß ein erster Kontakt eines Organismus mit bestimmten infektiös-toxischen oder ungefährlichen Substanzen zur Bildung von Antikörpern führt, die das Individuum durch Lyse, Neutralisation oder Elimination der fremden Substanz schützen, haben zahlreiche Beobachtungen gezeigt, daß immunologische Reaktionen nicht immer nur zum Wohle des Organismus beitragen; im Gegenteil, der Organismus wird sehr häufig geschädigt. Dieser für den Organismus schädliche Reaktionstyp wird allergische oder Überempfindlichkeitsreaktion genannt. Der Organismus, das Gewebe oder die Zelle, die eine Überempfindlichkeitsreaktion aufweisen können, werden als „sensibilisiert" bezeichnet.

Da allergische Reaktionen immunologische Reaktionen sind, sind sie überaus spezifisch, wobei der sensibilisierte Organismus ausschließlich mit der Antigen-Determinante oder einer ähnlichen Struktur reagiert, gegen die er immunisiert wurde. Überempfindlichkeitsreaktionen wurden schon früh in zwei Typen eingeteilt und zwar je nach der Zeitspanne, die zwischen dem Kontakt des sensibilisierten Organismus mit dem Antigen und dem Auftreten der allergischen Reaktion lag: Die sogenannte unmittelbare (immediate, Sofort-Typ) Überempfindlichkeitsreaktion erfordert nur Minuten oder wenige Stunden bis zu ihrem Auftreten, während die Überempfindlichkeitsreaktion vom Spät-Typ (delayed hypersensitivity) sich über viele Stunden entwickelt. Obwohl dieses zeitabhängige Erscheinungskriterium für die Klassifikation der Überempfindlichkeitsreaktionen auch heute noch seine Gültigkeit hat, kennt man heute wichtigere Unterschiede, die die beiden Typen trennen. Reaktionen vom Sofort-Typ schließen alle Reaktionen ein, die durch Antikörper verursacht werden können, und sind folglich durch Antiseren von einem Individuum auf ein anderes übertragbar; Reaktionen vom Spät-Typ sind an bestimmte Zellen gebunden und sind daher nicht durch Antiseren übertragbar, sondern nur durch Zellen. Die Übertragung eines Immunstatus durch Zellen wird daher „angenommene" (adoptive) Immunität genannt, da der Empfänger die Zellen des Spenders annimmt, die ihm die in einem anderen Organismus erworbene Immunität verleihen. Im Falle der Übertragung von Zellen im Überempfindlichkeitszustand nennt man dies „adoptive Sensibilisierung". Adoptive Immunität wie auch adoptive Sensibilisierung sind nur zwischen isogenen Individuen möglich. Die Überempfindlichkeit vom verzögerten Typ kann nur durch Zellen übertragen werden; die Überempfindlichkeit vom Sofort-Typ kann sowohl durch Zellen als auch durch Antikörper übertragen werden.

9.2 Klassifikation

Das folgende Schema faßt die Klassifikationen der verschiedenen Typen einer Überempfindlichkeitsreaktion zusammen. Überempfindlichkeitsreaktionen vom Sofort-Typ umfassen Anaphylaxie, zytotoxische Reaktionen und Reaktionen, die durch bestimmte Arten von Antigen-Antikörper-Komplexen bedingt sind. Bei allen Typen der Überempfindlichkeitsreaktionen vom Sofort-Typ treten Antigen-Antikörper-Reaktionen auf, als deren Folge sich Gewebsveränderungen ausbilden. Bei der anaphylaktischen Reaktion verursacht der an die Zelle gebundene Antikörper Zellveränderungen, wenn er mit seinem Antigen reagiert; bei der zytotoxischen Reaktion ist das Antigen ein Teil der Zelle. Bei Reaktionen, die durch Antigen-Antikörper-Komplexe verursacht werden, findet sich weder das Antigen noch der Antikörper an der Zelle, sondern die Reaktion findet im Interstitium statt. Für das Zustandekommen der beiden letztgenannten Reaktionen muß Komplement zugegen sein, während anaphylaktische Reaktionen ohne Aktivierung des Komplement-Systems ablaufen. Es ist nachgewiesen, daß bei fast allen diesen Reaktionen die Antwort des Organismus durch Substanzen bedingt ist, die durch die Antigen-Antikörper-Reaktion im Gewebe gebildet oder freigesetzt werden. Diese Substanzen besitzen gewöhnlich eine starke pharmakologische Aktivität und werden pharmakologische Mediatoren genannt. Auch bei der Überempfindlichkeitsreaktion vom verzögerten Typ werden verschiedene aktive Substanzen (Lymphokine) gebildet.

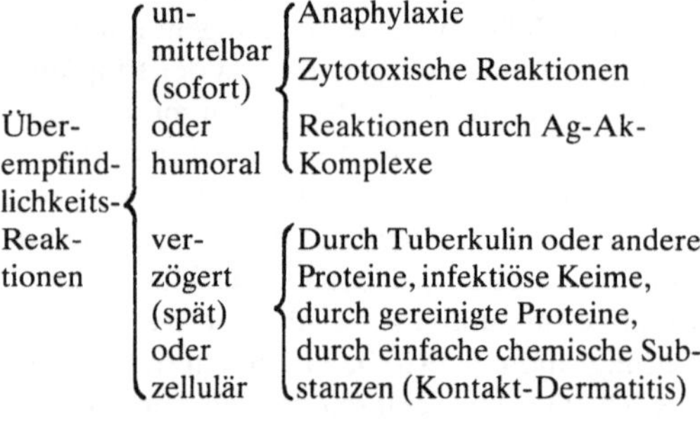

Zytotoxische Reaktionen. Zytotoxische Reaktionen kommen zustande, wenn Gewebsantigene (an Zellen oder extrazellulären Strukturen) Antikörper binden. Das Antigen kann ein natürlicher Bestandteil des Gewebes sein oder künstlich an Zelloberflächen gekoppelt sein. Durch Blut-Inkompatibilität bedingte Transfusionsreaktionen, bei denen eine Erythrolyse durch Antikörper gegen ABO- oder andere Antigen-Systeme auftritt, sind gute Beispiele einer zytotoxischen Reaktion, bei welcher das Antigen ein natürlicher Zellbestandteil ist. Die Thrombolyse bei Purpura, die durch Medikamente (z. B. Sedormid) ausgelöst wird, ist ein Beispiel einer zytotoxischen Reaktion, bei der das Antigen keine natürliche Gewebskomponente darstellt. Dieser Typ der zytotoxischen Reaktion kommt dadurch zustande, daß sich bestimmte Medikamente an Zelloberflächen binden können und die Bildung von Antikörpern induzieren, die die Zellen lysieren. Die nephrotoxische Nephritis, die durch Antikörper gegen Basalmembran-Antigene der Glomerula verursacht wird, ist ein Beispiel für eine zytotoxische Reaktion, bei der der Antikörper sich an extrazelluläre Strukturen bindet. Bei fast allen diesen Reaktionen, die zu Gewebsläsionen führen, ist die Bindung und Aktivierung des Komplement-Systems notwendig (s. Kap. 7).

Reaktionen durch Antigen-Antikörper-Komplexe. Ein anderer Typ der Überempfindlichkeitsreaktion vom Sofort-Typ, der ebenfalls Komplement erfordert, ist die durch Antigen-Antikörper-Komplexe vermittelte Vaskulitis. Diese Form der Vaskulitis tritt auf, wenn sich erhöhte Konzentrationen von Ag-Ak-Komplexen in vivo bilden, sich in der Arteriolenwand festsetzen und dann Komplement aktivieren, wobei chemotaktische Faktoren für Leukozyten gebildet werden. Es gibt Formen schwerer Vaskulitiden, bei denen es zu lokalen Hämorrhagien und Nekrosen kommt, wenn das Antigen lokal einem Organismus injiziert wird, der große Mengen zirkulierender Antikörper besitzt (Arthus-Reaktion). Es gibt auch generalisierte Formen der Vaskulitis, die sehr häufig glomeruläre Arteriolen (Glomerulonephritis) mitbetreffen und die dann beobachtet werden, wenn ein Organismus einer Antigenmenge ausgesetzt wird, die so groß ist, daß das Antigen noch zirkuliert, wenn die Antikörperbildung einsetzt; es kommt zu einer starken Antigen-Antikörper-Komplex-Bildung im Blut, die das Aufnahmevermögen des retikuloendothelialen Systems übersteigt; die Komplexe lagern sich im Arteriolen-Netz des Organismus ab. Phänomene dieses Typs treten gewöhnlich dann auf, wenn Personen tierische Seren als Infektionsprophylaxe oder -Behandlung (Tetanus, Diphtherie) erhalten, was zu dem als „Serum-Krankheit" genannten Syndrom führt.

9.3 Anaphylaxie

Die erste Injektion eines nicht-toxischen Antigens (Sensibilisierungsdosis) in ein Tier verursacht keinerlei Reaktion; nach einem Intervall von 2 bis 3 Wochen (Sensibilisierungszeit) führt eine zweite Injektion desgleichen Antigens zu einer heftigen, je nach dem Tier symptomatisch unterschiedlichen Reaktion, die häufig tödlich ist. Dieses Phänomen wurde zum erstenmal von Portier und Richet beobachtet, als sie die toxische Wirkung eines Extraktes von Actiniaria (Seeanemone) untersuchten. Portier und Richet nannten dieses Phänomen Anaphylaxie, um einen Zustand zu bezeichnen, der das Gegenteil von Immunität darstellt (ana – gegen, phylaxis – Schutz). Später wurden anaphylaktische Reaktionen in vielen Laboratorien, in denen Pferdeseren oder andere Antigenmischungen aus experimentellen Gründen Meerschweinchen injiziert wurden, und bei Menschen beobachtet, denen Antiseren zur Behandlung von Infektionskrankheiten injiziert wurden.

Eine Anaphylaxie kann entweder als generalisiertes Phänomen auftreten, das den gesamten Organismus beeinträchtigt und das immer dann auftritt, wenn das Antigen intravenös verabreicht wird, oder als lokales Phänomen, wenn das Antigen extravaskulär, z. B. intradermal oder subkutan, verabreicht wird. Das erstere nennt man systemische Anaphylaxie, das letztere lokale Anaphylaxie. Für beide Syndrome sind das Antigen, der spezifische Antikörper und die zellulären Elemente, an die der Antikörper gebunden ist, unerläßlich. Aus der Reaktion zwischen Antigen und Antikörper erfolgt eine Antwort der Zelle (Target-Zelle), an die der Antikörper gebunden ist, die zur Bildung oder Freisetzung von Mediatoren führt (Abb. 9.1). Eine Zusammenstellung der Symptomatologie der systemischen Anaphylaxie – oder des anaphylaktischen Schocks – für verschiedene Tierspezies ist in Tabelle 9.1 zu finden. Die Symptomatologie eines anaphylaktischen Schocks, wenn auch für jede Spezies unterschiedlich, ist immer das Ergebnis eines Spasmus der glatten Muskulatur oder eines Anstiegs der Kapillarpermeabilität oder einer Veränderung der Verteilung des zirkulierenden Blutvolumens oder einer Kombination dieser Faktoren.

In diesem Kapitel werden wir zuerst die Anaphylaxie beim Meerschweinchen und dann beim Menschen beschreiben. Bei der Deutung der letzteren werden wir Vorstellungen zusammenfassen, die sich aus klinischen und experimentellen Befunden ableiten.

9.3.1 Anaphylaxie beim Meerschweinchen

Das Meerschweinchen ist die Spezies der Wahl für Untersuchungen der Analphylaxie und zwar wegen der Leichtigkeit, mit der es sensibilisiert werden kann, und der Intensität, mit der es auf einen zweiten Antigen-Kontakt reagiert. Diese Spezies kann man durch jede Art der Verabreichung des sensibilisierenden Antigens – selbst mittels Inhalation eines Antigen-Aerosols – sensibilisieren. Erneuter, besonders intravenöser Kontakt mit dem Antigen, wenige Wochen später, ruft eine heftige Symptomatologie hervor, die durch starken Juckreiz um die Schnauze, Kontraktionen der Kaumuskulatur, Nießen, spastischen Husten, starke Dyspnoe,

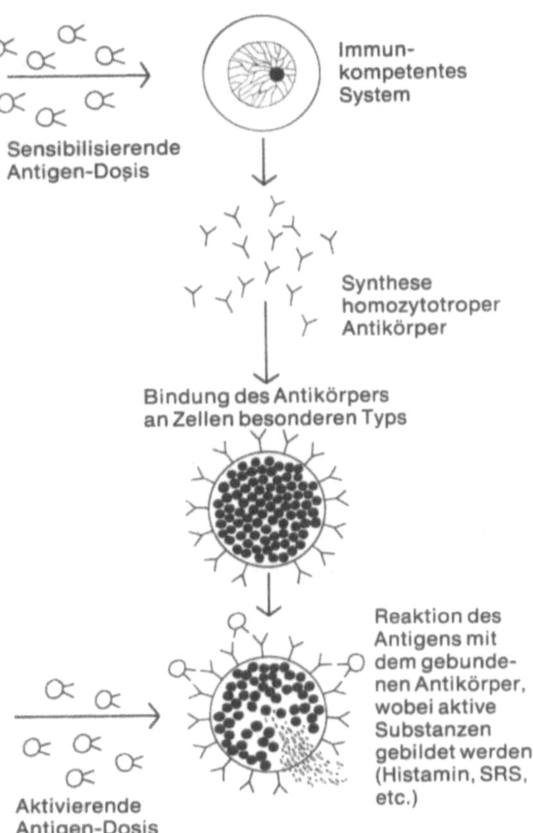

Abb. 9.1. Mechanismus der anaphylaktischen Reaktion

Erschlaffung der Sphinkteren mit Ausscheidung von Fäzes und Harn und in der Endphase Erschöpfung mit heftigen Kontraktionen der respiratorischen Muskulatur charakterisiert ist. Die Heftigkeit des Schocks führt in Minuten zum Tode des Tieres als Folge der Asphyxie, die durch die Konstriktion der glatten Muskulatur der Bronchien und Bronchioli bedingt ist. Post mortem-Untersuchungen zeigen ein Lungen-Emphysem, das durch die Luftretention in den Alveolen durch exspiratorische Insuffizienz bedingt ist. Das Vorherrschen der pulmonalen Veränderungen und der Tod durch respiratorische Insuffizienz weisen die Lungen als das „Schock-Organ“ des Meerschweinchens aus. Die Anaphylaxie bei Meerschweinchen wurde schon sehr früh von Dale (1920) der Wirkung von Histamin zugeschrieben, da er eine große Ähnlichkeit zwischen dem anaphylaktischen Schock und dem, der durch Injektion von

Tabelle 9.1. Merkmale der Anaphylaxie in verschiedenen Spezies

Spezies	Schockorgan	Freigesetzte aktive Substanz	Haupt-Symptome
Mensch	Lunge Larynx	Histamin Kinine SRS	Ödem der Bronchien und des Larynx, Emphysem
Hund	Lebervenen	Histamin Kinine SRS	Leberstauung, Hämorrhagie der intestinalen Mukosa
Meerschweinchen	Lunge	Histamin Kinine SRS	Emphysem
Kaninchen	Lunge Kreislauf	Histamin Serotonin SRS	Obstruktion der Pulmonal-Kapillaren durch Mikrothromben aus Plättchen und Leukozyten, Rechts-Ventrikel-Insuffizienz, Stauung der abdominalen Organe
Ratte	Darm	Histamin Serotonin SRS	Kreislaufkollaps, intestinale Hämorrhagien
Maus	Darm	Histamin Serotonin SRS	Kreislaufkollaps, intestinale Hämorrhagien

Histamin verursacht wurde, wahrnahm. Eine Antigen-bedingte Histaminfreisetzung aus sensibilisiertem Gewebe wurde später an Hundelebern und isolierten Meerschweinchenlungen nachgewiesen. Dies war der erste Hinweis für das Vorhandensein eines Mediators bei der anaphylaktischen Reaktion, die viel später verschiedenen Mediatoren zugeschrieben wurde. Die akute Anaphylaxie beim Meerschweinchen erscheint ausschließlich durch die Histaminwirkung bedingt zu sein, auf die die glatte Muskulatur dieser Spezies äußerst empfindlich ist.

Protrahierter Schock. Im Gegensatz zu der Wirkung nach intravenöser Verabreichung zeigen Tiere, die das Antigen subkutan oder intraperitoneal erhalten haben, häufig keine respiratorischen Symptome, sondern weisen ein klinisch unterschiedliches Bild auf. Der protrahierte Schock, wie diese Art der Manifestation genannt wird, ist durch Erschöpfung, Hypothermie und Blutdruckabfall gekennzeichnet, und der Tod tritt viele Stunden nach dem zweiten Antigen-Kontakt auf. Das für die akute Anaphylaxie charakteristische Lungenemphysem wird nicht beobachtet, jedoch findet man bei der Autopsie hämorrhagische Läsionen im Darm. Die Natur und der Mechanismus dieser Art Schock sind nicht bekannt.

Passive Anaphylaxie. Kurz nachdem die Anaphylaxie als immunologisches Phänomen erkannt wurde, beobachtete man, daß man sie mittels eines Serum eines aktiv immunisierten Tieres auf ein nicht-sensibilisiertes Tier übertragen kann; hiermit wurde die Abhängigkeit dieses Phänomens vom Vorliegen von Antikörpern nachgewiesen. Passive Sensibilisierung war (und ist) außerordentlich hilfreich bei der Untersuchung des anaphylaktischen Phänomens, da sie erlaubt, mit bekannten Mengen homologer Antikörper oder bestimmten Antikörper-Klassen, Antikörper-Subklassen oder Antikörper-Fragmenten zu arbeiten. Alle Anaphylaxie-Phämomene, die bei aktiv sensibilisierten Tieren beobachtet werden, sind auch nach passiver Sensibilisierung nachweisbar. Eine der Erkenntnisse, die sich aus dem Studium der passiven Anaphylaxie ergaben, war die sogenannte Latenz- oder Sensibilisierungsperiode.

Sensibilisierungsperiode. Nach Verabreichung einer sensibilisierenden Menge eines Antikörpers ist es gewöhnlich so, daß eine bestimmte Zeitspanne verstreichen muß, ehe eine Antigengabe eine anaphylaktische Reaktion hervorruft. Die Zeitspanne zwischen der Verabreichung des Antikörpers und des Antigens nennt man Latenz- oder Sensibilisierungsperiode. Was geschieht während dieser Periode? Diese Frage kann auch heute noch nicht, trotz zahlreicher Versuche, endgültig beantwortet werden. Die Notwendigkeit, diese Periode verstreichen zu lassen, läßt vermuten, daß ein Antikörperbindungsprozeß an besondere Rezeptoren bestimmter Zellen des Gewebes stattfindet. Unterstützt wird diese Vermutung durch die Tatsache, daß bestimmte Antikörper-Typen eine lange dauernde Sensibilisierungsperiode erfordern, ehe das Antigen eine anaphylaktische Reaktion maximaler Stärke hervorruft. Daß Antikörper gebunden werden müssen, damit eine anaphylaktische Reaktion auftritt, liefert auch eine mögliche Erklärung für die Beobachtung, daß Antikörper bestimmter Spezies nicht immer Sensibilität auf eine andere Spezies übertragen können. Beispielsweise kann das Meerschweinchen passiv durch Kaninchen-, Affen- oder Human-Antikörper sensibilisiert werden, jedoch nicht durch Pferde-, Ziegen-, Rinder-, Huhn- oder Ratten-Antikörper. Die Antikörper-bindenden Rezeptoren an den Zellen sind nicht bekannt, möglicherweise finden sich einige an Mastozyten und basophilen Leukozyten.

Durch Versuche, bei denen die Antiserum-Menge variiert wurde, während die Sensibilisierungsperiode konstant gehalten wurde, wurde gezeigt, daß eine direkte Korrelation zwischen der zur Sensibilisierung eingesetzten Antikörpermenge und der Ausbildung eines maximal ausgeprägten anaphylaktischen Syndroms besteht; es konnte auf diese Weise nachgewiesen werden, daß es eine optimale Antikörperkonzentration gibt, über die hinaus sich keine weitere Steigerung der Wirkung erzielen läßt. Diese Experimente haben ebenfalls gezeigt, daß die Sensibilisierungsperiode durch steigende Antikörpermengen verkürzt werden kann und verschwindet, wenn Antikörperkonzentrationen verabreicht werden, die weit über der optimalen Konzentration für eine Sensibilisierungsperiode von 48 Stunden liegen. Anaphylaxien unter diesen Bedingungen, d. h., hohe Antikörperkonzentrationen und keine Sensibilisierungsperiode, weisen ein klinisches Bild auf, das der Reaktion nach Verabreichung kleiner Antikörpermengen nach der Sensibilisierungsperiode entspricht und wird Aggregations-Anaphylaxie genannt.

Passive kutane Anaphylaxie (PKA). Eine der einfachsten und elegantesten Methoden zur Untersuchung der Anaphylaxie ist die passive kutane Anaphylaxie (PKA), die darin besteht, einen kleinen Hautbezirk durch intradermale Injektion eines Antiserums zu sensibilisieren und nach angemessener Sensibilisierungsperiode das Antigen zusammen mit Evansblau zu

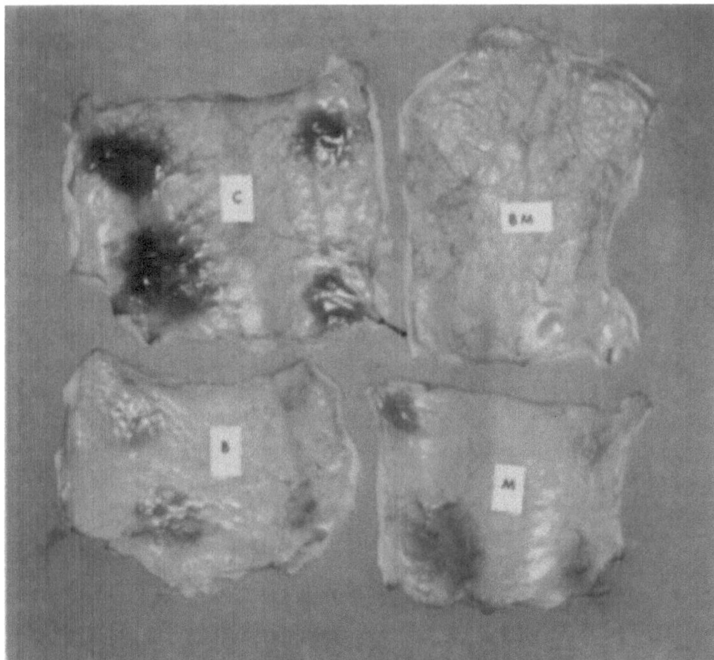

Abb. 9.2. Mit Reagin-Antikörper (IgE) in Ratten induzierte passive kutane Anaphylaxie: C)PKA in unbehandelten Kontrolltieren; B)PKA in zuvor mit einem Serotonin-Inhibitor (Diäthylamid der D-Bromlysergsäure, BOL-148) behandelten Tieren; M)PKA in mit Antihistaminika (Mepyramin) behandelten Tieren; MB)PKA in einem mit BOL-148 und Mepyramin behandelten Tier. Die Notwendigkeit, daß sowohl ein Histamin- als auch ein Serotonin-Inhibitor zugegen sein muß, damit die Reaktion vollständig unterdrückt wird, zeigt, daß diese beiden Mediatoren für die Steigerung der Kapillarpermeabilität verantwortlich sind, die bei der PKA bei Ratten durch IgE induziert auftritt (nach Mota, I.: Life Sci. *12,* 917 [1963])

injizieren, um das Ablesen der Reaktion zu erleichtern. Das Antigen erreicht schnell den sensibilisierten Bezirk, reagiert mit dem Antikörper und führt über einen noch zu beschreibenden Mechanismus zu einer lokalen Steigerung der Kapillarpermeabilität, was an dem aufgenommenen blauen Farbstoff sichtbar wird (Abb. 9.2). Eine passive kutane Anaphylaxie kann auch durch intravenöse Verabreichung des Antikörpers erreicht werden; in diesem Falle wird die gesamte Haut des Tieres sensibilisiert. Nach einer angemessenen Sensibilisierungsperiode kann das Antigen an irgendeiner Hautstelle injiziert werden.

Umgekehrte (inverse) passive kutane Anaphylaxie (IPKA). Eine umgekehrte passive kutane Anaphylaxie tritt auf, wenn anstatt des Antikörpers zuerst das Antigen in die Haut und nach einer Sensibilisierungsperiode der Antikörper intravenös injiziert wird. Die Reaktion wird wegen der Umkehrung der Injektionsfolge umgekehrt genannt. Es ist jedoch anzumerken, daß die IPKA nur dann auftritt, wenn das Antigen ein γ-Globulin einer Spezies ist, deren Antikörper die Empfänger-Spezies bei der direkten PKA sensibilisieren können. So kann man bei Meerschweinchen eine IPKA mit in die Haut injizierten Kaninchen-γ-Globulin als Antigen erzielen; in diesem Falle wird das Antigen wie ein Antikörper an zelluläre Rezeptoren gebunden. Später, nachdem es mit dem intravenös injizierten Kaninchenanti-γ-Globulin-Antikörper reagiert hat, bewirkt es eine lokale anaphylaktische Reaktion. Wird jedoch Pferde-γ-Globulin als Antigen verwendet (welches Meerschweinchen nicht sensibilisiert, wenn es als Antikörper injiziert wird), führt die nachfolgende Injektion von Pferdeanti-γ-Globulin zu keiner anaphylaktischen Reaktion. Dies wird durch die offensichtliche Unfähigkeit von Pferdeantikörpern, sich an den Zellrezeptoren von Meerschweinchen zu heften, erklärt.

Homozytotrope und heterozytotrope Antikörper. Sogenannte homozytotrope Antikörper können die gleiche Spezies sensibilisieren, die sie bilden (obwohl sie auch andere Spezies sensibilisieren können), während heterozytotrope Antikörper dies nicht können – jedoch können diese andere Spezies sensibilisieren. Untersuchungen mit Anti-DNP und Anti-Pikryl-Antikörper, die in hyperimmunisierten Meerschweinchen gebildet wurden, zeigten, daß zwei IgG-Populationen bei diesen Tieren gebildet werden, die die gleiche Spezifität besitzen, aber in ihrer elektrophoretischen Beweglichkeit unterschiedlich sind. Die schneller wandernde Antikörper-Population wurde IgG_1 und die langsamere IgG_2 bezeichnet. Wird die biologische Aktivität dieser Subklassen analysiert, kann nachgewiesen werden, daß IgG_1-Antikörper Meerschweinchen passiv sensibilisieren können, IgG_2-Antikörper jedoch nicht, obwohl die letzteren andere Spezies, wie die Maus, sensibilisieren können. Meerschweinchen-IgG_1- und -IgG_2-Antikörper sind typische Beispiele homozytotroper bzw. heterozytotroper Antikörper. Homozytotrope Antikörper können sich anscheinend nur an homologe Rezeptoren (oder solche sehr nahverwandter Spezies) binden, während heterozytotrope Antikörper dazu nicht in der Lage sind. Die Aktivität heterozytotroper Antikörper wird nicht klar verstanden; hypothetisch wird angenommen, daß solche Antikörper eine Molekülkonfiguration besitzen, die eine Bindung mit zellulären Rezeptoren verschiedener Spezies ermöglicht.

Unter den homozytotropen Antikörpern kann man zwei Typen unterscheiden (Typ I und II), die in fast allen Spezies vorkommen und leicht durch ihre physikochemischen und biologischen Eigenschaften differenziert werden können (Tabelle 9.2). Typ I-Antikörper sind durch folgende Eigenschaften gekennzeichnet: Sie können hohe Serumkonzentrationen erreichen, sind hitzestabil (50° C) und resistent gegen Mercaptoäthanol-Behandlung mit nachfolgender Alkylierung; sie passieren die Plazentarschranke, weisen eine kurze optimale Sensibilisierungsperiode auf (2–4 Stunden) und verbleiben nach passiver Sensibilisierung maximal 24–72 Stunden in der Haut. Die bekannten Typ I-Antikörper gehören zur IgG-Klasse; 7 S-IgG-Immunglobuline von Meerschweinchen sind ein typisches Beispiel dieser Gruppe. Typ II(homozytotrope)-Antikörper erscheinen in ungewöhnlich niedrigen Serum-Konzentrationen, werden durch Erwärmen zerstört und sind empfindlich auf Mercaptoäthanol (und nachfolgender Alkylierung); sie passieren nicht die Plazentarschranke und besitzen eine optimale Sensibilisierungsperiode von 48 bis 72 Stunden; schließlich können sie in der Haut über viele Tage persistieren (30 Tage). Einige der Typ II-Antikörper, wie die Reagine beim Menschen, Kaninchen, Ratte, Meerschweinchen und Maus (und

Tabelle 9.2. Merkmale homozytotroper Antikörper

	Mensch[a]		Meerschweinchen[b]		Ratte		Maus		Hund		Kaninchen	
Typ	I	II	I	II	I	II	I	II	I	II	I	II
Immunglobulin	IgG (?)	IgE	IgG	IgE (?)	IgG	IgE	IgG	IgE (?)		IgE (?)	IgG	IgE
Elektrophoretische Beweglichkeit		γ1	γ1	?	γ1	γ1	γ1	γ1		γ2	γ2	γ1
Sedimentations-Koeffizient		7S	7S	?	?	7S	7S	?		7S		
Komplement-Bindung		0	0	?	+	0	0	?		?	+	0
Thermolabilität		+	0	+	0	+	0	+		+	0	0
Verweildauer in der Haut		28 Tage	2–4 Tage	45 Tage	24 Tage	31 Tage	24 Std.	15 Tage		15 Tage	?	17 Tage
Optimale Sensibilisierungszeit		48 Std.	4–6 Std.	48 Std.	2–4 Std.	48–72 Std.	1–3 Std.	72 Std.		24–48 Std.	48 Std.	72 Std.
Plazentardurchtritt		0	+	?	?	0	?	?		?	?	?
Menge im Serum		Spuren	++++	Spuren	++++	Spuren	++++	Spuren		Spuren	++++	Spuren

[a] Die Existenz eines Typ-I homozytotropen Antikörpers ist wahrscheinlich, obwohl noch nicht endgültig bewiesen. Verschiedene Arbeiten weisen auf die Existenz eines homozytotropen Antikörpers der IgG-Klasse hin. Beim Hund wurde ein Typ I-homozytotroper Antikörper noch nicht identifiziert

[b] Im Meerschweinchen existieren anscheinend mehr als ein Typ I-homozytotroper Antikörper

möglicherweise auch bei anderen Spezies) gehören zu einer besonderen Antikörper-Klasse, die man als IgE bezeichnet. Eine Besonderheit der IgE-Antikörper ist, daß sie in Individuen, die Träger einer parasitären Infektion sind (besonders Wurminfektionen), in erhöhter Serum-Konzentration vorliegen. Dies steht in Gegensatz zu den bescheidenen Serumspiegeln, die nach Injektion abgetöteter Parasiten oder Antigen-Extrakten von Parasiten, selbst wenn dies mit Adjuvans erfolgt, gefunden werden. Hohe Reagin-Antikörper-Konzentrationen findet man bei Schistosomiasis-Trägern sowie auch bei experimentell infizierten Kaninchen und Affen, die gegen Antigenkomponenten von *S. mansoni* gerichtet sind. Einzelne oder wiederholte Injektionen von Extrakten erwachsener Würmer oder Zerkarien induzieren nur einen recht bescheidenen Serumspiegel. Der Grund für diese Differenz ist unbekannt.

Antikörperbindung und zelluläre Rezeptoren. Der Befund, daß der Anaphylaxie eine Sensibilisierungsperiode vorausgeht, läßt vermuten, daß eine Bindung zwischen Antikörpern und Zellrezeptor auftreten muß. Das Vorhandensein eines Rezeptors, über den nicht viel bekannt ist, wird aus Experimenten geschlossen, bei denen eine spezifische Bindung von Antikörper-Molekülen an die Zellmembran beobachtet wurde. Beim Menschen und bei höheren Primaten ist die Bindung des IgE-Moleküls an basophile Leukozyten und Mastozyten praktisch spezifisch, da andere Antikörper-Klassen, wie IgG, an dieselbe Zelle um einen Faktor 100 weniger gebunden werden als IgE. Durch die Anwendung von mit ^{125}J markierten IgE-Molekülen konnte man die Anzahl der IgE-Rezeptoren an der Oberfläche von basophilen Leukozyten auf 30000 bis 90000 berechnen. IgE-Moleküle, die an die Zelle gebunden sind, können von dem Rezeptor bei niedrigem pH (pH 4) ohne Aktivitätsverlust wieder dissoziieren; dies ist ein Hinweis, daß die Verbindung des IgE mit dem Rezeptor reversibel ist und keine kovalente Bindung darstellt. Den Rezeptor hat man versucht, auf verschiedenen Wegen zu isolieren, und es scheint wahrscheinlich, daß wir bald näheres über seine chemische Struktur wissen werden.

Unser derzeitiges Verständnis über den Teil des Antikörper-Moleküls, der für die Bindung an den Zellrezeptor verantwortlich ist, ist recht lückenhaft. Jedoch ergaben PKA-Untersuchungen mit Antikörper-Fragmenten, die durch enzymatische Spaltung erhalten wurden, einige Hinweise, welcher Teil des Antikörper-Moleküls für die Bindung verantwortlich ist. Es scheint, daß die Fähigkeit der Meerschweinchen-IgG_1-Antikörper, sich an das Gewebe zu binden, und die Unfähigkeit der IgG_2-Antikörper, das gleiche zu tun, von Unterschieden der Molekülstruktur abhängig ist. Meerschweinchen-IgG_1- und -IgG_2-Antikörper besitzen identische Fab- und Fd-Fragmente, unterscheiden sich jedoch in ihren Fc-Teilen. Möglicherweise besitzt γ_1-Fc eine Molekülkonfiguration, die seine Bindung an den Zellrezeptor ermöglicht und die dem γ_2 fehlt. Die Bedeutung des Fc-Fragments für die Bindung des Antikörpers an das Gewebe wurde mit der PKA- und IPKA-Methode nachgewiesen. Werden Meerschweinchen mit intakten Antikörpern (Kontrolle) oder Fab oder univalenten 5 S-Fragmenten desgleichen mit Papain verdauten Antikörpern sensibilisiert, so tritt nur an der Stelle eine PKA auf, an der der intakte Antikörper oder Spaltprodukte, die ein intaktes Fc-Stück besitzen, injiziert wurden; das Gleiche wurde bei der IPKA gefunden (Abb. 9.3). Bei diesen Experimenten erhielten Meerschweinchen zuerst intradermal Fab- oder Fc-Fragmente von Kaninchen-Immunglobulinen und darauffolgend intravenös Anti-Kaninchen-γ-Globulin. Es entwickelte sich nur an der Stelle eine anaphylaktische Reaktion, an der ein Fragment injiziert wurde, das sich an den Zell-Rezeptor binden konnte. Diese Ergebnisse bewiesen, daß das Fc-Fragment der für die Bindung verantwortliche Teil ist.

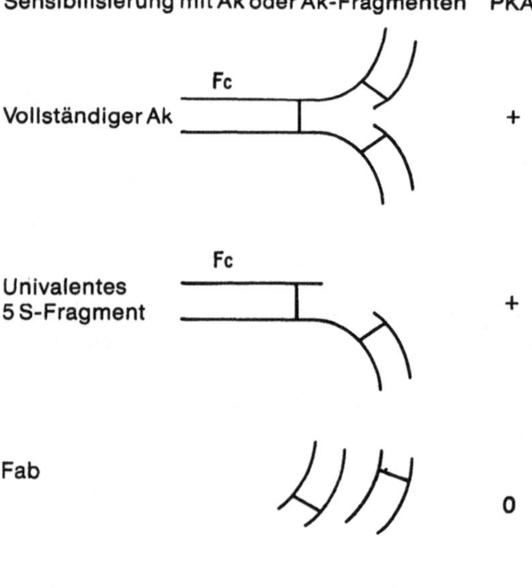

Abb. 9.3. Wirksamkeit des univalenten 5 S-, des Fab- und Fc-Fragments, eine direkte oder inverse passive kutane Anaphylaxie zu induzieren

Die Fc-Fragmente von IgG und IgE schließen $C\gamma2$ und $C\gamma3$ bzw. $C_\varepsilon2$, $C_\varepsilon3$ und $C_\varepsilon4$ Domänen ein. Wird das Fc-Fragment mit verschiedenen proteolytischen Enzymen angedaut, kann man auch kleinere Bruchstücke erhalten, die entweder aus dem C-terminalen Teil bestehen oder grob dem $C\gamma3$ (für IgG) oder $C_\varepsilon3$ und $C_\varepsilon4$ (für IgE) entsprechen, oder den N-terminalen Teil des $C\gamma2$ bzw. $C_\varepsilon2$ umfassen.

Jüngere Untersuchungen über die Funktion kleiner Ig-Fragmente, die von Fc-Teilen hergestellt wurden, lassen vermuten, daß die gesamte Fc-Region für die Antikörper-Bindung notwendig ist. Es sollte jedoch bedacht werden, daß die anaphylaktische Reaktion ein komplexes Phänomen ist und auch wenn es so erscheint als ob die gesamte Fc-Region intakt sein muß um gebunden zu werden, dies nicht bedeutet, daß jede Domaine an der Bindung beteiligt ist.

Trotz der vorher erwähnten Tatsachen und der heutigen Kenntnis der kompletten primären Struktur der ε-Kette wird die molekulare Grundlage des Antikörper-Zytotropismus noch nicht verstanden. Es wird jedoch angenommen, daß die Bindung des IgE-Moleküls an die Mastozytenmembran über zwei Arten von Bindungsstellen erfolgt, die sich am $C_\varepsilon3$ und $C_\varepsilon4$ befinden. Diese zwei Bindungsstellen unterscheiden sich in ihrer Lokalisation und Zell-Spezifität. Die Hauptbindungsstelle, die nur an Rezeptoren von Mastozyten und basophilen Leukozyten haftet, wirkt nur als Erkennungseinheit und befindet sich am $C_\varepsilon4$. Es gibt außerdem sekundäre unspezifische Bindungsstellen, die an Rezeptoren verschiedener Zellen haften und die möglicherweise sowohl am $C_\varepsilon3$ wie auch am $C_\varepsilon4$ lokalisiert sind.

Dies mag weiterhin ein Zeichen dafür sein, daß die Bindungsstelle für die Mastzellmembran verschieden ist von einer zweiten Stelle, die für die Mediatorsekretion nötig ist.

Antigen- und Antikörper-Valenzen bei der anaphylaktischen Reaktion. Untersuchungen von Antikörpern und Antigenen mit bekannten Valenzen in PKA-Testen erlaubten die Schlußfolgerung, daß das Antigen mindestens bivalent sein muß und der Antikörper monovalent sein kann, jedoch zwei Antikörper-Moleküle an der Reaktion teilnehmen müssen. Dieser Schluß gründet sich auf Experimente, bei denen die Wirksamkeit monovalenter, divalenter oder multivalenter Haptene für die Ausbildung einer Anaphylaxie untersucht wurden und die zeigten, daß univalente Haptene keine PKA hervorrufen können, jedoch äquimolare Lösungen bivalenter oder multivalenter Haptene gleich wirksam waren, eine PKA zu induzieren. Bei anderen gleichartigen Experimenten wurde auch die Fähigkeit monovalenter Hybrid-Haptene mit einer BPO-(Benzylpenicilloyl-)Gruppe und einer DNP-Gruppe untersucht, eine PKA-Reaktion bei mit Anti-BPO oder Anti-DNP oder bei mit beiden gleichzeitig sensibilisierten Meerschweinchen hervorzurufen. Nur die Impfung monovalenter Hybrid-Haptene in die Tiere, die gleichzeitig mit Anti-BPO und Anti-DNP sensibilisiert wurden, führte zu einer PKA-Reaktion. Es konnte auch gezeigt werden, daß monovalente Fragmente, wie das 5S-Fragment oder künstlich hergestellte monovalente Antikörper, eine anaphylaktische Reaktion hervorrufen können. Es wird daher angenommen, daß mindestens zwei Bedingungen erfüllt sein müssen, damit eine anaphylaktische Reaktion auftritt: a) Bindung des Antikörpers über seinen Fc-Teil an den Zell-Rezeptor und b) Reaktion des gebundenen Antikörpers mit bi- oder multivalenten Antigenen, um einen Komplex mit zwei oder mehr beteiligten Antikörper-Molekülen bilden zu können. Anscheinend genügt es, daß das Antigen-Molekül eine Brücke zwischen zwei aktiven Bereichen des an das Gewebe gebundenen Antikörpers ausbildet (Abb. 9.4).

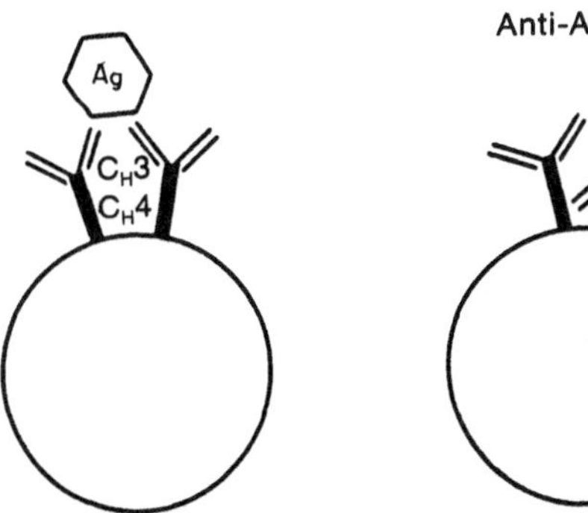

Ak-Ak-Brückenbildung über Antigene

Anti-Antikörper

Ak-Ak-Brückenbildung über Anti-Antikörper

Abb. 9.4. Aktivierung der Target-Zelle (Mastozyten oder basophile Leukozyten) durch Brückenbildung zwischen zwei IgE-Molekülen (a) durch das spezifische Antigen, das sich an die an die Zellmembran gebundenen Antikörper bindet, oder (b) durch Anti-Antikörper, die mit den an die Zellmembran gebundenen IgE-Molekülen reagieren

9.3.2 Mechanismus der Anaphylaxie

9.3.2.1 Pharmakologische Mediatoren

Der Ausdruck Mediator wird auf Substanzen angewandt, die als direkte oder indirekte Folge einer Antigen-Antikörper-Bindung freigesetzt werden und die für die verschiedenen Manifestationen einer Überempfindlichkeitsreaktion vom Sofort-Typ verantwortlich sind. Einige Mediatoren werden präformiert in Zellen gefunden, andere werden in Zellen während der Überempfindlichkeitsreaktion gebildet, während wieder andere erst durch die Aktivierung humoraler Enzymsysteme gebildet werden. Mediatoren können aus den Zellen durch zytotoxische oder nicht-zytotoxische Mechanismen freigesetzt werden. Im Falle der zytotoxischen Freisetzung treten irreversible Zellmembran-Schädigungen und ein Verlust der Kontrolle der Zell-Permeabilität auf, was zu einem Übertritt des Mediators und anderer Zellbestandteile nach außen führt. Eine zytotoxische Freisetzung ist im allgemeinen das Ergebnis der lytischen Wirkung der terminalen Komponenten des Komplement-Systems, das entweder über den klassischen oder alternativen Weg aktiviert wurde (s. S. 98ff., 110). Bei der anaphylaktischen (nicht-toxischen) Freisetzung kommt es zu einem selektiven Übertritt des Mediators (oder der Mediatoren) nach außen ohne irreversible Zellmembran-Schädigung oder den Tod der Zelle. Nicht-zytotoxische Freisetzung erfolgt möglicherweise über einen der Sekretion ähnlichen Mechanismus (s. Tabelle 9.3).

Histamin. Histamin, ein in der Natur weit verbreitetes Decarboxylierungsprodukt des Histidins, findet sich im Säugetiergewebe hauptsächlich in den Granula der Mastozyten. Im Blut einiger Spezies, wie das des Menschen, findet man es größtenteils in den Leukozyten, besonders in den basophilen Zellen, während es beim Kaninchen auch in den Thrombozyten gefunden wird. Histamin bewirkt eine Kontraktion der glatten Muskulatur des Darms und Uterus beim Meerschweinchen, der Bronchien beim Menschen, Meerschweinchen, Hund und Katze und der Venen und Arteriolen bei verschiedenen Spezies; zudem führt es zu einer Vasodilata-

Tabelle 9.3.

Mediator	Ursprung	Identifizierende Eigenschaft
Histamin (Strukturformel: HC–NH–CH=C(–CH_2–CH_2–NH_2)–N=, Imidazolring)	Mastozyten Basophile Thrombozyten	Ileum-Kontraktion beim Meerschweinchen; kontrahiert nicht den Ratten-Uterus; wird durch Antihistaminika gehemmt.
Serotonin (Strukturformel: HO-Indolring, NH, – CH_2–CH_2–NH_2)	Enterochromaffine Zellen Mastozyten Thrombozyten	Kontrahiert Meerschweinchen-Ileum und Ratten-Uterus. Wird durch Lysergsäure gehemmt.
Lys-Arg-Pro-Pro-Gly- Phe-Ser-Pro-Phe-Arg Bradykinin	Plasma-α-globulin	Kontrahiert Meerschweinchen-Ileum und Ratten-Uterus. Wird weder durch Lysergsäure noch durch Antihistaminika gehemmt.
Slow reacting substance (SRS) (unbekannte Struktur)	Mastozyten Polymorphkernige? Andere?	Kontrahiert Meerschweinchen-Ileum; kontrahiert *nicht* Ratten-Uterus. Keine Hemmung durch Antihistaminika.
Prostaglandine	?	Kontrahiert Ratten-Magen und -Kolon; kontrahiert Hühner-Rektum.
ECF-A	Mastozyten	Chemotaktisch für Eosinophile.

tion und Steigerung der Kapillar-Permeabilität. Bei vielen Spezies wird bei der anaphylaktischen Reaktion Histamin aus dem Gewebe freigesetzt und bei einigen von ihnen, wie dem Meerschweinchen, verursacht die intravenöse Injektion von Histamin ein dem anaphylaktischen Schock sehr ähnliches klinisches Bild. Das vom Gewebe freigesetzte Histamin kommt bei den meisten Spezies aus Mastozyten, Basophilen und/oder Thrombozyten. Die Bedeutung des Histamins als Mediator der Anaphylaxie hängt von der Spezies und von der Empfindlichkeit der glatten Muskulatur auf Histamin ab. Histamin ist der wichtigste Mediator des anaphylaktischen Schocks beim Meerschweinchen, verursacht eine deutliche Hypotension beim anaphylaktischen Schock des Hundes und scheint auch für manche Erscheinungen bei der Anaphylaxie des Menschen, wie dem Glottisödem und der Urtikaria, verantwortlich zu sein. Bei anderen Spezies, wie der Maus oder der Ratte, scheint es für die anaphylaktische Reaktion nur von untergeordneter Bedeutung zu sein.

Serotonin (5-Hydroxytryptamin). Serotonin leitet sich durch Decarboxylierung von Tryptophan nach Einführung einer OH-Gruppe in den Indolring ab. Es wird bei fast allen Spezies hauptsächlich in der intestinalen Mukosa, im Hirn und in den Thrombozyten gefunden. Bei der Ratte und der Maus kommt es auch in den Mastozyten-Granula vor. Während der Anaphylaxie wird es beim Kaninchen aus den Thrombozyten und bei der Ratte und der Maus aus den Mastozyten freigesetzt. Bei der Maus scheint Serotonin ebenfalls von enterochromaffinen Zellen des Darmes gebildet zu werden. Serotonin verursacht Kontraktionen der glatten Muskulatur und steigert die Kapillarpermeabilität bei vielen Spezies. Es gibt keine Hinweise, daß es bei der anaphylaktischen Reaktion beim Menschen oder Meerschweinchen beteiligt ist.

Es scheint eine größere Rolle bei Ratten und Mäusen zu spielen, deren Gewebe empfindlicher auf diese Substanz sind. Man nimmt an, daß die gleichzeitige Wirkung von Serotonin und Histamin für den anaphylaktischen Schock bei der Maus von grundlegender Bedeutung ist.

Bradykinin. Die Kinine oder Kallidine, wovon das bekannteste Bradykinin oder Kallidin II ist, leiten sich unter dem Einfluß von Enzymen, Kallikrein genannt, aus Kininogenen (α-Globulinen) im Plasma ab:

a) Bradykininogen + Kallikrein → Lysylbradykinin (Dekapeptid) oder Kallidin I

b) Lysylbradykinin + Aminopeptidase → Bradykinin (Nonapeptid) oder Kallidin II

Bradykinin bewirkt Kontraktionen der glatten Muskulatur, steigert die Kapillar-Permeabilität und hat eine größere vasodilatatorische Wirkung als jede andere bekannte Substanz. Verschiedene experimentelle Befunde lassen annehmen, daß es bei der anaphylaktischen Reaktion beteiligt ist. Bradykinin kann im Blut verschiedener Spezies während der anaphylaktischen Reaktion nachgewiesen werden, und bei Kaninchen und Hunden wurde eine Verminderung des Bradykininogen-Spiegels im Plasma während der Anaphylaxie nachgewiesen.

Langsam reagierende Substanz (slow reacting substance, SRS). Diese gewöhnlich SRS genannte Substanz ist dadurch gekennzeichnet, daß sie eine langsame Kontraktion der glatten Muskulatur bei verschiedenen Spezies verursacht. Es ist eine saure, in Wasser lösliche, dialysierbare Substanz unbekannter chemischer Struktur. Im Gegensatz zu Histamin und Serotonin liegt sie im Gewebe nicht präformiert vor, sondern wird erst während der Anaphylaxie gebildet. Sie wurde zuerst in Perfusionsflüssigkeiten isolierter Lungen sensibilisierter Meerschweinchen nachgewiesen, später dann auch in der Lunge von Menschen, Kaninchen und Affen. Humane Bronchioli sind äußerst empfindlich auf SRS-Wirkung, im Gegensatz zu Meerschweinchen-Bronchioli. SRS wurde zusammen mit Histamin in Perfusaten von Lungen asthmatischer Patienten nach Gabe des Antigens, gegen welches der Patient sensibilisiert war, entdeckt. Es ist möglich, daß SRS eine wichtige Rolle beim humanen Asthma spielt und Kontraktionen der Bronchioli bewirkt.

Der eosinophilotaktische Faktor bei der Anaphylaxie (ECF-A). Erst in jüngster Zeit wurde ein Faktor, der spezifisch Eosinophile anzieht, in humanem Gewebe oder dem anderer Spezies bei der durch IgE vermittelten anaphylaktischen Reaktion entdeckt. Die Freisetzung dieses Faktors ist vom Komplement-System unabhängig. ECF-A kommt präformiert im Gewebe und, zumindestens bei der Ratte, in Mastozyten-Granula vor. Es ist denkbar, daß die alten Beobachtungen eines eosinophilen Infiltrats im Gewebe nach allergischen Reaktionen durch das Vorhandensein dieses Faktors erklärt werden können.

Prostaglandine. Prostaglandine sind zyklische Fettsäuren, die 20 Kohlenstoff-Atome enthalten und sich von ungesättigten Fettsäuren wie die Arachidonsäure ableiten. Diese Substanzen entfalten ihre Wirkung auf Adenylzyklasen verschiedener Gewebe, was zu einer Verminderung der Konzentration des zyklischen AMP im Fettgewebe und einer Erhöhung dieser Substanz in den Lungen, dem Zwerchfell, der Milz und der Nieren führt. In Meerschweinchen werden während der Anaphylaxie Prostaglandine in den Lungen freigesetzt (in vitro). Prostaglandine bewirken eine Permeabilitätssteigerung der Venolen und eine Entspannung der Bronchial-Muskulatur: sie sind wahrscheinlich bei der anaphylaktischen Reaktion beteiligt. Sie besitzen auch eine antiinflammatorische Wirkung und können unter bestimmten Bedingungen die Histaminfreisetzung verhindern. Ihre Rolle als Mediator bei der Anaphylaxie wird noch wenig verstanden.

Heparin. Unter die pharmakologischen Mediatoren kann man Heparin einreihen, ein saures Mukopolysaccharid, das für die metachromatische Färbung der Mastozyten-Granula verantwortlich ist, die während der anaphylaktischen Reaktion beim Hund freigesetzt werden. Seine einzige bekannte Wirkung in dieser Spezies ist die Hemmung der Blutgerinnung, die anscheinend bei anderen Spezies keine wichtige Rolle bei der Pathogenese der Anaphylaxie spielt.

9.3.2.2 Zellen, die bei der Anaphylaxie beteiligt sind

Die Ziel-(Target-)Zelle bei der Anaphylaxie oder solche, die morphologische oder biochemische Veränderungen als Folge einer anaphylaktischen Reaktion aufweisen, sind Mastozyten, Leukozyten und Thrombozyten.

Mastozyten. Mastozyten sind Zellen des Bindegewebes, die durch ihren großen Reichtum an Granula gekennzeichnet sind, die das Zytoplasma vollständig ausfüllen und zwar häufig soweit, daß der Kern nicht zu erkennen ist. Diese Granula setzen sich hauptsächlich aus Glykoproteinen zusammen und färben sich metachromatisch durch ihren Gehalt an Mukopolysaccharidsulfaten. Bei der Mehrzahl der Spezies sind Mastozyten äußerst reich an Histamin, Heparin und zumindest bei der Ratte und Maus an Serotonin. Das in Mastozyten vorhandene Histamin wird aus Histidin mittels einer Histidindecarboxylase und Serotonin mittels einer 5-Hydroxytryptophandecarboxylase aus Tryphophan synthetisiert. Alle diese Enzyme befinden sich in den zytoplasmatischen Granula der Mastozyten.

Morphologische Veränderung der Mastozyten während der aktiven Anaphylaxie wurden bei verschiedenen Spezies, wie Menschen, Affe, Hund, Meerschweinchen, Schwein, Ratte und Maus beschrieben (Abb. 9.5). Verschiedene Substanzen, die beim Meerschweinchen und der Ratte die Freisetzung von Histamin verhindern, verhindern gleichzeitig die morphologischen Veränderungen der Mastozyten. Diese Veränderungen wurden hypothetisch bestimmten Antikörper-Typen zugeschrieben, die sich an die Zellmembran von Mastozyten binden und die, nachdem sie mit dem spezifischen Antigen reagiert haben, eine zelluläre Reaktion mit Aktivierung und Freisetzung pharmakologisch aktiver Substanzen verursachen. Experimente

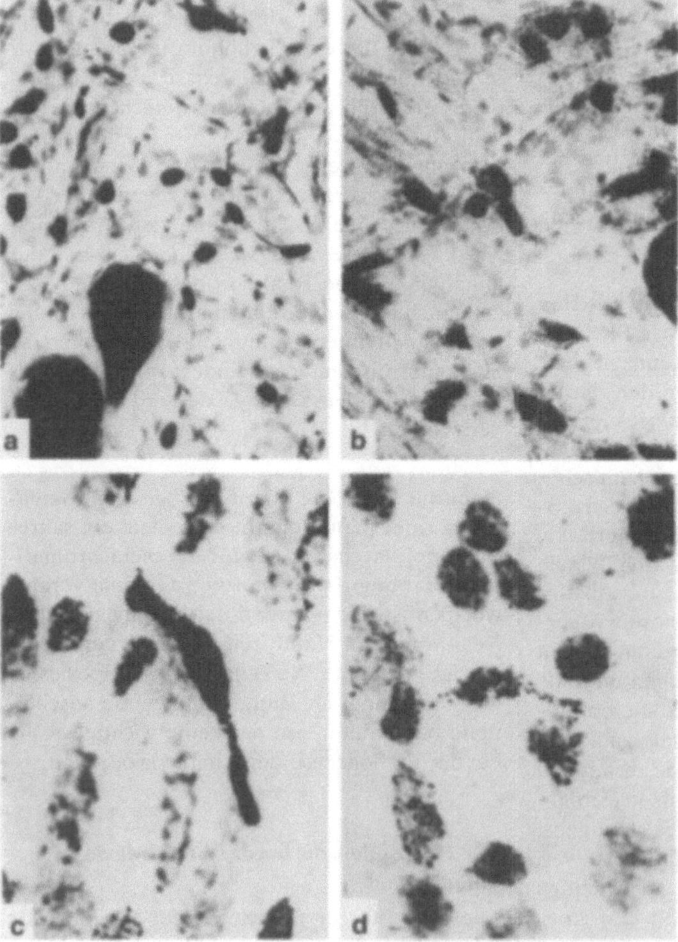

Abb. 9.5. Morphologische Veränderungen von Mastozyten bei der Anaphylaxie. **a** Mastozyten in der Haut nicht-sensibilisierter Ratten, denen Ovalbumin injiziert wurde. Beachte die klare Abgrenzung der Zellen und die Abwesenheit extrazellulärer Granula. **b** Mastozyten in der Haut von Ratten, die durch intravenöse Injektion mit Ovalbumin gegen dieses Antigen sensibilisiert wurden. Beachte die beträchtliche Anzahl von Granula und die unscharfen Zellgrenzen. **c** Normales Bild von Mastozyten im Mesenterium von Meerschweinchen. Beachte das vollständig mit Granula gefüllte Zytoplasma, das den Kern überlagert. **d** Mastozyten des Mesenteriums sensibilisierter Meerschweinchen nach Kontakt mit dem gleichen Antigen. Beachte das Verschwinden der meisten Granula, der Kern ist wieder sichtbar. Es treten keine Ausstülpungen der Granula wie bei der Ratte auf (nach Mota, I: Tese de Livre-Docencia, Universidade de Sao Paulo, 1953; Mota, I., Vugman, I.: Nature *177*, 427 [1956]; Mota, I.: J. Physiol. [Lond.] *147*, 425 [1959])

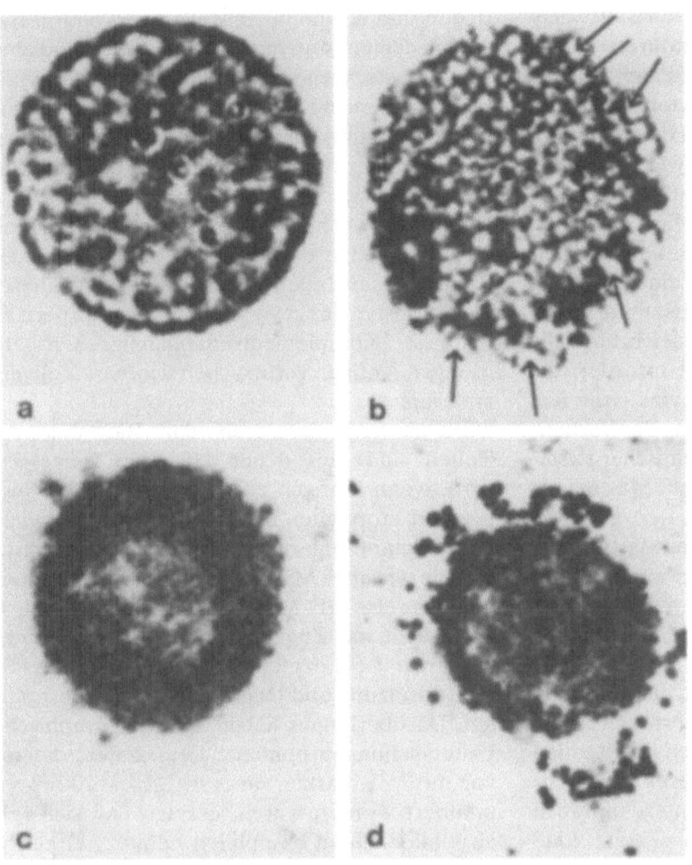

Abb. 9.6. Reaktion isolierter Mastozyten aus der Bauchhöhle aktiv gegen Ovalbumin sensibilisierter Ratten auf das Antigen. **a** und **b:** Das Bild isolierter Mastozyten unter dem Phasenkontrast-Mikroskop (**a** vor Zugabe des Antigens, **b** nach Zugabe des Antigens). Die Pfeile weisen auf die Vakuolisierung des Zytoplasmas. **c** und **d:** Bild isolierter Mastozyten nach Fixierung und Färbung (**c** nach Zugabe des Antigens, **d** nach Zugabe des Antigens) (nach Mota, I., Dias da Silva, W.: Nature *186*, 245 [1960])

am Meerschweinchen-Mesenterium zeigten, daß man Mastozyten in vitro passiv sensibilisieren kann und daß danach spezifische Veränderungen der Zelle auftraten, wenn sie in erneuten Kontakt mit dem spezifischen Antigen kamen. Die Annahme, daß die Schädigungen der Mastozyten von einer Antigen-Antikörper-Reaktion an der Zelle selbst herrührten, wurde durch die Beobachtung gestärkt, daß solche Zellen selbst dann auf das Antigen mit morphologischen Veränderungen und der Freisetzung aktiver Substanzen reagierten, wenn sie isoliert vorlagen. Diese Versuche wurden mit Mastozyten aktiv sensibilisierter Tiere oder nach passiver in vitro-Sensibilisierung durchgeführt. Bei der Ratte konnten diese Veränderungen unter dem Phasenkontrast-Mikroskop verfolgt werden und wurden als „Bubbling" der Zelloberfläche mit Ausstoßung zytoplasmatischer Granula beschrieben (Abb. 9.6). Werden Mastozyten nach einer anaphylaktischen Reaktion unter dem Elektronenmikroskop untersucht, sieht man Ausstülpungen der Membran mit einem Durchmesser von ungefähr 200 Å, deren Natur und Bedeutung unbekannt sind. Spekulativ nimmt man an, daß diese Ausbuchtungen Reste von Kanälen durch die Zellmembran darstellen, durch die die Granula nach außen abgegeben wurden. Man kann sich vorstellen, daß die Ausstoßung der Mastozyten-Granula einen besonderen Fall von Exosmose darstellt, d. h., ein Prozeß, bei welchem Partikel aus dem Zellinneren nach außen abgegeben werden. Man denkt sich, daß die Reaktion des Antigens mit dem an die Zellmembran gebundenen Antikörper eine Veränderung der Zellmembran initiiert, die zur Invagination führt. Der eingeschlossene Teil verschmilzt mit der Granula-Membran und öffnet so einen Weg nach außen. Es ist denkbar, daß der erste Schritt bei diesem Mechanismus, der zur Freisetzung der Mediatoren führt (nach der Reaktion des Antigens mit dem Antikörper-Molekül an der Zelle), an der Zellmembran stattfindet.

Die Antwort sensibiliserter Mastozyten auf das Antigen erfordert einen aktiven Stoffwechsel bei physiologischen Temperaturen. Damit die zelluläre Antwort auftreten kann, müssen Ca^{++} und ein thermolabiler Faktor unbekannter Natur anwesend sein. Neben Histamin stammen noch andere Mediatoren, wie Serotonin, SRS und ECA-F bei der durch IgE vermittelten ausgelösten Anaphylaxie aus Mastozyten. So erfolgt beim Meerschweinchen mit der Freisetzung von Histamin auch immer eine von SRS, und alle Bedingungen, die die Histaminfreisetzung inhibieren, unterdrücken gleichzeitig die Bildung von SRS. Bei der Ratte erfordert die durch IgE hervorgerufene anaphylaktische Reaktion und induzierte SRS-Bildung das Vorhandensein von Mastozyten. Ein chemischer Histamin-Liberator, der selektiv auf Mastozyten wirkt, die Substanz 48–80, induziert auch die Bildung von SRS, wenn sie zu einer Mastozyten-Suspension zugegeben wird. Man nimmt daher an, daß SRS in den Mastozyten gebildet wird, obwohl dies nicht die einzige Quelle darstellen muß.

Daß Antikörper-Moleküle an die Mastozytenmembran gebunden werden, vermutete man, seit man bei der Ratte beobachten konnte, daß Antigene eine Degranulation dieser Zellen induzieren. Diese Vermutung konnte dann auch bestärkt werden, da man beobachtete, daß Ratten-Mastozyten auch auf ein Antigen antworten konnten, wenn sie isoliert vorlagen. Die Spezifität und Konstanz der anaphylaktischen Veränderungen von Mastozyten verschiedener Spezies lassen das Vorhandensein eines Rezeptors für IgE oder anderer anaphylaktischer Antikörper an der Zellmembran dieser und anderer Target-Zellen vermuten. In vitro-Sensibilisierungs-Versuche mit Ratten-Mastozyten und homologen IgE- und IgG_2-Antikörpern haben gezeigt, daß eine kompetitive Hemmung zwischen beiden Antikörpern besteht, und führten zu der Annahme, daß diese sich entweder an einen Rezeptor des gleichen Types binden oder daß sie sich an unterschiedliche, jedoch eng beieinander liegenden Rezeptoren binden, so daß die Bindung des einen Antikörpers die des anderen verhindert. Über die Natur dieser Rezeptoren ist nichts bekannt.

Basophile Zellen. Die polymorphkernigen Zellen vieler Spezies einschließlich des Menschen sind reich an Histamin, das hauptsächlich in basophilen Zellen (50–85%), aber auch, wenn auch in geringeren Konzentrationen, in neutrophilen und eosinophilen Zellen vorkommt. Basophile Zellen sind myeloische Zellen, sind aber sonst Mastozyten sehr ähnlich; beide Zelltypen besitzen metachromatische Granula, die reich an Heparin und Histamin sind. Zugabe kleinster Mengen spezifischen Antigens (10^{-6} μg Protein) zu einer Suspension sensibilisierten Leukozyten führt schon zu einer Freisetzung von Histamin, ohne daß morphologische Veränderungen dieser Zellen zu beobachten sind. Dieser Reaktionstyp hängt von Reagin-Antikörpern ab und ist Komplement-unabhängig. Größere Mengen Antigen verursachen sichtbare Zellveränderungen.

Es ist heute erwiesen, daß Basophile die Zellen sind, aus denen Histamin freigesetzt wird, wenn Antigen zu einer Leukozyten-Suspension atopischer Patienten zugegeben wird. Diese Schlußfolgerung bedeutet auch, daß Basophile wie auch Mastozyten ausschließlich oder vorzugsweise IgE-Moleküle binden. Tatsächlich verursacht die Zugabe von Anti-IgE zu einer humanen Leukozyten-Suspension eine Histaminfreisetzung und Degranulation der Basophilen. Darüberhinaus haben autoradiographische Untersuchungen humaner Leukozyten, die zuvor mit ^{125}J-markierten Anti-IgE-Antikörpern inkubert worden waren, gezeigt, daß sich IgE ausschließlich an basophilen Leukozyten nachweisen läßt. IgE wurde auch elektronenmikroskopisch an diesen Zellen nachgewiesen. Mit Hilfe eines mit ^{125}J markierten Myelom-IgE konnte die Anzahl der Rezeptoren für diesen Antikörper an der Membran der basophilen Leukozyten auf 30000 bis 90000 pro Zelle berechnet werden. Die anaphylaktische Histaminfreisetzung aus humanen Leukozyten wird als Test zum Nachweis und zur Untersuchung der Sensibilisierung allergischer Patienten angewandt. Zu diesem Zweck werden Leukozyten des Patienten direkt mit dem Antigen inkubiert oder normale Leukozyten werden mit dem Serum allergischer Patienten inkubiert und danach mit dem spezifischen Antigen. In beiden Fällen wird die Positivität und Spezifität an Hand des freigesetzten Histamins gemessen. Die beim Menschen und Kaninchen für die Sensibilisierung von Leukozyten verantwortlichen Antikörper sind homozytotrope IgE-Immunglobuline. Wie bei den Mastozyten müssen auch die Leukozyten metabolisch intakt sein und es sind Ca^{++} sowie Mg^{++} notwendig, damit eine zelluläre Antwort erfolgen kann.

Thrombozyten. Thrombozyten leiten sich vom Zytoplasma von Megakaryozyten ab. Sie enthalten Organellen wie Mitochondrien, Mikrotubuli, Lysosomen und Granula unbekannter Natur. Aus lysierten Thrombozyten werden eine Reihe von Substanzen abgegeben, unter anderem Adenosintriphosphat (ATP), Adenosindiphosphat (ADP), Epinephrin, Histamin und lysosomale Enzyme. Die Thrombozyten synthetisieren nicht das in ihnen nachweisbare Histamin und Serotonin; diese Substanzen werden über einen unbekannten Mechanismus in den Plättchen angehäuft. Im Gegensatz zu basophilen Leukozyten und Mastozyten hängt die Freisetzung aktiver Substanzen aus den Thrombozyten nicht von einer Antigen-Antikörper-Reaktion an ihrer Zelloberfläche ab, da die Plättchen keine Antikörper binden können. Allerdings werden Plättchen aller bisher untersuchter Spezies durch Antigen-Antikörper-Komplexe oder durch Immunglobulin-Aggregate aktiviert. Bei einigen, jedoch nicht allen Spezies ist für die Plättchen-Aktivierung Komplement notwendig. So ist z. B. für die Aktivierung von Kaninchen-Thrombozyten durch Antigen-Antikörper-Komplexe Komplement nötig; humane Thrombozyten werden aber auch in Abwesenheit von Komplement aktiviert. Beim Menschen wie auch einigen anderen Spezies werden Plättchen hauptsächlich durch zwei Mechanismen aktiviert: a) durch einen sekretorischen Mechanismus, der durch Adhärenz von Fc-Stücken von Antikörpern, die Antigen gebunden haben, an die Plättchen in Gang gesetzt wird; bindet ein Antiköprer Antigene oder erfolgt eine Immunglobulin-Aggregation, kommt es zu Konfirmationsänderungen am Fc-Teil, die eine Adhärenz an Plättchen erlauben; und b) durch eine indirekte Reaktion die initial durch eine Antigen-Antikörper-Reaktion an der Oberfläche von Leukozyten ausgelöst wird; als Folge dieser Reaktion werden Plättchen-aktivierende Substanzen freigesetzt. Dies wurde zuerst bei Experimenten beobachtet, bei denen zu Kaninchen-Blutzellen 1. nichtsensibilisierte Plättchen, 2. sensibilisierte Leukozyten oder 3. nicht-sensibilisierte Plättchen plus sensibilisierte Leukozyten (in derselben Anzahl wie in 2.) zugegeben wurden. Die durch Antigen induzierte Histaminfreisetzung ist sehr viel größer in der Gruppe 3 als in 2; in der Gruppe 1 kann kein freigesetztes Histamin nachgewiesen werden. Die Leukozyten, die für diese Reaktion verantwortlich sind, sind Basophile, die mit IgE sensibilisiert wurden. Durch die Bindung von Antigen an IgE-Antikörper an der Membran wird die Zelle aktiviert und setzt neben Histamin einen löslichen Faktor frei, der Plättchen aktivieren kann und PAF (platelet activating factor) genannt wird; dieser Faktor hat ein niedriges Molekulargewicht und besitzt einen Lipidcharakter. PAF kann man auch bei anderen Spezies nachweisen und kann auch von humanen Mastzellen erhalten werden. PAF verursacht auch Plättchenaggregation.

Die Aktivierung von Plättchen erfordert Ca^{++}, verbraucht Energie und wird durch 3′,5′-AMP beeinflußt. Mikrotubuli und Mikrofilamente scheinen bei dem Plättchen-Sekretions-Mechanismus eine Rolle zu spielen. Die Plättchen-Aktivierung könnte eine bedeutende Rolle bei der Ablagerung von Antigen-Antikörper-Komplexen in der Gefäßwand spielen. Der Anstieg der Permeabilität im Verlauf einer anaphylaktischen Reaktion, bei der Basophile und/oder Mastzellen mit IgE sensibilisiert sind und zu einer Plättchen-Aktivierung führen, scheint die Ablagerung von Komplexen im Gewebe zu ermöglichen oder zu erleichtern.

Eosinophile. Trotz zahlreicher Anstrengungen konnte die Rolle der Eosinophilen bei allergisch-entzündlichen Reaktionen noch nicht aufgeklärt werden. Ungefähr 25% der menschlichen Eosinophilen besitzen IgE-Moleküle an ihrer Membran und antworten auf ein spezifisches Antigen oder auf ein Anti-IgE-Serum mit der Freisetzung von Prostaglandinen, die die anaphylaktische Freisetzung von Histamin durch Mastozyten verhindern. Eine mögliche Funktion der Eosinophilen könnte demnach in einer Modulation der allergisch-entzündlichen Prozesse liegen. Da Prostaglandine auch wirkungsvolle Bronchodilatoren sind, könnten die Eosinophilen im Respirationstrakt von Asthmatikern eine doppelte Funktion erfüllen: Sie könnten die Freisetzung von Histamin und die Konstriktion des Bronchialbaums verhindern.

9.3.2.3 Antikörper, die bei der Anaphylaxie beteiligt sind

Bei allen untersuchten Spezies können beide homozytotrope (IgG und IgE) Antikörper (s. S. 166) im Serum sensibilisierter Tiere vorkommen; jedoch ist es schwierig, den Anteil, den jeder von ihnen zur allergischen Reaktion beiträgt, abzugrenzen. Homozytotrope Antikörper der IgG-Klasse (Typ I) sind im allgemeinen

Hitze- und Mercaptoäthanol-resistent, erreichen hohe Serumspiegel und sind in der passiv sensibilisierten Haut nur für eine kurze Zeit nachweisbar (24 bis 48 Std). Homozytotrope Antikörper der IgE-Klasse (Typ II) sind dagegen Hitze- und Mercaptoäthanol-empfindlich, kommen im Serum nur in ganz geringen Mengen vor und persistieren in passiv sensibilisierter Haut über einen langen Zeitraum (30 bis 40 Tage). Man vermutet, daß die Art des freigesetzten Mediators von dem an der Zelle gebundenen Antikörper-Typ abhängig ist. Daher kann die Anaphylaxie, obwohl symptomatisch möglicherweise ähnlich, durch gänzlich unterschiedliche Mechanimen verursacht werden. Eine Zusammenfassung der bei der Anaphylaxie beteiligten Antikörper und ihrer verschiedenen Merkmale gibt die Tabelle 9.2 (s. S. 167).

9.3.2.4 Biochemie der Antigen-induzierten Freisetzung von Mediatoren

Die Folge der biochemischen Ereignisse, die unmittelbar einer Zellaktivierung nach Komplexierung membrangebundener Antikörper folgt, ist nicht bekannt. Jedoch sind einige der dabei auftretenden biochemischen Reaktionen aus Experimenten bekannt, bei denen die anaphylaktische Freisetzung von Mediatoren in Gegenwart spezifischer Enzyminhibitoren und in Gegenwart oder Abwesenheit bestimmter Jonen untersucht wurde. Dabei stellte sich heraus, daß mindestens fünf aufeinanderfolgende Schritte zwischen Antigenreiz und der Mediatorfreisetzung durchlaufen werden: eine Calcium-abhängige Aktivierung einer Serin-Esterase; eine autokatalytische Aktivierung dieser Esterase; ein energieverbrauchender Prozeß; eine zweite Calcium-abhängige Reaktion; und eine 3′,5′-AMP hemmbare Phase. So erfolgt keine Mediatorfreisetzung, wenn Antigen mit sensibilisierten Zellen in der Gegenwart von Diisopropylfluorphosphat (DFP phosphoryliert irreversibel Serinreste im aktiven Bereich der Serin-Esterase) in Kontakt kommt, obgleich eine vollständige Mediatorfreisetzung erfolgt, wenn DFP vor Antigenkontakt entfernt wurde. Dies bedeutet, daß für die Mediatorfreisetzung die Aktivierung einer Pro-Esterase notwendig ist. Erfolgt darüberhinaus der Antigenkontakt in Gegenwart von DFP und werden die Zellen danach gewaschen und in DFP-freies Medium transferiert, so erfolgt eine Mediatorfreisetzung im umgekehrtem Verhältnis zur Dauer des Antigenkontaktes in Gegenwart von DFP. Da DFP die Serin-Esterase irreversibel inaktiviert, bedeuten diese Ergebnisse, daß die Mediator-Freisetzung nach Entfernen des DFP die fortdauernde Aktivierung der restlichen Pro-Esterase nach Antigen-Kontakt widerspiegelt. Andererseits wird die Inaktivierung der Esterase durch DFP blockiert, wenn Calcium-Jonen dem DFP-haltigen Puffer während des Antigenkontaktes fehlen; in diesem Fall erfolgt eine vollständige Histaminfreisetzung, wenn die Zellen nach Antigenkontakt in DFP-freien Puffer übertragen werden. Dies weist darauf hin, daß das Antigen ohne Ca^{++} die Pro-Esterase nicht zur DFP-empfindlichen Esterase aktivieren kann. Einmal aktiviert, aktiviert sich die Esterase autokatalytisch und wirkt auf ihr Substrat wahrscheinlich, indem es ein Hemmprotein abspaltet. Der Pro-Esteraseaktivierung folgt ein energieabhängiger Schritt, der Glucose erfordert und durch 2-Desoxyglucose (2-DG) hemmbar ist. Der nächste Schritt erfordert Ca^{++} und kann durch EDTA gehemmt werden; EDTA verhindert die Aufhebung der 2-DG-Hemmung der anaphylaktischen Mediatorfreisetzung durch Glucose, obgleich 2-DG nicht die Aufhebung der EDTA-Hemmung der Mediatorfreisetzung durch Ca^{++} verhindert. Auch Catecholamine blockieren die Aufhebung der EDTA-Hemmung der Mediatorfreisetzung durch Ca^{++}, was vermuten läßt, daß der Ort der Hemmwirkung von steigenden Konzentrationen von 3′,5′-AMP mit dem zweiten Ca^{++}-erfordernden Schritt übereinstimmt oder nachfolgend ist.

Offensichtlich veranlaßt die Komplexierung von IgE-Molekülen an der Mastzellmembran den Transport von extrazellulärem Ca^{++} zu dem Ort einer Proesterase, die zu einer aktiven Chymotrypsin-ähnlichen Serin-Esterase umgewandelt wird. Hiernach folgt ein energieverbrauchender Prozeß, der möglicherweise im Zusammenhang mit der Funktion eines kontraktilen Proteins steht, da man dichte Banden von Mikrofilamenten um die Mastzellgranula während der Degranulation beobachtet hat. Diese Befunde stimmen mit Hinweisen überein, die auf einen möglichen Zusammenhang zwischen dem Ca^{++}-Einstrom, der relativen 3′,5′-AMP-Konzentration, der Anordnung der Mikrotubuli und der Funktion hinweisen. Die fünf biochemischen Schritte, die bei der anaphylaktischen Freisetzung von Mediatoren durchlaufen werden, sind in Abb. 9.7 schematisch wiedergegeben.

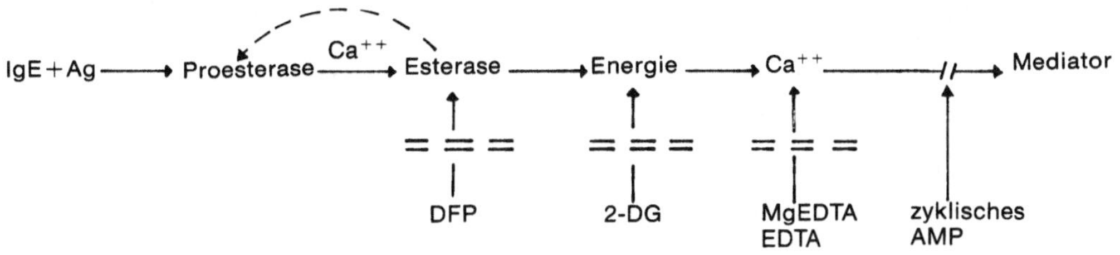

IgE + Ag → Proesterase —Ca^{++}→ Esterase → Energie → Ca^{++} —//→ Mediator

DFP 2-DG MgEDTA EDTA zyklisches AMP

Abb. 9.7. Reaktionskette zur Freisetzung anaphylaktischer Mediatoren

9.3.3 Anaphylaktoide Erscheinungen

Bei zahlreichen im Labor erzeugten Situationen werden anaphylaktische Syndrome beobachtet, die den klassischen, die nach Kontakt eines sensibilisierten Tieres mit dem spezifischen Antigen auftreten, ähnlich sind. Zu diesen gehören der Forssman-Schock und der Anaphylatoxin-Schock.

Forssman-Schock. Das Forssman-Antigen ist ein heterophiles Antigen, d. h., es gehört zu einer Gruppe antigener Substanzen ähnlicher Spezifitäten, die an Zellen verschiedener Spezies vorkommen. 1911 beobachtete Forssman, daß Kaninchen, die mit Nierenextrakten von Meerschweinchen immunisiert worden waren, Antikörper bildeten, die auch mit Schaferythrozyten reagierten. Diese Reaktion wird durch das Vorhandensein von Antigen-Determinanten an Schaferythrozyten erklärt, die denen an Meerschweinchenzellen ähneln. Antikörper gegen das Forssman-Antigen werden Forssman-Antikörper genannt. Der Forssman-Schock tritt auf, wenn Meerschweinchen intravenös Forssman-Antikörper erhalten, was zu einer klinisch akuten Symptomatologie führt, die an den anaphylaktischen Schock erinnert. Die Sektion zeigt jedoch, daß nur ein geringes Emphysem, dagegen ein ausgeprägtes Ödem und eine Hämorrhagie vorliegt. Das Forssman-Antigen ist beim Meerschweinchen in besonders hoher Konzentration an Endothelzellen der Blutgefäße nachzuweisen und dies mag den Schock erklären. Es kommt bei der Forssman-Reaktion weder zu einer Histaminfreisetzung noch zu Veränderungen der Mastozyten. Der Schock ist das Ergebnis einer typisch zytotoxischen Reaktion, die Komplement-abhängig ist.

Anaphylatoxin-Schock. 1910 zeigte Friedberger, daß mit Antigen-Antikörper-Komplexen inkubierte Meerschweinchen-Seren oder Plasmen einen der Anaphylaxie ähnlichen Schock auslösen, wenn sie nach Zentrifugation in Meerschweinchen injiziert werden. Dies wies auf die Bildung einer anaphylatoxischen Substanz bei Kontakt des Antigen-Antikörper-Komplexes mit Serumkomponenten hin. Friedberger nannte diese Substanz Anaphylatoxin. Jahre später wurde nachgewiesen, daß Anaphylatoxin über die Freisetzung von Histamin wirkt, daß das durch Anaphylatoxin freigesetzte Histamin ebenso wie bei der Anaphylaxie aus Mastozyten stammt und daß diese auf Kontakt mit Anaphylatoxin Läsionen aufweisen, die identisch mit denen bei der anaphylaktischen Reaktion sind. Die Histaminfreisetzung erklärt die große Ähnlichkeit zwischen beiden Schockarten. Anaphylatoxin verursacht Kontraktionen des Meerschweinchen-Ileums. Verschiedene Substanzen, wie Agar-Agar, Dextran, Kaolin und andere aktivieren ebenfalls Anaphylatoxin, wenn sie mit Serum oder frischem Plasma inkubiert werden. Schon Friedberger machte die wichtige Beobachtung, daß Erhitzen des Serums oder Plasmas auf 56° C die Anaphylatoxin-Bildung verhindert, ein Befund, der vermuten ließ, daß thermolabile Komponenten des Komplements bei dem Mechanismus der Anaphylatoxin-Bildung mitwirkten. Und tatsächlich ist heute nachgewiesen, daß die Anaphylatoxine aus der Komplement-Aktivierung entstehen und Spaltprodukte von C3 und C5 sind (s. Kap. 7).

9.3.4 Anaphylaxie beim Menschen

Akute Anaphylaxie. Eine akute Anaphylaxie beim Menschen ist ein seltenes, aber schwerwiegendes Ereignis mit häufig fatalem Ausgang. Zu Zeiten, als die Serumtherapie ihren Höhepunkt hatte, wurde sie gewöhnlich durch Serum hervorgerufen. Gegenwärtig wird sie häufiger durch verschiedene Medikamente, besonders Penicillin, verursacht. Die Mehrzahl der Medikamente sind kleine Moleküle, die eine kovalente Bindung mit Gewebsproteinen eingehen müssen, bevor sie eine Immunreaktion induzieren können, wie das im Falle von Penicillin geschieht. Penicillinsäure, die sich spontan aus Penicillin in neutraler Lösung bildet, ist äußerst aktiv in der Bildung von Derivaten mit den Amin- und Sulfhydryl-Gruppen von Proteinen. Diese Abkömmlinge verhalten sich als fremde Substanzen und induzieren die Bildung von Antikörpern mit einer Spezifität für die haptenische Penicillin-Gruppe. Neben Penicillin verursachen beim Menschen am häufigsten Stiche bestimmter Insekten (besonders Bienenstiche), Antigen-Haut-Teste und immer noch in einigen Fällen Serum eine Anaphylaxie. Die Symptome treten einige Minuten nach dem Kontakt mit dem Antigen auf; sie bestehen aus Kopfschmerzen, präkordialen Schmerzen, Hitzewallungen, generalisiertem Juckreiz, Urtikaria, Apnoe, Hypothermie und Hypotension. Gelegentlich ist das Bild durch einen akuten Kreislauf-Kollaps gekennzeichnet. In letalen Fällen ergibt die Autopsie ein Mukosa-Ödem des oberen Respirationstraktes, besonders ein Epiglottis-Ödem, welches meist die unmittelbare Todesursache ist.

Lokale Anaphylaxie. Häufiger tritt eine Anaphylaxie als lokales Phänomen auf, hervorgerufen durch Kontakt von Antigenen mit bestimmten Organen oder Geweben. So kann die Anaphylaxie in der Haut in Form eines Ekzems oder einer Urtikaria auftreten, oder bei Pollenallergie und Asthma bronchiale im Atmungsapparat, oder im Verdauungstrakt mit verschiedenen funktionellen Störungen, die durch Sensibilisierung mit bestimmten Nahrungsmitteln etc. bedingt sind.

Atopie. Die meisten Menschen können aktiv sensibilisiert werden und zeigen dann typische anaphylaktische Symptome bei Kontakt mit dem Antigen. Daneben gibt es jedoch Personen, die sehr leicht, ja sogar „spontan", gegen eine Reihe von Umweltantigenen, wie Pollen, Staub, Farbstoffe, Pflanzen und Pilze sensibilisierbar sind. Diese Fähigkeit mancher Individuen, allergisch zu werden, Atopie genannt, tritt familiär auf und ist wahrscheinlich genetisch kontrolliert.

9.3.5 Methoden zum Nachweis und der Bestimmung von IgE

Prausnitz-Küstner-Test. Prausnitz und Küstner beschrieben 1921 einen Test, der heute ihren Namen trägt und der gewöhnlich PK-Test genannt wird. Dieser Test hat eine gewisse Ähnlichkeit mit dem Test für die passive kutane Anaphylaxie; er besteht in der intradermalen Injektion von 0,1 ml eines unverdünnten oder verdünnten Serum eines allergischen Individuums in eine nicht sensibilisierte Person; 24 Stunden später wird an der gleichen Stelle das Antigen injiziert. Ein positiver Test verursacht einen lokalen Juckreiz und die Bildung einer Papel, die von einem Erythem umgeben ist. Die Reaktion erreicht ihr Maximum innerhalb von 10 Minuten, besteht für ungefähr 20 Minuten und verschwindet langsam wieder. Der für die PK-Reaktion verantwortliche IgE-Antikörper ist thermolabil und verliert seine Aktivität nach Erwärmen auf 56° C für mehrere Stunden; er ist auch empfindlich auf Reduktion durch Sulfhydryl-Reagention, wie Mercaptoäthanol, und Alkylierung. Die IgE-Serum-Konzentration bei allergischen Patienten kann man durch den Grad der Verdünnung abschätzen, bei der noch eine PK-Reaktion hervorgerufen wird.

Histaminfreisetzung. Die Zugabe des spezifischen Allergens zu einer Leukozytensuspension eines allergischen Patienten führt zu einer Histaminfreisetzung, die man biologisch oder chemisch nachweisen kann. Die freigesetzte Histaminmenge ist gewöhnlich dem Grad der Atopie und dem Serum-IgE-Spiegel proportional.

Leukozyten-Sensibilisierungs-Test. Leukozyten von nicht-allergischen Spendern werden mit dem Serum eines allergischen Patienten inkubiert, gewaschen und zusammen mit dem spezifischen Allergen resuspendiert. Die Menge des freigesetzten Histamins ist im allgemeinen der Menge der IgE-Antikörper im Serum proportional.

Radioallergosorbent-Test (RAST). Dieser Test gründet sich auf die Absorption von IgE-Antikörper an unlösliche spezifische Antigene und die Bestimmung der Menge der absorbierten IgE-Antikörper. Das Antigen wird zunächst an unlösliche Partikel kovalent gekoppelt (z.B. Cellulose oder aktivierte Sepharose), die Partikel werden dann im Überschuß dem Patientenserum zugegeben. Nach dem Waschen der Partikel wird mit radiomarkiertem Anti-IgE-Antikörper die Menge des absorbierten IgE bestimmt (Abb. 9.8).

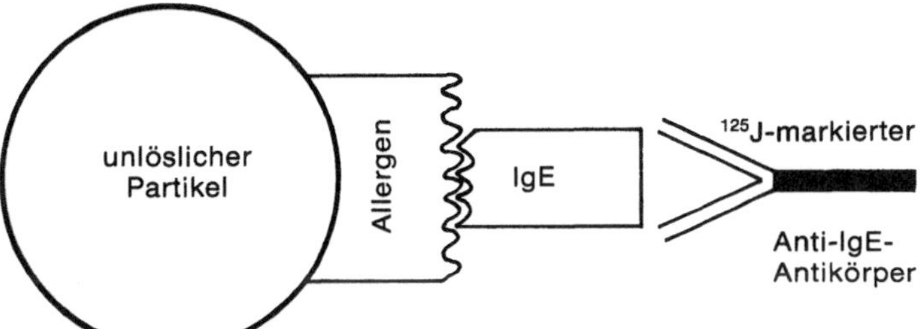

Abb. 9.8. Radioallergosorbent-Test

Radioimmundiffusion. IgE kann auch durch den Mancini-Test mit Hilfe ^{125}J-markierter, spezifischer Anti-IgE-Antikörper bestimmt werden. Der radiomarkierte IgE-Antikörper wird im Agar-Agar suspendiert, in welchen nach Festwerden Löcher gestanzt werden, in die das zu untersuchende IgE-haltige Serum gefüllt wird. Die Agar-Platte wird 48 Stunden später gewaschen, getrocknet und mit einem Film überzogen. Nach einigen Tagen wird der Film entwickelt und es erscheinen Präzipitationsringe, deren Durchmesser gemessen wird. Mit Hilfe einer Standard-Kurve kann man daraus die Konzentration des IgE berechnen.

Biologische Aktivität humanen Reagins. Obwohl humanes Reagin (IgE) ein homozytotroper Antikörper ist, kann er neben homologem Gewebe auch das höherer Primaten sensibilisieren. Versuche an Rhesusaffen haben gezeigt, daß man in der Haut dieser Spezies mit Humanseren atopischer Patienten eine Reaktion induzieren kann, die der PK-Reaktion sehr ähnlich ist, und daß die Seren diese Fähigkeit nach Erwärmen auf 56° C verlieren. Auch Teile des Rhesus-Ileum kann man mit humanen Reaginen passiv sensibilisieren und somit eine Schultze-Dale-Reaktion hervorrufen, wenn Antigen angeboten wird. Weder die kutane (PK) noch die intestinale (Schultz-Dale) Anaphylaxie konnte mit Human-Antikörpern anderer Immunglobulin-Klassen erzeugt werden. Die anaphylaktischen Phänomene, die mit Human-Reagin in Rhesus-Gewebe hervorgerufen werden, gehen mit einer Histamin-Freisetzung einher. Hautschnitte von mit Human-IgE sensibilisierten Rhesusaffen, die mit Fluorescein-markierten Antigenen behandelt wurden, zeigen eine selektive Bindung von Human-IgE an Mastozyten dieser Spezies. Daneben kann sich Human-IgE auch an homologe basophile Leukozyten binden. Morphologische Mastozytenveränderungen wurden nach Inkubation des Mesenteriums eines gegen Milch sensibilisierten Patienten nach Inkubation mit Milchproteinen beobachtet; passive Sensibilisierung humaner Lungen durch in vitro-Inkubation mit Human-Reagin und nachfolgendem Kontakt mit dem spezifischen Antigen führte ebenfalls zu morphologischen Veränderungen der Mastozyten, die von Histamin- und SRS-Freisetzung begleitet sind.

Homologes IgG sowie IgG gewisser anderer Spezies blockieren die homologe Sensibilisierung durch IgG-Antikörper bei der passiven kutanen anaphylaktischen Reaktion des Meerschweinchens. Diese Hemmung hat man durch Kompetition zwischen dem Antikörper und unspezifischen γ-Globulinen um den Zellrezeptor erklärt. Es konnte nachgewiesen werden, daß unspezifisches Human-IgE ebenfalls die Bindung von IgE im PK-Test inhibiert (kompetitive Inhibition auf der Ebene des zellulären Rezeptors).

Die Wirkung von Erwärmen und Reduktion und Alkylierung auf die zytotropische Aktivität von IgE-Antikörper. Eines der Kennzeichen von IgE-Antikörper ist der Verlust ihrer zytotropischen Aktivität nach Erwärmen oder nach Reduktion und Alkylierung der Disulfid-Brükken; die Fähigkeit der Moleküle, sich an die Membran basophiler Leukozyten oder Mastozyten zu heften, verschwindet, wenn der Antikörper auf 56° C erwärmt wird oder wenn er mit reduzierenden Mitteln behandelt und alkyliert wird. Untersuchungen über Veränderungen des Zirkulardichroismus-Spektrums des IgE-Moleküls und seiner Fragmente (Fab, Fc und Fd) haben gezeigt, daß nur die beiden terminalen Domänen ($C_\varepsilon 3$ und $C_\varepsilon 4$) irreversible Veränderungen nach Erhitzen auf 56° C aufweisen. Diese Ergebnisse stimmen mit früheren Beobachtungen überein, daß IgE nach Erhitzen seine Haut-sensibilisierende Eigenschaft verlor, jedoch nicht die Fähigkeit, Antigene zu binden. Gleiche Veränderungen, wie sie nach Erhitzen festgestellt wurden, konnten auch nach Reduktion und Alkylierung gefunden werden. Die für die zytotropischen Eigenschaften verantwortlichen Disulfidbrücken befinden sich zwischen den schweren Ketten zwischen dem Fd- und dem „Scharnier"(hinge)-Bereich; Spaltung in diesem Bereich vermindert die zytotropische Eigenschaft des Moleküls; die Bindungsfähigkeit geht allerdings erst verloren, wenn eine Disulfid-Bindung zwischen den ε-Ketten im N-terminalen Teil des Fc-Stückes gespalten wird.

Die umgekehrte (inverse) Prausnitz-Küstner-Reaktion. Da Individuen, die offensichtlich nicht allergisch sind, IgE besitzen, hoffte man, diesen Immunglobulin-Typ unter normalen Bedingungen an den Target-Zellen eines normalen Organismus zu finden. Tatsächlich verursacht eine intradermale Injektion eines spezifisch gegen IgE gerichteten Antikörpers eine inverse PK-Reaktion. Die minimale Antikörper-Konzentration, die eine inverse PK-Reaktion hervorrufen kann, liegt in der Größenordnung von 10^{-5}μg N. Die Empfindlichkeit der Haut auf Anti-IgE hängt von der IgE-Menge ab, die in der Haut vorliegt. Allergische Patienten mit einer erhöhten IgE-Konzentration im Serum antworten schon auf 10^{-8}μg N Anti-IgE, während agammaglobulinämische Patienten auf 10^{-3}μg N Anti-IgE nicht zu reagieren vermögen. Spezifisch gegen IgG, IgA, IgM oder IgD gerichtete Antikörper verursachen in dem selben Versuchsansatz keinerlei Reaktionen. Eine inverse PK-Reaktion kann auch durch $F(ab')_2$-Fragmente von Anti-IgE-Antikörpern hervorgerufen werden, allerdings nicht von Fab-Fragmenten. Man muß daher annehmen, daß eine Bivalenz für die Induktion einer inversen PK-Reaktion notwendig ist und daß die Vereinigung zweier an das Gewebe gebundener IgE-Moleküle für die Zell-Aktivierung Voraussetzung ist (Abb. 9.4, s. S. 169). Da $F(ab')_2$ eine inverse PK-Reaktion hervorrufen kann, schließt man daraus, daß Komplement bei dieser Reaktion keine Rolle spielt.

Mechanismus der Immuntherapie bei atopischen Krankheiten. Erhält ein sensibilisiertes Meerschweinchen wiederholte kleine Antigen-Mengen, die nicht genügen, den Tod durch Anaphylaxie zu verursachen, wird das Tier desensibilisiert; es verliert für eine beschränkte Zeitspanne (Tage) seine Reaktionsfähigkeit auf Antigen-Mengen, die normalerweise fatal wären. Man stellt sich vor, daß die kleinen und wiederholten Antigenmengen die Antikörper verbrauchen, die im Organismus vorhanden sind und so den Schock verhindern. Die Desensibilisierung – oder besser Hyposensibilisierung – wird häufig in der Klinik angewandt, um atopische Patienten gegen das Antigen, gegen das sie allergisch sind, indifferent werden zu lassen (Immuntherapie). Beim Menschen wird die Immuntherapie der atopischen Krankheiten allerdings sogenannten blockierenden Antikörpern zugeschrieben. Diese kann man im Serum atopischer Patienten nachweisen und bestimmen, nachdem durch Erwärmen die Reagin-Antikörper zerstört wurden. Unterschiedliche Mengen inaktivierten Serums werden dabei mit einer konstanten Antigenmenge gemischt und diese Mischungen werden in zuvor sensibilisierte Hautpartien normaler Freiwilliger injiziert. Der blockierende Antikörper unterbindet, sofern er vorhanden ist, die PK-Reaktion und zwar in umso höherer Verdünnung, je reicher das Serum an blockierenden Antikörpern ist. Atopische Patienten werden gewöhnlich mit steigenden Antigenmengen, beginnend mit äußerst kleinen Mengen und in geeigneten Abständen, injiziert, um eine mögliche systemische anaphylaktische Reaktion zu vermeiden. Diese Behandlung führt zur Synthese blockierender Antikörper. Man nimmt an, daß dies nicht-anaphylaktische Antikörper sind, die sich nicht an die Zelle heften können, aber Antigen binden können. Die Bindung des Allergens durch den blockierenden Antikörper kann jedoch nicht immer mit einer Besserung der Symptome beim Patienten korreliert werden.

Bei jüngsten Untersuchungen wurden IgE- und IgG-Serumspiegel in Seren von Patienten untersucht, die an Heufieber litten und bei denen eine Immuntherapie durchgeführt wurde. Gleich nach Beginn der Behandlung stieg der IgG- wie auch der IgE-Spiegel beträchtlich an, wobei der IgG-Anstieg sehr viel ausgeprägter war. Nach einer Langzeit-Immuntherapie sank die IgE-Antikörper-Konzentration jedoch, obgleich die IgG-Konzentration kontinuierlich weiter anstieg. Darüberhinaus kam es zu keiner IgE-Sekundärantwort bei Patienten unter Immuntherapie, die normalerweise bei Heufieber-Patienten während der Heufieber-Saison beobachtet werden kann. Allerdings kann der Anstieg der IgG-Antikörper-Konzentration nach Immuntherapie nicht für sich allein für die

Unterdrückung der IgE-Sekundärantwort nach Immuntherapie verantwortlich sein. Untersuchungen an Mäusen weisen eher darauf hin, daß die verminderte IgE-Synthese nach wiederholter Antigengabe durch eine Unterdrückung der T-Helfer-Zellfunktion bedingt ist, wahrscheinlich durch das Auftreten von T-Suppressorzellen. Es scheint daher, daß der positive Effekt der Immuntherapie auf das vermehrte Auftreten von blockierenden Antikörpern sowie auch von Suppressor-T-Zellen zurückzuführen ist.

Kontrolle der anaphylaktischen Reaktion auf der Zell-Ebene. Anaphylaktische Erscheinungen können durch verschiedene Medikamente blockiert oder abgeschwächt werden, die ganz allgemein eine antagonistische pharmakologische Wirkung auf Mediatoren haben oder deren Bildung und Freisetzung verhindern. So wirken z. B. Antihistaminika gewöhnlich als kompetitive Inhibitoren, indem sie die pharmakologische Wirkung des Histamins auf der Rezeptorebene blockieren. Zahlreiche Verbindungen mit Antihistaminaktivität werden bei der Behandlung von Allergien angewandt. Obwohl diese Verbindungen für bestimmte anaphylaktische Symptome wie Urtikaria sehr wirksam sein können, sind sie in anderen Fällen, wie Asthma bronchiale, relativ wirkungslos. Möglicherweise spielen hier andere Mediatoren eine Rolle. Bei der kutanen Anaphylaxie der Ratte und der Maus hat man beobachtet, daß die gleichzeitige Verabreichung eines Antihistaminikums und eines Serotonin-Antagonisten eine additive Wirkung entfaltet; eine Applikation beider Medikamente unterdrückte die Reaktion vollständig, während die Gabe jedes einzelnen nur zu einer teilweisen Minderung der Reaktion führt. Zusätzlich zu der Hemmung der Histaminwirkung können Antihistaminika in Abhängigkeit von ihrer Konzentration nicht nur die anaphylaktische Histaminfreisetzung verhindern, sondern sogar die Freisetzung von Histamin fördern, wenn es im Überschuß gegeben wird. Diäthylcarbamazin-Citrat (Hetrazan), das als Anthelminthikum angewandt wird, kann mit positivem Effekt bei Asthmatikern eingesetzt werden. Versuche an Ratten- und Affengewebe haben gezeigt, daß diese Substanz die SRS- und Histaminfreisetzung unterbindet, die durch die Antigen-Antikörper-Reaktion bei der Anaphylaxie hervorgerufen wird. Eine andere, bei der Asthma-Therapie klinisch verwendete Substanz, ist Natrium-Chromglykat. Diese Verbindung hemmt die anaphylaktische Histaminfreisetzung. Beide Medikamente wirken nach der Antigen-Antikörper-Wechselwirkung. Der Hemmeffekt des Chromglykat scheint, je nachdem, welcher Antikörper-Typ an der Reaktion und welches Gewebe und welche Tierspezies im Test beteiligt sind, zu variieren. So werden z. B. durch IgE induzierte PKA-Reaktionen bei der Ratte durch Chromglykat vollständig unterdrückt, während die durch den gleichen Antikörper-Typ induzierte Reaktion bei der Maus nicht im geringsten durch Chromglykat beeinflußt wird. Der Wirkungsmechanismus beider Medikamente ist unbekannt.

Die Hauptsymptome der Anaphylaxie sind durch Vasodilatation und Kontraktion der glatten Muskulatur bedingt; daher werden Verbindungen mit pharmakologisch entgegengesetzter Wirkung bei der Unterdrückung der experimentellen und asthmatischen Anaphylaxie eingesetzt. β-adrenergische Substanzen, wie Epinephrin und Isoproterenol, die eine starke bronchodilatatorische Wirkung besitzen, haben eine günstige Wirkung bei der Behandlung der Anaphylaxie, besonders bei der Anaphylaxie des Meerschweinchens und der humanen asthmatischen Anaphylaxie, bei denen der Tod schließlich durch respiratorische Insuffizienz auftritt. Zusätzlich eignen sich die β-adrenergischen Substanzen als Anti-Anaphylaktika auch deswegen, weil sie die Freisetzung oder Bildung von Mediatoren über eine „Modulierung" des 3′,5′-zyklischen Adenosinmonophosphat-(cAMP-)Spiegels hemmen. Das cAMP-Molekül wird intrazellulär aus ATP durch das Enzym Adenylzyklase gebildet, das in der Zellmembran gefunden wird. Unter normalen Bedingungen erfolgt die Umsetzung von ATP in cAMP langsam. Wenn jedoch ein Hormon in den Kreislauf freigesetzt wird, das als primärer „Messenger" dient, bindet sich dieses an einen spezifischen Rezeptor an der Zellmembran und erhöht auf diese Weise die Adenylzyklase-Aktivität, worauf es zu einer beschleunigten Umsetzung von ATP in cAMP kommt. Diese Verbindung wirkt dann in vielen Fällen als „sekundärer Messenger" und aktiviert Synthese- und Zellsekretionsprozesse. In Hepatozyten z. B. hat die Steigerung der ATP $\rightarrow$ cAMP-Reaktion eine Umsetzung von Glykogen zu Glucose zur Folge und in den Zellen des Nebennierenmarkes kommt es zu einer gesteigerten Synthese und Sekretion von Steroidhormonen. Unter verschiedenen anderen Bedingungen führt allerdings ein Anstieg der Konzentration des zyklischen AMP zu einer Hemmung des sekretorischen Mechanismus: Dies ist anscheinend der Fall für die Freisetzung von Mediatoren der Anaphylaxie. Unter normalen Bedingungen hängt die Konzentration des zyklischen AMP von einem Aktivitäts-Gleichgewicht zwischen α- und β-Rezeptoren der Mastozyten (oder basophilen Leukozyten) ab. Stimulierung der β-Rezeptoren führt daher zu einem Anstieg des cAMP und folglich zu einer Verminderung der enzymatischen Aktivität, die für die Freisetzung der Mediatoren verantwortlich ist; Stimulation der α-Rezeptoren verursacht einen Abfall des cAMP und eine Aktivitätssteigerung des gleichen Systems. Die Bildung und Freisetzung von Mediatoren kann daher durch Substanzen kontrolliert werden, die die α- oder β-Rezeptoren anregen oder blockieren. Epinephrin und Isoproteronol, die die β-Rezeptoren anregen, verursachen eine Anhebung des cAMP-Spiegels und vermindern die Freisetzung von Mediatoren, während Norepinephrin, das die α-Rezeptoren anregt, eine Verminderung des cAMP und daher einen Anstieg der Freisetzung von Mediatoren bewirkt. Substanzen wie Methylxanthine, die Phosphodiesterase hemmen (ein Enzym, das normalerweise 3′,5′-AMP in 5′-AMP überführt), vermindern ebenfalls die Freisetzung von Mediatoren, indem sie einen Anstieg des cAMP verursachen. Einige der Prostaglandine können ebenfalls den intrazellulären cAMP-Spiegel anheben und auf diese Weise die Histaminfreisetzung hemmen. Kürzlich konnte man zeigen, daß Azetylcholin und Carbamylcholin in äußerst kleinen Konzentrationen die anaphylaktische Freisetzung von Mediatoren unabhängig vom 3′,5′-AMP-Zellspiegel verstärken. Es gibt Hinweise, daß der cholinergische Rezeptor in der Zellmembran Guanylzyclase ist, die durch cholinergische Substanzen aktiviert wird und Guanosyltriphosphat (GTP) in 3′,5′-Guanosylmonophosphat (3′,5′-GMP) umwandelt. In Mastzellen und Basophilen führt der intrazelluläre Anstieg von 3′,5′-GMP zu einem Anstieg der Freisetzung von Mediatoren. Diese Freisetzung kann spezifisch durch Atropin gehemmt werden. 3′,5′-GMP wird durch eine Phosphodiesterase in seine inaktive Form, 5′-GMP, übergeführt; Phosphodiesterase kann durch Methylxanthine kompetitiv gehemmt werden. Allerdings wirken Methylxanthine sehr viel besser auf Adenylphosphodiesterasen als auf Guanyldiphosphodiesterasen, was wahrscheinlich den bevorzugten Effekt der Methylxanthine auf das 3′,5′-AMP-System erklärt. Es scheint so, daß die Freisetzung von Mediatoren aus Mastzellen und Basophilen von einem Gleichgewicht der intrazellulären Konzentration von 3′,5′-AMP und 3′,5′-GMP abhängt. Mikrotubuli sind Organellen, die bei der zellulären Sekretion eine Rolle spielen; sie sind anscheinend wichtig für die Mediatorfreisetzung. Untersuchungen über die Funktion der Mikrotubuli wurden durch die Anwendung von Medikamenten, die spezifisch diese Strukturen verändern, erleichtert. Colchicin, das sich an die Untereinheiten der Mikrotubuli bindet und eine Dissoziation und ein Verschwinden der Tubuli verursacht, hemmt die Degranulation der Mastozyten und die anaphylaktische Freisetzung von Histamin aus diesen Zellen und basophilen Leukozyten. Deuteriumoxyd induziert die Aggregation der Mikrotubul-Untereinheiten und verstärkt auf diese Weise die Histaminfreisetzung. Abb. 9.9 faßt schematisch den Regulationsmechanismus der Anaphylaxie zusammen.

Kontrolle der IgE-Bildung. Die Induktion der IgE-Antikörper-Bildung hängt zum größten Teil davon ab, wie das Antigen dem Organismus dargeboten wird (Menge, Verabreichungsweg, Adjuvans), und von der genetischen Konstitution des Individuums. Diese Verhältnisse unterscheiden sich deutlich von denen für die IgM- und IgG-Antikörper-Bildung. Man nimmt daher an, daß für die IgE-Antikörper-Bildung ein besonderer Mechanismus besteht, der dessen Synthese auf der zellulären Ebene kontrolliert. Jüngere Untersuchungen ergaben, daß für die Bildung von IgE-Antikörper eine T-B-Zell-Kooperation erfolgen muß, daß B-IgE-Zellen (IgE-bildende Vorläuferzellen) sehr viel empfindlicher auf eine Helfer- oder Suppressorwirkung der T-Zellen reagieren als B-IgG-Zellen und daß diese Wirkung durch Vermittlung löslicher Substanzen erfolgt.

Genetische Kontrolle der IgE-Bildung. Es ist seit Jahren bekannt, daß Allergien familiär auftreten, was eine genetische Kontrolle vermuten läßt. Auch Mäuseinzuchtstämme unterscheiden sich in ihrer Fähigkeit, IgE zu bilden als ein Zeichen, daß ihre Empfänglichkeit gegenüber allergischen Phänomenen wie die menschliche Atopie genetisch kontrolliert ist. Untersuchungen an solchen Inzuchtstämmen ergaben, daß zwei Genloci die IgE-Bildung kontrollie-

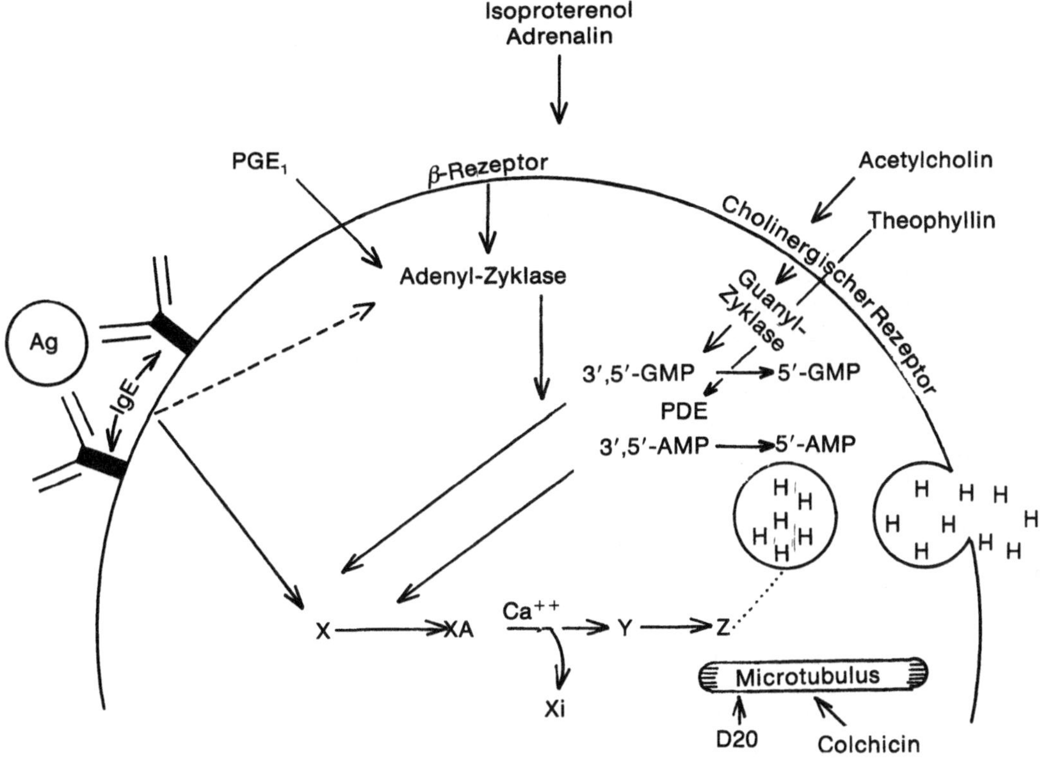

Abb. 9.9. Schematische Darstellung der Mediator(H)-Freisetzung und der Wirkung verschiedener Medikamente auf diesen Reaktionsablauf. Die anaphylaktische Reaktion an der Mastzell-Membran aktiviert ein Enzymsystem (X→XA→Y→Z), das für die Freisetzung des Mediators verantwortlich ist und dessen Aktivität durch die gegensätzliche Wirkung von 3',5'-AMP und 3',5'-GMP kontrolliert zu werden scheint (Yin-Yang-Hypothese biologischer Kontrolle). Eine Vermehrung von 3',5'-AMP hemmt die Mediator-Freisetzung, während eine Verminderung von 3',5'-AMP die Freisetzung verstärkt. Der intrazelluläre 3',5'-AMP-Spiegel kann durch β-adrenergische Substanzen wie Adrenalin und Isoproteronol, durch Prostaglandine (PGE_1), die Adenylzyklasen aktivieren, oder durch Methylxanthine (Theophyllin), die die Phosphodiesterase-Aktivität hemmen, erhöht werden. Senkung des 3',5'-AMP-Spiegels durch α-adrenergische Substanzen oder über einen Anstieg des 3',5'-GMP durch eine cholinergische Stimulation verstärkt die Mediator-Freisetzung. Colchicin, das eine Mikrotubulus-Dissoziation verursacht, hemmt die Mediator-Freisetzung, während schweres Wasser (D_{20}), das eine Mikrotubulus-Aggregation verursacht, die Mediator-Freisetzung verstärkt

ren; Befunde aus Populationsstudien beim Menschen lassen eine ähnliche genetische Kontrolle vermuten. Die Fähigkeit, auf ein Antigen zu reagieren, wird durch eine große Zahl von autosomal-dominanten Genen kontrolliert (Ir-Gene, s. S. 54 und 237 ff.), wovon einige an den Haupthistokompatibilitätskomplex gekoppelt sind. Neben der genetischen Kontrolle, Antikörper gegen bestimmte Antigendeterminanten bilden zu können, bestehen bei dem IgE-System noch „IgE-Gene", die die Fähigkeit kontrollieren, IgE zu bilden. So wird das Ausmaß der IgE-Bildung auf ein Allergen zunächst durch Ir-Gene kontrolliert, die spätere, kontinuierliche IgE-Bildung scheint aber von solchen „IgE-Genen" kontrolliert zu werden.

Kontrolle der anaphylaktischen Reaktion bei atopischen Individuen. Die Stärke der anaphylaktischen Reaktion bei atopischen Individuen hängt nicht nur von der Art und Menge des beteiligten Antikörpers ab, sondern auch von anderen Faktoren, wie der Reaktivität der Target-Zelle, der Antwort der auf die Mediatoren empfindlichen anatomischen Strukturen und der Kontrolle des vegetativen Nervensystems. Die Reaktivität der Target-Zellen, wie Mastozyten und basophile Leukozyten, scheint von einem Gleichgewicht zwischen α- und β-adrenergischen Rezeptoren abhängig zu sein, die die Aktivität der für die Bildung und Freisetzung der Mediatoren verantwortlichen Enzyme kontrollieren. Auch die Stärke der Reaktion der glatten Muskelzellen (wie auch anderer Gewebe) auf die Mediatoren hängt von einem Gleichgewicht zwischen ihren α- und β-adrenergischen Rezeptoren ab. Die Reizung von α-Rezeptoren verursacht ein Absinken des 3',5'-zyklischen AMP (cAMP), das die Kontraktion der glatten Muskulatur der Atmungsorgane verstärkt; Stimulation der β-Rezeptoren führt zu einem Anstieg des cAMP und damit zu einem gegenteiligen Effekt, nämlich einer Relaxation der glatten Muskulatur und folglich zu einer Bronchodilatation. Daher erhöhen β-adrenergische Substanzen wie Adrenalin und Isoproterenol durch Aktivierung der β-adrenergischen Rezeptoren den intrazellulären cAMP-spiegel und verursachen damit eine Hemmung der Mediatorfreisetzung und eine Hemmung der glatten Muskelkontraktion; sie haben deswegen einen günstigen Effekt beim Asthma bronchiale. Methylxanthine wie Theophyllin üben einen synergistisch günstigen Effekt aus, wenn sie zusammen mit Adrenalin angewandt werden, da sie Phosphodiesterasen hemmen und dadurch einen cAMP-Anstieg bewirken. Noradrenalin hat den gegenteiligen Effekt, da es durch die Aktivierung α-adrenergischer Rezeptoren eine Verminderung der cAMP-Konzentration bewirkt, wodurch es zu einer gesteigerten Mediatorfreisetzung und Kontraktion der glatten Muskulatur kommt. Darüberhinaus hilft ein Gleichgewicht zwischen dem cAMP- und 3',5'-GMP-System, die homöostatische Kontrolle der Zellaktivität aufrechtzuerhalten. So verursacht eine Stimulation mit Acetylcholin einen 3',5'-GMP-Anstieg, was zu einer gesteigerten Mediatorfreisetzung sowie einer verstärkten Kontraktion der glatten Muskulatur führt. Der Effekt der cholinergen Stimulation wird durch Atropin blokkiert.

Atopische Individuen besitzen eine gesteigerte Reizbarkeit der glatten Muskulatur ihres Bronchialbaumes und anderer Teile ihres Organismus, die durch eine Blockade der Reaktion β-adrenergischer Rezeptoren bedingt ist. Man nimmt an, daß bei atopischen Personen kein normales Gleichgewicht zwischen α- und β-adrenergischen Rezeptoren besteht und führt darauf die Wirksamkeit solcher Medikamente wie Katecholamine, Theophyllin und der Kortikosteroide, die eine Potenzierung des Epinephrins und der β-Rezeptoren verursachen, zurück.

9.4 Arthus-Reaktion

Kurz nach der Entdeckung der Anaphylaxie beschrieb Arthus ein anderes immunologisches Phänomen, das ebenfalls durch eine Antigen-Antikörper-Reaktion hervorgerufen wird; es bestehen jedoch grundlegende Unterschiede im Mechanismus beider Reaktionen. Arthus beobachtete, daß Kaninchen, die wiederholt mit heterologem Serum intradermal injiziert wurden, eine lokale Entzündungsreaktion entwikkelten, die durch Ödeme, Erythem, Hämorrhagie und bei stärkerer Schädigung durch Nekrosen gekennzeichnet ist. Die Arthus-Reaktion kann bei praktisch jeder Spezies mit jedem präzipitierenden Antikörper erzeugt werden. Sie unterscheidet sich von der anaphylaktischen Reaktion durch viele Merkmale: a) Die anaphylaktische Reaktion tritt schnell und vorübergehend auf, während die Arthus-Reaktion sich langsam entwickelt, Stunden benötigt, um ihr Maximum zu erreichen, und Stunden oder Tage, um zu verschwinden. b) Bei der anaphylaktischen Reaktion wird der Antikörper an das Gewebe gebunden und die Reaktion kann ohne zirkulierende Antikörper stattfinden, bei der Arthus-Reaktion ist eine Bindung des Antikörpers an das Gewebe nicht notwendig (daher wird keine Latenzzeit beobachtet) und die Reaktion läuft ohne zirkulierende Antikörper nicht ab. c) Auch der Antikörper-Typ ist bei beiden Reaktionen unterschiedlich: die Arthus-Reaktion erfordert im Gegensatz zur anaphylaktischen Reaktion präzipitierende Antikörper. Zudem ist der IgG_1-Antikörper beim Meerschweinchen hochwirksam, eine Anaphylaxie zu verursachen, aber völlig unwirksam, eine Arthus-Reaktion zu provozieren; das Gegenteil beobachtet man mit IgG_2-Antikörper. Dieser Unterschied scheint mit der Fähigkeit des IgG_2-Immunglobulins zusammenzuhängen, Komplement aktivieren zu können. IgG_1 kann sehr wirkungsvoll eine anaphylaktische Reaktion hervorrufen, ist aber kaum in der Lage, eine Arthus-Reaktion zu veranlassen. Bei der aktiven Arthus-Reaktion liegt anscheinend eine Wechselwirkung zwischen IgG_1 und IgG_2 vor d) Die Arthus-Reaktion erfordert Komplement, das bei der Anaphylaxie anscheinend keine Rolle spielt (Abb. 9.10). e) Für die Arthus-Re-

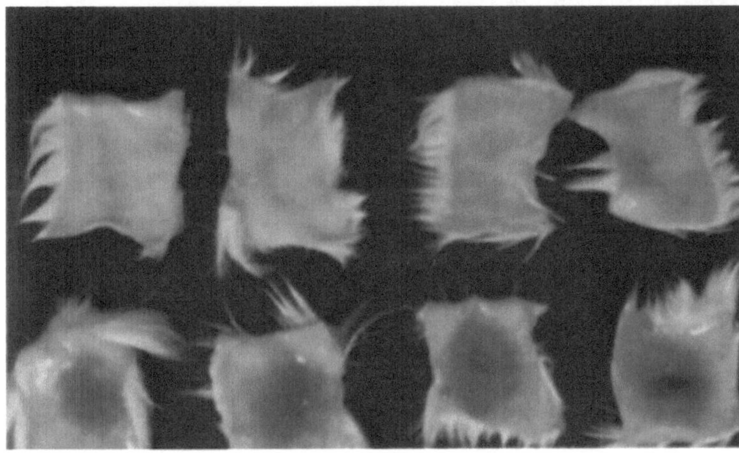

Abb. 9.10. Wirkung einer Dekomplemantation auf die Arthus-Reaktion

aktion sind große Mengen Antikörper notwendig – ungefähr 10 mg, wenn sie intravenös in Kaninchen injiziert, und 0,1 mg, wenn sie lokal verabreicht werden. Im Gegensatz dazu sind für die anaphylaktische Reaktion Bruchteile eines Mikrogramms (0,02 μg) ausreichend. f) An der Arthus-Reaktion sind polymorphkernige Leukozyten beteiligt, da das Entfernen zirkulierender polymorphkerniger Zellen die Reaktion vermindert oder unterdrückt, jedoch die anaphylaktische Reaktion nicht beeinflußt. g) Bei der Arthus-Reaktion kommt es zur Bildung und Präzipitation von Antigen-Antikörper-Komplexen in betroffenen Gefäßen, was bei der anaphylaktischen Reaktion nicht beobachtet wird. h) Das Hauptphänomen bei der Anaphylaxie ist eine gesteigerte Permeabilität der Kapillaren; die Arthus-Reaktion ist viel komplexer und weist gewöhnlich ausgedehnte Ödeme, Hämorrhagien, Zellinfiltrate und, in schweren Fällen, Ischämie mit Nekrosen und Gewebsverlust auf; und schließlich benötigt die passive Arthus-Reaktion keine Sensibilisierungsperiode wie die anaphylaktische Reaktion.

Pathogenese. Die Gewebsveränderungen, die bei der Arthus-Reaktion auftreten, sind die gleichen wie bei entzündlichen Phänomenen. Mikroskopische Beobachtungen mit Hilfe einer durchsichtigen Kammer, die Ohren immunisierter Tiere angepaßt wurde, haben gezeigt, daß die ersten sichtbaren Veränderungen nach Kontakt mit dem Antigen in einer Verengung der Arteriolen, einer Verminderung der Durchblutung, einer Adhärenz polymorphkerniger Zellen und Thrombozyten an der Zellwand mit Bildung von kleinen Gerinnseln, einer Leukodiapedese und Durchtritt von Plasma und Erythrozyten in das Interstitium bestehen. Nach einigen Stunden herrschen Ödeme und eine Infiltration polymorphkerniger Zellen vor. In schweren Fällen tritt eine Ischämie durch Thrombose auf, was zu einer Nekrose des betroffenen Gewebes führt. Mittels Immunfluoreszenz konnte nachgewiesen werden, daß das erste Phänomen, das während der Arthus-Reaktion auftritt, die Ablagerung von Antigen-Antikörper-Komplexen ist. Allerdings ist die Bildung von Anti-Antikörper-Komplexen allein nicht ausreichend für das Arthus-Phänomen. Selbst wenn eine Komplex-Bindung stattfindet, kommt es zu keiner Reaktion, wenn das Tier zuvor dekomplementiert wurde (z.B. durch Injektion aggregierten γ-Globulins) oder wenn es durch Injektion eines Antilymphozytenserums leukopenisch gemacht wurde. Folgende Ereignisse führen demnach zur Arthus-Reaktion: 1. Ablagerung eines Antigen-Antikörper-Komplexes an den Wänden kleiner Gefäße und zwar zwischen Endothel und Basalmembran; 2. Komplement-Bindung; 3. nach Bindung des Komplements wird der Komplex chemotaktisch und induziert die Migration von Leukozyten zum Reaktionsort; und 4. Phagozytose des Ag-Ak-Komplexes und Freisetzung lysosomaler Enzyme, die die Vaskulitis verschlimmern und fokale Nekrosen und andere entzündliche Veränderungen verursachen.

9.5 Serum-Krankheit

Seit Beginn dieses Jahrhunderts bis ungefähr 1940 wurden verschiedene Infektionskrankheiten durch Injektion relativ großer Mengen heterologer Antiseren behandelt. Im allgemeinen trat nach ein oder zwei Wochen bei solchen Patienten ein typisches Syndrom auf, auch als Serum-Krankheit bezeichnet, mit Adenopathie, Fieber, erythematösen oder urtikariellen Eruptionen und Gelenkschmerzen. Obwohl heute die Serumtherapie kaum noch Anwendung findet, wird das gleiche Syndrom bei allergischen Reaktionen gegen Penicillin oder anderen Medikamenten gefunden. Die Krankheit verschwindet im allgemeinen nach wenigen Tagen wieder. In den seltenen letalen Fällen findet man bei der Autopsie vaskuläre Läsionen, die der Arthus-Reaktion sehr ähnlich sind. Die Krankheit kann leicht experimentell reproduziert werden und ihr pathogenetischer Mechanismus ist gut bekannt.

Pathogenese. Zahlreiche Arbeiten haben gezeigt, daß die Serumkrankheit im wesentlichen von Antigen-Antikörper-Wechselwirkungen in der Zirkulation abhängt, wobei die Antigen-Antikörper-Komplexe im Antigen-Überschuß gebildet werden. Solche Untersuchungen wurden experimentell an Kaninchen durchgeführt. Die experimentelle Serumkrankheit kann man nur mit Antigenen induzieren, die für längere Zeit im Kreislauf verbleiben, wie Plasmaproteine. Werden heterologe Plasmaproteine verwendet, werden diese aus der Zirkulation in drei Stufen entfernt. Zunächst verschwinden ungefähr 50% des Proteins innerhalb von 24 Stunden aus dem Blut und verteilen sich über den extravaskulären Raum. Beim zweiten Schritt kommt es zu einer konstanten Abnahme, die einer exponentiellen Kurve folgt, d.h., ein konstanter Anteil wird pro Zeiteinheit eliminiert. Diese Phase, die die Elimination des fremden Proteins durch normale katabolische Prozesse darstellt, dauert sechs bis sieben Tage. Darauf folgt eine plötzliche und beschleunigte Immuneliminationsphase. Diese Phase ist das Ergebnis einer Antikörper-Bildung gegen das fremde Protein und der Bildung von Antigen-Antikörper-Komplexen, die rasch aus der Blutbahn durch die Aktivität des retikuloendothelialen Systems eliminiert werden. Die Eliminationskurven radiomarkierten (^{131}J) homologen und heterologen (Rinder-)γ-Globulins bei normalen Kaninchen sind in Abb. 9.11 wiedergegeben. Die anfänglich gebildeten Komplexe sind klein und in extremem Antigen-Überschuß gebildet. Diese Komplexe vom Ag_2Ak-Typ binden kein Komplement und können über einen langen Zeitraum im Kreislauf verbleiben. In

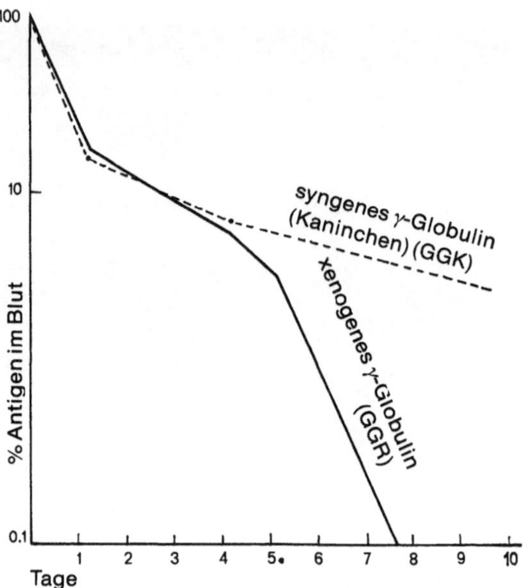

Abb. 9.11. Eliminationskurve eines xenogenen Proteins (Rinder-γ-Globulin) und eines autologen Proteins (Kaninchen-γ-Globulin) in normalen Kaninchen, die mit ^{131}J-markierten Proteinen injiziert wurden

dem Maße, in dem die Antikörper-Bildung zunimmt, steigt auch die Größe des Komplexes, und der Antikörperanteil nimmt zu. Diese Komplexe sind vom Ag_3Ak_2-Typ, binden sehr wirksam Komplement und werden schnell aus der Zirkulation entfernt. Zu dieser Zeit treten bei der Serumkrankheit die exsudativen und entzündlichen Läsionen im Gewebe auf, besonders im Herzen, den Arterien, Gelenken und Nieren. Die Glomerulonephritis wird durch Ablagerungen großer Mengen des Antigen-Antikörper-Komplexes an der epithelialen Seite der Basalmembran verursacht. Nach der Ablagerung kommt es zur Komplement-Bindung, Bildung chemotaktischer Faktoren, Anziehung von Leukozyten, Freisetzung proteolytischer Enzyme und Läsionen des Endothels, welche das Glomerulum zerstören. Eine chronische Form der Glomerulonephritis kann experimentell durch wiederholte Injektionen kleiner Mengen Antigens in immunisierte Tiere oder durch Injektion präformierter Antigen-Antikörper-Komplexe erzeugt werden. Dieser Mechanismus ist bei Glomerulonephritiden verschiedener Erkrankungen wirksam, wie Diabetes mellitus (Insulin-Anti-Insulin), Thyreoiditis (Thyreoglobulin-Anti-Thyreoglobulin) und Lupus erythematodes (DNS-anti-DNS), bei denen im Individuum Antikörper gegen dessen eigenes Gewebe vorliegen. Die bei diesen Erkrankungen bestehenden Läsionen sind zum größten Teil durch die Gegenwart dieser Komplexe im Gewebe bedingt (s. Kap. 12). Diese Komplexe können C1 aktivieren und die Bildung von Fibrinolysin, Anaphylatoxin und vaso-aktiven Oligopeptiden, wie Bradykinin, anregen. Die Mitwirkung dieser Substanzen bei der Manifestation der Serumkrankheit ist jedoch noch nicht endgültig bewiesen. Nach vollständiger Elimination des Komplexes verschwinden die Läsionen schnell und das Gewebe restituiert sich (soweit möglich). Die Abhängigkeit von Antigen-Antikörper-Komplexen, die Mitwirkung des Komplements und die Ähnlichkeit der histologischen Veränderungen legt die Vermutung nahe, daß die Serumkrankheit eine Art systemische Arthus-Reaktion darstellt, wobei in diesem Falle die gleiche Substanz zunächst als Immunogen und später als Antigen dient. Da die Immunantwort jedoch recht komplex ist, werden auch homozytotrope Antikörper gebildet, die möglicherweise für einige Läsionen vom anaphylaktischen Typ, wie Urtikaria, verantwortlich sind. Die Serumkrankheit wird daher als gemischtes Syndrom angesehen, bei dem Erscheinungsbilder nebeneinander vorkommen, die sowohl bei der Arthus-Reaktion als auch bei der anaphylaktischen Reaktion auftreten.

Ausgewählte Übersichten und Originalarbeiten

Austen, K. F., Becker, E. L. (Eds.): Biochemistry of the acute allergic reactions. Oxford: Blackwell 1971

Bennich, H. e Bahr-Lindstrom: Structure of immunoglobulin E (IgE). Progr. Immunol. *1*, 49 (1974)

Becker, E. L.: Nature and Classification of the Acute Allergic Reaction. Advance. Immunol. *13*, 267(1971)

Braun, W., Lichtensein, N. W., Parker, C. W. (Eds.): Cyclic AMP, cell growth and the immune response. Berlin–Heidelberg–New York: Springer 1974

Good, R. A., Fischer, D. W. (Eds.): Immunobiology. Stamford/Conn.: Sinauer Associates 1971

Ishizaka, K.: Cellular events in the IgE antibody response. Advanc. Immunol. *23*, 1 (1976)

Ishizaka, K., Dayton, D. H.: The biological role of the immunoglobulin E system. Bethesda/Md.: U. S. Dept. of Health, Education and Welfare 1972

Johansson, S. G. O., Foucard, T., Dannaeus, A.: IgE in human disease. Progr. Immunol. *4*, 61 (1974)

Kaliner, M., Austen, K. F.: A sequence of biochemical events in the antigen-induced release of chemical mediators from sensitized human lung tissue. J. exp. Med. *138*, 1077 (1973)

Mota, I., Catty, D.: Biological actions of anaphylactic antibodies. Progr. Immunol. *4*, 306 (1974)

Ovary, Z., Saluk, P. H., Quijada, L., Lamm, M.: Biologic activities of rabbit immunoglobulin relation to domains of of the Fc region. U. Immunol. *116*, 1265 (1976)

Stanworth, D. R.: The role of the antibody in immunological cell triggering processes. Haematologia (Basel) *8*, 299 (1974)

Tada, T.: Regulation of reaginic antibody formation in animals. Progr. Allergy *19*, 122 (1975)

Takatsu, K., Ishizaka, T., Ishizaka, K.: Biologic significance of disulfide bonds in human IgE molecules. J. Immunol. *114*, 1838 (1975)

Trotter, C. M., Orr, T. S. C.: A fine structure study of some cellular components in allergic reactions. I. Degranulation of human mast cells in allergic asthma and perennial rhinitis. Clin. Allergy *3*, 411 (1973)

10 Zell-vermittelte Überempfindlichkeit

IVAN MOTA

Einführung. Überempfindlichkeitsreaktionen vom (verzögerten) Spät-Typ treten erst 12 bis 24 Stunden (oder sogar erst einige Tage) nach Antigen-Kontakt auf und sind durch sensibilisierte Lymphozyten (adoptive Sensibilisierung), jedoch nicht durch Antikörper übertragbar.

Überempfindlichkeitsreaktionen vom Spät-Typ sind nicht nur die klassische Tuberkulin-Reaktion und ähnliche, im Verlauf einer bakteriellen, viralen oder parasitären Infektion auftretende Reaktionen, sondern auch Reaktionen, wie Kontakt-Überempfindlichkeit, verzögerte Überempfindlichkeit gegen gereinigte Proteine oder Protein-Hapten-Konjugate, bestimmte autoallergische Erkrankungen (z. B. experimentelle autoallergische Enzephalomyelitis) und die Allotransplantat-Abstoßung.

In diesem Abschnitt werden wir nicht die beiden zuletzt erwähnten Reaktionen besprechen (s. dafür Kap. 11 und 12).

Der immunologsiche Mechanismus der oben genannten Reaktionen scheint identisch zu sein, obwohl sie auf verschiedene Weise induziert werden.

Tuberkulin-Reaktion. Der Prototyp der verzögerten Reaktion ist die Tuberkulin-Reaktion, die bei mit *Mycobacterium tuberculosis* sensibilisierten Personen auftritt. Koch beobachtete, daß tuberkulöse Meerschweinchen, die mit lebenden Tuberkel-Bazillen inokuliert wurden, mit einer sehr viel schnelleren und heftigeren lokalen Entzündungsreaktion antworteten als nichtinfizierte Meerschweinchen (Kochs Phänomen). Das gleiche Phänomen kann durch Injektion von Tuberkulin oder einem Filtrat erhitzter und konzentrierter *M.tuberculosis*-Kulturen reproduziert werden. Heute werden anstatt Tuberkulin die aus Tuberkulin mittels Ammoniumsulfat-Präzipitation gereinigten Proteine (purified protein derivative, PPD) verwendet. Wird eine sensibilisierte Person mit Tuberkulin oder PPD intradermal injiziert, so treten zunächst keinerlei Veränderungen an der Injektionsstelle auf. Nach 6 bis 10 Stunden erscheint dann ein kleines festes Knötchen mit einem Erythem. Dieses Knötchen wächst ganz langsam, vergrößert sich beträchtlich während der folgenden 24 bis 72 Stunden und verschwindet schließlich langsam innerhalb einiger Tage. Bei heftigeren Reaktionen können Blutungen und Nekrosen auftreten. Ein positiver Tuberkulin-Test bedeutet, daß die Person eine *M.tuberculosis*-Infektion hat oder hatte.

Die Reaktion kann beim Menschen mit äußerst kleinen PPD-Mengen (in der Größenordnung von 0,02 μg) ausgelöst werden, während Meerschweinchen größere Mengen (0,5 μg) für eine nachweisbare Reaktion bedürfen. Bei Ratten und Mäusen ist die Reaktion sehr viel schwächer und gelegentlich ist eine mikroskopische Untersuchung notwendig, um die Reaktion zu beobachten. Beim Menschen kann die Tuberkulin-Reaktion auch durch perkutane Applikation, d. h., durch ein auf die Haut aufgelegtes Stück Filterpapier (oder auch Stoff), das mit Tuberkulin getränkt wurde, provoziert werden (Pflaster-Test). Beim Meerschweinchen führt die perkutane Verabreichung zu keiner positiven Reaktion, da diese keine Schweißdrüsen besitzen; beim Menschen ist der Pflaster-Test auch nur in Hautbereichen positiv, die Schweißdrüsen aufweisen. Wahrscheinlich durchdringt das Antigen die Haut durch die Ausführungsgänge der Drüsen.

Systemische Tuberkulin-Reaktion. Bei sensibilisierten Personen oder Meerschweinchen kann die Verabreichnung relativ großer Mengen Tuberkulin eine generalisierte Reaktion hervorrufen, den Tuberkulin-Schock. Bei Meerschweinchen ist der Schock durch Erschöpfung und Hypothermie gekennzeichnet, die innerhalb von zwei bis drei Stunden auftreten und den Tod verursachen könne. Bei sehr empfindlichen Personen kann die intradermale Tuberkulin-Inokulation Unwohlsein, Kopfschmerzen und Abgeschlagenheit hervorrufen, in seltenen Fällen auch zum Tod führen. Liegt eine Tuberkulose vor, so kann es zu einer Exazerbation des Entzündungsprozesses in der Lunge oder anderen Stellen kommen. Ähnlich systemische Reaktionen können mit anderen Antigenen von infektiösem Material bei sensibilisierten Individuen provoziert werden. Aus diesem Grund sollten bei der Durchführung des Tuberkulin-Testes (Mantoux-Text) immer nur kleine Mengen Tuberkulin oder PPD verabreicht werden.

Verzögerte Reaktion auf Proteine. Überempfindlichkeitsreaktionen vom verzögerten Typ auf einfache Proteine wie Ovalbumin oder Serumalbumin kann man durch besondere Sensibilisierungsmethoden induzieren. Die früher angewandte Methode bestand darin, das Protein direkt in tuberkulöse Läsionen beim Meerschweinchen zu injizieren. Heute wird gewöhnlich eine kleine Menge Protein (Mikrogramm-Mengen) in komplettem Freundschem Adjuvans emulgiert oder eine kleine Menge Antigen in Form eines Antigen-Antikörper-Komplexes, der im Antikörper-Überschuß gebildet wurde, intradermal injiziert.

Kontakt-Sensibilität. Viele natürliche Substanzen und relativ einfache chemische Verbindungen sind für eine der am häufigsten anzutreffenden allergischen Erkrankungen verantwortlich: die sogenannte Kontakt-Dermatitis oder das allergische Ekzem. Die typische Reaktion ist die vom verzögerten Typ und in diesem Falle wird die sensibilisierende und auslösende Dosis auf die gleiche Weise, nämlich durch Haut-Kontakt, appliziert. Viele verschiedene Substanzen können für diese Erkrankung verantwortlich sein: Pflanzen, wie Schlüsselblumen, Baumwollsaat, Zitrusfrüchte, Tomaten; verschiedene Medikamente sowie andere allgemein gebrauchte Produkte (Herbizide, Insektizide, Farbstoffe und Kosmetika). Diese Substanzen haben zwei Merkmale gemeinsam: Sie sind nicht immunogen und sie bilden mit Proteinen sehr leicht Konjugate. Man nimmt an, daß diese Substanzen die Epidermis durchdringen und sich mit Gewebsproteinen verbinden, die dann als fremd erkannt werden. In vielen Fällen genügt ein einmaliger Kontakt mit diesen Substanzen, um eine Kontakt-Sensibilität herzustellen. In anderen Fällen ist ein häufigerer Kontakt notwendig, um die gleiche Wirkung zu erzielen. Ungefähr eine Woche nach der Sensibilisierungsdosis ruft ein erneuter Kontakt mit dem Antigen an irgendeiner Hautstelle 10 bis 12 Stunden später ein erythematöses Knötchen hervor, welches sich später in Bläschen umformt und platzt, so daß der erythematöse Bereich ohne Epidermis bleibt. Darauf kommt es zu einer ausgedehnten Krustenbildung mit Hyperkeratose. Bei Meerschweinchen wird dieselbe Reaktion beobachtet, jedoch ohne Bläschen-Bildung. An der Reaktionsstelle wandern mononukleäre Entzündungszellen in die Haut, besonders um die Blutgefäße und die Schweißdrüsen. Diese Zellinfiltrate lassen sich nicht von solchen bei anderen Reaktionen vom verzögerten Typ unterscheiden. Viele Substanzen, die beim Menschen eine Kontaktdermatitis verursachen, können auch beim Meerschweinchen eine Überempfindlichkeit induzieren. Am häufigsten werden Pikrylchlorid, Dinitrofluorbenzol und Dinitrochlorbenzol verwendet. Die Kontakt-Überempfindlichkeit ist wie die Überempfindlichkeit vom verzögerten Typ spezifischer als serologische Reaktionen. So reagieren Meerschweinchen, die mit 2,4,6-Trinitrochlorbenzol (Pikrylchlorid) sensibilisiert wurden, nur mit dieser Substanz, jedoch nicht mit 2,4-Dinitrochlorbenzol. In diesem Fall ist die Spezifität, die das Carrier-Protein beiträgt, wichtig, ein Phänomen, das wir ausführlicher unten besprechen werden.

Übertragung der Überempfindlichkeit vom verzögerten Typ. Zahlreiche Versuche, die verzögerte Reaktion mittels Antiseren passiv zu übertragen, schlugen fehl. Andererseits verleihen lebende Lymphozyten sensibilisierter Meerschweinchen normalen Empfängern die Fähigkeit, auf das Antigen mit einer typisch verzögerten Reaktion zu antworten, wie in Abb. 10.1 ausgeführt wird. Die Übertragung (Transfer) durch Zellen wird adoptive Übertragung genannt. Adoptive Sensibilität besteht, solange die übertragenen Zellen im Empfänger überleben. Tritt eine adoptive Sensibilität zwischen genetisch unterschiedlichen Individuen auf, so ist die Sensibilität nur von kurzer Dauer (ungefähr eine Woche); zwischen syngenen Tieren besteht sie jedoch über einen recht langen Zeitraum. Tote Lymphozyten oder Lymphozyten mit einer gestörten Proteinsynthese vermitteln keine adoptive Sensibilität. Die adoptive Sensibilisierung überträgt auch eine Überempfindlichkeit vom Sofort-Typ, was durch die Übertragung von Antikörper-bildenden Zellen oder solchen, die bei der Antikörper-Bildung beteiligt sind, bedingt ist.

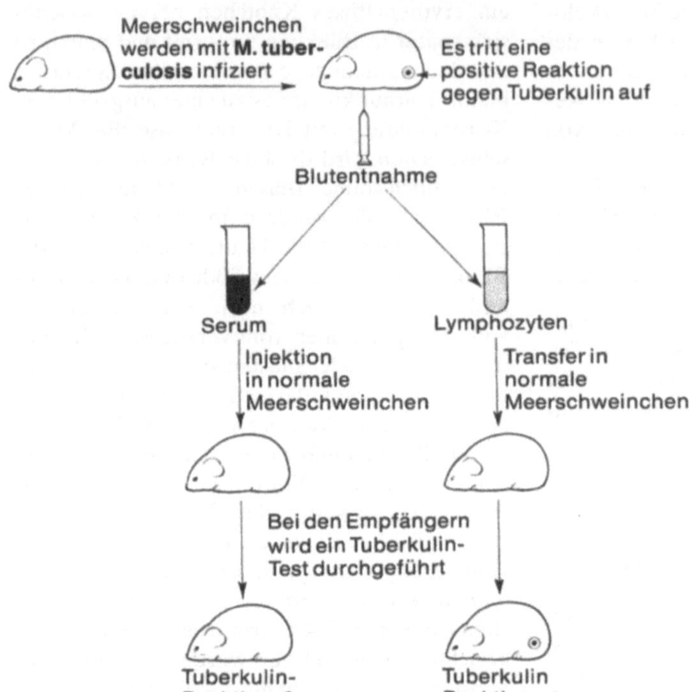

Abb. 10.1. Übertragung der zellulären oder verzögerten Überempfindlichkeit

Transfer-Faktor. Während man bei Laboratoriumstieren eine adoptive Sensibilisierung nur mit lebenden Lymphozyten erhält, beobachtete Lawrence, daß die Sensibilität vom Tuberkulin-Typ beim Menschen auch mittels Leukozyten-Extrakten sensibilisierter Individuen übertragen werden kann. Die verspätete Reaktion tritt beim Empfänger wenige Stunden nach der intradermalen Injektion eines Leukozyten-Extraktes auf, obwohl gewöhnlich 2 bis 3 Tage für eine maximale Sensibilität notwendig sind. Die auf diese Weise erworbene Sensibilität besteht über Jahre und kann wieder übertragen werden, d. h., die Zellen des ersten Empfängers können die Sensibilität auf einen zweiten übertragen und dieser auf einen dritten Empfänger, was vermuten läßt, daß der notwendige Faktor selbst-replikabel ist. Die aktive Komponente dieses Faktors wird „Transfer-Faktor" genannt; er kann von Lymphozyten, die mit dem Antigen inkubiert werden, freigesetzt werden. Das Material ist stabil, dialysierbar und hat ein Absorptionsspektrum im Nukleinsäurebereich, wird aber nicht durch Ribonuklease oder Desoxyribonuklease inaktiviert. Die Art und der Wirkungsmechanismus dieses Faktors sind nicht bekannt.

Effektor-Zellen bei der verzögerten Überempfindlichkeit. Da die Fähigkeit, eine verzögerte Überempfindlichkeit zu übertragen, auf Lymphozyten beschränkt ist und am Reaktionsort Zellinfiltrate beobachtet werden, die morphologisch den Lymphozyten ähneln, könnte man annehmen, daß allein die übertragenen Zellen für die zelluläre Infiltration verantwortlich wären. Transfer-Experimente mit mit ^{3}H-Thymidin-markierten, sensibilisierten Zellen zeigten jedoch, daß diese Zellen nur 5 bis 10% aller Zellen am Reaktionsort ausmachten. Werden andererseits die Zellen des Empfängers vor dem Transfer mit ^{3}H-Thymidin markiert, waren 80 bis 95% der Zellen des Infiltrats markiert. Es scheint daher, daß die übertragenen Zellen die Empfängerzellen zur Migration an den Reaktionsort veranlassen. Experimente mit Tieren, deren lymphatisches und myeloisches Gewebe durch Bestrahlung zerstört wurde, ergaben, daß bei der lokalen Entzündungsreaktion der verzögerten Überempfindlichkeit fast ausschließlich Makrophagen aus dem Knochenmark beteiligt sind. Bei diesen Versuchen wurden die bestrahlten Tiere, die keine Tuberkulin-Reaktion entwickeln konnten, in vier Gruppen eingeteilt und mit folgenden Zellen rekonstituiert: a) Kno-

Empfänger wird bestrahlt und injiziert mit:		Verzögerte Reaktion
	A. Knochenmarkzellen sensibilisierter Spender	+
	B. Knochenmarkzellen nicht-sensibilisierter Spender	0
	C. Lymphknoten-Zellen sensibilisierter Spender	0
	D. Knochenmarkzellen nicht-sensibilisierter plus Lymphknoten-Zellen sensibilisierter Spender	+

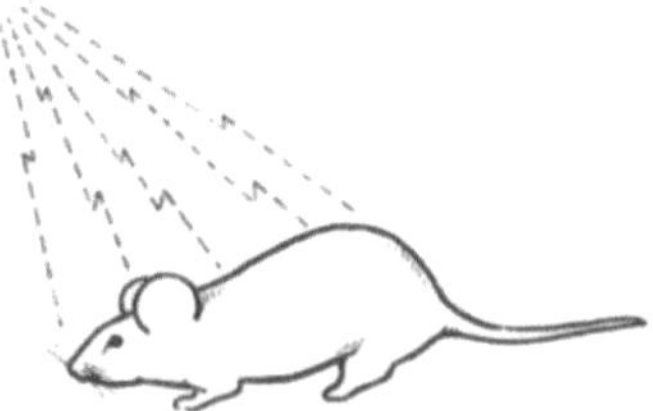

Abb. 10.2. Versuchs-Protokoll, das die Kooperation von Knochenmark und Lymphknoten-Zellen für das Auftreten einer verzögerten Reaktion zeigt.

chenmarkzellen sensibilisierter Spender, b) Knochenmarkzellen nicht-sensibilisierter Spender, c) Lymphknotenzellen sensibilisierter Spender oder d) Knochenmarkzellen nicht-sensibilisierter plus Lymphknotenzellen sensibilisierter Spender. Die Ergebnisse dieser Versuche sind in Abb. 10.2 wiedergegeben. Die Tiere der Gruppe a) entwickelten eine verzögerte Reaktion ähnlich der nicht bestrahlten Kontrollgruppe. Am Reaktionsort kam es zu einer intensiven Infiltration mononukleärer Zellen, von denen viele Lymphozyten zu sein schienen. Identische Zellinfiltrationen wurden bei den Tieren der Gruppe d), aber nicht bei Tieren der Gruppe b) und c), die nicht auf den Tuberkulin-Test reagierten, beobachtet. Die Ergebnisse zeigten, daß sowohl Zellen der Lymphknoten als auch Zellen des Knochenmarkes zur Reaktionsstelle wandern können. Offensichtlich wirken Lymphozyten auf Makrophagen des Knochenmarkes und induzieren deren Auswanderung an den Reaktionsort; dies weist auf eine kooperative Zusammenarbeit von Knochenmarkzellen und Lymphozyten hin. Der genaue Mechanismus, der zur Makrophagen-Anhäufung am Reaktionsort führt, ist aber nicht bekannt.

In vitro-Wechselwirkung zwischen Antigen und sensibilisierten Lymphozyten. Es wurden viele Arten von Testen entwickelt, um eine verzögerte Reaktion in vitro nachzuweisen. Einer der am häufigsten benutzten ist die Inhibition der Makrophagen-Migration durch ein spezifisches Antigen. Der Test wird durchgeführt, indem an einem Ende offene Kapillarröhrchen mit Zellen aus Bauchhöhlenexsudaten sensibilisierter Tiere gefüllt werden (solche Exsudate, die experimentell durch Injektion eines Mineralöls erzeugt werden, enthalten viele Lymphozyten und Makrophagen) und im Kulturmedium in speziellen Kammern gebracht werden. Gewöhnlich werden zwei Präparationen dieses Typs hergestellt und nur zu einer wird das zu testende Antigen zugefügt. Dann werden die Kammern bei 37° C inkubiert. Mikroskopische Untersuchungen nach 24 bis 48 Stunden zeigen, daß bei der Kontrollpräparation die Makrophagen aus den Kapillaren ausgewandert sind und sich im Kulturmedium ausgebreitet haben, während bei der Präparation mit dem Antigen die Makrophagen nicht auswanderten (Abb. 10.3).

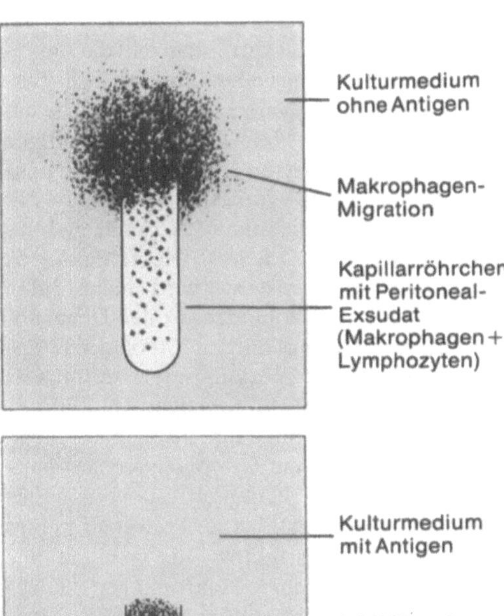

Abb. 10.3. Makrophagen-Inhibitions-Test

Diese Inhibition der Migration ist Antigen-spezifisch und kommt nur mit dem Antigen zustande, das die verzögerte Reaktion in dem Tier induzierte, von dem die Zellen stammen. Zellen eines nicht-sensibilisierten Tieres antworten nicht auf das Antigen. Werden Zellen eines nicht-sensibilisierten Tieres mit denen eines sensibilisierten Tieres (1% ist ausreichend) gemischt, werden sie auf das Antigen reaktiv, als ob sie von sensibilisierten Tieren stammten. Diese Sensibilitätsübertragung erfordert lebende Zellen; tote Zellen oder Zellextrakte sind wirkungslos. Zudem übertragen sensibilisierte Zellen die Inhibitionsfähigkeit nur dann auf nichtsensibilisierte Zellen, wenn sie Protein synthetisieren können, da der Transfer unterbleibt, wenn sie mit Mitomycin C behandelt werden. Untersuchungen mit reinen Lymphozyten- und Makrophagensuspensionen haben gezeigt, daß die Lymphozyten die immunologische Information besitzen, die für die Übermittlung auf Makrophagen notwendig ist, damit diese durch Antigen inhibiert werden können. Da schon 1% sensibilisierter Lymphozyten ausreicht, die Eigenschaft der Antigen-Inhibition auf eine Population normaler Lymphozyten zu übertragen, kann man vermuten, daß die Inhibition nicht das Ergebnis einer direkten Zell-Zell-Wechselwirkung ist. Verschiedene Versuche haben gezeigt, daß sensibilisierte und mit Antigen inkubierte Lymphozyten eine lösliche Substanz unbekannter Natur synthetisieren und in das Medium abgeben, die man Makrophagen-Inhibitions-Faktor (MIF) nennt. Dieser Faktor ist dialysierbar, hitzeresistent, wird nicht durch Behandlung mit Ribonuklease oder Desoxyribonuklease, allerdings durch proteolytische Enzyme zerstört. Sein Wirkungsmechanismus ist nicht bekannt. Den Makrophagen-Inhibitionstest hat man auch mit Humanzellen versucht. Die Antigenzugabe zu Lymphozyten des peripheren Blutes von Patienten mit verzögerter Überempfindlichkeit führt zur Freisetzung eines Migrationsinhibitionsfaktors für humane wie auch Meerschweinchen-Makrophagen. Diese Beobachtung spricht dafür, daß MIF keine Spezies-Spezifität besitzt. Neben MIF werden noch andere Substanzen beim Kontakt von sensibilisierten Lymphozyten mit dem Antigen gebildet: diese werden als Lymphokine zusammengefaßt. So findet man im Überstand von Kulturen sensibilisierter Lymphozyten, die durch das Antigen stimuliert wurden, einen Faktor, der eine chemotaktische Wirkung auf Makrophagen ausübt. Intradermale Injektion von MIF in nicht-sensibilisierte Tiere induziert das Auftreten einer lokalen Reaktion, die der Überempfindlichkeit vom verzögerten Typ sehr ähnlich ist. Die verschiedenen Lymphokine und deren Aktivität sind in Tabelle 10.1 zusammengestellt. Ob allen diesen Aktivitäten eine besondere Substanz entspricht, konnte noch nicht geklärt werden.

Tabelle 10.1. Eigenschaften der Lymphokine

Lymphokin	Biologische Aktivität
Makrophagen-aktivierender Faktor	Verstärkt die Beweglichkeit und Phagozytose der Makrophagen
Haut-reaktiver Faktor	Verursacht Entzündungen in der Haut
Chemotaktischer Faktor für Makrophagen	Zieht Makrophagen an
Chemotaktischer Faktor für Lymphozyten	Zieht Lymphozyten an
Chemotaktischer Faktor für Neutrophile	Zieht Neutrophile an
Chemotaktischer Faktor für Eosinophile	Zieht Eosinophile an
Mitogener Faktor	Induziert Lymphozyten-Transformation (Blasten-Transformation)
Lymphotoxin	Zerstört Zellen in ähnlicher Weise wie sensibilisierte Lymphozyten
Makrophagen-Inhibitions-Faktor (MIF)	Verhindert Makrophagen-Migration in vitro
Makrophagen-Aggregations-Faktor	Verursacht Makrophagen-Aggregation
Transfer-Faktor	Überträgt beim Menschen zelluläre Überempfindlichkeit

Mechanismus der Target-Zell-Zerstörung. Histologisch ist die Überempfindlichkeitsreaktion vom verzögerten Typ durch die Anhäufung von Entzündungszellen am Antigen-Inokulationsort gekennzeichnet; zunächst sieht man polymorphnukleäre Zellen, danach mononukleäre Zellen, wobei Lymphozyten und Makrophagen vorherrschen. Mikroskopisch kann man die Bildung perivaskulärer mononukleärer Zellinfiltrate beobachten, die sich aus großen Lymphozyten, Monozyten und Makrophagen zusammensetzen. Dies sind die Zellen, die für das lokale Entzündungsphänomen verantwortlich sind. Es ist nicht sicher bekannt, durch welche Mechanismen diese Zellen Gewebsschädigungen nach der Reaktion mit dem Antigen verursachen. Histologische Untersuchungen lassen eine direkte destruktive Wirkung der sensibilisierten Lymphozyten auf Zellen, die das Antigen tragen, vermuten. Einmal durch ein spezifisches Antigen aktivierte Lymphozyten werden Killer-Zellen genannt, die die Target-Zellen zerstören. Es wird allgemein angenommen, daß eine Zellzerstörung während der verzögerten Überempfindlichkeitsreaktion durch mindestens drei Mechanismen zustandekommen kann: 1. Kontaktlyse: Sensibilisierte T-Zellen treten in direktem Kontakt mit Target-Zellen und zerstören sie, wobei der genaue Vorgang unbekannt ist. Werden sensibilisierte Lymphozyten mit Target-Zellen in in vitro-Kulturen vermischt, heften sie sich mittels feiner zytoplasmatischer Ausstülpungen, den sogenannten Uropods, an die Target-Zellen. Elektronenmikroskopisch kann man einen engen, breitflächigen Kontakt zwischen der Lymphozyten- und der Target-Zellmembran feststellen, mit langen und feinen Ausläufern von der Zelloberfläche und Mikrovilli sowie Mikrotubuli im Zytoplasma im Bereich der Kontaktstelle. Eine Weile nach dem Zellkontakt schwillt die Target-Zelle, hört auf sich zu bewegen und lysiert. Die Erkennung und Anheftung an die Target-Zelle erfolgt wahrscheinlich über Killer-Zell-Rezeptoren. Werden Killer-Zellen einer Mischung von Zellen zugesetzt, wobei sie nur gegen eine sensibilisiert wurden, werden nur die spezifischen Target-Zellen lysiert, so daß man annehmen muß, daß die Lyse durch einen spezifischen Mechanismus zustandekommt und nicht auf der Freisetzung eines löslichen zytotoxischen Faktors beruht. Da eine lineare Beziehung zwischen der Zahl der zugegebenen Lymphozyten und der Anzahl der lysierten Target-Zellen besteht, darf man eine Reaktion vom „one-hit"-Typ annehmen (s. S. 224). 2. Lymphotoxin-vermittelte Zerstörung: Sensibilisierte Lymphozyten, die durch ein spezifisches Antigen aktiviert wurden oder nicht-sensibilisierte Lymphozyten, die mittels Mitogenen unspezifisch stimuliert wurden, setzen eine toxische Substanz frei (Lymphotoxin), die Zellen tötet. In diesen Fällen ist die Reaktion mit dem Antigen der Target-Zelle spezifisch, aber die Zerstörung unspezifisch. 3. Antikörper-abhängige Zell-vermittelte Zytotoxizität (s. S. 225, Kap. 11): In diesem Fall können Lymphozyten Zellen zerstören, die Antikörper an ihrer Oberfläche gebunden haben. Die aktiven Zellen sind jedoch keine Lymphozyten, sondern adhärente Zellen, möglicherweise B-Zellen, Makrophagen oder K-Zellen (adhärente lymphoide Zellen unbekannter Herkunft), die Oberflächenrezeptoren für Immunglobulin-Fc-Teile besitzen. Komplement spielt bei dieser Reaktion keine Rolle.

Die Bedeutung dieser drei Mechanismen in vivo ist noch nicht aufgeklärt.

Antigenerkennung durch Killer-T-Zellen. Obwohl es unbestritten ist, daß T-Zellen Antigene spezifisch erkennen und mit ihnen reagieren, wird der Erkennungsmechanismus nocht wenig verstanden. Jüngere Versuchsergebnisse lassen vermuten, daß die Antigenerkennung von T-Zellen möglicherweise Membranveränderungen voraussetzt, die nach Reaktion des Antigens mit spezifischen Rezeptoren an anderen Zellen (B-Zellen, Makrophagen) auftreten. Werden z. B. DNP-Lymphozyten (vitale Lymphozyten, deren Oberfläche mit Dinitrophenylgruppen konjugiert wurde) in syngene Mäuse injiziert, führt dies zur Bildung von T-Zellen (Killer-Zellen), die spezifisch DNP-Lymphozyten lysieren, aber nicht in der Lage sind, normale (nicht konjugierte) Lymphozyten zu lysieren. Auch sind diese Zellen nicht in der Lage, allogene DNP-Lymphozyten, die zu den Killer-Zellen unterschiedliche Haupthistokompatibilitätsantigene besitzen, zu lysieren. Untersuchungen der Membranproteine von DNP-Lymphozyten zeigten, daß nicht nur Histokompatibilitätsantigene, sondern praktisch alle Membranprotein dinitrophenyliert sind. Die Ergebnisse könnten bedeuten, daß die Immunantwort gegen DNP-Lymphozyten nur gegen DNP-H-2 (Haupthistokompatibilitätskomplex bei der Maus) konjugierte Proteine gerichtet ist. Dies würde erklären, warum Zellen, die sich nur in ihren HHC-Proteinen unterscheiden, unterschiedliche Antigenkonformationen bilden. Es ist denkbar, daß T-Zellen isolierte Antigene gar nicht erkennen, sondern daß sie nur aktiviert werden, wenn Antigene zusammen mit HHC-Produkten an der Zelloberfläche dargeboten werden. Darüberhinaus bestehen Hinweise, daß T-Helfer-Zellen mit B-Zellen nur dann kooperieren, wenn die letzteren Ir-Genprodukte tragen, die die T-Helfer-Zelle beim ersten Kontakt mit dem Antigen erkannt hat. Die Erkennung von Target-Zellen durch Killer-Zellen scheint ähnlich zu erfolgen: Damit Killer-Zellen das Target-Antigen erkennen können, müssen sie ebenfalls mit demselben Antigen an der Oberfläche vor-

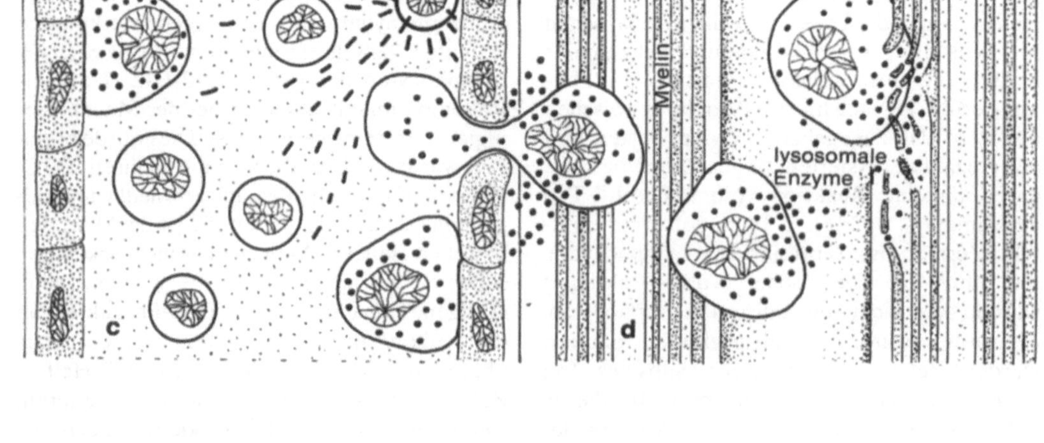

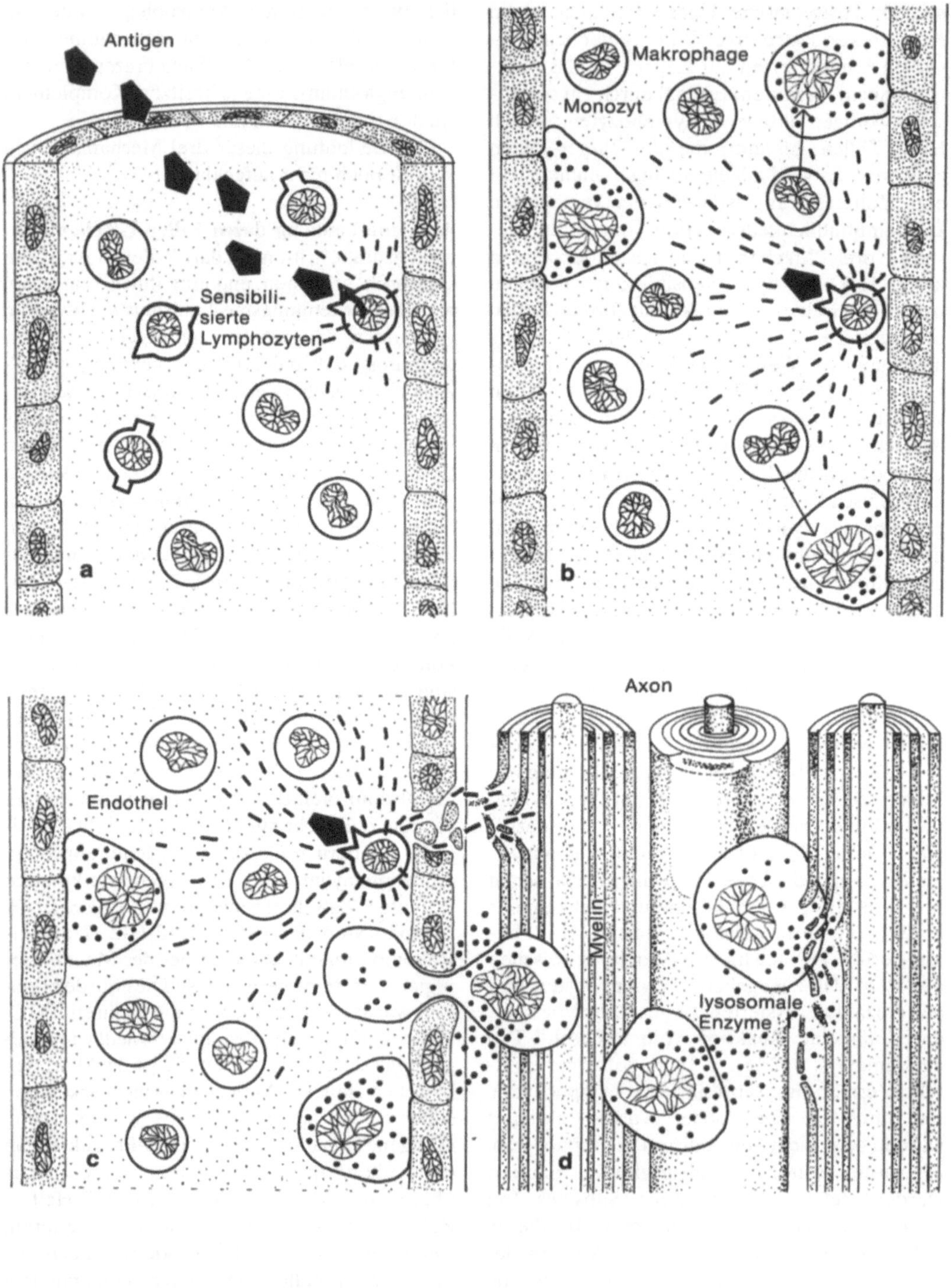

Abb. 10.4. Ablauf einer Überempfindlichkeitsreaktion vom Spät-Typ. **a** Das Antigen trifft in der Venole auf einen sensibilisierten Lymphozyten und es kommt zur MIF-Bildung; **b** Der MIF verändert das Endothel des Gefäßes und haftet am Endothel; Monozyten nehmen Merkmale von Gewebsmakrophagen an; **c** und **d** Der aktivierte Makrophage setzt Enzyme frei, greift die Gefäßwand an und dringt in das lokale Parenchym – in diesem Fall in die Myelinscheide, wie es bei der experimentellen Enzephalomyelitis geschieht

kommen, das an der Stimulator-Zelle vorhanden war, die die Differenzierung zur Killer-Zelle verursachte. Es scheint daher, daß T-Zellen zwei verschiedene Rezeptoren benötigen, um zwei unterschiedliche Strukturen entweder an der kooperierenden Zelle oder der Target-Zelle erkennen zu können (s. auch Kap. 11, S. 234ff.).

Jones-Mote-Reaktion. Unter bestimmten experimentellen Bedingungen kann eine Form einer verzögerten Überempfindlichkeitsreaktion auftreten, die einige Merkmale aufweist, die sie von der typischen verzögerten Reaktion unterscheidet. Diese Reaktion wird Jones-Mote-Reaktion genannt und ist durch das Vorherrschen von basophilen Leukozyten im Zellinfiltrat gekennzeichnet. Die Reaktion zeigt sich als ein diskreter erythematöser Bereich, der für ungefähr 24 Stunden besteht und dann schnell verschwindet; die Reaktion ist immer von mäßiger Stärke und verursacht niemals Nekrosen. Die Jones-Mote-Reaktion tritt bei Meerschweinchen im Verlauf täglicher intradermaler Injektionen von Proteinantigenen auf, erscheint ein oder zwei Tage vor dem Auftreten einer Arthus-Reaktion und verschwindet gleich danach. Auch wenn Meerschweinchen mit Proteinen in inkomplettem Freundschen Adjuvans immunisiert werden, tritt diese Reaktion auf, in diesem Fall erscheint sie aber einige Tage vor dem Auftreten einer klassischen verzögerten Reaktion. Die Bedeutung dieses Reaktionstyps ist nicht bekannt.

Ausgewählte Übersichten und Originalarbeiten

Good, R. A., Fischer, D. W. (Eds.): Immunobiology. Stamford/Conn.: Sinauer associates 1971

Samter, M. (Ed.): Immunological diseases. Boston: Little, Brown & Co. 1971

Turk, J. L.: Delayed hypersensitivity. New York: John Wiley & Sons 1967

11 Transplantationsimmunologie

DIETRICH GÖTZE

11.1 Einleitung

Zu Beginn dieses Jahrhunderts wiesen Tyzzer und Loeb nach, daß Tumoren eines Mausstammes normal anwachsen, wenn sie auf Mäuse des gleichen Inzuchtstammes (syngen, s. Tabelle 11.1) transplantiert wurden (z. B. A/A), jedoch von Mäusen eines anderen Inzuchtstammes (allogen, z. B. B/B), abgestoßen wurden. Durch Kreuzungsexperimente konnte nachgewiesen werden, daß die Empfänglichkeit für das Anwachsen eines Tumors genetisch kontrolliert wurde: So nahmen alle F_1-Tiere der Kreuzung A/A×B/B Tumoren beider Elternstämme an. Auf Grund der Verteilung der Suszeptibilität für parentale Tumoren in der F_2-Generation konnten Little und Tyzzer 1916 berechnen, daß bei der Maus mindestens 15 Gene für die Abstoßung parentaler Tumoren verantwortlich waren, da in nur 1,6% der F_2-Tiere Tumoren anwuchsen. Würde die Suszeptibilität durch ein Gen kontrolliert, so müßten nach dem obigen Beispiel 74% der F_2-Tiere für parentales Tumorgewebe empfänglich sein (50% A/B, 25% A/A, 25% B/B); bei der Kontrolle durch zwei Gene würde sich die Zahl auf 56% ($^9/_{16}$) empfänglicher Tiere reduzieren. Ganz allgemein ist der Prozentsatz der F_2-Tiere, bei denen ein parentaler Tumor anwächst $(^3/_4)^n$, wobei n die Anzahl der unterschiedlichen Gene der beiden Elternstämme darstellt, die die Suszeptibilität kontrollieren. Aus diesen Befunden wurde geschlossen, daß die Suszeptibilität durch mehrere dominante Gene kontrolliert wurde. Haldane postulierte 1933, daß die Resistenz (oder Suszeptibilität) durch Strukturen an der Membranoberfläche von Zellen bedingt sei, die für jeden Inzuchtstamm unterschiedlich seien und gegen welche der Empfänger immunisiert würde, wenn seine eigenen von denen des Spenders unterschiedlich seien. In der Tat konnte Gorer kurz darauf (1936) nachweisen, daß an der Zellmembran von Inzuchtstämmen Strukturen vorkommen, die mit Antiseren nachgewiesen werden konnten und die für jeden Inzuchtstamm antigenisch unterschiedlich waren (Alloantigene). Er konnte weiterhin nachweisen, daß Inzuchtstämme, die einen Tumor eines anderen Inzuchtstammes abstießen, Antikörper in ihrem Serum aufwiesen, die mit den Zellen des Inzuchtstammes reagierten, von denen der Tumor stammte. Gorer konnte auf diese Weise zeigen, daß Gene, die für die Suszeptibilität für Tumortransplantate verantwortlich waren mit Genen, die Alloantigen-Strukturen kodierten, identisch waren und daß die Resistenz gegenüber Tumortransplantaten ein immunologisches Phänomen war.

Kurz darauf konnte Medawar zeigen, daß diese Beobachtungen nicht nur für transplantierte Tumoren, sondern auch für transplantiertes Normalgewebe (z. B. Haut) zutrafen; die Abstoßung normalen transplantierten Gewebes war ein immunologisches Phänomen; Zelloberflächenstrukturen (Alloantigene) induzierten in einem genetisch unterschiedlichen Individuum eine Immunreaktion des Empfängers gegen das Transplantat. Die für die Gewebskompatibilität verantwortlichen Antigene wurden von Snell (1948) unter dem Begriff Histokompatibilitätsantigene (H-Antigene) und die ihre Ausprägung kontrollierenden Gene mit dem Begriff *Histokompatibilitäts*gene (*H*-Gene) belegt.

Um die Wirkung und Funktion dieser *H*-Gene und ihrer Produkte einzeln untersuchen zu können, entwickelte Snell ein Konzept, Mausstämme herzustellen, die sich nur in einen *H*-Gen unterschieden, sogenannte Kongen-resistente Mausstämme. Auf Grund der Entwicklung solcher Mausstämme wurde diese Spezies das Experimental-Modell par excellence in der Immunbiologie.

Bei Untersuchungen solcher kongener Mausstämme beobachtete Snell, daß nicht alle *H*-Gen-Unterschiede gleichwertig waren, d. h., in einigen Kombinationen wurde übertragenes Gewebe (z. B. Haut) schneller abgestoßen als in anderen. Ganz besonders schien ein Gen für die akute Abstoßung verantwortlich zu sein, daß die

Tabelle 11.1. Terminologie der Organtransplantation

Genetische Spender-Empfänger-Beziehung	Substantiv (frühere Bezeichnung)	Adjektiv (frühere Bezeichnung)
Unterschiedliche Spezies	Xenotransplantat (Heterotransplantat)	xenogen (heterolog)
Gleiche Spezies genetisch unterschiedlich (Mensch-Mensch)	Allotransplantat (Homotransplantat)	allogen (homolog)
Gleiche Spezies genetisch identisch (eineiige Zwillinge, Tiere eines Inzuchtstammes)	Isotransplantat (Isotransplantat)	syngen, isogen (isolog)
Spender = Empfänger	Autotransplantat (Autotransplantat)	autogen (autolog)

von Gorer als Antigen II bezeichneten Alloantigene kontrollierte und daher *H-2*-Gen genannt wurde. Hauttransplantate wurden bei Unterschieden für Allele dieses Gens zwischen Spender und Empfänger gewöhnlich innerhalb von zwei Wochen abgestoßen, während Unterschiede für andere *H*-Gene zu einer verzögerten und chronischen Abstoßung führten. Tumortransplantate wurden grundsätzlich abgestoßen, sofern ein Unterschied für Allele des *H-2* Locus bestanden, jedoch nicht immer, wenn Unterschiede für Allele anderer *H*-Gene bestanden. Es schien daher gerechtfertigt, zwei Arten von *H*-Genen zu unterscheiden: solche, die eine starke (*„major“ H*-Gene), und solche, die eine schwache (*„minor“ H*-Gene) Immunreaktion hervorriefen. Die *„major“ H*-Gene wurden unter dem Begriff *„Major Histocompatibility Gene Complex“* (*Haupthistokompatibilitätsgen*-Komplex) zusammengefaßt. Die *„minor“ H*-Gene werden generell mit einem negativen Begriff: „*nicht-MHC-H*-Gene“ zusammengefaßt. Bei der Maus sind inzwischen mehr als 30 solcher *nicht-H-2*-Gene beschrieben worden (*H-1, H-3, H-4,* etc.). Bei den meisten anderen Spezies, u. a. dem Menschen, kann man zu Recht annehmen, daß auch hier *nicht-MHC-H*-Gene bestehen, charakterisieren konnte man sie aber noch nicht.

Ein *Haupthistokompatibilitäts*-Gen Komplex wurde seit der ersten Beschreibung bei der Maus inzwischen für alle besser untersuchten Säugetier-Spezies, Vögel und einige niedere Wirbeltiere beschrieben. So entspricht dem Maus-*H-2*-Komplex beim Menschen der *HLA*-Komplex, beim Rhesusaffen der *RhLA*-Komplex, beim Hund der *DLA*-Komplex, beim Meerschweinchen der *GPLA*-Komplex, bei der Ratte der *RT1*-Komplex und beim Huhn der *B*-Komplex. Auch die genetische Organisation dieses Komplexes scheint bei allen bisher untersuchten Spezies sehr ähnlich zu sein – mit der möglichen Ausnahme bei der Maus (s. unten).

11.2 Der Haupthistokompatibilitäts-Gen-Komplex (H-2) der Maus

11.2.1 Kongene Inzuchtstämme

Durch die Einführung kongener Inzuchtstämme (d. h. Inzuchtstämme, die sich nur in einem Allel unterscheiden) durch Snell war es möglich, die Wirkung und Funktion der *MHC*-Gene isoliert zu untersuchen, etwas, was in „Auszucht-Populationen“ wie dem Menschen nur bedingt durch Familien-Untersuchungen möglich ist.

Inzuchtstämme werden durch fortgesetzte Bruder-Schwester-Paarungen erhalten. Durch Kreuzung von Wurfgeschwistern wird nach ca. 20 Generationen eine vollständige Homozygotie für fast alle Allele des Genoms erreicht. Individuen eines Inzuchtstammes sind eineiigen Zwillingen vergleichbar. Ein Inzuchtstamm unterscheidet sich in einer Vielzahl von Allelen von anderen Inzuchtstämmen oder Wild-Tieren. Ist eines dieser Allele ein Histokompatibilitäts-Gen, so kann man durch Analyse von Tumor- oder Hautabstoßungen und serologischer Typisierung diesen allogenen Unterschied bestimmen. Durch Kreuzung eines Allel-Donor-Stammes (Wild- oder Inzuchtstamm) A *(a/a)* mit einem Background-Inzuchtstamm B *(b/b)* werden bei der F_1-Generation beide Genome, *a* und *b*, um die Hälfte „verdünnt“. Wiederholte Kreuzungen der Heterozygoten *(a/b)* mit dem Backgroundstamm B *(b/b)* und

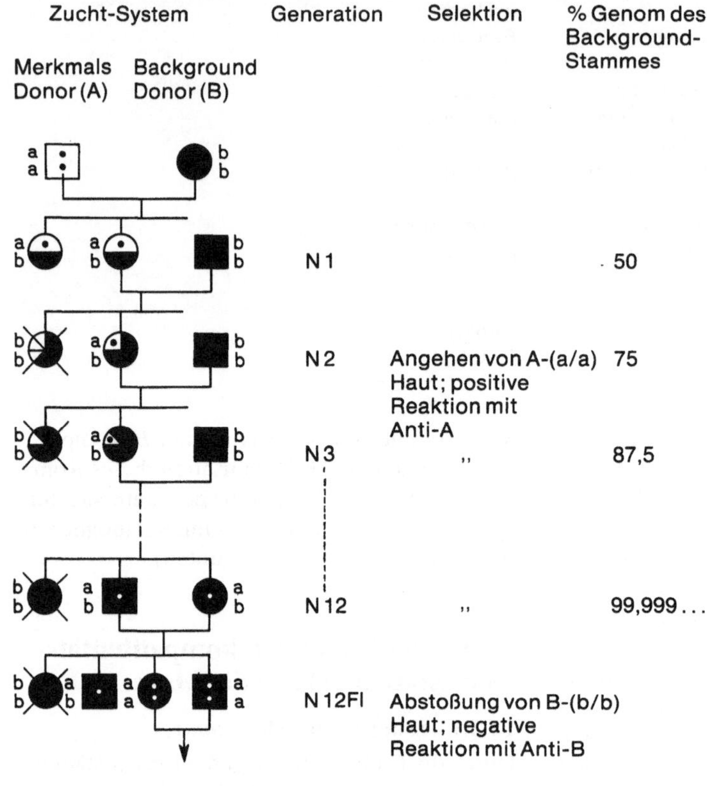

Abb. 11.1. Rückkreuzungssystem (NX) zur Herstellung kongener Mausstämme. Gen. = Rückkreuzgeneration (N); A= Donor-Stamm; B10=„Background"-Stamm (Inzucht); $a=H\text{-}2^a$; $b=H\text{-}2^b$; $H\text{-}2^a/H\text{-}2^b$-Heterozygote werden durch Serotypisierung selektiert. Mit freundlicher Genehmigung modifiziert und reproduziert aus Klein, J.: The Biology of the mouse Histocompatibility-2 Complex. Berlin–Heidelberg–New York: Springer 1975

gleichzeitiger Selektion für das Allel H^a bewirken bei jeder nachfolgenden Generation eine Verdünnung des A-Genoms um die Hälfte. Auf diese Weise erhält man nach ca. 12 Generationen einen Mausstamm, der zu 99,999...% das Genom des Backgroundstammes B zusammen mit dem H^a-Allel des Donorstammes A besitzt (Abb. 11.1). Solch ein neuer Inzuchtstamm erhält jetzt die Bezeichnung des Stammes, von dem das Genom stammt (z. B. B10) zusammen mit dem Symbol des selektierten Allels ($H\text{-}2^a$): B10.$H\text{-}2^a$. Dieser Stamm ist *H-2* kongen zu B10 (B10.$H\text{-}2^b$); in vereinfachter Form wird im allgemeinen nur das Allel-Symbol geschrieben: B10.A.

Der Grad der Kongenität, d. h., die Wahrscheinlichkeit (p) für ein beliebiges Gen, Homozygotie zu erreichen, kann man nach der Formel

$$p_n = 1 - (1-c)^{n-1} \quad (1)$$

berechnen, wobei c die Rekombinationshäufigkeit zwischen dem H-Gen und irgendeinem anderen Gen bedeutet und n die Anzahl der Rückkreuzungen. Will man also Homozygotie für möglichst alle nicht-gekoppelten Gene erreichen, genügen 12 Rückkreuzungen (Abb. 11.2). Will man jedoch Homozygotie für möglichst alle gekoppelten Gene bis zu einem Abstand von 10 Rekombinationseinheiten erreichen, müssen ca. 48 Rückkreuzungen durchgeführt werden (Abb. 11.2, die Kurve c=0,1).

In Tabelle 11.2 sind die gebräuchlichsten kongenen Inzuchtstämme mit ihren Haplotyp-Bezeichnungen, *H-2*-Allel, Donorstamm, Backgroundstamm, sowie in der letzten Reihe Inzuchtstämme, die den gleichen *H-2*-Typ aufweisen, aufgeführt.

11.2.2 Serologie

Durch die Einführung kongener Inzuchtstämme war es möglich, allogene Unterschiede einzelner Gene oder mehrerer eng gekoppelter Gene serologisch zu erfassen. Antiseren wurden durch Immunisierung eines bestimmten Stammes (z. B. B.B) mit dem Gewebe eines anderen, zu B kongenen Stammes (z. B. B.A) erhalten. Das B-anti-A-Serum, das Antikörper gegen Alloantigene enthält, die von *H-2*-Genen kontrolliert werden, agglutiniert oder lysiert (in Gegenwart von Komplement) alle Zellen, die H-2^a-Antige-

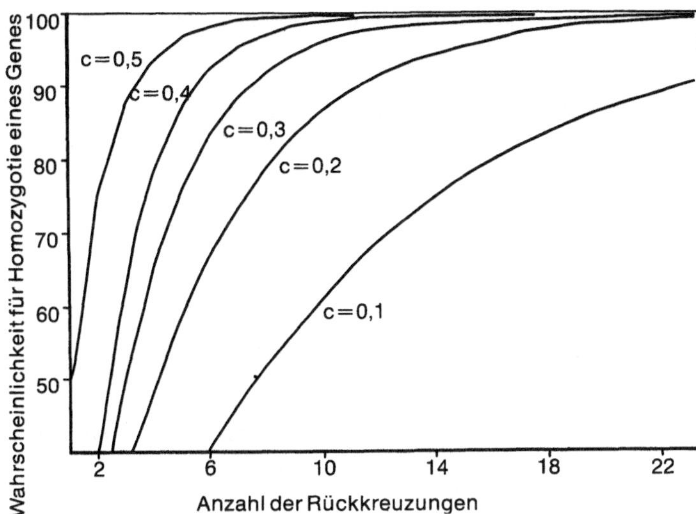

Abb. 11.2. Wahrscheinlichkeit p (in Prozenten) für Homozygotie für irgendein Gen, das unabhängig von dem selektierten Gen segregiert (c=0,5) oder an das selektierte Gen gekoppelt ist (c=0,4 bis c=0,1) in Abhängigkeit von der Anzahl der Rückkreuzungen. Berechnet nach der Formel $p_n=1-(1-c)^{n-1}$, wobei c die Rekombinationshäufigkeit und n die Zahl der Rückkreuzungen ist

ne tragen. Durch die Verwendung einer größeren Zahl allogener Stämme, z. B. A, B, C, D etc., und unter der Annahme, daß Anti-A-Seren auch mit Zellen von C und D reagieren, erlaubt eine selektive Absorption die Auffindung eines ganzen Spektrums „alloantigener" Spezifitäten für die vier untersuchten Stämme. Reagiert in unserem Beispiel das B-anti-A-Serum mit Zellen der drei Stämme A, C und D, so bedeutet dies das Vorhandensein von mindestens einem Alloantigen, aber wahrscheinlich von zwei oder drei. Reagiert das Serum nach Absorption mit C-Zellen noch mit A und D, so kann man schließen, daß A und D-Zellen ein gemeinsames Alloantigen 1 besitzen, das den Zellen der B-Tiere, in denen das Serum hergestellt wurde, und den C-Zellen fehlt. Reagiert das Serum nach Absorption mit D-Zellen noch mit A- und C-Zellen, so weist dies auf ein zweites Antigen (2) hin, das den A- und C-Zellen gemeinsam ist, den B- und C-Zellen jedoch fehlt; bleibt schließlich Reaktivität gegen A-Zellen zurück, nachdem das Antiserum mit C- und D-Zellen absorbiert wurde, so bedeutet dies, daß A-Zellen ein Alloantigen besitzen (3), das weder B-, C- noch D-Zellen tragen. In dem hypotheti-

Tabelle 11.2. Kongene Inzuchtstämme, ihr *H-2*-Haplotyp, *H-2*-Donor-Stamm, Background-Stamm und Inzuchtstämme mit gleichem *H-2*-Haplotyp

Stamm	H-2-Typ	H-2-Donor	Background-Stamm	Inzuchtstämme mit gleichem H-2-Haplotyp
C57BL/10 (B10)	b	C57BL/10 (B10)	C57BL/10 (B10)	129, C57BL/6 (B6), LP, A.BY, C3H.SW
B10.D2	d	DBA/2	B10	DBA/2, BALB/c
B10.A	a	A/WySn	B10	A/J
B10.M	f	nicht Inzucht	B10	A.CA
B10.BR	k	C57BR	B10	C3H, CBA, AKR
B10.Q	q	DBA/1	B10	DBA/1, SWR
B10.RIII (71NS)	r	RIII	B10	RIII, LP.RIII
B10.S	s	A.SW	B10	A.SW, SJL
B10.PL	u	PL	B10	
A/WySn(A)	a	A/WySn	A/WySn(A)	A/J
A.BY	b	B10	A	C57BL/10, B6, 129, LP, C3H.SW
A.CA	f	Caracul	A	B10.M
A.SW	s	Swiss	A	B10.S, SJL

schen Beispiel besitzt also B keines der Alloantigene, A besitzt alle drei (1, 2 und 3), während C (Antigen 2) und D (Antigen 1) jeweils ein unterschiedliches Antigen mit A gemeinsam haben (Tabelle 11.3).

Tabelle 11.3. Bestimmung von Antigen-Determinanten durch Kreuzabsorptionen

Reagierende Testzellen	Reaktivität eines B anti-A Serums nach Absorption mit Zellen von				
	A	B	C	D	C+D
A (1, 2, 3)	–	+	+	+	+
B (0)	–	+	–	–	–
C (2)	–	+	–	+	–
D (1)	–	+	+	–	–

Nach diesem Schema kann man nun alle möglichen Kombinationen auswählen, um Antiseren herzustellen und die Seren durch Kreuzabsorptionen zu analysieren. Antigenspezifitäten, die nach Absorption eines Antiserums mit Gewebe aller Mausstämme, mit denen das Serum reagiert – mit Ausnahme des zur Immunisierung verwendeten Mausstammes – mit verbleibenden Antikörpern an Zellen des zur Immunisierung verwendeten Mausstammes noch nachgewiesen werden können, nennt man „private" Antigene und diese sind charakteristisch für ein bestimmtes MHC(H-2)-Allel; im obigen Beispiel war es das Antigen 3 für den Stamm A. Antigenspezifitäten, die an Zellen genetisch unterschiedlicher Stämme gefunden werden, d.h., kreuzreagierende Antigene, werden „publike" Antigene genannt (im obigen Beispiel die Antigene 1 und 2).

11.2.3 Rekombinanten

Durch eine Zufallsbeobachtung von Snell (1953) wurde deutlich, daß der *H-2* Locus nicht nur aus einem Gen besteht sondern daß zu der serologischen Komplexität anscheinend auch eine genetische Komplexität hinzukommt. Seine Beobachtung war, daß Mäuse, die aus Kreuzungen zwischen zwei Inzuchtstämmen *k/k* und *d/d* hervorgegangen waren, Tumoren eines dritten Inzuchtstammes *a/a* annahmen, die Eltern der *k/d*-F_1-Hybriden jedoch nicht. Er erklärte das unerwartete Ergebnis mit der Annahme, daß der *H-2*-Locus aus zwei Genen zusammengesetzt ist (*K* und *D*) und Mäuse des Stammes *a/a* einen *H-2*-Locus besitzen, der sich aus einer Rekombination zwischen beiden Genen ableitete:

Maus-Stamm	Genotyp	
k/k	kk/kk	} Eltern
d/d	dd/dd	
k/d	kk/dd	F_1-Hybride
a/a	kd/kd	Rekombinante

Seither sind zahlreiche weitere Rekombinanten für den H-2 Locus beschrieben worden. Aus historischen Gründen erhielt das eine Gen die Bezeichnung *K* und das andere *D*. Unterschiedliche Allele werden mit einem (kleinen) Buchstaben-Suffix gekennzeichnet, der den Ursprung des Allels angibt; so wird das *K*-Allel einer b/b-Maus K^b, das D-Allel D^b geschrieben. Die Kombination *K-D* bezeichnet man als Haplotyp. Unterschiedliche Haplotypen werden mit einem kleinen Buchstaben bezeichnet (z.B. $H\text{-}2^b$ bezeichnet den Haplotyp einer B10-Maus, $H\text{-}2^a$ das Haplotyp-Allel einer A- bzw. B10.A-Maus) (s. Tabelle 11.2). Benutzt man solche Rekombinanten-Mausstämme zur Herstellung von Antiseren, kann nachgewiesen werden, daß beide Gene unterschiedliche Alloantigene kontrollieren, wobei allerdings ein hohes Maß an kreuzreagierenden Determinanten gefunden werden kann, d.h., jedes der beiden Gene kontrolliert eine Antigenspezifität, die typisch für ein bestimmtes *K*- oder *D*-Allel ist (private Antigene) und mehrere Antigendeterminanten, die an verschiedenen, genetisch unverwandten Mausstämmen nachgewiesen werden können (publike Antigene). Seit der Erstbeschreibung von H-Antigenen bei der Maus sind 11 private K- und 12 private D-Antigene in Inzuchtstämmen beschrieben worden und mehr als 25 unterschiedliche H-Antigene in Wild-Mäusen; zudem sind über 50 publike Antigendeterminanten allein in Inzuchtstämmen bekannt. Die Zahlen weisen auf einen in diesem Ausmaß zuvor für kein genetisches System bekannten serologischen und genetischen Polymorphismus hin.

Durch gezielte Kreuzungsexperimente zwischen Rekombinanten- und Inzuchtstämmen konnten neue Rekombinanten selektioniert werden, bei denen das erneute Crossing-Over zwischen den *K*- und *D*-Genen auftrat und zwar einmal sehr nahe dem *K*-Gen und das anderemal sehr nahe dem *D*-Gen:

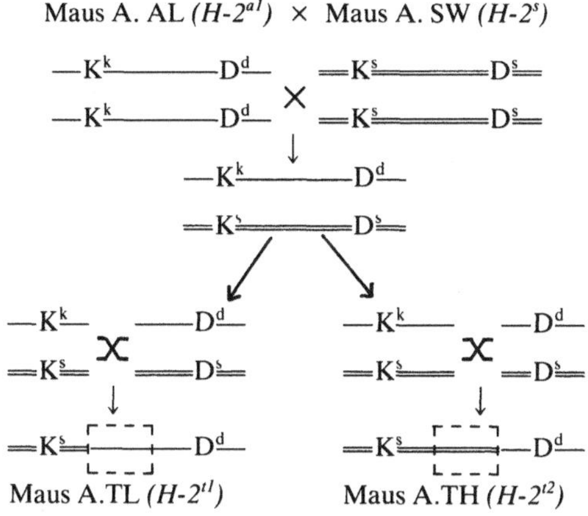

Wurden solche Rekombinanten-Kombinationen, die identische *K*- und *D*-Allele besaßen, gegenseitig immunisiert, stellte man zur Überraschung fest, daß auch der chromosomale Abschnitt zwischen den *K*- und *D*-Genen Alloantigene an der Oberfläche von Zellmembranen kontrollierte. Da Gene in diesem Chromosomenabschnitt schon früher funktionell (s. unten) charakterisiert worden waren, nämlich als Gene, die die humorale Immunantwort kontrollieren (*immune response* genes), wurden diese Gene als *I*-Gene bezeichnet und die Antigene, die sie kontrollieren als *I*-Gen *a*ssoziierte (Ia) Antigene. Serologisch können bisher mindestens drei Loci in der *I*-Region (die *I*-Region bezeichnet den chromosomalen Abschnitt zwischen dem *K*- und *S*-Gen – *S*-Gen, s. unten –) unterschieden werden: der *I-A* Locus, der näher dem *K*-Locus liegt, der *I-EC*-Locus, der näher dem *D*-Locus liegt und der *I-J*-Locus, der zwischen diesen beiden lokalisiert ist. Auch für die Ia-Antigene können private und publike Antigenspezifitäten nachgewiesen und unterschieden werden. Zwei Besonderheiten zeichnen die Ia-Antigene allerdings aus, die sie nicht nur genetisch von den K- und D-Antigenen trennt, sondern auch serologisch: Ia-Antigene der *I-A*- und *I-EC*-Loci werden vorwiegend an B-Lymphozyten (aber auch Makrophagen und stimulierten T-Lymphozyten) und Ia-Antigene des *I-J*-Locus nur an T-Lymphozyten gefunden – in keinem Fall an Erythrozyten; sie sind daher nicht durch Hämagglutination nachweisbar, sondern nur durch den Komplement-abhängigen zytotoxischen Test oder Bindungsuntersuchungen.

Die allgemeine Bezeichnung der *I*-Allele folgt der der *K*- bzw. *D*-Allele, d. h., das *I*-Allel des Haplotyps $H\text{-}2^a$ wird I^a das des Haplotyps $H\text{-}2^b$ wird I^b genannt. Bei Rekombinationen werden die einzelnen *H-2*-Loci mit dem Haplotypsymbol der Elternstämme bezeichnet, von denen sie sich ableiten; z. B. für die oben beschriebenen Rekombinanten A.TL: $K^s\text{-}I^k\text{-}D^d$ oder $skd = H\text{-}2^{t1}$, und A.TH: $K^s\text{-}I^s\text{-}D^d$ oder $ssd = H\text{-}2^{t2}$. In Tabelle 11.4 sind die gebräuchlichsten *H-2*-Rekombinanten und ihre Ableitung sowie die Zusammensetzung ihres Haplotyps zusammengestellt. Gleiche numerische Bezeichnung von Alloantigenen, die von *K*- und *D*-Genen kontrolliert werden, bezeichnen identische serologische Antigenspezifitäten; gleiche numerische Bezeichnungen für Ia-Antigene charakterisieren jedoch Antigen-Spezifitäten, die unterschiedlich zu denen der K- bzw. D-Antigene sind.

11.2.4 Kopplungsanalyse des Maus-H-2-Komplexes

Auf Grund der serologisch nachweisbaren Phänotypen und entsprechenden Kreuzungsversuchen können bei der Maus mindestens fünf Gen-Regionen im MHC differenziert werden, die in der Reihenfolge: *K-I-S-G-D* gekoppelt vorkommen. Innerhalb der *I*-Region können mindestens drei Loci serologisch durch ihre Antigene unterschieden werden: *I-A, I-J* und *I-EC.* Ebenfalls innerhalb der *I*-Region befinden sich mindestens drei Loci, die die Immunantwort gegen bestimmte Antigene (wie synthetische Polypeptide, s. S. 237) kontrollieren: *I-A(Ir-1A), I-B(Ir-1B,* früher *Ir-IgG)* und *I-C(Ir-1C).* Zusätzlich zu diesen Genen beschrieb Shreffler ein Gen, das die Konzentration eines Serum-Proteins (Ss = Serumsubstanz) kontrolliert: *S*-Locus. Es konnte später gezeigt werden daß das *Ss*-Gen innerhalb des *H-2*-Komplexes liegt und zwar zwischen dem *I*-Locus und dem *D*-Locus. Kürzlich konnte nachgewiesen werden, daß es sich bei dem Serum-Protein um die Komplement-Komponente C 4 handelt.

Ein zusätzliches Gen, das die Ausprägung eines Erythrozyten-Antigens kontrolliert (*G*-Locus) konnte ebenfalls innerhalb des *H-2*-Komplexes, zwischen dem *S*-Locus und dem *D*-Locus, nachgewiesen werden. Aus dem beschriebenen ergibt sich also folgende Zusammensetzung und Reihenfolge der *H-2*-Loci: *H-2K- I-A- I-B- I-J- I-EC- S- G- H-2D.*

Durch zytogenetische Untersuchungen von Translokationen konnte gezeigt werden, daß der *H-2*-Komplex auf dem 17. Chromosom lokalisiert ist und daß der *K*-Locus dem Zentromer näher liegt als der *D*-Locus (alle Chromosomen

Tabelle 11.4. Rekombinanten-Stämme

F_1-Herkunft (Stamm)	H-2 Typ	H-2-Komplex Regionen[a] K I S D	Neuer Haplotyp[a] K I S D	Stamm	H-2 Typ
x[b] / y	k / d	k k k k / d d d d	k k |[c]d d	B10.A	a
B10.A / B10	a / b	k k d d / b b b b	b b d d	B10.A(5R)	i5
B10.A / B10	a / b	k k d d / b b b b	k k | d | b	B10.A(2R)	h2
B10.A / B10	a / b	k k d d / b b b b	k k/b b b	B10.A(4R)	h4
B10.A / T138	a / q	k k d d / q q q q	q | k | d d	B10.AQR	y1
B10.A / B10.S	a / s	k k d d / s s s s	s s s | d	B10.S(7R)	t2
DBA/2 / C3H	d / k	d d d d / k k k k	k k k | d	A.AL	al
A.AL / A.SW	al / s	k k k d / s s s s	s | k k | d	A.TL	t1
A.AL / A.SW	al / s	k k k d / s s s s	s s s | d	A.TH	t2
A.TL / A.CA	t1 / f	s k k d / f f f f	s | k k | f	A.TE	t5
A.TL / B10.S	t1 / s	s k k d / s s s s	s s | k | d	B10.HTT	t3
B10.AKR / M	k / q	k k k k / q q q q	k k k | q	B10.AKM	m
DBA/2 / C3H	d / k	d d d d / k k k k	d d d | k	C3H.OH	o2

[a] Angegeben sind jeweils die üblicherweise hochgestellten Buchstaben-Symbole, die den Haplotyp-Ursprung dieser Region bezeichnen
[b] A ist eine Rekombinante, die schon vor der Inzüchtung aufgetreten war; die Elternstämme der F1-Hybride sind nicht bekannt
[c] Bezeichnet Stelle des Cross-overs

der Maus-Inzuchtstämme sind akrozentrisch). Zusätzlich zu den genannten Genen befinden sich zu beiden Seiten des *H-2*-Komplexes Gene, die eine Rolle bei der Gewebsdifferenzierung spielen: der *t*-Komplex, dessen Gene die frühontogenetische Differenzierung kontrollieren und der zwischen dem Zentromer und dem *K*-Locus liegt, und das *Tla*-Gen, das möglicherweise Differenzierungsantigene für Thymuszellen kontrolliert.

Eine Gen-Karte des *H-2*-Komplexes ist in Abb. 11.3 wiedergegeben. Die angegebenen Rf(Rekombinationshäufigkeits-)Werte stellen Durchschnittswerte für verschiedene Haplotypen dar, daher stimmen auch die Summenwerte der einzelnen rf-Werte nicht überein.

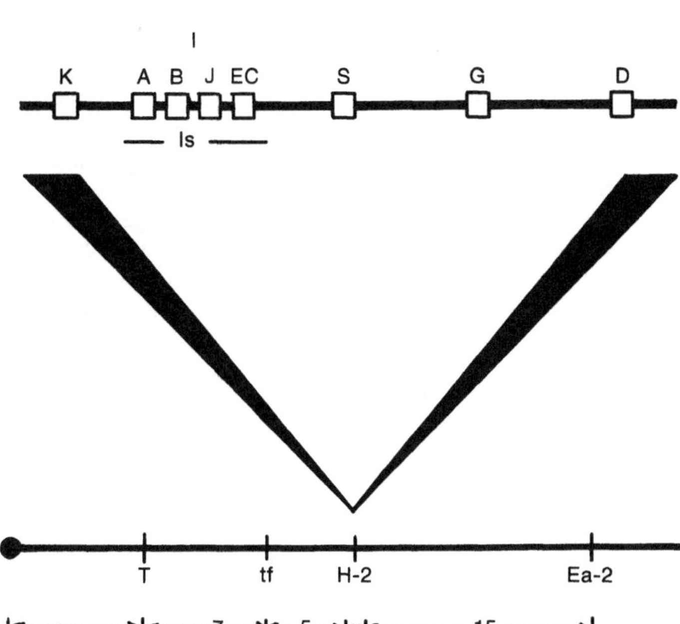

Abb. 11.3. Gen-(Chromosomen-)Karte des Chromosoms Nr. 17 der Maus. C = Centromer. *T* = *T*-Locus, tf = tufted-Locus, *H-2-* = *Haupthistokompatibilitäts-2*-Locus der Maus, *Ea-2* = Erythrozyten-Antigen-2-Locus.

Wie wir weiter unten sehen werden, unterscheidet sich die Gen-Struktur des MHC der Maus von der anderer Spezies, den Menschen mit eingeschlossen: Der *I*-Locus wird bei der Maus von den beiden *H*-Loci, *K* und *D*, eingeschlossen; bei allen anderen bisher untersuchten Spezies befinden sich Gene, die dem *I*-Locus entsprechen, außerhalb der *K*- und *D*-Analoge. Man nimmt daher an, daß die *K*- und *D*-Gene durch Verdopplung eines ursprünglichen Genes während der Evolution entstanden und durch Inversion in ihre heutige Position zueinander gelangten, wobei die *I*- und *S*-Gene zwischen die *K*- und *D*-Gene eingeschlossen wurden (Abb. 11.4).

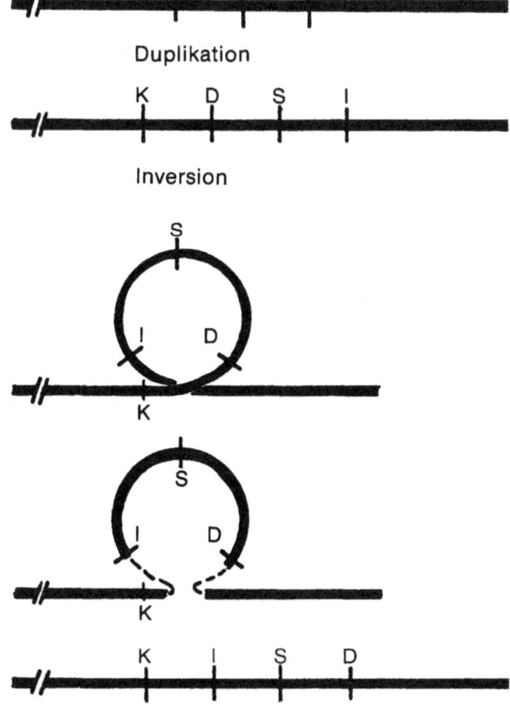

Abb. 11.4. Hypothetisches Schema der Entstehung der *MHC-(H-2)*-Genfolge bei der Maus

11.3 Der Haupthistokompatibilitätskomplex des Menschen (HLA)

11.3.1 Serologie

Leukozytenantigene, die später als Genprodukte des menschlichen MHC definiert werden konnten, wurden zuerst von Dausset (1958) beschrieben. Seren mehrfach transfundierter Patienten wiesen Antikörper auf, die Leukozyten agglutinierten und eine andere Spezifität aufwiesen als Erythrozyten-agglutinierende Antikörper. Es dauerte jedoch fast zehn Jahre, bis herausgefunden wurde, daß die Leukozytenantigene Komponenten eines einzigen, äußerst komplexen genetischen Systems waren: des humanen *Haupthistokompatibilitätskomplexes HLA* (Human Leukocyte Antigen). Mit Hilfe von Seren von Mehrgebärenden, die Antikörper gegen Leukozyten-Antigene des väterlichen Haplotyps, der auf die Kinder vererbt wurde, besaßen, war es möglich, Gruppen von Antigenen zu beschreiben, die sich wie von Allelen des gleichen Gens kontrolliert verhielten (d. h., ihr gemeinsames Vorkommen schloß sich gegenseitig aus), und solche, die zusammen vorkommen konnten und einen Hinweis boten, daß mehrere Gene durch ihre Produkte nachgewiesen werden konnten, die sehr eng gekoppelt waren. Durch Familienuntersuchungen konnte dann weiterhin bestätigt werden, daß dieser Gen-Komplex aus mindestens zwei eng zueinander gekoppelten Loci bestehen mußte: *HLA-A* und *HLA-B*. Untersuchungen in den letzten Jahren ergaben darüber hinaus, daß noch ein drittes Gen zwischen *HLA-A* und *HLA-B* lokalisiert ist, das Membranantigene kontrolliert: *HLA-C*. Schließlich konnte in jüngster Zeit bei der Suche nach Antigendeterminanten, die den Ia-Antigenen bei der Maus ähnlich sind, Antikörper in Anti-HLA-Seren entdeckt werden, die mit Antigenen reagierten, die sich vorwiegend an B-Lymphozyten befinden. Die diese Antigene kontrollierenden Gene sind, zumindest in einigen bisher untersuchten Fällen, an den *HLA*-Komplex gekoppelt und scheinen mit *HLA-D*-Genen identisch oder sehr eng an sie gekoppelt zu sein; ihre Produkte werden daher Dr-(*D* region related) Antigene genannt.

Um „operational“ (d. h., zumindest bei einer bestimmten Verdünnung) monospezifische Anti-HLA-Seren zu erhalten, werden Seren von Multipara auf ihre Zytotoxizität im Komplement-abhängigen Mikrofarb-Exklusionstest (s. S. 134) gegen eine Reihe („panel“) von Leukozyten unverwandter Herkunft getestet. Die gefundenen Ergebnisse werden mittels einer Korrelationsanalyse in einem Computer ausgewertet, wobei die Reaktion jedes Serums mit jeder Zelle verglichen wird. Schließlich wird die „Monospezifität“ eines Antiserums an einer anderen, von der ersten unterschiedlichen Population getestet und durch Familienuntersuchungen erhärtet (H-Antigene haben einen dominanten Erbgang). Als Beispiel ist die Reaktion von vier Seren gegen 10 unverwandte Leukozyten in Abb. 11.5 schematisch wiedergegeben.

Mit Hilfe dieser Methoden konnten bisher mehr als 40 HLA-Antigene an Leukozyten erkannt werden, die Allele dreier eng gekoppelter Loci darstellen: *HLA-A* (früher *erster* Locus oder *LA*-Locus), *HLA-B* (früher *zweiter* Locus oder *FOUR*-Locus) und *HLA-C* (früher *dritter* Locus oder *Aj*-Locus). Von den 45 bisher serologisch beschriebenen Antigenen werden 18 Antigene von Allelen des *HLA-A*-Locus, 22 Antigene von Allelen des *HLA-B*-Locus und 5 Antigene von Allelen des *HLA-C*-Locus kontrolliert (s. Tab. 11.5). Maximal zwei Antigene können an Leukozyten für jede Gruppe

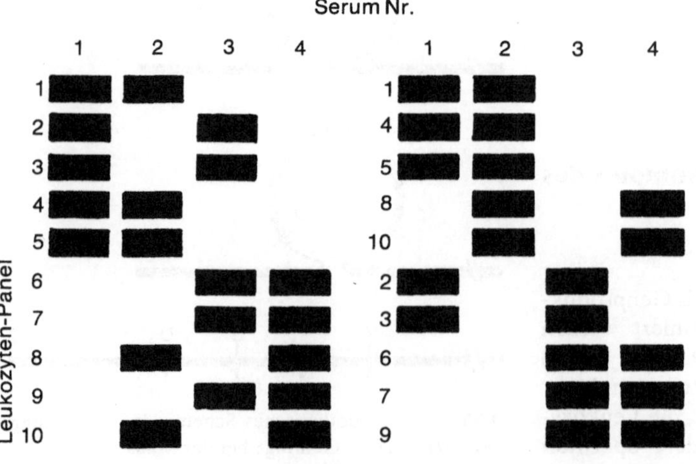

Abb. 11.5. Zytotoxische Reaktivität von vier lymphozytotoxischen Antiseren mit Lymphozyten eines ‚panels‘ unverwandter Spender. Die Seren 1 und 4 bzw. 2 und 3 reagieren antithetisch und man kann vermuten, daß sie Antigene je zweier Allele von zwei Genen erkennen

nachgewiesen werden; bei Homozygoten natürlich nur je ein Antigen. Ein Teil der Population, der nicht homozygot ist (was durch Familienuntersuchungen nachgewiesen werden kann), kann jedoch nur durch ein Antigen einer Gruppe charakterisiert werden; dies weist darauf hin, daß neben den bisher definierten noch Allele vorkommen, die bisher durch kein Antiserum erkannt werden konnten („blanks“).

11.3.2 Lymphozyten-aktivierende Determinanten

Werden Lymphozyten zweier unverwandter Individuen in vitro zusammen kultiviert (gemischte Lymphozyten-Kultur oder mixed lymphocyte culture, MLC), so kann man nach wenigen Tagen (3–5) feststellen, daß sich in der Kultur Lymphoblasten befinden, die nicht beobachtet werden, wenn die Zellen jeder Person einzeln über denselben Zeitraum kultiviert werden. Diese Umwandlung von kleinen Lymphozyten zu Lymphoblasten nennt man Blasten-Transformation. Setzt man der gemischten Lymphozytenkultur nach 3 oder 4 Tagen ^{3}H-Thymidin zu, so kann man nach weiteren 16 Stunden feststellen, daß dieses in die DNS eingebaut wurde. Dies weist darauf hin, daß die Lymphozyten nicht nur transformieren sondern auch neu DNS synthetisieren, d. h., daß sie proliferieren. Diesen gesamten Vorgang, Transformation und

Tabelle 11.5. Antigene der *HLA-A-*, *HLA-C-*, *HLA-B-* und *HLA-D*-Loci, ihre Häufigkeit und ihre Genfrequenz in der europäischen Bevölkerung (zusammengestellt aus *Kissmeyer-Nilsen,* F. [Ed.]: Histocompatibility Testing 1975. Kopenhagen: Munksgaard 1975)

HLA-A			*HLA-C*			*HLA-B*			*HLA-D*		
Antigen	*Häufigkeit*		Antigen	*Häufigkeit*		Antigen	*Häufigkeit*		Antigen	*Häufigkeit*	
xx	Antigen	Gen		Antigen	Gen		Antigen	Gen		Antigen	Gen
A1	0,23	0,12	Cw1	0,09	0,05	B5	0,13	0,07	Dw1	0,19	0,10
A2	0,41	0,23	Cw2	0,12	0,06	B7	0,21	0,11	Dw2	0,15	0,08
A3	0,23	0,12	Cw3	0,21	0,12	B8	0,17	0,09	Dw3	0,16	0,08
A9	0,17	0,08	Cw4	0,23	0,13	B12	0,22	0,12	Dw4	0,16	0,08
A10	0,12	0,06	Cw5	0,09	0,05	B13	0,07	0,03	Dw5	0,15	0,08
A11	0,09	0,04				B14	0,07	0,03	Dw6	0,10	0,05
Aw19	0,22	0,11				Bw15	0,13	0,07	LD-107	0,10	0,05
Aw23	0,04	0,02				Bw16	0,10	0,05	LD-108	0,08	0,04
Aw24	0,14	0,07				Bw17	0,08	0,04			
Aw25	0,03	0,01				B18	0,12	0,06			
Aw26	0,07	0,03				Bw21	0,06	0,03			
A28	0,07	0,03				Bw22	0,04	0,02			
A29	0,05	0,02				Bw27	0,10	0,05			
Aw30	0,02	0,01				Bw35	0,19	0,10			
Aw32	0,06	0,03				Bw38	0,04	0,02			
Aw33	0,01	>0,00				Bw40	0,10	0,05			
Aw34		0				Bw41	0,02	0,01			
Aw36	0	0				Bw42	0,01	>0,00			
						TT	0,01	>0,00			
						407	0,05	0,02			
						HR	0,01	>0,00			
						KSO	0	0			
Blank		0			0,60			0,01			0,44

Ein kleines w vor der Antigenbezeichnung bedeutet, daß dieses Antigen in einem Histocompatibility-*Workshop* getestet wurde, aber noch nicht endgültig von dem Nomenklatur-Kommitee der Weltgesundheitsorganisation anerkannt wurde. Abweichende Bezeichnungen, wie TT oder LD, bedeuten, daß die die Antigene difinierenden Seren (TT etc.) oder Zellen (LD) noch nicht in einem Histocompatibility-Workshop getestet wurden und die Seren oder Zellen nicht allgemein erhältlich sind. Blank gibt den Prozentsatz von Allelen an, der noch nicht definiert werden konnte. Werden in den nächsten Jahren weitere HLA-A-Antigen-Spezifitäten entdeckt, so können es sich nur um solche handeln, die in schon charakterisierten Antigenen mit eingeschlossen sind, d. h., ein Antigen, z. B. HLA-A2, besteht aus mehreren Antigendeterminanten, die bisher noch durch kein Serum getrennt definiert werden konnten

Proliferation, nennt man „gemischte Lymphozyten-Reaktion" („mixed lymphocyte reaction", MLR) und in dem oben gegebenen Beispiel eine Zwei-Wegs-Reaktion, da die Lymphozyten beider Individuen reagieren (können). Diese Reaktion tritt nur dann zwischen zwei Lymphozyten auf, wenn sie von Individuen stammen, die sich histogenetisch unterscheiden. Anfangs dachte man, diese Reaktion sei durch die gleichen Antigene verursacht, die auch serologisch durch HLA-Typisierung nachgewiesen werden können. Es stellte sich jedoch bald heraus, daß auch HLA-identische Lymphozyten unverwandter Personen dieses Phänomen aufwiesen, d.h., sich gegenseitig zur Transformation und Proliferation anregten. Bei Familienuntersuchungen konnte man allerdings voraussagen, ob eine MLR auftreten werde oder nicht, je nachdem, ob die Lymphozyten identische HLA-Antigene aufwiesen oder nicht – bis eine Ausnahme gefunden wurde: Lymphozyten HLA-identischer Geschwister wiesen eine MLR auf. Diese Beobachtung führte zu dem Schluß, daß neben den serologisch nachweisbaren Lymphozyten-Antigenen (HLA-A, HLA-B und HLA-C) noch andere Determinanten an der Oberfläche von Lymphozyten vorhanden waren, die genetisch unterschiedliche Lymphozyten stimulierten und deren kontrollierende Gene eng an den HLA-Komplex gekoppelt waren (*HLA-D*-Gen[e]).

Behandelt man einen Reaktionspartner bei der gemischten Lymphozytenkultur mit Mitomycin C oder mit 2500 R Bestrahlung, so können diese Lymphozyten sich nicht mehr teilen, sind aber in der Lage, die andere Lympozytenpopulation, die nicht behandelt wurde, zur Teilung anzuregen. Dies nennt man eine Ein-Wegs-Reaktion und sie erlaubt zu differenzieren, welche von den beiden Lymphozytenpopulationen welche stimuliert. Mit Hilfe dieses Testes lassen sich individuelle Determinanten definieren. Wie die HLA-A-, HLA-B- und HLA-C-Antigene sind auch die für die MLR verantwortlichen Membran-Determinanten (HLA-D) kodominant ausgeprägt, d.h., jedes Individuum besitzt maximal zwei (wenn heterozygot) Determinanten an seinen Lymphozyten. Durch Testung unverwandter Spender wurde herausgefunden, daß mehr als zwanzig allele Formen dieses Genes bestehen müssen. Durch Untersuchungen von ausgesuchten Familien kann man in wenig Fällen Personen finden, die von beiden Eltern ein gleiches Allel ererbt haben, die also *HLA-D*-homozygot sind. Zellen dieser Personen werden alle anderen Zellen stimulieren, die dieses Allel nicht besitzen, jedoch nicht solche, die dieses Allel in heterozygoter oder homozygoter Form tragen. Es kommt zur sogenannten Ein-Weg-Stimulation. Mit Hilfe solcher (homozygoter) Referenzzellen ist es möglich, andere, unbekannte Lymphozyten bezüglich ihrer HLA-D-Determinanten zu charakterisieren, indem man ihre Fähigkeit, von Referenzzellen stimuliert zu werden, testet (Abb. 11.6). Auf diese Weise konnten bisher 8 homozygote Referenzzellen mit den Determinanten HLA-Dw1 bis HLA-Dw6 und LD-107 und LD-108 definiert werden (s. Tabelle 11.5; das kleingeschriebene w (=workshop) weist darauf hin, daß diese Bezeichnung nur vorläufig ist, bis das Nomenklatur-Kommitee der Weltgesundheitsorganisation diese Nomenklatur offiziell bestätigt hat).

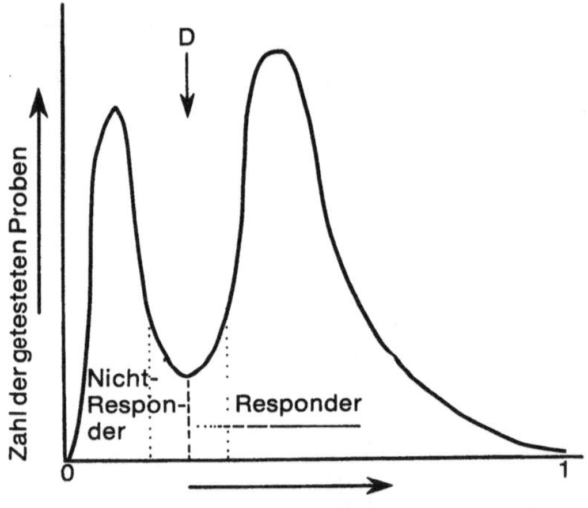

Abb. 11.6. MLR-Typisierung mit homozygoten Referenzzellen als Stimulator. D=Diskriminationswert; Responder-Zellen, die eine Reaktion <D aufweisen, sind ‚Nicht-Responder', d.h. sie besitzen die HLA-D-Determinanten der Referenzzellen; Responder-Zellen, die eine Reaktion >D aufweisen, sind ‚Responder', d.h. sie besitzen HLA-D-Determinanten, die sich von denen der Referenzzellen unterscheiden. D muß für jede Referenzzelle ausgetestet werden

11.3.3 Genetik

Die genetische Analyse der HLA-Antigene stützt sich auf zwei Säulen: die Populationsgenetik und die Familiengenetik.

Eine Population im genetischen Sinn ist nicht nur eine Gruppe von Individuen, sondern eine sich vermehrende Gruppe, deren Gen-Konstitution durch die Genfrequenz beschrieben wird; diese läßt sich aus der entsprechenden Phänotypfrequenz durch direktes Auszählen der Individuen, die einen bestimmten Phänotyp besitzen, und Division der Summe durch die Zahl der Individuen der Population berechnen (bei dominanten Genen). Die Häufigkeit wird in Prozenten ausgedrückt. Nehmen wir in einem Beispiel an, wir haben zwei Allele *A* und *B*, die drei Phänotypen (Genotypen) darstellen: AA, AB und BB (2, 19 bzw. 79%). Da jedes Individuum zwei Gene trägt, sind die Prozentsätze für *A* und *B*: $2+9{,}5=11{,}5$ bzw. $9{,}5+79=88{,}5$, d. h. die Häufigkeit von *A*(p) und *B*(q) ist $p+q=0{,}115+0{,}885=1$.

Bei einer idealen, großen und panmiktischen Population, bei der die Faktoren Migration, Mutation und Selektion keine Rolle spielen, besteht ein genetischer Gleichgewichtszustand, d. h; sowohl Genotyp- wie auch Genfrequenz sind von einer Generation zur anderen konstant. Diese Eigenschaft wird durch das Hardy-Weinberg-Theorem beschrieben, ausgedrückt in der Gleichung:

$$(p+q)^2 = p^2 + 2pq + q^2 \qquad (2)$$

wobei p und q die Genfrequenzen von A und B sind. Die Genfrequenz (p_A) läßt sich aus der Häufigkeit der Phänotypfrequenz (f_A) mit Hilfe der Gleichung (2) berechnen, wenn für $q=(1-p)$ eingesetzt wird (da $p+q=1$, s. oben):

$$f_A = p_A^2 + 2\,p_A(1-p_A) = 2\,p_A - p_A^2$$
$$1-f_A = 1-2\,p_A + p_A^2 = (1-p_A)^2$$
$$p_A = 1-\sqrt{1-f_A} \qquad (3)$$

Antigen-Phänotypfrequenzen und aus ihnen berechnete Genfrequenzen für die Allele der vier *HLA*-Loci sind in der Tabelle 11.6 zusammengestellt.

Kopplungsgleichgewicht. Nach dem Hardy-Weinberg-Theorem ergeben sich zwei Schlußfolgerungen: a) Nach einer Generation werden die Genotypen eines Genes mit zwei Allelen (*A* und *B*) mit den Häufigkeiten p^2AA: $2pqAB$: q^2BB vorliegen, und b) diese Häufigkeitsverteilung wird sich während der nächsten Generationen nicht verändern, d. h., die Population verharrt in einem Gleichgewicht.

Diese Schlußfolgerungen treffen für alle autosomalen Gen-Loci zu, solange sie getrennt betrachtet werden. Werden gleichzeitig zwei oder mehr Gen-Loci betrachtet, wird ein Gleichgewichtszustand nicht nach einer Generation erreicht. Nehmen wir als Beispiel eine Population mit gleicher Anzahl von $A_1A_1B_1B_1$- und $A_2A_2B_2B_2$-Individuen (*A* und *B* sind zwei Loci mit je zwei Allelen A_1 und A_2 bzw. B_1 und

Tabelle 11.6. HLA-A- und HLA-B-Haplotyp-Häufigkeit in der Münchner Bevölkerung (aus: Albert et al.: Study of the HL-A system in the turkish and german population. In: Histocompatibillity Testing 1972. Dausset, J. and Colombani, J. (eds.), p. 147–152, Kopenhagen: Munksgaard 1973)

Antigene	HLA-A	1	2	3	9	10	11	28	w33
HLA-B	Gen-Frequenz	0,12	0,23	0,12	0,08	0,06	0,04	0,03	0,005
5	0,07	0,009	0,001	0,005	0,005	0,004	0,013	0,006	0,001
7	0,11	0	0,036	0,064	0,002	0,001	0,006	0,003	0,003
8	0,09	0,078	0,018	0	0	0	0,003	0	0,001
12	0,12	0	0,058	0,003	0,016	0,009	0,003	0,006	0,004
13	0,03	0	0,016	0,008	0,001	0	0,001	0,006	0,001
14	0,03	0,002	0,005	0,001	0,002	0	0	0,004	0,002
w15	0,07	0,006	0,022	0,012	0,004	0,003	0,001	0,002	0,003
w17	0,04	0,017	0,014	0,003	0,002	0,002	0,001	0	0
18	0,06	0,001	0,007	0,006	0,003	0,010	0,002	0,002	0
w22	0,02	0	0,004	0,002	0	0	0,004	0,001	0
27	0,05	0,005	0,010	0,003	0,006	0,001	0,001	0,001	0,001
W35	0,10	0,001	0,011	0,035	0,005	0,002	0,014	0,002	0,005
w40	0,05	0,006	0,026	0,007	0,008	0,003	0,005	0,004	0,005

Die umrandeten Zahlen geben die signifikanten positiven Δ-Werte an; der Haplotyp HLA-A1-HLA-B8 ist der häufigste Haplotyp in der weißen Bevölkerung und ist sozusagen ein genetischer „Marker" für diese Population

B_2). Die Genfrequenz für die beiden Loci ist dann ½ und von den neun möglichen Genotypen wird nach der ersten Generation nur einer auftreten ($A_1A_2B_1B_2$), die anderen werden in den nachfolgenden Generationen erscheinen, jedoch nicht unmittelbar in ihrer Gleichgewichtsfrequenz. Bezeichnet man die Häufigkeit jeden Genes A_1, A_2 und B_1, B_2 mit r, s, t und u ($r+s+t+u=1$) und die Häufigkeit der vier Gameten-Kombinationen: A_1B_1, A_1B_2, A_2B_1 und A_2B_2 mit x_1, x_2, x_3 und x_4, wobei $x_1+x_2+x_3+x_4=1$ und $r=x_1+x_2$, $s=x_3+x_4$, $t=x_1+x_3$ und $u=x_2+x_4$, dann erreicht die Population ein Gleichgewicht, wenn $x_1x_4=x_2x_3$ beträgt. Die Differenz, Δ:

$$\Delta=x_1x_4-x_2x_3 \qquad (4)$$

beschreibt das Ausmaß der Abweichung vom Gleichgewicht, d. h., das Ausmaß eines „Kopplungsungleichgewicht" (linkage disequilibrium) oder einer „Gameten-Assoziation" (gametic association). Die Zeit, die notwendig ist, um ein Gleichgewicht zu erreichen, hängt von dem Kopplungsverhältnis der beiden Gene und dem anfänglichen Wert Δ ab; sind die beiden Gene nicht gekoppelt, halbiert sich Δ mit jeder Generation. Sind die beiden Gene gekoppelt, vermindert sich der Wert von Δ ebenfalls, aber in Abhängigkeit von der Rekombinationsfrequenz zwischen A und B, nach der Gleichung:

$$\Delta_n=\Delta_o(1-rf)^n\rightarrow O, \text{ wenn } n\rightarrow\infty \qquad (5)$$

wobei Δ_o der ursprüngliche Δ-Wert ist, Δ_n der Δ-Wert nach der n-ten Generation, n die Zahl der Generationen und rf die Rekombinationshäufigkeit in einer Generation. Je kleiner rf, um so länger wird es dauern, bis ein Gleichgewicht ($\Delta=O$) erreicht sein wird.

Ein Kopplungsungleichgewicht kann auf verschiedene Weise zustandekommen: 1. Durch Migration, d. h., zwei sich im Gleichgewicht befindliche Populationen mit unterschiedlichen Genfrequenzen vermischen sich; 2. Selektion, d. h., bestimmte Haplotypen (oder Allele) haben vor anderen einen Vorteil (Nachteil) für das Überleben einer Population; und 3. Gen-Drift, d. h., zufallsbedingte Fluktuationen von Genfrequenzen von einer Generation zur anderen.

Haplotypen. Besteht ein Gleichgewicht, so weisen gekoppelte Gene einen grundsätzlichen Unterschied in ihrem Verhalten in Familien und Populationen auf: gekoppelte Gene (Haplotypen) zeigen in der Familie eine „Kopplungsassoziation", während in der Population keine Assoziation sichtbar wird. Besteht dagegen ein Ungleichgewicht (wie das bis auf wenige Ausnahmen im allgemeinen beim Menschen der Fall ist), so kann man bei Populationsstudien bevorzugte Assoziationen entdecken, die bei Familienuntersuchungen nicht auffallen würden. Haplotyphäufigkeiten in einer Population können unter Berücksichtigung von Δ nach der Formel:

$$x_{ij}=p_iP_j+D_{ij} \qquad (6)$$

berechnet werden, wobei p_i die Frequenz des Allels i des A-Locus, P_j die Frequenz des Allels j des B-Locus und D_{ij} die Kopplungsassoziation (s. Gl. (4) und Tabelle 11.6) zwischen den Allelen ist. Wie in Tabelle 11.6 ausgeführt, findet man für die einheimische Bevölkerung Münchens neun Haplotypen, die nicht entsprechend der Häufigkeit der Allele beider Gene vorkommen, sondern häufiger. Dabei ist der HLA-A 1-B 8-Haplotyp der am häufigsten und der für eine weiße Bevölkerung kennzeichnenste Haplotyp.

Sehr eng gekoppelte Gene (mit einem rf zwischen den Loci von 0.001) werden in Familienuntersuchungen im allgemeinen als „ein" Gen vererbt beobachtet und unterschiedliche phänotypische Merkmale beider Gene, können daher fälschlich als von gleichen Genen kontrolliert angesehen werden. Genetische Untersuchungen von Populationen können die Unterschiedlichkeit der Gene und ihre Kopplung aufdecken. So wiesen Familienuntersuchungen über die Genetik der Reaktivität in der gemischten Lymphozytenkultur (MLR, s. S. 206) eindeutig darauf hin, daß die für die MLR verantwortlichen Gene mit denen, die die Ausprägung der HLA-A- und HLA-B-Antigene kontrollieren, identisch seien, da beide Merkmale gemeinsam übertragen wurden. Erst Populationsstudien, d. h. Untersuchungen der Reaktivität von Lymphozyten unverwandter Spender, die HLA-A und HLB-B-identisch waren, deckten auf, daß *HLA-D* ein unterschiedliches Gen darstellte – was dann durch Rekombinanten-Haplotypen in Familienuntersuchungen bewiesen werden konnte. Besonders häufige Assoziationen zwischen *HLA-B* und *HLA-D* sind in Tabelle 11.7 aufgeführt.

11.3.4 Kopplungsanalyse des HLA-Komplexes

Kopplungsanalysen waren beim Menschen bis vor kurzem mit Schwierigkeiten behaftet und

Tabelle 11.7. Delta (Δ)-Werte und Häufigkeit von *HLA-B – HLA-D* Haplotypen

Haplotyp	Δ	Haplotyp-Frequenz
B35 – D1	+0,021	0,030
B7 – D2	+0,031	0,041
B8 – D3	+0,044	0,059
B15 – D4	+0,017	0,020
B16 – D5	+0,013	0,015

mit Ausnahme geschlechtschromosom-gekoppelter Gene waren wenig Kopplungsgruppen bekannt. Erst seit wenigen Jahren ist es möglich, durch Fortschritte auf dem Gebiet der somatischen Genetik und der Zellhybridisierung[1] Kopplungsgruppen auf autosomalen Chromosomen zu analysieren.

Der *HLA*-Komplex bildet mit Phosphoglucomutase-3 *(PGM-3),* Glyoxalase *(GLO)* und Harn-Pepsinogen-5 *(Pg-5)* eine Kopplungsgruppe auf dem kurzen Arm des 6. Chromosoms. Zu der gleichen Kopplungsgruppe gehören die Komplement-Komponenten C 2 und C 4, mit den Allotypen Chido und Rodgers für C 4.

Untersuchungen von Rekombinanten in Familien haben ergeben, daß die Loci des *HLA*-Komplexes in der Reihenfolge:

HLA-D --- B --- C -------- A --

gekoppelt sind. Zwischen dem *HLA-B*- und *HLA-D*-Locus konnte das Gen, das die Ausprägung des C3-Proaktivators (C3PA, Faktor B oder BF oder GBG – glycinreiches β-Globulin) kontrolliert, lokalisiert werden. Durch Familienuntersuchungen konnte ebenfalls herausgefunden werden, daß zwischen dem *HLA-B*- und *HLA-D*-Locus Gene liegen, die die Suszeptibilität für bestimmte Erkrankungen kontrollieren: *DS*-Gene (disease susceptibility), und zwar für die Erkrankungen multiple Sklerose *(MS),* M. Bechterew (Ankylosis-Spondylitis, *AS*) und Zöliakie (coeliac disease, *DC*). Ebenfalls in sehr enger Kopplung mit dem *HLA*-Komplex befindet sich ein Gen, das die Immunantowrt auf Pollenkörner-Antigen (Antigen E) reguliert

[1] Dabei werden Zellen verschiedener Spezies fusioniert; gewöhnlich gehen bei der Passage solcher Hybridzellen Chromosomen eines Elternteils verloren. Durch den dadurch bedingten Merkmalsverlust kann man bestimmte Merkmale bestimmten Chromosomen zuordnen

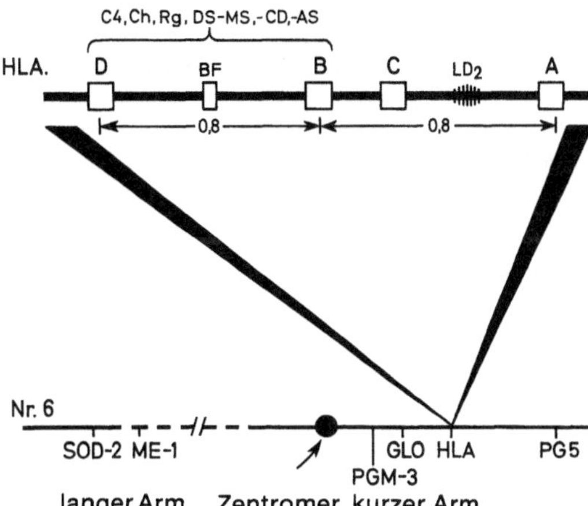

Abb. 11.7. Gen-(Chromosomen-)Karte des menschlichen Chromosoms Nr. 6. *HLA = human leukocyte antigen* locus (humaner *MHC*); *PGM-3:* Isoenzym der Phosphoglucomutase (in Leukozyten); *GLO:* Glyoxalase; *PG-5:* Harn-Pepsinogen-5; *BF:* C3-Proaktivator; *DS:* Disease Susceptibility; *MS:* multiple Sklerose; *AS:* Ankylosis Spondylitis (M. Bechterew); *CD:* Zöliakie (coeliac disease)

und für manche asthmatischen Reaktionen verantwortlich ist. Die Daten sind in den Abb. 11.7 und 11.8 zusammengefaßt. Durch Untersuchungen mit Zellhybriden (Maus-Virus-transformierte Zellen wurden mit humanen Fibroblasten hybridisiert), die humane Chromosomen verlieren, konnte nachgewiesen werden, daß HLA-Antigene an der Membran der Hybrid-Zellen nachweisbar waren, solange die Hybridzelle das Human-Chromosom Nr. 6 enthielt. Ging dieses Chromosom verloren, verschwanden auch HLA-Antigene an der Zelloberfläche. Aus diesen Befunden schloß man, daß die *HLA*-Loci sich auf dem 6. Chromosom befinden.

11.4 Genstruktur des MHC bei anderen Spezies

Wie wir schon oben erwähnt haben, weist die Genstruktur des MHC bei allen bisher untersuchten Tierspezies ein recht ähnliches Bild auf. Neben den beiden detaillierter besprochenen Spezies Mensch und Maus sind folgende Spezies etwas eingehender untersucht worden: Primaten, hier besonders Rhesusaffen, der Hund, das Meerschweinchen, die Ratte und unter den Vögeln das Huhn. Die Analyse des MHC in Primaten und beim Hund wurde an Hand von

Spezies	MHC-Bezeichnung	Genetische Organisation	Kopplungsgruppe oder Chromosom mit gekoppelten Genen
Mensch	HLA	D — (BF, DS) — B — C — A	kurzer Arm des Chromosoms Nr. 6, C2, C4, Chido, Rodgers, PGM-3, GLO, Pg-5
Rhesus-Affe	RhLA	LD — 1. — 2.	BF, Ir
Hund	DLA	LD — 1. — 2.	PGM-3, Ir
Meerschwein	GPLA	I — B	C4
Ratte	RT1	B — A	Chromosom Nr. 14 (?), 6. Kopplungsgruppe, Ir
Maus	H-2	K — I — S — D	Chromosom Nr. 17, T-Komplex, H-31, H-32, H-33, TLa, T-Locus, Ir-5,C3, C3b-Rezeptor, C4
Huhn	B	B-F — B-G	

C2, C4, C3, BF = Komplement-Komponenten; *H-31, 32, 33* = schwache *H*-Loci; *Ir-5: Immune Response Locus-5; Chido* und *Rodgers:* Erythrozyten- (und Serum-)Antigene; *Ir: Immune Response* Gene

Abb. 11.8. Gen-Struktur des *MHC* bei verschiedenen Säugetieren und dem Huhn

Familien- und Populationsstudien durchgeführt, die bei Meerschweinchen, Ratten und Hühnern mit Inzuchtstämmen. Bei Primaten und Hunden können zwei Loci unterschieden werden, die Zelloberflächenantigene kontrollieren und ein Locus, der die Reaktivität in der gemischten Lymphozytenkultur kontrolliert. Beim Meerschweinchen, der Ratte und dem Huhn konnten bisher nur insgesamt zwei Loci bestimmt werden, einen, der die Reaktivität in der gemischten Lymphozytenkultur kontrolliert und einen, der serologisch nachweisbare Zelloberflächenantigene kodiert. Beim Meerschweinchen und der Ratte weisen neuere biochemische Befunde darauf hin, daß auch hier mindestens zwei Gene vorliegen, die serologisch nachweisbare Antigene kontrollieren.

Bei allen diesen Spezies wurden Gene nachgewiesen, die eng an den *MHC* gekoppelt scheinen und die Immunantwort (Ir-Gene) gegen bestimmte Antigene kontrollieren; ihre genaue Lokalisierung in bezug auf die *H*-Loci oder *MLR*-Loci ist in den meisten Fällen allerdings unsicher, im allgemeinen scheinen sie aber zwischen dem *H*-Locus und dem *MLR*-Locus zu liegen oder sehr eng an den *MLR* gekoppelt zu sein; möglicherweise sind die *Ir*-Gene mit den *MLR*-Genen identisch.

Bei Rhesusaffen und Hunden konnte wie beim Menschen ein Gen charakterisiert werden, das die Ausprägung des C3-Proaktivators (Faktor B, Bf, GBG) kontrolliert und zwischen dem *H*-Locus und *MLR*-(oder *I*-)Locus lokalisiert ist. Beim Menschen, Meerschweinchen und der Maus ist das Gen, das die Komplement-Komponente C 4 kontrolliert, eng an den *MHC* gekoppelt. Eine zusammenfassende Darstellung ist in Abb. 11.8 wiedergegeben.

11.5 Gewebsverteilung der MHC-Antigene

Antigene, deren phänotypische Ausprägung von *MHC*-Genen kontrolliert wird, sind in recht unterschiedlicher Konzentration an verschiedenen Gewebszellen nachzuweisen. Die detailliertesten Untersuchungen dieser Art wurde bei Mäusen durchgeführt. Es ist heute allgemein akzeptiert, daß H-Antigene (K-, D- oder HLA-A- und HLA-Antigene) an allen Gewebszellen nachzuweisen sind mit Ausnahme von Trophoblasten und der Chorionmembran. Bei Embryonen können H-2-Antigene ab dem 4. Tag (späte Blastozysten) nachgewiesen werden. Auch an humanem Fetalgewebe konnten HLA-

Antigene entdeckt werden. In Tabelle 11.8 ist die Gewebsverteilung von MHC-Antigenen zusammengefaßt.

Die Konzentration von MHC-Antigenen variiert allerdings beträchtlich für die einzelnen Gewebe: So besitzen Leberzellen nur ungefähr 20%, Nierengewebe nur ca. 5%, Skelettmuskelgewebe nur 0,5% und Hirnzellen nur ca. 0,1% der Menge, die an lymphatischen Zellen gefunden wird. Auch Erythrozyten besitzen nur geringe Mengen von H-Antigenen: Maus-Erythrozyten besitzen ca. 10% im Vergleich zu lymphatischen Zellen, menschliche Erythrozyten sehr viel weniger.

Das von dem *G*-Gen (bei der Maus) kontrollierte Antigen scheint nur an Erythrozyten vorzukommen; es ist weder auf lymphatischen Zellen noch in Leber- oder Nierengewebe nachweisbar.

I-Gen-Produkte (Ia-Antigene) weisen ebenfalls eine eingeschränkte Gewebsverteilung auf: Sie sind am besten an Lymphozyten nachzuweisen und hier besonders auf B-Lymphozyten; sie sind aber auch auf T-Lymphozyten (besonders auf stimulierten T-Lymphozyten) und Makrophagen sowie an Epidermiszellen und Spermatozoen nachweisbar. Sie werden nicht an Thymuszellen (solange sie nicht stimuliert werden), sowie an allen anderen untersuchten Geweben entdeckt.

Die Antigene sind gleichmäßig über die Zelloberfläche verteilt. Durch ‚Capping'-Experimente (s. unten) konnte nachgewiesen werden, daß K, D und Ia-Antigene unabhängig voneinander in der Membran vorliegen (Abb. 11.9). Bei diesem Experiment werden die Zellen zunächst mit einem Antiserum inkubiert, das spezifisch mit dem Antigen eines Locus reagiert, z. B. mit dem K-Antigen: nach Inkubation bei Raumtemperatur für 30 Minuten wird das Serum ausgewaschen und die Zellen werden mit einem Anti-Maus-Ig-Serum inkubiert, um das K-Antigen vollständig zu „cappen". Nach weiteren 30 Minuten Inkubation (bei Raumtemperatur) werden die Zellen gewaschen und in mehrere Aliquots geteilt. Die nun folgenden

Tabelle 11.8. Gewebsverteilung von Antigenen, deren phänotypische Ausprägung von Genen des H-2 bzw. HLA Komplexes kontrolliert wird

Gewebe	H-2					HLA-			
	K	I	S	G	D	A	C	B	D
B-Lymphozyten	+	+	−	−	+	+	+	+	+
T-Lymphozyten	+	(+)[a]	−	−	+	+	+	+	(+)
Thymuszellen	+	(+)[a]	−	−	+	+	+	+	.
Makrophagen	+	+	+	.	+	+	.	+	+
Granulozyten	.	.	.	.	.	+	.	+	−
Retikulozyten	+	.	.	.	+	+	.	+	.
Erythrozyten	+	−	−	+	+	+	.	+	−
Thrombozyten	+	−	.	.	+	+	+	+	−
Fibroblasten	+	−	+	−	+	+	+	+	−
Endothelzellen	+	.	.	.	+	+	.	+	+
Epidermiszellen	+	+	−	.	+	+	.	+	+
Leber	+	−	.	−	+	+	.	+	−
Niere	+	−	.	−	+	+	.	+	−
Herzmuskel	+	−	.	.	+	+	.	+	−
Skelettmuskel	+	−	.	.	+	+	.	+	−
Hirn	+	−	.	.	+	(−)	.	(−)	.
Plazenta	+	.	.	.	+	+	.	+	.
Spermatozoen	+	+	−	−	+	+	.	+	+
Ova	(+)	.	−	−	(+)	.	.	.	.
Trophoblast	−	.	.	.	−	(+)	.	(+)	.
Blastozyste	+	.	.	.	+	.	.	.	.
Embryo	+	.	.	.	+	+	.	+	.

+ = vorhanden; − = abwesend; . = nicht getestet; () = in sehr geringen Mengen nachweisbar oder nur durch Absorption nachweisbar oder widerstreitende Befunde

[a] deutlich nachweisbar an Concanavalin A stimulierten (und allogen stimulierten) T bzw. Thymuszellen

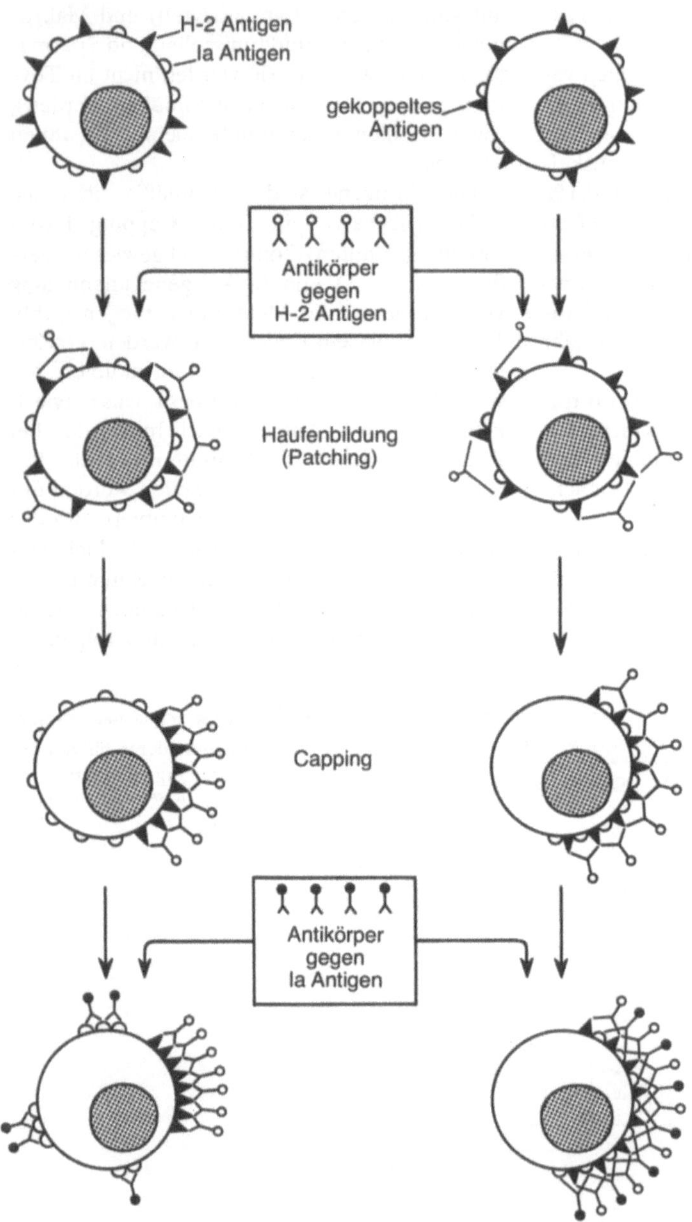

Abb. 11.9. Schematische Darstellung des „Capping“

Schritte werden bei 0°C durchgeführt: Ein Aliquot wird mit dem zuvor benutzten Antiserum erneut inkubiert, die anderen Proben werden mit einem Anti-H-2 D und Anti-Ia-Serum inkubiert. Schließlich, nach Auswaschen des zweiten Antiserums, werden die Zellen mit einem Fluoreszein-markierten Anti-Maus-Ig (von der Ziege oder dem Kaninchen) erneut inkubiert. Nach Waschen werden die markierten Zellen unter dem Fluoreszenz-Mikroskop untersucht. Zellen, die zweimal mit dem gleichen Antiserum (Anti-K) inkubiert worden waren, weisen keine Markierung auf, während Zellen, die im zweiten Schritt mit Anti-H-2D- oder Anti-Ia-Seren inkubiert wurden, Fluoreszenz aufweisen, d. h., die Antigene, die mit Antikörpern des ersten Serums eine Bindung eingegangen waren und durch das Anti-Ig-Serum an der Membran zu Komplexen gebunden wurden, wurden pinozytiert und waren noch nicht wieder an der Zellmembran aufgetreten, während Antigene, die strukturell unabhängig von dem K-Antigen waren, noch an der Zellmembran nachzuweisen sind. Mit der gleichen Methode konnte man auch nachweisen, daß publike und private Antigen-Determinanten am gleichen Molekül sitzen.

11.6 Biochemie der MHC-Antigene

Die Aufklärung der biochemischen Struktur von Molekülen, die von Genen des *MHC* kontrolliert werden, war lange Zeit erheblich behindert, da die H-Antigene nicht in gelöster Form, sondern eingebettet in die Zellmembran als unlösliche Proteinbestandteile vorkommen[1]. Um Membrankomponenten biochemisch analysieren zu können, müssen sie erst aus dem Verband der Zelloberflächenstruktur herausgelöst werden und in Lösung gebracht werden.

Zellmembranen bestehen aus einer Doppelschicht aus Fettsäuren und Phospholipiden, deren polare Gruppen zur inneren und äußeren Oberfläche gerichtet sind und deren nicht-polare Gruppen in das Membraninnere weisen. Die Anordnung von Proteinen an oder in dieser Schicht kann man sich nach dem von Singer und Nicholson 1972 entwickelten Modell so vorstellen, daß globuläre Proteine in der Doppelschicht „schwimmen" und entweder nur zu einer Oberfläche oder zu beiden Kontakt haben (Abb. 11.10).

Einen entscheidenden Anteil an der Entwicklung von Methoden, die geeignet sind, Membranproteine, besonders MHC-Antigene, aus der Membran zu lösen und sie in wäßriger Lösung zu halten, gebührt Nathenson.

Ihm haben wir zwei Methoden zu verdanken, die heute allgemein angewandt werden:

a) Löslichmachung von Membranproteinen durch vorsichtige Andauung der Zellen mit Papain, einem proteolytischen Enzym.

b) Löslichmachung von Membrankomponenten, die zuvor enzymatisch radiomarkiert wurden (mit Lactoperoxidase kann die Zelloberfläche mit ^{125}J oder ^{131}J markiert werden, ohne daß die Zellen verletzt werden) mittels eines nichtionischen Detergens, NP40, und anschließender Präzipitation des gelösten Moleküls mit spezifischen Antiseren (Immunpräzipitation). Das Präzipitat wird dann isoliert und in Natrium-Dodecylsulfat und 8 M Harnstoff gelöst. Das gelöste Präzipitat wird dann entweder vor oder nach Reduktion (z. B. mit 2-Mercaptoäthanol) und Alkylierung (z. B. mit Jodacetamid) elektrophoretisch analysiert. Als Elektrophorese-System dient ein SDS-(*s*odium *d*odecyl *s*ulfat-)Polyacrylamidgel, das die gelösten Komponenten nach ihrem Molekulargewicht trennt. Die Gele kann man dann in Scheiben schneiden und jedes Scheibchen auf seine Radioaktivität testen.

Mit Hilfe dieser beiden Methoden wurden folgende Befunde für die H-Antigene K, D oder HLA-A und HLA-B erhoben: Nach Andauung mit Papain erhält man eine lösliche Komponente mit einem Molekulargewicht von ca. 45000 Dalton oder zwei Komponenten mit einem Molekulargewicht von ca. 34000 und 12000

[1] In den vergangenen Jahren konnten H-Antigene auch im Serum und Harn nachgewiesen werden, allerdings in sehr kleinen Mengen und wahrscheinlich als Abbau-Produkt. Zumindest einige der im Serum gefundenen Antigene weisen jedoch noch immunogene und antigene Eigenschaften auf, so daß man xenogene Antiseren herstellen kann; auf diese Weise wurden z. B. Kaninchen-anti-HLA-A 9 Seren hergestellt, die auch für die Typisierung verwendet werden können (Reisfeld)

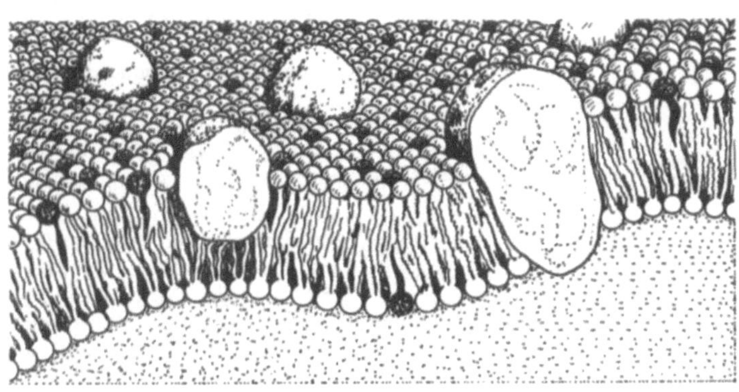

Abb. 11.10. ‚Fluid Mosaic'-Membranmodell nach Singer und Nicolson. Proteine schwimmen Eisbergen vergleichbar in der Lipid-Cholesterin-Doppelschicht; aus: Singer, S. J.: Architecture and Topography of Biological Membranes, Hospital Practice *8*, 31–90 (1973)

Dalton. Wird das gereinigte Antigen in Harnstoff gelöst und entweder in dieser Form oder nach Reduktion und Alkylierung mittels SDS-Polyacrylamidgel-Elektrophorese analysiert, findet man zwei Formen: eine Fraktion mit einem Molekulargewicht von 34000 und eine andere mit einem Molekulargewicht von 11500 Dalton. Dieser Befund ließ den Schluß zu, daß H-Antigene aus zwei Polypeptid-Ketten bestehen, die über nicht-kovalente Bindungen zusammengehalten werden.

Isoliert man H-Antigene mit dem Detergens NP40, findet man jedoch unterschiedliche Verhältnisse. Analyse der isolierten und gereinigten H-Antigene durch Gelfiltration ergibt eine Fraktion mit H-Antigen-Aktivität entsprechend einem Molekulargewicht von ca. 140000 Dalton. Unter milden denaturierenden Bedingungen spaltet sich diese Fraktion in zwei oder drei Fraktionen mit einem Molekulargewicht von ca. 90000, 45000 und 11500 Dalton. Nach Lösung in Harnstoff findet man nach SDS-Elektrophorese nur zwei Fraktionen mit einem Molekulargewicht von 45000 und 11500 Dalton. Wird das größere Protein einer Papain-Verdauung ausgesetzt, kann man ein 34000 und ein ca. 12000 Dalton großes Stück erhalten. Aus diesen Befunden ergibt sich folgendes Bild für die Struktur von H-Antigenen (Abb. 11.11): H-Antigene sind transmembrane Glykoproteine mit einem Molekulargewicht von 45000 Dalton (schwere Kette), assoziiert (über nicht-kovalente Bindungen) mit einem ca. 11500 Dalton (leichte Kette) großen Polypeptid (Fs). Ein ca. 12000 Dalton großes Polypeptid-Fragment der schweren Kette kann durch Papain abgespalten werden. Dieses Fragment (Fm=Membran-Fragment) verbleibt anscheinend in der Membran nach Isolierung der H-Antigene durch Papain-Andauung. Das größere ca. 34000 Dalton große Polypeptid (Fh=heavy fragment) besteht aus einem 30000 Dalton großen Proteinanteil, an das Zucker gebunden sind. Das Polypeptid enthält nach Strominger vier Halbcystine, die mittels S-S-Brücken zwei *intra*-molekulare Schleifen bilden. Die leichte, 11500 Dalton große Kette konnte serologisch als ein auch im Serum vorkommendes Protein gekennzeichnet werden: β_2-Mikroglobulin (β_2-MG). β_2-Mikroglobulin besitzt keine H-Antigen-Spezifität, es scheint aber für das Auftreten der H-Antigene an der Zelloberfläche von entscheidender Bedeutung zu sein. So hat man gefunden, daß transformierte Zellen, die in Suspensionskulturen wachsen und kein H-Antigen an ihrer Zelloberfläche aufweisen (Daudi-Zellen), auch kein β_2-MG besitzen. Hybridisiert man solche Zellen mit anderen Zellen, die β_2-MG normal an ihrer Membran aufweisen, so kann man an den Hybriden die H-Antigene der Daudi-Zellen nachweisen (deren Spezifität man von dem natürlichen Spender der Daudi-Zellen kennt).

Ein besonders aufregender Befund war die Feststellung, daß β_2-MG eine unerwartet hohe Homologie zu bestimmten C-Domänen (s. Kapitel 6) der Immunglobuline aufweist; diese Homologie betrifft nicht nur die Aminosäure-

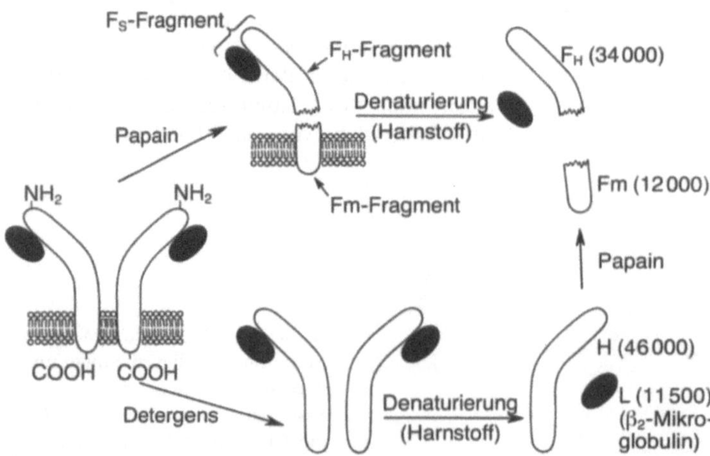

Abb. 11.11. Molekular-Struktur von H-Antigenen (K,D bzw. HLA-A, B): Löslichmachung mit Detergens (NP40) ergibt ein Dimer, das sich aus zwei schweren Ketten (H) und zwei leichten Ketten (β_2-Mikroglobulin) zusammensetzt. Löslichmachung durch Papain-Andauung führt zu einem Monomer aus einer verkürzten schweren (Fs=-lösliches Fragment) Kette und der leichten β_2-Mikroglobulin-Kette (zusammen mit einem Molekulargewicht von 46000 Dalton). Ein ca. 10000 bis 12000 Dalton großes Polypeptid-Fragment (Fm=Membran-Fragment) verbleibt in der Membran (nach Henning et al: Subunit Structure, Cell Surface Orientation, and Partial Amino-Acid Sequence of Murine Histocompatibility Antigens. Proc. Nat. Acad. Sci. (Wash.) *73:* 118, [1976])

Sequenz, sondern auch die Zahl und Position der zwei Halbcystine, die beide genau denen der Immunglobulin-Domänen entsprechen.

Spaltet man gereinigte H-Antigen-Proteine mit Bromcyan oder Trypsin und trennt das auf diese Art erhaltene Peptid-Gemisch dünnschicht-chromatographisch in zwei Richtungen, so erhält man eine charakteristische Verteilung der Peptide. Vergleicht man auf diese Weise H-Antigene verschiedener serologischer Spezifität, so beobachtet man für die meisten Peptide identische Positionen; jedoch unterscheiden sich verschiedene H-Antigene im Durchschnitt in drei oder vier Peptiden, die daher eine unterschiedliche Aminosäure-Zusammensetzung besitzen müssen. Die serologische Komplexität hat also ihre Grundlage in einer unterschiedlichen molekularen Primärstruktur.

Mit Hilfe verfeinerter Methoden kann man heute an durch Immunpräzipitation isolierten H-Antigenen auch Primärstruktur-Untersuchungen (Aminosäure-Sequenz) vornehmen. Eine dieser Methoden besteht darin, die Zellen anstatt mit Lactoperoxidase zu iodinieren, sie intern in in-vitro-Zellkulturen mit radiomarkierten Aminosäuren (z. B. ^{14}C-Aminosäuren oder ^{3}H-Aminosäuren) zu inkubieren, so daß sie diese in neu-synthetisierte Proteine, u. a. auch in H-Antigene, einbauen. Die Zellen werden dann wie nach der Methode (b) lysiert und die Antigene präzipitiert. Nach elektrophoretischer Trennung werden die radioaktiven Gelscheibchen gelöst und das radiomarkierte Protein in einem automatischen Sequenzer analysiert. Nach jedem Schritt wird die abgespaltene Aminosäure auf Radioaktivität getestet: so kann man feststellen, an welcher Position in der Primärstruktur sich die Aminosäure befindet, die man der Kultur zum Einbau zugesetzt hat.

Bisher wurden Teil-Sequenzen nach dieser Methode von Capra und Mitarbeiter und Hood und Mitarbeiter erhalten; die Folge der ersten 25 Aminosäuren ist in Tabelle 11.9 zusammen mit der Aminosäure-Sequenz von humanen HLA-Antigenen, die von Strominger und Kollegen nach konventionellen Methoden erhalten wurden, wiedergegeben. Wie aus einem Sequenzvergleich verschiedener K- und D-Allele der Maus-H- mit Human-H-Antigenen zu ersehen ist, besteht eine recht große Übereinstimmung in der Primärstruktur; so unterscheiden sich H-2K- und H-2D-Antigene in ungefähr 35–45% der Aminosäure-Reste, wobei weder K- noch D-Antigene typische Sequenzen aufweisen; HLA-Antigene (A, B) unterscheiden sich in noch viel weniger Aminosäure-Resten: 5–10%! Selbst bei einem Vergleich von HLA-A,B- und H-2K,D-Antigenen findet man, daß diese noch in ca. 40% der Aminosäure-Reste übereinstimmen, wobei drei Positionen besonders konservativ zu sein scheinen. Diese Befunde weisen deutlich auf die nahe Verwandtschaft der MHC-Produkte hin, auch wenn die 25 analysierten Aminosäuren nur weniger als 10% des Gesamtproteins ausmachen.

Tabelle 11.9. N-terminale Aminosäure-Sequenz von Maus-H-2- und humanen HLA-Antigenen. Gestrichelte Linien weisen auf die Abwesenheit von Aminosäuren hin, die in dieser Position bei anderen Allen gefunden werden; Punkte bedeuten, daß die Aminosäure in dieser Position noch nicht charakterisiert werden konnte. (Zusammengestellt nach: Ewenstein et al.: Proc. Nat. Acad. Sci. [Wash.] *73,* 915 [1976]; Henning et al.: Proc. Nat. Acad. Sci. [Wash.] *73,* 118 [1976]; Silver, J., Hood, L.: Proc. Nat. Acad. Sci. *73,* 599 [1976]; Vitetta, E. S. et al.: Proc. Nat. Acad. Sci. [Wash.] *73,* 905 [1976] für H-2-Antigene; und Terhorst, C. et al.: Proc. Nat. Acad. Sci. [Wash.] *73,* 910 [1976] für HLA-Antigene).

Antigen	1	2	3	4	5	6	7	8	9	10	11	12	13	14	15	16	17	18	19	20	21	22	23	24	25
H-2K^{k}	Met	Pro	His	·	Leu	Arg	Tyr	Phe	His	·	Ala	Val	·	Ile	Pro	·	Leu	·	Lys	Pro	Phe	Ala	·	·	·
H-2K^{b}	---	Pro	His	·	Leu	Arg	Tyr	Phe	Val	·	Ala	Val	·	Arg	Pro	·	Leu	·	---	---	Arg	Tyr	·	·	·
H-2K^{b}	---	Pro	His	·	Leu	Arg	Tyr	Phe	Val	·	Ala	Val	·	Arg	Pro	·	Leu	·	---	---	Arg	Tyr	·	·	·
H-2D^{b}	---	Pro	---	·	---	---	Tyr	·	---	·	Ala	Val	·	Arg	Pro	·	Leu	·	---	Pro	Arg	Tyr	·	·	·
H-2D^{b}	---	Pro	---	·	---	---	Tyr	·	---	·	Ala	Val	·	Arg	Pro	·	Leu	·	---	Pro	Arg	Tyr	·	·	·
H-2D^{d}	Met	Pro	His	·	Leu	Arg	Tür	---	Val	·	Ala	Val	·	·	Pro	·	---	·	---	Pro	·	Tyr	·	·	·
HLA-A2	Gly	Ser	·	Ser	Met	Arg	Tyr	Phe	Phe	Thr	Ser	Val	Ser	·	·	Gly	·	Gly	Glu	·	·	Phe	Ile	·	Val
HLA-B7	Gly	Ser		Ser	Met	Arg	Tyr	Phe	Tyr	Thr	Ser	Val	Ser	Arg	Pro	Gly	·	Gly	Glu	·	·	Phe	Ile	·	Val
HLA-B12	Gly	Ser	---	Ser	Met	Val	Tyr	Phe	Tyr	Thr	Ala	Val	Ser	Arg	Pro	Gly	·	Gly	Glu	·	·	Phe	Ile	·	Val

Umrandungen weisen auf unterschiedliche Aminosäuren; dunkler Untergrund weist auf „konstante“ Aminosäuren

HLA-C-Antigene wurden ebenfalls mittels der Immunpräzipitation untersucht und scheinen sich in ihren physikochemischen Eigenschaften nicht von HLA-A,B-Antigenen zu unterscheiden. Strukturuntersuchungen wurden noch nicht durchgeführt.

HLA-D kontrollierte Antigene und Ia-Antigene setzen sich anscheinend aus zwei Polypeptidketten zusammen, da man nach Elektrophorese des gelösten und reduzierten Präzipitats zwei radioaktive Banden findet mit einem Molekulargewicht von ca. 32000 und 28000 Dalton, die mit α und β bezeichnet werden. Die Antigene sind nicht mit β_2-Mikroglobulin assoziiert. Von der α-Kette des Menschen, der Maus und der Ratte sind bisher die ersten 25 Positionen des N-terminalen Teils sequenziert worden; abgesehen von den Positionen 15, 16 und 17 weisen sie eine identische Primärstruktur auf.

Das Ss-Protein konnte ebenfalls kürzlich charakterisiert werden: Es handelt sich dabei um die Komplement-Komponente C 4 und stellt ein Protein mit einem Molekulargewicht von etwas weniger als 200000 Dalton dar, das sich aus drei Polypeptidketten zusammensetzt, die ein Molekulargewicht von ca. 95000, 70000 und 33000 Dalton aufweisen.

11.7 Transplantationsbiologie

Unter Transplantation versteht man die Übertragung lebender Zellen, Gewebe oder Organe von einer Stelle zu einer anderen des gleichen Organismus oder von einem Individuum auf ein anderes Individuum – der gleichen (allogene Transplantation) oder einer anderen (xenogene Transplantation) Spezies. Für die Bezeichnungen, die die genetischen Verhältnisse zwischen Empfänger und Spender kennzeichnen, sei auf Tabelle 11.1 dieses Kapitels verwiesen. Werden Transplantate ortsgleich übertragen, d. h. an ihren normalen anatomischen Platz, so nennt man dies eine *orthotope* Transplantation; werden sie an eine von ihrer normalen Lage abweichende Stelle implantiert, nennt man dies eine *heterotope* Transplantation. Das Schicksal eines Transplantats wird durch die genetische Verwandtschaft zwischen Spender und Empfänger bestimmt. Wird ein Transplantat zwischen genetisch identischen Individuen übertragen, so wird es *angenommen,* d. h., es heilt ein; unterscheiden sich Spender und Empfänger genetisch, so wird das Transplantat *abgestoßen,* d. h., zerstört. Die Abstoßung ist das Ergebnis einer spezifischen Immunantwort gegen Histokompatibilitätsantigene (Transplantationsantigene). Unter bestimmten Bedingungen kann man den Empfänger unfähig machen, auf das Transplantat zu reagieren, es besteht dann ein Zustand *immunologischer Toleranz.* Wird die Unfähigkeit zu einer immunologischen Reaktion durch zirkulierende Antikörper („blockierende" Antikörper) verursacht, spricht man von *Enhancement.*

Ist das Transplantat selbst zu keiner Reaktion fähig, sondern nur der Empfänger, so spricht man von einer „Wirt-gegen-Transplantat"-(*Host-versus-Graft-*)Reaktion; besteht das Transplantat jedoch aus immunkompetenten Zellen – oder enthält solche Zellen –, so kommt es zudem zu einer „Transplantat-gegen-Wirt"-(*Graft-versus-Host-*)Reaktion. Das erstere ist der Fall bei einer Organtransplantation, wie Haut, Niere, Herz, Leber etc., zur zweiten Reaktionsform kommt es bei Knochenmark-, Milz-, Lymphknoten- und Thymus-Transplantation.

Die für die Transplantat-Reaktion verantwortlichen Strukturen werden durch Histokompatibilitätsgene kontrolliert. Zu diesen gehören solche, die 1. Erythrozyten-Alloantigene, 2. Lymphozyten-Alloantigene und 3. Transplantationsantigene kontrollieren; diese Unterteilung basiert auf den Methoden ihrer Identifizierung: Erythrozyten-Alloantigene werden vorwiegend durch Agglutination (s. S. 119ff., Kap. 8), Lymphozytenantigene vorwiegend durch den lymphozytotoxischen Test und Transplantationsantigene durch Gewebs-(Haut-) und Tumortransplantate nachgewiesen.

Bei der Maus sind ungefähr sechzig solcher Gene (oder Loci) bekannt, wobei etwas mehr als die Hälfte zur dritten Kategorie gehört. Auf Grund der Stärke der induzierten Immunantwort kann man, wie wir oben schon ausgeführt haben, unter den *H*-Genen zwei Gruppen unterscheiden, a) solche, die eine akute Reaktion (in vivo und in vitro, siehe unten) verursachen (major histocompatibility gene complex, MHC) und b) solche, die eine verzögerte und chronische Reaktion bedingen *(minor histocompatibility genes, non-MHC)* (s. S. 197). Neben der unterschiedlichen Art der Reaktivität gegenüber Transplantaten können noch weitere Merkmale aufgeführt werden, die beide Gruppen unterscheiden: a) Der *MHC* weist eine äußerste genetische Komplexität auf mit mehr als 50 Allelen bei der Maus (und wohl auch beim

Menschen, s. Tabelle 11.4) im Gegensatz zu den *non-MHC*-Genen, bei denen maximal drei Allele bekannt sind. b) Der *MHC* ist eng mit Genen gekoppelt, die die Immunantwort kontrollieren. c) Der *MHC* spielt eine entscheidende Rolle bei der Graft-versus-Host-Reaktion und der MLR (siehe S. 206 und unten). d) Es ist sehr viel schwieriger Toleranz gegenüber MHC-Antigenen zu indizieren als gegen Nicht-MHC-Antigene. Und e) Immunsuppression ist wirksamer bei Nicht-MHC-Antigen-Unterschied als bei MHC-Antigen-Unterschieden.

Beim Menschen kann man zwei Gruppen von *Histokompatibilitäts*-Genen unterscheiden: Gene, die 1. Lymphozyten-Alloantigene (HLA=MHC, s.o.) und 2. Blutgruppen-Antigene (ABO, P) kontrollieren (s. S. 227).

Im allgemeinen verursachen also MHC-Antigene eine akute Abstoßung von transplantierten Organen oder Geweben, wie Haut, Herz, Knochenmark, Niere und Leber. Zwei Organe scheinen allerdings von dieser Regel ausgenommen zu sein: Bei der Nierentransplantation sind Fälle beschrieben worden, in welchen die transplantierte Niere angenommen wurde, trotz unterschiedlicher MHC-Antigene zwischen Empfänger und Spender; in vielen dieser Fälle wurde aber die Haut des Nierenspenders normal abgestoßen, ohne daß die Funktion der transplantierten Niere dadurch beeinträchtigt wurde. Solche Erscheinungen können regelmäßig bei der experimentellen Nierentransplantation der Ratte und beim Hund beobachtet werden, kommen aber auch beim Menschen vor. Möglicherweise ist dieses Phänomen durch „enhancing"-(blokkierende) Antikörper (s. S. 180, 226) bedingt.

Das zweite Organ, das von dieser Regel abweicht, ist die Leber: Bei Tierexperimenten mit Schweinen fand man, daß eine unerwartet hohe Zahl von Tieren, die ein Leber-Allotransplantat erhalten hatten, selbst ohne immunsuppressive Therapie z.T. recht lange überlebten. Aber nicht nur die Lebertransplantate überlebten länger (und hier unterscheidet sich die Lebertransplantation von der Nierentransplantation!), sondern auch gleichzeitig oder später übertragene Organe (Haut, Niere, Herz) des gleichen Spendertieres wurde vor einer normalen Abstoßung bewahrt (auch bei Schweinen werden diese Organe bei unbehandelten Tieren akut abgestoßen). Solche Tiere, die nach Lebertransplantation Haut- oder Nierentransplantate der Leberspender tolerierten, stießen allerdings Transplantate eines zweiten, unterschiedlichen Spenders normal ab. Diese Toleranz kann auch durch intraperitoneale oder intraportale Injektion von Leberextrakten erzielt werden. Der Grund dieses Schutzeffektes ist noch nicht aufgeklärt, aber möglicherweise gibt die Leber Antigene in einer tolerogenen Form ab.

11.7.1 Ablauf einer Transplantat-Reaktion

Wirt-gegen-Transplantat-Reaktion. Der Ablauf der Wirt-gegen-Transplantat-Reaktion kann an Hand eines Hauttransplantates zwischen nichtsyngenen (allogenen) Mäusen folgendermaßen zusammengefaßt werden: Das Transplantat erscheint zuerst blaß, bis nach zwei bis vier Tagen die übertragene Haut vaskularisiert ist und rosa erscheint. Ein Unterschied zwischen Allo- und Autotransplantat wird nach vier bis sieben Tagen sichtbar: Bei Autotransplantaten bleibt die rosarote Farbe (Durchblutung) bestehen und die Epithelialisierung des transplantierten Bezirkes schreitet fort, das Transplantat wird in die Haut des Empfängers integriert (Haarwuchs tritt nach ca. 12 Tagen auf). Das Allotransplantat wird dagegen zyanotisch und später nekrotisch und fällt nach dem zehnten bis zwölften Tag ab (Abstoßung). Histologisch kann man um den fünften Tag im Allotransplantat eine perivaskuläre Infiltration mononukleärer Zellen (Lymphozyten, Histiozyten), ein vorübergehendes Auftreten von Mitosen in der Basalschicht der Epidermis und ein wenig später vaskuläre Thrombosen beobachten: mikroskopische Zeichen der Abstoßung, die der makroskopischen Abstoßung vorausgehen. Die Zeit der Abstoßung ist durch vier Faktoren bestimmt: die Menge des transplantierten Gewebes, die Immunogenität der Transplantationsantigene des Spenders, den Grad der genetischen Differenz zwischen Spender und Empfänger und dem Immunstatus des Empfängers.

Empfänger, die ein zweites Transplantat des gleichen Spenders erhalten, stoßen dieses nicht erst nach zehn bis zwölf Tagen ab *(First-Set-Reaktion)*, sondern schon nach fünf bis sieben Tagen *(Second-Set-Reaktion)*. Bei hyperimmunisierten Tieren, die Antikörper gegen Transplantationsantigene des Spenders in ihrem Blut haben, erfolgt die Abstoßung noch schneller und zwar bevor das Transplantat revaskularisiert werden konnte (weiße Transplantatabstoßung, white graft rejection).

Transplantat-gegen-Wirt-Reaktion. Eine solche Reaktion tritt auf, wenn immunkompetente

Zellen in einen Empfänger implantiert werden, der selbst immunologisch nicht reaktiv ist. Dies ist der Fall a), wenn Neugeborene die Empfänger sind, und es kommt zur sogenannten „runt-disease" (s. S. 262), oder b), wenn erwachsene Empfänger durch Bestrahlung (Strahlenunfälle, therapeutisch oder experimentell) oder durch vorliegende Immunmangelerkrankungen (primär, s. Kapitel 13, oder sekundär, z. B. bei Vorliegen neoplastischer Prozesse oder durch Behandlung mit Immunsuppressiva) immunologisch areaktiv sind, oder schließlich c) bei Transplantation immunologisch kompetenter homozygoter parentaler Zellen in F_1-Hybride. Die durch die Reaktion der transplantierten Zellen verursachten Symptome faßt man unter dem Begriff Sekundärkrankheit (die primäre Erkrankung ist eine der oben genannten) zusammen. Viele pathologische Symptome sind beiden Erkrankungen gemeinsam, man spricht daher von einem „wasting syndrom" (s. S. 21) oder Auszehrungssyndrom, einer Schwundkrankheit.

Experimentell kann die Graft-versus-Host-Reaktion mit prinzipiell drei Methoden untersucht werden:

1. Letalbestrahlte (900 r) erwachsene Tiere (z. B. Mäuse) erhalten einen Tag nach der Bestrahlung mehrere Millionen lymphoider Zellen intravenös. Werden Milz-, Lymphknoten- oder Thymuszellen injiziert, so tritt eine GVH zwischen dem 8. und 20. Tag auf und die Tiere sterben, während Kontrolltiere (die letal bestrahlt wurden, aber syngene Zellen erhielten) überleben; Tiere, die nur bestrahlt werden, aber keine Zellen erhalten, sterben zwischen dem 5. und 9. Tag. Überträgt man Knochenmarkzellen, so tritt eine GVH erst nach dem 20. Tag auf und zeigt einen protrahierten Verlauf.
2. Der Splenomegalie-Test nach Simonson, wobei neugeborene F_1-Mäuse (weniger als 24 Stunden alt) intraperitoneal mit mehreren Millionen Milz-Zellen eines allogenen (Parentalen) Spenders injiziert werden. Zehn Tage später werden die Tiere getötet, ihr Körper (K_{exp})- und Milz(M_{exp})-Gewicht gemessen und mit denen von Kontrolltieren (die syngene Zellen erhielten) verglichen:

$$\frac{M_{exp}/K_{exp}}{M_{kon}/K_{kon}} = \text{Milz-Index (MI)}.$$

Je nach der Standardabweichung des Quotienten von Kontrolltieren (M_k/K_k) bedeutet ein MI $>1{,}0$ oder $>1{,}3$ eine positive GVH.

3. Der lokale Lymphknotengewichts-Test nach Ford. Hierbei erhalten F_1-Tiere oder mit Antilymphozyten-Globulin behandelte und letalbestrahlte Tiere (Stimulator) $20 \cdot 10^6$ Zellen eines parentalen (oder allogenen) Spenders (Responder) in eine Fußsohle; in die andere Fußsohle werden als Kontrolle syngene Zellen injiziert. Fünf Tage später werden die Popliteal-Lymphknoten entfernt, soweit wie möglich vom Fettgewebe befreit, in Aceton gewaschen und über Nacht getrocknet. Am nächsten Tag werden die Lymphknoten gewogen. In Abhängigkeit von der Standardabweichung zeigt ein Quotient (Stimulationsindex) von $\geqslant 2{,}0$ zwischen dem Gewicht der allogen stimulierten und der syngen „stimulierten" Lymphknoten eine positive GVH an.

11.7.2 Genetik der Transplantationsreaktion

Wirt-gegen-Transplantat-Reaktion. Wie wir oben schon ausgeführt haben, wurden Histokompatibilitätsgene durch ihre Eigenschaft, bei Disparität ihres Allels zwischen Empfänger und Spender eine Transplantat-Reaktion (Abstoßung) hervorzurufen, entdeckt. Die dabei im Vordergrund stehenden *H*-Gene sind die des *Haupthistokompatibilitätskomplexes* (Tabelle 11.10). Wie bei der Maus so führt auch bei einem Menschen Inkompatibilität zwischen Empfänger und Spender für HLA-Antigene zu einer beschleunigten Abstoßung, wie das in dem Beispiel der Tabelle 11.11 durch die verlängerte Überlebenszeit von Hauttransplantaten zwischen dem *HLA*-Haplotyp identischer Geschwister im Vergleich zu dem *HLA*-Haplotyp unterschiedlicher Geschwister deutlich wird. Auch für die Nierentransplantation spielen HLA-Antigene eine entscheidende Rolle für das Schicksal des übertragenen Organs (s. S. 228). Daß die Haut auch bei *HLA*-identischen Kombinationen schließlich abgestoßen wird, ist durch unterschiedliche nicht-HLA-Antigene bedingt, deren sie kontrollierende Gene nicht an den *HLA*-Komplex gekoppelt sind und daher unabhängig von diesen vererbt werden.

Von den Antigenen, die von den verschiedenen Loci des *MHC* kontrolliert werden, verursachen bei der Maus eine Inkompatibilität für die Antigene des *K*-, *I*- und *D*-Locus eine Abstoßungsreaktion (Tabelle 11.10). Der *I*-Locus scheint zumindest zwei *H*-Gene zu beherbergen, eines, das identisch mit dem oder eng an den *I-A*-Locus gekoppelt ist, und ein anderes, das sich zwischen dem *I-A*- und *S*-Locus befindet.

Tabelle 11.10. Haut-Transplantat-Überlebenszeit bei Unterschieden für einzelne Loci des Haupthistokompatibilitäts-Gen Komplexes bei der Maus und beim Menschen

MHC-Locus Unterschied zwischen Empfänger und Spender	Durchschnittliche Überlebenszeit in Tagen
A. Maus	
–	∞
Nicht-*H-2*	Zwischen 25 und >200
H-2K	<11
H-2I-A	10–14
H-2I-C	18–>200
H-2S	>200
H-2G	?
H-2D	<16
B. Mensch[a]	
–	∞
Nicht-*HLA*	⩾16
HLA-A	14
HLA-B	13,3
HLA-D	11,5
HLA-A, HLA-B und *HLA-D*	10

[a] Aus: van Rood, J. J. et al.: LD Typing by Serology. IV. Description of a New Locus with Three Alleles. In: Histocompatibility Testing 1975, Kissmeyer-Nielsen, F. (Ed.), p. 629–636. Copenhagen: Munksgaard 1975 und: Dausset, J. et al.: Skin Allograft, Survival in 238 Human Subjects: Role of Specific Realtionships at Four Gene Sites of the First and Second HL-A Loci. In: Histocompatibility Testing 1970. Terasaki, P. I. (Ed.), p. 381–397 Copenhagen: Munksgaard 1970

Tabelle 11.11. Überlebenszeit von Hauttransplantaten, die zwischen Geschwistern ausgetauscht wurden, als Funktion des *HLA*-Genotpys (mit freundlicher Genehmigung aus: Ceppellini, R.: The Genetic Basis of Transplantation. In: Rapaport, F. T. and Dausset, J. [Eds.], Human Transplantation, New York: Grune & Stratton 1968)

	Spender mit *HLA*-Genotyp			
Empfänger-Genotyp	1 B/D[a]	2 A/D	3 B/D	4 A/C
1 B/D	∞[b]	14	22	13
2 A/D	14	∞	13	13
3 B/D	20	16	∞	13
4 A/C	12	14	13	∞

[a] A/B sind die paternen Genotypen, C/D sind die maternen Genotypen
[b] Auto-Transplantate

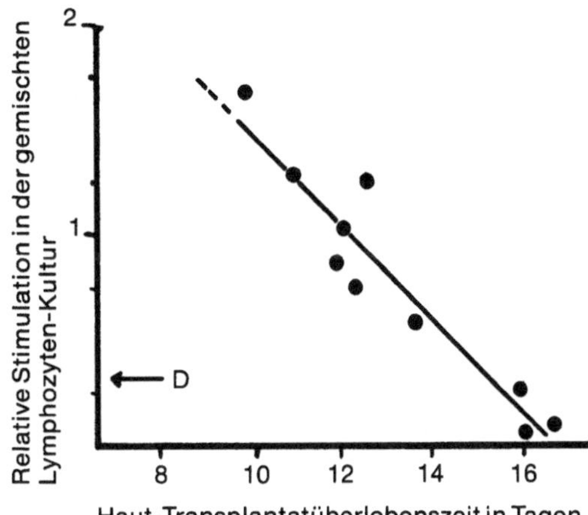

Abb. 11.12. Überlebenszeit für Hauttransplantate zwischen HLA-A und -B identischen, HLA-D unterschiedlichen Spender-Empfänger-Paaren, (zusammengestellt aus: Koch, C. T. et al: The Relative Importance of Matching for the MLC Versus HLA Loci in Organ Transplantation. In: Histocompatibility Testing 1972. Dausset, J., J. Colombani [Eds.], Copenhagen: Munksgaard, p. 521–524, 1973 und Thorby, E., Jørgensen, F.: Skin Graft Survival Time and MLC Response in Four HLA Seroidentical Unrelated Combinations, ebenda, p. 525–526)

Das erstere ist ein starkes *H*-Gen, das letztere ein schwaches. Eine Inkompatibilität für den *S*-Locus ruft keine Abstoßungsreaktion hervor, ebenso scheint der *G*-Locus kein *H*-Gen darzustellen. Auch beim Menschen führen Unterschiede für einzelne *HLA*-Loci zu einer beschleunigten Abstoßungsreaktion; d. h., sowohl *HLA-A, B* wie auch *D* (Abb. 11.12) stellen starke *H*-Gene dar (ob *HLA-C* ein *H*-Gen repräsentiert, konnte noch nicht getestet werden). Die Hauttransplantatüberlebenszeit bei HLA-D-Unterschieden zeigt eine direkte Korrelation zum Ausmaß der Stimulation zwischen Spender und Empfänger.

Transplantat-gegen-Wirt-Reaktion. Eine Transplantat-gegen-Wirt-Reaktion kann man sowohl bei *nicht-MHC*-Unterschieden als auch bei *MHC*-Gen-Unterschieden zwischen Empfänger und Spender finden. Bei Vorliegen von *nicht-MHC*-Gen-Unterschieden hängt das Auftreten von der „Stärke“ des *minor-H*-Locus ab, sowie von der Zahl der injizierten Zellen, der Verabreichungsart und der Vorimmunisierung. Im allgemeinen verläuft die Reaktion mit einer Stärke, die der Wirt-gegen-Transplantat-Reaktion für den gleichen *H*-Gen-Unterschied entspricht. Bei einzelnen *minor-H*-Gen-Unterschieden setzt die Reaktion verzögert ein und verläuft in den meisten Fällen chronisch, auch wenn Milz-Zellen injiziert werden.

Bei Unterschieden für *MHC*-Gene zwischen Empfänger und Spender kommt es nach Injektion lymphoider Zellen immer zu einer akut einsetzenden Transplantat-Reaktion (die ebenso akut zum Tode führt, wenn Milz-, Lymphknoten-, Thymus- oder periphere Blutzellen injiziert werden, die jedoch etwas protrahierter verläuft, wenn Knochenmarkzellen übertragen werden). Eindeutig die stärkste Reaktion tritt bei Unterschieden für *I*-Gene auf, jedoch rufen auch Unterschiede für *K*- oder *D*-Allele eine akute Reaktion hervor. Innerhalb der *I*-Region wurden mehrere Loci charakterisiert, die eine Transplantat-gegen-Wirt-Reaktion (in z. T. unterschiedlicher Stärke) hervorrufen können und die mit denen, die eine MLR verursachen, identisch zu sein scheinen (s. S. 223).

11.7.3 Mechanismus der Transplantat-Reaktion

Die Transplantatabstoßung ist ein komplexer Vorgang und der Mechanismus, der zur Abstoßung führt, dürfte für verschiedene Organe unterschiedlich sein, wie z. B. für Haut, Niere oder Knochenmark (lymphoides Gewebe). Prinzipiell kann der Prozeß in drei Phasen unterschieden werden: Erkennung, Proliferation und Differenzierung, und Zerstörung. Die Erkennungs- und Zerstörungsphase erfolgt am Transplantat direkt, während die Proliferations- und Differenzierungsphase in den regionalen Lymphknoten, die das Transplantatbett drainieren, erfolgt.

Erkennungsphase. Wie die Erkennung der allogenen Antigene tatsächlich erfolgt, ist noch Objekt von Spekulationen. Jedoch stimmt man darüber überein, daß T-Zellen einen Rezeptor an ihrer Oberfläche besitzen, der Antigenbindungsstellen trägt, die mit denen von Serum-Immunglobulinen identisch sind. Diese Rezeptoren besitzen eine Spezifität für Allo-Antigene; dies konnte mit Hilfe von Anti-idiotyp spezifischen Antikörpern nachgewiesen werden: Antikörper, die gegen solche Rezeptor-Strukturen hergestellt wurden, reagierten mit Antikörpern, die gegen Alloantigene hergestellt wurden. Es scheint aber, daß die Vereinigung des spezifischen Rezeptors mit dem Alloantigen allein im allgemeinen nicht zur Aktivierung der T-Zellen führt; damit die Erkennung eines Alloantigens wirksam wird, muß anscheinend noch ein zweites Signal von der das Antigen spezifisch erkennenden Zelle aufgenommen werden. Über die Natur dieses zweiten Signals sowie über die Natur des Rezeptors besteht jedoch noch kein klares Bild (s. S. 234ff. u. 237ff.).

Proliferation und Differenzierung. Nach Kontakt und Erkennung kehren die Lymphozyten anscheinend in die regionalen Lymphknoten zurück, proliferieren und differenzieren sich und stimulieren möglicherweise zusätzliche Effektor-Vorläuferzellen. Die Mehrzahl der neuen Lymphozyten verlassen die Lymphknoten und gelangen mit dem Blutstrom in das Transplantat, das sie zerstören. Ein bestimmter Teil der Lymphozyten verbleibt in der Zirkulation als Memory-Zellen.

Zerstörungsphase. Wie die Zerstörung der Transplantat-(Target-)Zellen durch zytotoxische T-Zellen erfolgt, ist noch nicht aufgeklärt. Wie elektronenmikroskopische Bilder zeigen, bildet sich ein direkter Kontakt zwischen Effektor-Zelle und Target-Zelle aus. Aus in-vitro-Untersuchungen wissen wir, daß Lymphozyten zudem Lymphotoxine, chemotaktische Substanzen und Faktoren, die die Gefäßwanderpermeabilität verändern, freisetzen.

Bei der perakuten und chronischen Abstoßung spielen wahrscheinlich Antikörper eine zusätzliche Rolle für die Abstoßung. Aber nicht nur in dieser Situation treten Antikörper auf den Plan: T-Helfer-Zellen, die Transplantationsantigene und Erkennungsstrukturen erkennen, stimulieren ganz offensichtlich auch B-Zellen. Diese bilden nicht nur Antikörper gegen H- oder Ia-Antigene (die man leicht nach Transplantat-Abstoßung im Serum nachweisen kann), sondern auch Antikörper, die spezifisch für Erkennungsstrukturen oder Strukturen, die sehr eng am gleichen Molekül mit den spezifischen Erkennungsstrukturen verbunden sind, sind: d. h., Antikörper mit Spezifität für die variable Region von Immunglobulinen, sogenannte Anti-Idiotyp-Antikörper. Solche Antikörper mögen dafür verantwortlich sein, daß eine Transplantat-gegen-Wirt-Reaktion durch parentale Zellen in immunkompetenten F_1-Empfängern schließlich unterdrückt wird und möglicherweise auch für das Phänomen des Enhancement (s. unten).

Einzelne der beschriebenen Phasen können in in-vitro-Experimenten untersucht werden: So scheint die gemischte Lymphozyten-Kultur-Reaktion ein in-vitro-Äquivalent der Erkennungs- und Proliferationsphase darzustellen; die Zerstörungsphase kann sowohl in Form einer Primär- als auch einer Sekundärantwort in-vitro mittels der Zell-vermittelten zytotoxischen Reaktion (cell-mediated cytolysis, CML) untersucht werden.

11.7.4 Gemischte Lymphozyten-Kultur (Mixed lymphocyte culture, MLC)

Die Reaktion in der gemischten Lymphozyten-Kultur wurde im Prinzip und als Methode schon auf S. 204ff. besprochen. Hier sollen nur kurz die Reaktionspartner und der mögliche Mechanismus besprochen werden.

11.7.4.1 Reaktionspartner

Stimulator. Stimulator nennt man in der Ein-Weg-Reaktion die Zelle, die durch Behandlung mit Mytomycin C oder durch Bestrahlung (2500 bis 5000 r) an der Proliferation gehindert wird. Damit eine Stimulation der unbehandelten Zelle erfolgen kann, muß der Stimulator am Leben sein und metabolisch aktiv sein können; RNS- oder Proteinsynthese-Inhibitoren oder keimtötende UV-Bestrahlung bewirken einen Verlust der Stimulationsfähigkeit.

Gute Stimulation weisen lymphatische Zellen auf, jedoch kann eine Stimulation auch mit epidermalen Zellen, nicht aber z. B. mit Nierenzellen beobachtet werden. Von den lymphoiden Zellen scheinen vorwiegend B-Zellen eine Stimulation zu veranlassen, allerdings wurden auch Stimulationen von T-Zellen und Makrophagen nachgewiesen. In welchem Maße neben B-Lymphozyten auch T-Lymphozyten stimulieren, scheint von der Art des genetischen Unterschiedes zwischen den beiden Reaktionspartnern abzuhängen: Bei der Maus konnte gezeigt werden, daß Unterschiede für unterschiedliche *I*-Region-Segmente eine unterschiedliche Beteiligung von T- und B-Zellen als Stimulatoren bei der Reaktion bedingten.

Responder-Zelle. Es besteht heute allgemeine Übereinstimmung, daß die auf einen Stimulus proliferierenden Zellen in der gemischten Lymphozyten-Kultur Zellen mit T-Zell-Charakter sind (Thy-1^+). Mit den zusätzlichen T-Zell-Markern Ly-1,2 und 3 konnte bei der Maus nachgewiesen werden, daß sich die transformierenden Zellen von Ly-1^+,2^+3^+-Zellen ableiten und daß sich unter den proliferierten Zellen sowohl Ly-1^+,2^-,3^- als auch Ly-1^-,2^+,3^+-Zellen befinden. Durch Selektionsexperimente (d. h. Vorbehandlung der Responder-Zellpopulation mit Anti-Ly-1- oder Anti-Ly2,3-Serum plus Komplement) konnten folgende Befunde bei der Maus erhoben werden: Responder-T-Zellen, die durch K- oder D-Antigene stimuliert wurden, weisen vorwiegend die Marker Ly-2 und Ly-3 auf: Responder-Zellen, die durch I-Antigene stimuliert wurden, weisen vorwiegend den Ly-1-Marker auf; und Responder-Zellen, die sowohl von K- und D- als auch von I-Antigenen stimuliert wurden, setzen sich aus beiden T-Zell-Populationen zusammen.

Diese Befunde von Cantor und Boyse und Ergebnisse aus anderen Untersuchungen von Wagner und Kollegen lassen folgende Zusammenhänge vermuten: Nach Kontakt mit dem Antigen (allogene Zelle) kommt es zu einer Proliferation und Differenzierung von T-Vorläuferzellen (Ly-1^+,2^+,3^+) zu T-Effektor-Zellen (Ly-2^+,3^+). Bestehen gleichzeitig Unterschiede für I-Gen-kontrollierte Antigene zwischen der Responderzell-Population und den Stimulatorzellen (Antigen), so werden auch T-Helferzellen (Ly-1^+) aktiviert. Diese verstärken die Erzeugung von T-Effektor-Zellen, indem sie entweder auf T-Vorläuferzellen einwirken oder die Proliferation von T-Effektorzellen beeinflussen (T-T-Zell-Wechselwirkung); gleichzeitig wirken T-Helferzellen auch auf B-Zellen und veranlassen ihre Differenzierung zu Antikörper-sezernierenden Plasmazellen (T-B-Zell-Wechselwirkung). Besteht zwischen der Responder-Zellpopulation und der Stimulator-Zellpopulation kein Unterschied für *I*-Gen kontrollierte Antigene, so muß das Antigen anscheinend erst durch Makrophagen verarbeitet werden, bevor es in der Lage ist, die Bildung von T-Helfer-Zellen zu bewirken. Ob sich T-Helfer-Zellen und T-Effektor-Zellen von der gleichen T-Vorläuferzelle ableiten oder ob sich beide Zellen von verschiedenen Vorläufer-Zellen ableiten, die sich schon vor dem Antigenkontakt, d. h., unabhängig von Antigenen, aus einer gemeinsamen Vorläuferzelle entwickeln, ist heute noch nicht aufgeklärt.

11.7.4.2 Spezifität der MLR

Obwohl allgemein angenommen wird, daß die T-Zell-Antwort auf Antigene klonal erfolgt wie bei B-Zellen, so bestehen bisher keine direkten Beweise dafür. Dies bedeutet jedoch nicht, daß man keine Spezifität nachweisen kann. So kann man in Selektionsexperimenten zeigen, daß die in einer bestimmten allogenen Kombination stimulierten Zellen spezifisch reagieren:

a) Negative Selektion: Negativ selektierte Zellen erhält man, indem man die Lymphozytenkultur zur Zeit der maximalen Proliferation in zuvor letal bestrahlte Tiere des Stammes injiziert, von dem die Stimulator-Zellen stammen; wenige Stunden später wird der Ductus thoracicus drainiert, in dem sich nur solche Responder-Zellen befinden, die in der allogenen Kultur nicht stimuliert worden waren, da die stimulierten Zellen in dem Wirt absorbiert wurden.

b) Positive Selektion: Positiv selektierte Zellen werden erhalten, indem man die proliferierenden Zellen einer gemischten Lymphozyten-Kultur in ein syngenes (zum Responder) thymektomiertes, letal-bestrahltes und mit Knochenmark, das zuvor mit Anti-Thy-1-Serum plus Komplement behandelt wurde, rekonstituiertes Tier („B-Tier") injiziert. Die Zellen können in solchen Tieren für Wochen „geparkt" werden.

Positiv und negativ selektierte Zellen können auch in einem Vorgang in-vitro erhalten werden: Werden Zellen in der proliferativen Phase über ein Serum-Gradienten bei 1 g (1 g Velocity Sedimentation) getrennt, so kann man zwei Zellpopulationen erhalten: Eine besteht aus Lymphoblasten, die andere aus Lymphozyten. Lymphoblasten sind die positiv selektierten Zellen, während die Lymphozyten-Fraktion die nicht stimulierten (negativ selektierten) Zellen enthält. Man kann beide Zell-Fraktionen getrennt über Wochen in Kultur halten und ihre Reaktivität auf allogene Zellen testen. Negativ selektierte Zellen reagieren nicht mehr auf allogene Zellen, die von dem gleichen Spender stammen, die zur ersten Stimulation verwendet wurden; ihre Fähigkeit, auf Zellen anderer allogener Spender zu reagieren, ist aber in keiner Weise beeinträchtigt. Positiv selektierte Zellen reagieren sehr viel schneller und verstärkt auf Zellen der Spender, die zur Erststimulation verwendet wurden. Die reagieren allerdings auch (in unterschiedlichem Maße) auf Zellen, die mit der ursprünglichen Zelle unverwandt sind, was durch die erhebliche Kreuzreaktion von Alloantigenen erklärt werden kann.

Immunologische Spezifität kann man auch durch die spezifische Toleranz nachweisen: So reagieren Lymphozyten toleranter Ratten nicht auf Zell-Antigene des zur Toleranzinduktion verwendeten Stammes, antworten aber mit einer normalen proliferativen Reaktion gegen »Dritt-Partner«-Stimulator-Zellen.

Außerdem hat man gezeigt, daß Antikörper gegen Rezeptoren, die Alloantigene eines bestimmten Stimulators erkennen, diese Lymphozyten (zusammen mit Komplement) zerstören können und die verbleibende Zellpopulation keine Reaktivität mehr gegen diese Stimulator-Zellen aufweisen, jedoch unvermindert gegen Zellen anderer allogener Spender reagieren können.

11.7.4.3 Anzahl der allogen reaktiven Zellen

Die Anzahl der in der allogenen MLR stimulierten Zellen wurde auf ungefähr 3 bis 6% der eingesetzten T-Zellen berechnet. Für diese Berechnungen wurden verschiedene Methoden angewandt, u. a. folgende: Hydroxyharnstoff ist in der Lage in geeigneter Konzentration (10^{-2} bis 10^{-3} M) zwar eine Blastenformation unbeeinflußt zu lassen, aber die DNS-Synthese reversibel zu blockieren. Man kann diese Substanz also benutzen, die reagierenden Zellen im Blasten-Stadium zu arretieren. Durch Auszählen der Blasten zur Zeit der maximalen Transformation kann man dann in einfacher Weise die Zahl der stimulierten Zellen berechnen.

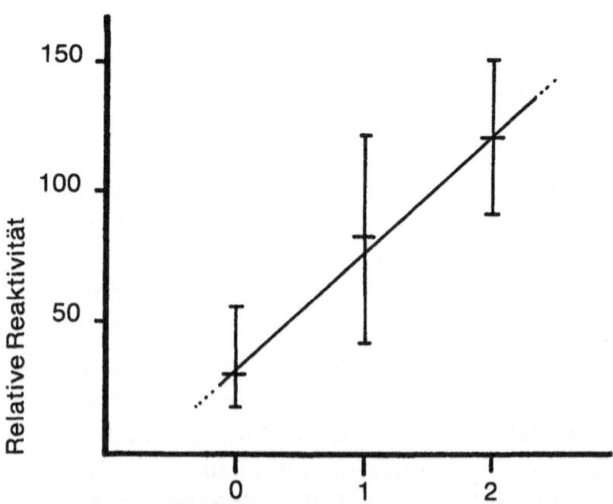

Abb. 11.13. Reaktivität in der gemischten Lymphozytenkultur zwischen unverwandten Zellen, die sich für 0, 1 oder 2 HLA-D-Determinanten unterscheiden; (aus: Thosby, E. et al: Human MLC Activation Determinants. In: Histocompatibility Testing 1975. Kissmeyer-Nielsen F. (Ed.), Copenhagen: Munksgaard, p. 502–508, 1975)

Der Prozentsatz der Zellen, die auf einen allogenen Stimulus reagieren, ist auf den ersten Blick recht hoch, und man müßte unter der Annahme, daß nur zwei oder drei Antigen-Determinanten per Haplotyp zur Stimulation führen, zu dem Schluß kommen, daß nicht mehr als ca. 20 bis 50 unterschiedliche Determinanten in einer Spezies auftreten. Dies ist aber ganz offensichtlich nicht der Fall. Es scheint daher nahezuliegen, anzunehmen, daß die allogene Stimulation durch eine große Anzahl von Determinanten erfolgt, wobei unverwandte Haplotypen eine große, allerdings unterschiedliche Anzahl ihrer Determinanten gemeinsam haben. Dies würde auch erklären, warum man eine recht deutliche Proliferationsantwort von positiv selektierten Zellen gegenüber Zweitstimulatoren bekommt. Für diese Vermutung spricht auch die lineare Proportionalität der relativen Reaktivität bei Vorliegen von 0, 1 oder 2 HLA-D-Antigen-Unterschieden zwischen Responder und Stimulator (Abb. 11.13).

11.7.4.5 Genetik der MLC-Reaktivität

In allogenen Kombinationen beim Menschen ist die Fähigkeit zu stimulieren fast ausschließlich mit dem *HLA-D*-Locus gekoppelt; schwache Stimulationen werden allerdings auch für Unterschiede des *HLA-A* und *HLA-B* Locus beobachtet; möglicherweise sind diese aber durch Gene verursacht, die sich zwischen dem *HLA-A* und *HLB-B*-Gen befinden und schwach Lymphozyten aktivierende Determinanten kontrollieren (LD_2-Locus).

Bei der Maus führen Unterschiede für einzelne *nicht-MHC*-Gene (*H*-Gene) zwischen Responder und Stimulator in manchen Fällen zu Stimulationen (*H-1, H-3* und *H-4*), während in anderen Fällen keine Stimulation beobachtet wurde (*H-7, H-8, H-9* und *H-Y*[1]). Unterschiede für mehrere *nicht-MHC-H*-Gene führen im allgemeinen zu Stimulationen. Auch beeinflußt der *H-2*-Haplotyp die Reaktivität in der MLC; so ist zum Beispiel die Reaktion gegen *nicht-MHC-H*-Determinanten stark in Gegenwart des $H\text{-}2^a$-Haplotyps, jedoch der Unterschied für die gleichen nicht-MHC-H-Determinanten schwach in Gegenwart fast aller anderen *H-2*-Haplotypen, besonders des $H\text{-}2^b$-Haplotyps.

Relativ starke Stimulationen wurden bei Unterschieden für den *Thy-1*-Locus beschrieben, wogegen die Ly-Antigene 1 und 2 und das TLa-Antigen anscheinend zu keiner Stimulation führen. Von Festenstein wurde ein Locus (*M*) mit vier Allelen: M_1, M_2, M_3 und M_4 beschrieben, der nicht an Gene des *H-2*-Komplexes gekoppelt ist, aber Stimulationen verursacht, die in ihrer Stärke der bei *H-2*-Disparität gleichkommen. (Eine *M*-Locus-Disparität führt weder zu einer Wirt-gegen-Transplantat- noch Transplantat-gegen-Wirt-Reaktion, und *M*-Locus kontrollierte Determinanten können nicht serologisch nachgewiesen werden, finden sich wohl aber vorwiegend an B-Lymphozyten).

Eine *H-2*-Disparität führt zu starker Stimulation in der gemischten Lymphozyten-Kultur. Dabei verursacht eine Disparität für die *I*-Region eindeutig die stärksten Reaktionen, hauptsächlich durch Determinanten bedingt, die von *I-A*-Genen kontrolliert werden. Aber auch die *I-B*- und *I-C*-Regionen kontrollieren Determinanten, die zwar zu schwachen, allerdings deutlichen Reaktionen führen. Eine Disparität für K-, G- und D-Antigene verursacht ebenfalls Stimulationen, die aber im allgemeinen deutlich schwächer sind.

Mehrere Befunde stützen die Annahme, daß die Lymphozyten aktivierenden Strukturen identisch mit Ia-Antigenen (bei der Maus) bzw. B-Zell-spezifischen *HLA-D* gekoppelten Antigenen beim Menschen (s. S. 204) sind: 1. Die Gewebsverteilung von Ia-Antigenen stimmt mit der von stimulierenden Antigenen überein. 2. Die Stimulation kann durch Antiseren, die spezifisch mit Ia-Antigenen reagieren, inhibiert werden. Und schließlich 3. die Gen-Loci, die die Stimulation in der MLR kontrollieren, befinden sich bei allen bisher untersuchten Spezies auf dem gleichen Chromosomenabschnitt wie die, die Ia-Antigene (oder Ia-ähnliche Antigene) kontrollieren.

Die Fähigkeit von Lymphozyten, in xenogenen Kombinationen zu reagieren, wurde ebenfalls getestet: Die Stimulation kann in bestimmten Kombinationen das Ausmaß *HLA-D*- bzw. *H-2*-disparater allogener Kombinationen erreichen, es scheint aber, daß die Reaktivität mit der Abnahme der phylogenetischen Verwandtschaft ebenfalls abnimmt.

11.7.5 Zellvermittelte Zytotoxizität

Zellvermittelte Zytotoxizität kann auf zweierlei Weise zustande kommen: a) durch direkte Wechselwirkung zwischen Target-Zellen und spezifisch sensibilisierten Lymphozyten in Ab-

[1] *H-Y* ist ein Geschlechtchromosom gekoppeltes schwaches *H*-Gen

wesenheit von Antikörpern und Komplement (cell-mediated cytolysis, CML) und b) durch Antikörper-abhängige Zell-vermittelte Zytotoxizität (antibody-dependent cell-mediated lysis).

11.7.5.1 Direkte Zell-vermittelte Zytolyse (CML)

Die zell-vermittelte, antikörperunabhängige Zell-Lyse kann man als Effektorphase der MLR ansehen. Allogen invitro oder invivo stimulierte Lymphozyten lysieren Zellen des gleichen Spenders, wenn sie ihnen als Target-Zellen angeboten werden. Als Target-Zellen invitro eignen sich Kulturzell-Linien, mitogen (LPS, PHA oder ConA) stimulierte Lymphoblasten oder Makrophagen. Die Zerstörung der Target-Zelle wird gewöhnlich durch Messung freigesetzten ^{51}Cr gemessen, mit dem die Target-Zelle zuvor markiert wurde.

Sensibilisierte oder nichtsensibilisierte Lymphozyten werden zusammen mit Stimulator-Zellen für 5 Tage kokultiviert, danach setzt man den aktivierten Lymphozyten ^{51}Cr-markierte Target-Zellen in verschiedenen Verhältnissen zu der Anzahl der Effektor-Zellen zu. Die Zellmischung wird für 6 bis 16 Stunden bei 37°C inkubiert und nach Entfernen der Zellen durch Zentrifugation wird die Radioaktivität im Überstand gemessen. Die spezifische Lyse wird in Prozenten der maximal freisetzbaren Radioaktivität (die mittels Lyse durch Wasser oder NP 40 gemessen wird) nach Abzug der spontanen Lyserate angegeben.

Die Effektor-Zelle bei dieser Reaktion in der Maus ist eine Ly..2^+,3^+-T-Zelle. Für die Zerstörung der Target-Zelle müssen weder B-Zellen noch Makrophagen vorhanden sein. Die Effektor-Zellen sind entweder noch im Blastenstadium oder haben sich nach Stimulation schon wieder in kleine Lymphozyten zurückverwandelt. Bei einem zweiten Kontakt mit dem Antigen (z.B. nach 10 bis 30 Tagen) müssen Effektor-Zellen keine proliferative Phase mehr durchlaufen, sondern sind unmittelbar lytisch wirksam. Es scheint allerdings, daß Effektor-Zellen recht kurzlebige Zellen sind, da man keine Lyse mehr beobachtet, wenn primär stimulierte Zellen nach einigen Wochen mit dem Antigen in erneuten Kontakt kommen, obwohl man dann noch eine beschleunigte proliferative Antwort beobachten kann; diese proliferative Antwort ist wahrscheinlich durch T-Helfer-Zellen (Ly-1^+) bedingt, die demnach länger überleben. Die Lyse erfordert direkten Kontakt zwischen Effektor-Zelle und Target-Zelle.

11.7.5.2 Spezifität und Genetik

Aus Untersuchungen von Familien mit Kindern, die rekombinante *HLA*-Haplotypen aufweisen, kann man folgende Ergebnisse erhalten:

1. Unterscheiden sich Responder und Stimulator für HLA-A, HLA-B und HLA-D, so findet man neben einer guten proliferativen Reaktion auch zytotoxische Effektor-Zellen, die spezifisch solche Target-Zellen zerstören, die den gleichen *HLA*-Haplotyp tragen wie der Stimulator; ebenfalls werden solche Target-Zellen zerstört, die nur die *HLA-A* und/oder HLA-B-Antigene mit der Stimulator-Zelle gemeinsam haben. Target-Zellen, die nur die HLA-D-Determinanten mit der Target-Zelle teilen, aber zur Stimulator-Zelle unterschiedliche HLA-A- und HLA-B-Antigene besitzen, werden nicht zerstört.

2. Sind Stimulator und Responder für HLA-A- und HLA-B-Antigene identisch, unterscheiden sich aber für HLA-D-Determinanten, so findet man zwar eine gute proliferative Reaktion, aber keine Ausbildung von Effektor-Zellen, d.h. Target-Zellen, die identisch mit der Stimulator-Zelle sind, werden nicht zerstört.

3. Unterscheiden sich Stimulator und Responder nur für HLA-A- und/oder HLA-B-Antigene, nicht aber für HLA-D-Determinanten, findet man keine oder nur eine schwache proliferative Reaktion und ebenso keine zytotoxischen Effektor-Zellen; d.h. Target-Zellen mit HLA-A- und/oder HLA-B-Antigenen, die identisch zu denen der Stimulatorzellen sind, werden nicht zerstört.

Daraus kann man folgern, daß a) zur Induktion zytotoxischer Effektor-Zellen sich die Stimulatorzell-Population sowohl für die HLA-A- und/oder HLA-B-Antigene wie auch für die HLA-D-Determinanten von der Responderzell-Population unterscheiden muß und b) die Spezifität der erzeugten Effektor-Zellen nur gegen die HLA-A- und HLA-B-Antigene der Stimulator-Zelle gerichtet ist, nicht jedoch gegen HLA-D-Determinanten.

Weitere Untersuchungen haben gezeigt, daß zur Bildung spezifischer Anti-HLA-A- bzw. Anti-HLA-B-Effektor-Zellen die A- bzw. B-Antigene einerseits und HLA-D-Determinanten andererseits nicht zusammen an der gleichen Stimulatorzelle vorliegen müssen, sondern daß die letzteren (oder ersten) auch durch eine dritte Zelle angeboten werden können.

Bei Untersuchungen mit Zellen unverwandter Spender konnten diese Ergebnisse im Prinzip bestätigt werden, jedoch findet man hier – im Gegensatz zu Familien, bei denen eine Phänotyp-Identität auch eine Genotyp-Identität bedeutet – eine mehr oder weniger stark ausgeprägte Kreuzreaktivität, d. h. Effektor-Zellen, die gegen bestimmte HLA-A- bzw. HLA-B-Antigene einer Stimulatorzelle induziert wurden, lysieren im Regelfalle nicht nur solche Target-Zellen, die die HLA-A bzw. HLA-B-Antigene der Stimulator-Zelle besitzen, sondern auch Target-Zellen, die andere HLA-A- oder HLA-B-Antigene tragen. Diese Befunde werden durch die schon serologisch bekannte hohe Kreuzreaktivität der HLA-Antigene erklärt. Die Verhältnisse bei der Maus sind zu denen beim Menschen etwas unterschiedlich: Sowohl Antigene der *K*- und D-Loci als auch Antigene der *I*-Loci führen bei Disparität zwischen Responder und Stimulator zu einer proliferativen Antwort wie auch zur Induktion von Effektor-Zellen, die Spezifität für die *K-, D-* oder *I*-Gen kontrollierten Antigene besitzen, für die sich Responder und Stimulator unterschieden; d. h. a) zur Erzeugung von Effektor-Zellen, die spezifisch für K- bzw. D-Antigene sind, ist keine Disparität für *I*-Locus-kontrollierte Determinanten (Lymphozyten aktivierende Determinanten) notwendig, und b) es können auch Effektor-Zellen erzeugt werden, die spezifisch mit *I*-Loci-kontrollierten Determinanten reagieren. Untersuchungen von Wagner und Mitarbeiter haben allerdings gezeigt, daß die Effektivität für die Induktion K- oder D-Antigen spezifischer Effektor-Zellen signifikant erhöht wird, wenn neben der K- bzw. D-Antigen-Disparität noch zusätzliche Unterschiede für *I*-Loci-kontrollierte Determinanten bestehen, d. h., bei der proliferativen Reaktion kommt es sowohl zur Stimulation von Ly-2^+,3^+-(Effektor-)Zellen als auch zur Stimulation von Ly-1^+-(Helfer-)Zellen; die letzteren verstärken die Rekrutierung oder Proliferation der ersteren.

Auch bei der Maus zeigen Effektor-Zellen eine, zwar abhängig vom Haplotyp unterschiedliche, jedoch häufig deutlich nachweisbare Kreuzreaktion mit anderen *H-2*-Haplotyp-Antigenen als die, die zur Stimulation eingesetzt wurden; das Ausmaß der Kreuzreaktion korreliert grob mit der Anzahl der zwischen Stimulator und Target gemeinsamen serologisch nachweisbaren Antigen-Determinanten.

Die unterschiedlichen Verhältnisse beim Menschen und der Maus kann man auf Grund methodischer, biologischer und genetischer Differenzen erklären: So findet man eine *I*-Locus kontrollierte Antigen-Lyse nur, wenn man LPS- oder ConA-stimulierte Lymphoblasten als Target-Zellen verwendet, nicht aber, wenn PHA-Lymphoblasten die Target-Zellen bilden; die letzteren wurden aber bisher ausschließlich für die CML-Testung beim Menschen verwendet; beim Menschen werden ausschließlich periphere Blut-Lymphozyten getestet, bei der Maus gewöhnlich Milz- oder Lymphknoten-Lymphozyten. Bei der Maus befinden sich die Lymphozyten aktivierenden Determinanten kontrollierenden Gene zwischen den *K*- und *D*-Loci und zwar in sehr enger Kopplung (f$\sim$0,00012); beim Menschen ist der *HLA-D*-Locus schärfer von den *A*- und *B*-Loci getrennt (rf$\sim$0,001): Es kann daher bei der Maus nicht ausgeschlossen werden, daß in Rekombinanten-Kombinationen, die sich für einzelne Loci unterscheiden, nicht doch auch – serologisch nicht nachweisbar – Unterschiede für benachbarte Gene bestehen.

11.7.5.3 Antikörper-abhängige Zell-vermittelte Zytotoxizität

Neben der direkten, Zell-vermittelten Zytolyse kann man, besonders beim Menschen noch eine andere Art der Zell-vermittelten Lyse beobachten: die Antikörper-abhängige, Zell-vermittelte Lyse (lymphocyte antibody lympholytic interaction, LALI, oder auch antibody-dependent lymphocyte-mediated cytotoxicity, ADLMC). Humane Lymphozyten, die nicht spezifisch sensibilisiert wurden, haben die Fähigkeit, Target-Zellen wie Hühnererythrozyten, Schaffibroblasten-Monolayer, Chang-Leber-Zellen – eine humane Leber-Zell-Linie –, humane Erythrozyten, zu lysieren, wenn diese mit einem xenogenen oder allogenen Antikörper, der spezifisch mit Determinanten der Target-Zelle reagiert, beladen werden. Damit die Zell-Lyse auftritt, muß der Antikörper komplett sein, d. h., ohne Fc-Teil findet keine Lyse statt. Komplement ist für die Reaktion nicht notwendig. Als Effektor-Zelle können anscheinend verschiedene mononukleäre Zellen in Frage kommen, wobei verschiedene Target-Zellen von unterschiedlichen Effektor-Zellen lysiert werden:

a) K-Zellen (Killer-Zellen) sind nicht-adhärente, nicht-phagozytische Zellen, die weder B- noch T-Zell-Charakteristika aufweisen (Ig^-, Thy-1^-) und das Aussehen kleiner bis mittelgroßer Lymphozyten haben. K-Zellen tragen Rezeptoren für den Fc-Teil von Immunglobulinen sowie für C3b und C3d. K-Zellen lysieren humane Lymphozyten, die mit Anti-HLA-Antikörper beladen sind, Hühnererythrozyten, aber nicht Human-Erythrozyten, zahlreiche Zell-Linien, sowie manche Tumor-Zellen, wenn sie mit entsprechenden Antikörpern sensibilisiert sind. b) B-Zellen scheinen ebenfalls in der Lage zu sein, beladene Hühnererythrozyten zu lysieren. c) Makrophagen und Monozyten sind in der Lage, verschiedene sensibilisierte Target-Zellen zu lysieren.

Neben den hier aufgeführten Zellen wurde für eine Reihe anderer Zellen nachgewiesen, daß sie zytolytisch auf sensibilisierte Target-Zellen einwirken können, u. a. fetale Leberzellen, lymphoide Human-Zell-Linien und Langzeitnicht-lymphoide Maus-Kultur-Tumor-Zell-Linien.

Ob diese Reaktionen in vivo eine Rolle spielen, ist nicht mit Sicherheit erwiesen, jedoch findet man eine große Zahl von K-Zellen in mononukleären Infiltraten transplantierter Nieren bei Patienten, die eine chronische Abstoßungsreaktion aufweisen. Es bestehen auch, wenn auch schwache, experimentelle Hinweise, daß diese Art der Antikörper-abhängigen Zellvermittelten Zytotoxizität bei Virus-Infektionen und bestimmten Arten von Neoplasien (Melanom, Virus-induzierte und Methylcholanthren-induzierte Tumoren) eine Rolle spielen mag.

11.7.6 Spezifische Reaktionslosigkeit gegen allogenes Gewebe

Unter verschiedenen Umständen kann man beobachten, daß allogenes Gewebe, nachdem es übertragen wurde, keine Abstoßungsreaktion hervorruft. Eine dieser Situationen wurde in Kapitel 4 ausführlich besprochen: Spezifische immunologische Toleranz. Diese Form der Reaktionslosigkeit wird durch einen zellulären Mechanismus aufrechterhalten. Eine andere Form der spezifischen Reaktionslosigkeit ist das sogenannte „Enhancement". Enhancement kann man durch Serum übertragen und führt zu einem verlängerten oder permanenten Überleben eines Gewebs- (oder Tumor-)Transplantats, das normalerweise abgestoßen wird.

Enhancement kann durch aktive oder passive Immunisierung erzielt werden. Der Mechanismus des immunologischen Enhancements ist noch unklar; es scheint jedoch, daß Antikörper, die nicht zytotoxisch sind (d. h. kein Komplement aktivieren können), sich mit Alloantigenen an der Zelloberfläche verbinden und auf diese Weise die Induktion einer spezifischen zellulären Immunantwort verhindern (afferentes Enhancement) oder durch Abdeckung der Alloantigene den zytotoxischen „Killer"-Zellen das Angriffsziel nehmen (efferentes Enhancement).

Bei der Ratte, dem bevorzugten Tiermodell, um Enhancement zu untersuchen, wurde auch beobachtet, daß während der Produktion von Alloantiseren durch wiederholte Injektion lymphatischer Zellen, der Empfänger Antikörper bildet, die gegen Idiotypen seiner eigenen Anti-Alloantigen-Antikörper gerichtet sind (Auto-Anti-Idiotyp-Antikörper). Auf diese Weise verschwinden die Antikörper mit Spezifität für diese Alloantigene aus dem Serum, wie wahrscheinlich auch Lymphozyten mit Rezeptoren, die diese Idiotypen besitzen. Die Folge dieser Reaktion ist ebenfalls eine spezifische Reaktionslosigkeit gegen entsprechendes allogenes Gewebe, ein Zustand, bei dem die Grenze zwischen Enhacement und Toleranz (s. Kapitel 4) sich zu verwischen beginnt.

11.8 Klinische Organtransplantation

Übertragung von Gewebe und Organen von einem Individuum auf ein anderes sind nicht erst eine Erfindung unserer Zeit. Schon im Mittelalter versuchte man, verletzte Oberflächen durch Hauttransplantate zu heilen (Tagliacozzi). Erfolgreiche Autotransplantate an Schafen führte Baroni bereits um 1800 durch. Paul Bert deutete bereits 1860 das verschiedene Verhalten von Auto- und Allo-Transplantaten an. Die ersten Nierentransplantate wurden um 1900 von Carrel und Guthrie bei Katzen durchgeführt. Daraufhin wurde an mehreren Stellen versucht, Urämien mit xenogenen Nierentransplantaten zu behandeln. Die für die Mißerfolge verantwortlichen biologischen Faktoren blieben jedoch unbekannt, bis Untersuchungen von Little, Loeb, Gorer und Snell erste Hinweise für einen immunologischen Vorgang der Abstoßung lieferten. Medawar und seine Kollegen schufen dann in einer Serie klassischer Arbeiten (1944–1946) die Grundlagen für die heute zu beobachtenden Fortschritte der Transplantationsimmunität. Die erfolgreiche Serie klinischer Nierentransplantationen zwischen eineiigen Zwillingen durch Murray und Merril in Boston (1955) gaben der klinischen Transplantation einen nachhaltigen Auftrieb.

Wie wir heute wissen, ist die Voraussetzung einer erfolgreichen Gewebstransplantation die histogenetische Übereinstimmung zwischen Empfänger und Spender. Als Methode der Wahl werden heute die serologische Typisierung von Lymphozyten (HLA-A, HLA-B und HLA-C-Antigene) und Erythrozyten (ABO- und P-Blutgruppen) und die gemischte Lymphozytenkultur-Reaktion für die Bestimmung der histogenetischen Verwandtschaft herangezogen (s. S. 203ff.).

Serologische Typisierung. Obwohl die klinischen Befunde eindeutig dafür sprechen, daß der Grad der serotypischen Identität und der Transplantatüberlebenszeit direkt proportional sind, so muß man die Einschränkung machen, daß die Serotypisierung bei nichtverwandten Paarungen keine Voraussage über das Schicksal des Transplantats erlaubt. Als Gründe für dieses Versagen lassen sich aufführen: 1. noch unbekannte H-Antigene, 2. Kreuzreaktionen, 3. individuell verschiedene Reaktivität gegenüber HLA-Antiseren und HLA-Antigenen, und 4. wird durch Serotypisierung nur ein Teil der für die immunologische Reaktion verantwortlichen Strukturen erfaßt. Dieser letzte Nachteil wird durch die Tatsache, daß starke Kopplungsgleichgewichte (oder starke Assoziationen) zwischen manchen serotypisch nachweisbaren und bestimmten, nicht serologisch nachweisbaren Determinanten bestehen, nicht aufgehoben, da a) solche ausgeprägte Assoziationen nur für wenige HLA-Allele bestehen und b) solche Assoziationen nicht auf den Einzelfall angewendet werden können.

Einen ganz anderen Wert hat die Serotypisierung bei Familienmitgliedern, bei denen Phänotyp und Genotyp identisch sind und die oben genannten Einschränkungen kaum eine Rolle spielen.

Zelluläre Typisierung. Die gemischte Lymphozyten-Kultur-Reaktion hat für die Kompatibilitäts-Testung besondere Bedeutung erlangt, da sie Unterschiede für den Haupthistokompatibilitäts-Komplex aufdecken kann, die (bis jetzt noch) nicht serologisch erfaßt werden können: HLA-D. Im Gegensatz zur serologischen Typisierung, bei der auf Identität getestet wird, werden bei der zellulären Typisierung eher Unterschiede zwischen Spender und Empfänger aufgedeckt. Stimulieren Spenderzellen nicht oder nur sehr schwach, so ist die Transplantatfunktion in der Regel gut. Der Nachteil dieser Methode ist, daß fünf Tage notwendig sind, ehe die Resultate vorliegen, so daß sie im allgemeinen nur vor Knochenmarktransplantation und bei Organen von Lebenspendern durchgeführt werden kann. Eine beschleunigte, aber noch nicht routinemäßig eingesetzte Modifikation der MLR stellt die sogenannte PLT-Testung (primary lymphocyte typing) dar. Hierbei werden als Referenzzellen spezifisch sensibilisierte Lymphozyten eingesetzt. Diese Zellen lassen sich nur durch solche Lymphozyten stimulieren, die Determinanten besitzen, die identisch zu denen sind, die für die erste Stimulation benutzt wurden. Diese Sekundär-Proliferation tritt schon nach 24 Stunden auf. Einen gewissen Unsicherheitsfaktor stellen jedoch Kreuzreaktionen dar und die Tatsache, daß Spender- und Empfänger-Zellen nicht direkt gegenseitig getestet werden, sondern in Relation zu einer dritten Zelle.

11.8.1 Organtransplantation

Haut. Hauttransplantate beim Menschen wurden hauptsächlich aus experimentellen Gründen an Freiwilligen durchgeführt. Obwohl eine erfolgreiche Transplantation ein breites Anwendungsbebiet bei ausgedehnten Verbrennungen, ulzerativen Infektionen und Durchblutungsstörungen finden würde, erlaubt die immunologische Reaktion bisher nicht, diese Möglichkeiten klinisch auszunutzen.

Neben dem HLA-Gen-Komplex, dessen Einfluß auf die Überlebenszeit von Hauttransplantaten schon auf S. 219 besprochen wurde, wird das Schicksal eines Hauttransplantates aber auch noch durch die ABO- und P-Blutgruppen-Systeme bestimmt.

Untersuchungen über deren Einfluß wurden systematisch von Dausset und Rapoport (1968) und Ceppellini (1969) durchgeführt und ergaben, daß kompatible Transplantate (0→0, 0→A) durchschnittlich nach 12 Tagen abgestoßen wurden, während inkompatible Transplantate (A→0, B→0) schon nach durchschnittlich 9 Tagen zerstört wurden. Ähnliche Verhältnisse wurden für das P-System gefunden: Hauttransplantate zwischen P-kompatiblen Kombinationen überlebten durchschnittlich 12,5 Tage, während bei Inkompatibilität die Überlebenszeit nur ca. 10,5 Tage betrug.

Niere. Die Niere ist das innere Organ, dessen Transplantation am frühesten versucht wurde. Anreiz dazu bot einmal die große Zahl von Patienten, die an terminaler Urämie sterben. Die hauptsächlichen Erkrankungen sind chronische Glomerulo- und Pyelonephritiden, diabetische Nephropathien, aber auch Zystennieren, maligne Hypertonie und Amyloidose. Da heute auch die Hämodialyse zur Verfügung steht, die selbst anephrischen Patienten ein Leben ermöglicht, besteht nicht in allen Fällen eines terminalen Nierenversagens eine dringende Indikation zur Transplantation. Absolute Indikationen sind jedoch Progredienz der urämischen Komplikationen, Hochdruck, sowie Nebenwirkungen der Dialyse wie Osteoporose und Polyneuritis. Keine gute Voraussetzung für die Transplantation bieten Patienten mit gegen die glomeruläre Basalmembran gerichteten Antikörpern, da bei ihnen häufig dieselbe Glomerulonephritis auftritt, die zuerst die Transplantation erforderte.

Patienten sollen frühzeitig in ein Transplantationsprogramm aufgenommen werden, da eine Transplantation als letzte Rettungsmaßnahme, d. h., wenn die Dialyse keinen Erfolg (mehr) bringt, eine schlechtere Prognose aufweist, als eine frühzeitige Transplantation. Mit anderen Worten, es sollte frühzeitig entschieden werden, ob eine Transplantation oder eine Dialyse in Frage kommt.

Ein zweiter Grund für die Häufigkeit von Nierentransplantationen ist durch die Niere als Spenderorgan gegeben. Werden Leichennieren verwendet, so hat dieses Organ den Vorteil, relativ resistent gegenüber einer Ischämie zu sein. Darüberhinaus sind die Organkonservierungsmethoden für die Niere am weitesten entwickelt. Auch die Möglichkeit, Nieren von Lebendspendern zu erhalten, gilt nur für die Niere (und das Knochenmark).

Geeignete Spender sind Unfalltote, sowie Opfer von Subarachnoidalblutungen oder Herzinfarkten. Lebendspender sollten nur berücksichtigt werden, wenn eine histogenetische Identität besteht; Nieren von Lebendspendern, die für einen Haplotyp identisch sind (Eltern, Geschwister) und nur eine geringe Stimulation in der gemischten Lymphozyten-Kultur-Reaktion zeigen, weisen eine ungefähr gleiche Überlebenschance auf wie Nieren von unverwandten serotypisch- und HLA-D-identischen Spendern.

Im allgemeinen wird die Niere heterotop in die Fossa iliaca eingepflanzt. Unmittelbar nach Gefäßabklemmung färbt sich die transplantierte Niere wieder rosa und erlangt ihren normalen Turgor. Bei ungeschädigten Nieren setzt die Harnproduktion sofort ein.

Obwohl zu Beginn der allogenen Nierentransplantation die Überlebenschancen gering erschienen (1963 überlebten nur 6 von 176 Transplantierten über ein Jahr), so hat sich die Überlebenschance in den letzten 10 Jahren doch erheblich verbessert: heute beträgt die Überlebenschance von Empfängern HLA-identischer Verwandtennieren über 90% nach einem Jahr und noch 85% nach vier Jahren, die von Empfängern HLA-identischer, unverwandter Nieren über 60% nach einem Jahr und ca. 50% nach vier Jahren (Abb. 11.14). Die meisten Todesfälle treten in den ersten sechs Monaten auf. Die Überlebensrate der Patienten (nicht der Niere) wird heute a) durch eine frühzeitige Entfernung des Transplantats bei Abstoßungsreaktionen mit nachfolgender Hämodialyse (oder Zweit-Transplantation) und b) durch eine reduzierte immunsuppressive Behandlung (s. Kap. 17), die die Empfänger weniger empfänglich für Infektionen macht, erhöht.

Eine hyperakute Abstoßungsreaktion wird selten beobachtet, dabei kommt es unmittelbar nach Eröffnung der Zirkulation zu irreversiblen

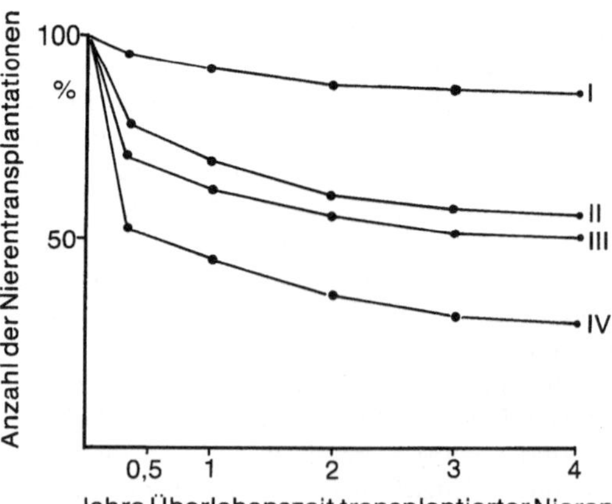

Abb. 11.14. Überlebenszeit von Nierentransplantaten in Abhängigkeit von der Gewebskompatibilität zwischen Empfänger und Spender. I.: Transplantate von HLA-identischen Geschwistern; II: Transplantate von Ein-Haplotyp identischen Geschwistern; III: Transplantate von HLA identischen, unverwandten Spendern; IV: Transplantate von HLA-unterschiedlichen, unverwandten Spendern (aus: Hors et al.: France-Transplant: Kidney Transplantation as Guide for Bone Marrow Grafting. Transplant. Proc. *6*, 421, (1974)

Schädigungen der Niere durch intravasale Thrombosen. Man nimmt an, daß in diesen Fällen bereits vor der Transplantation zirkulierende Antikörper vorhanden waren.

Akute Abstoßungsreaktionen äußern sich in einem Funktionsabfall, Schwellung, Schmerzhaftigkeit, Fieber, Tachykardie, Unwohlsein, Lymphozytose, Thrombopenie, Lymphozyturie und Blutdrucksteigerung. Eine sofort einsetzende verstärkte immunsuppressive Behandlung kann die Abstoßungsreaktion mildern oder gar zum Stillstand bringen.

Chronische Abstoßungsreaktionen manifestieren sich klinisch zuerst in einer Proteinurie. Es kommt zu einer progressiven Obliteration der Gefäßlumina und dadurch zu einer verminderten renalen Perfusion. Als Folge der Nierenfunktionsstörung kann ein tertiärer Hyperparathyreoidismus mit einer Knochendystrophie auftreten.

Spezifische Komplikationen bei der Nierentransplantation sind 1. das Wiederauftreten einer Glomerulonephritis in der transplantierten Niere; 2. metabolische Störungen: a) Unmittelbar nach Transplantation kann es zu einer starken Diurese und Hypokaliämie kommen, die eine starke Dehydratation verursachen kann und gelegentlich zu einem Schock, ja auch zum Tode des Patienten führen kann. b) ein sekundärer Hyperparathyroidismus wird bei fast allen Patienten mit chronischem Nierenversagen gefunden; nach erfolgreicher Transplantation normalisiert sich aber im allgemeinen die Parathyreoidea-Funktion wieder – gelegentlich allerdings nicht, wobei dann eine Parathyreoidektomie notwendig wird. Die mit Hyperparathyreoidismus einhergehenden Knochenveränderungen bei Kindern bilden sich in der Regel nach einer Nierentransplantation *nicht* zurück. Skeletveränderungen und Wachstumsstörungen sind daher häufig Ursachen einer Frühinvalidität bei jungen Nierentransplantat-Empfängern. 3. Schwangerschaften: die heterotope Implantation der Niere in das Becken stellt im allgemeinen keine Kontraindikation für eine Schwangerschaft dar. Der Einfluß immunsuppressiver Substanzen auf die Schwangerschaft und/oder den Feten ist noch nicht ganz aufgeklärt; es wurden jedoch normale Kinder unter immunsuppressiver Behandlung von Nierentransplantat-Empfängern geboren. Die Immunsuppressiva Azathioprin und Prednisolon scheinen keinen störenden Einfluß auf die Spermatogenese zu haben. 4. Übertragung von Krankheiten: Spender-Nieren sollten nicht von Patienten erhalten werden, die einer malignen Erkrankung erlagen, da in einigen Fällen der Tumor mitübertragen wurde und der Empfänger an Metastasen verstarb. Unter den Infektionskrankheiten, die vom Spender auf den Empfänger übertragen werden können, sind besonders die Virus-Hepatitis und die Histoplasmose zu erwähnen. Auch die thrombozytopenische Purpura und Überempfindlichkeits-Reaktionen von verzögerten Typen können übertragen werden.

Herz. Die praktische Bedeutung der Herztransplantation liegt in der Tatsache begründet, daß die durch Koronarsklerose bedingten Herzerkrankungen heute zu den häufigsten Todesursachen gehören. Indikationen zur Herztransplantation liegen daher bei Patienten mit a) finaler Koronararterien-Insuffizienz vor, wenn eine chirurgische Revaskularisierung nicht in Frage kommt, b) idiopathischer Kardiomyopathie in fortgeschrittenem Zustand. Eine Herzübertragung kann auch bei Patienten mit einer stark virulenten Form einer rheumatischen Herzerkrankung in Erwägung gezogen werden, besonders dann, wenn eine Klappen-Operation keine deutliche Verbesserung bringt (z.B. wegen Linksherz-Dilatation und verminderter Kontraktilität). Auch Patienten mit kongenitalen Herzerkrankungen, wie hypoplastisches Linksherz oder atypischer Ursprung der linken Koronararterien mit ausgedehnten ventrikulären Infarkten, können eine Herzübertragung indizieren.

Ein idealer Empfänger ist jung und abgesehen von der Herzerkrankung kräftig und sollte möglichst wenig Sekundärschäden aufweisen (besonders keine Leber- und Nierenschädigungen). Die Lebenserwartung sollte nur wenige Monate betragen (z.B. nach den Kriterien der New York Heart Association Klasse IV).

Kontraindikationen sind eine vorhandene ABO-Inkompatibilität, vorhandene Infektionen, Lungenembolien in der jüngeren Anamnese, Alter über 50 Jahren und der Nachweis von Antikörpern gegen Gewebe (Lymphozyten) des prospektiven Spenders. Auch eine Pulmonalsklerose stellt eine Kontraindikation dar, nicht jedoch ein erhöhter pulmonaler Gefäßwiderstand per se. Ein ungünstiger Faktor ist das Vorliegen eines Diabetis mellitus. Identität oder Unterschiede zwischen Empfänger und Spender für serologisch nachweisbare Histokompatibilitätsantigene (HLA-A und HLA-B) scheinen im heutigen Stadium der Herztransplantation keinen sichtbaren Effekt zu haben; dies kann jedoch nur als vorläufiger Befund gewertet werden, da die allgemeine Mortalität sehr hoch ist und natürlich nur unverwandte Spender zur Verfügung stehen und HLA-D-Typisierung (MLR) im allgemeinen nicht durchgeführt werden kann.

Die erste klinische Herzübertragung wurde 1967 von Barnard in Kapstadt durchgeführt. Seither sind in den verschiedenen Zentren der Welt zusammen mehr als 200 Herztransplantationen durchgeführt worden. Die Übertragung des Organs erfolgt dabei orthotop, d. h. das Empfängerherz wird entfernt und an seine Stelle wird das Spenderherz implantiert.

Die Ergebnisse der Herztransplantation blieben im allgemeinen hinter den Erwartungen zurück; nach den Erfahrungen des Herzzentrums der Stanford-Universität in Kalifornien, in dem bis heute die meisten Herztransplantationen (und mit dem besten Erfolg) durchgeführt wurden, sind nach einem Jahr noch knapp 50% der Transplantat-Empfänger am Leben, nach 5 Jahren noch ca. 20%. Berücksichtigt man jedoch die Ergebnisse aller Herztransplantationen, so ist das Bild nicht ermutigend: nach einem Jahr überleben ca. 20%.

Der Tod nach Transplantation wird hauptsächlich durch Abstoßung, Infektionen oder (seltener) ungenügender Herzleistung des Spenderherzen verursacht. Abstoßungsreaktionen können zu jeder Zeit nach der Operation auftreten. Frühe, akute Abstoßungsreaktionen treten bevorzugt am Ende der ersten Woche und am Ende des ersten Monats post transplantationem auf. Das Auftreten von akuten Abstoßungsreaktionen nach den ersten drei Monaten nach der Übertragung vermindert sich um einen Faktor 10.

Die Diagnose einer akuten Abstoßungsreaktion gründet sich in erster Linie auf EKG-Veränderungen: charakteristisch ist eine Abnahme der QRS-Spannung; Arrhythmien und ventrikuläre Gallop-Rhythmen werden bei ungefähr der Hälfte der Abstoßungsepisoden beobachtet, sind aber immer mit einer Abnahme der QRS-Spannung verbunden. Klinische Symptome (Rechtsherzversagen mit Gewichtszunahme, Erhöhung des Venendrucks, abnorme venöse Pulsationen bei relativ klarem Lungenbild) einer Herzinsuffizienz müssen keine frühen Zeichen einer Abstoßung sein. Nur in 60% der Fälle einer frühen Abstoßungsreaktion und sogar nur in 16% der Fälle später Abstoßungsreaktionen treten klinische Symptome einer Herzinsuffizienz auf. Eine große Hilfe bei der Diagnose der Abstoßung stellt die endomyokardiale Biopsie dar. In allen Fällen, d. h. bei Abstoßungsreaktionen in den ersten drei Monaten oder danach, erlaubt die histologische Untersuchung die Diagnose: Es kommt zu einer Infiltration polymorphkerniger Zellen, einem interstitiellen Ödem und Myozytolyse.

Die häufigste Todesursache bei längerem Überleben ist die Okklusion der Koronararterien (chronische Abstoßung). Die Schädigung setzt mit einer Proliferation fibrozellulärer Elemente in der Intima-Schicht ein, wahrscheinlich als Ergebnis einer immunologischen Schädigung des Endothels. Bei Patienten mit einer Hyperlipidämie findet man Cholesterin-Ablagerungen; das Bild ähnelt dann sehr dem einer Artheriosklerose.

Um immunologische Reaktionen soweit wie möglich zu vermeiden, erhalten Patienten, bei denen eine Herztransplantation durchgeführt wird, schon präoperativ Azathioprin (4 mg/kg) oder Cyclophosphamid (5 mg/kg) (s. Kapitel 17). Nach der Transplantation ist eine lebenslange Behandlung mit Prednisolon (1 mg/kg) und Azathioprin (zwischen 12 und 200 mg/kg, je nach Verträglichkeit) notwendig. In der frühen postoperativen Phase und bei Zeichen einer Abstoßungsreaktion wird neben erhöhten Dosen Prednisolon (1000 mg i. v.) auch Anti-Thymozyten-Serum (oder Anti-Thymozyten-γ-Globulin) von Kaninchen eingesetzt (4 mg/kg, i. m.).

Leber. Klinische Lebertransplantationen werden an einigen Kliniken in der Welt durchgeführt; allerdings ist diese Operation noch im Pionierstadium.

Als Indikationen werden a) maligne Erkrankungen der Leber (Hepatome) angesehen, worüber allerdings keine Übereinstimmung besteht, da eine hohe Wahrscheinlichkeit besteht, daß als Folge früher Metastasierungen Rezidive auftreten; b) nicht-neoplastische Lebererkrankungen im Endstadium (Zirrhose, chronisch-aggressive Hepatitis und Biliaratresie), sowie kongenitale Stoffwechselstörungen (M. Wilson, Nieman-Piecksche Erkrankung). Kontraindikationen sind Metastasen, jede Art von intraabdominalen Infektionen, eine hämorrhagische Diathese und eine starke portale Hypertonie.

Die erste Leberübertragung wurde 1963 durchgeführt. Bis 1974 wurden knapp 200 Transplantationen durchgeführt: 14 Patienten überlebten mehr als 1 Jahr, 6 mehr als 2 Jahre, 4 mehr als 3 Jahre und ein Patient mehr als 4 Jahre. Im Regelfall wurde die Leber orthotop übertragen, in 20% der Fälle erfolgte die Implantation heterotop, meist in das Milzbett.

Die Komplikationen bzw. Todesursachen sind Störungen des Gallenabflusses durch Obstruktion der Choledochus-Anastomose mit Infektionen (Cholangitis), Infektionen (Hepatitis, Zytomegalie), Tumor-Rezidiv und Abstoßungsreaktionen.

Lunge. Was von der Leber gesagt wurde, trifft erst recht für die Lungentransplantation zu: man muß sie noch in das Experimentierstadium einreihen. Die Lunge ist zwar gegenüber einer Ischämie etwas widerstandsfähiger als Leber und Herz, jedoch sind die technischen Probleme der Transplantation größer. Bis 1973 hatten 32 Patienten ein Lungenstransplantat erhalten. Nur drei Patienten überlebten 30 Tage, einer davon 10 Monate; dieser Patient wurde wegen Silikose mit terminaler Ateminsuffizienz transplantiert.

Cornea. Die Cornea-Transplantation ist ein eingeführtes klinisches Verfahren. Die Cornea zeichnet sich von anderen Organen dadurch aus, daß sie keine Gefäße besitzt. Dies gibt ihr eine besondere Stellung bei der Transplantation, da Abstoßungsreaktionen kaum auftreten und eine immunsuppressive Therapie nicht notwendig ist.

Pankreas. Die Transplantation dieses Organs bei juvenilem Diabetes mellitus könnte eine echte Therapie darstellen. Sie scheiterte jedoch bisher meist an der Selbstverdauung nicht-vaskularisierter Pankreas-Fragmente. Heute wird entweder der Pankreas zusammen mit dem Duodenum transplantiert, wobei das Duodenum End-zu-Seit mit dem Jejunum anastomosiert wird, oder es wird eine Ductus pancreaticus-Ureter-Anastomose gebildet, wenn nur der Körper und Schwanz des Pankreas übertragen wird; die Blutzufuhr und -abfuhr wird durch Milz-Arterien und Venen, die mit der A. und V.iliaca externae anastomosiert werden, erreicht. Die Transplantation des Pankreas erfolgt häufig zusammen mit einer Nierentransplantation; dabei scheint ein zweizeitiges Vorgehen, d. h. zuerst Pankreas-Übertragung und 10 bis 15 Wochen später Nierentransplantation, die besten Ergebnisse zu erbringen. Mit dieser letzten Technik konnten zwei Patienten über zweieinhalb Jahre am Leben erhalten werden. Insgesamt wurden bisher etwa 40 Pankreas-Transplantationen durchgeführt.

An einigen Zentren sind Versuche im Gange, nur isolierte Langerhanssche Zell-Inseln zu transplantieren. Klinische Erfahrungen bestehen aber mit dieser Methode noch nicht.

Thymus. Experimentell lassen sich die Effekte der neonatalen Thymektomie durch Thymusimplantate beheben. Es lag daher nahe, bei Patienten mit immunologischen Insuffizienz-Syndromen (s. Kapitel 13) eine Thymustransplantation durchzuführen. In Frage kommen solche Patienten, bei denen eine verminderte oder fehlende Thymusfunktion diagnostiziert werden kann: Di-George-Syndrom und Swiss-Typ Agammaglobulinämie. In einigen Fällen konnte tatsächlich eine weitgehende Besserung nach Transplantation eines histogenetisch annähernd identischen Thymus, in manchen Fällen kombiniert mit einer Knochenmark-Transplantation, erzielt werden; in einem Fall mit isoliertem T-Zell-Defekt konnte eine deutliche Besserung durch Implantation eines fetalen Thymus erreicht werden.

Eine in jüngster Zeit möglich werdende Alternative scheint die Verabreichung gereinigter Thymus-Hormone (Thymosin, s. Kapitel 1) zu werden. So konnte bei Patienten mit primärer (Thymusaplasie) oder sekundärer (lymphatische Leukämie und andere Neoplasien) Immun-Insuffizienz durch Verabreichung einer Thymosin-Fraktion (aus Kälber-Thymus) eine deutliche Erholung der immunologischen Fähigkeiten erreicht werden. Es scheint allerdings, daß eine Dauertherapie notwendig ist, um diesen Effekt zu erhalten. Bei einem Patienten mit kombinierter Immundefizienz konnte dagegen keine Besserung immunologischer Funktionen nach Thymosin-Gabe beobachtet werden; dies mag darauf hindeuten, daß in bestimmten Fällen von Immundefizienz nicht spätere Differenzierungsschritte gestört sind, sondern Entwicklungsstörungen auf der Ebene der lymphopoetischen Stammzellen oder Pro-Lymphozyten bestehen.

11.8.2 Knochenmark-Transplantation

Im Gegensatz zu Organ-Transplanaten werden bei der Knochenmark-Transplantation immunkompetente Zellen oder deren Vorläufer übertragen, was im Regelfall bei histogenetisch nicht vollständig identischen Paarungen zu einer weiteren Komplikation führt: der Transplantat-gegen-Wirt- (Graft-versus-Host-, GvH-) Reaktion. Die Knochenmark-Transplantation nimmt daher eine Sonderstellung unter den Organ-Transplantationen ein.

Indikationen zur Knochenmark-Transplantation sind: Immun-Mangelerkrankungen, Aplasien und Hämoglobinopathien, Leukämien und Strahlenschäden. Als Spender kommen nach bisherigen Erfahrungen eineiige Zwillinge (syngene Transplantation) oder HLA-A-, HLA-B, HLA-C- und HLA-D identische Geschwister (allogene Transplantation) in Frage.

Empfänger syngenen Knochenmarks bedürfen keiner immunsuppressiven Vorbehandlung; das gleiche gilt für Patienten mit schwerer kombinierter (totaler) Immundefizienz als Empfänger syngenen oder allogenen Knochenmarks. Alle anderen Empfänger allogenen Knochenmarks müssen immunsuppressiv vorbehandelt werden, damit das Knochenmark angehen kann; bei leukämischen Patienten muß zusätzlich eine antileukämische Behandlung erfolgen, die, wenn möglich, *alle* Leukämie-Zellen zerstört ohne Knochenmark-toxisch zu sein. Patienten mit aplastischer Anämie werden im allgemeinen mit Cyclophosphamid (50 mg/kg) vorbehandelt. In einigen Fällen erfolgt zuvor eine Infusion von Leukozyten des prospektiven Spenders (mit der Vorstellung, spezifisch sensibilisierte Zellen mit der immunsuppressiven Therapie zu zerstören); in jüngster Zeit wird auch Procarbazin + Antithymozyten-Serum als Vorbehandlung eingesetzt.

Akute Leukämien werden sowohl chemotherapeutisch (antileukämisch) als auch mit Ganzkörperbestrahlung vorbehandelt; verschiedene Behandlungspläne werden dabei in verschiedenen Zentren eingesetzt:

a) Sechs und fünf Tage vor der Bestrahlung erhalten Patienten 60 mg/kg Cyclophosphamid zusätzlich zu einer antileukämischen Behandlung. Die Bestrahlung erfolgt als Ganzkörperbestrahlung mit 1000 r von zwei gegenüberliegenden Strahlenquellen (Kobalt; zwei Strahlenquellen sind notwendig, um eine homogene Bestrahlung zu erreichen).

b) Vorbehandlung mit hohen Dosen Cyclophosphamid, Cytosin-Arabinosid, 6-Thioguanin und 1,3-bis-(2-chloräthyl)-1-Nitrosoharnstoff, aber ohne Bestrahlung.

Das Spenderknochenmark wird in Narkose durch multiple Aspirationen aus dem Beckenkamm gewonnen, gewöhnlich 400 bis 800 ml. Mittels Filtration durch ein Sieb wird eine Einzelzellsuspension hergestellt. Die intravenös übertragene Anzahl von Zellen kann zwischen 10^8 und 10^9 pro kg variieren. Bei Vorliegen einer schweren Immundefizienz wurden auch gereinigte Stammzellen in kleinen, aber wiederholten Gaben (sogenanntes Einschleichen) infundiert. Ob die Reinigung von Stammzellen notwendig und vorteilhaft für den Erfolg einer Knochenmark-Transplantation ist, wird von einigen vehement bejaht (van Bekkum), von anderen aber bestritten (Thomas).

Das Angehen eines Transplantates zeigt sich in einem schnellen Anstieg der Granulozyten-, Lymphozyten- und Thrombozytenzahl im Blut zwischen dem 15. und 30. Tag nach der Transplantation.

Eine immunsuppressive Therapie post transplantationem besteht in der Gabe von Cyclophosphamid oder Methotrexat für die ersten 100 Tage; bei Auftreten einer akuten GVH (Hepatomegalie mit Transaminasen-Anstieg, intestinale Störungen, Abfall der Blutzell-Werte, erythematöse Eruptionen) wird zusätzlich Anti-Thymozytenserum (oder γ-Globulin) verabreicht. Ob nach Transplantation eine weitgehend keimfreie Umgebung (gnotobiotische Einheit, Laminar Flow) Vorteile für das Überleben von Patienten aufweist ist, abgesehen bei Vorliegen von Immundefizienzen, noch nicht entschieden.

Die Prognose nach Knochenmarktransplantation hat sich, wie bei der Organtransplantation, seit der ersten Durchführung Ende der sechziger Jahre ständig verbessert. Nach den Ergebnissen der Seattle-Gruppe (Thomas) überleben 50% der Patienten, die wegen aplastischer Anämie ein Transplantat erhielten. Das ist in Hinblick auf die Prognose einer sonst therapieresistenten Aplasie eine vielversprechende Zahl, auch wenn man berücksichtigt, daß gelegentlich eine spontane Besserung eintritt. Der Erfolg der Knochenmarktransplantation bei dieser Erkrankung wird deutlich, wenn die Überlebenszeit aller Patienten mit aplastischer Anämie, die nach identischen Kriterien in ein Transplantationsprogramm aufgenommen worden waren, verglichen werden: Nach 6 Monaten überlebten nur drei Patienten von 19, die kein Transplantat erhalten konnten, während zu dieser Zeit noch 12 von 24 Patienten, die ein

Transplantat erhalten konnten, am Leben waren: drei dieser Patienten überleben seit 2,5 Jahren.

Die Prognose ist bei Leukämien nicht ganz so gut; so überlebten in der Seattle-Gruppe bis 1974 ungefähr 25% der Patienten mit akuter lymphatischer Leukämie und ca. 17% der Patienten mit akuter myeloischer Leukämie mehr als ein Jahr. Bei mehreren Patienten, die ein Knochenmark-Transplantat erhalten hatten und nur mit einer 1000 r Ganzkörperbestrahlung vorbehandelt worden waren (d. h. ohne zusätzliche Verabreichung von Cyclophosphamid), kam es zu einem erneuten Auftreten der Leukämie, wobei in zwei Fällen die Spenderzellen leukämisch geworden waren.

Im Hinblick auf die Prognose ohne Transplantation sind allerdings auch diese Ergebnisse schon beachtenswert, da nur solche Patienten als Knochenmarkempfänger in Frage kommen, bei denen jede andere Therapie nicht mehr anspricht.

Die Todesursachen bei der Knochenmarktransplantation bei Vorliegen einer aplastischen Anämie oder Leukämie sind Abstoßungsreaktionen, GvH-Reaktionen und Infektionen (Sepsis) oder eine Kombination; bei Leukämien kann auch ein Rezidiv zum Tode führen.

Bei der Knochenmarktransplantation bei Patienten mit schwerer Immuninsuffizienz (autosomal-rezessiv und geschlechtsgebundene Immundefizienzen sowie Swiss-Typ-Agammaglobulinämie) überlebten in der Minnesota-Gruppe (Good) fünf von 14 Patienten mehr als zwei Jahre, wobei drei Patienten bisher drei, vier bzw. fünf Jahre lang ein normales Leben führen konnten. Die Todesursachen waren in den meisten Fällen eine Kombination einer Graft-versus-Host-Reaktion mit Infektionen (Sepsis).

11.8.3 Bluttransfusion

Wiederholte Transfusionen führen zur Bildung von leukagglutinierenden und lymphozytotoxischen Anti-HLA-Antikörpern. Das Vorliegen solcher Antikörper in polytransfundierten Patienten kann zum Auftreten nicht hämolytischer, febriler und mit Urtikaria einhergehenden Reaktionen führen. Es besteht allerdings keine absolute Korrelation zwischen dem Antikörper-Titer und der Reaktionsintensität.

Um solche Reaktionen zu vermeiden, können heute Patienten mit anti-leukozytären Antikörpern Leukozyten- und Plättchen-freies Blut erhalten. Die Leukozyten und Thrombozyten werden dabei durch mechanische Maßnahmen stark reduziert.

Thrombozyten-Transfusion. Bestehen bei einem Patienten Antikörper gegen HLA-Antigene, so hat dies häufig zur Folge – selbst wenn klinisch keine Transfusionsreaktionen auftreten –, daß die Überlebenszeit von Leukozyten und Thrombozyten stark verkürzt ist, da sie zerstört und eliminiert werden. Antikörper gegen Plättchen-spezifische Antigene (Ko und Pl^A) spielen bei dieser Reaktion im allgemeinen eine geringe Rolle, obwohl schwere Zwischenfälle bei Inkompatibilität für das Pl^A-System oder Vorliegen von Anti-Pl-Antikörpern beobachtet wurden.

Für Plättchen-Transfusionen bei Patienten, die dieser regelmäßig bedürfen, ist es daher vorteilhaft, HLA-identische, am besten verwandte, Spender heranzuziehen.

Leukozyten-Transfusion. Leukozyten-Transfusionen werden hauptsächlich als präventive oder kurative Maßnahme von Infektionen bei schwerer Aplasie oder Agranulozytose vorgenommen. Da die Überlebenszeit von Granulozyten und Monozyten kurz ist (Halbwertszeit weniger als 6 Stunden), muß eine solche Transfusion häufig in kurzen Abständen wiederholt werden, um eine Wirkung zu zeigen. Auch in diesen Fällen sollten Spender HLA-typisiert werden und nur solche herangezogen werden, die mit dem Empfänger am ähnlichsten sind. Ob Alloantigene an neutrophilen Leukozyten (NA, NB und das 9-System) bedeutend sind, kann noch nicht mit Sicherheit gesagt werden. Es ist allerdings bekannt, daß eine Neugeborenen-Neutropenie durch mütterliche Antikörper gegen NA oder NB bedingt sein kann.

Erythrozyten- und Plasma-Transfusion, siehe Kap. 14.

11.9 Kontrolle der Immunantwort durch *MHC*-Gene

Es ist offensichtlich, daß Transplantation und Transplantationsreaktionen prima vista recht unnatürliche Situationen sind und im besten Fall nur eine spezielle Facette der Funktion der *MHC*-Gene wiedergeben können, die inhärent in ihrem Mitwirken bei einer spezifischen Immunantwort ist. Die attraktivste Theorie über die physiologische Funktion der *MHC*-Gene wurde von Burnet aufgestellt: *MHC*-Genprodukte bezeichnen *Selbst*, d. h., zeigen an, wogegen das Immunsystem nicht reagieren soll, es sei denn, dieses Selbst wird verändert, z. B. durch Auftreten von neuen Antigendeterminanten. Diese Brunetsche Theorie hat in den letzten Jahren viel an Wahrscheinlichkeit gewonnen, besonders seit der Entdeckung, daß der *MHC* nicht nur die humorale Immunantwort (durch Ir-Gene) kontrolliert, sondern auch die zelluläre Immunantwort.

Man kann die *MHC*-Gene in drei Klassen einteilen, wenn man die serologischen, biochemischen und funktionellen Befunde einander zuordnet (Tabelle 11.12): Klasse I besteht aus Genen, die Oberflächenantigene, die klassischen Transplantationsantigene, an allen Zellen eines Individuums kontrollieren; diese Antigene haben ein Molekulargewicht von 45000 Dalton und sind mit β_2-Mikroglobulin assoziiert. Bei der Maus sind dies die *H-2K-* und *H-2D*-Gene, beim Menschen *HLA-A* und *HLA-B*.

Die Klasse II besteht aus Genen, die Oberflächenstrukturen (Ia-Antigene) hauptsächlich an Lymphozyten kontrollieren; diese Antigene bestehen aus zwei Polypeptid-Ketten mit einem Molekulargewicht von ca. 33000 Dalton (α-Kette) und ca. 28000 Dalton (β-Kette); sie sind nicht mit β_2-Mikroglubulin assoziiert. Diese Genprodukte sind sehr wahrscheinlich identisch mit Lymphozytenaktivierenden Determinanten und den Komponenten, die die humorale Immunantwort kontrollieren. Bei der Maus sind dies die *I-A-*, *I-B-*, *I-J-* und *I-EC*-Gene, beim Menschen Gene in der *HLA-D*-Region. Schließlich kann man Gene in einer Klasse III zusammenfassen, die eine Reihe von Serumproteinen kontrollieren: nämlich die Komplement-Komponenten C4, C2 und Faktor B (C3PA) beim Menschen, und C4 (Ss, Slp) bei der Maus. Darüberhinaus mag man zu dieser Gruppe das oder die Gene rechnen, die die ontogenetische Ausprägung des Komplement-Rezeptors für C3b an Lymphozyten und Makrophagen kontrollieren.

Eine Funktion der Klasse I Gene wurde erst 1974 von Doherty und Zinkernagel entdeckt: Sie spielen anscheinend bei der Erzeugung zytotoxischer Effektor-(T)-Zellen gegen eigene, virusinfizierte (oder anderweitig modifizierte) Zellen eine entscheidende Rolle. Gene der Klasse II kontrollieren die Bildung von Antikörpern gegen lösliche Antigene, wie das von McDevitt zuerst beschrieben wurde (1968) (s. S. 54).

Die zur Klasse III gehörenden Gene kontrollieren alle Komplement-Komponenten, die entscheidend an der Aktivierung von C3 beteiligt sind. C3 stellt die Schlüsselkomponente beider Komplement-Systeme dar, des klassischen und des Properdin-Systems (siehe Kapitel 5, S. 110); aktiviertes C3 (C3b) wiederum ist die entscheidende Komponente, die an B-Lymphozyten und Makrophagen gebunden werden kann, die zur Opsonisierung führt, die Anaphylatoxin freisetzt, die zur Freisetzung (leuko-) chemotaktischer Faktoren führt und die weitere Reaktionskette C5→C9 aktiviert mit dem Resultat einer Zell-Lyse.

11.9.1 Kontrolle der zellulären Immunreaktion durch Produkte der Klasse-I-Gene

Infiziert man Mäuse mit Lymphochoriomeningitis (LCM)-, Vaccinia-, Sendai-, Influenza- oder anderen Viren und entnimmt ihnen einige Zeit später Lymphozyten, inkubiert diese invi-

Tabelle 11.12. Zusammenfassung der phänotypischen Merkmale des Haupthistokompatibilitätskomplexes *(H-2)* der Maus

H-2K- und H-2D-Locus	Traget-Antigen für Alloantikörper, Target-Antigen für die Abstoßungsreaktion und zytotoxische T-Zellen (Effektor-Zellen), *Selbst* für zytotoxische T-Zellen, Kontrolle der zellulären Immunreaktion
I-Region:	
I-A, I-EC	Stimulationsantigene für allogene Immunreaktion (MLR), *Selbst* für Helfer-T-Zellen, Kontrolle der humoralen Immunreaktion (T-Makrophagen, T-B-Zell-Wechselwirkung)
I-J	Kontrolle der Suppression der Immunantwort
S-Region	Kontrolle der Ausprägung von Komplement-Komponenten (C 4 bei der Maus; C 2, C 4 und BF beim Menschen)

tro mit ^{51}Cr-markierten Peritonealzellen (Makrophagen) oder Kulturzellen, die zuvor mit dem Virus infiziert worden waren, so findet man nach einigen Stunden radiomarkiertes Chrom im Überstand als Zeichen einer stattgefundenen Zell-Lyse. Diese Lyse wird allerdings nur dann beobachtet, wenn die markierten Target-Zellen von dem gleichen Mausstamm präpariert wurden, von dem die Lymphozyten (Effektor-Zellen) stammen (syngene Target-Zellen). Nimmt man Target-Zellen von Mausstämmen, die zu den Effektor-Zellen ein unterschiedliches *MHC*-Allel besitzen, tritt keine Lyse der Target-Zellen auf. Das heißt, die Effektor-Zellen sind nur in der Lage, eigene (syngene), virusinfizierte Zellen zu lysieren (Tabelle 11.13). Verwendet man als Target-Zellen virus-infizierte Zellen von *MHC*-Rekombinanten-Stämmen, die entweder das *K-*, *I-* oder *D*-Allel mit der Effektor-Zelle teilen, so findet man eine Zerstörung nur solcher Target-Zellen, die mit der Effektor-Zelle das *K-* oder *D*-Allel teilen; Target-Zellen, die nur für das I-Allel mit der Effektor-Zelle identisch sind, sich aber für ihr *K-* und *D*-Allel von der Effektor-Zelle unterscheiden, werden nicht zerstört. Solche Effektor-Zellen sind auch nicht in der Lage, eigene, nicht-infizierte Zellen, oder Zellen, die mit einem anderen Virus infiziert wurden als das, das zur Sensibilisierung der Effektor-Zelle verwendet wurde, zu lysieren. Die Spezifität der Effektor-Zelle ist demnach sowohl durch das Virus-Antigen als auch durch das eigene H- (K- oder D-) Antigen geprägt; Effektor-Zellen müssen beide Antigene, das eigene *(Selbst)* und das fremde Antigen *(Nicht-Selbst)* in Assoziation erkennen, um lytisch zu wirken.

Dieses Phänomen kann nicht nur mit Virus-infizierten Zellen beobachtet werden, sondern auch mit syngenen Zellen, die auf irgendeine andere Art modifiziert wurden: So kann man Effektor-Zellen erzeugen, wenn man syngene Zellen mit TNP belädt und damit die Mäuse immunisiert, von denen die Zellen zuvor erhalten wurden. Man kann auch Effektor-Zellen erzeugen, wenn man *MHC*-identische, aber *nicht-MHC*-unterschiedliche Zellen zur Immunisierung verwendet. In diesen Fällen tritt eine Lyse der Target-Zellen immer dann auf, wenn die Target-Zelle das *K-*, *I-* oder *D*-Allel mit der Effektor-Zelle teilt. Gleiches kann für die Überempfindlichkeitsreaktion vom verzögerten Typ (s. Kap. 10, S. 193) beobachtet werden: Eine Lyse tritt nur dann auf, wenn die Target-Zellen

Tabelle 11.13. Spezifität und H-2K,D-Restriktion virus-spezifischer zytotoxischer T-(Effektor-)Zellen

Target-Zell-Lyse		Effektor-Zellen stimuliert mit Virus 1: A (K^kD^k)	B (K^dD^d)
A	(K^kD^k)	–	–
A_{V1}	(K^kD^k)	+	–
A_{V2}	(K^kD^k)	–	–
B	(K^dD^d)	–	–
B_{V1}	(K^dD^d)	–	+
B_{V2}	(K^dD^d)	–	–
C	(K^kD^b)	–	–
C_{V1}	(K^kD^b)	+	–
D	(K^bD^k)	–	–
D_{V1}	(K^bD^k)	+	–
E	(K^dD^b)	–	–
E_{V1}	(K^dD^b)	–	+
F	(K^bD^d)	–	–
F_{V1}	(K^bD^d)	–	+

V1 = mit Virus 1 infiziert,
V2 = mit Virus 2 infiziert

neben dem sensibilisierenden Antigen (z.B. Dinitrofluorbenzol) auch das K-, I-, oder D-Antigen der Effektor-Zelle besitzt. Die bei Virusinfektionen beobachtete Restriktion auf K- oder D-Kompatibilität zwischen Effektor- und Target-Zelle mag dadurch erklärt werden, daß die invivo stimulierende, Virus-infizierte Zelle kein Ia-Antigen besitzt; bei der verzögerten Überempfindlichkeitsreaktion ist aber möglicherweise die stimulierende Zelle (Epidermis) Ia^+ – ebenso wie im Falle der invitro-Stimulation durch syngene, TNP-modifizierten Zellen (Lymphozyten).

Das Entstehen spezifischer T-Effektor-Zellen gegen virus-assoziierte K- oder D-Antigene unterliegt der Kontrolle von *K-* bzw. *D*-Allelen. So ist das D^k-Allel in Verbindung mit Vakzinia- oder Sendai-Virus ein Low-Responder-Allel, d.h., Tiere, die das D^k-Allel besitzen und mit Vaccinia- oder Sendai-Virus infiziert werden, sind nicht in der Lage, zytotoxische Effektor-Zellen gegen D^k-Vakzinia bzw. D^k-Sendai zu erzeugen (wohl aber gegen K-Vaccinia bzw. K-Sendai). Diese Tiere sind aber in der Lage, zytotoxische T-Zellen zu erzeugen, die spezifisch mit D^k in Assoziation mit LCM-Virus reagieren, d.h., D^k ist ein Low-Responder-Allel nur für Vakzinia und Sendai-Virus, nicht aber für LCM-Virus.

Eine ähnliche Situation besteht für das D^b-Allel, nur liegt hier die Kontrolle, ob sich Effektor-Zellen bilden mit Spezifität für D^b assoziiert mit Vaccinia oder Sendai-Virus bei dem *K*-Allel. Ist das D^b-Allel mit einem K^k oder K^d-Allel gekoppelt, bilden sich keine oder nur wenige zytotoxische Effektor-Zellen, die spezifisch mit D^b-Vakzinia oder D^b-Sendai-Antigen reagieren. Ist aber das D^b-Allel mit K^b oder K^q gekoppelt, so bilden sich auch Effektor-Zellen aus, die spezifisch mit D^b-Vaccinia bzw. D^b-Sendai-Antigen reagieren (Tabelle 11.14).

Tabelle 11.14. Kontrolle der zellulären Immunantwort gegen virus-infizierte, syngene Zellen durch H-2K- und H-2D-Gene

Antigen (H-2-Virus)	Responder H-2-Allel	
	High	Low
D^k-Vaccinia		D^k
D^k-Sendai		D^k
D^k-LCM	D^k	
D^b-Vaccinia	K^q, K^b	K^k, K^d
D^b-Sendai	K^q, K^b	K^k, K^d

Wir werden auf den Befund über das Vorkommen von Low- und High-Respondern weiter unten nochmals zu sprechen kommen, nämlich bei der Besprechung der Kontrolle der humoralen Immunantwort durch *MHC*-Gene der Klasse II und der Assoziation von bestimmten Erkrankungen mit bestimmten HLA-Typen beim Menschen.

Über den Mechanismus der Reaktion gegen eigene, modifizierte Zellen ist noch nicht allzuviel bekannt. Das Virus-Antigen, das von der Effektor-Zelle erkannt wird, ist ein frühes Antigen, d.h., ein Antigen, das sehr rasch nach Infektion (und bevor das Virus sich vermehrt) an der Zellmembran auftaucht.

Bei der Reaktion spielen lösliche Antikörper keine Rolle, die Reaktion ist eine zelluläre Reaktion und die Effektor-Zelle ist eine Ly-2^+, 3^+-positive T-Zelle. Da die T-Zellen, die das Virus zusammen mit dem K-Antigen erkennen andere sind als die, die das Virus-Antigen zusammen mit dem D-Antigen erkennen, nimmt man an, daß unterschiedliche T-Zell-Klone bestehen. Über das, was die T-Zellen erkennen, bestehen im Prinzip zwei Hypothesen:

1. T-Zellen besitzen einen Rezeptor, der das Virus-Antigen spezifisch bindet. Die Einschränkung der Reaktivität auf syngene Zellen, d.h., Zytolyse tritt nur auf, wenn Effektor- und Target-Zelle das gleiche H-Antigen tragen, ist durch eine Wechselwirkung gleicher H-Antigene bedingt (H-Antigen = Akzeptor-Rezeptor); bei unterschiedlichen H-Antigenen bleibt eine solche Wechselwirkung aus.
2. T-Zellen erkennen ihr eigenes H-Antigen und das Virus-Antigen, entweder a) mit einem Rezeptor, der ein Neo-Antigen erkennt, das sich aus der Verbindung zwischen H- und Virus-Antigen bildet („interaction antigen") oder b) mit zwei Rezeptor-Einheiten, eines spezifisch für das eigene H-Antigen und das andere spezifisch für das Virus-Antigen. Die drei Vorstellungen sind schematisch in Abb. 11.15 dargestellt.

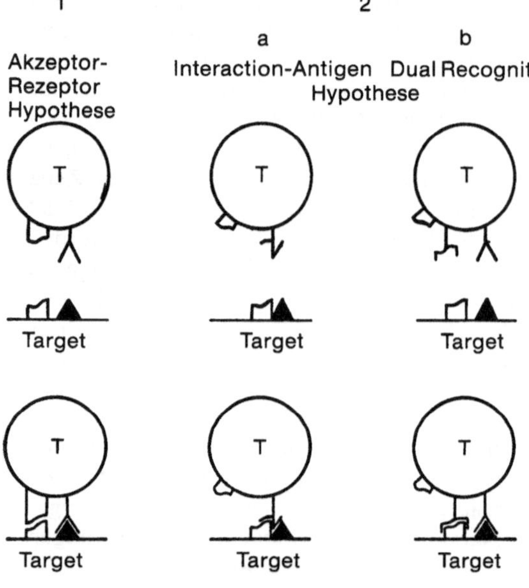

Abb. 11.15. Modellvorstellungen für die Wechselwirkung zwischen Effektor-Zellen und syngenen, virusmodifizierten Target-Zellen

Die erste Hypothese erscheint allerdings unwahrscheinlich, da a) Alloantikörper nur die Lyse verhindern, wenn die Target-Zellen, jedoch nicht, wenn die Effektor-Zellen damit beladen werden; b) da bei Effektor-Zellen, die nur mit dem K- plus Virus-Antigen reagieren, das D-Antigen supprimiert sein müßte, was nicht der Fall ist; und c) auch allogene zytotoxische Effektor-Zellen mit Spezifität für das allogene H-Antigen sowie das Virus-Antigen erzeugt werden können: Hierbei werden $(A \times C)F_1$-Tiere letal bestrahlt und mit A- (oder

C-) Knochenmark, das mit Anti-Thy-1 plus Komplement behandelt wurde, rekonstituiert. Nach mehreren Wochen bildet sich eine stabile Chimäre aus, d. h., $(A \times C)F_1$-Tiere besitzen nur T-Lymphozyten des zur Rekonstitution verwendeten parentalen Stammes (hier A/A). Sensibilisiert man diese Tiere gegen Virus-Antigene und testet die lytische Spezifität der T-Lymphozyten, so reagieren sie gleichermaßen mit Virus-infizierten Target-Zellen von A und C, obwohl sie selbst nur die H-Antigene von A besitzen.

Bei der zweiten Hypothese wird vorausgesetzt, daß T-Zellen Rezeptoren für ihr eigenes H-Antigen besitzen, und es wird angenommen, daß T-Zellen nur dann aktiviert werden, wenn sie neben dem eigenen MHC-Antigen *(Selbst)* noch ein fremdes Antigen *(Nicht-Selbst)* erkennen; Erkennung von *Selbst*-Antigenen allein mag dabei ständig physiologisch zwischen zirkulierenden Lymphozyten und den Zellen (Gewebe) des Organismus auftreten, und diese vorübergehende Wechselwirkung könnte der Sinn eines Überwachungssystems sein (Surveillance). T-Zellen, die zwei Rezeptoreinheiten für *Selbst* tragen, würden während ihrer Entwicklung areaktiv (tolerant). Es liegen tatsächlich Befunde vor, die darauf hinweisen, daß die Prägung der T-Zellen ihre eigenen Antigene in Assoziation mit fremden Antigenen zu erkennen, im Thymus durch das Thymusepithel erfolgt.

Über die Natur des Rezeptors selbst besteht zur Zeit noch keine Klarheit: Marchalonis konnte zeigen, daß T-Zellen ein den Immunglobulinen ähnliches Molekül besitzen (IgT). Binz und Wigzell wiesen kürzlich mit Hilfe von Anti-Idiotyp-Antikörpern nach, daß T-Zellen ein Molekül besitzen, welches eine variable Region ähnlich oder identisch der bei Antikörpern trägt; dieses Molekül scheint als Mono- oder Dimer in der T-Zell-Membran zu sitzen und hat ein Molekulargewicht von 65000 bzw. 130000 Dalton. Diese Befunde lassen vermuten, daß T-Zellen ein der schweren Kette von Immunglobulinen vergleichbares Molekül besitzen, das sich jedoch antigenisch von H-Ketten der Antikörper unterscheidet, da es weder mit Anti-γ, -μ, -α oder -δ reagiert, das aber einen Polypeptidbereich besitzt, der mit der variablen Region von Antikörpern identisch ist. Dieser Bindungsbereich ist spezifisch für *MHC*-Antigendeterminanten. Eine der leichten Ketten von Immunglobulinen vergleichbare Struktur konnte allerdings bisher nicht nachgewiesen werden.

11.9.2 Kontrolle der humoralen Immunantwort durch Produkte der Klasse-II-Gene (Ir-Gene)

Besonders durch die Arbeiten von McDevitt wurde in den sechziger Jahren erkannt, daß die Antikörper-Antwort auf bestimmte synthetische Polypeptide genetisch kontrolliert werden: Verschiedene Mausstämme bilden entweder große Mengen von Antikörpern (high responder, HR) oder nur sehr geringe Mengen (low responder, LR) von Antikörpern gegen bestimmte Antigene. In Experimenten mit kongenen Inzuchtstämmen konnte nachgewiesen werden, daß die Fähigkeit, Antikörper zu bilden oder nicht, mit dem *MHC*-Genotyp gekoppelt war (s. Kapitel 3, S. 54). Durch Untersuchungen von Maus-*MHC*-Rekombinanten-Stämmen konnte schließlich das (die) für die Immunantwort verantwortliche(n) Gen(e) innerhalb des *MHC* lokalisiert werden und zwar zwischen dem *K*- und dem *S*-Locus (Immune Response-1 Locus, *Ir-1* Locus). Inzwischen konnte der *Ir-1*-Locus in drei Subloci unterteilt werden: *Ir-1A,* der spezifisch die Immunantwort gegen das synthetische Polypeptid (H, G)-A-L (das aus Poly-L-Alanin- und Poly-L-Lysin-Ketten besteht und an deren Ketten-Enden sich das Dipeptid Glutaminsäure-Histidin befindet), aber auch gegen Kalbskollagen und IgA kontrolliert; *Ir-1B,* der die Immunantwort gegen das Myelomprotein γG_{2a} (IgG-Allotyp) und gegen Ribonuclease kontrolliert; und schließlich *Ir-1C,* der die Immunantwort gegen das synthetische Polypeptid GLT kontrolliert (Tabelle 11.15). Zwei dieser Subloci sind wahrscheinlich identisch mit den Subloci *I-A* und *I-EC,* die serologisch nachweisbare Ia-Antigene kontrollieren. Untersuchungen bei anderen Spezies ergaben ähnliche Ergebnisse, allerdings mit dem Unterschied, daß die Gene normalerweise außerhalb der *H*-Loci (*Gruppe*-I-Gene) lokalisiert werden konnten, wie z. B. bei Rhesusaffen, Hunden, Meerschweinchen und Ratten (s. Abb. 11.8); im allgemeinen befinden sich die *Ir*-Gene in enger Kopplung mit den Genen, die für die Reaktivität in der gemischten Lymphozyten-Kultur verantwortlich sind, und bei der Maus mit Genen, die Ia-Antigene kontrollieren. Obwohl kein direkter Beweis bisher vorliegt, daß die Gene, die Ia-Antigene und Lymphozyten aktivierende Determinanten kontrollieren, mit denen identisch sind, die die Immunantwort gegen bestimmte Antigene kontrollieren, so

Tabelle 11.15. Lokalisierung von Ir-Genen in der Ir-Region des Maus-MHC (H-2)

Maus-Stamm	H-2 Komplex Regionen						Immunantwort
	K	I-A	I-B	I-C	S	D	
A. Ir-1A(I-A) Region: Immunantwort gegen (H,G)-A-L							
C57BL/10	b	b	b	b	b	b	low
B10.D2	d	d	d	d	d	d	low
B10.BR	k	k	k	k	k	k	high
B10.S	s	s	s	s	s	s	low
B10.A(2R)	k	k	k	d	d	b	high
B10.A(4R)	k	k	b	b	b	b	high
A.TL	s	k	k	k	k	d	high
B. Ir-1B(Ir-IgG, I-B) Region: Immunantwort gegen MOPC 173 (γG_{2a})							
C57BL/10	b	b	b	b	b	b	high
B10.D2	d	d	d	d	d	d	low
B10.BR	k	k	k	k	k	k	low
B10.A(2R)	k	k	k	d	d	b	low
B10.A(5R)	b	b	b	d	d	d	high
B10.A(4R)	k	k	b	b	b	b	high
C. Ir-1C(I-C) Region: Immunantwort gegen GLT							
C57BL/10	b	b	b	b	b	b	low
B10.D2	d	d	d	d	d	d	high
B10.BR	k	k	k	k	k	k	low
C3H.OH	d	d	d	d	d	k	high
D2.GD	d	d	b	b	b	b	low
HTG	d	d	d	d	b	b	high
B10.A(5R)	b	b	b	d	d	d	high

(H,G)-A-L: synthetisches Polymer aus Alanin und Lysin mit Histidin und Glutamin als Endgruppen
MOPC 173: Myeolom-Gammaglobulin
GLT: lineares Terpolymer aus (Glu^{57}-Lys^{38}-Tyr^{5})
Pfeile geben die Richtung an, in der sich das für die Immunantwort verantwortliche Gen befinden muß

sprechen einige indirekte Befunde für diese Identität:

a) Antiseren gegen Antigene der Klasse II (Anti-Ia-Seren) unterdrücken die IgG-Bildung gegen T-Zell-abhängige Antigene im Jerne-Plaque Test, nicht jedoch die IgM-Antwort.

b) Das Vorkommen bestimmter Ia-Antigene an Lymphozyten-Membranen von Inzuchtstämmen ist anscheinend identisch mit High Response auf bestimmte Antigene.

c) Anti-Ia-Seren hemmen spezifisch die Immunantwort gegen Antigene, gegen die die Immunantwort *Ir*-Gen kontrolliert ist: Zellen von F_1-Hybriden zwischen Low- und High-Responder werden an der *Ir*-Gen-kontrollierten Immunantwort durch Anti-Ia-Seren, die spezifisch für den High-Responder-Haplotyp sind, gehindert, nicht aber durch Anti-Ia-Seren, die spezifisch für den Low-Responder-Haplotyp sind – obwohl die F_1-Zellen mit beiden Seren reagieren.

d) Lonai und McDevitt konnten zeigen, daß nur High-Responder-Zellen invitro durch Antigene, gegen die die Immunantwort *Ir*-Gen kontrolliert ist, zur Proliferation (^{3}H-Thymidin-Einbau) angeregt werden können, nicht aber Low-Responder; und schließlich:

e) Sind *Ir*-Gene, Ia-Antigene und LAD kontrollierende Gene bisher nicht trennbar, weder bei Inzuchtstämmen noch in frei lebenden Populationen.

Die Regulation der Immunantwort durch *Ir-1*-Gene erfolgt auf der Ebene der T-B- bzw.

Makrophagen-T-Zell-Ebene; thymektomierte Mäuse, die für ein bestimmtes Antigen High-Responder sind, bilden nur geringe Mengen (IgM-)Antikörper, vergleichbar den Low-Responder-Tieren. Werden andererseits Mäuse, die für ein bestimmtes Antigen Low-Responder sind, mit diesem Antigen immunisiert, nachdem es an einen Carrier gekoppelt wurde (z. B. RSA, s. S. 42, 44), sind auch diese Mäuse in der Lage, Antikörper gegen das Antigen zu bilden (Abb. 11.16).

(Neben der *Ir-1*-Gen-Kontrolle der Antikörperbildung gibt es noch andere Gene, die die Antikörperbildung beeinflussen; einige dieser Gene sind mit Genen, die Antikörper-Allotypen kontrollieren, eng gekoppelt und man nimmt an, daß eine fehlende Antikörperbildung, die genetisch mit diesen Genen assoziiert ist, auf das Fehlen eines Genes für die für das Antigen spezifische variable Region (Antigen-Bindungsstelle, s. S. 85) der Immunglobuline zurückzuführen ist. In diesem Falle kann man die fehlende Antikörperbildung nicht durch Kopplung des Antigens an einen Carrier aufheben.)

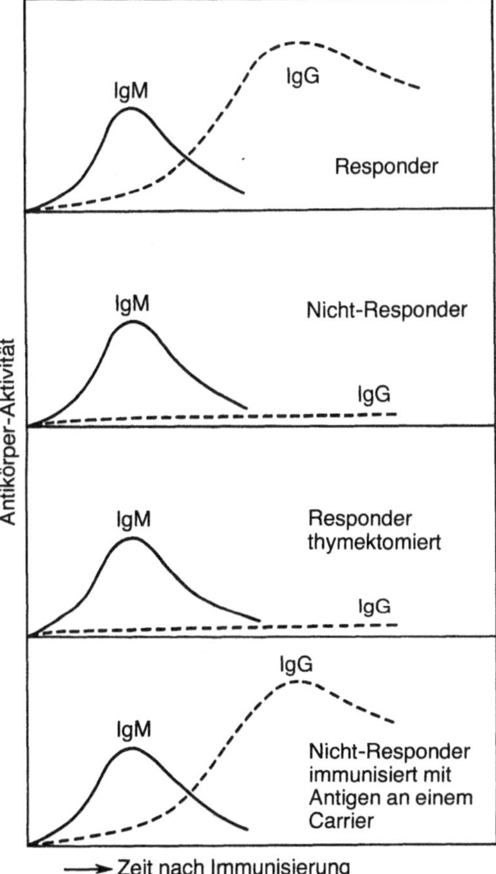

Abb. 11.16. Antikörper-Bildung gegen Antigene, für die die Immunantwort *Ir-1* Locus kontrolliert ist. Responder weisen eine normale IgM- und IgG-Antwort auf, während Nicht-Responder nur eine IgM-Antwort zeigen. Werden Responder thymektomiert, so verhalten sie sich wie Nicht-Responder; wird andererseits Nicht-Respondern das Antigen injiziert, nachdem es an einen Carrier gekoppelt wurde, so kann auch hier eine normale IgM- und IgG-Antwort nachgewiesen werden

Detaillierte Untersuchungen haben ergeben, daß 1. B- und T-Zellen von Low- und High-Responder primär das Antigen in gleichem Ausmaß binden (T-Zellen allerdings nur, wenn es ihnen von Makrophagen oder B-Zellen präsentiert wird), 2. daß jedoch nur High-Responder T- und B-Zellen durch diese Bindung stimuliert werden, 3. daß T-Zellen einen Faktor freisetzen, nachdem sie mit dem Antigen stimuliert wurden, der B-Zellen stimuliert, sich zu IgG-sezernierenden Zellen zu differenzieren, 4. daß die *Ir-1*-Kontrolle der Immunantwort sowohl auf der Stufe der T-Zelle als auch der B-Zelle erfolgen kann, d.h. es sind Low-Responder beschrieben worden, bei denen die T-Zelle auf das Antigen nicht reagiert – daher der B-Zelle auch kein Signal übermitteln kann –, wie auch solche, bei denen die T-Zelle zwar reagiert, das von ihr dargebotene Kooperationssignal aber von der B-Zelle nicht „erkannt" wird, und 5. daß in vielen Fällen die Kontrolle der Immunantwort durch mehrere Gene der *I*-Region erfolgt (Tabelle 11.16): So wird die Immunantwort gegen GTP nicht nur von einem Gen in der *I-EC*-Region, sondern noch von einem zusätzlichen Gen in der *I-A*-Region kontrolliert: Der High-Responder B10.D2 (s. Tabelle 11.17) besitzt für beide Loci High-Responder-Allele, während aber z. B. der Low-Responder C57BL nur für den *I-A*-Sublocus ein High-Responder-Allel besitzt, für den *I-EC*-Sublocus aber ein Low-Responder-Allel. Andererseits besitzt der Low-Responder B10.BR ein High-Responder-Allel für den *I-EC*-Sublocus, für den *I-A*-Sublocus aber ein Low-Responder-Allel. Durch Kreuzung der beiden Low-Responder kann man daher durch Gen-Komplementierung einen High-Responder bekommen. Die beiden Genloci werden α *(I-EC)* und β *(I-A)* genannt.

Darüberhinaus wurde kürzlich gefunden, daß bei einigen Low-Respondern ein Allel vorliegt, das die Ausbildung von Suppressor-T-Zellen

Tabelle 11.16. Einige Antigene, gegen die die Antikörper-Antwort durch Gene des H-2-Komplexes (Ir-Gene) kontrolliert wird

Antigen[a]	Kontrollierender H-2-Locus			High-Responder	Low-Responder
	Ir-1A	Ir-1B	Ir-1C	H-2-Haplotyp	H-2-Haplotyp
Kollagen	+			b,d,s	k,q
(H,G)-A-L	+			k	b,d,p,f,j,q,s
(T,G)-A-L	+			b,d	f,j,k,p,q,r,s
IgA	+			k,p,r,s	b,d,q
IgG		+		b,p,r,s	d,k,q
RNase		+		d,k,	b,q,s
GLP	+		und +	d,j,p,q,r,u	b,f,k,s,v
GLT_5	(+	oder +)	und +	d,j,r,u	b,f,k,p,q,s,v
LDH_B		+	und +	b,d,q,s	k

[a] Kollagen: Kalbskollagen Typ I; (H,G)-A-L und (T,G)-A-L: Verzweigte Kopolymere aus Poly-Alanin und Poly-Lysin mit den Endgruppen-Dipeptiden Glutamin-Histidin (H,G) bzw. Glutamin-Tyrosin (T,G): RNase: Rinder-Pankreas-Ribonuclease; GLP: lineares Terpolymer aus L-Glutaminsäure. L-Lysin und L-Phenylalanin; GLT_5: lineares Terpolymer aus $(Glu^{57}\text{-}Lys^{38}\text{-}Tyr^{5})$; LDH_B: Lactatdehydrogenase B^5

Tabelle 11.17. Duo-genetische Kontrolle der Immunantwort auf GLP

Maus-Stamm	H-2-Komplex-Regionen						Immunantwort
	K	I-A	I-B	I-C	S	D	
C57BL/10	b	b	b	b	b	b	low
B10.D2	d	d	d	d	d	d	high
B10.BR, C3H	k	k	k	k	k	k	low
B10.G	q	q	q	q	q	q	high
B10.S, SJL	s	s	s	s	s	s	low
Stämme mit Low- und High-Rekombinations-Haplotypen:							
B10.A(5R)	b	b	b	d	d	d	high
B10.S(9R)	s	s	s	d	d	d	high
C3H.OL	d	d	d	d	k	k	high
B10.S(7R)	s	s	s	s	s	d	low
B10.A(2R),	k	k	k	d	d	b	low
AQR	q	k	k	d	d	d	low
Stämme mit Low- und Low-Rekombinations-Haplotypen:							
B10.A(4R)	k	k	b	b	b	b	low
B10.HTT	s	s	s	k	k	d	high
D2.GD	d	d	b	b	b	b	low
F_1-Hybride zwischen Low- und Low-Eltern:							
C57BL×A	b/k	b/k	b/k	b/d	b/d	b/d	high
C57BL×SJL	b/s	b/s	b/s	b/s	b/s	b/s	low
A×B10.A(2R)	k/k	k/k	k/k	d/d	d/d	d/b	low
C3H×SJL	k/s	k/s	k/s	k/s	k/s	k/s	high

Zwei Gene kontrollieren die Immunantwort: Ir_β in der *I-A*- oder (*I-B*) Region mit den High-Responder-Allelen $I\text{-}A^d$, $I\text{-}A^q$, $I\text{-}A^b$ und $I\text{-}A^s$; und Ir_α in der *I-EC*-Region mit den High-Responder-Allelen $I\text{-}EC^d$, $I\text{-}EC^q$ und $I\text{-}EC^k$. Für beide Loci muß das High-Responder-Allel vorliegen, damit eine IgG-Antikörper-Bildung stattfinden kann kontrolliert: *Is*-Locus (immune suppression); dieser Genlocus befindet sich ebenfalls in der *I*-Region des MHC. Dabei ist die Suppression dominant über die Nicht-Suppression, aber Response dominant über die Suppression. Die Wirkungsweise der Suppressor-T-Zellen scheint darin zu bestehen, die Ausbildung von T-Helfer-Zellen zu unterbinden.

Über den Mechanismus, wie diese Gen-Kontrolle der Antikörper-Bildung erfolgt, bestehen zur Zeit nur Hypothesen. Ursprünglich wurde angenommen, daß die I-Region des MHC Antigenbindungsstellen (d. h. Antigen-Rezeptoren) an der T-Zelle kontrolliert. Seit aber Befunde vorliegen, daß Antigenbindungsstellen an T-Zellen von Genen kontrolliert werden, die auch die Antigenbindungsstellen für Immunglobuline kontrollieren – von denen man weiß, daß sie nicht an den MHC gekoppelt sind, sondern unabhängig segregieren –, scheint diese Hypothese unwahrscheinlich. Man stellt sich daher vor, daß Ir-Gen-Produkte mit dem für ein bestimmtes Antigen geeigneten Rezeptor (Antigenbindungsstelle) assoziiert sind und zusammen mit dem Antigen, das an diesen Rezeptor gebunden ist, ein Stimulationssignal liefern, daß, wenn es von der T-Zelle erkannt werden kann, diese veranlaßt, mit der für das Antigen spezifischen B-Zelle zu „kooperieren", sei es durch direkten Kontakt oder durch Freisetzen eines B-Zell-„Mitogens". Low-Response könnte mit dieser Hypothese auf dreierlei Weise erklärt werden: 1. Ein bestimmtes Ia-Antigen ist bei Low-Responder nicht mit einem bestimmten Antigen-Rezeptor assoziiert, die T-Zelle wird daher, selbst wenn sie das Antigen bindet, nicht stimuliert, da das zweite Signal (Ia) fehlt (T-Zell-Defekt); 2. das T-Zell-Kooperationssignal kann von der B-Zelle nicht erkannt werden (B-Zell-Defekt); oder 3. ein bestimmter Antigen-Rezeptor ist mit einem Ia-Antigen assoziiert, das nicht von T-Helfer-Zellen erkannt wird, sondern von T-Suppressor-Zellen (die eine von T-Helfer-Ly-1^+-Zellen unterschiedliche Subpopulation darstellen, da sie Ly-1^-, aber Ly-2^+,3^+ sind); diese aktivierten T-Suppressor-Zellen verhindern auf eine bisher noch unbekannte Art die Aktivierung von T-Helfer-Zellen.

Unter diesen Gesichtspunkten kann man für die Klasse II- (Ia-)Antigene eine ähnliche Funktion im Reaktionsverlauf der humoralen Immunantwort postulieren wie für die Gruppe-I-(H-) Antigene bei der zellulären Immunantwort: daß sie *Selbst* (Carrier) repräsentieren. Durch Bindung eines löslichen *Nicht-Selbst*-Antigens (Hapten) an B-Zellen oder nach Verarbeitung des Antigens durch Makrophagen wird es den T-Zellen zusammen mit dem Ir-Gen-Produkt (Ia), das als *Selbst* (Carrier) wirkt, präsentiert (Makrophage-T-Zell-Kooperation). T-Zellen, die das Antigen zusammen mit der *Selbst*-Struktur erkennen können, werden stimuliert und differenzieren zu spezifischen T-Helfer-Zellen, die einen Faktor freisetzen, der B-Zellen, die das Antigen gebunden haben, veranlaßt, sich zu IgG-sezernierenden Zellen zu differenzieren.

Im Gegensatz zu den Antigenen der Klasse I, die vorwiegend T-Zellen stimulieren, die sich zu zytotoxischen Effektor-Zellen ausbilden, scheinen *Ir*-Gen-Produkte (Ia-Antigene) vorwiegend T-Helfer-Zellen (oder T-Suppressor-Zellen) zu stimulieren, die ihrerseits T-Effektor-Zellen und B-Zellen beeinflussen.

11.9.3 Funktion der Klasse III-Antigene

Zu dieser Gruppe gehören Gene, die die Serumkonzentration von C4, das ontogenetische Auftreten von C3b-Rezeptoren an der Membran von B-Lymphozyten und Makrophagen sowie die Ausprägung von C3 bei der Maus kontrollieren; beim Menschen wird von diesen Genen die Ausprägung des C3-Proaktivator-Enzyms (Faktor B, Bf, GBG – *G*lycinreiches *B*eta-*G*lobulin) und der Komplement-Komponenten C2 und C4 kontrolliert. Die beiden Komplement-Komponenten C2 und C4 bilden das C3-Konvertase-Enzym bei der klassischen Reaktionskette des Komplement-Systems, der Bf-Faktor gehört zum „C3-Konvertase-Enzym-Komplex" des Properdin-Systems. Beide Enzyme verwandeln C3 in C3b, für das Rezeptoren an B-Zellen und Makrophagen vorhanden sind, deren Auftreten ebenfalls von Genen, die eng mit dem *MHC* gekoppelt sind, kontrollieren.

C2,4-Konvertase wird nur gebildet, wenn Ab-Ag-Komplexe vorliegen; besonders aktivierungsfähig sind Komplexe mit IgM-Antikörpern, d. h. solchen Antikörpern, die a) schon im Serum vorhanden sind und eine hohe Kreuzspezifität aufweisen, und b) die auf einen ersten Kontakt mit dem Antigen sofort von B-Zellen zur Verfügung gestellt werden (Primärantwort).

Der Bf-Faktor wird dagegen ohne Antikörper aktiviert, wenn er sich an bestimmte Strukturen, wie Bakterienwandsubstanzen (z. B. Zymosan u. a., s. S., 109) binden kann. In beiden Fällen, entweder durch C 2,4-Konvertase oder

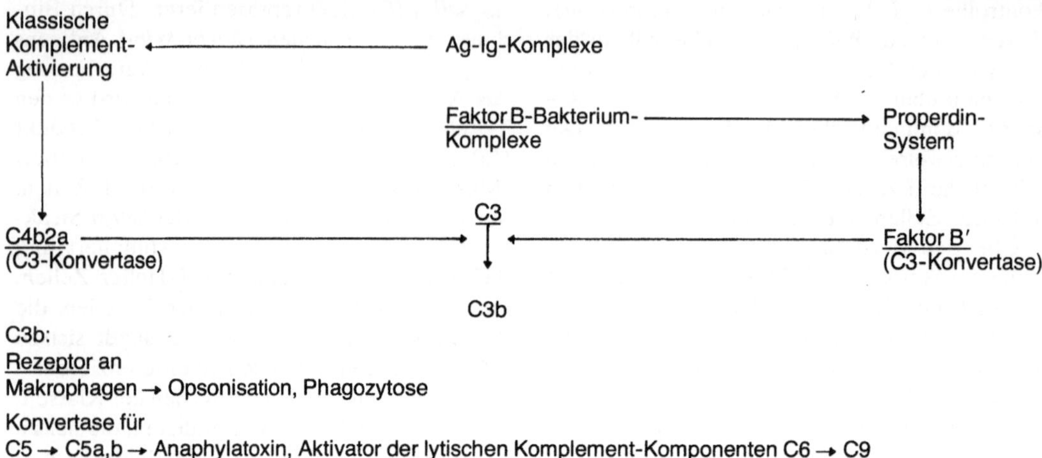

Abb. 11.17. MHC-gekoppelte Komplement-Komponenten, die C3-Konvertase-Aktivität aufweisen

den Bf-Faktor, kommt es zur Bildung der aktiven Komponente von C3, nämlich C3b, die entweder an das Antigen direkt oder den Ag-Ak-Komplex gekoppelt ist. Aktiviertes C3 (C3b) ermöglicht die Phagozytose durch Opsonisation (C3b-Rezeptoren an Makrophagen), führt zur Antigen-Konzentration an B-Zellen (C3b-Rezeptoren an B-Lymphozyten) und Makrophagen, führt zur Freisetzung von (leuko-) chemotaktischen Substanzen und ist das aktive Enzym, das C5 aktiviert, was wiederum die Reaktionskette bis C9 aktiviert und schließlich zur Lyse führen kann; zusätzlich entsteht bei der Bildung von C3b das C3-Anaphylatoxin C3a (s. Kapitel 5) (Abb. 11.17).

Die Produkte der *Klasse III*-Gene erfüllen somit eine entscheidende Helfer- und Verstärkerfunktion bei der Immunantwort, besonders für die Verarbeitung und Elimination infektiösen Materials, wie Bakterien, Parasiten und partikulärer Antigene.

Der Befund, daß der *MHC* einen entscheidenden regulativen Einfluß auf die Infektabwehr eines Organismus hat und die Tatsache, daß bestimmte Allele des *MHC* einen Low-Responder-Status gegenüber bestimmten Infektionen verursachen, mag als Erklärung für den beobachteten extremen Polymorphismus und die genetische Komplexität des *MHC* herangezogen werden: durch Vervielfältigung eines Locus zu mehreren Loci mit gleicher Funktion und der Herausbildung multipler Allele für jeden dieser Loci wird das Auftreten einer Homozygotie für ein Low-Responder-Allel sehr vermindert. Auch die Beobachtung, daß in Populationen bestimmte Allele in bevorzugter Assoziation oder unerwartet selten zusammen auftreten, könnte auf diese Weise leicht erklärt werden.

Faßt man die Funktion der *MHC*-Genprodukte zusammen, so gewinnt man den Eindruck, daß sie eine entscheidende Rolle bei der endgültigen Differenzierung immunkompetenter Zellen, besonders für die Spezifitätsentwicklung reifender T-Lymphozyten, spielen, wenn diese in Kontakt mit einem Organismus-fremden Substrat kommen (Antigen) und eine entscheidende Rolle bei der Differenzierung zwischen *Selbst* und *Nicht-Selbst* spielen, wenn der Organismus durch Viren, Bakterien, Parasiten oder lösliche Antigene infiziert wird (siehe Schema Abb. 11.18).

In diesem Zusammenhang – Diskrimination zwischen *Selbst* und *Nicht-Selbst* – kann möglicherweise auch das Phänomen der Kopplung bestimmter *MHC*-Allele mit Suszeptibilität für bestimmte Erkrankungen gesehen werden, wie das sowohl bei der Maus als auch beim Menschen beobachtet wurde, besonders da die Ätiologie dieser Erkrankungen in den meisten Fällen aus einer Kombination von Infektion und Auto-Immunität besteht.

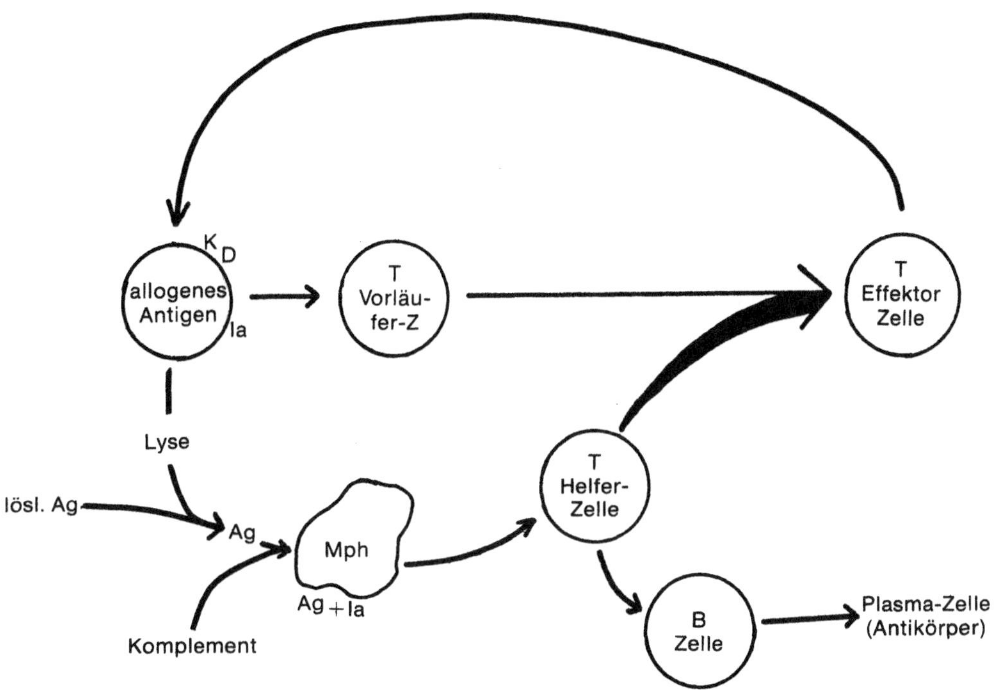

Abb. 11.18. Schematische Darstellung der Wechselwirkung zwischen Oberflächen-Antigenen an syngenen, modifizierten und allogenen Zellen bzw. löslichen Antigenen und T-Vorläufer-Zellen, T-Helfer-Zellen, Makrophagen, Komplement und B-Zellen: Ist das Antigen eine syngene, modifizierte Zelle, so erkennt die T-Vorläufer-Zelle das Selbst (K bzw. D, falls die modifizierte Zelle Ia-Antigene trägt – z. B. Epidermiszellen bei der verzögerten Überempfindlichkeitsreaktion – auch Ia) und das Nicht-Selbst (z. B. Virus), proliferiert und differenziert zu Effektor-Zellen, die die Target-Zellen zerstören, wodurch es zu ‚löslichen Membran-Partikel-Antigenen' kommt; diese aktivieren direkt (über das Properdin-System) oder als IgM-Ag-Komplex Komplement. Auf diese Weise können Makrophagen das Antigen aufnehmen. Das von den Makrophagen verarbeitete Antigen wird zusammen mit dem syngenen Ia-Antigen (Carrier = Selbst) den T-Helfer-Zellen angeboten, die proliferieren und differenzieren und Faktor(en) freisetzen, die einerseits auf T-Effektor-Zellen (oder deren Vorläufer; T-T-Zell-Wechselwirkung) und andererseits auf B-Zellen (T-B-Zell-Wechselwirkung) einwirken. Ist das Antigen eine allogene Zelle, so repräsentieren kreuzreagierende Antigene das Selbst; ist das Antigen löslich, so beginnt der Reaktionsablauf mit der Komplement-Makrophagen-Aktivierung (Mph = Makrophage)

11.10 Assoziation von MHC-Antigenen mit Suszeptibilität für Erkrankungen

Die Entdeckung, daß Inzuchtstämme von Mäusen unterschiedlich empfänglich für Tumor-induzierende (onkogene) Viren (Gross-Virus) waren, gab den ersten Anstoß, nach Genen zu suchen, die bei der viralen Onkogenese eine spezifische Rolle spielten. So entdeckte man, daß die virale Leukämogenese durch Gene des *H-2*-Komplexes beeinflußt wurden. Für mehrere andere Viren konnte ein ähnlicher Zusammenhang zwischen einer Suszeptibilität und dem *H-2*-Haplotyp festgestellt werden: Tennant-Virus (RNS-Virus, lymphozytäre Leukämie), Friend-Virus (RNS, Erythrämie), Bittner-Virus (RNS, Mamma-Karzinom), Lymphochoriomeningitis-Virus (RNS), Vaccine-Virus (DNS) und Strahlen-indiziertes Leukämie-Virus (RNS). In allen diesen Fällen sind allerdings Gene des *H-2*-Komplexes nicht die einzigen Faktoren, die die Suszeptibilität kontrollieren.

Diese Befunde und die Tatsache, daß die Immunantwort durch Gene des *MHC* kontrolliert wird, gaben den Anstoß, Assoziationen von Erkrankungen und bestimmten HLA-Antigenen oder Haplotypen zu suchen. Obwohl eine Assoziation von HLA-Antigenen und Tumor-Erkrankungen bisher nicht überzeugend beobachtet werden konnte (dies, obwohl bei manchen neoplastischen Erkrankungen bestimmte HLA-Antigene vermehrt bei Langzeit-Überle-

Tabelle 11.18. Kontrolle des Immunsystems durch den H-2-Komplex

System	Ausprägung	Effektor	Wechselwirkung	kontrollierender H-2-Locus
Humorale Immunität	Antikörper-Bildung	B-Plasma-Zellen	T-Helfer-Zellen Makrophagen	A, B, EC
Zelluläre Immunität	zell-vermittelte Zytotoxizität, Transplantatabstoßung	T-Killer-Zelle	T-Helfer-Zellen	K, D, (I)
	Immunsuppression	T-Suppressor-Zelle	T-Helfer, Killer-Zelle	J
auxilliäre Systeme	Phagozytose, Opsonisation, Chemotaxis	Complement Faktor B, C2, C4	Makrophagen, Monozyten Ag-Ig-Komplexe B'-Bakterium Komplexe	S

Chromosom Nr. 17 C —— K-A-B-J-EC-S-D ——
(K-A-B-J-EC-S-D: H-2-Komplex)

benden zu beobachten sind, was möglicherweise auf eine Assoziation von HLA und Resistenz hindeutet), so fand man doch eine Reihe von Erkrankungen, die eine überaus deutliche Assoziation zu bestimmten HLA-Antigenen oder HLA-Haplotypen aufweisen. Diese Erkrankungen betreffen vorwiegend Autoimmunerkrankungen und Folgeerkrankungen nach bestimmten Infektionen (ebenfalls Autoimmunerkrankungen?), sowie einige Infektionserkrankungen selbst. Eine Zusammenstellung der bis heute sicher erkannten Assoziationen findet sich in Tabelle 11.19.

Die bei weitem signifikanteste Assoziation besteht zwischen HLA-B 27 und M. Bechterew (Spondylitis ankylosis), d. h., 85% der Patienten mit M. Bechterew sind HLA-B 27 positiv. (Jedoch nicht alle HLA-B 27 positiven Personen müssen diese Erkrankung erwarten! Die Assoziation ist also nur einseitig: Erkrankte Personen weisen ein gehäuftes Vorkommen bestimmter HLA-Antigene auf, aber ein bestimmtes Antigen bedeutet nicht notwendigerweise, daß der Träger unter dieser Erkrankung leiden wird.)

Eine etwas umfangreichere Analyse dieses Assoziationsphänomens wurde von Terasaki durchgeführt. Er analysierte die Assoziation von Erkrankungen mit bestimmten HLA-Haplotypen. Dabei konnten recht interessante Befunde erhoben werden, was an einem Beispiel erläutert werden soll: Alle drei Erkrankungen, M. Bechterew, das Reiter-Syndrom und die juvenile rheumatische Arthritis weisen eine erhöhte Häufigkeit von HLA-B 27 auf. Die HLA-B 27 tragenden Haplotypen zeigen aber eine unterschiedliche Häufigkeit bei den drei Erkrankungen (Tabelle 11.20). So findet sich bei M. Bechterew eine normale Frequenz der Haplotypen HLA-A 1-B 27, HLA-A 3-B 27, HLA-A 11-B 27 und HLA-A 32-B 27, aber ein überdurchschnittliches Vorkommen der Haplotypen HLA-A 2-B 27, HLA-A 9-B27 und HLA-A 30-B 27. Das Reiter-Syndrom und die juvenile rheumatische Arthritis unterscheiden sich deutlich in dieser Hinsicht vom M. Bechterew und untereinander. So kommt bei Patienten mit juveniler rheumatischer Arthritis nur noch der Haplotyp HLA-A 32-B 27 gehäuft vor (neben dem Haplotyp HLA-A 2-B 27), während bei dem Reiter-Syndrom neben dem Haplotyp HLA-A 2-B 27 die beiden Haplotypen HLA-A 3-B 27 und HLA-A 11-B 27 gehäuft vorkommen, die bei den beiden anderen Erkrankungen in normaler Häufigkeit gefunden werden. Das heißt, für den M. Bechterew ist der Haplotyp HLA-A 30-B 27, für das Reiter-Syndrom die Haplotypen HLA-A 3-B 27 und HLA-A 11-B 27, und für die juvenile rheumatische Arthritis der Haplotyp HLA-A 32-B 27 kennzeichnend. Daraus mag man zwei Schlüsse ziehen: 1. daß HLA-A- oder HLA-B-Antigene wahrscheinlich nicht die für die Suszeptibilität verantwortlichen Gene sind, sondern Gene, die sehr eng an diese gekoppelt sind, und 2. daß die Kopplung stärker mit *HLA-B* ist als mit *HLA-A,* da die meisten Assoziationen stärker mit B-Antigenen als mit A-Antigenen bestehen.

Tabelle 11.19. Assoziation von HLA-Antigenen und Erkrankungen (mit freundlicher Genehmigung entnommen aus: Svejgaars, A., et al.: HL-A and disease association – a survey. Transplant. Rev. *22* 3 (1975), (Möller, G., Ed.) Kopenhagen: Munksgaard 1975

Erkrankung	Antigen	Relatives Risiko[a]	Erkrankung	Antigen	Relatives Risiko
Arthropathien:			Leber-Erkrankungen:		
M. Bechterew	B27	121	Chronische Autoimmun-Hepatitis	B8	4
Reiter-Syndrom	B27	40			
Juvenile rheumatische Arthritis	B27	12	Endokrine Erkrankungen:		
Augenerkrankung:			Myasthenia gravis	B8	5
Akute Uveitis anterior	B27	31	Juveniler Diabetes mellitus	B8	2
Haut:				B15	3
Psoriasis vulgaris	B13	4		Dw3	5
	B17	5	Thyreotoxikose	B8	4
Pemphigus	A10	3	Idiopathatischer M. Addison	B8	7
Dermatitis herpetiformis	B8	4		Dw3	11
Intestinale Erkrankungen:			Neurologische Erkrankungen:		
Zöliakie	B8	10	Multiple Sklerose	Dw2	5
Nierenerkrankung:			Infektionen:		
Chronische Glomerulonephritis	A2	2	Lepra	B21	?
			Haemophilus influenzae	B17	4
Allergien:			Infektiöse Mononukleose	Bw35	4
Heufieber	Kopplung in Familien				

[a] Relatives Risiko gibt das Vielfache der Wahrscheinlichkeit der Erkrankung gegenüber Personen an, die dieses Antigen nicht besitzen

Bei Untersuchungen der Assoziation von HLA und multipler Sklerose konnte auch tatsächlich nachgewiesen werden, daß die Suszeptibilität von Genen kontrolliert wird, die sich zwischen *HLA-B* und *HLA-D* befinden: dieser Locus wurde *DS-MS* (*d*isease *s*usceptibility gene for *m*ultiple *s*clerosis) genannt.

Familien-Untersuchungen zeigten weiterhin, daß in manchen Fällen ein bestimmter *HLA*-Haplotyp zusammen mit einer Suszeptibilität für eine bestimmte Krankheit vererbt wurde, in anderen Fällen aber *HLA* und Suszeptibilität für diese Erkrankung unabhängig voneinander segregierten. Dies mag dadurch bedingt sein, daß unterschiedliche Krankheitseinheiten aus einer Reihe verschiedener Krankheiten bestehen (so manifestiert sich z. B. Psoriasis in vielen klinischen Formen, wobei nur einige Formen wie die akute exanthematöse Psoriasis eine starke Assoziation mit Bw 17 aufweist, für andere Formen aber keine Assoziation besteht), daß eine multigene Kontrolle für die Suszeptibilität vorliegt

Tabelle 11.20. Assoziation von Erkrankungen, die vermehrt mit HLA-B 27 auftreten, mit verschiedenen Haplotypen (zusammengestellt aus: Terasaki, P. I. and Mickey, M. R. HL-A Haplotypes of 32 diseases, Transplantation Rev. 22: 105–124, 1975 (Ed. G. Möller), Munksgaard, Copenhagen)

HLA-Haplotyp (A-B)	M. Bechterew	Reiter-Syndrom	juvenile rheumatische Arthritis
1–27	–	–	–
2–27	+	+	+
3–27	–	+	–
9–27	+	+	–
11–27	–	+	–
30–27	+	–	–
32–27	–	–	+

+: über dem Durchschnitt signifikant vermehrte Häufigkeit ($p<0,05$)

–: gleiche oder unterdurchschnittliche Häufigkeit wie in der Normal-Bevölkerung oder schließlich, daß neben der genetischen Disposition auch noch andere (Umwelt-)Faktoren (z. B. Infektion mit bestimmten Keimen oder hormonalen Faktoren) eine Rolle spielen.

Über den Mechanismus der Wirkung von MHC-Antigenen auf die Empfänglichkeit für bestimmte Erkrankungen bestehen heute nur Hypothesen. Mehrere Möglichkeiten werden diskutiert: a) eine *Ir*-Gen ähnliche Wirkung, die zu einer Abweichung der normalen Immunantwort (verstärkt oder suprimiert) führt (s. oben). Man hat tatsächlich beim Menschen ein Immune-Response-Gen in Kopplung mit *HLA* nachweisen können (Immunantwort gegen das Pollenantigen Ra 5). Man konnte auch eine verminderte zelluläre Immunität gegen Myxoviren bei Patienten mit multipler Sklerose nachweisen, die mit HLA-B 7 assoziiert war. b) Eine andere Möglichkeit ist, daß gewisse Mikroorganismen Antigen-Strukturen besitzen, die denen von MHC-Antigenen ähnlich sind und wegen der daher bestehenden „Kreuz-Toleranz" nicht immunogen sind (molecular mimikry). Man konnte tatsächlich Kreuzreaktionen zwischen MHC-Antigenen und Substanzen von Mikroorganismen (z. B. Streptokokkenprotein M und HLA) sowie die Induktion einer Allotransplantat-Immunität durch Sensibilisierung mit Streptokokken nachweisen. Eine dritte Möglichkeit c) ist, daß *MHC*-Genprodukte Differenzierungsantigene darstellen (s. oben) und daß sie ungleich an verschiedenen Zellen ausgeprägt sind (und dann quasi organspezifische Antigene darstellen); unter bestimmten Bedingungen mag es dann zu einer Hyper- oder Hypo-Reaktivität durch eine gestörte Zell-Zell-Kooperation kommen. Dies könnte erklären, warum *HLA*-gekoppelte Erkrankungen besondere Organsysteme betreffen wie endokrine Organe (insulinabhängiger Diabetes, Pankreas; idiopathischer M. Addison, Nebenniere; Myasthenia gravis, Thymusepithel; Thyreotoxikose, Schilddrüse) und andere Erkrankungen des ektodermal abgeleiteten Gewebes (Arthritis, Dermatitis herpetiformis, Psoriasis, Pemphigus, aber auch paralytische Poliomyelitis und multiple Sklerose) betroffen sind. Schließlich könnten d) Gene, die die Komplement-Komponenten kontrollieren, eine Assoziation erklären, wenn einige Allele dieser Gene defekte Produkte kodieren. Wie wir oben ausgeführt haben, hat das Komplement-System eine entscheidende Rolle bei der Verstärkung oder Initiierung der Immunantwort. Eine bevorzugte Kopplung eines solchen Allels mit bestimmten *HLA*-Allelen könnte zu dem Eindruck einer Assoziation mit *HLA* führen. Tatsächlich hat man ein Kopplungs*un*gleichgewicht zwischen HLA-B 8 und einem der beiden Bf-Allele nachweisen können (HLA-B 8 ist das am häufigsten vorkommende Antigen, assoziiert mit einer Erkrankung; s. Tabelle 11.19).

Auch wenn wir heute noch keine Erklärung für die Assoziation haben, so ist die klinische Bedeutung dieser Befunde offensichtlich. So kann eine HLA-Typisierung von hervorragender *diagnostischer* Bedeutung besonders in der Frühphase einer Erkrankung sein. Daneben kann eine bekannte Assoziation eine *prognostische* und/oder *therapeutische* Bedeutung bekommen, wenn einmal mehr über den Krankheitsverlauf bei Patienten bekannt ist, die entweder das bestimmte Antigen besitzen oder nicht. So besteht z. B. anscheinend eine Korrelation zwischen dem Vorhandensein des *HLA-D 2*-Allels und der Progression der multiplen Sklerose-Erkrankung. Andererseits scheinen HLA-A 9- und/oder HLA-A 2-positive Patienten mit akuter lymphatischer Leukämie eine bessere Prognose für die Überlebenszeit zu besitzen als solche, die diese Antigene nicht besitzen.

Es scheint auch möglich, das Risiko für Familienmitglieder von Personen, die unter einer Krankheit leiden, die HLA-assoziiert ist, zu bestimmen und u. U. Vorsorgemaßnahmen zu ergreifen (z. B. eine Impfung, wenn es sich um eine Infektionskrankheit handelt). Diese Vorsorge-Maßnahmen könnten schon bei der genetischen Familienberatung einsetzen.

Eine Assoziation von MHC-Antigenen mit bestimmten Krankheiten, wobei nicht alle erkrankten Personen eine solche Assoziation aufweisen, könnte zu einer neuen Unterteilung bestimmter Erkrankungen führen, die heute noch als Einheit angesehen werden; dies würde zweifellos Rückwirkungen auf die Therapie und Prognose, ja sogar auf die Prävention haben.

Schließlich, ist eine Assoziation mit *HLA* und einer bestimmten Erkrankung aufgedeckt, so weist dies auch auf die Ätiologie und Pathogenese dieser Erkrankung hin, und zwar besonders auf einen infektiösen oder immunologischen (autoimmunologischen) Mechanismus.

Ausgewählte Übersichten und Originalarbeiten

Albert, E., Götze, D.: The Major Histocompatibility System in Man. In: The Organisation of the Major Histocompatibility System in Man and Animals (Götze, D., Ed.), p. 7. Berlin–Heidelberg–New York: Springer 1977

Bevan, M. J.: Interaction antigens detected by cytotoxic T cells with the major histocompatibility complex as modifier. Nature *256,* 419–421 (1975)

Binz, H., Wigzell, W.: Shared idiotypic determinants on B and T lymphocytes reactive against the same antigenic determinants. I. Demonstration of similar or identical idiotypes on IgG molecules and T cell receptors with specificity for the same alloantigens. J. exp. Med. *142,* 197 (1975)

Burnet, F. M.: Immunological Surveillance. Sidney: Pergamon Press 1970

Cantor, H., Boyse, E. A.: Functional subclasses of T lymphocytes bearing different Ly antigens. I. The generation of functionally distinct T cell subclasses is an differentiative process independent of antigens. J. exp. Med. *141,* 1376 (1975)

Cantor, H., Boyse, E. A.: Functional subclasses of T lymphocytes bearing different Ly antigens. II. Cooperation between subclasses of Ly^+ cells in the generation of killer cell activity. J. exp. Med. *141,* 1390 (1975)

Counce, S., Smith, P., Barth, R., Snell, G. D.: Strong and weak histocompatibility gene differences in mice and their role in the rejection of homografts of tumors and skin. Ann. Surg. *144,* 198 (1956)

Debré, P., Kapp, J. A., Dorf, M. E., Benacerraf, B.: Genetic control of specific immune suppression. II. H-2 linked dominant genetic control of immune suppression by the random copolymer L-Glutamic $acis^{50}$-L-$Tyrosin^{50}$ (GT). J. exp. Med. *142,* 1447 (1975)

Doherty, P. C., Blanden, R. V., Zinkernagel, R. M.: Specificity of Virus-Immune Effector T Cells for H-2K or H-2D Compatible Intersections: Implications for H-Antigen Diversity. Transplant. Rev. *29,* 89 (1976)

Doherty, P., Götze, D., Trinchieri, G., Zinkernagel, R. M.: Models for recognition of virally-modified cells by immune thymus-derived lymphocytes. Immunogenetics *3,* 1976

Edidin, M.: The Tissue Distribution and Cellular Localisation of Transplantation Antigens. In: Transplantation Antigens, Markers of Biological Individuality (Kahan, B. D., Reisfeld, R. A. (Eds.), p. 125–140. New York: Academic Press 1972

Eijsvoogel, V. P., Schellekens, P. Th. A., Du Bois, M. J. G. J., Zeijlemaker, W. P.: Human Cytotoxic Lymphocytes after Alloimmunisation in vitro. Transplant. Rev. *29,* 125 (1976)

Eisen, H. N.: Immunolgoy. In Introduction to Molecular and Cellular Principles of the Immune Response. New York: Medical Department, Harper and Row 1974

Falconer, D. S.: Introduction to Quantitative Genetics. New York: Ronald Press 1960

Ferreira, A., Nussenzweig, V.: Genetic linkage between serum levels of the third component of complement and the H-2 complex. J. exp. Med. *141,* 513 (1975)

Floersheim, G. L.: Transplantationbiologie. Berlin–Heidelberg–New York: Springer 1971

Fu, S. M., Kunkel, H. G., Brusman, H. P., Allen, F. H. jr., Fotino, M.: Evidence for linkage between HL-A histocompatibility genes and those involved in the synthesis of the second component of complement. J. exp. Med. *140,* 1108 (1974)

Gelfand, M. C., Sachs, D. H., Lieberman, R., Paul, W. E.: Ontogeny of B lymphocytes. III. H-2 linkage of a gene controlling the rate of appearance of complement receptor lymphocytes. J. exp. Med. *139,* 1142 (1974)

Götze, D. (ed.): The Major Histocompatibility System in Man and Animals. Berlin–Heidelberg–New York, Springer 1977

Gold, P.: Organ Transplantation, in: Clinical Immunology (Freedman, S. O., Ed.), p. 419–464. New York: Harper and Row 1971

Hämmerling, G., Mauve, G., Goldberg, E., McDevitt, H. O.: Tissue distribution of Ia antigens. Ia on spermatozoa, macrophages and epidermal cells. Immunogenetics *1,* 428 (1975)

Jerne, N. K.: The somatic generation of immune recognition. Europ. J. Immunol. *1,* 1 (1971)

Jerne. N. K.: Toward a network theory of the immune system. Ann. Immunol. (Inst. Pasteur), *125 C* 373 (1974)

Klein, J.: The Biology of the Mouse Histocompatibility-2 Complex. Berlin–Heidelberg–New York: Springer 1975

Klein, J., Hauptfeld, V., Hauptfeld, M.: Evidence for a fifth (G) region in the H-2 complex of the mouse. *Immunogenetics 2,* 141 (1975).

Lieberman, R., Paul, W. E., Humphrey, W. jr., Stimpfling, J. H.: H-2 linked immune response (Ir) genes. Independent loci for Ir-IgG and Ir-IgA genes. J. exp. Med. *136,* 1231 (1972)

MacLennan, I. C. M., Harding, B.: Workshop Report: Non-T cytotoxicity in vitro. In: Progress in Immunology II (Brent, L., Holborow, J., Eds.) Vol. 3, p. 347–350. Amsterdam: North-Holland Publishing Company 1974

McDevitt, H. O., Benacerraf, B.: Genetic control of the specific immune response. Adv. Immunol. *11,* 31 (1969)

McDevitt, H. O., Bodmer, W. F.: HL-A, immune response genes, and disease. Lancet *1,* 1269 (1974)

McDevitt, H. O., Deak, B. D., Shreffler, D. C., Klein, J., Stimpfling, J. H., Snell, G. D.: Genetic control of the immune response. Mapping of the Ir-1 Locus. J. exp. Med. *135,* 1259 (1972)

McDevitt, H. O., Sela, M.: Genetic control of the antibody response. II. Further analysis of the specificity of determinant-specific control, and genetic analysis of the response to (H,G)-A--L in CBA and C57 mice. J. exp. Med. *126,* 969 (1967)

McDevitt, H. O., Tyan, M. L.: Genetic control of the antibody response in inbred mice. Transfer of the response by spleen cells and linkage to the major histocompatibility (H-2) locus. J. exp. Med. *128,* 1 (1968)

Medicus, R. G., Schreiber, R. D., Götze, O., Müller-Eberhard, H. J.: A molecular concept of the properdin pathway. Proc. Nat. Acad. Sci. *73,* 612 (1976)

Melchers, I., Rajewsky, K.: Specific control of the responsiveness by two complementing Ir loci in the H-2 complex. Europ. J. Immunol. *5,* 753 (1975)

Meo, T., Krasteff, T., Shreffler, D. C.: Immunochemical characterization of murine H-2 controlled Ss (serum substance) protein through identification of its human homologue as the fourth component of complement. Proc. Nat. Acad. Sci. (Wash.) *72,* 4536 (1975)

Rood, J., van , van Leeuwen, A., Termijtelen, A., Keuning, J. J.: B cell antibodies, Ia-like determinants, and their relation to MLC determinants in man. Transplant. Rev. *30,* 122 (1976)

Shreffler, D. C., David, C. S.: The H-2 Major Histocompatibility Complex and the I immune response region: Genetic variation, function and organization. Adv. Immunol. *20,* 125 (1975)

Snell, G. D., Dausset, J., Nathenson, S.: Histocompatibility. New York: Academic Press 1976

Someren, H., van, Westerveld, A., Hagemeijer, A., Mees, J. R., Meera Khan, P., Zaalberg, O. B.: Human antigen and enzyme markers in man/Chinese hamster somatic cell hybrids. Evidence vor synteny between the HLA, PGM-3, ME_1, and IPO-B loci. Proc. Nat. Acad. Sci. (Wash.) *71,* 962 (1974)

Svejgaard, A., Platz, P., Ryder, L. P., Staub-Nielsen, L., Thomsen, M.: HL-A and Disease Association – A Survey. Transplant. Rev. *22,* 3 (1975)

Terasaki, P. I., Mickey, M. R.: HL-A Haplotypes of 32 Diseases. Transplant. Rev. *22,* 105 (1975)

Thomas, E. D., Storb, R., Clift, R. A., Fefer, A., Johnson, E. L., Neiman, P. E., Lerner, K. G., Glucksberg, H., Buckner, D.: Bone Marrow Transplantation. Part I. New Engl. J. Med. *292,* 832 (1975); Part II New Engl. J. Med. *292,* 895 (1975)

Thorsby, E., Piazza, A.: Joint Report from the VI International Histocompatibility Werkshop Conference. II Typing for HLA-D (LD-1or MLC) Determinants. In: Hystocompatibility Testing 1975 (Kissmeyer-Nielsen, F. Ed.) p. 414–458. Kopenhagen: Munksgaard 1975

12 Autoimmunerkrankungen

Wilmar Dias da Silva

12.1 Einführung

Adoptive Immunität entwickelte sich in der Tierreihe, um den Organismus mit einem Abwehrsystem gegen das Eindringen fremder Substanzen, besonders Toxine und infektiöse Agentien, auszustatten. Neben der Fähigkeit, auf einen Antigenreiz zu antworten, entwickelte sich mit dem Immunsystem ein Mechanismus, der selektiv die Bildung von Antikörpern oder sensibilisierten Zellen gegen Organismus-eigene Komponenten zu unterbinden vermag. Diese diskriminative Eigenschaft, die Ehrlich um 1900 „horror autotoxicus" nannte, wird heute als Selbsttoleranz bezeichnet. Nach Burnet wird die immunologische Selbsttoleranz während der Embryonalzeit erworben, wenn die eigenen Antigene in Kontakt mit dem sich entwickelnden Immunsystem kommen. Experimentelle Unterstützung fand diese Hypothese durch Versuche von Billingham, Brent und Medawar. Sie wiesen nach, daß Transfusionen von lebenden Zellen eines genetisch unterschiedlichen Tieres derselben Spezies in ein Neugeborenes den Empfänger befähigte, als Erwachsener Transplantate des Spendertieres anzunehmen. Zahlreiche experimentelle wie auch klinische Befunde haben gezeigt, daß der Mechanismus, der die Selbsttoleranz aufrechterhält, gestört werden kann und als Folge Autoimmunprozesse ausgelöst werden. Die erste Beobachtung war die Feststellung, daß bei gewissen hämolytischen Anämien Autoantikörper an der Erythrozytenoberfläche nachzuweisen waren. Die zweite Beobachtung war der Befund, daß polymorphnukleäre Zellen von Patienten mit disseminiertem Lupus erythematodes (LE) in ihrem Zytoplasma basophile Einschlüsse aufwiesen (LE-Zellen). Es konnte später gezeigt werden, daß das phagozytierte Material Kernmaterial anderer Leukozyten darstellte, die mit einem Faktor reagiert hatten, der im Serum von LE-Patienten auftrat. Der LE-Faktor ist ein Autoantikörper gegen Desoxyribonukleoproteine. Die dritte Beobachtung war der Nachweis von Antihyreoglobulin-Antikörpern im Serum von Patienten, die an einer Hashimoto-Thyreoiditis litten. Ähnliche Antikörper wurden bei Tieren mit experimenteller Autoimmun-Thyreoiditis gefunden, die durch Injektion von Schilddrüsen-Extrakten in komplettem Freundschen Adjuvans erzeugt wurden. Ähnliche Beobachtungen wurden schon früher gemacht, als man fand, daß Testis-Extrakte eine Orchitis mit Aspermatogenese induzieren konnten und daß die Injektion eines Kaninchen-Hirn-Extraktes in Affen eine Enzephalomyelitis verursachen konnte. In all diesen Fällen konnten zirkulierende Antikörper nachgewiesen werden, die in vitro mit den Gewebsextrakten reagierten, die die Krankheit herbeiführten. In keinem Fall konnte jedoch die Krankheit von einem Tier auf ein anderes mittels des Serums übertragen werden. Daher vermutete man, daß der die Krankheit unterhaltende Autoimmunprozeß durch Zellen vermittelt wurde, wobei zirkulierende Antikörper nur ein Begleitphänomen darstellten. Diese Hypothese konnte später durch den Nachweis bestätigt werden, daß die experimentelle allergische Enzephalomyelitis durch Lymphozyten-Suspensionen passiv übertragen werden konnte. Die Art und Weise, wie Zellen des Immunsystems zwischen im Organismus synthetisierten (eigenen) und fremden Substanzen unterscheiden können, ist unklar. Zwei alternative Erklärungen wurden für diesen Unterscheidungsmechanismus vorgeschlagen: Eine gründet sich auf Opsonine oder humorale Erkennungsfaktoren, die andere auf die „forbidden clones"-Hypothese. Beide Erklärungen setzen voraus, daß tierische Organismen fähig sind, nicht nur auf allo- oder xenogene Substanzen zu reagieren, sondern auch auf autogene Substanzen.

Nach der ersten Hypothese sind humorale Erkennungsfaktoren „spezifische Opsonine" für jedes mögliche Antigen, und die Aufgabe des Immunsystems ist es, die Opsonine zu erkennen, die an ein bestimmtes Antigen gebunden sind. In diesem Fall wird die Toleranz gegenüber Selbstantigenen durch des Organismus' Elimination der entsprechenden Opsonine während der Embryonalphase ermöglicht.

Die „forbidden-clones"-Hypothese gründet sich auf die Theorie der klonalen Selektion der Antikörper-Bildung, wie sie von Burnet vorgeschlagen wurde (s. S. 56). Danach tritt im Genom der Vorläufer der immunkompetenten Zellen während der Embryonalzeit eine Phase der Hypermutabilität in den Bereichen, die für die Antikörper-Synthese verantwortlich sind, auf. Dieser Prozeß führt zur Bildung zahlreicher Klone, die die genetische Information besitzen, Bindungsbezirke für alle möglichen Antigen-Konfirmationen zu synthetisieren. Legt man für jeden gebildeten Bindungsbezirk im Durchschnitt 5 Aminosäuren zugrunde, so würde das Genom ausreichen, 20^5 unterschiedliche Bindungsbezirke zu kodieren. Die Funktion der Antigene würde darin bestehen, den Teil des Genoms zu stimulieren (den Klon), dessen Ausprägung die Synthese eines für das Antigen spezifischen Bindungsbezirk ergeben würde. Unter diesen Klonen werden sich auch solche gebildet haben, die eine Spezifität für Organismus-eigene Komponenten zeigen; die Ausprägung dieser sollte jedoch nicht erfolgen – dies sind die „forbidden clones". Die Unfähigkeit eines Tieres, eine Autoimmunantwort zu geben, könnte entweder durch die Elimination oder eine Hemmung der „verbotenen Klone" erfolgen, ein Vorgang, der normalerweise dann auftritt, wenn der Klon auf ein spezifisches Antigen während der Entwicklung des lymphatischen Systems trifft. Es ist offensichtlich, daß diese beiden Hypothesen nur spekulativ sind, da beide nicht alle klinischen und experimentellen Befunde erklären können. Wie dem auch sei, der Zustand der Toleranz, in dem das Immunsystem bezüglich seiner eigenen Antigene normalerweise angetroffen wird, kann durchbrochen werden, und es kommt zu einer Autoimmunantwort, die Gewebsläsionen setzen kann, d. h. die Autoimmun-Erkrankung.

12.2 Mögliche Mechanismen der Induzierung einer Autoimmunantwort

Die Selbsttoleranz könnte auf dreierlei Wegen durchbrochen werden:
a) Umwandlung von Organismus-eigenen Substanzen in „Antigene",
b) Veränderungen des Immunsystems selbst,
c) Eine Kombination beider Prozesse.

a) Umwandlung von Organismus-eigenen Substanzen in „Antigene". Man kann die Gewebskomponenten in bezug auf die Kontinuität ihres Kontaktes mit Zellen des Immunsystems in zwei Gruppen einteilen: Zur ersten Gruppe gehören die meisten Komponenten. Durch ihren engen Kontakt mit immunologisch kompetenten Zellen während der pränatalen Periode haben sie einen Zustand der spezifischen Toleranz induziert. Die zweite Gruppe besteht aus wenigen Substanzen, die anatomisch vom Immunsystem isoliert vorkommen (wie bestimmte Komponenten des Nervensystems, die Augenlinse und Thyreoglobulin) oder die erste nach der kritischen Phase gebildet wurden, während der sich die spezifische Toleranz herausbildete (wie Spermatozoen). Während die Komponenten der ersten Gruppe strukturelle Veränderungen erleiden müssen (z. B. durch Auftreten bisher verborgener Antigen-Determinanten), damit sie „Antigene" werden, genügt es für die Komponenten der zweiten Gruppe, daß sie in engen Kontakt mit dem Immunsystem kommen.

Eine Veränderung der Molekularstruktur kann von dem Neuauftreten antigener Determinanten begleitet sein. Strukturelle Veränderungen, die Autoantigenität verleihen könnnen, können durch die Wirkung physikalischer, chemischer oder biologischer Agentien verursacht werden. Immunkonglutinine und einige Antiglobulin-Antikörper sind Beispiele von in dieser Weise gebildeten Antikörpern. Immunkonglutinine sind Antikörper, die gegen Determinanten gerichtet sind, die an gebundenem C3 oder C4 auftreten (s. S. 136). Antiglobulin-Antikörper besitzen eine Spezifität für bestimmte Immunglobulinmolekülstrukturen, die offen gelegt werden, wenn das Immunglobulin sein spezifisches Antigen bindet. Als Beispiel eines auf diese Art und Weise gebildeten Autoantikörpers kann man mit gewisser Einschränkung den Rheuma-Faktor nennen. Andere Beispiele sind die Autoantikörper gegen Hautkomponenten, die nach Verbrennung erscheinen, und einige antierythrozytäre Antikörper, die bei bestimmten Infektionen auftreten.

Experimentell werden Autoimmunprozesse durch Injektion von Extrakten bestimmter Organe oder Gewebe in Tiere derselben oder einer anderen Spezies erzeugt. In vielen Fällen kann man das leicht erreichen, wenn man den Gewebsextrakt in komplettem Freundschen Adjuvans verabreicht. Das Adjuvans bildet ein chronisches Granulom an der Injektionsstelle und stellt auf diese Weise einen verlängerten und verstärkten Reiz für das Immunsystem dar. Daneben kommt es gelegentlich vor, daß das Granulom Metastasen setzt, ein Vorgang, der weiter die Antigenität erhöht, da eine größere Zahl von Lymphozyten erreicht werden. Eine Situation wie die, die das Freundsche Adjuvans hervorruft, wird auch natürlicherweise bei einigen chronischen Infektionen, wie Lues, Lepra und rheumatischem Fieber angetroffen, bei denen ebenfalls eine Tendenz zum Auftreten von Autoimmunphänomenen besteht. Bei der Lues z. B. hat man den mit dem Herzmuskelextrakt in der klassischen Wassermann-Reaktion reagierenden Antikörper als Autoantikörper angesehen. Neben diesem Antikörper treten noch Kryoglobuline und gelegentlich der Rheuma-Faktor bei der Lues auf.

Antikörper gegen Thyreoglobulin, der Rheumafaktor, Wassermann- und antinukleäre Antikörper werden auch in Seren von Patienten mit lepromatöser Lepra nachgewiesen. Bei solchen Patienten besteht eine massive Infiltration des Gewebes mit *M. Leprae*, ein Zustand der analog zu dem mit komplettem Freundschen Adjuvans künstlich erzielten angesehen werden kann. Bei den meisten Patienten mit akutem rheumatischen Fieber treten Antikörper auf, die mit Antigenen des Sarkolemm und den Myofibrillen des Herzmuskels reagieren. Da diese Autoantikörper auch mit der Zellwand von Streptokokken reagieren, die von dem gleichen Patienten isoliert werden können, nimmt man an, daß zumindest ein Teil der Läsionen immunologischer Natur sind. Infektionen mit Streptokokken Typ 12 werden gewöhnlich von einer Glomerulonephritis begleitet. Da dieser nephrotoxische Stamm Oberflächenantigene besitzt, die denen der Glomerula ähneln, nimmt man an, daß die Glomerulonephritis durch Ag-Ak-Komplex-Bildung an der glomerulären Basalmembran verursacht wird.

Ein anderes Beispiel einer möglichen Beziehung zwischen einer Infektion und Autoantikörper-Bildung ist die *Mycoplasma pneumoniae*-Infektion, bei welcher Kälteagglutinine auftreten, die mit Patienten-eigenen roten Blutzellen reagieren. Diese Antikörper sind IgM-Immunglobuline mit geringer hämolytischer Aktivität, und sie sind spezifisch für das Antigen I an der Erythrozytenoberfläche.

Übertritt von körpereigenen Substanzen in den Blutstrom. Gelöst Komponenten wirken nur dann als Antigen, wenn sie die anatomischen Bereiche verlassen, zu denen sie gehören. Ist dies der Fall, wird keine spezifische Toleranz gebrochen. Obwohl solche Komponenten Teile des Organismus sind, wurden sie in dieser Form nicht „katalogisiert". Die Freisetzung solcher Antigene kann immer dann auftreten, wenn es zu Verletzungen der Struktur kommt, zu denen sie gehören; dies tritt z. B. nach chirurgischen Eingriffen oder Verletzungen der Augenlinse oder bei Infektionen der Schilddrüse oder der Testes auf. In all diesen Fällen kommt es zu einem Übertritt von Proteinen oder anderer Bestandteile in den Blutstrom und einer nachfolgenden Stimulation des Immunsystems.

Kopplung von Haptenen an endogene Proteine. Die Kopplung eines fremden Haptens an Proteine des Organismus kann zur Bildung von Autoimmun-Komplexen führen. So kann es z. B. bei der thrombozytopenischen Purpura zur Zerstörung der Plättchen durch Autoantikörper kommen, die gegen Komplexe aus Isopropyl-allylacetyl-harnstoff (Sedormid) und Plättchenmembran-Komponenten gerichtet sind (s. S. 135).

b) Störungen des Immunsystems selbst. Autoimmunprozesse können auch durch Störungen des Immunsystems selbst bedingt sein, wie z. B. bei Patienten mit chronischer lymphatischer Leukämie oder mit generalisiertem Lymphosarkom. Bei diesen Patienten kann eine deutliche Neigung für das Auftreten von Autoimmunprozessen wie hämolytische Anämie, thrombozytopenische Purpura und rheumatoider Arthritis beobachtet werden. Diese Assoziation läßt vermuten, daß neoplastische Lymphozyten ihre Fähigkeit verlieren. „Selbst" zu erkennen und viele Komponenten des Organismus als fremd ansehen. Ein anderes Beispiel ist die infektiöse Mononukleose, bei der die Proliferation „atypischer" Lymphozyten beobachtet wird. Im Verlauf dieser Krankheit können Autoimmunphänomene auftreten, wie eine hämolytische Anämie mit positivem Coombs-Test, eine erhöhte Kryoglobulin-Konzentration und manchmal eine throbozytopenische Purpura. Alle diese Veränderungen bilden sich bei der Remission der Krankheit zurück, so daß angenommen wird, daß während der Proliferation der atypischen Lymphozyten ein temporärer Verlust ihrer Fähigkeit, die Komponenten des Organismus zu erkennen, auftritt.

Die oben erwähnten Schlüsse sind eher spekulativ; ebenso spekulativ ist die Annahme, daß während des postnatalen Lebens durch Mutationsprozesse kontinuierlich neue Zellklone gebildet werden, die sich von den toleranten Klonen unterscheiden. Man nimmt an, daß diese neuen Klone sofort bei ihrem Erscheinen zerstört oder inaktiviert werden und daß sie nur in Ausnahmefällen reaktiv bleiben und zelluläre „Chimären" bilden.

Es gibt mindestens zwei Modelle, die für die Untersuchung von Situationen herangezogen werden, bei der Klone toleranter und nicht-toleranter Lymphozyten zusammen vorkommen: Eines ist die erbliche hämolytische Anämie, die natürlicherweise bei schwarzen Neuseeland-Mäusen (New Zealand Black, NZB) auftritt; das andere ist die „homologe" Krankheit (secondary disease, graft versus host disease), gekennzeichnet durch hämolytische Anämie, Thrombozytopenie, Leukopenie und manchmal Läsionen der Gelenke, eine Erkrankung, die durch Inokulation nicht-toleranter Lymphozyten in einen allogenen, immun*in*kompententen Organismus (die nicht-toleranten Zellen können daher nicht eliminiert werden) erreicht wird.

Bei einigen Autoimmunerkrankungen, wie Lupus erythematodes, Hashimoto-Thyreoiditis und der hämolytischen Anämie von NZB-Mäusen treten mehr oder weniger starke Veränderungen der Thymusstruktur auf. Die Abgrenzung zwischen kortikalen und medullären Bereichen verwischt sich und man findet zahlreiche Lymphfollikel mit an Plasmazellen reichen Keimzentren. Ähnliche Veränderungen werden auch bei Myasthenia gravis gefunden, einer Krankheit, bei der Autoantikörper mit den Muskelendplatten und myoepithelialen Thymuselementen reagieren. Ein Teil der Myasthenia gravis-Patienten entwickelt zudem einen lymphomatösen Tumor des Thymus (Thymom). Zunächst nahm man an, daß die Keimzentren im Thymus Zentren abnormer Proliferation verbotener Klone darstellen. Dies scheint jedoch nicht richtig, da die spontane Autoimmunerkrankung von NZB-Mäusen auch bei Tieren auftritt, die bei der Geburt thymektomiert wurden. Obwohl also eine Assoziation zwischen einigen Autoimmunprozessen und Thymusveränderungen gut dokumentiert ist, ist der Zusammenhang zwischen beiden Prozessen recht komplex; von einer Klärung scheinen wir weit entfernt zu sein.

c) Zusammenwirken von Veränderungen organismuseigener Komponenten und Störungen des Immunsystems. Die Induktion eines Autoimmunprozesses durch einen kombinierten Mechanismus wird durch zwei häufige Beispiele in der Humanpathologie nahegelegt: bestimmte Formen der rheumatoiden Arthritis und des Lupus erythematodes dissiminatus. Bei der Pathogenese beider Erkrankungen scheint eine kombinierte Wirkung von gegen Gewebskomponenten intoleranten lymphoiden Zellklonen – die möglicherweise den Prozeß initiieren – und der Bildung abnormaler Antigene von lysierten Zellen vorzuliegen.

Autoantigene. Autoantigene hat man untersucht, indem man Organ- oder Gewebsextrakte gemischt mit Adjuvans in Tiere der gleichen oder einer unterschiedlichen Spezies injizierte. Experimente diesen Typs ergaben, daß Autoantigene in zwei Spezifitätsklassen eingeteilt werden können: Spezies-spezifische und organspezifische Antigene. Das gleiche Gewebe kann beide Antigentypen besitzen, im allgemeinen in unterschiedlichen Konzentrationen, wie z.B. die Augenlinse und das Hirngewebe, die beide viel organspezifische Antigene, aber wenig speziesspezifische Antigene tragen.

Die organspezifschen Antigene zeigen immer mehr oder weniger starke Kreuzreaktionen: So reagieren z.B. Antiseren, die in Kaninchen gegen Rinderaugenlinsen-Protein hergestellt wurden, mit Human-, Pferde-, Schwein-, Meerschweinchen- und Maus-Augenlinsenextrakt; Thyreoglobulin- oder Nebennierenextrakt-Antigene weisen dagegen eine recht eingeschränkte Kreuzreaktivität auf. Antikörper gegen organspezifische Antigene reagieren auch mit Antigenen des Tieres, in dem sie gebildet wurden, d.h., es sind Autoantikörper. Speziesspezifische Anitgene dagegen induzieren niemals die Bildung von Autoantikörpern. Dieser Unterschied scheint von der anatomischen Lage der beiden Antigentypen abzuhängen: Speziesspezifische Antigene werden normalerweise in den Organflüssigkeiten und an der Zellwandoberfläche angetroffen, während organspezifische Antigene intrazellulär lokalisiert sind.

Charakterisierung der Autoimmunantwort. Bei Autoimmunprozessen liegt fast immer eine

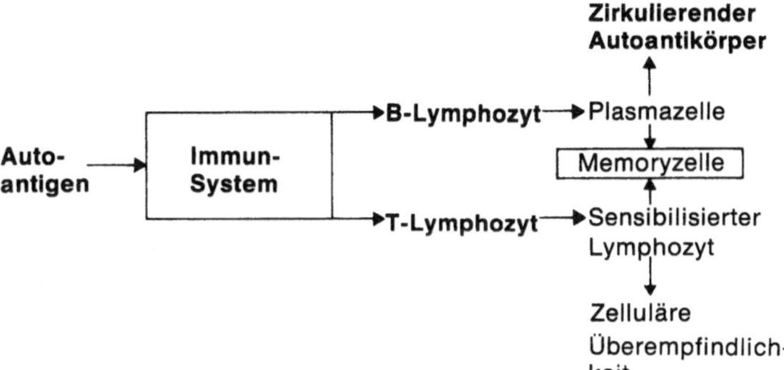

Abb. 12.1. Schematische Darstellung der Autoimmunantwort

kombinierte Form der Immunantwort vor, möglicherweise durch die Komplexität der Autoantigene bedingt. Diese Antigene stimulieren, abhängig von der Struktur ihrer Antigendeterminanten, eine humorale und/oder zelluläre Antwort.

Die Autoantikörper besitzen physikochemische Eigenschaften, die denen der Immunglobuline im allgemeinen sehr ähnlich sind; sie gehören entweder der 7 S- oder der 19 S-Antikörperklasse an. Gelegentlich weisen jedoch Autoantikörper physikochemische Besonderheiten auf, wie die Kryoglobuline, die bei niedrigen Temperaturen reversibel präzipitieren.

Die zelluläre Immunantwort ist wahrscheinlich von größerer Bedeutung bei der Pathogenese der meisten Autoimmunerkrankungen, wie wir weiter unten sehen werden. Abb. 12.1 gibt den Ablauf des Autoimmungeschehens wider.

Mechanismen der Entstehung von Gewebsschädigungen bei Autoimmunerkrankungen. Gewebsschädigungen bei Autoimmunprozessen können vorwiegend durch humorale Mechanismen oder durch die kombinierte zytotoxische Wirkung von Lymphozyten und Makrophagen verursacht sein. Im ersten Fall werden die Gewebsschädigungen durch die Wirkung von Ag-Ak-Komplexen im Blutstrom verursacht, wenn das Antigen ein Teil der Zell- oder Gewebsmembran wird. Diese Komplexe können je nach dem Ag-Ak-Verhältnis und dem beteiligten Antikörpertyp das Komplementsystem aktivieren und auf diese Weise die Bildung verschiedener Spaltprodukte oder verschiedener Aktivitäten, wie chemotaktische, anaphylaktische oder enzymatische, veranlassen (s. Kap. 7). Im zweiten Fall werden die zytotoxischen Effekte durch zwei Typen mononukleärer Zellen vermittelt: die Effektor-Lymphozyten (zytotoxische Lymphozyten, Killer-Zellen), die spezifisch gegen das Autoantigen sensibiliert wurden, und die Makrophagen. Man stellt sich vor, daß die Effektorlymphozyten hochaffine Antikörper an ihrer Zellmembran tragen, die über ihr Fc-Teil gebunden sind. Diese Antikörper sollen nur dann freigesetzt werden, wenn ein enger Kontakt mit dem Gewebe besteht. Auch Makrophagen besitzen Rezeptoren für zytophile Antikörper, jedoch ist noch nicht klar, welche Rolle, wenn überhaupt, diese Antikörper bei den verschiedenen Formen der zellulären Überempfindlichkeit spielen. Jedenfalls bedingen die Wechselwirkungen immunkompetenter Zellen, Makrophagen und Autoantigene im Blutstrom oder Gewebe Zellschädigungen, die durch Faktoren verursacht werden, die von Lymphozyten (MIF, Lymphotoxine etc.) und Makrophagen (hydrolytische Enzyme) gebildet werden (Abb. 12.2).

12.3 Zusammenfassende Beschreibung der häufiger vorkommenden Autoimmunerkrankungen

Das Auftreten von Autoantikörpern oder auch ihre Verteilung im Gewebe bedeutet nicht notwendigerweise, daß die Ursache der Schädigung und die klinischen Symptome der Erkrankung den Autoimmunprozeß selbst darstellen. Um eine bestimmte Krankheit als autoimmun bezeichnen zu können, müssen folgende Voraussetzungen erfüllt sein:

1. Für zumindest einen Zustand des evolutionären Krankheitsprozesses sollte die Existenz einer Immunantwort nachgewiesen sein, entweder in Form von Antikörpern oder einer zellulären Immunität mit Spezifität für Autoantigene, die an anatomischen Strukturen lokalisiert sind,

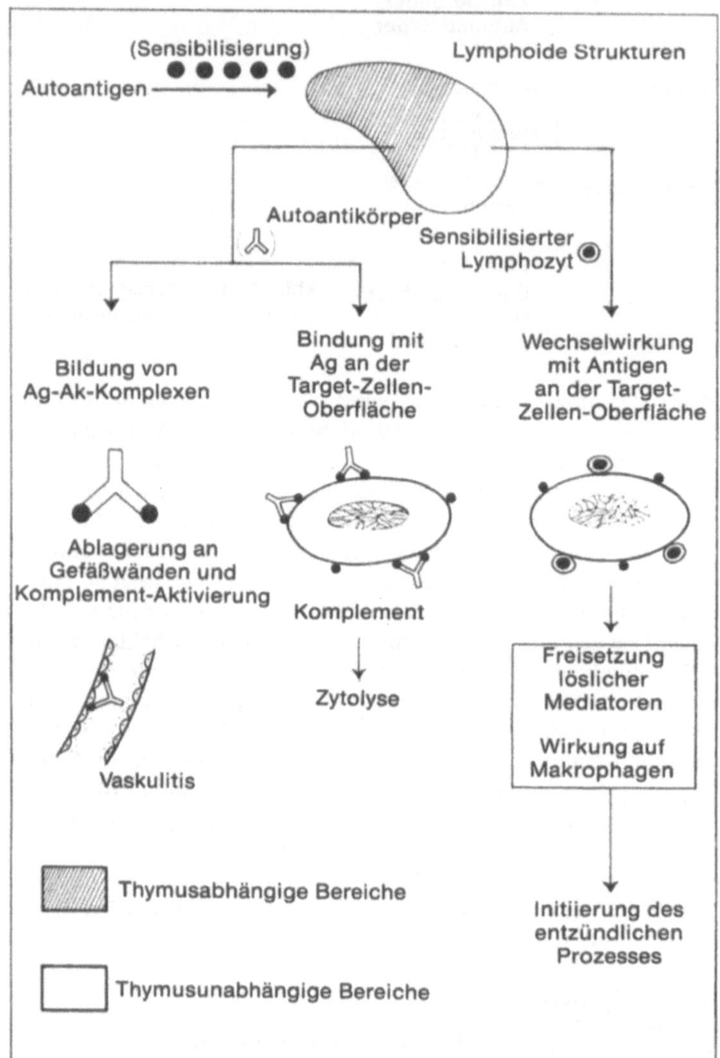

Abb. 12.2. Mechanismus der Gewebsschädigungen bei Autoimmunprozessen

die den Krankheitsmanifestationen entsprechen.

2. Die Krankheit sollte bei Laboratoriumstieren durch Injektion gereinigter oder teilweise gereinigter Autoantigene reproduzierbar sein.
3. Es sollte möglich sein, die im Laboratoriumstier erzeugte Krankheit auf syngene Tiere mittels Antikörper oder immunkompetenter Zellen zu übertragen.

Versuche, Autoimmunprozesse zu klassifizieren, treffen immer wieder auf Schwierigkeiten, zu welcher Gruppe eine bestimmte Krankheit eingeordnet werden soll. Dies ist zumindest zum Teil durch zu geringe Kenntnis der chemischen Natur der Autoantigene und dem Mangel an Information über die Mechanismen, die die Selbsttoleranz durchbrechen, bedingt.

Die Klassifikation der Autoimmunerkrankungen nach Organ- oder System-Spezifität scheint eine gewisse ätiologische Bedeutung zu haben. Die organspezifischen Autoimmunerkrankungen hängen möglicherweise mit der Freisetzung von körpereigenen Gewebsbestandteilen oder modifizierten Eigensubstanzen zusammen. Andererseits sind die systemischen Autoimmunerkrankungen wahrscheinlich durch Störungen des Erkennungsmechanismus des zentralen Immunsystems bedingt, wobei Zellklone auftreten, die gegenüber Eigen-Komponenten nicht tolerant sind (Tabelle 12.1.).

Tabelle 12.1

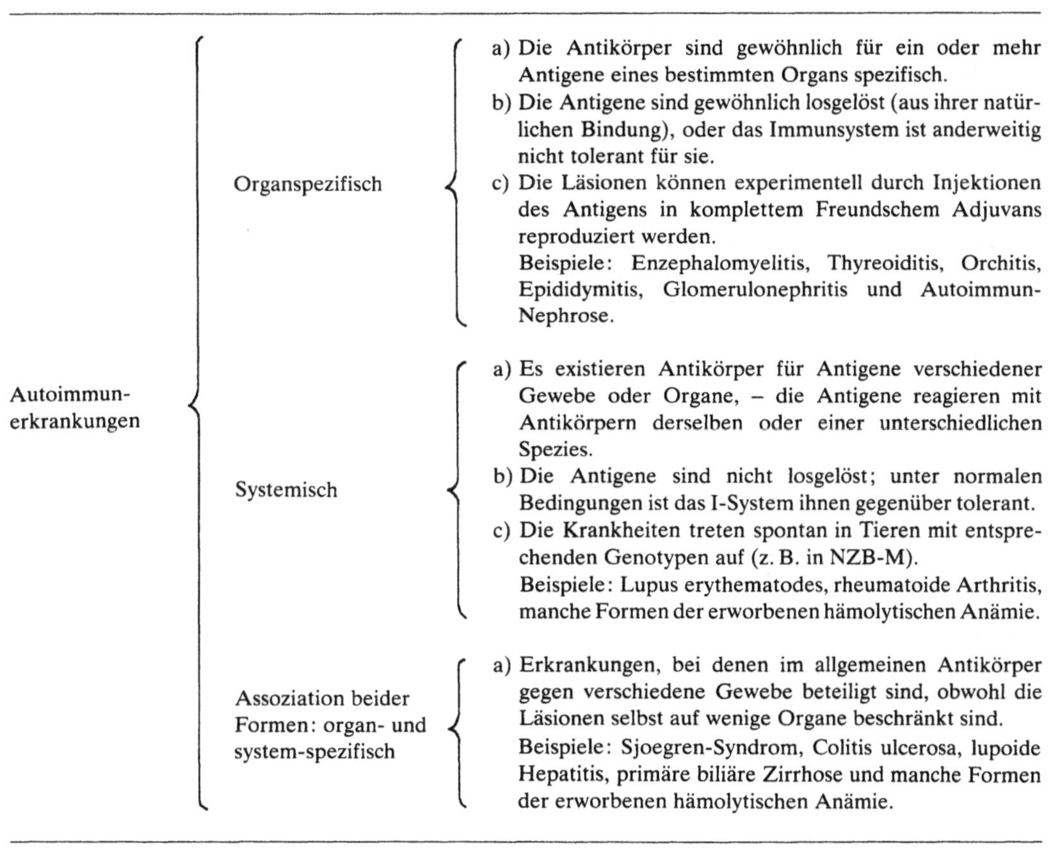

Autoimmunerkrankungen	Organspezifisch	a) Die Antikörper sind gewöhnlich für ein oder mehr Antigene eines bestimmten Organs spezifisch. b) Die Antigene sind gewöhnlich losgelöst (aus ihrer natürlichen Bindung), oder das Immunsystem ist anderweitig nicht tolerant für sie. c) Die Läsionen können experimentell durch Injektionen des Antigens in komplettem Freundschem Adjuvans reproduziert werden. Beispiele: Enzephalomyelitis, Thyreoiditis, Orchitis, Epididymitis, Glomerulonephritis und Autoimmun-Nephrose.
	Systemisch	a) Es existieren Antikörper für Antigene verschiedener Gewebe oder Organe, – die Antigene reagieren mit Antikörpern derselben oder einer unterschiedlichen Spezies. b) Die Antigene sind nicht losgelöst; unter normalen Bedingungen ist das I-System ihnen gegenüber tolerant. c) Die Krankheiten treten spontan in Tieren mit entsprechenden Genotypen auf (z. B. in NZB-M). Beispiele: Lupus erythematodes, rheumatoide Arthritis, manche Formen der erworbenen hämolytischen Anämie.
	Assoziation beider Formen: organ- und system-spezifisch	a) Erkrankungen, bei denen im allgemeinen Antikörper gegen verschiedene Gewebe beteiligt sind, obwohl die Läsionen selbst auf wenige Organe beschränkt sind. Beispiele: Sjoegren-Syndrom, Colitis ulcerosa, lupoide Hepatitis, primäre biliäre Zirrhose und manche Formen der erworbenen hämolytischen Anämie.

12.3.1 Autoimmunerkrankungen des zentralen Nervensystems

Die Krankheiten des zentralen Nervensystems (ZNS), bei denen Autoimmunprozesse wahrscheinlich eine bedeutende Rolle spielen, sind:
1. Experimentelle allergische Enzephalomyelitis (EAE),
2. Multiple Sklerose (insuläre Sklerose),
3. Akute dissiminierte Enzephalomyelitis,
4. Akute und subakute nekrotisierende Enzephalopathie,
5. Enzephalitis nach Tollwut-Impfung.

Antigen. Das Nervengewebe besitzt organspezifische Antigene, die wahrscheinlich mit der Myelinscheide assoziiert sind, da die weiße Substanz mehr von diesen Antigenen bestitzt als die graue Substanz; die Antigene werden nicht bei neugeborenen Tieren gefunden und sie treten vermehrt mit der Myelinisierung des Nervengewebes auf. Versuche, die Autoantigene aus dem Nervengewebe zu isolieren, haben einige Fraktionen erbracht, die starke enzephalitogene Aktivität aufweisen. So wurden z. B. aus Rinderhirn zwei Fraktionen isoliert, die reich an Lipoprotein-Komplexen sind, und aus dem Mark der gleichen Spezies konnten zwei andere Fraktionen isoliert werden: Eine bestand aus einem basischen Protein mit einem Molekulargewicht von ca. 40000 Dalton und die andere enthielt ein Peptid mit einem Molekulargewicht von ungefähr 4600 Daltons, das eine immunogene Aktivität in einer Dosis von 5 μg bei Meerschweinchen aufwies.

Experimentelle allergische Enzephalomyelitis (EAE). Diese Erkrankung dient als Experimentalmodell für die Untersuchung der Pathogenese demyelinisierender Erkankungen beim Menschen und einigen Tieren. Die ersten Versuche wurden schon 1935 durchgeführt, als man nachwies, daß wiederholte Injektionen eines Hirnextraktes nach 6 bis 12 Monaten eine demyelinisierende Erkrankung bei Affen verursachen konnte. Später wurde nachgewiesen, daß eine Injektion des Extraktes in komplettem Freundschen Adjuvans die Krankheit in größerer Regelmäßigkeit und in sehr viel kürzerer Zeit (nach 10 bis 30 Tagen nach der Injektion) erzeugte. Die Krankheit kann auch bei anderen Tieren, wie Meerschweinchen, Ratte, Kaninchen und Maus, erzeugt werden.

Symptome. Die Inkubationszeit hängt von der Art der Antigen-Verabreichung ab: zwei bis drei Wochen nach subkutaner und 8–9 Tage nach intradermaler Injektion. Die klinischen Symptome, die man beim Meerschweinchen beobachtet, sind Kopfschütteln, unregelmäßige Bewegungen, Lähmung der Extremitäten (besonders der Hinterläufe), unregelmäßige Haltung, Schlaffheit und Schwäche der Rückenmuskulatur. Eines der ersten Zeichen ist der Verlust koordinierter Bewegungen; Krämpfe treten jedoch selbst im terminalen Stadium selten auf.

Histopathologie. Histopathologisch erkennt man zwei grundsätzliche Veränderungen: entzündliche Infiltrationen und Demyelinisierung. Andere Veränderungen, wie Vaskulitis, Nekrose von Nervengewebe und Hämorrhagien, sind weniger häufig und treten nur in schweren Fällen auf. Zuerst zeichnen die Läsionen perivenoläre Infiltrationen von Makrophagen und lymphoiden Zellen aus, wobei kleine Lymphozyten vorherrschen. Die Infiltrationen treten zunächst in der weißen Substanz auf und greifen von dort auf die Meningen und den Plexus chorioideus über. Das histopathologische Bild der EAE ähnelt sehr dem, das bei Enzephalitiden gefunden wird, die unbeabsichtigt als Antwort auf eine Tollwut-Impfung auftreten (Abb. 12.3): Es wird ein perivenoläres Infiltrat mononukleärer Zellen beobachtet. Elektronenmikroskopische Untersuchungen der Läsionen weisen einige Besonderheiten bezüglich der Zellverteilung der entzündlichen Infiltrate auf. So hat man beobachtet, daß in Bereichen, in denen eine Demyelinisierung aufgetreten war, die Makrophagen den Achsenzylinder mit ihren Pseudopodien umschließen (Abb. 12.4), was vermuten läßt, daß diese Zellen direkt an der Myelinolyse beteiligt sind.

Dies sind Fokalherde, die im allgemeinen den Bereichen der entzündlichen Infiltration entsprechen. Neben destruktiven Prozessen werden auch Bereiche mit Remyelinisierung angetroffen, was die Remission der Paralyse in manchen Fällen erklären könnte.

Pathogenese. Es scheint, daß das Auftreten von Läsionen unabhängig vom Auftreten zirkulierender Antikörper ist, und zwar aus folgenden Gründen: a) Die Schädigungen bei der EAE bei Meerschweinchen werden sowohl durch allogene als auch xenogene Hirn-Antigen-Gabe induziert, zirkulierende Antikörper werden jedoch nur bei solchen Tieren nachgewiesen, die xenogenes Antigen erhielten. Selbst dann jedoch, wenn Antikörper mit sehr empfindlichen Methoden wie z.B. der Komplement-Bindung nachgewiesen werden können, kann keine Korrelation zwischen dem Auftreten der Antikörper und dem Auftreten, der Dauer oder Stärke

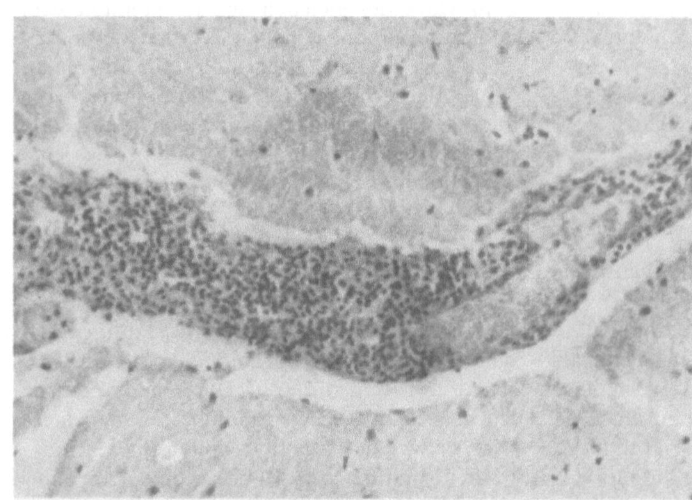

Abb. 12.3. Autoimmune Enzephalomyelitis. Perivenuläre, entzündliche Infiltrate mononukleärer Zellen. Rinderhirn mit Anti-Tollwut-Vakzine geimpft (freundlicherweise überlassen von Prof. Jose M. Lamas da Silva, Departemento de Patologia, Escola de Veterinaria, Universidade Federal de Minas Gerais)

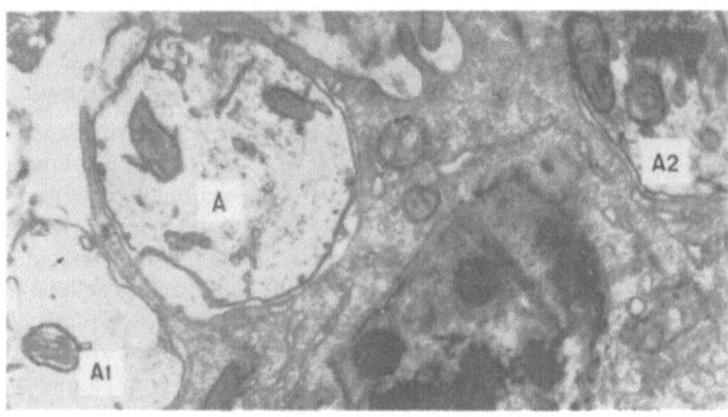

Abb. 12.4. Ultrastruktur der autoimmunen Enzephalomyelitis. Das Zytoplasma der mononukleären Zellen umfaßt die Axonen A_1, A, A_2, die demyelinisiert sind (Reproduktion aus Rubis, J. J., Luse, S. A.: Amer. J. Path. *44*, 299 [1964])

der Läsionen festgestellt werden. b) Wenn Säugetiere mit Nervengewebs-Antigenen niederer Tiere injiziert werden, können zwar in allen Fällen Antikörper nachgewiesen werden, in keinem Fall aber eine EAE-Läsion. c) Passiver Transfer von Antikörpern mit Spezifität für Nervengewebs-Antigene in normale, gesunde Tiere verursachte bei wiederholten Experimenten keinerlei Nervengewebs-Schädigungen, selbst wenn die Antikörper in den Subarachnoidalraum direkt injiziert wurden und damit die Blut-Hirn-Schranke umgangen wurde.

Diese Befunde lassen daher vermuten, daß die bei der experimentellen allergischen Enzephalomyelitis gefundenen Schädigungen auf eine zelluläre Überempfindlichkeitsreaktion zurückzuführen sind. Diese Vermutung wurde bestärkt durch Ergebnisse adoptiver Transfer-Versuche, wobei nachgewiesen werden konnte, daß man die EAE mittels lymphoider Zell-Suspensionen auf normale syngene Tiere übertragen kann. Darüberhinaus zeigen histologische Untersuchungen, daß die Demyelinisierung mit dem Auftreten mononukleärer Zellinfiltrate koinzidiert.

Beziehung zwischen EAE und natürlich auftretenden Demyelinisierungserkrankungen. Obwohl es keine direkten Beweise gibt, nimmt man an, daß bei den folgenden Störungen des Nervensystems Autoimmunprozesse eine Rolle spielen:
a) Multiple Sklerose,
b) Akute disseminierende Enzephalomyelitis,
c) Akute und subakute nekrotisierende hämorrhagische Enzephalopathie.

Bei diesen Erkrankungen kann ein lymphozytenreiches entzündliches Infiltrat um die Venolen nachgewiesen werden, das sich fortschreitend in das Parenchym ausbreitet. Nach Infiltration folgt schnell der Demyelinisierungsprozeß; zur gleichen Zeit kommt es zu einer deutlichen Mobilisierung von Mikroglia-Zellen, die die Reste des degenerierten Myelin phagozytieren. In der Initialphase der Multiplen Sklerose findet man in der Mitte der myelinfreien Entmarkungsherde ein Gefäß; jedoch verändert sich dieses Bild in dem Maße, in dem der Herd wächst, was durch Ausdehnung und nicht durch Zusammenfließen der Läsionen geschieht.

Die akute disseminierte Enzephalomyelitis tritt als Folge von Infektionen wie Masern, Pocken, Windpocken, und Mumps auf und zeigt ein mehr oder weniger ähnliches Bild wie die experimentelle allergische Enzephalomyelitis. Prädilektionsstellen für die Lokalisation der Plaques sind Sehnerven, Hirnstamm, insbesondere Brücke mit Augenmuskelkernen, Kleinhirn und Kleinhirnstiele, die Pyramidenbahnen, der Boden des IV. Ventrikels und die Hinterstränge des Rückenmarkes; seltener sind die Hirnrinde, Stammganglien und Rückmarksgrau betroffen. Es scheint, daß die Viren oder virale Substanzen, die der Grundkrankheit zugrunde liegen, Strukturen mancher Nervengewebskomponenten modifizieren, möglicherweise durch eine Neuraminidase-Einwirkung oder durch Inkorporation freigesetzter antigener Wirtsbestandteile aus dem Blut.

Eine andere Form der disseminierten Enzephalomyelitis ist die, die nach Behandlung mit Anti-Tollwut-Vakzine, einem abgeschwächten Virus-Präparat, auftritt (Abb. 12.3). In diesem Fall wird die Autoimmunantwort durch Nervengewebe in der Vakzine ausgelöst und der ganze Prozeß ist vermutlich dem der experimentellen allergischen Enzephalomyelitis analog. Das Auftreten solcher Impfzwischenfälle ist variabel und unterschiedlich in verschiedenen Ländern und liegt in der Größenordnung von 1 auf 10000 bis 40000. Seit der Einführung eines in Neugeborenen präparierten Impfstoffes (bei denen Myelin noch nicht ausgebildet ist) durch Fuenzalida (1969), wurden solche Zwischenfälle selten.

Bei der akuten und subakuten hämorrhagischen Enzephalopathie treten petechiale Blutungen in der weißen Substanz, besonders des Stammhirns und Kleinhirns, auf. Wie bei den anderen Formen erscheinen Infiltrationen um die Venolen (aber selten um die Arteriolen), die sich in das umgebende Parenchym ausbreiten und schließlich in einer fibrinoiden Nekrose enden. In den perivaskulären Bereichen findet man eine deutliche Zerstörung der Markscheiden und, in diesem Fall, begleitet von Degenerationen des Achsenzylinders. Diese Läsionen sind grob denen ähnlich, die bei der Arthus-Reaktion gefunden werden, die durch Antigen-Injektion direkt in das Hirn sensibilisierter Tiere erzeugt wurde.

12.3.2 Autoimmunerkrankungen der endokrinen Organe

Autoimmunthyreoiditis. 1912 beschrieb Hashimoto eine Form des Kropfes, die häufiger bei Frauen und immer mit einem Hypothyreoidismus zusammen auftrat. Schon zu dieser Zeit war nachgewiesen, daß Schilddrüsen-Extrakt nach Injektion in ein Tier derselben Spezies die Bildung zirkulierender Antikörper gegen Schilddrüsengewebe veranlaßte. Die sich in solchen Tieren entwickelnde Thyreoiditis zeigte ein sehr ähnliches Bild wie die von Hashimoto beschriebene.

Autoantikörper. Autoantikörper gegen Schilddrüsenantigene werden normalerweise in der 7 S-Immunglobulinfraktion gefunden, gelegentlich jedoch ist die Aktivität auch über beide, die 7 S- und 19 S-Immunglobulinfraktionen, verteilt. Autoantikörper wurden mit unterschiedlichen Methoden, wie Gelpräzipitation, Immunelektrophorese und passiver kutaner Anaphylaxie in den Seren von Patienten mit Hashimoto-Thyreoiditis und in Tieren mit autoimmuner Thyreoiditis nachgewiesen.

Autoantigene. Bisher konnten drei organspezifische Autoantigene der Schilddrüse beim Menschen nachgewiesen werden: Thyreoglobulin (wahrscheinlich das einzige Autoantigen, das in Schilddrüsen von Laboratoriumstieren identifiziert werden kann) und zwei andere, wovon eines im Kolloid und das andere in den Mikrosomen der Epithelzellen auftritt. Die Verteilung der drei Autoantigene in den Schilddrüsenfollikeln hat man mittels Immunfluoreszenzmethoden untersucht. Für Thyreoglobulin hat man eine fleckenförmige Verteilung nachgewiesen und für das andere kolloidale Antigene eine homogene Verteilung im Kolloid. Das zelluläre Antigen erscheint im Zytoplasma des Schilddrüsenepithels und sein Nachweis ist nur mit Hilfe von Seren möglich, die reich an Komplementbindenden Antikörpern sind.

Histopathologie. Die ersten zu beobachtenden Veränderungen sind perivaskuläre, entzündliche, lymphozyten- und makrophagenreiche Infiltrate, die unregelmäßig verteilt sind und sich besonders im Bereich der Kapsel anhäufen. Bei fortschreitendem Krankheitsprozeß breitet sich das Infiltrat in dem Parenchym zwischen den Follikeln aus. Durch Elektronenmikroskopie kann man erkennen, daß mononukleäre Zellen die Epithelzellen durchdringen können; in diesen Bereichen findet man bisweilen Risse der Follikel, so daß sich Kolloid ins Interstitium ergießt (Abb. 12.5).

Mechanismus der Gewebsschädigung. Eine Korrelation zwischen zirkulierenden Auto-Antikörpern und der Stärke der Schädigung kann man bei der autoimmunen Thyreoiditis nicht nachweisen. Injiziert man z. B. ein Picrylchlorid-Thyreoglobulin-Konjugat in Meerschweinchen, so bleibt die Schwere der Gewebsschädigung konstant, auch wenn die Bildung zirkulierender Antikörper wieder abnimmt. Darüberhinaus tritt keine Thyreoiditis auf, wenn man die Fähigkeit des Antigens, eine zelluläre Überempfindlichkeit zu induzieren, blockiert (ohne gleichzeitig die Fähigkeit, die Bildung zirkulierender Antikörper zu induzieren, zu unterbinden), obwohl über eine lange Zeitspanne erhöhte Titer zirkulierender Antikörper vorliegen. Ebenso sind alle Versuche, die autoimmune Thyreoiditis durch Seren mit erhöhten Autoantikörper-Konzentrationen passiv zu übertragen, gescheitert. Andererseits lassen die folgenden Befunde vermuten, daß eine zelluläre Immunität aktiv an der Schädigung der Schilddrüse beteiligt ist. So hat man beobachtet, daß die kutanen Überempfindlichkeitsteste gleichzeitig mit dem Auftreten der Schädigungen positiv

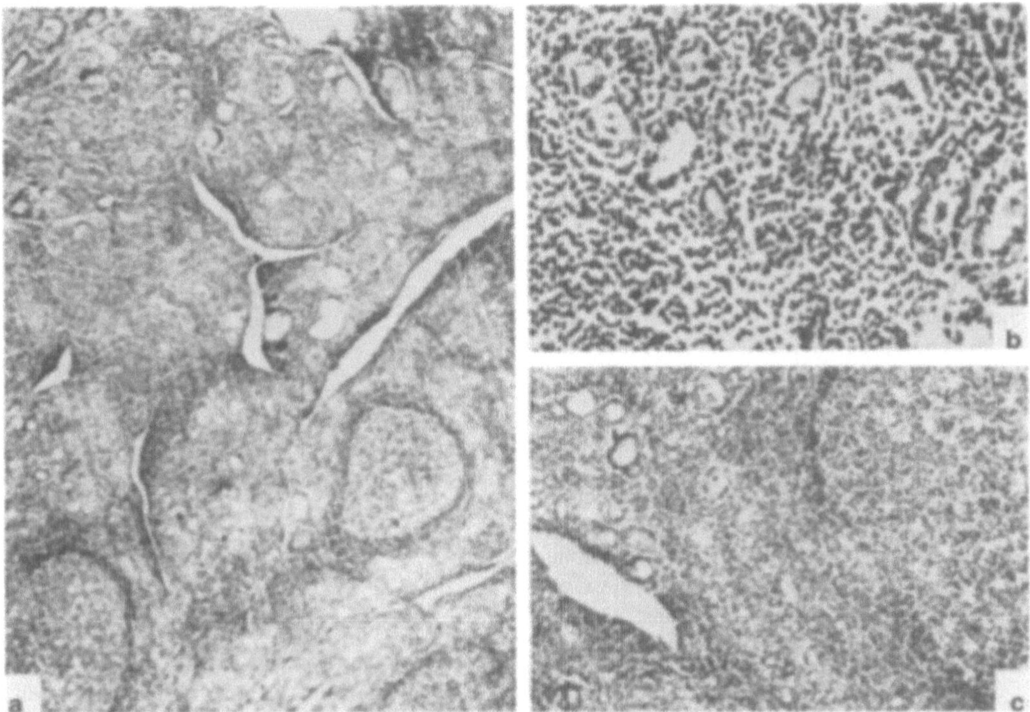

Abb. 12.5. Hashimoto-Thyreoiditis, **a** Dichte Lymphozyten-Infiltration des Drüsenparenchyms mit Bildung lymphoider Follikel mit Keimzentren. **b** Detail-Bild lymphozytärer Infiltrationen der Drüsenfollikel mit Zerstörung derselben. **c** Lymphoide Follikel im Inneren des Drüsenparenchyms mit deutlichen Keimzentren (freundlicherweise überlassen von Prof. Fausto E. Lima Rereira, Departemento de Anatomia Patologica, Faculdade de Medicina, Universidade Federal de Espirito Santo)

werden, und zwar unabhängig davon, ob zirkulierende Antikörper im Blutstrom vorhanden sind oder nicht. Histologisch findet man degenerative Veränderungen nur an den Follikeln, die mit den mononukleären Zellinfiltraten in Kontakt stehen, wobei die Stärke der Veränderungen der Größe des Infiltrats proportional ist.

Noch wichtiger, die autoimmune Thyreoiditis kann auf gesunde Meerschweinchen durch lymphoide Zellsuspensionen kranker Tiere passiv übertragen werden. Es sollte bei adoptiven Transfer-Versuchen jedoch nicht vergessen werden, daß eine Antikörper-Bildung der transferierten Zellen nicht ausgeschlossen werden kann, da diese Versuche zwischen syngenen Tieren durchgeführt werden müssen.

Autoimmunerkrankungen der Nebennieren. Die weitaus größte Zahl der Fälle von Addisonscher Krankheit zeigen Zerstörungen der Nebennieren, die durch eine käsige bilaterale Tuberkulose verursacht ist. Die verbleibenden Fälle sind das Ergebnis einer amyloiden Degeneration, des Waterhouse-Friederichsen-Syndroms oder dessen Folge oder einer langdauernden Verabreichung von Kortikosteroiden. Ein seltener Fall der Addisonschen Krankheit ist die sogenannte zytotoxische oder idiopathische Atrophie. Diese Form der Nebennieren-Zerstörung zeigt ein ähnliches Bild wie das der experimentellen autoimmunen Adrenalitis: Das entzündliche Infiltrat ist sehr dürftig, es können aber Antikörper mit einer Spezifität für Nebennieren-Komponenten im Blut auftreten.

Experimentelle autoimmune Adrenalitis. Diese Art der experimentellen Autoimmun-Erkrankung kann durch Injektion eines Gesamtextraktes der Nebennierendrüsen hervorgerufen werden. Die Schädigungen betreffen sowohl die Rinden- wie Markzonen und sind durch lokale Infiltrationen von Lymphozyten, Plasmazellen und Makrophagen gekennzeichnet. In schweren Fällen sequestrieren Infiltrate Parenchym-Zellgruppen ab, die dann schnell einer Degeneration verfallen und nekrotisch werden können. Obwohl die Beweise eher dürftig sind, scheinen zytotoxische Antikörper aktiv an der Zerstörung der Rindenzellen beteiligt zu sein.

12.3.3 Hämatologische Autoimmunerkrankungen

Hämolytische Autoimmunanämie. Die hämolytischen Anämien stellen eine Krankheitsgruppe dar, bei denen die Lebenszeit der Erythrozyten abnorm kurz ist, obwohl die gesamte Erythropoese normal ist.

Bei den kongenitalen Formen (kongenitale hämolytische Anämie) ist die Zellbrüchigkeit durch Erythrozytendefekte selbst bedingt und genetisch kontrolliert. Bei den erworbenen Formen scheint der Defekt weder familiär noch in der Erythrozytenstruktur zu bestehen. Die Unterschiede kann man durch Kreuztransfusionen nachweisen, indem man die Erythrozytenüberlebenszeit nach Transfer in normale Personen oder solchen mit erworbener hämolytischer Anämie untersucht. Erythrozyten von Patienten mit kongenitaler hämolytischer Anämie sind kurzlebig, selbst wenn sie auf normale Individuen übertragen werden. Dagegen zeigen Erythrozyten von Patienten mit erworbener hämolytischer Anämie nach Übertragung auf ein normales Individuum eine normale Lebensspanne. Aus diesen Gründen werden die kongenitalen Formen „intraerythrozytär" oder „intrakorpuskulär" und die erworbenen Formen „extraerythrozytär" oder „extrakorpuskulär" genannt. In 50 bis 60% aller Fälle ist die erworbene hämolytische Anämie nicht mit irgendeiner anderen Krankheit assoziiert und wird genuin oder idiopathisch genannt. Bei den verbleibenden Fällen scheint sie mit einer Grundkrankheit assoziiert zu sein, wie Neoplasien des lymphoretikulären Gewebes, Kollagen-Krankheiten und, seltener, mit Virus- oder chronisch-entzündlichen Erkrankungen, und wird „symptomatisch" genannt.

Man vermutete seit langem, daß die erworbenen hämolytischen Anämien Autoimmunmanifestationen sind, besonders seit Donath und Landsteiner im Serum von Patienten mit paroxysmaler nächtlicher Hämoglobinurie Autohämolysine nachweisen konnte. Mit der Entwicklung des Antiglobulin-Testes (Coombs) konnte nachgewiesen werden, daß bei der Mehrzahl der hämolytischen Anämien (ausgenommen einige wenige hämolytischen Syndrome, wie bei Glucose-6-phosphatdehydrogenase-Mangel) die Zerstörung der Erythrozyten mit dem Auftreten von Autoantikörpern an ihrer Oberfläche assoziiert ist.

Antierythrozytäre Antikörper können in zwei Gruppen eingeteilt werden: eine Gruppe, die bei Körpertemperaturen (36–37° C) aktiv ist, sogenannte Wärme-Antikörper, und eine andere Gruppe, die optimal nur bei niedrigen Temperaturen (4–10° C) reagieren, sogenannte Kälte-Antikörper.

Antigene. In mehr als einem Drittel der Autoimmunanämien gehört das beteiligte Antigen dem Rh-System an, wobei das „e"-Antigen mit der größten Frequenz gefunden wird (98% aller Rh-positiven Individuen). Neben den Antigenen des Rh-Systems, die die Bildung von Wärme-Antikörpern stimulieren, wurden noch andere Antigene beschrieben, die unter dem Begriff I-Antigene zusammengefaßt werden und die das Auftreten von Kälte-Antikörpern induzieren. Die mit Kälte-Antikörpern reagierenden Erythrozyten werden als I-positiv bezeichnet, während die nicht-reagierenden als I-negativ oder einfach „i" bezeichnet werden. Die I-Antigene werden genetisch kontrolliert und werden bei Neugeborenen nicht gefunden: deren Erythrozyten reagieren nur mit Anti-„i"-Seren. Die I-Antigene treten erst nach 18 bis 24 Monaten auf, in welcher Zeit der I- oder i-Charakter endgültig festgelegt wird.

Antikörper. Neben Wärme- und Kälte-Antikörper kann man noch einen dritten Typ eines Autohämolysins unterscheiden, der bei der paroxysmalen nächtlichen Hämoglobinurie auftritt und der als „Donath-Landsteiner-Antikörper" oder „DL-Antikörper" bekannt ist.

Wärmeantikörper sind Immunglobuline mit einer 7S-Sedimentationskonstante; sie sind meistens inkomplette Antikörper und aktivieren kein Komplement. Ihr Vorhandensein an der Erythrozytenmembran kann entweder mit dem Coombs-Test (meistens angewandt, s. Abb. 12.6a) oder durch einen direkten Agglutinationstest mit Trypsin-angedauten Erythrozyten nachgewiesen werden.

Die Kälte-Antikörper besitzen ein hohes Molekulargewicht (19S Sedimentationskonstante) und gehören der Immunglobulin-M-Klasse an. Sie wirken als komplette Antikörper, d. h., man kann sie mittels der direkten Aggluti-

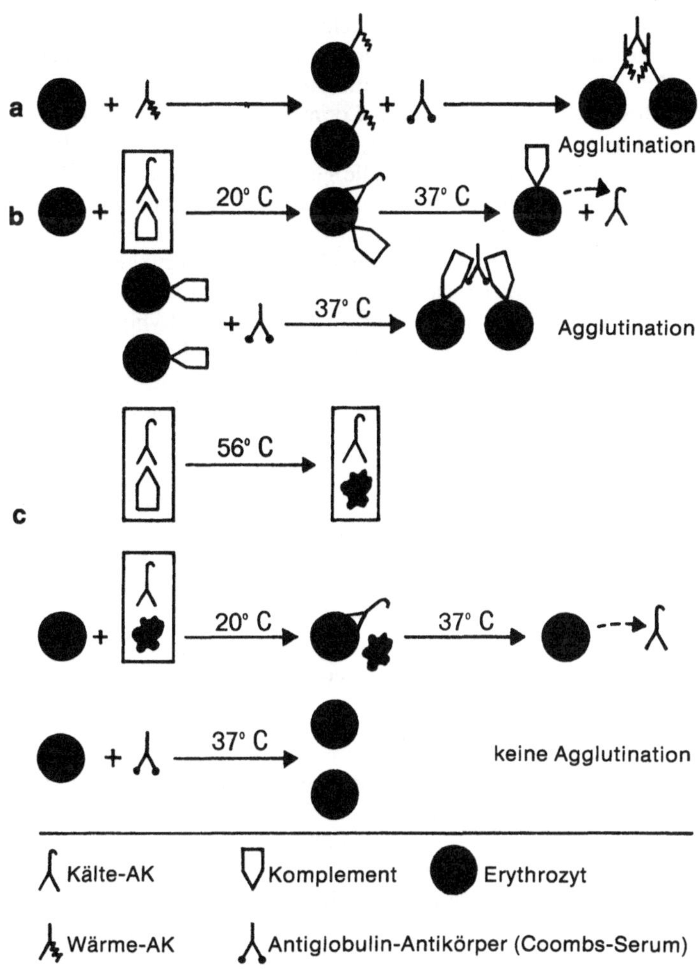

Abb. 12.6. Schema zur Deutung des Coombs-Testes und seiner Varianten für die Identifizierung der hauptsächlichen Autohämolysine

nation mit normalen Erythrozyten nachweisen. Sie binden Komplement und lysieren Trypsinbehandelte Erythrozyten oder Erythrozyten von Patienten mit paroxysmaler nächtlicher Hämoglobinurie. Kälte-Antikörper aggregieren an der Erythrozytenmembran bei niedrigen Temperaturen und dissoziieren wieder, wenn die Temperatur auf 37° C erhöht wird. Trotzdem ist der Coombs-Test positiv, auch wenn darauf geachtet wird, daß das Blut nicht unter 37°C abgekühlt wird, wobei Kälteagglutinine disaggregieren würden und sich an die Erythrozytenmembran binden würden (Abb. 12.6).

Führt man den indirekten Coombs-Test durch (Abb. 12.6), so ist darauf zu achten, daß das zu testende Serum zur Komplementinaktivierung auf 56°C erwärmt wurde. Man wird dann beobachten, daß die Zugabe von Anti-γ-Globulin-Serum zu der Mischung nicht zur Erythrozyten-Agglutination führt. Dies weist daraufhin, daß die Erythrozyten-Agglutination durch das Coombs-Serum bei 37° C nicht durch Kälte-Antikörper, sondern durch Komplement-Komponenten, die bei einer Reaktion von Erythrozyten mit Kälte-Antikörpern an die Erythrozyten gebunden wurden, verursacht wird. Diese Befunde lassen vermuten, daß Komplement nicht nur als Brücke bei der Antikörper-Antiglobulin-Erythrozyten-Reaktion dient, sondern auch die Bindung der Kälte-Antikörper an die Erythrozytenmembran fördert.

Die DL-Antikörper sind im Serum von Patienten mit paroxysmaler nächtlicher Hämoglobinurie vorkommende Hämolysine; sie besitzen eine Sedimentationskonstante von ungefähr 7 S und erfordern noch tiefere Temperaturen als Kälte-Antikörper, um sich an der Erythrozytenmembran zu heften. Sie bedürfen keines Komplements, um sich an Erythrozyten zu binden, jedoch zeigen sie eine lytische Aktivität erst, wenn die Temperatur 18–20° C erreicht; daher der Name diphasische Kälte-Antikörper.

Hämolyse-Mechanismen. Die Zerstörung der Erythrozyten bei den verschiedenen Formen der Autoimmunämie kann auf zweierlei Wegen erfolgen: Entweder nehmen die Erythrozyten, die erworbene Autoantikörper an ihrer Oberfläche tragen, sphärozytische Form an und werden im Makrophagen-System, besonders in der Milz, zurückgehalten und schließlich zerstört; oder, gewöhnlich bei der paroxysmalen nächtlichen Hämoglobinurie und Anämien durch Kälte-Antikörper, werden die Erythrozyten durch Komplement-Aktivierung hämolysiert. In diesem Fall binden sich Autohämolysine an die Erythrozyten und fixieren Komplement, wenn sie periphere Gefäße in Bereichen, die der Kälte am meisten ausgesetzt sind, passieren (Gesicht, Ohren, Nase, Hände etc); wenn sie in wärmere, zentrale Bereiche kommen, tritt Hämolyse auf.

Es gibt drei experimentelle Autoimmunanämie-Modelle:
a) Die homologe Krankheit, verursacht durch die Transfusion immunkompetenter Zellen in ein Tier, das diese nicht eliminieren kann; b) die spontane Autoimmunanämie bei NZB-Mäusen, und c) die spontane autoimmunhämolytische Anämie mit oder ohne disseminiertem Lupus-erythematodes-Syndrom beim Hund.

Homologe Krankheit (Sekundär- oder Graft-versus-Host-Krankheit). Die homologe Krankheit tritt als Folge der Proliferation allogener immunkompetenter Zellen in einem Empfänger auf, der diese nicht eliminieren (abstoßen) kann, entweder weil er immun*in*kompetent gemacht wurde (Bestrahlung, ALS-Behandlung) oder weil er tolerant gegenüber den transfundierten Zellen ist, oder wenn F_1-Hybride immunkompetente Parentalzellen erhalten. Die transplantierten Zellen proliferieren und reagieren immunologisch auf die Gewebskomponenten ihres Wirtes. Unter anderem kommt es zur Zerstörung der roten Blutzellen, zu einer Leukopenie und gelegentlich zu einer Thrombozytopenie. Antikörper, die man von Erythrozyten solcher F_1-Hybride eluieren kann, agglutinieren rote Zellen des Elternteils, der nicht der Spender der immunkompetenten Zellen war. Die für das Auftreten der homologen Krankheit verantwortlichen Antigene gehören zu der Gruppe der Histokompatibilitätsantigene und der ABO-Blutgruppen-Antigene.

Spontane Autoimmunanämie bei NZB-Mäusen. Dieser Mäusestamm wurde ursprünglich für Tumor-Untersuchungen selektiert. Bei ihm entwickelt sich nach dem dritten Lebensmonat eine autoimmunhämolytische Anämie, die durch einen positiven Coombs-Test, eine Retikulozytose, Gelbsucht, Glomerulonephritis und Hepatosplenomegalie gekennzeichnet ist. Gleichzeitig mit dem Auftreten hämolytischer Antikörper (ungewöhnlicherweise Wärme-Antikörper) entwickeln sich Thymusveränderungen, die histologisch durch eine Lymphzellproliferation mit gelegentlicher Bildung von Lymphfollikeln gekennzeichnet ist. Der Autoimmuncharakter dieses Syndroms kann durch Transfer von Lymphozyten während der aktiven Krankheitsphase auf junge Tiere des gleichen Stammes nachgewiesen werden.

Die Nierenveränderungen sind denen, die man bei humanem Lupus erythematodes antrifft, sehr ähnlich. Diese Form der autoimmunhämolytischen Anämie ist ein Beispiel für das Auftreten „verbotener Klone", die genetisch für die Bildung von Autoantikörpern gegen dem Tiere eigene Erythrozytenmembrankomponenten gerichtet sind.

Spontane autoimmunhämolytische Anämie beim Hund. Diese Form der Autoimmunanämie tritt entweder allein oder als Begleitsymptom einer dem Lupus erytematodes ähnlichen Erkrankung auf. Im ersten Fall werden eine Anämie, Gelbsucht, generalisierte Lymphadenopathie und Splenomegalie beobachtet. Die Anämie ist vom makrozytären Typ mit sehr niedrigen Hämoglobin-Spiegeln (ca. 2,5 g/100 ml). Retikulozytose, Knochenmarkshyperplasie und Thrombozytopenie gehören ebenfalls zu diesem Krankheitsbild. Der Coombs-Test ist immer positiv; die Antikörper können von Erythrozyten eluiert werden und reagieren mit Erythrozyten normaler Hunde. Im Falle der symptomatischen Form kommt neben den oben geschilderten Erscheinungen noch eine diffuse Glomerulonephritis hinzu, die durch eine Verdickung und Hyalinisierung der Basalmembran der Bowmanschen Kapsel und durch eine Sklerose der afferenten Glomerulumarteriolen gekennzeichnet ist. In fast allen Fällen findet man den Rheumafaktor und LE-Zellen.

Thrombozytopenie. Die thrombozytopenische Purpura tritt als primäre Erkrankung oder sekundär als Begleitsymptom anderer Erkrankungen, wie Lupus erythematodes oder Leukämien, auf. Neben den hämorrhagischen Erscheinungen treten Veränderungen der Plättchenstruktur und der Megakaryozyten im Knochenmark auf. Bei Kindern unter 8 Jahren beiderlei Geschlechts liegt immer die akute Form vor, bei Erwachsenen, und hier meistens Frauen, die chronische Form, die über Monate, ja sogar Jahre bestehen kann.

Bei Patienten mit thrombozytopenischer Purpura kann man im Serum einen Faktor nachweisen, der eine Thrombozytopenie verursacht, wenn er normalen Individuen injiziert wird. Die Natur dieses Faktors konnte bisher noch nicht ausreichend definiert werden; er hat jedoch Merkmale eines Immunglobulins; er wird an Plättchen absorbiert, ist Spezies-spezifisch und stellt ein 7 S-Globulin dar. Während der Purpura-Krise wird ein erhöhter α-Glycerinphosphatase-Spiegel (ein Plättchenenzym) gemessen, der immer gleichzeitig mit der Thrombozytopenie auftritt, was auf eine starke Plättchenzerstörung hinweist. Da es sehr viel einfacher ist, die Glycerinphosphatase-Aktivität zu bestimmen als den Plättchenfaktor, wird die Testung des Enzyms bei der Differentialdiagnose vorgezogen. Die Zerstörung der Plättchen scheint entweder durch direkte Wirkung des Antiplättchenfaktors über Agglutination und Lyse oder durch Opsonisation, die die Zerstörung durch Makrophagen des RES, besonders der Milz, erleichtert, zu erfolgen.

Die Einnahme mancher Medikamente, wie Sulfonamide, Chlorothiazid, Chlorpropamid, Meprobamat, Phenylbutazon, Chinidin und Sedormid kann eine Thrombozytopenie verursachen. Es wird angenommen, daß das Medikament als fremdes Hapten wirkt, sich mit bestimmten Komponenten der Plättchenmembran verbindet und autoimmunogene Komplexe bildet. Diese Komplexe führen zur Bildung von Antikörpern, die mit dem Membran-Medikament-Komplex der Plättchen reagieren.

Autoimmune Leukopenie. Einige Leukopenie-Formen scheinen mit dem Auftreten von Autoantikörpern zusammenzuhängen. Folgende Befunde sprechen dafür, daß Leukozyten durch solche Auto-Leukagglutinine zerstört werden: a) Autoagglutinine werden bei vielen Fällen von Neutropenie gefunden, b) Solche Autoantikörper verschwinden, wenn sich die Neutropenie spontan oder auf Behandlung zurückbildet. Und c) bei einigen Neutropenie-Fällen wurde nachweislich keine Transfusion vorgenommen, womit die Möglichkeit einer Alloantikörper-Bildung ausgeschlossen ist.

12.3.4 Autoimmunerkrankungen des Verdauungssystems

Meist klinische Beobachtungen lassen Autoimmunphänomene bei folgenden Krankheiten vermuten: a) Sjögren-Syndrom, b) perniziöse Anämie und atrophische Gastritis, c) Colitis ulcerosa, d) akute Pankreatitis und e) lupoide Hepatitis.

Sjögren-Syndrom. Wird zusammen mit dem Lupus erythematodes und der rheumatoiden Arthritis besprochen.

Perniziöse Anämie und atrophische Gastritis. Zwei Autoantikörper spielen bei der perniziösen Anämie eine Rolle, die beide die Magenmukosa angreifen: einer ist gegen den „intrinsic"-Faktor gerichtet, der andere gegen die Parietalzellen der Magenmukosa. Behandlung der perniziösen Anämie mit Leberextrakten (die reich an intrinsic-Faktor sind) oder mit Vitamin B_{12} führt zu einer Remission der Anämie, aber bessert nicht die Magenschleimhaut-Schädigung, wodurch kein Vitamin B_{12} resorbiert wird. 1959 konnte Taylor und ein Jahr später Schwartz zeigen, daß Serum von unbehandelten Patienten mit perniziöser Anämie die Wirkung eines exogen zugeführten Intrinsic-Faktors, die Absorption von Vitamin B_{12} zu vermitteln, verhindert.

Spätere Untersuchungen haben gezeigt, daß diese Aktivität immer mit der 7 S-γ-Globulin-Fraktion assoziiert ist – was mit großer Wahrscheinlichkeit auf einen Autoantikörper hinweist. Das Auftreten des Antikörpers im Serum scheint in keiner Beziehung zur Länge der Krankheit zu stehen. In Patientenseren können komplementbindende Antikörper nachgewiesen werden, die mit der Mikrosomenfraktion von Homogenaten der Magenschleimhaut reagieren. Diese Antigene sind organspezifisch, aber nicht Spezies-spezifisch; sie finden sich im Zytoplasma der parietalen Drüsenzellen der Mukosa, in denen sie durch indirekte Immunfluoreszenz mit Seren unbehandelter Patienten nachgewiesen werden können. Ein großer Prozentsatz von Patienten mit atrophischer Gastritis, aber ohne Zeichen einer pernizösen Anämie, besitzen Autoantikörper gegen parietale Zellen. Seltsamerweise werden bei mehr als einem Drittel dieser Patienten auch Schilddrüsen-Antikörper gefunden. Diese Antikörper richten sich, wie die Anti-Mukosa-Antikörper, gegen Substanzen, die sich in der mikrosomalen Fraktion der Becher-Zellen finden. Eine für die Autoimmunthyreoiditis wichtige Antigengruppe ist ebenfalls in dieser Fraktion vorhanden; dies bietet eine mögliche Erklärung für den Zusammenhang dieser beiden Krankheiten. Die Bedeutung der zwei genannten Antikörper für das Auftreten und den Verlauf der perniziösen Anämie und atrophischen Gastritis ist unbekannt. Histologische Untersuchungen haben gezeigt, daß eine zelluläre Immunität an diesem Prozeß beteiligt sein könnte. So haben elektronenmikroskopische Untersuchungen aufgedeckt, daß die lymphoiden Zellen der Infiltrate, die sich in der Magenmukosa befinden, in engem Kontakt mit den Zellen der Magendrüsen kommen, wobei ein kontinuierlicher Zusammenhang zwischen Lymphozytenmembran und den Membranen der Haupt- und Becherzellen festzustellen ist.

Colitis ulcerosa. Diese chronisch-ulzerative Erkrankung entzündlicher Natur betrifft hauptsächlich das Kolon und Rektum und zeigt sich durch eine hämorrhaggische Diarrhoe. Im Serum von Kindern mit dieser Erkrankung – weniger häufig bei Erwachsenen – befinden sich Antikörper, die mit Antigenen des sterilen Humankolon reagieren. Diese Antigene sind wahrscheinlich Lipopolysaccharide; man kann sie sowohl von 5 Monate alten Feten als auch 1 Tag alten Neugeborenen (die noch keine Nahrung aufgenommen haben) präparieren. Die Autoantikörper können durch Doppelimmundiffusion oder durch passive Hämagglutination nachgewiesen werden, ja man kann sie sogar in der Kolonmukosa durch Immunfluoreszenzmethoden identifizieren. Diese Antikörper sind anscheinend nicht zytotoxisch und für die Gewebsschädigung scheint eine zelluläre Immunität verantwortlich zu sein.

Lupoide Hepatitis. Wird zusammen mit dem Lupus erythematodes besprochen.

Autoimmunpankreatitis. Bei einigen Formen der Pankreatitis hat man im Serum Antikörper nachgewiesen, die mit humanen Pankreas-Extrakten im Doppelimmundiffusionstest oder in der passiven Hämagglutination reagieren. Die pankreatischen Antigene befinden sich im Zytoplasma der azinösen Zellen und sie tragen zwei oder mehr Antigendeterminanten.

12.3.5 Autoimmunerkrankungen der Niere: Glomerulonephritis und Nephrose

Drei Immunmechanismen werden für das Auftreten einer experimentellen Glomerulonephritis unterschieden: a) Die Ablagerung von zuvor im Blut gebildeten Ag-Ak-Komplexen in der Glomerula. Dabei ist das Antigen exogen und hat keine Beziehung zur Niere, die Komplexablagerung ist eine Folge der exkretorischen Glomerulumfunktion. b) Die nephrotoxische (Masugi-)Nephritis ist eine experimentell induzierte Erkrankung, bei der das Antigen autolog ist, der Antikörper jedoch xenogen; diese Art der Nierenschädigung ist nicht eigentlich eine Autoimmunerkrankung, aber liefert Informationen zum Verstehen der folgenden beiden Formen: c) die Allo- und Autoimmunnephritis.

Ag-Ak-Glomerulonephritis. S. S. 186.

Masugis nephrotoxische Glomerulonephritis. Antinieren- oder nephrotoxische Seren (NS) werden durch Injektion von Nierenextrakten in komplettem Freundschen Adjuvans in Tiere verschiedener Spezies hergestellt. Am häufigsten werden Rattennierenextrakte verwendet und Kaninchen oder, seltener, Enten immunisiert.

Eine intravenöse Injektion von NS in geeignete Spezies führt zu einer Proteinurie unterschiedlichen Ausmaßes, je nach Dosis und Stärke des Antiserums. Während der ersten Stunden nach Injektion erweitern sich die Kapillaren der betroffenen Glomerula und es bilden sich in ihnen neutrophilenreiche Infiltrate. Danach schwellen die Endothelzellen, proliferieren und verengen das Kapillarlumen; es kommt schließlich zu Blutungen in die Tubuli mit Bildung von Zylindern (Abb. 12.7). Unter dem Elektronenmikroskop kann man beobachten, daß die Basalmembran durch Auflagerung dichten Materials, das sich aus xenogenem Antinieren-Antikörper und Komplement, unter anderem C3 und C4, zusammensetzt, von der Kapillarseite her dicker wird. Eine stetige Ablagerungen von Antikörpern und Komplement kann zum vollständigen Verschluß der Kapillaren führen (Abb. 12.8). Sind die Schädigungen herdförmig, so können sie sich zurückbilden; sind sie jedoch diffus, sterben die Tiere entweder in den ersten Tagen oder die Schädigungen gehen in einen chronischen Zustand über und bestehen über Monate oder gar Jahre. In diesem Fall ähnelt das histologische Bild sehr der

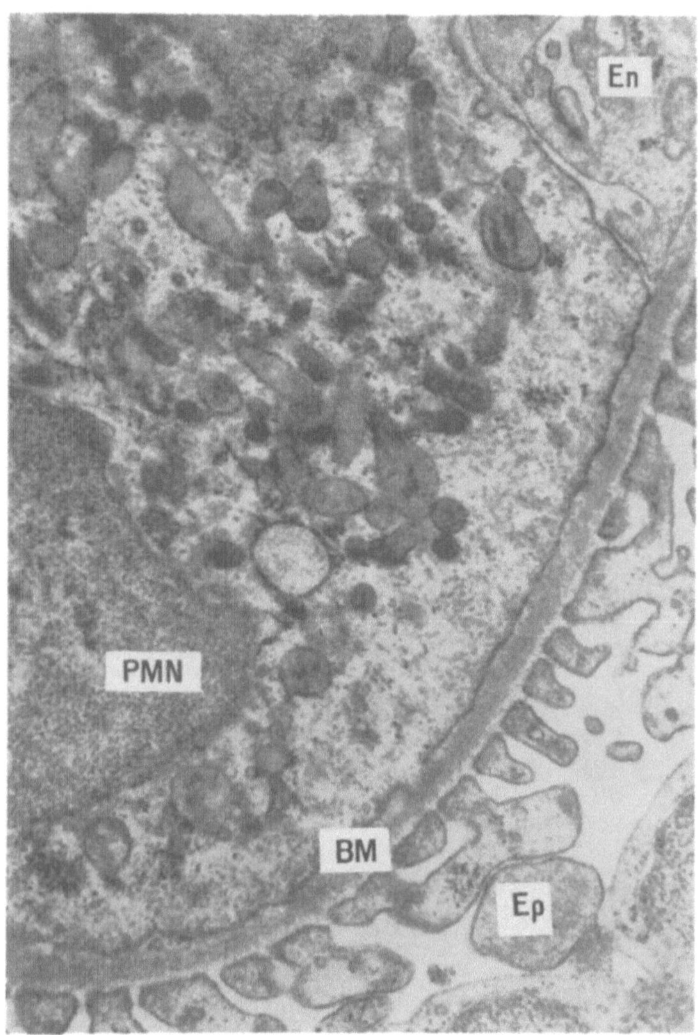

Abb. 12.7. Elektronenmikroskopische Aufnahme einer Glomerulum-Kapillare einer Ratte, die 2,5 Stunden nach der Injektion eines nephrotoxischen Serums getötet wurde. Die Abbildung zeigt einen polymorphkernigen Leukozyt in engem Kontakt mit der Basalmembran der Kapillare. BM: Basalmembran; EN: Endothelzelle; EP: Epithelzelle; PMN: Polymorphkerniger Leukozyt

humanen Glomerulonephrits. Die vier Kardinalsymptome der Krankheit (Hämaturie, Albuminurie, Azotämie und arterielle Hypertonie) können in jedem Stadium der Glomerulonephritis auftreten; die beiden ersten sind jedoch typisch für die aktue Phase, während die beiden letzteren mehr für die chronische Phase kennzeichnend sind. Das nephrogene Antigen gehört zur glomerulären Basalmembran und scheint ein Glykoprotein zu sein, wobei das Kohlenhydrat als Hapten und das Protein als Carrier dienen. Ein ähnliches Antigen wird in der Lunge gefunden, möglicherweise als Bestandteil der Zellwand der alveolären Kapillaren.

Nephrotoxische Seren besitzen IgG- und IgM-Antikörper, die man mit den üblichen Methoden (Diffusionstest, KBR etc.) nachweisen kann. Neben dem Antikörper gegen Basalmembranantigene mögen noch zwei andere Faktoren für das Auftreten der glomerulären Läsionen verantwortlich sein: Komplement-Komponenten und polymorphkernige Leukozyten. Die Injektion von NS in zuvor durch aggregiertes Human-IgG, Ag-Ak-Komplexe, Cobravenom, Zymosan etc. dekomplementierte Ratten verursacht nur leichte Schädigungen. Das Gleiche ist der Fall, wenn man die Tiere durch Verabreichung von N-Lost oder ähnlichen Substanzen leukopenisch macht. Es scheint daher, daß die Ag-Ak-Komplexe, die sich an der glomerulären Basalmembran bilden, Komplement aktivieren, wodurch Anaphylatoxine und chemotaktische Faktoren, die zu einer Neutrophilen-Anhäufung führen, freigesetzt werden

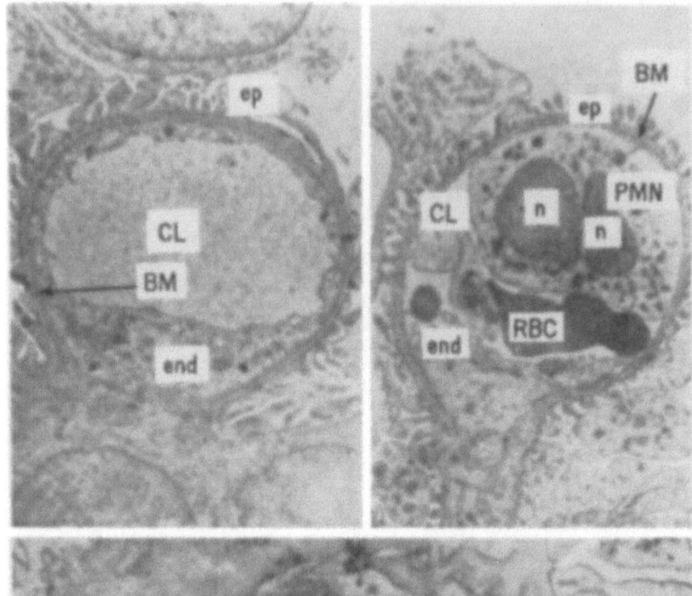

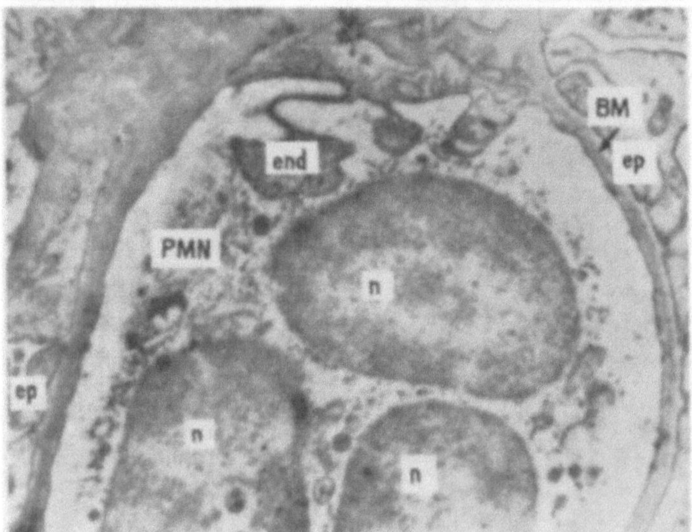

Abb. 12.8. Elektronenoptische Aufnahme einer glomerulären Kapillare der Ratte. Bei 3 ist keine Infiltration polymorphkerniger Leukozyten (PMN) zu beobachten und die Endothel-Zellen sind normal über die Basalmembran (BM)-Oberfläche verteilt. 4 stellt einen Nierenschnitt dar, der 2,5 Stunden nach Injektion eines nephrotoxischen Serums erhalten wurde. Die Endothel-Zellen (End) wurden von ihrer Lage durch polymorphkernige Zellen verdrängt, so daß die Basalmembran entblößt wird. Bei 5 erstrecken sich die Pseudopodien polymorphkerniger Leukozyten unter das Zytoplasma der Endothelzellen und gelangen in engen Kontakt mit der Basalmembran. Dieser Kontakt besteht für einige Stunden und verschwindet ungefähr 6 Stunden nach Injektion nephrotoxischer Seren (Reproduktion aus Cochrane, C. G., et al.: J. exp. Med. *122,* 99 [1965])

und daß erst durch diese Reaktionen die Läsionen gesetzt werden. Die Elektronenmikroskopie zeigt, daß polymorphkernige Zellen in vielen Bereichen das Zytoplasma der Endothelzellen verdrängen und in Kontakt mit der Basalmembran kommen (Abb. 12.7 und 12.8).

Masugis Versuche wurden mit verschiedenen Antigen-Antikörper-Systemen, wie Kaninchen-Ak injiziert in Ratten, Enten-Ak, injiziert in Kaninchen, Enten-Ak injiziert in Ratten, wiederholt; diese Versuche erlaubten den Nachweis, daß, abhängig vom System, ein oder zwei Ereignisse stattfinden: Wird ein Enten-Ak (der kein Säugetier-Komplement bindet) in Ratten injiziert, treten die klinischen Manifestationen und histologischen Veränderungen erst nach 5 bis 7 Tagen auf; stammt der Ak aber von Kaninchen, entwickeln sich die Schäden sofort nach der Injektion. Im ersten Fall bindet sich der Ak zwar an die Basalmembran, fixiert aber kein Komplement, so daß es zu keinen Läsionen kommen kann; da aber der Entenantikörper ein xenogenes Protein (Antigen) ist, stimuliert er die Bildung von Antikörpern, die Komplement binden können. Bindet sich dieser Antikörper an das Antigen – den an die Glomerulum-Struktur gebundenen Enten-Ak –, wird C aktiviert und es treten Gewebsläsionen auf. Dieser Ablauf konnte durch Immunfluoreszenzuntersuchungen bestätigt werden, wobei autogene Immunglobuline zum Zeitpunkt, an dem die Schädigungen auftraten, an den Glomerula nachgewiesen werden konnten.

Die nephrotoxischen Glomerulonephritiden sind daher biphasisch: Die erste Phase (xenogen) ist reversibel und tritt nur auf, wenn der Antikörper C bindet; während der zweiten Phase (autogen) wird der Prozeß chronisch und dann gewöhnlich irreversibel. Der diphasische Charakter wird auch an den strukturellen und ultrastrukturellen Veränderungen der betroffenen Glomerula deutlich.

Alloimmun- und Autoimmunglomerulonephritis. Bei diesen Arten der Glomerulonephritis tritt neben der Ablagerung von Ag-Ak-C-Komplexen an der Glomerula noch eine Durchbrechung der Toleranz des Immunsystems für renale Autoantigene auf. Diese Autoimmunkrankheit kann experimentell durch intraperitoneale Injektion einer Mischung aus allogenem Nierenextrakt und hämolytischen Streptokokken in kompletten Freundschen Adjuvans in Ratten erzeugt werden. Werden andere Arten der Verabreichung oder *M.butyricum* anstatt *M.tuberculosis* in Freundschen Adjuvans angewandt, treten nicht immer und wenn, nur geringe Läsionen auf.

Der Mechanismus dieser renalen Schädigungen scheint ähnlich dem zu sein, der bei der Serumkrankheit beobachtet wird, d. h., das Antigen verbindet sich mit dem Antikörper im Blut und der Ag-Ak-Komplex wird in der Niere abgefangen. Mittels Immunfluoreszenz kann man zeigen, daß die Komplexe sich in granulärer Form an den Außenseiten der Basalmembran ablagern; einmal dort, aktivieren sie C, was zur Bildung chemotaktischer Faktoren und einer Ansammlung polymorphkerniger Leukozyten führt. Die Läsionen schließlich bilden sich nach einm der Arthus-Reaktion ähnlichen Vorgang aus.

Experimentelle und humane Glomerulonephritis. Es sind nicht viele Befunde, die auf eine Beteiligung autoimmuner Phänomene bei der Ausbildung verschiedener Arten der humanen, proliferativen wie auch membranösen Glomerulonephritis hinweisen. Befunde, die auf autoimmune Mechanismen hinweisen, sind der Nachweis zirkulierender Antikörper mit Spezifität für Nierengewebe (die mit verschiedenen immunologischen Methoden nachgewiesen werden können), die Adhärenz von Immunglobulinen an der Basalmembran und schließlich ein Absinken des Titers zirkulierenden Komplements mit dem Erscheinen renaler Läsionen bei Patienten mit Glomerulonephritis. Elektronenmikroskopisch kann man eine Verdickung der Basalmembran und eine Ablagerung dichten Materials zwischen der Basalmembran und den Podozyten der Epithelzellen nachweisen. Diese ultrastrukturellen Veränderungen sind denen ziemlich ähnlich, die bei der experimentellen Glomerulonephritis gefunden werden. Kürzlich fand man ein Protein im Serum von Patienten mit membranöser Glomerulonephritis, das alle Merkmale eines γ-Globulins aufwies; dieses Protein aktiviert Komplement oder das Properdin-System.

12.3.6 Autoimmunerkrankungen der Lunge

Das Goodpasture-Syndrom ist eine Erkrankung, die durch herdförmige Lungenblutungen gekennzeichnet ist und immer zusammen mit einer sich schnell entwickelnden membranösen oder proliferativen Glomerulonephritis auftritt. Mittels Immunfluoreszenz konnten homogene Immunglobulin- und Komplement-Ablagerungen entlang der Basalmembran nachgewiesen werden. Die nachgewiesenen Autoantikörper scheinen eine Spezifität zu besitzen, die gegen gemeinsame Antigene der Niere und Lunge gerichtet sind.

Zwei experimentelle Modelle, die selbst nicht autoimmuner Natur sind, erlauben, die beim Goodpasture-Syndrom vorgefundenen Lungenveränderungen zu untersuchen: das akute pulmonale Ödem, das sich bei Ratten auf Verabreichung eines Antinierenserums bildet, und die heterophile systemische Anaphylaxie beim Meerschweinchen (Forssman-Schock). Die intravenöse Injektion eines Antinieren-Antikörpers in Ratten oder eines Anti-Forssman-Antikörpers in Meerschweinchen führt innerhalb von Minuten zum Auftreten pulmonaler Schädigungen, die klinisch durch ein pulmonales Ödem gekennzeichnet sind. Mikroskopisch weisen sich diese Schädigungen durch Dilatation der Venolen und pulmonalen Kapillaren mit Transsudation und Bersten der Alveolarwände aus (Abb. 12.9). Das Ratten-Ödem wird durch 19 S-Antikörper verursacht, der heterophile Schock beim Meerschweinchen durch 7 S-Antikörper, beide Syndrome treten jedoch nur bei Tieren mit normalen Komplement-Spiegeln auf.

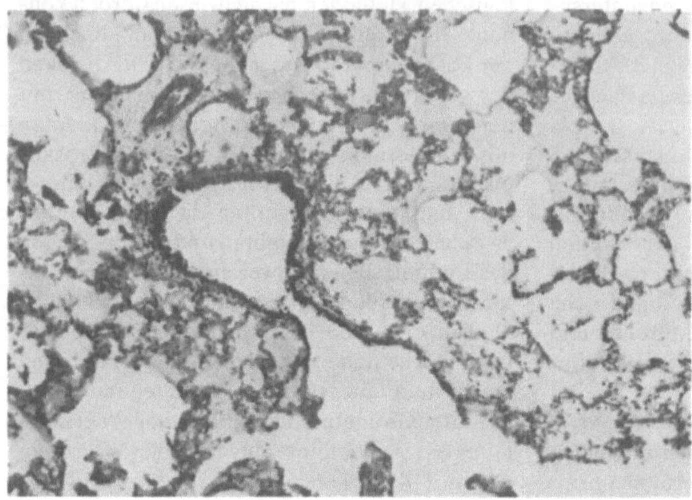

Abb. 12.9. Histologisches Bild der Rattenlunge mit pulmonalem Ödem, das sich auf Injektion eines nephrotoxischen Serums ausgebildet hat

12.3.7 Autoimmunerkrankungen des Kreislaufsystems

Rheumatisches Fieber und andere Myokarditiden. Autoantikörper gegen Antigene des Herzmuskels konnten bei solchen Patienten nachgewiesen werden, die unter rheumatischem Fieber litten oder sich im Rekonvaleszenzstadium nach myokardialer Infektion befanden oder bei denen eine Herzoperation vorgenommen wurde. Autoantikörper wurden mittels des Komplementbindungstest, des Antiglobulin-Verbrauchstest, der passiven Hämagglutination mit tannierten Erythrozyten, die kardiales Antigen an ihrer Oberfläche adsorbiert hatten, und Immunfluoreszenz nachgewiesen. Mit dieser letzteren Methode war es möglich, 7 S- oder 19 S-Antikörper am Sarkolem, im peripheren Sarkoplasma und an den Wänden der Herzgefäße bei Patienten mit rheumatischem Fieber nachzuweisen. Im Serum dieser Patienten liegen Antikörper vor, die mit Fragmenten normaler Herzen reagieren; diese Antikörper lagern sich an den gleichen Strukturen bei erkrankten Individuen ab. Darüberhinaus kreuzreagieren diese Antikörper mit Kapselwandantigenen von hämolytischen Streptokokken der Gruppe A. Inokuliert man andererseits Kaninchen mit diesen Keimen, so erhält man Antikörper, die auch mit humanen Herzextrakten reagieren.

Diese Beobachtungen lassen vermuten, daß der initiale immunogene Stimulus von den Antigenen der Streptokokkenwand ausgehen und daß die Progression der Schädigungen durch Autoantigene bedingt sind, die als Folge der Läsion freigesetzt wurden.

12.3.8 Autoimmunerkrankungen des Auges

Man kennt zwei Autoimmunprozesse des Augapfels, der eine betrifft die Linse und der andere den Uvealtrakt.

Linse. Die menschliche Linse enthält mindestens neun bis zehn organspezifische Antigene. Manche dieser Antigene bilden sich während der sehr frühen embryonalen Entwicklung, so daß sie zur Zeit der Differenzierung des lymphoretikulären Systems schon isoliert sind und daher potentielle Autoantigene darstellen.

Die Endophtalmitis Phako-Anaphylactica (griech. phakos = Linse) entsteht durch Freisetzung kristalliner Linsensubstanzen nach Ruptur der Linsenkapsel. Der entzündliche Prozeß beginnt wenige Wochen nach der Verletzung und schreitet schnell voran. Die histologischen Veränderungen treten um die verletzte Linse oder ihre Fragmente in Form dreier charakteristischer konzentrischer Schichten auf: Im Inneren werden die zerfallenen kristallinen Fragmente gefunden, infiltriert mit polymorphkernigen Leukozyten; mehr zur Peripherie liegt eine Schicht epitheloider Zellen mit einigen multinukleären Riesenzellen; außen findet man ein Granulationsgewebe unterschiedlicher Dicke, das mit Leukozyten und Plasmazellen infiltriert ist. Bei der im Kaninchen experimentell induzierbaren Erkrankung finden sich dieselbe Art und Abfolge der Ereignisse.

Uvealtrakt. Die sympathische Ophthalmie ist eine bilaterale Augenerkrankung, die einige Wochen nach einer perforierenden Verletzung des Augapfels auftritt, besonders wenn die Iris oder der Ziliarkörper mitbetroffen wurden. Zu Beginn besteht eine lymphozytäre Infiltration, die besonders stark um die Venen des Uvealtraktes zu finden ist. Später treten Epitheloidzellen und Riesenzellen auf, die sich in der Iris und Aderhaut (Chorioidea) ausbreiten. Gleichzeitig mit dem Auftreten der Erkrankung – hauptsächlich während der Aggravationsphase der Läsionen- beobachtet man die Ausbildung einer verzögerten Hautreaktion auf Injektion von Uveal-Extrakt. Dieser Befund und die Abwesenheit zirkulierender Antikörper während der aktiven Phase der Erkrankung lassen vermuten, daß die Schädigungen durch eine zelluläre Überempfindlichkeit entstehen. Die Erkrankung kann experimentell bei Meerschweinchen durch Injektion von Uveal-Extrakt in komplettem Freundschen Adjuvans erzeugt werden. Untersuchungen an Albino und pigmentierten Meerschweinchen weisen darauf hin, daß mindestens zwei Antigene in der Uvea vorkommen, die für die sympathische Ophthalmie verantwortlich sind, und daß eines davon mit dem Uvea-Pigment assoziiert ist.

12.3.9 Autoimmun-Orchitis und Epididymitis

Metalnikoff führte wahrscheinlich das erste Experiment durch, bei dem Autoimmun-Phänomene nachgewiesen werden konnten. Er injizierte allogene Spermien-Suspensionen in Meerschweinchen und konnte nach einer gewissen Zeitspanne die Bildung von Antikörpern nachweisen, die Spermatozoen immobilisieren und nach Zugabe von Komplement lysieren konnten. Später konnte nachgewiesen werden, daß die Bildung dieser Autoantikörper verstärkt auftrat, wenn die Spermien-Suspension in komplettem Freundschen Adjuvans injiziert wurde. Die für die Autoimmun-Orchitis verantwortlichen Antigene sind im Zytoplasma der Keimzellen und in den Akrosomen der reifen Spermatozoen lokalisiert. Chemisch scheinen sie Glykoproteine darzustellen, die reich an Glucosamin sind. Mikroskopische Untersuchungen der autoimmunen Orchitisläsionen zeigen, daß in manchen Tubuli seminiferi keine reifen Spermatozoen sind und daß in anderen die Spermatozyten geschwollen und frei im Lumen liegen, wo sie aggregieren und multinukleäre Zellen bilden. Bevor diese Veränderungen auftreten, kommt es zu herdförmigen entzündlichen Infiltrationen, die sich unregelmäßig über den Epididymis, dem Rete testis und im interstitiellen Bindegewebe verteilen. Das Infiltrat setzt sich vorwiegend aus Lymphozyten und Makrophagen zusammen, wobei allerdings im Inneren der Tubuli polymorphnukleäre Zellen auftreten. Später dringen auch in die Tubuli mononukleäre Zellen ein und führen zu einer fast vollständigen Zerstörung des Keimepithels, wobei nur wenig Sertoli-Zellen überleben. Die interstitielle Struktur kann bewahrt bleiben, in schweren Fällen werden die Leydigschen Zellen jedoch in Mitleidenschaft gezogen (Abb. 12.10).

Die Schwere der Läsionen steht in keiner Beziehung zur Konzentration zirkulierender Auto-Antikörper, da Tiere, die mit Testisextrakt in inkomplettem Freundschen Adjuvans immunisiert wurden, zwar Autoantikörper bilden, jedoch keine Läsionen zeigen. Darüberhinaus beobachtet man nach passiver Antikörperübertragung in normale Tiere keine Schädigungen, selbst wenn sie direkt in den Testis injiziert werden. Andererseits hat man beobachtet, daß bei Tieren mit autoimmuner Orchitis die verschiedenen Teste auf eine verzögerte kutane Überempfindlichkeit positiv sind und daß man die Schädigungen durch passiven Transfer von lymphoiden Zellen übertragen kann.

Die menschliche Orchitis, die als Folge einer viralen Parotitis auftritt, zeigt ein histopathologisches Bild, das der experimentellen autoimmunen Orchitis sehr nahekommt. Die Orchitis als Folgekrankheit tritt bei 1,5% der Parotiden bei Jugendlichen unter 15 Jahren auf, in höherem Alter kann diese Zahl 20% erreichen.

12.3.10 Thymus und Myasthenia gravis

Diese Krankheit ist häufiger bei Frauen und ist durch schnelles Ermüden gewisser Muskelgruppen, wie die der Augen, des Gesichts, des Schlundes und der Extremitäten gekennzeichnet. Die Ätiologie der Erkrankung ist unbekannt, aber die Hauptstörungen scheinen bei der neuromuskulären Übertragung auf der Stufe der motorischen Endplatten aufzutreten. Diese Hypothese gründet sich auf die Beobachtung, daß Cholinesterase-Inhibitoren die Symptome der Krankheit aufheben. Bei 60 bis 70% der Fälle bestehen Thymusveränderungen, die von einfacher Hyperplasie bis zum Auftreten beachtlicher, gelegentlich maligner Tumoren reichen können. Bei den hyperplastischen Formen differenzieren zahlreiche Lymphfollikel mit Keimzentren in der Markzone, die reich an Plasmazellen sind. Die Rinde, die keine grund-

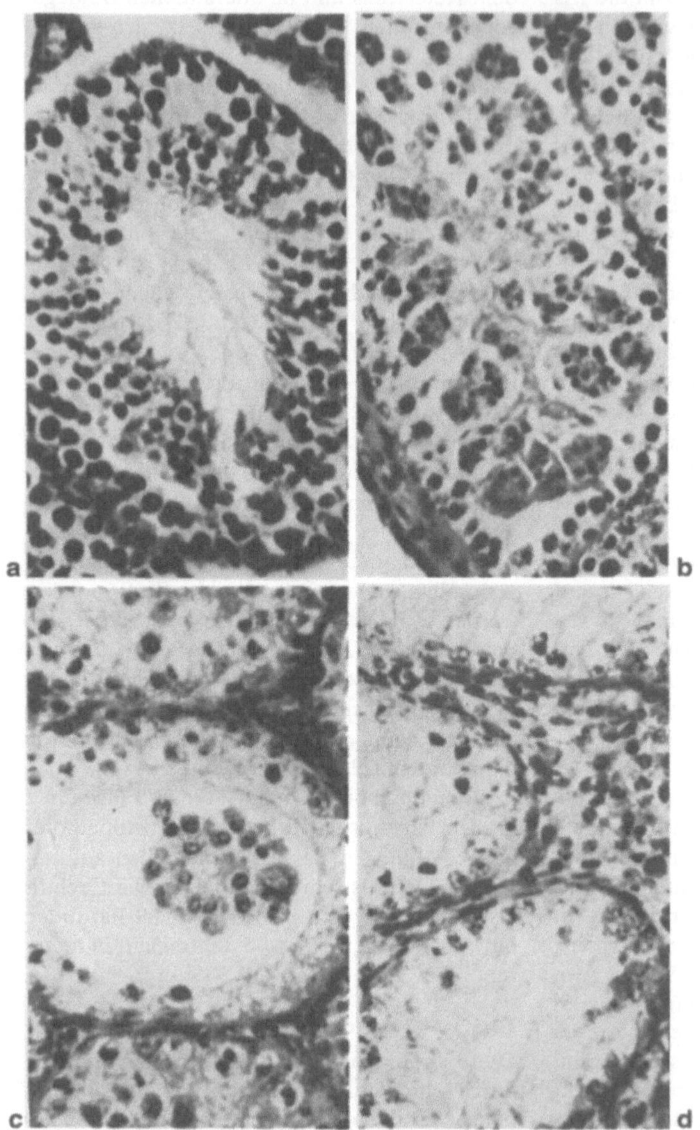

Abb. 12.10. Mikroskopische Aufnahme einer experimentellen autoimmunen Orchitis. **a** Neun Tage nach Immunisierung (normal); **b** 14 Tage nach Immunisierung; die Schädigungen sind durch das Auftreten von Riesenzellen in den Tubuli seminiferi gekennzeichnet, jedoch ohne Infiltrationen; **c** Schädigung am 21. Tag; es besteht ein Verlust des Tubulus-Inhaltes; **d** Am 28. Tag besteht eine Hypertrophie der Tubuli mit Proliferation der Leydigschen Zellen und eine interstitielle Infiltration (Reproduktion aus Brown, P. C., et al.: J. Path. Bact. *86,* 505 [1963])

legenden Veränderungen in ihrer Struktur aufweist, schrumpft Schritt für Schritt zu einer dünnen Schicht. Das Mark ist entsprechend reich an Lymphfollikeln. Die histologischen Veränderungen im Thymus sind denen der peripheren lymphatischen Organe bei aktiver Antikörper-Bildung vergleichbar.

Veränderungen dieser Art zusammen mit der Beobachtung, daß manche Neugeborene myasthenischer Mütter Symptome einer Myasthenie aufweisen, die im zweiten Lebensmonat verschwinden (die Zeit, in der das mütterliche IgG sehr niedrige Spiegel erreicht), lassen die Beteiligung von Immunphänomenen bei der Pathogenese dieser Erkrankung annehmen. Dazu kommt, daß man durch Immunfluoreszenzmethoden nachweisen konnte, daß die Immunglobulinfraktion von Seren myasthenischer Patienten spezifisch mit Muskelgewebe normaler Personen reagierte. Diese Immunglobuline werden an die quergestreiften Muskelfasern gebunden. Zwei Antikörper-Typen kann man unterscheiden: die „SH"-Autoantikörper, die mit quergestreiften Skeletmuskeln und mit dem Herzmuskel reagieren, und die „S"-Autoantikörper, die nur mit der quergestreiften Skelettmuskulatur reagieren. Die Teile der Muskelfasern, die mit den Autoantikörpern reagieren, sind noch nicht definiert; jedoch auf Grund der Reaktivität mit der A-Bande der Myofibrillen könnten die Antigene zu den kontraktilen Proteinen des Myosins gehören. Die Autoantikörper reagieren auch mit den Epithelzellen des Thymus, wahrscheinlich weil ein mit dem Muskel gemeinsames Antigen vorliegt.

12.3.11 Autoimmunerkrankungen der Haut

Die Möglichkeit einer Selbstsensibilisierung durch Hautantigene wurde schon von Whitefield 1921 aus der klinischen Beobachtung vermutet, daß kutane Irritationen einige Wochen später generalisierte Eruptionen hervorrufen können. Diese autosensibiliserte Dermatitis ist durch kleine Ekzemflecken gekennzeichnet, die sich nach wenigen Wochen zu generalisierten Eruptionen umwandeln. Bei manchen Patienten kann man Autoantihaut-Antikörper nachweisen. Hierbei handelt es sich um thermolabile Antikörper mit einem 7 S-Sedimentationskoeffizient, die Komplement binden. Die für diese Form der Autosensibiliserung verantwortlichen Antigene kommen in der Epidermis vor und gehören wahrscheinlich zu den Keratin-Vorläufern.

Obwohl noch nicht ausreichend Befunde vorliegen, nimmt man eine autoimmune Pathogenese für die Dermatosen Pemphigus und hypertrophe Dermatitis an. Bei Patienten mit Pemphigus vulgaris konnten z. B. mit Immunfluoreszenzmethoden Autoantikörper gegen Haut-Antigene im Serum (häufig mit hohen Titern) nachgewiesen werden. Das Antigen ist in den Desmosomen der Zellen der akanthopapillären Schicht (Stachelzellschicht, Malpighische Schicht) der Epidermis lokalisiert. Beim Pemphigus foliaceus werden in 93% der Patientenseren Autoantikörper gefunden. Diese Befunde beweisen jedoch nicht, auch wenn sie ein starker Hinweis sein mögen, daß Antikörper gegen die Haut für die Pemphigusläsionen verantwortlich sind.

12.3.12 Systemische Autoimmunerkrankungen

1941 veröffentlichten Klemperer und seine Kollegen Ergebnisse, die sie bei pathologisch-anatomischen Untersuchungen an Leichen von Patienten mit systemischem Lupus erythematodes (SEL) erhalten hatten. Es wurde nachgewiesen, daß die Gewebsveränderungen hauptsächlich das Bindegewebe betrafen und daß diese Lokalisierung der Läsionen auch bei anderen Krankheiten mit noch unbekannter Ätiologie beobachtet wurde, wie rheumatische Arthritis (RA), rheumatischem Fieber, Sklerodermie, Dermatomyositis und Polyarthritis (oder Polyarteriitis) nodosa. Auf Grund dieser Gemeinsamkeit der Lokalisation der Läsionen schlugen die Autoren vor, diese Krankheiten unter dem Begriff „Kollagen-Krankheiten" als klinische Einheit zu betrachten.

Da die hauptsächlich bei dieser Erkrankung beobachteten Läsionen (besonders granulomatöse Infiltrationen und fibrinoide Nekrosen) experimentell in sensibiliserten Tieren reproduziert werden konnten, vermutete man für ihre Pathogenese die Beteiligung von Immunphänomenen.

Systemischer Lupus erythematodes (SEL). Es ist eine Krankheit, die unterschiedliche Organe betrifft und deren grundlegende Läsionen fibrinoide Veränderungen des Kollagens und generalisierte Schädigungen der kleinen Arterien und Arteriolen darstellen. Der kennzeichnendste serologische Faktor ist der LE-Faktor im Serum von solchen Patienten, ein IgG mit Spezifität für Antigendeterminanten der DNS-Histon-Konjugate des Zellkerns. Die immunologische Dysfunktion bei dieser Krankheit wird auch durch die Erhöhung des γ-Globulin-Spiegels, durch das Auftreten falsch-positiver serologischer Lues-Reaktionen und durch die antikomplementäre Wirkung der Seren während der aktiven Phase dokumentiert. Diese letztere Veränderung ist durch einen großen Überschuß zirkulierender Ag-Ak-Komplexe bedingt, wie wir weiter unten sehen werden.

Sie tritt vorwiegend bei jüngeren Frauen auf; das Verhältnis von erkrankten Frauen zu Männern ist 4:1 und die Krankheit tritt mit dem klasssischen Bild vorwiegend zwischen dem 27. und 29. Lebensjahr auf. Eine zu dieser Zeit sorgfältig aufgenommene Anamnese zeigt, daß Autoimunphänomene schon einige Jahre vor der Diagnosestellung vorlagen. Am häufigsten werden dabei unspezifische Hautläsionen, Medikamenten-Allergie, falsch-positive serologische Lues-Reaktionen, Purpura und Geschwüre am Unterschenkel genannt.

Das akute Bild, das die Diagnose zu bestätigen erlaubt, tritt häufig nach Exposition auf Sonnenlicht oder Medikamenten auf. Die chronische Krankengeschichte, der schubweise Verlauf und die Variation des klinischen Bildes sind kennzeichnend für Kollagenosen, wobei der zyklische Verlauf charakteristisch für SEL ist. Die Häufigkeit, mit der jedes Organ betroffen ist, variiert bei den verschiedenen Untersuchungsreihen und ist z. T. von dem Interessenbereich des Beobachters abhängig. Aus diesem Grund gibt es wenig statistische Befunde über die Häufigkeit, mit der jedes Organ betroffen ist. Wenn erwähnt, beziehen sich solche Berichte auf Reihen von Harvey (1954), Dubois (1964) und Haserick (1964) an 520, 105 bzw. 375 Fällen.

Bei der akuten Krise treten Fieber, Gewichtsverlust und eine Polyserositis auf. Die Serositis verursacht abdominale, thorakale und Gelenkschmerzen, wobei die Arthralgie die häufigste Beschwerde ist; Deformationen rheumatischen Typs könnnen vorhanden sein, müssen aber nicht. Veränderungen der Gefäße und der Beweglichkeit verursachen das Auftreten des Raynaudschen Phänomens und eine Nekrose der Extremitäten. Myalgie und muskuläre Schwächeempfindungen werden von histologischen Veränderungen des Muskelgewebes begleitet, wie man sie bei der Dermatomyositis sieht (Abb. 12.11).

Die dermatologischen Veränderungen sind außerordentlich pleomorph; sie können als Erythem, Makula oder bullöse und ulzeröse Läsionen auftreten. Die typischsten unter diesen treten auf der Nase und Backe als schmetterlingsförmige Manifestationen auf (Abb. 12.12).

Verhaltensveränderungen wie Konvulsionen und Meningismus können lange vor anderen Manifestationen auftreten; diese sind durch Affektionen des ZNS bedingt.

Der Augapfel und die Tränendrüsen können ebenfalls befallen sein. Störungen der Tränendrüsen gehen gelegentlich mit ähnlichen Störungen der Speicheldrüsen einher, die sich vergrößern und das Gesicht des Patienten deformieren. Das wichtigste Symptom bei diesen Patienten ist eine doppelseitige Keratoconjunctivis sicca mit verminderter Tränensekretion, ausgesprochener Trockenheit der Nasen-Rachen-Schleimhaut und dadurch bedingten Schluckbeschwerden, oft auch Heiserkeit und Hustenreiz. Es besteht Hörverlust und eine chronische Otitis media, bedingt durch die Obstruktion der Tuba Eustachii durch Schorf (Sjögren-Syndrom). Histologisch besteht eine Fibrose und eine lymphoplasmozytäre Infiltration der betroffenen Tränen- und Speicheldrüsen.

Eine Perikarditis und Myokarditis treten häufig auf, während die sogenannte Libman-Sachs-Endokarditis selten von funktionellen Veränderungen begleitet wird, so daß die Diagnose in vitro oft schwierig ist.

Die Veränderungen des pulmonalen Parenchyms bestehen aus einer interstitiellen Pneumonie mit oder ohne Atelektasen und Alveolarblutungen. Vaskuläre Läsionen des Verdauungstraktes können intestinale Nekrosen, Bauchschmerzen, Diarrhoe und Erbrechen verursachen.

Harvez und Haserick stellten bei 30% ihrer Patienten eine Hepatosplenomegalie fest. Die strukturellen Leberveränderungen bei der SLE sind diskret und hauptsächlich vaskulärer Natur.

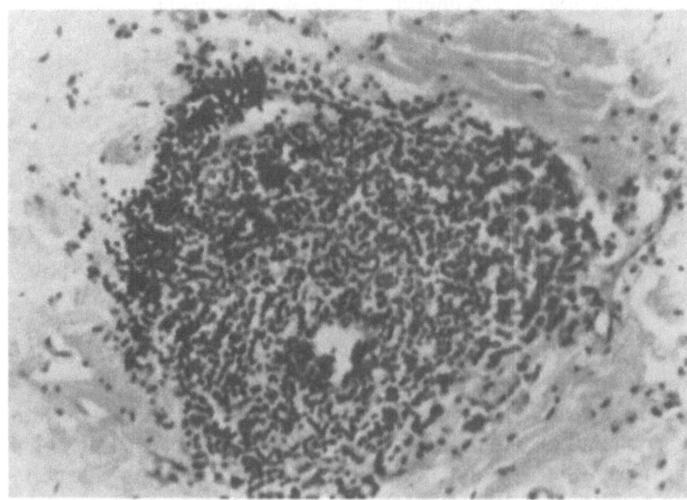

Abb. 12.11. Mikroskopische Aufnahme der Dermatomyositis mit mononukleären Zell-Infiltraten in Bereichen von Muskelfaserdegenerationen (freundlich überlassen von Dr. Roberto Dias, Hosp. Clinicas, UFMG)

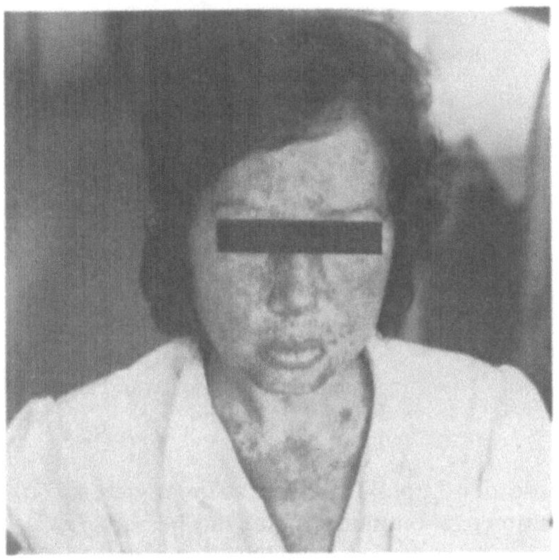

Abb. 12.12. Kutane Läsionen bei SLE. Dermatologische Läsionen in Bereichen, die dem Sonnenlicht ausgesetzt sind. Die Beteiligung der Kopfhaut verursacht Alopezie (freundlicherweise überlassen von Dr. Roberto Dias, Hosp. Clinicas, UFMG)

Eine Ausnahme besteht für den Fall einer „lupoiden Hepatitis“, bei der die Leberbeteiligung das primäre Krankheitsbild darstellt; sie zeigt das Bild einer chronischen Hepatitis, die sich dem Zirrhose-Stadium nähert. Das LE-Phänomen und andere Manifestationen wie Arthralgie, hämolytische Anämie und Serositis können immer nachgewiesen werden und sind für die Differentialdiagnose von anderen Hepatopathien autoimmuner Natur grundlegend.

Die glomerulären Veränderungen können herdförmig (Affektion einiger Glomeruli) oder punktförmig (nur Teile eines Glomerulums sind beteiligt) verteilt sein, was auf eine Immunkomplex-Erkrankung hinweist. Auf Grund der Ablagerung von Immunkomplexen entsteht eine Verdickung der glomerulären Basalmembran, die den Kapillaren ein sogenanntes „Drahtschlingen“-Aussehen gibt. Die Mesangiumzellen, das Endothel und das Epithel der Bowmanschen Kapsel proliferieren; fokale Nekrosen und fibrinoide Ablagerungen können ebenfalls auftreten. Hyaline Thromben verlegen die Lumina mancher Kapillaren. Während die Kombination dieser Veränderungen das Vorliegen einer Lupus-assoziierten Glomerulonephritis annehmen läßt, ist nur der Nachweis von mit Hämatoxylin anfärbbaren Körper in lysierten Bereichen charakteristisch für diese Erkrankung. Infiltrate lymphoider Zellen und Fibrosen treten im Interstitium auf und bedingen das Bild einer interstitiellen Nephritis.

Eine Thrombozytopenie, Leukopenie und Anämie sind das Ergebnis einer intravaskulären Zerstörung der geformten Blutelemente, wahrscheinlich durch Autoantikörper-Wirkung. Die Anämie hat normozythämischen Charakter, jedoch kann die begleitende Retikulozytose eine Makrozytose simulieren. Eine Leukopenie wird gewöhnlich während der aktiven Phase der SLE gefunden; eine Leukozytose wird ebenfalls nur in seltenen Fällen beobachtet. Antikörper gegen verschiedene Gerinnungsfaktoren verursachen Störungen der Hämostase, was im allgemeinen jedoch nur klinisch-chemisch nachzuweisen ist.

Alle diese Schädigungen, die die unterschiedlichsten Gewebe betreffen können, veranlassen zu der Annahme, daß, sofern die Pathogenese der SLE autoimmuner Natur ist, Antikörper für die verschiedenen Gewebskomponenten existieren müssen. Tatsächlich konnten Antikörper gegen nukleäre, zytoplasmatische und extrazelluläre Proteine nachgewiesen werden.

Antinukleäre Antikörper. 1948 wies Hargreaves in geronnenem Blut und Knochenmarkausstrichen von Patienten mit Lupus erythematodes das Auftreten zahlreicher polymorphnukleärer Leukozyten nach, die basophile und homogene zytoplasmatische Einschlüsse mit einer positiven Feulgen-Reaktion aufwiesen und die desintegrierte phagozytierte Nuklei darstellten. Diese Leukozyten werden LE-Zellen genannt (Abb. 12.13) und können in vitro durch Mischen von Patientenserum mit Suspensionen normaler Lymphozyten erzeugt werden. Die Bildung der LE-Zellen in vitro erfolgt in zwei Schritten: Zuerst werden die normalen Leukozyten mechanisch lysiert, danach reagieren die Nuklei mit dem im Serum vorhandenen LE-Faktor; sie schwellen und verlieren ihre charakteristische Struktur; schließlich werden sie durch polymorphkernige Leukozyten phagozytiert, wobei Komplement erforderlich ist. Der LE-Faktor ist ein 7S-Immunglobulin mit einem MG von 155000 und kann die Plazenta passieren. Er bindet isolierte Nuklei wie auch Desoxyribonukleoproteine; jedoch niemals DNS oder isoliertes Histon. Die LE-Zellen treten bei 90% der LE-Patienten auf; man kann sie allerdings auch bei anderen Autoimmunprozessen wie rheumatoider Arthritis, Sklerodermie und dem Sjögren-Syndrom finden. Neben dem LE-Faktor

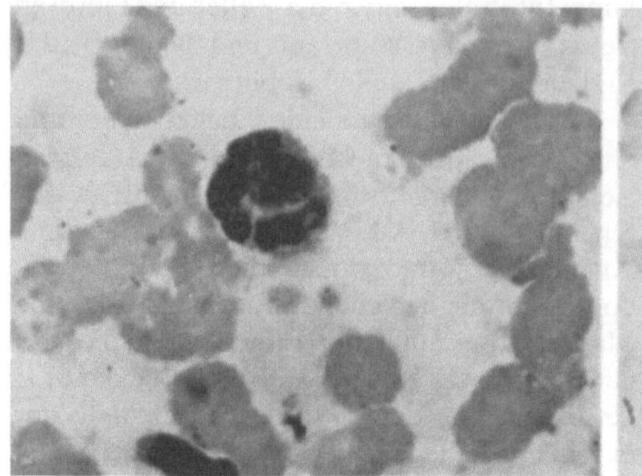
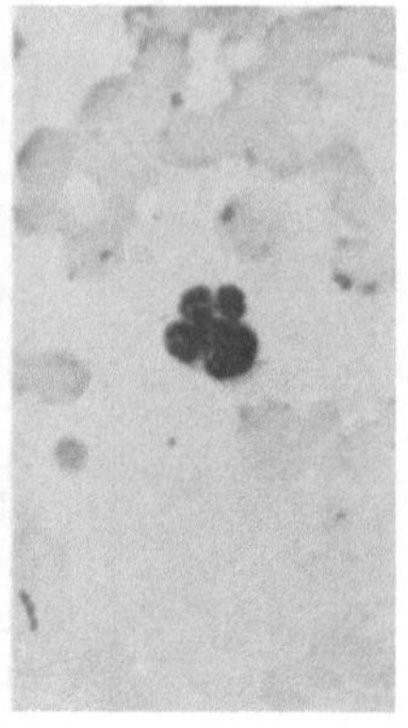

Abb. 12.13. Blutausstrich eines an systemischem Lupus erythematodes erkrankten Patienten mit LE-Zellen

kommen noch drei andere Autoantikörper gegen nukleäre Komponenten vor: Anti-DNS-Antikörper, Anti-Histon-Antikörper und Antikörper gegen lösliches Kernmaterial in Phosphatpuffer. Unter diesen Antikörpern ist nur der Anti-DNS-Antikörper spezifisch für LE, die beiden anderen werden auch bei der rheumatoiden Arthritis und dem Sjögren-Syndrom gefunden.

Antizytoplasmatische Antikörper. Im Serum von LE-Patienten finden sich Auto-Antikörper mit 7 S- und 19 S-Sedimentationskoeffizienten. Sie können durch die KBR, den Coombs-Test oder die Immunfluoreszenz nachgewiesen werden, und sie reagieren mit verschiedenen zytoplasmatischen Bestandteilen verschiedener Gewebe.

Antikörper gegen zirkulierende Proteine. Neben den oben aufgezählten Autoantikörper gegen intrazelluläre Komponenten kommt bei ca. 30% der SLE-Patienten ein „Rheumafaktor“ vor; dieser Prozentsatz wird nur bei der rheumatischen Arthritis übertroffen.

Die beachtliche Menge von Autoantikörpern bei SLE könnte annehmen lassen, daß die grundlegende Veränderung bei dieser Krankheit eine genetische Prädisposition mancher Individuen zur Überproduktion von Immunglobulinen ist. Einige dieser Ig mögen eine Konfiguration haben, die sie spezifisch mit normalen Komponenten des Organismus reagieren läßt. Dies ließ vermuten, daß Autoantikörper den wichtigsten Beitrag für die Pathogenese des Lupus erythematodes ausmachen. Es sprechen jedoch einige Beobachtungen klar dagegen und sie sind eher dazu angetan, die Bedeutung der zirkulierenden Autoantikörper für die Pathogenese der Lupus-Läsionen zu relativieren. Zusammengenommen scheint die bessere Erklärung für vaskuläre Schädigungen – und prinzipiell renale Schädigungen – die Ablagerung löslicher Ag-Ak-C-Komplexe. Ob die zelluläre Immunität eine Rolle spielt, wird von vielen Autoren angenommen, jedoch rechtfertigt die Zahl der vorhandenen Befunde keine endgültige Entscheidung.

Rheumatische Arthritis. Dieses klinische Bild gehört zu der Gruppe der „Kollagen-Krankheiten“; dissiminierte Läsionen treten im Bindegewebe und zwar vorwiegend, obwohl nicht ausschließlich, in den Gelenken auf; Frauen werden häufiger betroffen, wobei diese Prädominanz besonders bei Jüngeren betont ist. Obwohl die rheumatische Arthritis im allgemeinen zwischen dem 30. und 50. Lebensjahr auftritt, kann sie auch bei Kindern als Stillsche Erkrankung auftreten. Klinisch ist sie durch eine schmerzhafte, symmetrische und progressive Polyarthritis gekennzeichnet, die zuerst die kleineren, mehr peripheren Gelenke betrifft, obwohl auch das Sakroiliaka-Gelenk und die intravertebralen Gelenke beteiligt sein können (Strupell-Marie-Erkrankung). Die Entwicklung dieser Krankheit ist unterschiedlich, gelegentlich treten Remissions-Perioden auf, so daß über Jahre ein stationärer Zustand bestehen kann, oder sie kann schleichend und ununterbrochen fortschreiten und schließlich zur Invalidität durch Knochenatrophie und Gelenkfibrose führen. Die Pathologie der rheumatischen Arthritis ist durch drei Läsionstypen charakterisiert: Synovitis, Vaskulitis und Granulome.

Die rheumatoide Synovitis ist die am meisten im Vordergrund stehende Symptomatik, gekennzeichnet durch Ödem, Kongestion und entzündliche Infiltrate aus Lymphozyten, Plasmozyten und Riesenzellen. Über der Gelenkfläche bildet sich eine Schicht Granulationsgewebe, das sich von der Verbindung der Synovialmembran mit dem Knorpel ableitet. Diese Bindeschicht ist dicht von Lymphozyten und mononukleären Zellen infiltriert. Es kommt zu intraartikulären Adhäsionen, die eine Ankylose verursachen. Der Knorpel atrophiert und das nächstgelegene Knochengewebe erleidet eine Osteoporose und Erosionen, die das charakteristische Röntgenbild abgeben.

Die Vaskulitis betrifft Arterien wie Venen und ist durch histiozytäre Infiltrationen gekennzeichnet, die gelegentlich das Bild von Riesenzellen annehmen.

Die subkutanen Knötchen, die sich in dem Druck ausgesetzten Bereichen befinden (Ellbogen, Handgelenk), weisen eine zentrale fibrinoide Nekrose auf, die von Reihen epitheloider und lymphoider Zellen umgeben ist.

Waaler wies 1940 im Serum von Patienten mit rheumatischer Arthritis einen Faktor nach, der Schaferythrozyten, die Kaninchenantischaf-Erythrozyten-Antikörper gebunden haben, agglutinieren (Waaler-Rose-Hämagglutinationstest). Der Faktor, der für diese Agglutination verantwortlich ist, wird „Rheumafaktor" genannt. Heute werden anstatt Erythrozyten Latex-Partikel, an die humanes γ-Globulin gekoppelt ist, zum Nachweis des RF eingesetzt, die ebenfalls agglutiniert werden.

Die ersten Versuche, den RF zu isolieren und zu charakterisieren, wurden in zwei Laboratorien unabhängig voneinander durchgeführt. Die einen fanden eine 19S-, die anderen eine 22 S-Sedimentationskonstante. Diese Diskrepanz konnte später geklärt werden, als nachgewiesen wurde, daß der RF als 19 S-Komponente in vitro vorkommt und Komplexe mit 7S-Immunglobulinen bildet, so daß die sich ergebenden Aggregate eine Sedimentationskonstante von 22 aufweisen. Der Rheumafaktor (19S) hat eine elektrophoretische Beweglichkeit von γ-Globulinen und besitzt 10% Kohlenhydrate; das Molekül setzt sich aus Untereinheiten zusammen, die einen Sedimentationskoeffizienten von 7S aufweisen und über Disulfid-Brücken miteinander verbunden sind; ihre physikochemischen und antigenischen Eigenschaften sind denen der IgG-Antikörper sehr ähnlich. Die weitverbreitete Annahme, daß der RF ein Anti-Ig-Antikörper darstellt, wird nicht ohne Vorbehalt akzeptiert. Reaktionen mit humanem und tierischem Ig haben gezeigt, daß RF spezifisch induzierte Antikörper bindet, aber nicht natürliche Antikörper, wie z. B. Anti-ABO-Antikörper. Human-RF reagiert spezifisch mit schweren IgG-Ketten und könnte spezifisch für Ketten bestimmter Subklassen oder Allotypen sein. Die Reaktion erfolgt leichter mit an die Oberfläche inerter Partikel adsorbiertem oder aggregiertem IgG.

Die Herstellung von RF-ähnlichen Faktoren kann man durch wiederholte Injektion mit erwärmtem homologem IgG in Kaninchen über einen langen Zeitraum erreichen. Diese Beobachtung läßt vermuten, daß der RF gegen Determinantengruppen gerichtet ist, die normalerweise in IgG-Molekül verborgen sind.

Es gibt einige experimentelle Modelle für die Untersuchung der rheumatischen Arthritis, wie die Induktion einer Synovitis durch Verabreichung humanen Fibrins in Kaninchen und die „Adjuvans-Arthritis" bei Ratten, die durch Injektion von komplettem Freundschen Adjuvans ohne ein zusätzliches Antigen erzeugt werden kann. Die Symptome der Krankheit (Polyarthritis, Spondylitis, Iritis, Uveitis, Urethritis und Diarrhoe) treten nach dem zehnten Tag auf.

Werden Proteinantigene mit dem Adjuvans injiziert, reduziert sich die Häufigkeit der Erkrankung erheblich, wahrscheinlich durch Kompetition des Antigens mit den Mikroorganismen des Adjuvans (*M.tuberculosis, M.phlei,* etc.). Die Erkrankung kann auch mit fraktionierten *M.tuberculosis,* wie Wachs D oder einem Peptid-Glykolipid-Komplex anstatt *M.tuberculosis,* hervorgerufen werden.

Ausgewählte Übersichten und Originalarbeiten

Brendel, W., Hopf, U.: Autoimmunerkrankungen. Klinik und Therapie. Stuttgart/New York: Schattauer 1969

Burnet, F. M.: The integrity of the body. New York: Atheneum Press 1966

Dubois, E. L. (Ed.): Lupus erythematosus. New York: Mac Graw-Hill 1966

Glynn, L. E.: Auto-immunity. In: Cruickshank R. (Ed.): Modern trends in Immunology, Bd. I. London: Butterworths 1963

Glynn, L. E., Holborow, E. J.: Auto-immunity and disease. London: Blackwell 1965

Irvine, W. S.: Immunobiology of the thymus and its relation to autoimmune disease. In: Cruickshank, R. (Ed.): Modern trends in Immunology, Bd. II. London: Butterworths 1967

Kunkel, H. G., Tan, E. M.: Autoantibodies and disease. Advanc. Immunol. *4*, 351 (1964)
Mackay, H. G., Burnet, F. M.: Autoimmune disease. Pathogenesis, chemistry and therapy. Springfield/Ill.: Ch. C. Thomas 1963
Paterson, P. Y.: Experimental allergic encephalomyelitis and autoimmune disease. Advanc. Immunol. *5*, 131 (1966)
Rose, N., Witebsky, E.: Thyroid autoantibodies in thyroid disease. Advanc. metab. Dis. *3*, 231 (1968)
Samter, M. (Ed.): Immunological Diseases, 2nd. Ed., Kap. 59–83. Boston: Little, Brown and Co., 1971
Staub, A. M., Raynaud, M.: Cours d'Immunologie générale et de Sérologie de l'Institut Pasteur, Bd. VI, Kap. 1 und 2. Paris: C.D.U. 1971
Strauss, A. J.: Myasthenia gravis, autoimmunity and the thymus. Advanc. intern. Med. *14*, 241 (1968)
Turk, J. L.: Immunology in Clinical Medicine. London: Heinemann 1969
Unanue, E. R., Dixon, F. J.: Experimental glomerulonephritis; immunological events and pathogenetical mechanisms. Advanc. Immunol. *6*, 1 (1967)
Ziff, M.: Autoimmune processes in rheumatoid arthritis. Progr. Immunolo *II 5*, 37 (1974)

13 Immunmangelerkrankungen

WILMAR DIAS DA SILVA

Kontrolle über Infektionskrankheiten durch Immun- und Chemotherapie ermöglichen das Überleben von Individuen, die genetisch zu einer Reihe von Erkrankungen prädisponiert sind, darunter Immunmangelerkrankungen, die früher vor dem zeugungsfähigen Alter zum Tode führten. Daher können heute solche seltenen Gene ausgeprägt werden, deren Manifestation früher die Ausnahme blieb, und es ist anzunehmen, daß in der nicht allzufernen Zukunft Immunmangelzustände keine seltenen Erkrankungen sein werden.

Die Immunmangelzustände, begrifflich als Verirrung immunologischer Funktionen verstanden, könnte man als Experimente der Natur betrachten, die Immunologen untersucht haben, um wichtige Aspekte der Immunantwort aufzuklären.

Wie in den vorangegangenen Kapiteln ausführlich beschrieben wurde, besteht das Immunsystem aus zwei Subsystemen: das humorale Subsystem mit den Immunglobulinen IgG, IgA, IgM, IgD und IgE, die alle von Plasmazell-Vorläuferzellen sezerniert werden, den B-Lymphozyten, und das zelluläre Subsystem, das sich aus Effektor-Lymphozyten zusammensetzt, die sich von T-Zellen ableiten, Lymphokine sezernieren und Target-Zellen direkt zerstören können. Manche als thymusabhängig bezeichnete Antigene können eine Antikörper-Bildung nur dann induzieren, wenn eine Kooperation zwischen T- und B-Zellen besteht. Daher beeinflussen Immunmangelzustände, die das thymusabhängige Subsystem betreffen, auch die Antikörper-Bildung gegen manche Antigene.

13.1 Bestimmung des Funktionszustandes des Immunsystems

Der erste Schritt bei der Identifizierung von Immunmangelzuständen ist die Bestimmung des Funktionszustandes jedes der beiden Subsysteme des Immunsystems.

13.1.1 Austestung der humoralen Immunkapazität

Die Bestimmung der humoralen Immunität wird, neben der Messung der Immunglobulin-Konzentration, durch Immunelektrophorese des Gesamtserums und den Mancini-Test (s. S. 115) durchgeführt. Folgende Parameter werden zusätzlich bestimmt: 1. Bestimmung der IgM-Isoagglutinin-und Heteroagglutinin-Titer gegen Kaninchen- und Schaferythrozyten sowie gegen *B.pertussis;* 2. Bestimmung der IgG-Antikörper nach Immunisierung gegen Diphtherie-Toxoid mittels der Schick-Reaktion oder durch Quantifizierung des Diphtherie-Antitoxins in Meerschweinchen; Bestimmung des Neutralisationstiters für Masern-Antikörper (durch Hämagglutination-Inhibition), Quantifizierung der Komplement-bindenden Antikörper gegen Mumps etc.

Unter normalen Bedingungen ist der Immunglobulinspiegel dank eines ausgewogenen Gleichgewichts zwischen Synthese, Verteilung im Kreislauf und Gewebe und Abbau ziemlich konstant. Die Immunglobulinsynthese hat Präferenz über die anderer Proteine bezüglich des Verbrauchs essentieller Aminosäuren; daher ist die Immunglobulin-Synthese selbst bei extremer Mangelernährung normal. Man hat errechnet, daß jede IgG-bildende Plasmazelle 2000 Ig-Moleküle pro Sekunde synthetisiert, was ungefähr 1,5 bis 2,5 g pro Tag bei einem 70 kg schweren Individuum entspricht. Mit diesen Werten war es möglich, die Zahl funktioneller IgG-bildender Plasmazellen zu bestimmen, die unter normalen Bedingungen bei $5{,}5 \cdot 10^{10}$ liegt. Die mittleren Synthese-Werte für IgM und IgA sind beim Erwachsenen in der Größenordnung von 0,4 bis 3,0 g pro Tag.

Die Verteilung der Immunglobuline im Organismus ist nicht gleichmäßig. IgG ist gleichmäßig über den intravaskulären und interstitiellen Raum verteilt, so daß die Variationen im Serumspiegel auf das Interstitium rückwirken. Eine ähnliche Verteilung wird für IgA beobachtet, wobei jedoch IgA sehr reichlich in Sekreten vorliegt. IgM wird fast ausschließlich im intravaskulären Raum gefunden, während IgE wegen seiner hohen Affinität für Mastozyten und basophile Zellen in der Zirkulation nur in Ausnahmefällen (allergische Bedingungen und IgE-Myelom) in größeren Mengen nachzuweisen ist. Die katabolische Elimination der Immunglobuline, die kein Antigen gebunden haben, findet hauptsächlich im Verdauungstrakt, der Leber und der Lunge statt. Beim Menschen ist die Halbwertzeit für IgG 26, für IgA 6, für IgM 51 und für IgD 2,8 Tage. Kommen Immunglobuline als Komplexe mit Antigenen vor, erfolgt die Elimination recht schnell durch eine Phagozytose der Makrophagen.

Bei der Bestimmung der Antikörper-Bildungskapazität wird gewöhnlich Diphtherie-Toxin als Antigen benutzt und die Stärke der humoralen Antwort im Schick-Test gemessen. Der Nachweis von Isohämagglutininen bietet ebenfalls wertvolle Information über die Kapazität des Organismus, Antikörper bilden zu können.

13.2.2 Bestimmung der zellulären Immunkapazität

Die folgenden Parameter werden gewöhnlich zur Bestimmung der zellulären Immunität herangezogen:

a) Die Zahl der zirkulierenden Lymphozyten.
b) Die Fähigkeit, mit einer Überempfindlichkeitsreaktion vom verzögerten Typ zu antworten.
c) Die Fähigkeit, Hauttransplantate abzustoßen.
d) Die Fähigkeit von Blut-Lymphozyten, auf Antigen- oder Mitogen-(PHA, ConA)Reize zu transformieren.
e) Radiologische Untersuchung der lymphatischen Organe.

Bei Immunmangelzuständen, die die zelluläre Immunität betreffen, besteht sowohl eine Reduktion der Zahl zirkulierender Lymphozyten als auch der Fähigkeit, Allotransplantate abzustoßen. Daneben antworten zirkulierende Lymphozyten solcher Individuen nur schwach auf blastogene Reize von Mitogenen pflanzlichen Ursprungs (Lektine).

13.3 Klassifikation der Immunmangelzustände

Immunmangelzustände können je nach Subsystem, das betroffen ist, als thymusabhängig, thymusunabhängig oder einer Kombination von beiden eingeteilt werden. Jede der Immunmangelzustände kann primär als Defizienz der entsprechenden immunkompetenten (B- oder T-) Zellen oder auch sekundär auftreten. Immunmangelzustände können auch das Ergebnis exarzerbierter Proliferation einiger Zell-Klone auf Kosten anderer oder auch einer Reduktion der Immunglobulin-Synthese oder gar dessen Verlust darstellen.

Das Folgende ist ein Versuch einer systematischen Einteilung der Immun-Defizienz-Syndrome:

1. Thymusunabhängige Immunmangelzustände (B^+, T^-)
1.1 Hypo- oder Agammaglobulinämien
  - Transitorische Hypogammaglobulinämie bei Neugeborenen
  - Kongenitale (X-chromosomale) Agammaglobulinämie Typ Bruton
  - Primäre oder sekundäre Hypogammaglobulinämien
  - Dysgammaglobulinämien (Typen I bis VII)

1.2 Hypergammaglobulinämien
  - Monoklonale Gammopathien: multiples Myelom (Plasmozytom)
  - Makroglobulinämie Waldenström, Schwer-Ketten-Krankheit (heavy chain disease)
  - Di- und triklonale Gammopathien

2. Thymusabhängige Immunmangelzustände (B^-, T^+)
  - DiGeorge-Syndrom
  - Nezelof-Syndrom
  - Immunmangelzustände bei Morbus Hodgkin

3. Kombinierte Immunmangelzustände (B^+, T^+)
  - Swiss-Agammaglobulinämie
  - Wiskott-Aldrich-Syndrom
  - Ataxia teleangiectasia

13.3.1 Thymusunabhängige Immunmangelzustände

13.3.1.1 Hypo- oder Agammaglobulinanämien

Transitorische Hypogammaglobulinämie bei Neugeborenen. Neugeborene besitzen ungefähr 1 g IgG pro 100 ml mütterlichen Ursprungs; IgM und IgA fehlen praktisch. In den ersten Lebenswochen fällt der IgG-Spiegel fortschreitend und erreicht im dritten Monat ungefähr 250 mg pro 100 ml. Zu dieser Zeit beginnt der Neugeborene, eigene Immunglobuline zu synthetisieren, zuerst IgG und IgM und wenig später IgA; ab dem 4. Monat steigt der Immunglobulin-Spiegel progressiv auf ungefähr 560 mg pro 100 ml an. Die Periode der Immunglobulin-

Depression im dritten Monat trifft mit der Elimination des mütterlichen IgG zusammen und gibt im allgemeinen das Signal für den Beginn der Eigen-Synthese beim Neugeborenen. Gelegentlich ist der Beginn der Immunglobulin-Synthese jedoch verzögert; in solchen Fällen ist der Neugeborene für Infektionen wie Pneumonie, Otitis media und Pyodermien besonders anfällig. Diese abnormale Situation wird transitorische Hypogammaglobulinämie genannt. Diese Periode ist immunelektrophoretisch durch eine Verkürzung des anionischen IgG-Bogens gekennzeichnet.

Die Wiederherstellung normaler Serum-Ig-Konzentrationen erfolgt in der Regel zwischen dem dritten und dem dreißigsten Lebensmonat. Für die transitorische Hypoglobulinämie bei Neugeborenen, die bei beiden Geschlechtern auftritt und sich von der kongenitalen autosomalen Agammaglobulinämie unterscheidet, schlug Fudenberg eine Erklärung vor, die wir weiter unten besprechen werden. Im Falle einer transitorischen Hyperglobulinämie handelt es sich um eine Isoimmunisierung der Mutter gegen fetales IgG mit unterschiedlichen Gm-Allotypen, was zur Bildung von Ag-Ak-Komplexen führt, die schnell durch das Mononuklear-Phagozyten-System eliminiert werden.

Kongenitale und hereditäre Agammaglobulinämien. Die Bezeichnung Agammaglobulinämie ist auf Fälle beschränkt, die einen Gesamtserum-Ig-Spiegel von weniger als 100 mg/100 ml aufweisen; bei Konzentrationen darüber wird die Bezeichnung Hypogammaglobulinämie angewandt.

Agammaglobulinämien werden gewöhnlich in zwei Gruppen eingeteilt; kongenitale und erworbene. Die ersteren treten innerhalb der ersten zwei Lebensmonate auf, während die letzteren später, während der Pubertät oder im Erwachsenenalter auftreten. Gelegentlich ist es schwierig, zu entscheiden, ob eine sich in der Pubertät manifestierende Agammaglobulinämie erworben ist oder eine verzögert auftretende hereditäre Erkrankung darstellt.

Die kongenitalen Agammaglobulinämien, die mit gleicher Häufigkeit bei beiden Geschlechtern auftreten, werden autosomal-rezessiv vererbt; es bestehen auch Formen, die nur männliche Mitglieder einer Familie betreffen; das Auftreten hängt dann von der Anzahl der transmittierten rezessiven Gene ab. Diese Art der Agammaglobulinämie tritt auch dann nicht bei Frauen auf, wenn doppel-rezessive Gene vorliegen, jedoch sind solche Frauen Konduktorinnen.

Kongenitale Hypogammaglobulinämie vom Bruton-Typ. Dieser Typ der rezessiven X-chromosomalen (nur männliche Personen sind betroffen) Hypogammaglobulinämie ist durch einen Mangel aller Immunglobuline gekennzeichnet, wobei IgM und IgG praktisch nicht vorhanden sind, und die IgA-Konzentration gewöhnlich unter 200 mg/100 ml liegt. Diese Patienten bilden auf eine große Anzahl von Antigenen (z. B. Diphtherie- und Tetanus-Toxin, Streptokokken- und Salmonella-Antigen) keine Antikörper. Dagegen scheint die zelluläre Immunität normal zu sein. Die Zahl der zirkulierenden Lymphozyten ist gewöhnlich normal; die thymusabhängigen Bereiche der lymphatischen Organe sind kaum abgegrenzt und es finden sich kaum Lymphfollikel oder Plasmazellen. Das pharyngeale lymphatische Gewebe ist dürftig oder gar nicht ausgeprägt, was man radiographisch durch die Vergrößerung des nasopharyngealen Raumes (Newhauserscher Raum) nachweisen kann. Der Thymus ist im allgemeinen normal ausgebildet; es kann jedoch eine Verminderung der Hassalschen Körper vorliegen. Aufeinanderfolgende und rekurrierende grampositive Infektionen treten ab dem 6. Lebensmonat auf (z. B. Otitis media, Pyodermien, Pneumonien). Man nimmt an, daß die Resistenz solcher Patienten gegenüber gramnegativen Bakterien oder gegenüber Viren durch das Properdin-System und die zelluläre Immunität aufrechterhalten wird, die nicht betroffen sind. Die Häufigkeit von Autoimmunerkrankungen und malignen Tumoren des lymphatischen Gewebes ist bei solchen Patienten relativ hoch. Diese Form der Immundefizienz zeigt ein ähnliches Bild wie die experimentelle Bursektomie bei Hühnern.

Erworbene primäre Hypogammaglobulinämien. Erworbene primäre Hypogammaglobulinämien sind solche, die nach einer Periode normaler Funktion des Immunsystems auftreten. Das Prädilektionsalter liegt zwischen dem 30. und 50. Lebensjahr und geht im allgemeinen dem Auftreten von malignen Tumoren des lymphatischen Gewebes um einige Jahre voraus. Die Betroffenen weisen recht niedrige IgG-, IgM- und IgA-Serumkonzentrationen auf; sie antworten schwach auf Antigen-Reize, sind jedoch in der Lage, eine verzögerte Überempfindlichkeitsreaktion zu zeigen und Allotransplantate abzustoßen. Die Zahl der zirkulierenden Lymphozyten ist normal und sie weisen eine normale blastogene Antwort auf eine Stimulation mit Phythämagglutinin auf. Die peripheren lymphatischen Organe sind praktisch frei von Plasmazellen und die Zahl der Lymphfollikel ist stark reduziert. In manchen Fällen tritt eine lymphoide Hyperplasie auf, besonders im Dünndarm; daraus resultiert das Bild einer intestinalen Malabsorption und eines Proteinverlustes. In ungefäht 10% der Fälle besteht ein Zusammenhang zwischen dieser Immundefizienz und Thymustumoren.

Erworbene sekundäre Hypogammaglobulinämien. In dieser Gruppe sind alle die Formen der Hypogammaglobulinämie zusammengefaßt, die mit Vorgängen assoziiert sind, die nicht direkt lymphatische Organe betreffen.

Dysgammaglobulinämien. Dies sind selektive Mangelzustände einer oder mehrerer Ig-Klassen, die immer von einer mangelhaften Antwort auf Antigene begleitet sind. Diese Störungen sind entweder dem Fehlen der Synthese einer besonderen Immunglobulin-Klasse oder der Bildung abnormaler Immunglobuline zuzuschreiben. Aus der Mehrzahl möglicher Immunglobulin-Defizienzien wurden nur wenige Typen ausführlicher untersucht. In Tabelle 13.1 ist die Klassifikation und Nomenklatur der humanen Dysgammaglobulinämien, soweit sie bis heute beschrieben sind, aufgeführt.

In fast allen Fällen leiden die Patienten unter rekurrierenden Infektionen, besonders in Fällen von IgG-Mangelzuständen; die zelluläre Immunität ist dabei normal ausgebildet.

Für die folgende Beschreibung der verschiedenen Dysgammaglobulinämien wurde die amerikanische Nomenklatur benutzt.

Dysgammaglobulinämie Typ I. Dies ist der häufigste Typ der Dysgammaglobulinämie und er ist durch das gleichzeitige Bestehen eines IgG- und IgA-Mangels und einer erhöhten IgM-Konzentration (100–150 mg/ml Serum) gekennzeichnet. Trotz der Erhöhung stellt IgM kein Paraprotein dar, d.h., es besitzt eine normale elektrophoretische Verteilung und Antikörper-Aktivität und setzt sich aus $\varkappa$- und λ-Ketten in normaler Proportion zusammen. Bei manchen Patienten ist auch die IgD-Konzentration erhöht.

Dieser Zustand kommt als primäre X-chromosomal gekoppelte Störung bei männlichen Personen vor; er kann auch als erworbene Krankheit mit einem verzögerten Beginn und bei beiden Geschlechtern auftreten. Es wurden Fälle identischer Zwillinge beschrieben, die beide diesen Typ der Dysgammaglobulinämie aufwiesen. Klinisch auffällig sind die rekurrierenden Infektionen der Lunge. Eine transitorische Neutropenie ist während schwerer septikämischer Infektionen häufig. Neben infektiösen Erkrankungen weisen diese Patienten auch gehäuft Autoimmunerkrankungen (Thrombozytopenie, Neutropenie, hämolytische Anämie) sowie neoplastische Erkrankungen auf. Histologische Milz- und Lymphknotenschnitte zeigen eine Vermehrung IgM-bildender Plasma-Zellen, die zytochemisch durch intensive Färbung mit Perjodsäure (Schiffsche Reaktion) infolge des hohen IgM-Kohlenhydratanteils auffallen.

Dysgammaglobulinämie Typ II. Diese Erkrankung ist durch den gleichzeitigen Mangel an IgM

Tabelle 13.1. Klassifikation humaner Dysgammaglobulinämien

Europäische Nomenklatur	Amerikanische Nomenklatur	Relative Immunoglobulin-Konzentration		
		IgG	IgA	IgM
I	II	–	–	+
II	I	N	–	–
III	IV	N	–	N
IV	III	–	N	N
V	V	N	N	–
VI	VI	N	N	N
VII	VII	–	+	N

–: vermindert +: vermehrt N: normal

und IgA bei normalen IgG-Konzentrationen gekennzeichnet. Der Erbgang ist unklar, aber das Verhältnis von Männern zu Frauen ist 4:1. Bei den beschriebenen Fällen zeigten die Patienten rekurrierende bakterielle Infektionen und eine verminderte Fähigkeit, auf eine große Zahl von Antigenen mit einer Immunantwort zu reagieren. Da der IgG-Spiegel normal ist, postulierte man, daß dieses Immunglobulin funktionell inert ist.

Die Ausprägung dieser Störung scheint von der Qualität des IgG abzuhängen und die beschriebenen Fälle gehören zu einer der beiden Gruppen: Die eine Gruppe umfaßt die Fälle, die die postulierten inerten Immunglobuline besitzen und bei denen Symptome frühzeitig in den ersten Lebensmonaten auftreten; diese Patienten zeigen ein Bild, das der Agammaglobulinämie ähnlich ist. Zur zweiten Gruppe gehören Patienten, alle erwachsen, die ein gastrointestinales Malabsorptionssyndrom mit radiologischen und histopathologischen Zeichen einer nodulären lymphoiden Hyperplasie aufweisen.

Dysgammaglobulinämie Typ III. Hier liegt eine isolierte IgA-Defizienz vor, die zumindest zum Teil einer partiellen Deletion des Chromosoms 18 zuzuschreiben ist und nur selten auftritt; sie kommt als Begleiterscheinung folgender Erkrankungen vor: bei 80% der Patienten mit Ataxia teleangiectasia, bei 3% der Patienten mit Malabsorptionssyndrom und bei 3% der Kinder mit rekurrierenden respiratorischen Infektionen, Störungen des ZNS und Autoimmunerkrankungen können ebenfalls beobachtet werden.

Bei dem IgA-Mangel, der mit Steatorrhoe und nicht-tropischer Sprue vorkommt, fehlen IgA-bildende Zellen in der intestinalen Lamina propria, obwohl diese Zellen bei normalen Individuen zahlreich sind. Es gibt daher Patienten, die neben einem Serum-IgA-Mangel auch eine verminderte IgA-Sekretion aufweisen.

IgE konnte im Serum dieser Patienten nachgewiesen werden und dies unterscheidet sie von solchen mit Ataxia teleangiectasia, die gleichzeitig einen IgA- und IgE-Mangel aufweisen.

Dysgammaglobulinämie Typ IV. Dieser Typ ist hauptsächlich durch eine isolierte IgG-Defizienz gekennzeichnet. Der genetische Mechanismus ist unbekannt. Klinisch weisen solche Patienten wiederholte pyogene Infektionen auf. Das Krankheitsbild ist dem der Bruton-Typ-Agammaglobulinämie sehr ähnlich.

Dysgammaglobulinämie Typ V. Dieses Syndrom ist durch einen selektiven IgM-Mangel ausgezeichnet. Sein genetischer Mechanismus ist unbekannt. Klinisch werden wiederholte septikämische Episoden, die im allgemeinen durch gramnegative Bakterien verursacht werden, beobachtet. Diese Erkrankung illustriert die biologische Rolle des IgM als ein Immunglobulin mit intravaskulärer protektiver Wirkung.

Dysgammaglobulinämie Typ VI. Bei dieser Erkrankung sind die Konzentrationen aller Ig im Normbereich; sie müssen jedoch qualitativ verändert sein, da die spezifische Antikörper-Bildung, besonders deutlich gegen Staphylokokken, mangelhaft ist. Aus diesem Grund erleiden diese Patienten rekurrierende Staphylokokken-Infektionen, sogar Staphylokokkämien.

Dysgammaglobulinämie Typ VII. IgG-Mangel, normale IgM-Konzentration und erhöhte IgA-Spiegel weisen auf die Diagnose dieser Erkrankung. Bisher beschriebene Fälle zeigten eine rekurrierende Pneumonie und eine erfolglose perorale Immunisierung gegen Poliomyelitis.

Sekundäre immunologische Mangelerscheinungen. Sie treten als Folge verschiedener Grunderkrankungen auf, deren Ätiologie in keinem Zusammenhang steht. Sie können durch beschleunigte Elimination von Ig, z. B. beim nephrotischen Syndrom oder bei Enteropathien mit Protein-Verlust, bedingt sein; ihnen können auch Knochenmarkdysfunktionen durch toxische Faktoren (z. B. bei renaler Insuffizienz oder durch therapeutische Nebenwirkungen) zugrunde liegen; oder sie können durch retikuloendotheliale Neoplasien wie Retikulosarkom, M. Hodgkin, Lymphosarkom, chronische lymphatische Leukämie, Thymom u. a. bedingt sein.

13.3.1.2 Hypergammaglobulinämien

Monoklonale Gammopathien. Monoklonale Gammopathien sind das Ergebnis einer abnormalen Proliferation eines bestimmten Plasmazellklons mit erhöhten Konzentrationen von Ig einer Klasse, eines Typs und einer Spezifität. Hierzu gehören das multiple Myelom (Plasmozytom), Makroglobulinämie Waldenström und die Schwere-Ketten-Erkrankung. Monoklonale

Gammopathien können jede Ig-Klasse betreffen. Bei ihnen kann ein Paraprotein, genannt „M“-(Myelom-)Komponente, nachgewiesen werden. In manchen Fällen werden leichte Ketten ($\varkappa$ oder λ) frei im Serum oder Urin (Bence-Jones-Protein) gefunden.

Multiples Myelom. Beim multiplen Myelom besteht eine maligne Proliferation von Plasmazellen in abgegrenzten Knochenmarksbereichen. Elektrophoretisch kann man eine sogenannte M-Komponente nachweisen. Diese Komponente kann jede der Ig-Klassen darstellen; bei etwa 16% der Fälle kann im Urin das Bence-Jones-Protein nachgewiesen werden. Eine funktionelle Hypogammaglobulinämie (relativ!) und Defizienzen anderer Immunglobuline liegen fast immer vor, so daß die Patien-

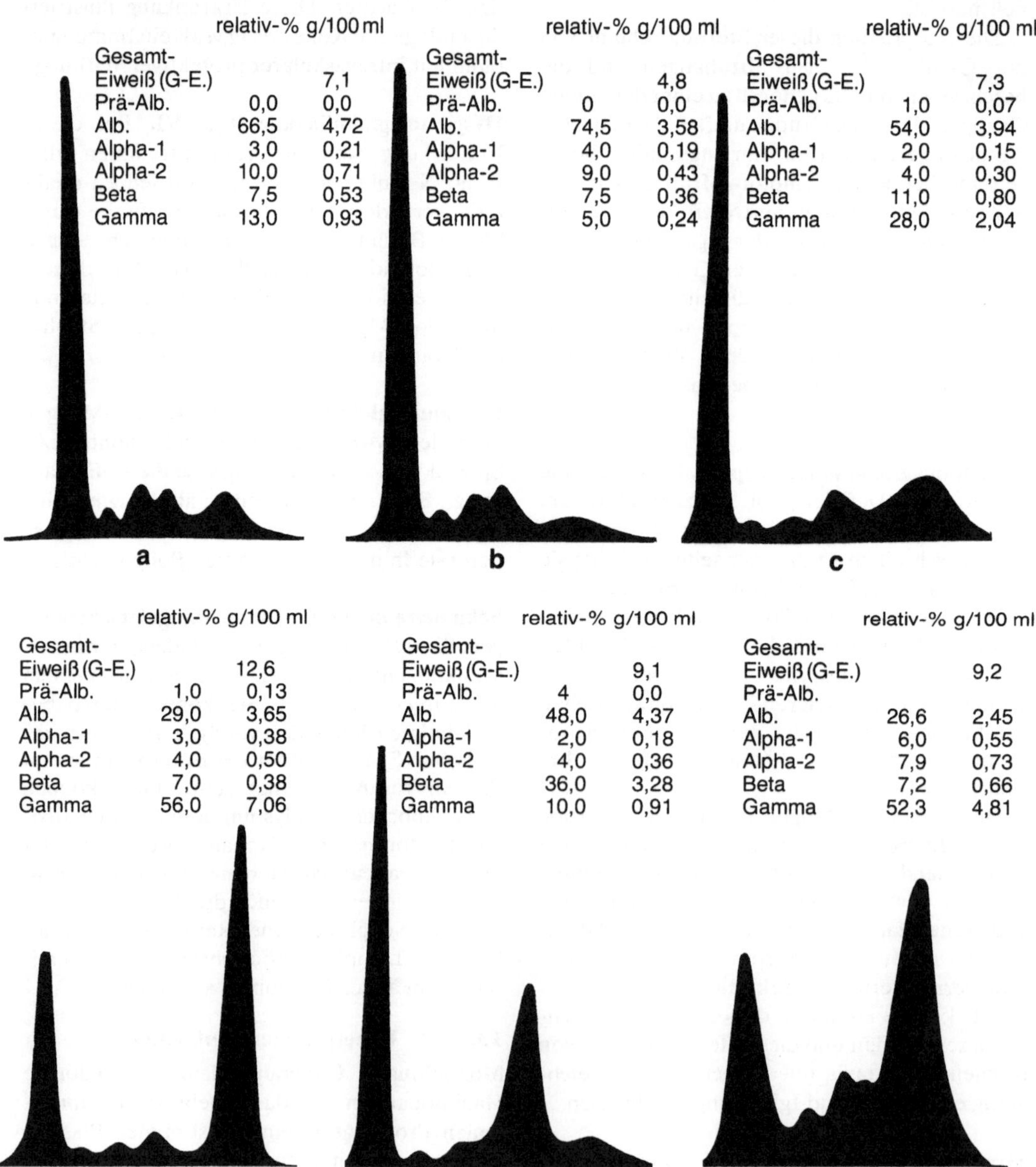

Abb. 13.1. Elektrophorese-Profil humaner Seren. **a** Normal; **b** Hypogammaglobulinämie; **c** Polyklonale Hypergammaglobulinämie; **d, e, f** Monoklonale Hypergammaglobulinämien: **d** IgG-Myelom, **e** IgA-Myelom, **f** IgM-Myelom (freundlicherweise überlassen von Dr. Rubens Guimarães Ferri, 1974)

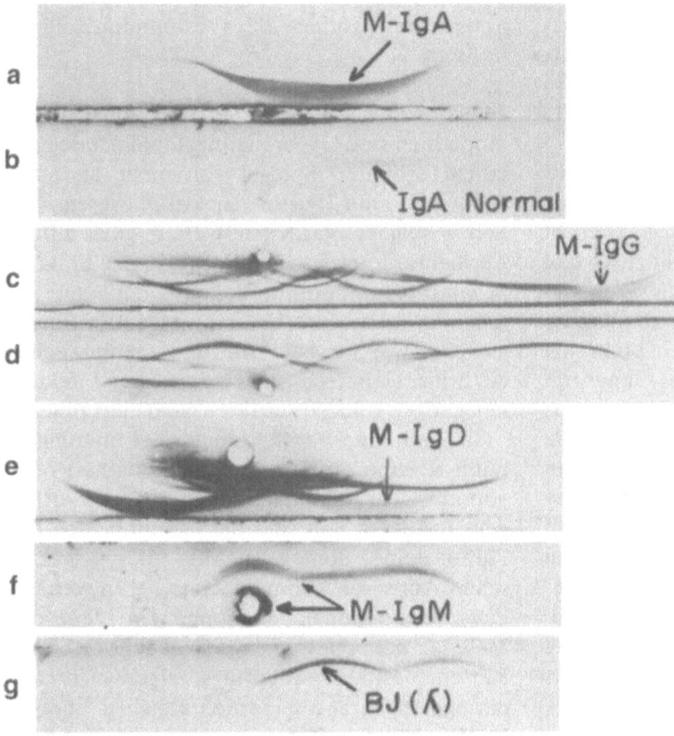

Abb. 13.2. Immunelektrophoretisches Bild humaner Seren. **a** IgA-Myelom; **b** Normal-IgA; **c** IgG-Myelom; **d** Normalserum; **e** IgD-Myelom; **f** IgM-Myelom; **g** Bence-Jones-Protein (Urin) (freundlicherweise überlassen von Dr. Rubens Guimarães Ferri)

ten für Infektionen (besonders Pneumokokken-Pneumonie) empfänglich sind.

Abb. 13.1 zeigt das Elektrophorese-Profil eines Normalserums (a), eines hypogammaglobulinämischen Serums (b) und des Serums bei polyklonaler Hypergammaglobulinämie; die Diagramme d, e und f zeigen IgG-, IgA- und IgM(Makroglobulinämie Waldenström)-Myelom-Profile.

Abb. 13.2 zeigt das immunelektrophoretische Bild normaler Seren und IgA- (a), IgG- (c), IgD- (e) und IgM- (f)Myelom-Seren sowie eines Harns mit Bence-Jones-Proteinen (g). IgG- und IgA-Myelome sind relativ häufiger als IgD- und IgE-Myelome, die eine Ausnahme darstellen.

Die Myelomproteine besitzen strukturelle und antigenische Eigenschaften wie normale Immunglobuline. Eine Antikörper-Aktivität wie Kälte-Agglutinin, Antiglobulin, Antistreptolysin u. a. konnten für Myelom-Proteine nachgewiesen werden. Ausnahmen sind Paraproteine, die bei der Schwere-Ketten-Krankheit gefunden werden, und das Deutschsche Paraprotein.

Makroglobulonämie Waldenström. Der Nachweis einer erhöhten β_2-Globulin-Konzentration sichert die Diagnose der Makroglobulinämie Waldenström (γM-Globulinämie). Durch das hohe Molekulargewicht des Immunglobulins zeigt das Serum dieser Patienten eine erhöhte Viskosität. Eine Antikörperaktivität wurde für diese monoklonalen γM-Immunglobuline beschrieben (z. B. Anti-erythrozytäre und Anti-IgG-Aktivität), die für die hämolytische Anämie und die glomerulären Läsionen verantwortlich sein könnten, die man gewöhnlich bei Patienten mit dieser Krankheit findet. Abb. 13.1f und 13.2f geben das elektrophoretische und immunelektrophoretische Bild des Serums von Patienten mit Makroglobulinämie Waldenström wieder.

Monoklonale Gammopathien mit abnormer Immunglobulinstruktur. Gammopathien mit abnorm strukturierten Immunglobulinen treten unter gewissen pathologischen Bedingungen immunkompetenter Zellen auf, wie bei der Schwere-Ketten-Krankheit und der Deutschschen Paraproteinämie.

Schwere-Kette-Krankheit (heavy chain oder γ-chain oder Franklin's Disease). Diese Krankheit stellt ein Lymphom vorzugsweise der zervikalen, axillären, mediastinalen und abdominalen Lymphknoten dar. Das Verhältnis von erkrankten Männern zu Frauen ist für die 25 beschriebenen Fälle 3:2, die Krankheit tritt im höheren Lebensalter (um 50) auf.

Man findet eine abnorme Ig-Paraprotein-Bildung mit IgG-Antigendeterminanten und einem Molekulargewicht von 55000 Dalton. Dies ist durch eine Deletion im Fc-Teil bedingt, so daß keine Disulfid-Brücken zwischen schweren und leichten Ketten ausgebildet werden können. Es konnte bisher nicht bestimmt werden, ob es sich dabei um ein intaktes Produkt eines Genes mit einer Deletion im Bereich der für den N-terminalen konstanten Teil kodierenden Nucleotide handelt oder ob diese Moleküle durch einen postsynthetischen Abbau der schweren Kette entstehen. Bei zwei solcher Proteine, bei denen die Aminosäuresequenz bestimmt werden konnte, war die N-terminale Sequenz, ausgehend vom V-Teil bis zum größeren C_H1-Teil, normal und endete immer bei Position 216. Dies läßt vermuten, daß die Proteine das Produkt einer fehlerhaften Synthese sind und nicht eines Abbau-Prozesses. Die Mehrzahl der Patienten zeigen keine positive Reaktion für Bence-Jones-Proteine. Die im Urin ausgeschiedenen schweren Ketten besitzen einen hohen Kohlenhydrat-Anteil.

Alpha-Ketten-Krankheit (Mittelmeer-Lymphom). Diese Krankheit ist durch ein infiltratives Lymphom der Dünndarm- und Mesenterial-Lymphknoten gekennzeichnet. Es tritt vorzugsweise bei jüngeren Individuen auf und es scheint ein enger Zusammenhang zwischen dem Auftreten dieser Krankheit und endemischen intestinalen Parasitosen zu bestehen. Auch in diesem Fall liegt die Störung im Fc-Fragment, jedoch der schweren Kette von IgA.

Mü-Ketten-Krankheit. Ein einziger Fall wurde bisher beschrieben, wobei die leichte Kette zusammen mit der schweren Kette, allerdings nicht gekoppelt, im Urin ausgeschieden wurden.

Paraproteinanämie Deutsch. Diese Paraproteinanämie ist durch das Auftreten eines Proteins mit IgG_1-Antigendeterminanten gekennzeichnet, das eine Deletion im Bereich der schweren Kette aufweist, die die Struktur für den Gm-Marker trägt. Da normale IgG-Moleküle des gleichen Patienten diesen Marker besitzen, muß das Paraprotein ein Produkt einer abnormalen Synthese eines bestimmten Zellklones sein.

Polyklonale Gammopathien. Polyklonale Gammopathien sind Hypergammaglobulinämien mit einem erhöhten Spiegel von mehr als einer Immunglobulin-Klasse. Elektrophoresen von Seren solcher Patienten weisen eine diffuse Vermehrung im Bereich der β- und γ-Fraktionen mit Verminderung des Albumins auf. Sie scheinen immer mit Veränderungen im Bindegewebe, wie sie bei SLE und rheumatischer Arthritis, Hepatopathien, chronischen Infektionen und Sarkoidose auftreten, assoziiert zu sein.

Es kann eine Vermehrung dreier Immunglobulin-Klassen (triklonale Gammopathie) oder von nur zwei (diklonale Gammopathie) vorliegen; in jedem Fall sind die Komponenten der Paraproteine homogen. Mit Idiotyp-spezifischen Antiseren konnte nachgewiesen werden, daß viele diklonale Komponenten identische V-Teile, gekoppelt an verschiedene schwere Ketten, besitzen. Allerdings zeigen nicht alle diklonalen Paraproteine den gleichen Idiotyp. Das Paraprotein kann vom $\varkappa$- oder λ-Typ sein, selbst wenn die V-Teile der entsprechenden schweren Ketten identisch sind; die leichten Ketten besitzen dann einen unterschiedlichen Allotyp.

13.3.2 Thymusabhängige Immunmangelerscheinungen

In der Gruppe der thymusabhängigen Immundefizienzen sind ausschließlich die Störungen erfaßt, die das thymusabhängige Immunsystem betreffen. Im allgemeinen zeigen die Patienten eine Lymphopenie unterschiedlicher Stärke, entwickeln keine verzögerte Überempfindlichkeitsreaktion, und ihre Lymphozyten weisen keine Blasten-Transformation bei Inkubation mit Phythämagglutinin oder anderen pflanzlichen Mitogenen auf. Andererseits besitzen die Patienten normale Serum-Immunglobulin-Konzentrationen. Die wichtigsten beschriebenen Formen sind das DiGeorge-Syndrom, das Nezelof-Syndrom und die immunologischen Störungen bei M. Hodgkin.

DiGeorge-Syndrom. Bei dieser Krankheit besteht eine gleichzeitige Agenesie des Thymus und der Parathyreoidea als Folge einer Entwicklungsstörung der 3. und 4. Pharyngeal-Tasche. Neben den immunologischen Störungen zeigen die Patienten Symptome eines Hypoparathyreoidismus wie Tetanie und Hypokalzämie. Die Kranken erliegen gewöhnlich einer viralen oder mykotischen Infektion. Eine histologische Untersuchung der peripheren lymphatischen Organe weist eine Verminderung der Lymphozyten in thymusabhängigen Bereichen auf; die Lymphfollikel sind normal und reich an Plasmazellen.

Nezelof-Syndrom. Diese Krankheit ist eine andere Form einer Thymus-Aplasie. Sie wird autosomal-rezessiv vererbt, tritt ohne hormonale Störungen auf und unterscheidet sich darin vom DiGeorge-Syndrom. Die Patienten weisen die oben beschriebenen Störungen der zellulären Immunität auf.

Immunologische Mangelerscheinungen bei M. Hodgkin. Das Lymphogranulom ist eine ausschließlich beim Menschen vorkommende Erkrankung mit zwei pathognomischen Merkmalen: der granulomatöse Charakter und das Auftreten eines betonten zellulären Pleiomorphismus. Die Serum-Immunglobulin-Spiegel sind normal oder sogar etwas erhöht, die zelluläre Immunität ist vermindert. Die Patienten können daher bakteriellen Infektionen widerstehen, sind aber für virale und mykotische Infektionen empfänglich.

13.3.3 Kombinierte Immunmangelzustände

Kongenitale autosomal-rezessive Hypogammaglobulinämie. Diese Erkrankung wird, da sie von Schweizer Autoren zuerst beschrieben wurde, „Swiss"-Agammaglobulinämie genannt. Mehrere schwere Formen von Immundefizienzen gehören dazu, die durch das fast vollständige Fehlen der vier Immunglobuline (IgG, IgA, IgM und IgD), der Unfähigkeit zu einer verzögerten Überempfindlichkeitsreaktion sowie einer persistierenden Lymphopenie mit hochgradiger Zellverarmung in den peripheren Lymphorganen gekennzeichnet sind. Die Thymusstruktur ist auf das Stroma reduziert mit fast vollständiger Abwesenheit von Lymphozyten und Hassalschen Körperchen. Klinisch weisen die Patienten von Geburt an häufig Infektionen auf, ein Symptom, das diese Form von anderen Agammaglobulinämien unterscheidet. Es wurde diskutiert, ob die „Swiss"-Agammaglobulinämie das humane Äquivalent einer experimentellen allogenen Krankheit darstellen könnte (s. S. 262).

Wiskott-Aldrich-Syndrom. Dieses Syndrom ist durch Thrombozytopenie, Ekzem und rekurrierende Infektionen gekennzeichnet. Die Patienten überleben im allgemeinen nicht die erste Dekade und erliegen Infektionen, begleitet von hamorragischen Prozessen. Diese Patienten können nicht auf eine Stimulation durch Polysaccharid- und Lipopolysaccharid-Antigene antworten, sie weisen einen IgM-Mangel und eine zelluläre Immuninsuffizienz auf.

Ataxia teleangiectasia. Dieses Syndrom zeigt einen autosomal-rezessiven Erbgang. Die Patienten weisen eine progressive Degeneration des Kleinhirns mit Ataxie, multiplen Teleangiektasien der Haut und Konjunktiven und eine erhöhte Empfänglichkeit für Infektionen auf. Die am häufigsten auftretende immunologische Abweichung ist ein Mangel an IgA und IgE im Serum und Sekreten in ungefähr 80% der Fälle. In vielen Fällen ist die zelluläre Immunität ebenfalls eingeschränkt.

Ausgewählte Übersichten und Originalarbeiten

Cooper, M. D., et al.: Meeting Report of the Second International Workshop on primary immunodeficiency diseases in man. Clin. Immunol. Immunopath. *2,* 416 (1974)

Eibl, M.: Untersuchungen und Diagnose immunologischer Mangelerkrankungen. Wien. klin. Wschr. *84,* 650 (1973)

Fudenberg, H., et al.: Primary immunodeficiency disorders. Report of a WHO Committee. Pediatrics *47,* 927 (1971). Siehe auch WHO Technical Report Series No. *402,* 1968

Gershon, R. K., Kondo, K.: Infectious immunological tolerance. Immunology *21,* 903 (1971)

Hitzig, W. H.: Septische Erkrankungen bei Abwehrstörungen des Kindes. 70. Tagung Dtsch. Ges. Kinderhk., Nürnberg 1973

Katz, D. H., Benacerraf, B.: The regulatory influence of activated T cells on B cell responses to antigen. Advanc. Immunol. *15,* 2 (1972)

Mendes, N. F., et al.: Technical aspects of the rosette tests used to detect human complement receptor (B) and sheep erythrocyte-binding (T) lymphocytes. J. Immunol. *111,* 860 (1973)

Soothill, J. F.: Immunity deficiency states. In: Clinical Aspects of Immunology, 3rd Ed. (Gell, P. G. H., Coombs, R. R. A., Lachman, P. J., Eds.), Kap. 23, Oxford, London: Blackwell 1975

Stiehm, E. R., Fulginiti, V. A.: Immunologic disorders in infants and children. Philadelphia: Saunders 1973

Warner, N. L.: Membrane immunoglobulin receptors on B and T lymphocytes. Advanc. Immunol. *19,* 67 (1974)

Biomedizinische Anwendungen der Immunologie

14 Immunhämatologie

OTTO G. BIER

14.1 Allgemeines

Das Blut wurde immer schon als etwas Mystisches und mit Faszination von Menschen bedacht – ein Lebensspender und Jungbrunnen. Schon die Alten berichteten von Blutübertragungen, gewöhnlich von Schafen und Hunden auf den Menschen. Sie beobachteten, daß diese Transfusionen immer Fieber, Hämoglobinurie und nicht selten den Tod des Patienten nach sich zogen. Blundell (1818), den man als den Vater der modernen Bluttransfusion betrachten kann, erkannte als erster, daß Transfusionen innerhalb der gleichen Spezies, z. B. Hund auf Hund oder Mensch auf Mensch, sehr viel besser vertragen werden, obwohl auch dann noch Zwischenfälle auftraten. Dieses Problem wurde erst um 1900 gelöst, als Landsteiner, nachdem er das ABO-Blutgruppensystem entdeckt hatte, die Posttransfusions-Reaktion als Wechselwirkung zwischen Spender-Erythrozyten und Isoantikörpern (oder treffender Alloantikörper) im Serum des Empfängers deutete. Es dauerte aber noch 40 Jahre, bis durch Levine das Rh-System entdeckt und auch die Zwischenfälle erklärt werden konnten, die bei Transfusionen ABO-kompatiblen Blutes auftraten; diese Zwischenfälle konnten Anti-Rh-Alloantikörpern zugeschrieben werden, die im Empfänger durch vorherige Rh-positive Zelltransfusion oder durch Rh-positive fetale Erythrozyten während der Schwangerschaft gebildet worden waren. Neben der Bedeutung für die Transfusion hat die Alloimmunisation auch eine praktische Bedeutung bei der Pathogenese hämolytischer Erkrankungen bei Neugeborenen (Erythroblastosis fetalis).

In jüngster Zeit richtete sich die Aufmerksamkeit auf Leukozyten-Gruppen, deren Bestimmung von besonderer Bedeutung in Verbindung mit der Histokompatibiltäts-Testung bei der Organtransplantation und mit der Suszeptibilität für bestimmte Krankheiten ist.

14.2 Erythrozytäre Systeme

ABO-System; Differenzierung von Gruppen und Subgruppen. Mit der Reaktion von Erythrozyten von sechs Personen untereinander konnte Landsteiner zunächst drei Blutgruppen, A, B, und 0, und ein wenig später eine vierte, AB, identifizieren. Die Reaktionen dieser vier Blutgruppen sind in Tabelle 14.1 aufgeführt. Die Reaktionen können unter Berücksichtigung der Landsteinerschen Regel, daß Seren keine Antikörper enthalten, die mit den eigenen Erythrozyten reagieren, leicht interpretiert werden; sie treten nur als Antwort auf unterschiedliche Erythrozyten-Gruppen auf (Alloimmunisierung). So werden z. B. 0-Erythrozyten durch kein Serum agglutiniert, andererseits agglutiniert Serum von 0-Individuen alle Erythrozyten mit Ausnahme von 0-Erythrozyten. Im Gegensatz dazu werden aber AB-Erythrozyten von jedem Serum, ausgenommen von AB-Individuen, agglutiniert; Seren von AB-Individuen agglutinieren jedoch keine Erythrozyten. A-Erythrozyten agglutinieren mit B-Serum (Anti-A) und B-Erythrozyten agglutinieren mit A-Serum (Anti-B).

Tabelle 14.1. Reaktionen von Erythrozyten mit Antiseren gegen AB0-Blutgruppen

	Serum			
Erythrozyt	0	A	B	AB
0	–	–	–	–
A	+	–	+	–
B	+	+	–	–
AB	+	+	+	–

Neben diesen vier klassischen Gruppen von Landsteiner sind heute noch Subgruppen der Gruppen A und B bekannt, besonders die Subgruppen A_1 und A_2, die durch Absorptionsteste unterschieden werden können. A_1- wie

A_2-Zellen werden von nicht-absorbierten B-Seren agglutiniert; Absorption mit A_2 (schwaches A) entfernt nur Antikörper gegen A_2, jedoch nicht gegen A_1 (Tabelle 14.2).

Tabelle 14.2. Differenzierung der Subgruppen A_1 und A_2

Erythrozyten	B-Serum (Anti-A+A_1)		
	Nicht absorbiert	Mit A_1 absorbiert	Mit A_2 absorbiert
A_1	+	−	+
A_2	+	−	−

Anfangs dachte man, daß 0-Erythrozyten kein Agglutinogen (0-Antigen oder *o*hne Antigen) besitzen, es konnte jedoch später gezeigt werden, daß sie ein Agglutinogen, genannt H, tragen, das ebenfalls auf A-, B- und AB-Erythrozyten zu finden ist, allerdings in geringeren Mengen (am reichlichsten an A_2- oder A_2B-Erythrozyten). Nur ganz seltene Personen des Bombay-Typs besitzen kein H und sind daher in der Lage, Anti-H zu bilden.

In Tabelle 14.3 sind die für die Typisierung des AB0-Systems notwendigen Reaktionen einschließlich der Subgruppen A_1 und A_2 sowie des Bombay-Typs wiedergegeben.

Die folgenden können als Anti-A_1-Reagentien dienen: a) Ungefähr 80% der B-Seren, die Anti-A+A_1 enthalten, wenn sie mit A_2-Erythrozyten (nur A-Antigen) absorbiert werden, b) pflanzliche Hämagglutinine (Lectin) extrahiert aus Saatkörnern von *Dolichos bifloris.*

Als Anti-H-Reagentien können folgende benutzt werden: a) Manche Rinderseren (schwach), b) Aalserum (Anguilla anguilla), das bei hohen Verdünnungen (1:100 bis 1:500) reagieren kann, c) Seren von Bombay-Typ-Individuen (sehr selten) und d) Lectine aus *Ulex europeus* und *Lotus tetragonolobus.*

Genetik. Die Gruppen und Subgruppen des AB0-Systems sind ererbte Merkmale, die nach der Bernsteinschen Theorie durch eine Kombination dreier Allele, 0, A und B, bestimmt werden, wobei 0 ein amorphes rezessives Gen und die A- und B-Gene kodominant sind. Nach diesem Schema entsprechen den vier klassischen Gruppen (Phänotypen) sechs Genotypen: 00, A0, AA, B0, BB und AB. Bei Einschluß der Subgruppen A_1 und A_2 werden es zehn Genotypen für sechs Phänotypen (Tabelle 14.4).

Tabelle 14.4. Genotypen des AB0-Systems nach Bernstein

Phänotyp	Genotyp	
	Homozygote	Heterozygote
0	00	
A_1	A_1A_1	A_1A_2, A_10
A_2	A_2A_2	A_20
B	BB	B0
A_1B		A_1B
A_2B		A_2B

Das an allen Erythrozyten (ausgenommen beim Bombay-Typ) vorhandene H-Antigen wird durch das amorphe 0-Gen nicht beeinflußt woraus der Phänotyp 0 resultiert. Die Struktur-Gene A und B wirken auf H (stärker bei A_1-Individuen als bei A_2-Individuen), indem sie es in A_1- und A_2-Agglutinogene umwandeln, dabei jedoch eine gewisse Menge H (unvollständige Konversion) belassen. Weitere Details der Genetik der Biosynthese dieser Gruppen-Substanz werden weiter unten im Zusammenhang mit den Beziehungen zwischen dem AB0- und dem Lewis-System besprochen.

Alloantikörper des AB0-Systems. Die Alloantikörper des AB0-Systems können entweder natürliche oder Immun-Antikörper sein. Die er-

Tabelle 14.3. AB0-Blutgruppen-Typisierung

Erythrozyten	Serum 0 (anti-A+A_1+B)	Serum B (anti-A+A_1)	Serum A (anti-B)	Anti-A_1	Anti-H
A_1 (A+A_1)	+	+	−	+	±
A_2 (A)	+	+	−	−	+
B	+	−	+	−	±
A_1B	+	+	+	+	±
A_2B	+	+	+	−	+
0	−	−	−	−	++
„Bombay“	−	−	−	−	−

steren treten im Normalserum mit gewöhnlich niedrigen Titern auf und werden als Antwort auf natürliche Reize der ubiquitär, besonders bei Bakterien des Intestinaltraktes vorkommenden Gruppen-Substanzen, gebildet. So bilden z. B. in keimfreier Umgebung aufgezogene Küken keine Hämagglutinine, werden ihnen jedoch *E. coli*, ein B-Substanz-Träger, mit der Nahrung zugeführt, so bilden sie leicht Antikörper.

Beim Menschen findet man Agglutinogene schon bei der Geburt an Erythrozyten, natürliche Hämagglutinine treten aber erst um den dritten Lebensmonat auf. Sie gehören der IgM-Klasse an (zuvor vorhandene mütterliche Agglutinine gehören zur IgG-Klasse, die allein die Plazenta-Schranke passieren können). Individuen, die natürlichen Antigen-Stimuli ausgesetzt sind, bilden nachweislich nur Antikörper gegen Antigene, die nicht an ihren eigenen Erythrozyten vorkommen (Landsteinersche Regel); das heißt, nur gegen Antigene, gegen welche keine Toleranz während des pränatalen Lebens ausgebildet wurde.

Immunantikörper, allen voran Anti-A_1, bilden sich mit erhöhten Titern nach Transfusion inkompatiblen Blutes (z. B. B in A oder A in 0); während einer heterospezifischen Schwangerschaft (z. B. ein B-Fetus in einer A- oder 0-Mutter); durch Injektionen biologischen Materials, das Gruppensubstanzen enthält (z. B. Tetanus- oder Diphtherie-Toxoid, das sich aus Kulturen in Pepton-Medien ableitet, oder Antitoxine, die durch Spaltung mit Pepsin gereinigt wurden) und durch Injektion gereinigter Gruppen-Substanzen (Witebsky-Substanzen).

Tabelle 14.5 faßt die wichtigsten Merkmale für die Differenzierung natürlicher und immuner Alloantikörper zusammen.

Tabelle 14.5. Differenzierungsmerkmale für natürliche und Immun-Allo-Antikörper

Eigenschaften	Natürliche Antikörper	Immun-Antikörper
Ig-Klasse	IgM oder IgG	IgG
Agglutination in 0,9% NaCl[a]	+	häufig
Hämolyse in Gegenwart von Komplement	–	+
Optimale Temperatur	20° C	37° C

[a] Das Problem der sogenannten inkompletten Antikörper, die keine Agglutination in Kochsalz, jedoch Agglutination in kolloidalen Medien verursachen, wird in Zusammenhang mit den Antikörpern des Rh-Systems besprochen

Lewis-, Lutheran- und Sekretions-Systeme; Differenzierung der Systeme und ihre genetischen Beziehungen. Bei ungefähr 80% aller Individuen werden die Substanzen A, B und H nur an Erythrozyten gefunden, bei den restlichen 20% treten sie auch in Sekreten auf (Nicht-Sekretor- und Sekretor-Typ). Sowohl in Sekreten wie an Erythrozyten konnten H-ähnliche Substanzen nachgewiesen werden, die Lewis(Le)-Substanzen genannt wurden und die mit zwei Spezifitäten auftreten, Le^a und Le^b. Die erste wird in Sekreten, aber nicht an Erythrozyten von Sekretoren gefunden, während die letztere auch an Erythrozyten auftritt. Bei Nicht-Sekretoren ist Le^b abwesend, während Le^a sowohl in Sekreten als auch an Erythrozyten auftritt (s. Tabelle 14.6).

Ebenfalls in Zusammenhang mit der Sekretion steht das Lutheran-System, bei dem auch zwei Antigen-Spezifitäten auftreten: Lu^a bei Nicht-Sekretoren und Lu^b bei Sekretoren.

Tabelle 14.6. Genetische Wechselwirkung zwischen dem AB0-, Lewis- und Sekretions-System

Sekretions-Gene	Andere Gene			Erythrozyten				Sekretion			
				A oder B	H	Le^a	Le^b	A oder B	H	Le^a	Le^b
Se	AoderB	H	Le	+	+	–	+	+	+	+	++
sese				+	+	+	–	–	–	+	–
Se	00	H	Le	–	+	–	+	–	+	+	++
sese				+	+	+	–	–	–	+	–
Se	AoderB	H	lele	+	+	–	–	+	+	–	–
sese				+	+	–	–	–	–	–	–
Se oder	A,B,0	hh	Le	–	–	+	–	–	–	+	–
sese (Bombay)	A,B,0	hh	lele	–	–	–	–	–	–	–	–

Die Genetik des Lutheran-Systems ist noch im Dunkeln, obgleich die genetische Beziehung zwischen dem Lewis-System und dem Sekretions-System recht gut aufgeklärt ist, besonders dank der Arbeiten von Ceppellini. Das Auftreten von A, B, H, Le^a und Le^b scheint das Ergebnis einer kombinierten Wirkung von vier Gen-Gruppen zu sein, die nacheinander in der Reihenfolge: Le-le (Lewis-Allele), Se-se (Sekretions-Allele), H-h und 0-A-B wirken.

Die in Tabelle 14.6 zusammengefaßten Befunde können erst nach dem Studium der Chemie der Gruppensubstanzen und der genetischen Kontrolle der Biosynthese richtig interpretiert werden. Man kann jedoch schnell ablesen, daß sich die Le^b-Spezifizität aus einer Wechselwirkung von H- und Le-Genen bei Sekretor-Personen ergibt und daß eine doppelte Dosis „se"-Gene diese Wechselwirkung verhindern kann. Sind Le-, Se- und H-Gene vorhanden, erscheint die Le^b-Substanz in erhöhter Konzentration in den Sekreten und ein Teil ist an Erythrozyten absorbiert; Le^a wird ebenfalls gebildet, aber in zu geringen Mengen, um an Erythrozyten absorbiert zu werden.

Chemie und Biosynthese der Gruppen-Substanzen. Die für die A, B, H und Lewis-Spezifizität verantwortlichen Substanzen können nicht leicht von Erythrozyten extrahiert werden, da sie nur in kleinen Mengen und wahrscheinlich mit Lipiden und Proteinen assoziiert vorkommen. Aus diesem Grund wurden die chemischen Untersuchungen an aus Körperflüssigkeiten isoliertem Material durchgeführt: A, B und H von Sekretoren und Le^a von Nicht-Sekretoren (s. Tabelle 14.6).

Beim Menschen ist die Konzentration von Gruppen-Substanzen besonders im Mekonium, in der Amnion- und Ovarialzysten-Flüssigkeit erhöht. Beträchtliche Mengen werden auch im Speichel[1], Magensaft, Samenflüssigkeit, Harn und Serum gefunden. Die tierischen Quellen, die die größten Mengen von A-, B- und H-Substanzen liefern, sind die Magenschleimhaut vom Pferd und Schwein.

Unter den vorhandenen Methoden für die Isolierung und Reinigung der Gruppensubstanzen wird die von Morgan und King am häufigsten angewandt; sie besteht im wesentlichen aus einer Extraktion in 90% Phenol, der eine Präzipitation mit Äthanol folgt. Unter diesen Bedingungen können Produkte erhalten werden, die chemischen und immunologischen Reinheitskriterien, wie konstanter Löslichkeit, Homogenität in der Ultrazentrifuge und Elektrophorese und Gesamt-Präzipitation durch spezifische Antiseren, genügen.

Die chemische Analyse zeigt, daß die Gruppensubstanzen Glykoproteine sind, die sich aus einem an Serin und Threonin reichen Protein mit Polysaccharid-Ketten zusammensetzen, die aus zwei Amino-Zuckern (D-N-Acetylglucosamin und D-N-Acetylgalaktosamin) und zwei Zuckern (D-Galaktose und L-Fucose) bestehen. Die Zusammensetzung der Zucker-Ketten und ihre Sequenz wurden besonders von Morgan und Kabat und Kollegen untersucht, deren Experimente auf verschiedenen Wegen zu der Schlußfolgerung führte, daß die immundominante Gruppe für die Substanz A D-N-Acetylgalaktosamin (GaN), für die Substanz B D-Galaktose (Ga) und für die H-Substanz und die Le^a-Substanz L-Fucose, je nach der Position der Bindung (Abb. 14.1), ist.

Über die Biosynthese des Polysaccharid-Vorläufers, der u. a. mit Pneumokokken-Polysacchariden Typ XIV kreuzreagiert, ist wenig bekannt, ausgenommen, daß jüngere Befunde darauf hinweisen, daß Antigen I, das an praktisch allen erwachsenen Erythrozyten nachgewiesen wird und für erworbene hämolytische Anämien mit Bildung von Kryoagglutinen verantwortlich ist (s. S. 260), mit ihm eng verwandt ist. Eine Degradation der Substanzen A, B und H durch kombinierte Behandlung mit Perjodat und Borhydrat (Smithsche Degradation) legt Determinanten frei, die mit Anti-I reagieren können.

Die H-Substanz wird unter H-Gen-Kontrolle durch Bindung einer α-L-Fucose in 1,2-Bindung aus dem terminalen Acetylgalaktose-Rest des Vorläufers synthetisiert. Bei Individuen, die das H-Allel nicht besitzen, d. h. die „h"-homozygot sind, kommt die H-Bildung nicht zustande: Dies sind die äußerst seltenen „Bombay"-Individuen.

Bei der Biosynthese der Gruppensubstanzen wirkt beim ersten Schritt eine Glucosyltransferase, die durch das Le-Gen kontrolliert wird, auf den Vorläufer und vermittelt die Kopplung einer α-L-Fucose an den subterminalen Acetylgluco-

[1] Speichel von A- und B-Sekretoren hemmen die Agglutination der entsprechenden Erythrozyten durch den entsprechenden Antikörper; H-Speichel von H-Sekretor hemmt die Agglutination von 0-Erythrozyten durch *Ulex*-Anti-H oder Aalserum

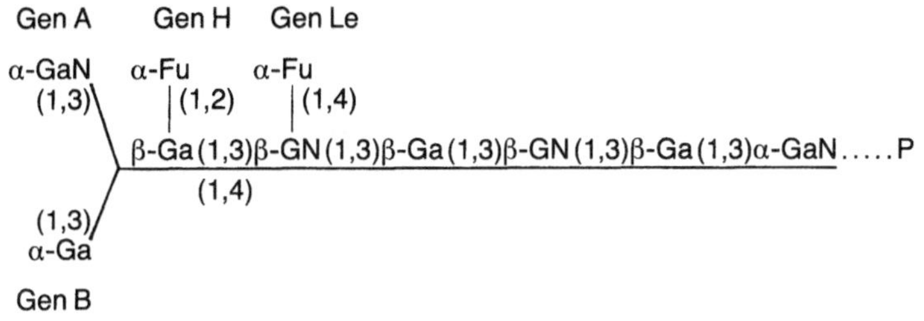

```
Gen A     Gen H    Gen Le

α-GaN    α-Fu      α-Fu
 (1,3)\     |(1,2)    |(1,4)
       \ β-Ga(1,3)β-GN(1,3)β-Ga(1,3)β-GN(1,3)β-Ga(1,3)α-GaN.....P
       /      (1,4)
 (1,3)/
α-Ga

Gen B
```

Abb. 14.1. Strukturschema der Blutgruppensubstanzen mit Angabe der Gene, die bei der Biosynthese beteiligt sind

saminrest über eine 1,4-Bindung; auf diese Weise entsteht die Le[a]-Substanz. Danach wird die H-Substanz (s. oben) gebildet. Bei Sekretoren kommt es zu einer Wechselwirkung von Le und H, aus der sich die Le[b]-Spezifizität ergibt. Schließlich wirken die 0-A-B-Gene: 0 beeinflußt als amorphes Gen die H-Substanz nicht; die durch A- und B-Gene kontrollierte Glucosyltransferase bewirkt jedoch die Bindung eines α-D-Acetylgalaktosamin (Spezifität A) bzw. einer α-D-Galaktose (Spezifität B) in 1,3-Kopplung an die terminale D-Galaktose.

Das Schema der Abb. 14.1 zeigt, daß zwei mögliche Vorläufer vorkommen können: Bei der I-Kette erfolgt die Bindung der terminalen Galaktose an das Acetylglucosamin in 1,3-Kopplung; bei der II-Kette besteht eine 1,4-Kopplung. Die Lewis-Substanz, die durch Einbau einer L-Fucose an das subterminale Acetylglucosamin über eine 1,4-Kopplung entsteht, kann offensichtlich nur mit I-Ketten gebildet werden, da bei II-Ketten die Position 4 besetzt ist.

Die MNSs- und P-Systeme. Zwei Faktoren, M und N, wurden an Erythrozyten jeder AB0-Gruppe nachgewiesen. Im Serum liegen keine Agglutinine für diese Faktoren vor und um sie zu identifizieren, ist es notwendig, geeignet absorbierte Kaninchen-Antiseren (z. B. durch Immunisierung mit OM-Erythrozyten und Absorption mit ON-Erythrozyten für ein spezifisches Anti-M-Serum) zu verwenden. Zur Identifizierung des N-Faktors kann man auch aus Saatkörnern von *Vicia graminea* extrahierte Lectine verwenden.

Für das MN-System kann man drei Gruppen: M, N und MN, unterscheiden. Da die Antigene durch kodominante Gene kontrolliert werden, kommt die Abwesenheit beider Faktoren nicht vor.

Anfangs erschien das MN-System das einfachste Blutgruppensystem, später erkannte man jedoch, daß es genetisch mit einem anderen System (Ss) assoziiert ist und daß zahlreiche antigenische M- und N-Varianten existieren sowie andere zu Ss nicht allele Antigene mit MN gekoppelt sind. Von diesen letzteren Antigenen sollen besonders die Hu(Hunter)- und He-(Henshaw)-Faktoren, die bei Schwarzen relativ häufig sind, und die Gr(Graydon)-, Vw(Verweyst)-, Mi[a](Miltenberger)- und U-Faktoren erwähnt werden.

Betrachtet man die Allele N, M und S,s und nimmt an, daß diese Gene vier Gen-Komplexe für das MNSs-System bilden: MS, NS, Ms und Ns, dann können neun Phänotypen bei entsprechenden 10 Genotypen unterschieden werden.

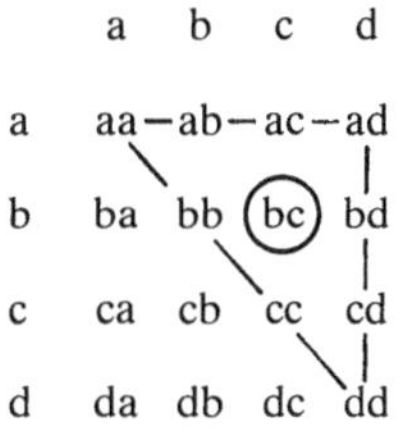

```
     a    b    c    d

a    aa — ab — ac — ad
       \             |
b    ba   bb  (bc)  bd
            \        |
c    ca   cb   cc   cd
                 \   |
d    da   db   dc   dd
```

Im obigen Schema sind die Gene MS, NS, Ms und Ns durch a, b, c bzw. d dargestellt. Von den zehn im rechten Dreieck eingeschlossenen Genotypen (die anderen sind Duplikationen) hat der Genotyp „bc“ (eingekreist) eine zu „ad“ identische Ausprägung (NSMs und MSNs), was die Zahl der Phänotypen auf neun reduziert: MS, Ms, MSs, NS, Ns, NSs, MNS, MNs und MNSs.

Mittels einer ähnlichen Methode wie sie für die Untersuchung des MN-Systems angewandt wurde, konnte das P-System aufgeklärt werden, das letztlich als Analog zu A_1-A_2 mit drei Haupttypen: P_1, P_2 und „p“charakterisiert wurde, wobei das letzte nicht mit den Antiseren reagiert, die die beiden ersteren charakterisieren. „p“-Individuen sind äußerst selten, ihr Serum enthält Anti-P+P_1(Anti-Tj[a] oder Jay)-Alloantikörper, die Erythrozyten fast aller Individuen agglutinieren. Wegen der äußersten Seltenheit von „p“-Individuen, die über die Kontinente verteilt sind, würde eine Transfusion kompatiblen Blutes, wenn erforderlich, nur über eine internationale Organisation möglich sein.

Das Rh-System. 1939 fand Levine im Serum einer Mutter, die eine Totgeburt hatte, ein irreguläres Agglutinin, das Erythrozyten von ungefähr 85% der weißen Bevölkerung der USA agglutinierte. Kurze Zeit später berichteten Landsteiner und Wiener, daß ein ähnliches Serum in Kaninchen durch Injektionen von *Macacus rhesus*-Erythrozyten hergestellt werden konnte. Die Beziehung zwischen den beiden Beobachtungen war offensichtlich und das neue Agglutinogen, für welches Levine einen Alloantikörper fand, wurde Rh (von *rhesus*) genannt, da es an Erythrozyten dieser Primatenspezies auftritt (Abb. 14.2).

Faktoren und Agglutinogene. Zunächst erschien das Rh-System einfach (85% Rh_+-Individuen und 15% rh-Individuen), es wurde jedoch bald erkannt, daß es sich um ein hochkomplexes System handelt mit einer Vielzahl von Antigen-Determinanten und -Varianten, aus denen die verschiedenen Agglutinogen-Typen zusammengesetzt sind. Neben dem ursprünglichen Serum wurden bald noch zwei Alloantiseren gefunden: eines von Patienten, die multiple Transfusionen erhalten hatten; diese agglutinierten 70% humaner Erythrozyten; und das andere von der Mutter eines Neugeborenen mit

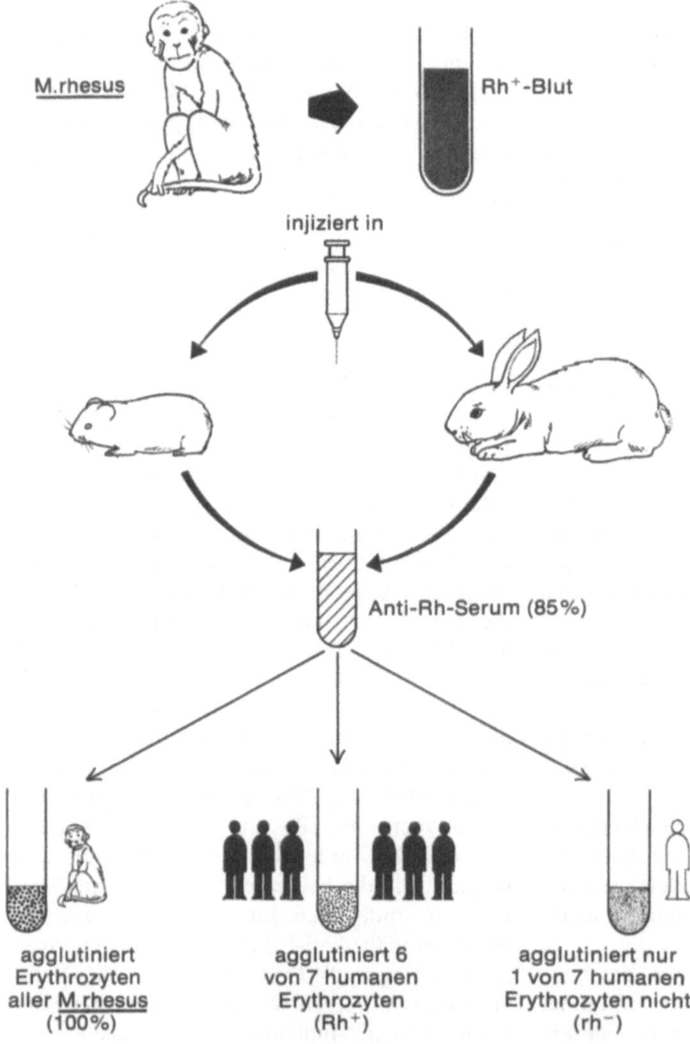

Abb. 14.2. Versuchs-Protokoll zur Entdeckung des Rh-Faktors

fetaler Erythroblastose, das Erythrozyten von 30% aller Individuen agglutinierte. Die drei Antiseren definierten unterschiedliche Antigendeterminanten, die Wiener mit Rh_o, rh' und rh'' bezeichnete. Später wurden zwei Antiseren gefunden, die Reaktionen zeigten, die in umgekehrter Beziehung zu Anti-rh' und Anti-rh'' standen und die daher Anti-hr' und Anti-hr'' bezeichnet wurden. Ein drittes antithetisches Serum (anti-hR_o), d. h. eines, das gegensätzlich zu Anti-Rh_o reagierte, wurde, obwohl postuliert, nicht entdeckt. Fünf Seren standen somit zur Bestimmung der Hauptfaktoren des Rh-Systems zur Verfügung und mit diesen konnten 32 (2^5) Phänotypen identifiziert werden. Die Determinanten, die diesen Antiseren entsprachen, wurden von Wiener Rh_o, rh', hr' und hr'' bezeichnet und sind in Gruppen von zwei oder drei assoziiert, um die Agglutionogene Rh_o, Rh_1, Rh_2, rh' und rh'' zu bilden.

Unterschiedliche Interpretationen des Vererbungsmechanismus des Rh-Systems veranlaßten Wiener in den Vereinigten Staaten und Fisher und Race in England verschiedene Nomenklaturen für die Faktoren anzunehmen, wobei Wieners Nomenklatur im Gegensatz zu Fishers den Vorteil der leichteren Aussprache (z. B. Rh_1/Rh_2 anstatt DCe/DcE), jedoch den Nachteil identischer Symbole für unterschiedliche Faktoren und Agglutionogene (z. B. Rh_o, rh' und rh'') hat (Tabelle 14.7).

Typen-Differenzierung. Betrachten wir nur die drei zuerst entdeckten Anti-Rh-Seren, d. h. Anti-D (85%), Anti-C (70%) und Anti-A (30%), so kann man 8 (2^3) Typen differenzieren, wie in Tabelle 14.8 angegeben ist, in welcher auch die prozentuale Häufigkeit jeden Typs in der weißen Bevölkerung angegeben ist.

Die Daten in der Tabelle 14.8 ermöglichen den Prozentsatz, der der Reaktionshäufigkeit jedes der Antiseren entspricht, zu berechnen.

Tabelle 14.7. Nomenklatur der Faktoren und Agglutinogene des Rh-Systems

	Wiener	Fisher-Race
Faktoren	Rh_o	D
	rh'	C
	rh''	E
	hr'	c
	hr''	e
Agglutionogene	Rh_o	Dce
	Rh_1	DCe
	Rh_2	DcE
	Rh_z	DCE
	rh	−ce
	rh'	−Ce
	rh''	−cE
	rh^y	−CE

Das Anti-D-Serum (Anti-Rh_o), das nur mit Erythrozyten der oberen Gruppe reagiert, d. h. Rh-positiven, entspricht daher einer Reaktionshäufigkeit von 2+54+14+15=85%. Das Anti-C-Serum (Anti-Rh') entspricht einer Reaktionshäufigkeit von 1,5+54+15=70,5%, und das Anti-E-Serum einer von 1,5+14+15=29,5%.

Unter dem klinischen Gesichtspunkt ist das Interesse eigentlich auf die Unterscheidung Rh-positiver Gruppen mit Hilfe des Anti-D-Serums begrenzt. Bei anthropologischen und forensischen Untersuchungen ist allerdings auch die Unterscheidung der verschiedenen Genotypen wie auch der verschiedenen Phänotypen von Bedeutung. Von besonderer Wichtigkeit ist hier die Differenzierung von Homo- und Heterozygotie, die durch Anti-hr(Anti-c, Anti-e)-Seren erzielt werden kann.

Antigen-Varianten. Die Rh-Faktoren weisen zahlreiche „Antigen-Varianten" auf (D^u, D^w, C^u, E^u, E^w, E^t, e^s etc.) sowie Antigen-Verbin-

Tabelle 14.8. Typisierung von Erythrozyten für Rh-Antigene mit Anti-C, -D und -E-Seren

Serum	Rh-Negative Typen				Rh-Positive Typen			
Anti-D	−	−	−	−	+	+	+	+
Anti-C	−	+	−	+	−	+	−	+
Anti-E	−	−	+	+	−	−	+	+
Phänotypen								
nach Wiener	rh	rh'	rh''	rh'rh''	Rh_0	Rh_1	Rh_2	Rh_1Rh_2
nach Fisher-Race	cde	Cde	cdE	CdE	cDe	CDe	cDE	CDE
Prozente	13	1,5	0,5	−	2	54	14	15

dungen (G(CD), f(ce), V(ce^s) u.a.), die die Komplexität des Systems stark erhöhen.

Die D^u-Variante verdient besondere Erwähnung. Es gibt kein spezifisches Antiserum, aber D^u-Erythrozyten reagieren, wenn auch schwach, mit Anti-D, wobei diese Reaktion in ihrer Stärke variiert (schwaches und starkes D^u); schwache Reaktionen erfordern Testung mittels des Antiglobulin-Tests zu ihrem Nachweis; bei Routine-Testen können sie fälschlich als rh-negativ identifiziert werden.

Genetik. Zwei genetische Theorien wurden für das Rh-System aufgestellt. Nach Wiener soll ein einziger Locus mit sechs kodominanten Allelen bestehen, während Fisher drei enggekoppelte Loci mit je einem Paar kodominanter Allele: D-d, C-c, E-e annimmt. Die Fisher-Gene kodieren die Ausprägung der entsprechenden Antigendeterminanten, während die Wiener-Gene, bezeichnet als r, r′, r″, R^o, R^1 und R^2, in Wirklichkeit genetische Komplexe darstellen, die drei Faktoren kodieren. Wiener postulierte ursprünglich sechs Gene, es muß jedoch die mögliche Existenz von acht Genen in Betracht gezogen werden; es wurden nämlich noch zwei Agglutinogene entdeckt, deren Gene mit R^z und R^y (Agglutinogene Rh_z oder CDE und rh_y oder CdE) bezeichnet wurden:

D	C	E	DCE	oder	R^z
		e	DCe	oder	R^1
	c	E	DcE	oder	R^2
		e	Dce	oder	R^0
d	C	E	dCE	oder	r^y
		e	dCe	oder	r′
	c	E	dcE	oder	r″
		e	dce	oder	r

Läßt man die R^z- und r^y-Gene beiseite, so entsprechen den acht in Tabelle 14.8 erwähnten Rh-Phänotypen 21 Genotypen (6·7/2), die durch sechs Allele gebildet werden:

Phänotypen	Genotypen
rh	rr
rh′	rr′, r′ r′
rh″	rr″, r″r″
rh′ rh″	r′rr″
Rh_0	R^0r, R^0R^0
Rh_1	R^0r', R^0R^1, R^1R^1, R^1r', R^1r
Rh_2	R^0r'', R^0R^2, R^2R^2, R^2r'', R^2r
Rh_1Rh_2	R^1R^2, R^1r'', R^2r'

Nach der Fisher-Race-Nomenklatur wird die Bezeichnung der Genotypen komplizierter: dce/dce anstatt rr, DCe/DcE anstatt r^1R^2 etc.

Schließlich sollte gesagt werden, daß die Divergenzen zwischen beiden Theorien ohne praktische Bedeutung sind; vom theoretischem Standpunkt ist es ein eher akademisches Problem, ob ein einziges Gen ein oder drei Wirkungen zeigt, da die wirklichen Grenzen der Gene unbekannt sind.

Rh-Alloantikörper. Für das Rh-System werden keine natürlichen Antikörper gebildet wie für das AB0-System; Anti-Rh wird in Seren rh-negativer Individuen nur dann gefunden, wenn sie mit Rh-positiven Erythrozyten immunisiert wurden.

Es gibt zwei Arten von Anti-Rh-Seren: a) Antikörper, die in Kochsalz-Medium agglutinieren, und b) Antikörper, die nur in kolloidalen Medien agglutinieren, d.h. in Verdünnungslösungen mit hoher Protein-Konzentration (kompatibles Serum, Rinderserumalbumin).

Anfangs dachte man, daß die nicht-agglutinierenden Antikörper inkomplette Antikörper mit nur einer Bindungsstelle seien. Jedoch wurde diese Hypothese verworfen, als man fand, daß diese Antikörper Erythrozyten in kolloidalem Medium agglutinieren und sogar in Kochsalz, wenn die roten Blutkörperchen zuvor mit proteolytischen Enzymen behandelt wurden (Papain, Bromelin, Ficin etc.). Diese Befunde ließen vermuten, daß die Unfähigkeit zur Agglutination in Kochsalz durch die ungenügende Ausbildung von Komplexen der divalenten Antikörper bedingt ist, entweder weil die Antigendeterminanten zu ungünstig an der Erythrozytenoberfläche liegen oder weil die elektrische Ladung der Erythrozyten keine genügende Annäherung ihrer Oberflächen erlaubt. Trifft die erste Möglichkeit zu, würde die Enzymbehandlung eine Exposition sonst unzugänglicher Antigendeterminanten bewirken, im zweiten Fall würden kolloidale Verdünnungslösungen zu einer Reduktion der ζ-Potentials der Erythrozyten führen und damit die Agglutination ermöglichen. Mit ζ-Potential ist die Differenz des elektrostatischen Potentials zwischen Netto-Ladung der Erythrozytenmembran und der Spannung der Oberfläche der die Erythrozyten einhüllenden Ionenwolke, die die Blutkörperchen vom Suspensions-Medium trennen, gemeint. Damit eine Agglutination auftreten kann, muß das ζ-Potential auf einen kritischen Wert abfallen, um eine ausreichende Annäherung und Brücken-Bildung zwischen bivalenten Antikörpern und Erythrozyten zu erlauben (s. S. 121).

Der Nachweis nicht-agglutinierender Antikörper gelingt auch mit hoher Empfindlichkeit mittels des Antiglobulin-(Coombs-)Testes. Dabei wird ein spezifisches Antihuman-γ-Globulin-Serum in geeigneter Verdünnung den roten Blutkörperchen, die zuvor mit dem zu testenden Antiserum inkubiert und dann gewaschen wurden, zugegeben. Das Antiglobulin reagiert mit Antigen-Determinanten des Fc-Teils des gebundenen Antikörpers und stellt auf diese Weise Brückenbindungen her, die die Agglutination ermöglichen. Bei manchen Systemen, wie Lewis, Kell, Kidd und X^a_g, erhält man infolge der Bindung von Komplement an der Erythrozytenoberfläche bessere Resultate, wenn Anti-nicht-γ- oder Anti-Komplement-(Anti-β1C-)Seren zum Nachweis benutzt werden.

Rh-Antikörper unterscheiden sich von normalen AB0-Agglutininen auch dadurch, daß sie bei 37° C aktiver sind als bei Raumtemperatur (20° C). Unter diesen Bedingungen erfolgt die Wechselwirkung der Anti-Rh-Antikörper mit dem Rh-Antigen *in vitro* unter Bedingungen, die denen ähnlich sind, bei denen sie ihre Pathogenität *in vivo* entfalten, d. h. bei Vorliegen hoher Proteinkonzentrationen und 37° C (Wärme-Agglutine).

Andere erythrozytäre Systeme. Einige andere erythrozytäre Systeme sollten ebenfalls erwähnt werden:

1. Systeme, die durch den Coombs-Test nachweisbar sind (mit Anti-nongamma- oder Antigamma-Seren).

Diese Systeme sind das Kell-Cellano(K-k)-, Duffy(Fy^a, Fy^b)-, Kidd(Jk^a, Jk^b)- und das Diego(Di^a, Di^b)-System.

2. Das I-System. Antigen I kommt an fast allen erwachsenen menschlichen Erythrozyten vor. Es kann mit einem Anti-I nachgewiesen werden, das in selten vorkommenden I-negativen Personen hergestellt wird (ungefähr 1 unter 5000). Bei Neugeborenen ist die Reaktion mit Anti-I schwach oder fehlt ganz, da das Antigen sich erst im Laufe der ersten beiden Lebensjahre entwikkelt.

3. Das Xg-System. Dieses System besteht aus nur einem Antigen, Xg^a, das häufiger bei Frauen (ungefähr bei 65%) als bei Männern (ungefähr bei 25%) auftritt, und seine Ausprägung scheint von einem X-Chromosom-gekoppelten Gen abzuhängen. Die beiden Phänotypen sind Xg(a+) und Xg(a−).

4. Publike und private Gruppen. Unter diesen Bezeichnungen werden gewisse äußerst häufig vorkommende Antigene (Vel, Yt^a, Go^b, Gy^a etc.) und einige äußerst selten vorkommende Antigene (Levay, Becker, Ven, Yt_b und viele andere) verstanden.

In Tabelle 14.9 sind die Befunde der nicht AB0- und Rh-Systeme zusammengefaßt.

14.3 Praktische Anwendungen der Immunhämatologie

Blutgruppen und Transfusion. Transfusionen ohne vorherige Blutgruppenbestimmung dürfen nicht durchgeführt werden; bei Inkompatibilität zwischen Spender und Empfänger besteht eine große Wahrscheinlichkeit für das Auftreten schwerer Schockzustände. Neben den benignen Reaktionen durch Pyrogene ist die unmittelbare und schwerwiegende Folge einer Transfusion inkompatiblen Blutes: Schüttelfrost, präkordiale Beklemmungszustände, lumbale und abdominale Schmerzen, prickelnde Empfindungen in den Extremitäten, Dyspnoe, Zyanose im Gesicht, Hämoglobinurie und renale Komplikationen, die gelegentlich in eine fatale Anurie münden. Diese Inkompatibilität wird hauptsächlich durch die übertragenen Zellen verursacht, da die natürlichen Agglutinine des Spenderplasmas im Empfänger verdünnt werden und, sofern es sich um Anti-A- und Anti-B-Agglutinine handelt, zum größten Teil an die im Gewebe und den Körperflüssigkeiten des Empfängers vorkommenden Blutgruppensubstanzen absorbiert werden. Auf Grund dieser Überlegungen wurden Blutgruppen-0-Individuen lange Zeit als die universellen Spender angesehen und AB-Individuen, deren Blut auf keine andere Gruppe übertragen werden kann, als universelle Empfänger. A- oder B-Individuen können nur Blut ihres eigenen Types empfangen, sie können aber auch als Spender für AB-Typen, neben ihrem eigenen Typ, in Frage kommen.

Es ist heute allerdings bekannt, daß Blut der Gruppe 0 nicht generell kompatibel ist, ja sogar gefährlich sein kann: Es kann erhöhte Anti-A- und Anti-B-Titer besitzen, auch wenn diese durch Zugabe von Gruppen-Substanzen neutralisiert werden können; darüber hinaus kann es wegen Inkompatibilität für andere Systeme gefährlich sein, vor allem für das Rh-System.

Tabelle 14.9. Differenzierung von Nicht-AB0- und Nicht-Rh-Systemen

System	Spezifisches Antiserum			Phänotyp	Genotyp	%
MN	Anti-M	Anti-N				
	+	+		MN	MN	50,0
	+	−		MM	MM	25,0
	−	+		NN	NN	25,0
P	Anti-Tj^a (P, P_1)	Anti-P_1				
	+	+		P_1		75,0
	+	−		P_2		25,0
Lewis	Anti-Le^a	Anti-Le^b	Sekretion			
	−	+	+	$Le(a_-b_+)$		70,0
	+	−	−	$Le(a_+b_-)$		25,0
	−	−	+ oder −	$Le(a_-b_-)$		5,0
Lutheran	Anti-Lu^a	Anti-Lu^b				
	−	+		$Lu(a_-b_+)$	Lu^b Lu^b	92,0
	+	+		$Lu(a_+b_+)$	Lu^a Lu^a	7,9
	+	−		$Lu(a_+b_-)$	Lu^a Lu^a	0,1
Kell-Cellano	Anti-K	Anti-k				
	−	+		k	kk	90,0
	+	+		Kk	Kk	9,8
	+	−		K	KK	0,2
Duffy	Anti-Fy^a	Anti-Fy^b				
	+	−		$Fy(a_+b_-)$	Fy^a Fy^a	15,0
	−	+		$Fy(a_-b_+)$	Fy^b Fy^b	50,0
	+	+		$Fy(a_+b_+)$	Fy^a Fy^b	35,0
Kidd	Anti-Jk^a	Anti-Jk^b				
	+	+		$Jk(a_+b_+)$	Jk^a Jk^b	50,0
	+	−		$Jk(a_+b_-)$	Jk^a Jk^a	25,0
	−	+		$Jk(a_-b_+)$	Jk^b Jk^b	25,0
Xg	Anti-Xg^a					
	+			$Xg(a_-)$		85(1) 65(2)
	−			$Xg(a_+)$		15 35
Diego	Anti-Di^a					
	+			$Di(a_+)$		36 (3) 8–12 (4)

(1) Frauen; (2) Männer; (3) südamerikanische Indianer; (4) Japaner

rh-negative Personen, die wiederholt Transfusionen Rh-positiven Blutes erhalten haben oder rh-negative Frauen, die mit Rh-positiven Feten schwanger waren, können hohe Titer von Rh-Antikörpern erwerben, im allgemeinen vom inkompletten Typ, und es kann auf diese Weise zu schweren Reaktionen nach Transfusion mit Rh-positivem Blut kommen.

Selbst wenn 0, rh-negatives Blut oder rh-negatives Blut derselben AB0-Blutgruppe transfundiert wird, können Reaktionen als Ergebnis von Inkompatibilitäten mit anderen Systemen auftreten. Aus diesem Grund ist es notwendig, neben der Blutgruppenbestimmung eine Kreuzprobe durchzuführen – auf jeden Fall zwischen Spender-Erythrozyten und Empfänger-Serum.

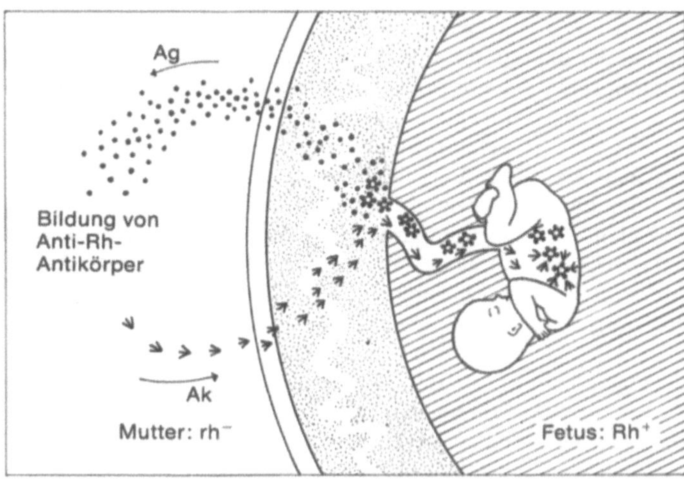

Abb. 14.3. Schematische Darstellung der Pathogenese der fetalen Erythroblastose, die durch Rh-Inkompatibilität bedingt ist

Der Test sollte in kolloidalem Medium ausgeführt werden und wenn möglich, sollte auch ein Coombs-Test gemacht werden, um unter anderem seltene Reaktionen mit Kell-, Kidd-, Duffy- und MNSs-Faktoren aufzufinden.

Blutgruppen und materno-fetale Inkompatibilität. Antikörper aus dem mütterlichen Serum können durch die Plazenta in den fetalen Kreislauf gelangen und dessen rote Blutkörperchen lysieren. Dies wird hauptsächlich dann beobachtet, wenn eine materno-fetale Inkompatibilität für das Rh-System besteht, d. h., wenn die Mutter rh-negativ und der Fetus (Vater) Rh-positiv ist[1]. Dabei spielen hauptsächlich folgende Faktoren eine Rolle: a) Der Genotyp des Vaters (ist er homozygot Rh-positiv (RR), ist der Fetus in 100% der Fälle Rh-positiv; ist er heterozygot Rh-positiv (Rr), so sind nur 50% der Feten Rh-positiv); b) die Zahl der roten Blutkörperchen, die in den mütterlichen Organismus gelangen; und c) die Fähigkeit der Mutter, toxische Alloantikörper zu bilden. Es ist offensichtlich, daß bei nachfolgenden Schwangerschaften ein sekundärer Immunisierungseffekt auftritt, der zu einer schnelleren und stärkeren Antikörperbildung führt und daher den Fetus noch mehr schädigt.

Von großem Wert für die Diagnose der hämolytischen Erkrankungen der Neugeborenen ist der direkte Coombs-Test, der darin besteht, daß man zu den Erythrozyten, die man aus der Nabelschnur erhalten und gewaschen hat, Antiglobulin zugibt, um eine *in vivo*-Sensibilisierung der fetalen Erythrozyten aufzudekken. Dieser Test wird auch während der Schwangerschaft durchgeführt, um mütterliche Anti-Rh-Antikörper nachzuweisen und um Maßnahmen ergreifen zu können, die das Auftreten einer fetalen Erkrankung abschwächen oder verhindern, und zwar entweder bei der ersten Geburt oder bei nachfolgenden Schwangerschaften.

Solche Maßnahmen sind: 1. Austauschtransfusion oder Substitution des mit gefährlichen Antikörpern und toxischen Produkten (Erythrozyten-Abbau-Produkte) beladenen Neugeborenen-Blutes mit kompatiblem Serum; und 2. Prophylaxe für folgende Schwangerschaften mit einem Anti-D-γ-Globulin das innerhalb von 24 bis 48 Stunden *post partum* verabreicht wird (s. S. 335).

Prophylaxe mit Anti-D-γ-Globulin erbrachte ausgezeichnete praktische Ergebnisse, d. h., nur 0,17% Anti-Rh-Bildung bei behandelten Müttern gegenüber 12,7% bei der Kontroll-Gruppe, das sind nahezu 75mal weniger!

Die kleine Menge an Antikörper, die notwendig ist (ungefähr 300 μg), läßt vermuten, daß nicht eine totale Abdeckung der Antigendeter-

[1] Eine Materno-fetale Inkompatibilität für das AB0-System verursacht selten Schäden des Neugeborenen; statt dessen übt es einen gewissen protektiven Einfluß bezüglich der Sensibilisierung durch Rh-Antigene aus: Die AB0-inkompatiblen Rh-positiven Erythrozyten werden schnell aus dem mütterlichen Blutstrom eliminiert, und infolgedessen kann das Rh-Antigen nicht genügend Zeit anwesend sein, um eine immunogene Wirkung zu erreichen. Es gibt ebenfalls Hinweise, daß rh-negative Frauen, die Töchter Rh-positiver Mütter sind, nur schwach Anti-Rh-Antikörper bilden infolge einer erworbenen Toleranz

minanten der fetalen Erythrozyten erfolgt, sondern eine Unterdrückung der Antikörper-Bildung durch Inhibition der Proliferation der an der Anti-D-Bildung beteiligten Lymphozyten (Feedback-Inhibition).

Blutgruppen und autoimmun-hämolytische Anämien. Autoimmun-hämolytische Anämien können in zwei Gruppen eingeteilt werden:
1. „Kälte"-Anämien, assoziiert mit Antikörpern, die bei 4° C reagieren.
2. „Wärme"-Anämien durch Antikörper, die bei 37° C reagieren.

Die erste Gruppe schließt die folgenden Erkrankungen ein:
a) Die früher häufige, von Donath und Landsteiner beschriebene, klassische paroxysmale Kälte-Anämie[1], die mit einer Syphilis-Infektion einhergeht und durch eine diphasische Reaktion gekennzeichnet ist: Bindung des Autohämolysins bei 4° C und Lyse durch Komplement bei 37° C (s. S. 260).
b) Die rasch reversible hämolytische Anämie, die man bei einem gewissen Prozentsatz der primär-atypischen Pneumonien durch *Mycoplasma pneumoniae* beobachtet.
c) Hämolytische Anämien mit Bezug zum Ii-System. Die bei diesen Anämien beteiligten Antikörper sind vom IgM-Typ und binden Komplement; sie können im allgemeinen bei den Patienten durch positive Reaktion im direkten Coombs-Test entweder mit Antigamma- oder Antinongamma-Seren (Anti-β-1 C) nachgewiesen werden.

Aus der Gruppe der „Wärme"-autoimmunhämolytischen Anämien soll nur die durch Anti-e verursachte erwähnt werden, wobei die Antikörper vom IgG-Typ sind.

Blutgruppen in der forensischen Medizin. Die Individualität des Blutes, wie sie durch die Blutgruppenbestimmung aufgedeckt wird, ist ungeheuer; daher sind zahlreiche forensische Anwendungen möglich. Berücksichtigt man nur die 6 AB0-Gruppen, die 9 MNS-Gruppen, die 2 P-Gruppen und die 18 Rh-Typen, die durch Anti-D, -C, -E, -c und -e differenziert werden können, erhält man schon $6 \cdot 9 \cdot 2 \cdot 18 = 1944$ unterschiedliche Typen. Werden die übrigen Faktoren und Varianten der erythrozytären Gruppen, die Serum-Allotypen und die Leukozyten-Gruppen miteingerechnet, so erreicht die serologische Individualisierung Millionen von Typen und nähert sich der Verschiedenheit von Fingerabdrücken. Allerdings verhindert die methodische Komplexität, die dieser Art der Differenzierung eigen ist, eine weitgestreute Anwendung, vergleichbar der des Fingerabdruckes.

Neben der Anwendung zur Identifizierung von Blut, Speichel oder Spermien und der Untersuchung möglicherweise ausgetauschter Neugeborener ist die Bestimmung der Blutgruppen besonders zum Ausschluß einer Vaterschaft geeignet (Tabelle 14.10). Die Exklusion erfolgt nach folgenden Grundsätzen:
1. Ein Faktor oder Agglutinogen, das nicht bei einem der Eltern vorhanden ist, wird niemals bei einem Kind gefunden.
2. Dem Kind kann ein Faktor oder Agglutinogen fehlen, das bei einem oder beiden Elternteilen gefunden wird.
3. Ein 0-Mann kann nicht der Vater eines AB-Kindes sein und umgekehrt.
4. Ein N-Mann kann kein M-Kind zeugen oder umgekehrt.

Tabelle 14.10. Vaterschaftsausschluß durch Analyse der AB0-Blutgruppen

Kind	Mutter	Ausgeschlossener Vater
0	0	AB
	A	AB
	B	AB
A	0	0, B
	B	0, B
AB	A	0, A
	B	0, B
	A B	0

Die folgenden Beispiele illustrieren die Bedeutung der Bestimmung der erythrozytären Gruppen für den Ausschluß einer Vaterschaft, wobei nur das AB0-System herangezogen wird.
1. Von einem Mann der Blutgruppe A_1 wird behauptet, er sei der Vater zweier Kinder mit der Blutgruppe 0 bzw. A_2; die Mutter gehört ebenfalls der Bluttgruppe 0 an.

[1] Diese darf mit der paroxysmalen nächtlichen Hämoglobinurie nicht verwechselt werden, bei der anscheinend ein Erythrozyten-Membran-Defekt vorliegt, der die Erythrozyten besonders vulnerabel für Komplement-Wirkung werden läßt, auch ohne Sensibilisierung durch Antikörper (reaktive Hämolyse durch C 567)

Ergebnis: Die möglichen Genotypen des Vaters sind A_1A_1, A_1A_2 und A_10. Liegt der erste Genotyp vor, kann er für keines der Kinder der Vater sein; liegt der zweite Genotyp vor, könnte er nur der Vater des Kindes A_2 sein, aber nicht des Kindes 0; liegt der dritte Genotyp vor, kann er nur der Vater des Kindes 0, aber nicht des Kindes A_2 sein. Die einzig mögliche Schlußfolgerung ist daher, daß der angeklagte Mann erwiesenermaßen nur der Vater eines Kindes sein könnte; der Test erlaubt aber nicht zu bestimmen, welches Kind.

2. Von einem Mann der Blutgruppe 0 wird behauptet, Vater zweier Kinder mit den Blutgruppen 0 und A_2 zu sein; die Mutter gehört zur Blutgruppe A_1. Ergebnis: Der einzig mögliche Genotyp für eine A_1-Mutter eines 0-Kindes ist A_10. Der Genotyp des A_2-Kindes muß daher A_20 sein. Da der Vater das A_2-Gen, das bei dem Kind erscheint, nicht besitzt, kann das Kind nur von einem anderen Mann stammen. Die Vaterschaft des angeklagten Mannes für das Kind A_2 kann daher ausgeschlossen werden.

3. Das Rh-System ist von Nutzen, Fälle zu lösen, die nicht durch die alleinige Anwendung der AB0- und MN-Systeme geklärt werden können. Zum Beispiel: Von A_1/MNRh_1 wird behauptet, er sei der Vater des Kindes A_1/M/Rh_2 mit der Mutter A_1/MN/rh. Die Ausschließung, die durch AB0- und MN-Analyse unmöglich ist, kann aus dem Grund, daß der Mann Faktor C besitzt, der sowohl bei der Mutter als auch bei dem Kind fehlt, wie auch, daß ihm Faktor E fehlt, der ebenso der Mutter fehlt, aber beim Kind gefunden wird, erfolgen.

Die Ausschlußwahrscheinlichkeit, die mit AB0 und MN gerade 30% erreichte, erhöhte sich nach Einführung von Ss, Rh, Kell, Lutheran, Duffy und Kidd auf 62%.

Das Auftreten sehr seltener Faktoren wie auch die Assoziation seltener Faktoren beim Mann und dem Kind, aber nicht bei der Mutter, spricht für die Vaterschaft.

14.4 Anthropologische Anwendung der Immunhämatologie

Beträchtliche Unterschiede wurden für das Auftreten von Blutgruppen in verschiedenen Populationen gefunden. So sind z. B. die Basken durch einen hohen Prozentsatz Rh-positiver Individuen (30%) und einer geringen Häufigkeit der Gruppen B, C^w und Fy^a gekennzeichnet; Schwarze zeigen eine hohe Häufigkeit für B (20–25%), wogegen Eskimos und australische Ureinwohner eine erhöhte Häufigkeit für A (>50%) aufweisen. Diese Unterschiede erlauben interessante, obgleich meist umstrittene, Spekulationen. So stellte man sich vor, daß die Ahnen der menschlichen Rasse vom Typ 0 waren und daß die A und B Gene erst später durch Mutation auftraten, zuerst in Australien und Grönland und später in Zentralasien und Afrika. Der Grad der Genvermischung und der Prozentsatz der Phänotypen, der in verschiedenen Ländern beobachtet wird, wäre dann durch die nachfolgende Migration bestimmt. Diese Theorie trifft jedoch auf ernsthaften Widerspruch, da die A- und B-Spezifitäten schon bei anthropoiden Affen auftreten. Ein anderes interessantes Beispiel liefert der Diego(Dia)-Faktor, der ausschließlich bei Mongolen und brasilianischen Indianern angetroffen wird und besonders häufig bei den letzteren auftritt. In Tabelle 14.11 sind die ungefähren Prozentsätze sechs verschiedener erythrozytärer Systeme aufgeführt, wie sie bei Weißen, Schwarzen und brasilianischen Indianern vorkommen[1]. Eine Analyse der Tabelle 14.11 zeigt, daß der Prozentsatz der verschiedenen Blutgruppen bei der weißen Bevölkerung Brasiliens sich nicht merklich von dem bei anderen Weißen anderer Kontinente (Europa, Nordamerika) unterscheidet und daß die Schwarzen Zahlen aufweisen, die denen der schwarzen Afrikaner ähnlich sind, jedoch mit den Zeichen einer Rassenmischung. Neben der großen Häufigkeit von B und der niedrigen Inzidenz von Fy^a ist die Häufigkeit des Sutter- und V-Faktor bei Schwarzen und deren Nicht-Existenz bei anderen Rassen auffällig. Zusätzliche Merkmale der Schwarzen sind vermehrte Häufigkeit von R^o und D^u wie auch gewisser seltener Faktoren des MNSs-Systems, wie der Hunter- und Henshaw-Faktoren.

Bei Indianern kommen genetische Marker vor, die mit Sicherheit rassische Reinheit anzeigen, wie die Abwesenheit der folgenden Antigene, die man zwar gesucht, aber bei ihnen niemals

[1] Die indianische Population Brasiliens wird auf ungefähr 1/1000 der Gesamt-Population geschätzt, d. h. auf angenähert 100000 für eine Population von 100 Millionen. Nur ungefähr 40000 haben ihre primitive Kultur beibehalten und leben in kleinen, isolierten Populationen in dem nicht kultivierten Urwald des Amazonas-Beckens und dem zentralen Hochland (Mato Grosso, Goias)

Tabelle 14.11. Ungefähre prozentuale Häufigkeit von sechs erythrozytären Gruppen-Systemen in der brasilianischen Bevölkerung

Gruppe	Weiße	Schwarze	Indianer[a]
0	45	49	100
A	41	25	0
B	10	22	0
AB	4	4	0
M	30		49–80
N	20		1–9
MN	50		19–42
P_+	75	97	89
P_-	25	3	11
Rh_+	85	90	100
rh_-	15	10	0
Di (a_+)	0		30–45
Di (a_-)	100		55–70
Fy (a_+)	65	35	40–75
Fy (a_-)	35	65	26–60

[a] Die Zahlen beziehen sich auf Indianer der Amazonas-Gruppe nach der Klassifikation von Imbelloni, die 4 wichtige linguistische Gruppen einschließen: die Yanoama, die das Urwald-Gebiet zwischen Orinoko und Rio Negro, die Maku, die Tukano und die Tariano-Gruppen, die das Uapes-Fluß-Becken an der Grenze nach Kolumbien und das Waldgebiet zwischen dem Rio Negro und dem Japura bewohnen. Zur Amazonas-Gruppe gehören auch die Indianer der zentralen Hochland-Ebene, d. h., der Xavantes des Mato Grosso. Der Xingu-National-Park beherbergt ungefähr 1000 Indianer verschiedener Stämme

gefunden hat: A_2, Kell, Lewis (a), Berrian (Be), Henshaw (He), Lutheran (Lu^8), Sutter (Js^a), V des Rh-Systems, Verweyst (V^w) des MN-Systems und Wright (Wr). Reine Indianer sind fast immer 0- und Rh-positiv (100% bei brasilianischen Indianern) und weisen eine erhöhte Häufigkeit der R^2 (DcE)-, Se-, M- und Diego-Faktoren auf.

14.5 Leukozyten-Systeme

1958 immunisierte Dausset Freiwillige mit Leukozyten aus dem peripheren Blut eines bestimmten Spenders (Mac) und erhielt Antiseren, die Leukozyten von 60% der französischen Population agglutinierten – natürlich nicht die Leukozyten der Empfänger, die immunisiert worden waren. In der Folge wurden Antiseren mit ähnlicher Reaktivität von Mehrgebärenden oder Personen, die wiederholt transfundiert worden waren, erhalten. Leukozyten-Typisierung gewann vor allem in Verbindung mit der Histokompatibilitäts-Bestimmung an Bedeutung, wobei Leukozyten-Antigene als Transplantations-Antigene identifiziert wurden (s. Kapitel 11). Während bei der Maus ein Teil dieser Antigene an Erythrozyten wie auch an Leukozyten vorkommt und demnach durch einen einfachen Hämagglutinationstest nachgewiesen werden können, finden sie sich beim Menschen praktisch nur an Leukozyten. Ihre Anwesenheit wurde mit dem sehr viel heikleren Leukagglutinationstest erschlossen. Die ursprüngliche Technik von Dausset wurde von Van Rood modifiziert, indem er Leukozyten aus mit EDTA behandeltem Blut anstatt defibriniertem Blut verwendete; auf diese Weise vermochte er unspezifische Reaktionen zu vermeiden und erhielt konsistentere Ergebnisse. Heute wird der Zytotoxizitäts-Test vorgezogen, bei dem Lymphozyten mit Antiserum und Kaninchen-Komplement inkubiert werden und die Reaktion unter dem Mikroskop abgelesen wird, nachdem ein Vitalfarbstoff (Trypan-Blau, Eosin oder Erythrocin blue) zugesetzt wurde. Die Reaktion wird als positiv gewertet, wenn mindestens 20% der Lymphozyten spezifisch angefärbt sind (d. h., wenn 20% mehr tote Zellen in der Reaktion mit dem Antiserum als in der Reaktion ohne Antiserum gefunden werden); nichtlysierte Zellen färben sich nicht.

Die menschlichen Leukozytengruppen schließen ein Hauptsystem, das HLA-System, ein, das ähnlich dem H-2-System ebenfalls komplex ist und aus Subloci (HLA-A, HLA-B und HLA-C) mit zahlreichen Allelen besteht (s. Kap. 11.3).

Um einen Eindruck der Komplexität des Leukozytensystems zu geben, möchten wir ein Experiment von Amos und seinen Mitarbeitern erwähnen, bei welchem Leukozyten von 40 Personen mit einer Batterie von 63 Antiseren getestet wurden. Die positiven und negativen Reaktionen jedes Zellspenders wurden mit denen aller anderen verglichen (40 Vergleiche); die des Lymphozyt 2 wurden mit den 39 übrigen verglichen, und die des Lymphozyt 40 wurden mit denen des Lymphozyt 1 verglichen; auf diese Weise wurden insgesamt $40+39+38+....+3+2+1$, oder 820 unabhängige Vergleiche unter den verschiedenen Lymphozyten durchgeführt. Nur ein Paar wies absolut identische Reaktionen auf und nur bei 4 Paaren wurden zu 95% identische Reaktionen gefunden.

Versuche dieser Art, bei denen eine große Anzahl von Antiseren eingesetzt werden, ermöglichen, solche Seren auszuwählen, die ähnlich reagieren (und identische Antigenen entdecken) wie auch solche, die entgegengesetzte Reaktionen (antithetische Reaktionen) aufweisen, die allele Antigene bezeichnen. Analysen dieser Art werden erheblich erleichtert durch den Einsatz von Computern mit geeigneten Programmen für die Interpretation der Werte, die durch unabhängige Vergleiche jeden Antiserums erhalten werden, und für die Ausarbeitung von Histogrammen, wie in Abb. 14.4 wiedergegeben ist.

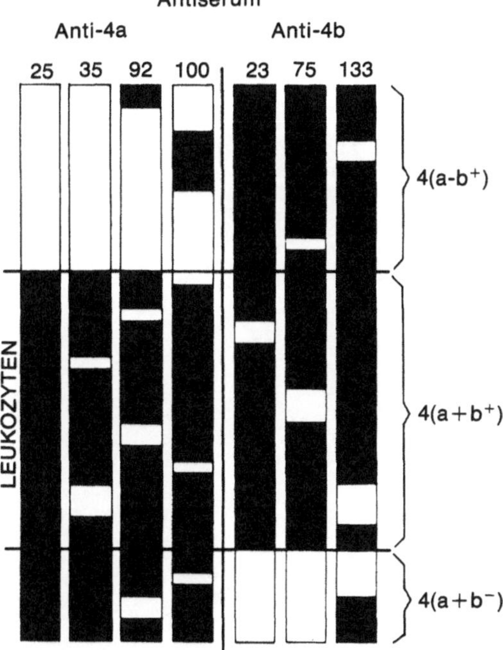

Abb. 14.4. Histogramm der Reaktionen von Anti-4^a und Anti-4^b mit einem Leukozyten-Panel (van Rood)

Durch Absorptionsexperimente ist es weiterhin möglich, monospezifische Antiseren, die einzelne Antigene mit größerer Sicherheit erkennen, zu präparieren. Auf diese Art konnte Van Rood für das HLA-System zunächst fünf Antiseren (4, 6, 7, 8 und 9) und die entsprechenden antithetischen Seren charakterisieren, so daß fünf Paare alleler Antigene, bezeichnet 4^a, 4^b, 6^a, 6^b .... 9^a, 9^b, differenziert werden konnten. Das Antigen 8^a von Van Rood entsprach dabei dem Antigen *Mac* von Dausset.

Bluttransfusionen, selbst wenn sie bezüglich der erythrozytären Systeme kompatibel sind, induzieren die Bildung multispezifischer antileukozytärer Antikörper und können bei Personen, die wiederholt transfundiert werden, Fieber-Reaktionen hervorrufen, die im allgemeinen jedoch nicht ernsthaft sind.

HLA-Antigene sind auch an der Oberfläche von Thrombozyten nachzuweisen, die zudem ihre eigenen Antigene besitzen, wie Zw^a und ZW^b, Ko^a und Ko^b, Pl^{e1} und Pl^{e2}. Bei Personen mit Thrombozytopenie, die wiederholte Thrombozyten-Transfusionen benötigen, wird die Selektion für kompatible Spender besonders empfohlen.

Ausgewählte Übersichten und Originalarbeiten

Amos, D. B., Ward, F. E.: Immunogenetics of the HL-A system. Physiol. Rev. *5,* 271 (1975)

Boyd, W. C.: The lectins: their present status. Vox Sang. (Basel) *8,* 1 (1963)

Dausset, J., Svejgaard, A.: HLA and disease. Kopenhagen: Munksgaard 1976

Fisher, R. A.: The rhesus factor. Amer. Scientist *35,* 95 (1947)

Kabat, E. A.: Blood group substances, their chemistry and immunochemistry. New York: Academic Press 1956

Kabat, E. A.: Structural concepts in Immunology and Immunochemistry, S. 50, 190, 234, 322 und 327. New York: Holt, Rinehart & Winston 1976

Levine, P.: A brief review of the newer blood factors. Trans. N. Y. Acad. Sci. Section II, *13,* 205 (1951)

Marcus, D. M.: The AB0 and Lewis blood group system. Immunochemistry, genetics and relation to disease. New Engl. J. Med. *280,* 994 (1969)

Mollison, P. L.: Blood transfusion in clinical medicine. Oxford: Blackwell 1967

Morgan, W. T. J.: Croonian Lecture: A contribution to human biochemical genetics. Proc. roy. Soc. B *151,* 308 (1960)

Mourant, A. E., et al.: Blood groups. Brit. med. Bull. *15,* 89 (1959)

Organizasion Mundial de la Salud (WHO): Prevención de la sensibilización al factor Rh. Genf: Informe Técnico Nr. 468, WHO 1971

Ottensooser, F.: Grupos sanguíneos e séricos. In: Beçak, W., Frota-Pessoa, O.: Genética Médica, 2. Ed. São Paulo: Sarvier 1973

Post, R. H., et al.: Tabulations of phenotype and gene frequencies for 11 different genetic systems studied in the american indian. In: Biomedical challenges presented by the american indian. Washington: PAHO/WHO 1968

Prokop, O.: Lehrbuch der menschlichen Blut- und Serumgruppen, Leipzig: Thieme 1966

Prokop, O., Uhlenbruck, G.: Human Blood and Serum Groups, London: McLauren 1969

Race, R. R., Sanger, R.: Blood groups in man, 5th Ed. Oxford: Blackwell 1968

Schiff, F., Boyd, W. C.: Blood grouping technic. New York: Interscience 1942

Springer, G. F.: Blood-group and Forrsman-antigenic-determinants shared between microbes and mammalian cells. Progr. Allergy *15,* 19 (1971)

Watkins, W.: Blood group substances. Science *152,* 172 (1966)

Wiener, A. S.: Blood groups and blood transfusion. Springfield, Ill.: Ch. C. Thomas 1946

Wiener, A. S., Wexler, I. B.: Heredity of the blood groups. New York: Grune & Stratton, 1958

Witebsky, E.: Die Blutgruppenlehre unter besonderer Berücksichtigung physiologisch-serologischer Fragestellungen. Ergebn. Physiol. *34,* 271 (1932)

Zmijewski, C. M.: Immunohematology. New York: Appleton-Century-Crofts 1968

15 Immundiagnostik

WILMAR DIAS DA SILVA

15.1 Allgemeines

Immunologische Methoden sind von beträchtlicher Bedeutung für die Diagnose vieler Krankheiten; häufig liefern diese Methoden entscheidende Informationen für das nachfolgende medizinische Vorgehen (Behandlungsplan). Diese Teste werden mit folgender Absicht eingesetzt: a) um das Vorliegen von Antigenen im Serum, Harn und anderen Körperflüssigkeiten sowie im Gewebe nachzuweisen, b) um spezifische Antikörper im Serum oder anderen Körperflüssigkeiten aufzufinden und c) um das Auftreten von Überempfindlichkeitsreaktionen gegen Antigene bei Patienten mit pathologischen Erscheinungen nachzuweisen.

In immundiagnostischen Laboratorien werden routinemäßig die Methoden der Präzipitation, Agglutination, Komplementbindung, Neutralisierung infektiösen Materials, Immunfluoreszenz u. a. durchgeführt, je nach den Anforderungen des einzelnen Falles. Damit eine bestimmte Methode für die Routine ausgewählt werden kann, muß sie einfach, billig, empfindlich und spezifisch sein, wobei die beiden letzten Voraussetzungen die wichtigsten sind. Wir werden hier die in der Klinik am häufigsten verwendeten immundiagnostischen Methoden aufführen, wobei wir uns auf deren Prinzipien und Interpretation beschränken, ohne uns in technische Details zu verlieren.

15.2 Immundiagnostik bakterieller und mykotischer Infektionen

Staphylokokken-Infektionen. Der Staphylokokken-Antitoxin-Spiegel im Serum, der durch die Verdünnung angegeben wird, die mit einer standardisierten Testmenge Toxins keine Hämolyse von Kaninchen-Erythrozyten mehr aufweist, stellt einen sehr wertvollen Befund dar, die Entwicklung der Immunität im Verlauf einer Staphylokokken-Infektion zu verfolgen. Bei Patienten, die unter chronischer Furunkulose leiden, kann z. B. der Antitoxin-Spiegel von anfangs 3 Einheiten unter spezifischer Anatoxin-Therapie auf 15 Einheiten oder mehr ansteigen.

Streptokokken-Infektionen. Zwei Reaktionen sind von besonderem Interesse für die Immundiagnostik von Streptokokken-Infektionen: a) Bestimmung des Antistreptolysin-0-Titers (ASLO) und b) die Dick-Reaktion.

Der Antistreptolysin-Titer wird bestimmt, indem zu einer konstanten Menge humaner Erythrozyten und einer standardisierten Testmenge Streptolysin 0 serielle Verdünnung des Serums zugegeben werden. Ein normales Serum verhindert eine Hämolyse in Verdünnungen kleiner als 1:150, während Seren von Patienten mit Streptokokken-Angina, Erysipel etc. über 1:300 verdünnt werden müssen. Ausnehmend hohe und stabile Titer werden während der aktiven Phase des rheumatischen Fiebers gefunden.

Der Dick-Test wird durch intradermale Injektion von 0,1 ml einer geeigneten Verdünnung erythrogenen Toxins durchgeführt. Bei Personen mit Scharlach entwickelt sich nach 24–48 Stunden ein verhärtetes erythematöses Ödem mit einem Durchmesser von mehr als 1 mm, bei immunen Personen wird das Toxin durch zirkulierende Antikörper neutralisiert, und es entwickelt sich keine Reaktion.

Gonokokken-Infektionen. Eine Komplementbindung mit Gonokokken-Antigen sind ein wichtiger Weg zur Diagnose einer Gonorrhoe der Adnexen und des Ovars sowie des Epididymis beim Mann (80–90% der Fälle zeigen positive Reaktionen). Bei beiden Geschlechtern ist die Reaktion in 100% der Fälle mit gonorrhoischer Arthritis positiv.

Diphtherie. Die Bestimmung der Empfänglichkeit für Diphtherie wird mit dem Schick-Test bestimmt: Eine Standard-Dosis Toxin (1/50 der minimalen letalen Dosis für Meerschweinchen) wird intradermal in die Haut des Unterarms injiziert. Ungefähr 24 Stunden nach der Injektion zeigt sich eine erythematöse Reaktion mit einem Durchmesser von 10 bis 20 mm bei Personen, die nicht immunisiert sind. Die Reaktion nimmt in wenigen Tagen ab und hinterläßt eine bräunlich pigmentierte Stelle. Bei immunen Personen tritt keine Reaktion auf; circa 0,03 Antitoxin-Einheiten (AE) sind ausreichend, die Reaktion zu verhindern, so daß diese Zahl ein Maß für die Immunität darstellt. Es ist zweckmäßig bei dem Test als Kontrolle in den anderen Arm eine gleiche Menge hitzeinaktivierten Toxins (15 Minuten bei 60° C) oder Toxoids (Molony-Test) intradermal zu injizieren.

Durch Überempfindlichkeit gegen Bestandteile der Toxinlösung, die selbst nicht toxisch ist, kann eine Pseudo-Schick-Reaktion ausgelöst werden. Sie tritt 24 Stunden nach der Injektion an beiden Armen auf und ist nach 2 oder 3 Tagen wieder abgeklungen (Tabelle 15.1).

Keuchhusten. Agglutinierende Antikörper gegen *B.pertussis* entwickeln sich zu relativ hohen Titern während der dritten Krankheitswoche (1:160 oder darüber). Wegen ihres verzögerten Auftretens sind sie von geringem diagnostischem Wert. Da jedoch eine Korrelation zwischen der Immunität und dem Titer besteht (kein Auftreten von Keuchhusten in Gruppen mit einem Titer von 1:320 oder darüber, 33% Inzidenz bei serologisch negativen Personen), hat die Bestimmung des Titers Bedeutung zur Kontrolle der protektiven Wirkung von Impfstoffen – besonders bei Massenimpfungen.

Typhus. Die Laboratoriums-Diagnose des Typhus erfolgt in der ersten Woche durch Blutkulturen, ab der zweiten Woche durch Serumagglutination (Widal-Test).

Bei der Interpretation der Testergebnisse sind zwei wichtige Tatsachen zu berücksichtigen: a) Das Vorhandensein natürlicher Agglutinine bis zu einem Titer von 1:50 und b) die mögliche Erhöhung eines Titers durch eine zusätzlich auftretende fiebrige Erkrankung. Die O-Agglutinine sind von größerem diagnostischen Wert und treten früh um den 8. Tag auf. Die H-Agglutinine erscheinen etwas später (nach 10–12 Tagen) und die Vi-Agglutinine können erst nach der dritten Woche nachgewiesen werden (Trager-Diagnose) (s. Abb. 15.1).

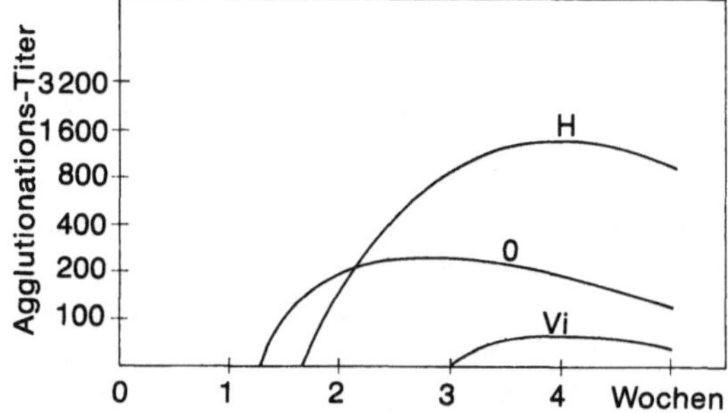

Abb. 15.1. Schematische Darstellung des Auftretens der Anti-O-, Anti-H- und Anti-Vi-Agglutinine im Verlauf einer unbehandelten Typhus-Erkrankung

Es ist daher sinnvoll, um Antikörper gegen H- und O-Antigene zu diskriminieren, die quantitative Widal-Reaktion durchzuführen, d. h., unter Einschluß der H- und O-Antigene von *S.typhi, S.paratyphi A, S.paratyphi B* und *S.paratyphi C.*

Tabelle 15.2 gibt einige Beispiele einer serodiagnostischen Interpretation nach den oben genannten Prinzipien.

Tabelle 15.1. Interpretation der Ergebnisse beim Schick-Test

Reaktions-Typ	Schick-Reaktion		Maloney-Reaktion		Interpretation
	Frisches Toxin		Erhitztes Toxin oder Toxoid		
	36 Std	120 Std	36 Std	120 Std	
Positiv	±	+	–	–	Empfänglich, nicht allergisch
Negativ	–	–	–	–	Immun, nicht allergisch
Pseudo	+	–	+	–	Immun, allergisch
Kombiniert	+	+	+	–	Empfänglich, allergisch

Tabelle 15.2. Beispiele serodiagnostischer Ergebnisse

Nr.	TO	TH	AO	AH	BO	BH
1	100	–	–	–	–	–
2	200	–	–	–	–	–
3	400	800	–	–	–	–
4	200	–	–	–	400	800
5	100	–	–	–	200	–
6	–	400	–	100	–	200
7	400	1600	–	100	–	200
8	–	200	–	–	–	–
9	25	50	–	25	50	200

Interpretation

1. Verdacht auf Typhus.
2. Beginn eines Typhus oder einer durch andere Salmonellen mit dem gleichen O-Antigen (z. B. *S.enteritidis*) bedingten Infektion. Bestätigung durch Wiederholung des Testes einige Tage später für Anti-H-Antikörper.
3. Fortgeschrittenes Stadium des Typhus.
4. Infektion durch *S.paratyphi B,* fortgeschrittenes Stadium.
5. Das gleiche, Anfangsstadium. „O"-Koagglutination mit *S.typhi* (Antigen 12); Möglichkeit, die Infektion wie Salmonella-O^+-Infektionen zu behandeln (z. B. *S.typhimurium*). Ähnlichkeit zu (2); Bestätigung durch wiederholte Teste für Anti-H-Antikörper einige Tage später.
6. Mit TAB vor mehr als drei Monaten geimpft: die O-Agglutinine sind verschwunden und nur die Antikörper gegen Geißel-Antigene persistieren.
7. Typhus bei einer geimpften Person: Bildung von Anti-O-Antikörper gegen *S.typhi* und Exazerbation des Anti-H-Titers.
8. Typhus, frühzeitig mit Chloramphenicol und Kortikosteroide behandelt; Verhinderung des Auftretens von O-Agglutinen.
9. Negative Reaktion

Brucellose. Bei der Serodiagnostik der Brucellose werden hauptsächlich zwei Reaktionen eingesetzt: die Agglutination und die Komplementbindung.

Bei Tieren wie auch bei Menschen ist die natürliche Infektion von der nahezu gleichzeitigen Entwicklung von IgM- und IgG-Antikörpern begleitet, wobei die ersteren dazu neigen, schnell zu verschwinden. Bei chronischen Fällen herrschen IgG-Antikörper vor.

Bei der durch Impfung verursachten Infektion ist die Situation anders. Bei Ochsen, die mit Brucella 19 geimpft werden, treten z. B. IgM- und IgG-Immunglobuline um den 5. Tag auf; IgM erreicht aber sein Maximum am 15. Tag, IgG sogar erst am 30. Tag. Im Gegensatz zu natürlichen Infektionen persistieren IgM-Antikörper länger als IgG-Antikörper.

Beim Menschen stellen IgM die hauptsächlichen agglutinierenden Antikörper, während IgG Komplement bindet. In chronischen Fällen kann keine direkte Agglutination mehr nachgewiesen werden (jedoch indirekt mit Antiglobulin). Beim Rind treten sowohl IgM- als auch IgG-Agglutinogene auf und beide binden Komplement.

In Gegenden, in denen auch Infektionen mit B.melitensis auftreten, sollte für die Serumagglutination beim Menschen eine Mischung aus *Abortus*- und *Melitensis*-Antigen benutzt werden, da die beiden Spezies unterschiedliche Antigendeterminanten besitzen (A und M). (Beim Rind kann das monovalente *Abortus*-Antigen verwendet werden.)

Die Antigene sollten aus S-Kulturen von Referenzstämmen (*B.abortus* 544, *B.melitensis* 16 M) hergestellt werden und mit einem Standard-*Abortus*-Serum geeicht werden[1].

[1] Kann in lyophilisierter Form vom Central Veterinary Laboratory, Weybridge, England, bezogen werden. Einer Agglutinationseinheit entsprechen 0,095 mg

Die Reaktion wird als positiv angesehen, wenn eine vollständige Agglutination mit 100 oder mehr Internationale Einheiten (IE) Antigen pro ml (im Vergleich mit einem Standard-Serum) auftritt; die Reaktion ist zweifelhaft, wenn sie mit 50 bis 100 IE/ml Agglutination zeigt, und wird als negativ gewertet, wenn nur weniger als 50 IE/ml eingesetzt werden müssen.

Bei der Serodiagnostik zum Auffinden von Rinder-Brucellose ist es wegen der großen Anzahl der zu testenden Tiere zu empfehlen, schnelle Agglutinationsmethoden auf Objektträgern zu benutzen, auf die variierende Serum-Mengen (0,04, 0,02, 0,01 ml) zu einem Tropfen einer standardisierten Antigen-Menge zugegeben werden. Die mit dieser Methode erhaltenen Ergebnisse sind mit denen der langsamen Agglutination vergleichbar:

0,04 .... 1:50
0,02 .... 1:100
0,01 .... 1:200

Eine Abwandlung der schnellen Methode, die wegen ihrer Einfachheit und hohen Empfindlichkeit weite Verbreitung fand, ist der sogenannte Karten-Test, bei dem zwei Tropfen unverdünnten Serums mit auf pH 3,6 gepuffertem Brucella-Antigen und dem Farbstoff Bengal-Rosa aufgetragen werden. Diese Methode ist besonders für Untersuchungen bei einer Entseuchungskampagne infizierter Tiere geeignet.

Eine einfache und schnelle Technik für die Brucellose-Kontrolle auf Milchfarmen ist der sogenannte Ringtest, wobei zu 1 ml Milch ein Tropfen Hämatoxylin- oder Tetrazolium-gefärbtes Antigen-Konzentrat zugesetzt wird. Bei Milch infizierter Tiere trennt sich an der Oberfläche ein Ring gefärbter Sahne ab; bei negativen Ergebnissen bleibt der Ring farblos oder färbt sich leicht gelb.

Für die Immundiagnose der Brucellose soll auch für epidemiologische Untersuchungen, cella-Extrakte (Brucellergen, Melitin) erwähnt werden. Dieser Test kann von Interesse bei chronischen Fällen beim Menschen sein, bei denen die serologischen Teste negativ sind, wie auch für epidemiologische Untersuchungen, mit dem Ziel, das Ausmaß der Exposition und Brucellose in einer Gegend festzustellen.

Leptospirose. Im Serum von Menschen, die unter Leptospirose (Weilsche Krankheit) leiden, treten zwischen dem sechsten und zwölften Krankheitstag agglutinierende und lytische Antikörper auf. Diese erreichen einen maximalen Spiegel nach drei bis vier Wochen und können leicht titriert werden, indem variable Mengen des Serums mit einer konstanten Menge lebender oder toter Leptospiren gemischt werden.

Werden lebende Leptospiren verwendet, so zeigt sich bei niedrigeren Verdünnungen eine Agglutination und bei höheren Verdünnungen eine Lyse (Agglutination-Lyse-Test). Werden tote (formalinisierte) Antigene verwendet, wird nur eine Agglutination beobachtet. Die Agglutination-Lyse-Reaktion ist schwierig zu erhalten; sie erfordert frisches Antigen und wird daher meist nur als Referenztest durchgeführt.

Heute werden bei der Serodiagnostik die Seren erst auf makroskopische Agglutination formalinisierter Antigene auf Objektträgern untersucht und positive Seren durch einen mikroskopischen Agglutinations-Test bestätigt. Die Agglutinationsteste sind Spezies-spezifisch und müssen daher eine Reihe der am häufigsten vorkommenden Antigene miteinschließen. In Brasilien sind das mindestens die folgenden: Ikterohämorrhagiae, Canicola, Grippotyphosa, Pompona, Tarassovi (Serotyp guidae), Bataviae (Serotyp brasiliensis) und Semaranga (Serotyp Sao Paulo).

Neben dem Agglutinations-Lyse- und Agglutinations-Test können andere Stamm-spezifischen Teste angewendet werden: Komplement-Bindung, passive Agglutination mit Latex-Partikel und passive Hämmagglutination.

Lues. Die Serodiagnostik der Lues gründet sich auf den Nachweis von drei Typen von Antikörpern: a) syphilitisches Reagin oder Wassermann-Antikörper; b) gruppenspezifische Antikörper für den Stamm *Treponema;* und c) spezifische Antikörper für *T.pallidum.*

a) Syphilitisches Reagin. Syphilitisches Reagin ist ein Autoantikörper, der mit einem überall im Säugetier-Gewebe vorkommenden Hapten reagieren kann. Dieses ist ein in Alkohol lösliches und in Aceton unlösliches Phopholipid, das in hoch gereinigter Form aus Rinder-Herz extrahiert werden kann. Es wird Cardiolipin genannt. Seine empirische Formel ist die eines Diphosphatidylglycerins und kann folgendermaßen dargestellt werden:

$$\begin{matrix} R \\ R \end{matrix} \!\!> \text{G-P-G-P-G} <\!\! \begin{matrix} R \\ R \end{matrix}$$

wobei P, G und R die Molekülreste der Phosphorsäure, des Glycerins und der ungesättigten Ölsäure sind. Es ist nicht sicher bekannt, ob die Bildung syphilitischer Reagine durch Cardiolipin, das an die Treponemen gebunden ist, stimuliert wird oder gegen Gewebskomponenten, die durch Treponemen in Autoantigene umgewandelt wurden.

Auf jeden Fall stellt Cardiolipin, verstärkt noch durch den Zusatz von Cholesterin und Lecithin, ein ausgezeichnetes Antigen für den Reagin-Nachweis im Komplement-Bindungstest (Wassermann-Rekation) oder bei der passiven Hämagglutination dar, bei welcher das Hapten an die Oberfläche von Cholesterin-Kristallen absorbiert ist (Flockungstext nach Kline, *VDRL,* etc.).

Die Reaktionen mit Cardiolipin sind bemerkenswert spezifisch auf Treponematosen (Lues, Frambösie, Pinta). Bei der Lues sind sie in ungefähr 50% der Fälle nach Auftreten des Primär-Ulkus positiv, bei praktisch 100% der Fälle im unbehandelten Sekundärstadium und bei 60–80% der Fälle von tertiärer Lues. Falsch-positive Reaktionen sind selten und auf gewisse Autoimmun-Erkrankungen beschränkt, besonder Lupus erytematodes (s. S. 271ff.), und einige Infektionen (Malaria, Trypanosomiasis, infektiöse Mononukleose). Um diese Reaktionen von der durch Lues bedingten zu unterscheiden, werden Tests eingesetzt, die zwei andere Kategorien von Antikörpern nachweisen.

b) Anti-Treponema-Antikörper. Diese Antikörper werden durch Komplement-Bindung mit einem Protein-Antigen-Extrakt kultivierter Treponemen, Treponema Reiter, nachgewiesen. Wie die Reagine treten die Anti-Reiter-Antikörper ungefähr drei Wochen nach Erscheinen des Primär-Ulkus auf und sind während des Sekundär-Stadiums im Serum nachweisbar. Sie können etwas länger nachgewiesen werden als Reagine.

c) Antikörper gegen T.pallidum. Es gibt zwei Reaktionen, die durch spezifische Antikörper gegen T.pallidum bedingt sind: die Immunfluoreszenz-Reaktion (FTA: Fluoreszenz-Treponema-Antikörper) und die Immobilisierungsreaktion nach Nelson (TPI: Treponema-pallidum-Immobilisierungstest).

Der erstere wird durchgeführt, indem Patientenserum auf einen Objektträger mit zuvor fixiertem T.pallidum aufgetragen wird; dann wird ein Anti-Human-γ-Globulin-Fluorescein-Konjugat zugegeben. Der FTA-Test hat den Nachteil, daß falsch-positive Reaktionen auftreten, die wahrscheinlich durch im normalen Serum vorkommende Gruppen-spezifischen Antikörper bedingt sind. Es wurde deshalb eine Modifikation des Testes vorgeschlagen, bei der man das Patienten-Serum zuerst mit *Treponema-Reiter*-Extrakt absorbiert (FTA-ABS). Auf diese Weise können störende Antikörper entfernt werden und der Test wird ausreichend spezifisch. Der fluoreszierende Antikörper ist der erste, der nachgewiesen werden kann (8–15 Tage nach Auftreten des Primär-Ulkus), er verschwindet allerdings auch schnell wieder.

Die TPI-Reaktion wird durchgeführt, indem Patientenserum, eine Treponema-Suspension und Meerschweinchen-Komplement in einem Röhrchen gemischt werden; im Kontrollröhrchen wird kein Komplement zugesetzt. Nach Inkubation für 22 Stunden bei 35°C unter 5% CO_2-Atmosphäre wird die Anzahl der beweglichen Treponemen im Reaktionsröhrchen und Kontrollröhrchen gezählt. Die Reaktion wird als positiv angesehen, wenn die Differenz zwischen beiden Röhrchen mehr als 50% ist.

Der TPI-Test ist erst nach dem Primär-Ulkus, zu Beginn des Sekundär-Stadiums, positiv; allerdings persistiert er fast unbegrenzt (Spätdiagnose) und ist der letzte Test, der unter dem Einfluß einer spezifischen Behandlung negativ wird (Kriterium für Heilung). Wegen der Besonderheiten seiner Ausführung ist er allerdings spezialisierten Laboratorien vorbehalten; daher wird gewöhnlich die FTA-ABS-Reaktion durchgeführt, um falsch-positive Serum-Reaktionen auszuschließen.

Tuberkulose. Die Immunantwort bei der Tuberkulose muß man in Zusammenhang mit der latenten Infektion (Tuberkulose-Infektion) und der evolutiven Infektion (Tuberkulose-Erkrankung) sehen. Während bei der letzteren die Antwort sowohl humoral wie auch zellulär ist, sind bei der ersteren Serum-Antikörper abwesend oder nur in sehr niedrigen Titern nachweisbar, und nur die Überempfindlichkeitsreaktion vom Spät-Typ, wie sie durch die Tuberkulin-Reaktion nachgewiesen wird, ist positiv.

a) Serum-Antikörper. Der Nachweis von Antikörpern in tuberkulösen Seren kann durch verschiedene Methoden gelingen, unter denen die Komplement-Bindung und die passive Hämagglutination herausragen. Es bestehen mehrere Modifikationen dieser Teste, wie der Middlebrook-Dubos-Test, bei dem direkt mit Tuberkulin-Polysaccharid sensibilisierte Erythrozyten verwendet werden, und der Boyden-Test, bei dem die Erythrozyten tanniert werden und dann mit Tuberkuloprotein sensibilisiert werden.

b) Tuberkulin-Reaktion. Das ursprünglich von Koch beschriebene Tuberkulin, genannt AT (altes Tuberkulin), ist ein konzentriertes Filtrat einer Bouillon, in der Tuberkelbakterien 6 Wochen lang wuchsen. Für den diagnostischen Test werden Verdünnungen dieses Konzentrats intradermal injiziert (Mantoux-Reaktion).

Das AT-Tuberkulin besteht aus einer Mischung von Polysacchariden, Nukleinsäuren und Proteinen (Tuberkuloproteine), die thermostabil sind. Gereinigte Proteinderivate (GT) erhält man durch chemische Fraktionierung des AT (auch PPD genannt, purified protein derivative) und sie werden heute für den Gebrauch beim Menschen vorgezogen. Es wird von Kulturen in synthetischen flüssigen Medien durch Konzentration mittels Ultrafiltration und Aussalzung mit 50% gesättigtem Ammoniumsulfat gewonnen.

Tuberkulin wird durch einen Vergleich mit einem internationalen Standard geeicht, und eine Tuberkulin-Einheit (TE) entspricht 0,02 μg GT oder 10,0 μg AT.

Die Tuberkulin-Reaktion wird beim Menschen nach 48–72 Stunden abgelesen, indem der Durchmesser der Induration gemessen wird:

0–4 mm .... Keine Reaktion
5–9 mm .... + Reaktion
10 mm ....Starke + Reaktion

Die letzte Gruppe setzt sich zum größten Teil aus hyperergischen Personen zusammen mit einer evolutiven Tuberkulose; die mittlere Gruppe schließt nicht nur erkrankte, sondern auch nur infizierte Personen ein. Werden bei der Tuberkulin-Probe mehr als 2 TE verwendet, sollte man bei der Beurteilung des Ergebnisses die Möglichkeit einer Sensibilisierung durch atypische Mykobakterien und *M.avium* bedenken. Der Test kann falsch-negative Ergebnisse selbst in Fällen einer evolutiven Tuberkulose geben, bedingt durch eine Anergie, wie beim Vorliegen einer Miliar-Tuberkulose, oder beim Vorliegen mancher interkurrenten Infekte, z. B. Masern, Influenza oder Keuchhusten.

Während beim Menschen, mit Ausnahme des Kindes, eine positive Reaktion nur eine Infektion (mit oder ohne Erkrankung) anzeigt, wird in der Veterinär-Medizin ein positiver Tuberkulin-Test als Zeichen einer evolutiven Erkrankung angesehen, die die Elimination des erkrankten Tieres notwendig macht, um den Rest der Herde vor Kontamination zu schützen.

Lepra. Die zwei Formen der Lepra, tuberkulöse und lepromatöse, können durch kutane Teste mit Leproninextrakt-Antigen unterschieden werden. Zwei Reaktionsarten werden beobachtet: a) eine Frühreaktion, ähnlich der durch Tuberkulin hervorgerufenen Reaktion (Fernandez-Reaktion), und b) eine nach Mitsuda benannte verzögerte Reaktion, die in der Bildung erythematöser infiltrierter Knötchen besteht, die ungefähr am 7. Tag auftreten und ihr Maximum nach drei bis vier Wochen erreichen. Die Kriterien der Beurteilung der Mitsuda-Reaktion gründen sich nicht allein auf den Durchmesser des infiltrierten Bereiches, sondern auch auf sein Aussehen und seine Entwicklung: bei positiven Reaktionen erreichen die Infiltrate einen Durchmesser von 5 mm; bei starken Reaktionen ulzerieren die Infiltrate.

Ein positiver Mitsuda-Test wird als Ausdruck einer Resistenz gegenüber *M.leprae* interpretiert, und in Ländern wie Brasilien, in denen die Erkrankung endemisch ist, ist die Reaktion bei der Mehrzahl der nichterkrankten Erwachsenen positiv. Bei solchen, die an Lepra leiden, ist die Reaktion positiv, wenn die tuberkulöse Form vorliegt, jedoch negativ bei der lepromatösen Form. Unter Krankheitsüberträgern konnte nachgewiesen werden, daß die, die tatsächlich erkrankten, eine negative Reaktion aufwiesen.

Serum-Antikörper können ebenfalls nachgewiesen werden und zwar besonders bei der lepromatösen Form; sie können durch passive Hämagglutination (Middlebrook-Dubos) oder durch Komplementbindung mit tuberkulösem Antigen, Lepronin, und anderen Extrakten aufgedeckt werden. Jedoch sind diese Antikörper von geringem diagnostischem Wert.

Seren. Ein gewisser Prozentsatz von Lepra-Kranken reagiert positiv mit Cardiolipin (Wassermann- und Flockungsreaktion). Jedoch entspricht dieser Prozentsatz der Häufigkeit der Lues bei Personen gleichen sozio-ökonomischen Hintergrundes in den in Frage kommenden Gebieten, so daß diese Reaktion nicht als falsch-positiv gewertet werden kann. Diese Interpretation wurde gestärkt, als man nachweisen konnte, daß fast alle Seren von Leprakranken, die mit Cardiolipin reagierten, auch positive Ergebnisse im T.pallidum-Immobilisationstest ergaben.

Unter anderen serologischen Methoden für Lepra sollte noch die Rubino-Reaktion erwähnt werden; hierbei werden formalinisierte Schaferythrozyten (nicht aber native) durch einen spezifischen Faktor, der hauptsächlich im Serum von Lepra-Kranken vorkommt, agglutiniert. Die Reaktion ist nicht empfindlich genug, um von diagnostischem Wert zu sein, und ihr Mechanismus ist unaufgeklärt; jedoch beeindruckt die Reaktion wegen ihres hohen Maßes an Spezifität.

Parakokzidioidomykose (südamerikanische Blastomykose). Drei immunologische Teste stehen für die Diagnose einer *Paracoccidioides brasiliensis*-Infektion zur Verfügung: a) Intradermale Reaktion auf Paracoccidiodin; b) Komplementbindungsreaktion; c) Spezifische Präzipitationsreaktion (in flüssiger oder Gelphase).

Die intradermale Reaktion ist vom Tuberkulin-Typ und wird mit einem Kultur-Filtrat oder -Extrakt, der von der Hefephase bzw. Myzelphase (Blastomycin) hergestellt wird, durchgeführt. Ein einziges Antigen, das aus dem Überstand von Hefephase-Blastomyces-Suspensionen hergestellt wird, kann für die drei Teste verwendet werden. Das Antigen setzt sich hauptsächlich aus Polysacchariden zusammen, enthält aber auch Nukleinsäuren, Peptide und andere Verunreinigungen.

Bei erkankten Patienten ist die Häufigkeit positiver Intradermal-Reaktionen ungefähr 80–90%. Die Serumantikörper sind von großem Wert bei der Überwachung der Heilung; die Präzipitationsreaktion in flüssigem Medium (Indikator der „aktiven" Krankheitsphase) verschwindet zuerst; die Komplement-Bindungsreaktion wird später negativ. Die intradermale Reaktion ist besonders wertvoll für epidemiologische Untersuchungen.

Histoplasmose. Die Histoplasmose wird durch eine intradermale Reaktion auf Histoplasmin (ein Filtrat von Histoplasma capsulatum-Kulturen in der Chlamydosporen-Phase) und durch Präzipitations- und Komplementbindungsteste diagnostiziert. Passive Agglutinationsteste mit Kollodium-Partikel oder mit Histoplasmin sensibilisierten Erythrozyten können ebenfalls durchgeführt werden.

Pulmonale Aspergillose. Patienten mit pulmonaler Aspergillose entwickeln auf Aspergillus-Extrakte kutane Reaktionen vom Reagin-Typ oder Arthus-Typ. Im letzteren Fall kann man durch Gelpräzipitation Serumantikörper gegen verschiedene Antigen-Komponenten von Pilzen nachweisen.

15.3 Immundiagnostik von Infektionen durch Viren, Rickettsien oder ähnlichen Agentien

Fleckfieber. Die serologische Diagnose dieser Infektionen erfolgt durch folgende Reaktionen: a) die Weil-Felix-Reaktion und b) Komplementbindungsreaktion mit Rickettsien-Antigen.

Die Weil-Felix-Reaktion beruht auf der Agglutination von *Proteus vulgaris*-Stamm 0X19, der mit Rickettsien einige gemeinsame Antigene besitzt, obwohl beide nicht miteinander verwandt sind. Die Agglutination tritt am Ende der ersten Woche auf und erreicht ein Maximum innerhalb einer Woche; Titer von 1:320 werden als diagnostisch bedeutend angesehen, besonders wenn ein Titeranstieg in nachfolgenden Serumproben gefunden wird.

Für die Komplementsbindungsreaktion werden gewaschene Rickettsien-Suspensionen verwandt, die von Dottersackmembranen erhalten wurden, die mit *R.prowazekii* (epidemisches Fleckfieber), *R.typhi* (murines Fleckfieber) und *R.rickettsii* (amerikanisches Felsengebirgsfieber) beimpft wurden.

Die Rickettsien-Suspension wird zunächst mit Äther behandelt, um lösliche Gruppen-spezifische Antigene freizusetzen; im Sediment bleiben die Zellwände, die die Typ-spezifischen Antigene tragen.

Lymphogranuloma inguinale (L.i.). Die immunologische Diagnose des L.i. kann durch zwei Teste erfolgen: a) den Frei-Test und b) die Komplementbindungsreaktion.

Der Frei-Test ist eine intradermale Reaktion vom Tuberkulin-Typ, bei welchem ein hitzeinaktiviertes Virus als Antigen benutzt wird, das aus L.i.-Virus-infizierten Dottersäcken extrahiert wurde. Die Reaktion wird als positiv angesehen, wenn sich eine verhärtete erythematöse Papel entwickelt, die nach 24–48 Stunden einen Durchmesser von mehr als 6 mm aufweist.

Die Komplementsbindungsreaktion wird heute ebenfalls mit Antigen durchgeführt, das aus infizierten Dottersäcken extrahiert wurde;

die Reaktion gilt als positiv, wenn der Titer 1:32 oder darüber ist.

Pneumonitiden. Unter dieser Bezeichnung sind die durch Mycoplasma verursachten atypischen Pneumonien (PAP), die Q-Fieber-Pneumonie *(Coxiella burnetii)* und die zahlreichen atypischen Pneumonien viraler Genese (Influenza, Reoviren, Psittacosis-Viren) zusammengefaßt, deren Diagnose durch Komplementbindungstest und Hämagglutinations-Inhibition durch entsprechende Antigene gestellt werden kann.

Für die Diagnose der PAP macht man häufig von einer unspezifischen Reaktion Gebrauch, die wahrscheinlich durch ein Autoimmunphänomen zustande kommt und den Vorteil einfacher Durchführbarkeit hat: Kryoagglutination mit humanen Blutgruppe-0-Erythrozyten. Bei diesem Test wird selbst ein Titer von 1:40 als signifikant angesehen, besonders wenn bei nachfolgenden Testen ein Titeranstieg festgestellt wird. Spezifische Antikörper gegen Mycoplasma pneumoniae (pleuropneumonia-like-organisms, PPLO) können in Seren rekonvaleszenter PAP-Patienten durch indirekte Fluoreszenz mit Lungen infizierter Hühnerembryonen als Antigen nachgewiesen werden.

Bezüglich der serologischen Diagnostik der Influenza können zwei unterschiedliche Antigene nachgewiesen und getrennt werden: (a) das S-(lösliche) Antigen des Nukleokapsids und das V (Virus)-Antigen an der Oberfläche des Virion (Hüllen-Antigen). Das erstere ist Typ-spezifisch, d. h., es erlaubt die Diskriminierung der Typen A, B und C; das V-Antigen ist mit hämagglutinierender Aktivität assoziiert und erlaubt die Unterscheidung von Varianten oder Subtypen von A und B. Beide Antigene kann man durch Komplementbindung nachweisen, obgleich das V-Antigen leichter durch Hämagglutinations-Inhibition spezifiziert wird. Diese Teste können einfach und bequem in der Routine-Serodiagnostik ausgeführt werden, obgleich Schwierigkeiten durch Seruminhibitoren auftreten können, die zuerst durch besondere Behandlung inaktiviert werden müssen. Das V-Antigen ist ein makromolekulares Glykoprotein, das durch das Auftreten neuer Antigen-Determinanten an seiner Oberfläche subtypische Spezifitäten erwerben kann.

Pocken (Variola). Für die Pocken-Diagnose werden serologische Methoden angewandt, die entweder lösliche Antigene des Virus (LS-Antigene) oder das Vorhandensein spezifischer Antikörper nachweisen.

Der Nachweis von LS-Antigenen im Material, das von Patienten stammt (z. B. vesikopustuläre Extrakte) oder von Kulturen (infiziertes Chorionallantois-Gewebe) kann mit Gelpräzipitation, Komplementbindung und Immunfluoreszenz erfolgen. Zum Nachweis von Antikörpern wird die Komplementbindung, Hämagglutinations-Inhibition und Serum-Neutralisation angewandt.

Die Untersuchung auf Antikörper ist prinzipiell sinnvoll bei atypischen Pocken, die bei teilweise immunen Personen auftreten (Variola sine eruptione); eine endgültige Entscheidung gründet sich dabei jedoch auf einen Titer-Anstieg während der Erkrankung. Neutralisierende Hämagglutinations-inhibierende Antikörper persistieren über einen langen Zeitraum, während Komplement-bindende Antikörper 6 bis 8 Monate nach Impfung zu verschwinden neigen.

Masern. Der Nachweis von Antikörpern im Serum von Masern-Patienten oder bei Personen, die gegen Masern geimpft wurden, ist von großem Interesse für die Diagnose der Infektion bei atypischen Fällen und zur Abschätzung des Immunstatus. Die Antikörper können entweder im Neutralisationstest in Zellkulturen oder durch Komplement-Bindung mit geeignetem Antigen nachgewiesen werden. Die neutralisierenden Antikörper persistieren über einen langen Zeitraum und stellen ein Maß für die Immunität dar, während Komplement-bindende Antikörper nur vorübergehend auftreten und eher ein Indikator für eine Infektion als für eine Immunität darstellen.

Poliomyelitis. Die Bildung von Antikörpern gegen Poliomyelitis-Virus kann im Neutralisations- und Komplement-Bindungstest nachgewiesen werden. Der Neutralisationstest wird mittels des Nachweises der Inhibition der zytopathischen Wirkung oder der fortgesetzten Säurebildung (Farbtest) in Kulturen gewisser Zellen (Affenniere, Hela, KB etc.) durchgeführt. Dieser Test ist von besonderer Bedeutung für die Kontrolle der Immunogenität der Vakzine während Entseuchungskampagnen.

Beim Komplementbindungstest können zwei Antikörper-Typen, Anti-D und Anti-C nachgewiesen werden; beide richten sich gegen Virus-Oberflächen-Antigene. Wird das Polio-Virus erhitzt, nimmt das D (dichtes) Antigen, das zum kompletten infektiösen Partikel gehört, eine antigenisch unterschiedliche C-(coreless-)Form an, die unter natürlichen Bedingungen bei inkompletten, nicht infektiösen Viren angetroffen wird. Nur Anti-C-Antikörper besitzen eine neutralisierende Fähigkeit.

Arbovirus-Enzephalitis. Die Diagnose einer Arbovirus-Enzephalitis kann durch Neutralisationsteste (in Zellkulturen oder neugeborenen Mäusen), Hämagglutinationsinhibition oder Komplementbindungsteste gestellt werden. Die Antigene für die letzteren Teste werden aus Zellkulturen oder aus dem Hirn infizierter Affen gewonnen. Die Komplement-bindenden Antikörper treten nur für kurze Zeit auf, daher ist der Bindungstest nicht sehr hilfreich für epidemiologische Untersuchungen und bleibt der Charakterisierung kürzlicher Infektionen vorbehalten.

Maul- und Klauenseuche. Zur Bewertung eines Impfstoffes gegen Maul- und Klauenseuche ist der Nachweis zirkulierender Antikörper in geimpften Tieren von großem Interesse, auch wenn eine endgültige Beurteilung auf Testen der in vivo-Protektion beruhen müssen, da diese bis zu einem gewissen Grad die Immunogenität der Vakzine wiederspiegeln.

Beim Rind sind die hauptsächlich verwendeten Teste der Zellkultur-Neutralisationstest (BHK-Zellen oder andere), der Serumneutralisationstest in Mäusen (auch Protektionstest genannt) und der indirekte Komplementbindungstest.

Infektiöse Mononukleose. Die Diagnose dieser Erkrankung, deren auslösendes Agens unbekannt ist, gründet sich auf das Auftreten von heterophilen Antikörpern im Serum von Erkrankten, die mit Schaf- oder Pferdeerythrozyten reagieren können.

Die Paul-Bunnel-Davidson-Reaktion besteht aus der Agglutination von Schaferythrozyten durch einen besonderen heterophilen Antikörper-Typ bei der infektiösen Mononukleose. Der Test kann durch eine Absorption nicht-spezifischer Agglutinine mit Meerschweinchenniere oder mit gekochten Rindererythrozyten spezifischer gestaltet werden. Die im normalen Serum vorhandenen heterophilen Agglutinine (Forssman-Antikörper, Antikörper nach Serumerkrankung) werden durch Meerschweinchenniere adsorbiert, während die Antikörper bei der infektiösen Mononukleose nur durch gekochte Rindererythrozyten adsorbiert werden. Tabelle 15.3. gibt die verschiedenen Möglichkeiten an, die auftreten können, und die entsprechende diagnostische Deutung.

Der Pferde-Erythrozyten-Mononukleose-Test erlaubt die vorläufige Diagnose einer Mononukleose; er kann durch Hämagglutination mit formalinisierten Pferdeerythrozyten auf Objektträgern durchgeführt werden. Der Test ist äußerst empfindlich, und, wenn richtig absorbierte Seren verwendet werden, treten praktisch keine falsch-positive Ergebnisse auf.

Virus-Hepatitiden. Wie bei der infektiösen Mononukleose ist unser Verständnis bezüglich des infizierenden Virus und der Serumhepatitis im Anfangsstadium. Wir kennen allerdings ein Antigen, das zu diesen Viren Beziehungen hat, besonders zum Serum-Hepatitis-Virus, das sogenannte Australia-Antigen. Es kann im Serum mit folgenden Methoden identifiziert werden:

a) Zweidimensionale Immundiffusion: Standardisierte Australia-Antigen-Präparationen und Antikörper werden in Agarose-Gel-Löcher gefüllt, die sich auf jeder Seite eines zentralen Grabens befinden, in den das zu untersuchende

Tabelle 15.3 Unterscheidung heterophiler Antikörper

Agglutination mit Schaferythrozyten nach Adsorption mit		Interpretation
gekochten Rinder-Erythrozyten	Meerschweinchen-Niere	
Vollständig	Vollständig	Serumkrankheit
Vollständig	Teilweise (50–75%)	Mononukleose
Teilweise (25–75%)	Vollständig	Normalserum mit Forssman-Antikörper

Eine Reaktion mit einem Titer 1:40 wird als negativ angesehen; Titer zwischen 1:80 und 1:160 sind verdächtig; Titer über 1:160 gelten als positiv

Serum gefüllt wird. Das Auftreten von Präzipitationslinien zwischen den Löchern zeigt an, ob das Serum Australia-Antigen oder Antikörper oder beides enthält.

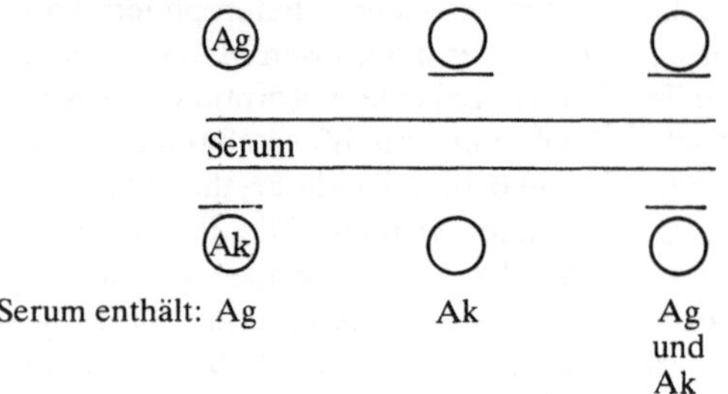

b) Immunelektrophorese: Dieser Test wird wie der vorangehende durchgeführt, nur daß ein elektrischer Strom von 7 bis 10 Volt pro Zentimeter durch das Gel läuft. Unter diesen Bedingungen wandert das Australia-Antigen zur Anode und der Antikörper infolge der Elektroendosmose zur Kathode; auf diese Weise kommen beide Reagentien schnell in Kontakt, was zu einer großen Empfindlichkeit und einer schnelleren Reaktion führt (Überwanderungselektrophorese).

c) Komplementbindung mit standardisiertem Antigen oder Antikörper in Röhrchen oder Platten.

d) Hämagglutinationshemmung mit Erythrozyten, die mit Antigen oder Antikörper beladen sind.

Der Nachweis des Australia-Antigens ist wegen seiner Assoziation mit dem Serum-Hepatitis-Virus von großem Wert für Blutbanken, um infizierte Spender auszuschließen.

15.4 Immundiagnostik parasitärer Infektionen

Chagas-Krankheit. Die Serodiagnose der südamerikanischen Trypanosomiasis gründet sich

a) in der akuten Phase auf Präzipitation oder passiver Hämagglutination mit Polysaccharid-Antigen und

b) in chronischen Fällen auf Komplementbindung, passive Hämagglutination und indirekte Immunfluoreszenz.

Die Komplementbindung (Machado-Guerreiro-Reaktion) ist in ungefähr 98% der chronischen Fälle positiv und wird routinemäßig von Blutbanken zum Ausschluß infizierter Spender durchgeführt. Verschiedene Antigen-Typen werden für diese Reaktion verwendet, wobei jedoch keine charakterisiert oder standardisiert wurden.

Gute Resultate bei chronischen Fällen können mittels passiver Hämagglutination formalinisierter Erythrozyten, die mit Antigen mittels Chromchlorid beladen wurden, erhalten werden.

Der Immunfluoreszenztest wird mit Parasiten aus Kulturen durchgeführt und zeigt parallel zur Komplementbindung und passiven Hämagglutination Spezifität, wenn auch in niedrigeren Titern.

Leishmaniasis. Der immunologische Test von größter Bedeutung für die mukokutane Leishmaniasis *(L. brasiliensis)* ist die Montenegro-Reaktion; sie besteht aus der intrakutanen Injektion von 0,1 ml einer Kultursuspension der Lysomonas-Form, eingestellt auf $2 \cdot 10^6$ pro ml. Bei positiver Reaktion erscheint eine papulöse, erythematöse Induration mit einem Durchmesser von mehr als 5 mm. Ungefähr 90% der Individuen mit mukokutaner Leishmaniasis reagieren positiv bei diesem Test. Negative Reaktionen werden im Anfangsstadium und bei schweren disseminierten (anergischen) Formen beobachtet. Antigene anderer Leishmaniasien und Trypanosomen reagieren ebenfalls im Montenegro-Test, allerdings mit geringerer Intensität. Für die Diagnose der viszeralen Leishmaniasis (Kala-Azar; *L. donovani*) können spezifische serologische Reaktionen (Präzipitation, Komplement-Bindung, Immunfluoreszenz) angewandt werden, wobei der praktische Test die Komplement-Bindung mit Antigenen von Mykobakterien *(M. tuberculosis, M. phlei, Kedrowski-Bacillus etc.)* oder ähnlichen Keimen (z. B. *Streptothrix leproides*) ist.

Der Mechanismus dieser Reaktion ist nicht bekannt. Da Seren von Kala-Azar-Patienten hohe Globulin-Konzentrationen enthalten, die durch Präzipitation mit verschiedenen Reagenzien (Napiers Formol-Gel-Reaktion, Brachmachari-Reaktion, Chopra-Reaktion) nachweisbar sind, ist es wahrscheinlich, daß ein Teil dieser Globuline Anti-Donovani-Immunglobuline darstellt, die mit bakteriellen Antigenen kreuzreagieren.

Toxoplasmose. Die bei der Toxoplasmose am häufigsten eingesetzten immunologischen Teste sind die intradermale Reaktion auf Toxoplasmin, die Komplementbindungsreaktion, die Sabin-Feldman-Farb-Reaktion, die indirekte Immunfluoreszenz-Reaktion und der passive Hämagglutinationstest.

Die Sabin-Feldman-Farb-Reaktion ist eine zytotoxische Reaktion, die die gleichzeitige Wirkung eines spezifischen Antikörpers und eines zusätzlichen thermolabilen Faktors, möglicherweise mit Komplement verwandt, auf das Toxoplasma erfordert. Die Reaktion wird sichtbar durch den Affinitätsverlust des Zytoplasmas des Protozoon für Methylenblau; gelegentlich tritt dies mit sehr hohen Serumverdünnungen auf.

Heute neigt man dazu, den Sabin-Feldman-Test durch Immunfluoreszenz oder passive Hämagglutination zu ersetzen, die leichter auszuführen und reproduzierbarer sind.

Schistosomiasis. Verschiedene immunologische Teste wurden für epidemiologische Untersuchungen der Schistosomiasis angewandt. Von diesen sind die kutane Reaktion und zwei serologische Teste erwähnenswert, die indirekte Immunfluoreszenz und die passive Hämagglutination, die leicht mit einem Tropfen Blut aus der Fingerspitze durchgeführt werden können. Der KBR-Test gibt noch bessere Resultate, seine Ausführung ist aber komplizierter und erfordert Venenblut.

Der intradermale Test wird mit Extrakten von ausgewachsenen Würmern oder Zerkarien durchgeführt und ist durch das Auftreten einer urtikariellen Papel von mehr als 1,2 cm^2 Ausbreitung nach 15 Minuten gekennzeichnet. Beim Immunfluoreszenztest werden als Substrat zerkleinerte, ausgewachsene Würmer verwendet, während der passive Hämagglutinationstest Erythrozyten, die mit löslichem Antigen eines Gesamt-Extrakt-Dialysats von Schistosomen beladen wurden, erfordert. Der Immunfluoreszenz- und der passive Agglutinationstest ergeben konkordante Ergebnisse.

Echinokokken-Erkrankung. Der intradermale Test nach Casoni und der passive Hämagglutinationstest mit Latex-Partikeln oder mit spezifischem Antigen (Gesamthydatoid-Flüssigkeit oder Extrakt-Fraktionen davon) beladenen Erythrozyten sind die hauptsächlichen Teste für die Immundiagnose der Hydatiden-Erkrankung. Die Empfindlichkeit ist in der Größenordnung von 85% für den Hämagglutinationstest und von 97% für den Latex-Test. Die Casoni-Reaktion besteht in der intradermalen Injektion von 0,1 ml einer Gesamt- oder gereinigten Hydatiden-Flüssigkeit. Die erste Ablesung erfolgt nach 10–30 Minuten (Reagin-Typ-Reaktion) und eine zweite nach 24–48 Stunden (verzögerte Überempfindlichkeit). Die erste Reaktion wird nur als ein Zeichen einer Infektion gedeutet, während die verzögerte Reaktion das Vorliegen einer aktiven Zyste anzeigt.

15.5 Immundiagnose von Autoimmunerkrankungen

Lupus erythematodes. Der systemische Lupus erythematodes ist durch eine immunologische Störung gekennzeichnet, die zur Bildung mehrerer Antikörper führt, unter denen besonders die anti-nukleären Antikörper erwähnenswert sind, die mit Kernmaterial zerstörter Zellen reagieren können und dabei die sogenannten Hargreavesschen Zellen oder LE-Zellen erzeugen.

Unter Verwendung geeigneter Teste (KBR, Immundiffusion, Immunfluoreszenz, passive Agglutination, PKA, Anti-Globulin-Verbrauch) mit verschiedenen Arten von Antigenextrakten war es möglich, mindestens vier Spezifitäten von antinukleären Antikörpern zu unterscheiden:

1) Gegen Desoxynukleoproteine,
2) Gegen Histone,
3) Gegen DNS und
4) Gegen Glykoproteine.

Dreien dieser Antikörper entspricht je ein bestimmtes Fluoreszenz-Bild; diese können durch die Anwendung von Anti-Human-γ- und Anti-C3-Konjugaten an Gefrierschlitten sichtbar gemacht werden, die zuvor mit Patientenserum behandelt worden waren:

a) Homogene nukleäre Fluoreszenz durch Antinukleoprotein-Antikörper, die vermutlich Spezifität für Konformationsdeterminanten haben, da sie weder durch Trypsin noch Desoxyribonuklease zerstört werden;
b) Fluoreszenz der Kernmembran durch Anti-DNS-Antikörper; und
c) Fleckige Fluoreszenz durch Antikörper gegen Glykoproteine.

Die Antikörper gegen Nukleoproteine stellen den LE-Faktor dar, durch den in zwei aufeinanderfolgenden Schritten LE-Zellen erzeugt werden: zunächst Bindung des Autoantikörpers an Kernreste, dann Phagozytose des opsonisierten Nukleoprotein - Immunglobulin - Komplement-Komplexes durch Leukozyten oder Monozyten.

Der Nachweis von LE-Zellen im Blut oder Knochenmarkausstrich stellt eine wertvolle

Hilfe für die Diagnose des Lupus und anderer verwandter Autoimmunkrankheiten dar.

Rheumatische Arthritis. Zwei Antikörper begleiten die chronisch-entzündliche Arthritis oder rheumatische Arthritis; diese können mit aggregiertem oder durch Bindung an Partikeloberflächen denaturiertem γ-Globulin reagieren. Zwei Arten von Nachweismethoden für diese Antikörper werden angewandt:
a) Die Waaler-Rose-Reaktion: Agglutination sensibilisierter Schaferythrozyten mit spezifischen Kaninchen-Antikörpern; und
b) Der Latex-Agglutinationstest unter Verwendung von Polystyrol-Partikel, die mit humanem γ-Globulin beladen sind.

Die Rheumafaktoren sind nicht spezifisch für die chronisch-entzündliche oder proliferative Arthritis, sie treten auch zu einem gewissen Prozentsatz in normalen Seren auf (meist bei älteren Personen) und bei zahlreichen anderen Erkrankungen (z. B. Lues, Tuberkulose, Kala-Azar, Virus-Hepatitis und Myokard-Infarkt). Eine Beziehung der Faktoren zur Pathogenese der rheumatischen Arthritis kann durch die Tatsache ausgeschlossen werden, daß sie bei schweren Fällen nicht vorhanden sind oder nur sehr verspätet erscheinen, lange nach dem Auftreten von Symptomen.

Chronische Autoimmun-Thyreoiditis. Bei der Hashimoto-Thyreoiditis (lymphadenoide Schwellung), beim Myxödem und bei gewissen thyreotoxischen Schwellungen treten präzipitierende und Komplement-bindende Antikörper mit zwei Spezifitäten auf:
a) Präzipitierende Antikörper spezifisch für Thyreoglobulin, die durch Immundiffusion oder passive Hämagglutination nachweisbar sind, und
b) Komplement-bindende Antikörper, die mit mikrosomalen Antigenen der Follikel-Membran-Zellen reagieren.

Unter dem Immunfluoreszenz-Mikroskop erkennt man die Antithyreoglobulin-Antikörper im Follikel-Kolloid und die antimikrosomalen Antikörper im Zytoplasma azinöser Zellen. Einen zweiten Antikolloid-Antikörper hat man bei einem kleinen Prozentsatz von Patienten mit Hashimoto-Thyreoiditis nachgewiesen, deren Serum keine Antikörper gegen Thyreoglobulin aufwiesen.

Für die Diagnose der Hashimoto-Thyreoiditis werden der passive Hämagglutinationstest mit Thyreoglobulin-beladenen tannierten Erythrozyten und der Komplementbindungstest mit wäßrigem Schilddrüsen-Extrakt vorgezogen. Beide Teste geben positive Resultate in ungefähr 90% des tatsächlichen Vorliegens dieser Erkrankung. Wegen der Leichtigkeit der Ausführung wird allerdings der passive Hämagglutinationstest (Takatsy-Mikrotitrator) empfohlen, besonders da er sehr empfindlich ist und Titer von 1:5000 bis 1:100000 erreicht werden können.

Immun-hämolytische Anämien. Bei hämolytischen Anämien, die das Ergebnis einer materno-fetalen Inkompatibilität sind, wie auch bei erworbenen autoimmun-hämolytische Anämien, gründet sich die Immundiagnose hauptsächlich auf folgende Methoden:
a) Der direkte Coombs-Test: Zu gewaschenen Erythrozyten des Patienten werden Anti-IgG-, Anti-IgM-, Anti-IgA-, Anti-C3- oder Anti-C 4-Seren zugegeben. Eine Agglutination zeigt die Bindung entsprechender Immunglobulin- oder Komplementkomponenten an die Erythrozyten in vivo an.
b) Der indirekte Coombs-Test: Hierbei wird Patienten-Serum mit normalen Erythrozyten gemischt und nach Waschen der Zellen werden die unter a) genannten Antiseren zugegeben. Dieser Test kann sowohl qualitativ als auch quantitativ ausgeführt werden, um die Konzentration der inkompletten Antikörper im Serum zu bestimmen.
c) Die Antikörper, die im Serum oder in Eluaten von Patienten-Erythrozyten gefunden werden, werden mit einer Batterie von Erythrozyten mit bekannter Spezifität charakterisiert. Die Antikörper können auch in bezug auf ihre „Wärme"- oder „Kälte"-Charakteristik bestimmt werden, sowie auf ihre Eigenschaft, eine Zweiphasen-Reaktion (Bindung bei 0° C, Hämolyse bei 37° C) zu zeigen. Diese letzteren treten bei der Donath-Landsteinerschen paroxysmalen Hämoglobinurie auf.

Ausgewählte Übersichten und Originalarbeiten

Ackroyd, J. F., Turk, J. L.: Immunological Methods. Oxford: Blackwell 1964

Centro Panamaericano de Zoonosis: Métodos de laboratório para leptospirosis, Nota Tăcnica N° 9. Ramos Mejia/Buenos Aires: Cepanzo 1968

Behringwerke, A.G. (Ed.): Hojas de laboratório para el diagnostico médico (Enders, B., Hungerer, K. D., Schweinberg, H., Zwisler, O., Eds.). Marburg/ Lahn: Eukerdruck 1975

Enders, B., et al.: Contribución al diagnóstico de la enfermedad de Chagas (Behringwerke, A.G., Ed.). Marburg/Lahn: Eukerdruck 1974

Kagan, I. G., Norman, L.: Serodiagnossis of parasitic diseases. In: Am-Soc. Micoribol., Manual of Parasitic Diseases, Kap. 51. Bethesda/Maryland 1970

Kwapinski, J. B.: Methods of serologic research. New York: John Wiley & Sons 1965

Dept. Health, & Welfare (1965): Standardized diagnostic complement fixation method and adaptation to microtest. Atlanta: Publ. Health Mon. N° 74, C.D.C. 1965

Maekelt, G. A.: El diagnóstico parasito-inmunológico de la infección chagásica. Caracas: M.S. 1965

Oliveira Lima, A., Dias da Silva, W.: Imunologia, Imunopatologia, Alergia. Métodos. Rio de Janeiro: Guanabara-Koogan 1970

Pan American Health Organization: Manual of standardized serodoagnostic procedures for systemic mycoses. Washington: PAHO 1972

Publ. Health Service: Laboratory procedures for modern syphilis serology. Washington: P.H.S. 1962

Staub, A. M., Raynaud, M.: Cours d'Immunologie générale et de Sérologie de l'Institut Pasteur, Bd. 7. Paris: C.D.U. 1971

Weir, D. M. (Ed.): Handbook of experimental Immunology. Philadelphia: F. A. Davis 1967

World Health Organization Expert Committee: Immunology and parasitic diseases. Geneva: Technical Rep. N° 315, WHO 1965

Pan American Health Organization: Immunologic aspects of parasitic infections. Washington: PAHO 1967

16 Immunprophylaxe und Immuntherapie

WILMAR DIAS DA SILVA

16.1 Mechanismus der Immunität

Wie in anderen Abschnitten dieses Buches deutlich geworden ist, erhielt die Immunologie einen kräftigen Auftrieb durch den Nachweis der Existenz zweier Lymphozyten-Populationen: T-Lymphozyten, die unter dem Einfluß des Thymus differenzieren, und B-Lymphozyten, die nicht unter dem unmittelbaren Einfluß dieses Organs stehen; dessen ungeachtet besitzen beide Zellpopulationen die gemeinsame Eigenschaft, Antigene zu erkennen und zu verarbeiten. Diese beiden Lymphozytenpopulationen wirken fast immer mit dem allgemeinen Abwehrmechanismus des Organismus zusammen. Makrophagen, Neutrophile und wahrscheinlich auch Eosinophile und Mastozyten bilden mit Lymphozyten einen Verband und wirken als Effektorzellen bei der Zerstörung von Bakterien, Protozoen, kanzerösen Zellen etc. Abb. 16.1 faßt die verschiedenen Mechanismen, die an dem Gesamtvorgang der Immunabwehr beteiligt sind, zusammen.

Humorale Immunität. Unter dem Einfluß eines spezifischen Antigenreizes und mit Hilfe einer Subpopulation von T-Lymphozyten (Helferzellen) differenzieren B-Lymphozyten zu Plasma-

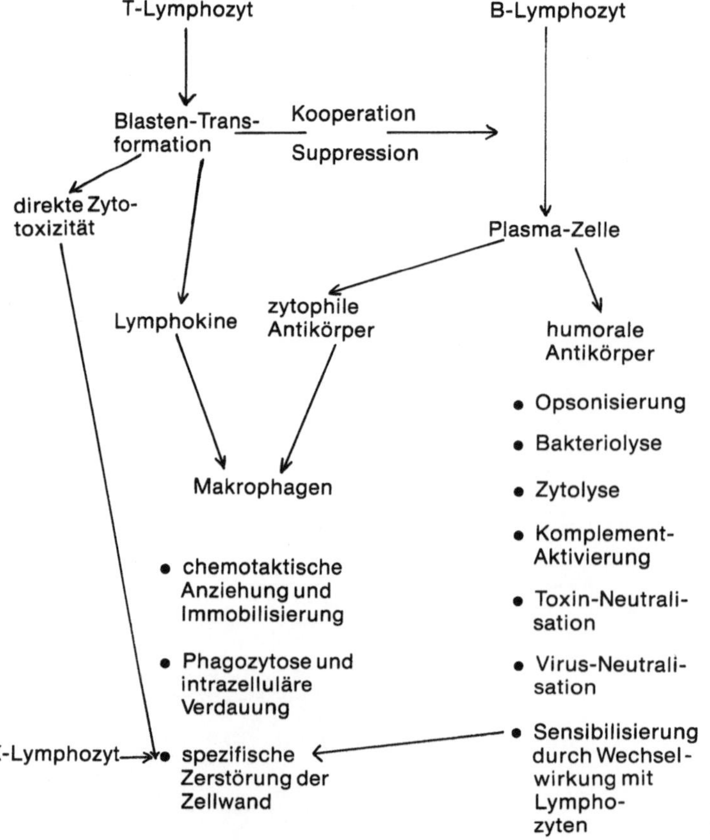

Abb. 16.1. Immunabwehrmechanismen

zellen, die die Immunglobuline IgM, IgG, IgA, IgD und IgE sezernieren und die für die humorale Immunität verantwortlich sind. Die Beteiligung dieser Antikörper bei den Abwehrmechanismen zeigt sich durch folgende Aktivitäten:
a) Bakterienopsonisierung;
b) Lyse von Bakterien oder anderen Zellen;
c) Toxin-Neutralisation;
d) Virus-Neutralisation;
e) Sensibilisierung von Targetzellen, was die Wechselwirkung mit zytotoxischen B-Lymphozyten ermöglicht;
f) Bildung von Immunkomplexen, die das Komplement-System aktivieren, woraus wiederum die Freisetzung chemotaktischer Faktoren folgt, die Neutrophile und Eosinophile zu den Bereichen ziehen, in die Bakterien, Protozoen oder Würmer eingedrungen sind;
g) Sensibilisierung von Mastozyten mit IgE-Antikörpern, die nach Wechselwirkung mit dem Antigen Histamin freisetzen. Es bestehen Hinweise, die vermuten lassen, daß diese Reaktion für die Elimination von Würmern von Bedeutung sein könnte; und
h) Ausstattung der Makrophagen mit besonderen Strukturen, um Antigene indirekt über die Bindung von Antikörpern (zytophile oder opsonisierende) zu binden.

Zelluläre Immunität. Der Ausdruck „zelluläre Immunität" ist recht verwirrend, weil verschiedene Zellen bei der Immunreaktion auf dreierlei Weise beteiligt sein können: als Hilfszellen bei der Ausführung der Endozytose von zuvor opsonisierten Partikeln (Makrophagen und Neutrophile); als aktivierte Zellen, die bei der Zerstörung intrazellulärer Parasiten mitwirken (Makrophagen); und als immunologisch geprägte Lymphozyten, die Oberflächen-Rezeptoren für die spezifische Erkennung von Antigenen an Targetzellen tragen (sensibilisierte Lymphozyten). Im weiteren Sinne könnte der Ausdruck „zelluläre Immunität" auf alle drei Reaktionsarten angewandt werden, wie das ursprünglich von Metchnikoff verstanden wurde, im engeren Sinne jedoch versteht man nur die letzte Funktion als „zelluläre Immunität".

a) Makrophagen-Aktivierung. Eine zelluläre Immunität wird in zahlreichen Fällen durch mononukleäre Makrophagen des retikuloendothelialen Systems zum Ausdruck gebracht, wie bei der Kontrolle von Infektionen gewisser intrazellulärer parasitärer Mikroorganismen (z. B. *M.tuberculosis, B.abortus., T.gondii* und gewisser Viren). Diese Parasiten überleben und vermehren sich im Zytoplasma normaler nichtstimulierter Makrophagen. Resistenz, die sich nach die Infektion durch die Mikroorganismen bildet, erfordert die Entwicklung von Mechanismen, die ihr intrazelluläres Wachstum verhindern. Man kann zeigen, daß Makrophagen von Tieren, die sich vor nicht allzu langer Zeit von einer subletalen Injektion solcher Parasiten erholt haben, „aktiviert" sind: diese Makrophagen können eine große Anzahl verschiedener Mikroorganismen aufnehmen und zerstören; sie zeigen morphologische Veränderungen und gesteigerte metabolische Aktivität. Sie sind größer als normale Makrophagen und sind fähig, sich über Glas-Objektträger weit auszubreiten; darüber hinaus besitzen sie eine große Zahl von Lysosomen und Vakuolen zusätzlich zu ihrer gesteigerten phagozytischen Aktivität.

Ihr Gehalt an hydrolytischen Enzymen und ihre mikrobizide Aktivität sind ebenfalls erheblich gesteigert.

Aktivierte Makrophagen werden nicht in allen Stadien einer Infektion angetroffen. Sie treten eher verzögert auf und erreichen eine maximale Konzentration bei einem besonderen Stadium der Infektion, welches von der Spezies und der Zahl der infizierenden Mikroorganismen abhängig ist. Bei der Listeriose treten z. B. aktivierte Makrophagen recht frühzeitig auf, während sie bei der Brucellose recht verzögert erscheinen. Der Nachweis, daß Makrophagen durch immunologische Mechanismen aktiviert werden, erfolgte durch adoptive Transfer-Versuche. Lymphozyten von Mäusen im Rekonvaleszenz-Stadium nach einer subletalen Infektion mit *Lysteria monocytogenes,* die daher resistent gegen diese Infektion sind, vermögen diese Resistenz auf normale Mäuse zu übertragen. Eine Resistenz kann nicht durch Serum der resistenten Mäuse übertragen werden. Neben der übertragenen Resistenz entwickelt sich in den Lymphozyten-Empfänger-Mäusen parallel eine Überempfindlichkeit vom Spät-Typ gegen *L.monocytogenes*-Antigen. Behandlung der adoptiv immunisierten Tiere mit Anti-Lymphozyten-Serum macht die transferierte Sensibilität wie auch Immunität zunichte.

Eine zelluläre Immunität kommt über zwei unterschiedliche Zelltypen zustande: Lymphozyten, die die Spezifität tragen, und Makrophagen, die einen Teil der Effektor-Aktivität über eine Phagozytose ausüben. Eine Makrophagen-Aktivierung tritt nur auf, wenn sensibilisierte

Lymphozyten gleichzeitig mit dem spezifischen Antigen und Makrophagen zugegen sind.

Dies wird gut in Experimenten illustriert, bei denen Empfänger Lymphozyten von Tieren, die gegen BCG immunisiert worden waren, intravenös erhielten.

Die Makrophagen dieser Tiere werden sofort aktiviert und werden nicht nur resistent gegenüber *M.tuberculosis,* sondern auch gegenüber anderen intrazellulären Parasiten wie *L.monocytogenes.*

Die biologische Bedeutung dieser Form von Immunität scheint in der Kontrolle von Infektionen zu liegen, die keine akuten entzündlichen Prozesse ausbilden. In diesen Fällen ist es für zirkulierende Antikörper schwierig, die Bereiche, in denen sich die Infektion abspielt, zu erreichen. Andererseits erreichen Zellen, die sich amöboid fortbewegen können, wie Makrophagen, leicht die Eintrittsstellen der Mikroorganismen, werden sie erst einmal durch chemotaktische Faktoren angezogen. Die Fähigkeit zur Migration, die Zellen mit amöboider Beweglichkeit zeigen, verleiht der zellulären Immunität einen strategischen Faktor, der von großer Bedeutung für die Infektionskontrolle ist.

Die Aktivierung von Makrophagen scheint von der Freisetzung von Lymphokinen durch sensibilisierte Lymphozyten abhängig zu sein, obwohl es noch nicht bekannt ist, welches oder welche Lymphokine bei diesem Vorgang beteiligt sind.

Eine andere Hypothese ist die, daß zytophile Antikörper mit hoher Affinität für Makrophagen von sensibilisierten Lymphozyten freigesetzt werden. In diesem Falle würden sich das Antigen mit den an Makrophagen gebundenen Antikörpern verbinden und nicht direkt mit Lymphozyten.

b) Die Wirkung nicht-sensibilisierter mitogenstimulierter Lymphozyten auf Target-Zellen. Verschiedene Mitogene, wie Phytohämagglutinin (PHA), Concanavallin A (ConA) in gelöster Form, Lipopolysaccharide (LPS) von Bakterien, besonders E.coli, Pokeweed, Quecksilberchlorid und Staphylococcus-aureus-Filtrate aktivieren Lymphozyten und verursachen eine Blasten-Transformation. PHA und ConA aktivieren selektiv T-Lymphozyten, während LPS B-Lymphozyten aktiviert; Pokeweed scheint beide Lymphozyten-Populationen zu aktivieren. Die selektive Wirkung von Mitogenen auf bestimmte Lymphozyten-Populationen scheint von der Existenz von Rezeptoren für diese Mitogene an der Zell-Oberfläche abzuhängen.

Lymphozyten, die durch Mitogene stimuliert sind, synthetisieren DNS, gehen in Mitose und sezernieren Lymphokine. Diese Wirkung von Mitogenen ist ähnlich der, die sensibilisierte Lymphozyten aufweisen, wenn sie in Kontakt mit dem spezifischen Antigen kommen.

c) Makrophagen-Phagozytose. Das Einfangen und die nachfolgende Einverleibung von Partikeln durch Makrophagen ist in der Mehrzahl der Fälle ein spezifisches Phänomen; es wird durch die Wechselwirkung von Rezeptoren an diesen Zellen und Aggregationsstellen am Fc-Teil von Antikörpern vermittelt. Bei bestimmten Antikörper-Typen, wie den zytophilen Antikörpern, liegt diese Aggregationsstelle am Fc-Fragment offen zu Tage; bei anderen, wie den „opsonisierenden" Antikörpern, wird diese Stelle erst nach Bildung von Immunkomplexen zugänglich.

Da die Aggregationsstellen zytophiler Antikörper nur eine geringe Affinität besitzen und daher leicht nach Wechselwirkung mit den Makrophagen-Rezeptoren dissoziieren, bestehen einige Zweifel über ihre tatsächliche Bedeutung bei der Phagozytose.

Nach Adhäsion der Partikel an die Makrophagenoberfläche erfolgt eine Endozytose in Vakuolen, die durch Verschmelzung mit Lysosomen Phagosome bilden. Die Phagozytose wird durch einen intrazellulären Anstieg von cGMP verstärkt und durch einen Anstieg von cAMP verhindert. Mikrofilament-Inhibitoren, wie Cytochalasin B, blockieren ebenfalls die Phagozytose.

d) Zytotoxizität von K(Killer)-Zellen. Bei diesem Versuchsmodell werden die Target-Zellen (Erythrozyten, nukleäre Zellen, Protozoen etc.) mit ^{51}Cr markiert, mit spezifischen Antikörpern sensibilisiert und mit normalen Lymphozyten zusammengebracht. Die Antikörper-Moleküle erlauben die Adhäsion der Target-Zellen an die Oberfläche von Lymphozyten, die zu einer Lymphozyten-Subpopulation, genannt K-Zellen, gehören. Durch einen bis jetzt noch nicht verstandenen Mechanismus greifen die K-Zellen die Targetzellmembran an und zerstören sie. Der zytotoxische Effekt wird durch die Freisetzung von ^{51}Cr, durch die Aufnahme von Trypanblau auf Grund der gesteigerten Permeabilität oder, bei Protozoen, durch Verlust der Beweglichkeit und Infektivität nachgewiesen.

Immunität gegen bakterielle Infektionen. Bakterien verdanken ihre Pathogenität zwei grundlegenden Eigenschaften: ihrer invasiven und toxischen Fähigkeiten. Bei invasiven Vorgängen sind die Schädigungen auf die Eindringbereiche oder Metastasen beschränkt, während die Bildung von Toxinen auch zu Schädigungen an von der Eintrittsstelle entfernten Orten führt.

Einige Bakterien-Spezies sind besonders invasiv, z.B. Pneumococcus und *B.anthracis;* andere wirken hauptsächlich über die Produktion von Toxinen, wie Diphtheriebakterien, *C.tetani, C.botulinum* und die Clostridien des Gasbrandes. Sehr häufig kommen invasive und toxikogene Fähigkeiten zusammen vor wie z.B. bei *Staphylococcus* und *Streptococcus pyogenes.* In Tabelle 16.1 sind die Charakteristika bakterieller Endotoxine zusammengefaßt.

Entsprechend den beiden gerade angedeuteten Mechanismen der Pathogenität gibt es zwei Mechanismen, die zur Immunität gegen bakterielle Infektionen führen: die Zerstörung von Mikroorganismen durch lytische oder Phagozytose-ermöglichende Antikörper (antibakterielle Immunität) und die Neutralisation von Toxinen (antitoxische Immunität). Die bakteriolytischen und Phagozytose-Mechanismen wurden schon in vorangegangenen Kapiteln besprochen. Es genügt hier, darauf hinzuweisen, daß die Zerstörung von Mikroorganismen in den Phagozyten durch verschiedene Vorgänge stattfindet, je nachdem, ob die in Frage kommenden Bakte-

Tabelle 16.1. Bakterielle Exotoxine und ihre Eigenschaften

Bakterium-Spezies	Erkrankung	Toxin	Reinigung MG	Wirkung	Toxizität pro mg, ausgedrückt in LD_{50} (kg)[a]
Clostridium botulinum	Botulismus	6 typ-spezifische Neurotoxine	Typ A, kristallin, 1000000	Lähmung	1200000 (MS)
Clostridium tetani	Tetanus	Tetanospasmin, Tetanolysin	kristallin, 67000	Tetanus, Hämolyse, kardiotoxische Wirkung	1200000 (MS)
Clostridium perfringens	Gasbrand	α-Toxin		Lecithinase, hämolytisch, nekrotisch	200 (M)
Clostridium septicum	Gasbrand	α-Toxin		hämolytisch	
Clostridium novyi	Gasbrand	α-Toxin		nekrotisierend	50000 (M)
Corynebacterium diphtheriae	Diphtherie	Diphtherie-Toxin	kristallin, 72000	nekrotisierend	3500 (MS)
Staphyloccus aureus	Pyogene Infektionen	α-Toxin, Enterotoxin		nekrotisierend, hämolytisch, leukotoxisch, emetisch	50 (M)
Streptococcus pyogenes	Pyogene Infektionen, Scharlach	Streptolysin O, Streptolysin S, erythrogenes Toxin		hämolytisch, hämolytisch, verursacht den Scharlach-Fieberausschlag,	0,5 (M)
Pasteurella pestis	Bubonen-Pest, Lungenpest	Pest-Toxin		nekrotisierend (?)	25 (M)
Bordetella pertussis	Keuchhusten	Pertussis-Toxin,	rein, 82000	paralysierend	
Shigella dysenteriae	Dysenterie	Neurotoxin		paralysierend, hämorrhagisch	1200000 (R)

[a] LD_{50} bedeutet die mittlere letale Dosis pro kg eines Meerschweinchens (MS), einer Maus (M), eines Kaninchens (K) oder einer Ratte (R). Beispiel: 1 mg Diphtherie-Toxin ist in der Lage 3500 kg Meerschweinchen (oder 14000 250 Gramm schwere Meerschweinchen) zu töten

rien sich außerhalb von Zellen (z. B. Pneumococcus, Streptococcus und *B.anthracis*) vermehren können oder nur innerhalb von Makrophagen wie Tuberkelbazillen, Brucellae und *L.monocytogenes*. Bei den ersteren werden die Bakterien durch zirkulierende Antikörper im Zusammenwirken mit den Komplement-Komponenten C1 bis C5 opsonisiert. Bei den letzteren kommt die Immunität nicht durch zirkulierende Antikörper zustande, sondern durch sensibilisierte Lymphozyten, die nach Antigenstimulation einen chemotaktischen Faktor freisetzen, der Makrophagen anzieht, und einen Faktor, der diese aktiviert und sie an dem Ort zurückhält, zu dem sie angelockt wurden. Während dieser Zeit erhöht sich der Makrophagen-Stoffwechsel und sie lassen kaum Vermehrung von Mikroorganismen in ihrem Zytoplasma zu (s. Immunphagozyten, S. 140).

Es ist auch möglich, daß sensibilisierte Lymphozyten einen zytophilen Antikörper sezernieren, der sich an die Makrophagen-Oberfläche bindet und der diese aktiviert, wenn er mit dem spezifischen Antigen in Wechselwirkung tritt.

In jedem Fall jedoch scheint die antibakterielle, zellvermittelte Immunität auf Mechanismen zu beruhen, die denen der Überempfindlichkeit vom verzögerten Typ ähnlich sind und bei der der chemotaktische Faktor und der Migrationsinhibitions-Faktor (MIF) eine bedeutende Rolle spielen, wobei der letztere für die Aktivierung von Makrophagen verantwortlich ist. In der Tat entwickeln sich bei Krankheiten wie Tuberkulose, Brucellose und anderen, bei denen Keime im Inneren von Makrophagen persistieren, nicht selten Allergie und Immunität parallel; diese können auch getrennt auftreten, da sie gelegentlich unterschiedliche Makrophagen-Aktivierungs-Stadien erfordern. Auf jeden Fall besteht der grundlegende Mechanismus darin, daß sensibilisierte Lymphozyten und Antigen über einen längeren Zeitpunkt vorhanden sind, so daß der für die Freisetzung lymphozytenaktivierender Faktoren notwendige Reiz erhalten bleibt. Die aktivierten Makrophagen vermehren ihre lysozymalen Enzyme und transformieren unter gewissen Umständen morphologisch in epithelioide Zellen, wie sie in tuberkulösen Knötchen beobachtet werden.

Die Antitoxin-Immunität gründet sich auf die Bildung von Antikörpern (Antitoxine), die bakterielle Exotoxine neutralisieren können. Die wichtigsten dieser Antitoxine sind in Tabelle 16.1 zusammengefaßt. Der Mechanismus der Exotoxin-Neutralisation wurde oben in Zusammenhang mit der Besprechung ihrer Konzentrations-Bestimmung erläutert (s. S. 141 ff.).

Immunität gegen Viren. Klinische und experimentelle Untersuchungen haben gezeigt, daß sich eine antivirale Immunität in vielen Fällen auf das Vorhandensein von Antikörpern im Serum oder in Sekreten gründet.

Danach kann man Virusinfektionen in zwei Gruppen trennen:

a) Virus-Infektionen, bei denen die Eintrittsstelle von dem Ort (Target-Organ), der die Symptomatologie verursacht, entfernt ist und eine Virus-Dissemination hämatogen erfolgt; und

b) Virus-Infektionen, bei denen das Target-Organ nahe der Eintrittsstelle ist.

Beispiele der ersten Gruppe sind Infektionen, bei denen die Viren oral, pharyngal oder enteral in den Organismus eindringen und von dort in das ZNS (Poliomyelitis), in die Haut (Pocken, Windpocken, Masern) etc. gelangen. Die Immunität gegen solche Viren ist stark, von langer Dauer, und die vorherrschenden Immunglobuline sind vom IgG-Typ.

Zur zweiten Gruppe gehören Infektionen wie Influenza und gewöhnliche Erkältungen; hier ist die Immunität von kurzer Dauer, und es scheint, daß IgA-Immunglobuline eine wichtige Rolle spielen, die lokal in der infizierten Schleimhaut gebildet werden.

Es muß jedoch betont werden, daß bei Infektionen der Gruppe a) ebenfalls Sekret-IgA gebildet wird, das die Implantation an der Eintrittsstelle verhindert. Zusätzlich erfolgt die Bildung von IgG-Antikörpern, die durch Neutralisation des im Blut vorhandenen Virus die klinische Manifestation der Infektion verhindern. Dies tritt typischerweise bei der Poliomyelitis auf; die orale Impfung mit abgeschwächtem Virus (Sabin-Vakzine) erzeugt eine Antikörper-Barriere, die die intestinale Infektion verhindert; die inaktivierte Salk-Vakzine, die keine Wirkung auf die Eintrittsstelle hat, führt nur zur Bildung von Serumantikörpern, die Viren im Blut neutralisieren und so ihre Ausbreitung und die daraus resultierende Schädigung des ZNS verhindern.

Befindet sich das Virus erst einmal im Innern der Target-Zelle, ist die protektive Wirkung neutralisierender Antikörper viel weniger ausgeprägt. Dies wird deutlich bei Versuchen mit Bakteriophagen: Werden Phagen und Antiphagen-Antikörper zuerst gemischt, findet eine Neutralisation statt; werden jedoch Antiphagen-Antikörper erst zugegeben, nachdem Bakteriophagen in die Bakterien eingedrungen sind, tritt keine Neutralisation auf. Bei diesen Phagen-Versuchen konnte auch gezeigt werden, daß zwei bis vier Antikörper-Moleküle pro Virus genügen, seine Absorption zu verhindern.

Bezüglich tierischer Viren gibt es nicht genügend Befunde, jedoch scheint es außer Zweifel, daß die Anzahl Antikörper-Moleküle, die zur Neutralisierung notwendig sind, von der Größe der Viren abhängig ist.

Die Schwierigkeit, intrazelluläre Viren zu neutralisieren, und das gelegentlich beobachtete Fehlen einer Korrelation zwischen Immunität und freien Antikörpern läßt vermuten, daß auch gegenüber Viren ein protektiver Mechanismus bestehen kann, der durch sensibilisierte Lymphozyten über eine Makrophagen-Aktivierung vermittelt wird, wie dies zuvor für Bakterien, die sich intrazellulär vermehren, beschrieben wurde (s. Kapitel 11.9.1, S. 234ff.).

Im Zusammenhang mit der antiviralen Immunität sollte auch eine Gruppe von Proteinen erwähnt werden, die unter dem Sammelbegriff Interferon zusammengefaßt werden. Diese Proteine werden von Zellen unterschiedlicher Tierspezies (vom Fisch bis zum Menschen) unter dem Einfluß verschiedener Induktoren synthetisiert. Sie besitzt die Eigenschaft, das Wachstum von Viren wie auch das anderer Agentien intrazellulärer Infektionen, z. B. *Plasmodium berghei* und *Toxoplasma gondii,* zu verhindern. Ihre chemischen Eigenschaften sind noch recht unklar, sie können jedoch von Antikörpern wegen ihres niedrigen MG (20000–100000), ihrer Bildungsrate (Stunden), Flüchtigkeit (Tage) und ihrer Stabilität bei pH 2,0 unterschieden werden.

Eine Interferon-Synthese kann sowohl mit toten als auch mit inaktivierten Viren wie auch nicht-viralen Substanzen, z. B. Endotoxinen, Polysacchariden, Phythämagglutinin, Polymeren der Inosin- und Cytidylsäure (Poly I-C), Polykationen und Polyacrylsäure, induziert werden. Die antivirale Wirkung mancher Pilze, z. B. *Penicillium funiculosum* wurde zunächst einer antibiotischen Substanz (Statolon) zugeschrieben; heute nimmt man jedoch an, daß sie durch Induktion der Interferon-Synthese durch eine bihelikoidale RNS mykophagialer Verunreinigungen zustande kommt.

Der Wirkungsmechanismus des Interferons ist Gegenstand intensiver Untersuchungen; man nimmt an, daß er auf der Derepression zellulärer DNS beruht, die zur Bildung eines Inhibitionsproteins, TIP (Translations-Inhibitions-Protein) genannt, führt. Dieses verhindert durch Bindung an die Polysomen über einen unbekannten Prozeß das Ablesen (Translation) der viralen Messenger-RNS (Abb. 16.2). Da Interferon auf die Zellen, nicht aber auf das Virus wirkt, besitzt es keine Spezifität für das letztere. Es weist

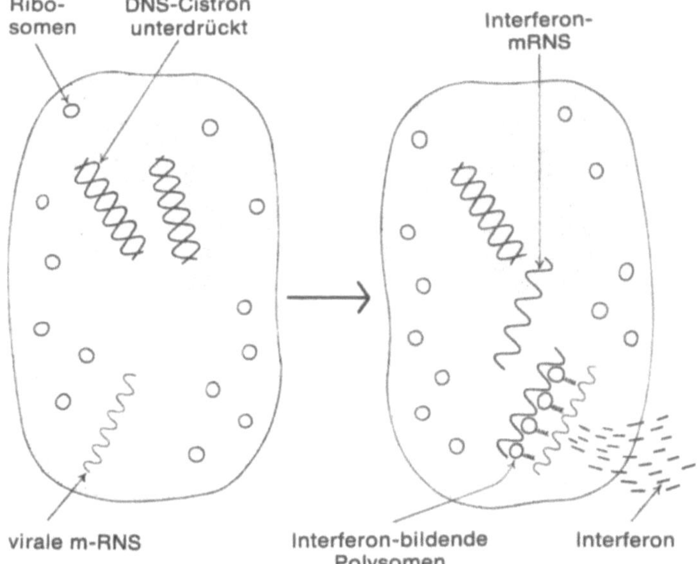

Abb. 16.2. Schematische Darstellung des hypothetischen Wirkungsmechanismus von Interferon

jedoch eine gewisse Spezifität für die Zellen auf, da allogenes Interferon aktiver als xenogenes Interferon ist.

Interferon hat vermutlich eine wichtige Funktion bei der Resistenz gegenüber Viren, besonders während des Initialstadiums, das der Antikörper-Bildung vorausgeht. Wegen der Notwendigkeit, allogenes Interferon anwenden zu müssen, hängt die allgemeine therapeutische Anwendung von dem Auffinden atoxischer Induktoren ab.

16.2 Arten des Immunschutzes

Ein Organismus kann eine Immunität durch einen aktiven Vorgang erwerben, der zur Bildung seiner eigenen Antikörper führt; er kann Immunität aber auch passiv erwerben, durch Übertragung von Antikörpern, die in einem anderen Organismus synthetisiert wurden.

Daraus ergibt sich eine Klassifikation der verschiedenen Formen erworbener Immunität nach folgendem Schema:

1. Aktiv erworbene Immunität
1.1 Natürlich (postinfektiös)
1.2 Artifiziell (Impfung)
2. Passiv erworbene Immunität
2.1 Natürlich (kongenital)
2.2 Artifiziell (Serumtherapie)
3. Adoptive Immunität

Die erste bekannte Methode einer aktiven artifiziellen Immunisierung war die Impfung gegen Pocken, die von Jenner 1796 eingeführt wurde. Er benutzte Kuh-Pocken-Virus, das eine abgeschwächte Virulenz für Menschen besitzt, zur Impfung gegen Pocken. Pasteur führte 85 Jahre später die Impfung mit künstlich abgeschwächten Keimen (Hühner-Cholera, Anthrax, Tollwut) ein. In Anlehnung an Jenner und seiner grundlegenden Entdeckung schlug er den Namen Vakzine (lat. vacca, die Kuh) für die Suspension abgeschwächter Keime vor, die zur aktiven Immunisierung verwendet werden.

Später, als man herausfand, daß in manchen Fällen Suspensionen toter Keime oder Produkte bakterieller Toxine (Anatoxine oder Toxoide) ebenfalls in der Lage sind, eine Immunität zu verleihen, bürgerte sich das Wort Vakzination als Synonym für aktive, künstliche Immunisierung ein.

Passiv erworbene Immunität tritt unter normalen Bedingungen durch Übertritt mütterlicher Antikörper in den Fetus auf (passive kongenitale Immunität). Der Mechanismus dieses Übertritts variiert je nach untersuchter Spezies.

Beim Menschen erlaubt die Plazenta, die hier vom hämochorialen Typ ist, den Übertritt von IgG-Antikörpern; diese gelangen in die fetale Zirkulation und bieten dem Neugeborenen während der ersten Lebenswochen Schutz.

Beim Rind wird das Neugeborene durch das Kolostrum geschützt, das IgM- und IgA-Antikörper enthält, die entweder resorbiert (systemischer Schutz) oder in der intestinalen Mukosa gebunden werden (lokale Protektion).

Passive künstliche Immunität wird im allgemeinen durch Injektion von Hyperimmunseren, besonders von Antitoxin-Seren (gegen Schlangengifte, Diphtherietoxin, Tetanustoxin, etc.) erreicht, die größtenteils in Tieren, gewöhnlich in Pferden, hergestellt werden.

Während die aktive Immunisierung von langer Dauer ist, ist der durch Serum verliehene Schutz zwar unmittelbar, allerdings nur von kurzer Dauer, da die fremden Immunglobuline schnell aus dem Organismus eliminiert werden. In Tabelle 16.2 sind die wichtigsten Merkmale aufgeführt, die die aktive und passive Immunität unterscheiden. Beim Menschen entspricht die metabolische Elimination allogener Immunglobuline einer Halbwertzeit von 20–30 Tagen[1], d.h. daß während dieser Zeit die Antikörper-Konzentration auf die Hälfte absinkt. Da allogene Immunglobuline einer normalen Eliminationskinetik unterliegen, können sie passive Immunität für relativ lange Perioden verleihen und bieten daher bessere prophylaktische und therapeutische Voraussetzungen, was auch durch die günstigen Ergebnisse bestätigt wird, die bei der Behandlung mancher Virusinfektionen (Masern, Hepatitis, Tollwut etc.) und bei der Prophylaxe hämolytischer Erkrankungen bei Neugeborenen beobachtet wurden (s. S. 335).

Schließlich versteht man unter adoptiver Immunität die, die ein Organismus durch Übertragung von Lymphozyten eines sensibilisierten Individuums erwirbt.

---

[1] Die Halbwertzeit von γ-Globulin (IgG) ist bis zu einem gewissen Grade von der Tiergröße abhängig: 15–20 Tage beim Schaf, 5–7 Tage beim Kaninchen und Meerschweinchen und ca. 2 Tage bei der Maus

Tabelle 16.2. Vergleich zwischen aktiver und passiver Immunisierung

	Aktive Immunität	Passive Immunität
Antikörper-Herkunft	Gleicher Organismus	Anderer Organismus
Stärke	Hoch	Mäßig bis niedrig
Art der Aneignung	1. Krankheit a) klinisch b) subklinisch 2. Impfung a) abgetötete oder abgeschwächte Vakzine b) Toxoide	Antikörper-Verabreichung 1. über Plazenta 2. via Kolostrum 3. Serumtherapie
Erforderliche Zeit	5 bis 14 Tage	Unmittelbar nach der Injektion
Dauer	Monate bis Jahre	Tage bis Wochen
Reaktivierung	Ziemlich leicht durch Booster-Dosen	Risiko eines anaphylaktischen Schocks
Anwendung	Prophylaktisch	Prophylaktisch, therapeutisch

16.3 Materno-fetale Transferwege

Bei der Mehrzahl der Wirbeltiere besitzen Neugeborene einen Serum-Immunglobulinspiegel, der dem der Mutter vergleichbar ist. Diese Immunglobuline kommen vom mütterlichen Organismus und erreichen den Fetus entweder über die Plazenta oder den Dottersack. Bei anderen Spezies erfolgt der passive Immunglobulin-Transfer erst nach der Geburt über das Kolostrum und die Milch, die beträchtliche Mengen IgG, IgA und IgM enthalten. In diesen Fällen erfolgt die Resorption durch die intestinale Mukosa, die zu dieser Zeit noch nicht voll entwickelt ist. Bei Primaten besitzt die Milch eine gewisse Menge IgG und IgA, jedoch resorbieren Neugeborene kaum etwas; bei ihnen erfolgt daher der Haupttransfer transplazental. Trotzdem können die im Kolostrum und der Milch vorhandenen Immunglobuline für den lokalen Schutz der gastrointestinalen Mukosa wichtig sein.

In Tabelle 16.3 sind die Hauptwege maternofetalen Transfers für verschiedene Spezies zusammengefaßt.

Welche Art des materno-fetalen Transfers auch vorliegt, der Immunglobulinspiegel bei Neugeborenen vermindert sich beträchtlich während der ersten extrauterinen Lebenswochen (Abb. 16.3). Zwischen der ersten und zehnten Woche beginnt ein langsamer, aber fortdauernder Anstieg des Immunglobulinspiegels durch das dem Organismus eigene Immunsystem und erreicht innerhalb des ersten bis vierten Jahres normale Erwachsenen-Konzentrationen (600 bis 1600 mg/100 ml Plasma). Die IgG- und IgA-Immunglobuline nähern sich nur langsam „normalen“ Konzentrationen, während IgM besonders im Falle neonataler Infektionen sehr schnell normale Werte erreicht. Der anfängliche Abfall (Abb. 16.3) ist durch den Abbau mütterlichen Immunglobulins bedingt, während der ansteigende Kurventeil die Ig-Synthese des Neugeborenen widerspiegelt. Die Steilheit, mit der die Kurve Normalwerte erreicht, gibt den Entwicklungszustand des Immunsystems und die Zahl und Art der erfahrenen Antigenstimuli wieder.

Tabelle 16.3. Unterschiedliche Wege des maternofetalen Immunglobulin-Transfers

Spezies	Dottersack	Plazenta	Kolostrum
Vögel	+		
Nager	+	−	+
Schwein	−	±	+
Rind	−	±	+
Schaf	−	−	+
Primaten	−	+	−

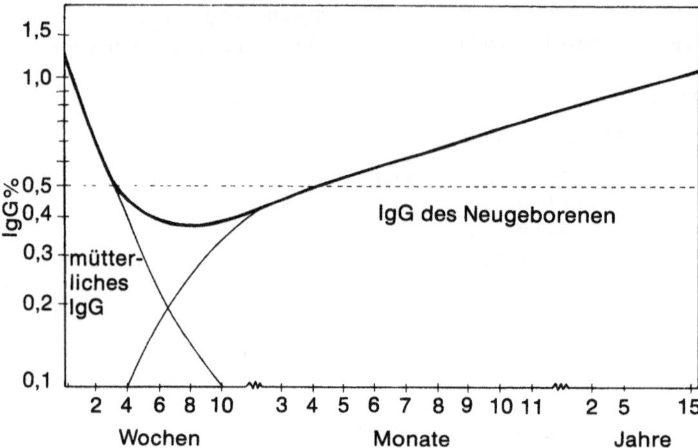

Abb. 16.3. Veränderungen des Serum-IgG-Spiegels nach der Geburt. Die gepunktete Linie parallel zur Abszisse stellt die untere Grenze des normalen γ-Globulins dar. Eine physiologische Hypogammaglobulinämie besteht zwischen dem ersten und fünften Monat

16.4 Ontogenetische Entwicklung immunologischer Fähigkeit

Die reaktive Fähigkeit des Immunsystems, wie sie durch Bildung zirkulierender Antikörper gemessen wird, ist im allgemeinen beim Fetus und Neugeborenen geringer als beim Erwachsenen. So erreicht z. B. die Mehrzahl der Vögel erst 5 Wochen nach dem Schlüpfen einen Zustand immunologischer Reife. Ähnliche Ergebnisse findet man bei den meisten Wirbeltieren. Dies ist der Grund, warum Neugeborene praktisch keine Isoagglutinine für das ABO-System besitzen und auch gegen manche Antigene, wie Typhus-Vakzine, nicht antworten. Durch diese Beobachtung beeinflußt, vertraten manche Pädiater die Ansicht, daß Impfungen erst sechs Monate oder später nach der Geburt angezeigt sind. Und in der Tat wird auf manche Impfungen, z. B. die gegen Poliomyelitis mit abgeschwächtem Virus, nur eine partielle Immunität ausgebildet, wenn sie in den ersten zehn Wochen erfolgt, d. h., 95% der Geimpften bilden Antikörper gegen Typ 2, 75% gegen Typ 3 und nur 25% gegen Typ 1 der Polioviren. Wird dagegen die Impfung an Säuglingen vorgenommen, die 1 Jahr oder älter sind, werden Antikörper gegen alle drei Polio-Virus-Typen in nahezu 100% der Geimpften gebildet. Allerdings trifft dies nicht für andere Impfungen, wie gegen Tetanus, Pertussis und Diphtherie zu; hier kann auch ein wirkungsvoller Schutz bei Neugeborenen erreicht werden, die in der ersten Lebenswoche geimpft werden.

16.5 Zur Zeit verwendete Impfstoffe

Die am häufigsten in der Humanmedizin verwendeten Impfstoffe, Schemata für die aktive Immunisierung und ein Impfkalender für den Menschen finden sich in den Tabellen 16.4 bis 16.6. Aus ersichtlichen Gründen wurde der Gebrauch von Lebend-Impfstoffen beim Menschen so weit wie möglich begrenzt; mit Ausnahme des Tuberkulose-Impfstoffes (BCG) werden solche nur zum Schutz gegen manche Viruserkrankungen (Pocken, Gelbfieber, Poliomyelitis) verwendet. In der Veterinärmedizin werden Lebend-Vakzine allerdings auch für die Prophylaxe bakterieller Infektionen (Brucellosen, Anthrax) sowie viraler Infektionen (z. B. Tollwut, Hundestaupe, Newcastle-Erkrankung, Geflügelpocken) verwendet.

16.6 Immunprophylaxe humaner Erkrankungen

Pocken. 1796 zog Edward Jenner aus der allgemein verbreiteten Beobachtung, daß Milchmädchen, die mit Kuhpocken (Vaccinia) infiziert waren, gegen Pocken immun werden, den Schluß, daß eine Kreuzimmunisierung stattgefunden habe und entschied, den Inhalt einer Kuhpockenpustel einer Melkerin (Sara Nelmas) in die Unterarmhaut eines englischen Jungen, James Philipp, zu inokulieren. Bei diesem entwickelte sich eine lokale Pustel, wie wir sie heute

Tabelle 16.4. Impfstoffe, die zur Zeit in der Human- und Veterinärmedizin verwendet werden

Impfstoff	Human-Infektion	Tierische Infektion
Lebend	Tuberkulose (BCG) Pocken (Vaccinia) Poliomyelitis (Sabin) Masern Gelbfieber (17 D)	Brucellose (Stamm 19-A) Vogel-Frambösie Newcastle-Erkrankungen Tollwut (Flury-HEP, ERA) Milzbrand (Ster-Sporulation) Gasbrand (Manguinhos-Sporulation) Brucellose (Stamm 45/20, REV 1)
Abgetötet	Poliomyelitis (Salk) Tollwut (Semple, Fuenzalida) Cholera Pertussis (P)	Maul- und Klauenseuche (Waldman) Gasbrand (Anavacina)
Toxoid	Diphtherie (D) Tetanus (T) kombiniert: Dreifach (DPT) Doppel (DT)	

Tabelle 16.5. Schemata für die aktive Immunisierung

Impfstoff	Alter	Grundimmunisierung			Vervollständigung
		Weg	Dosis	Intervall	
BCG	bis 3 Monate nach 3 Monaten	i. k. i. k.	1×0,05 mg 1×0,1 mg	– –	Revakzination bei Fehlen der Allergie
Sabin	3 Monate–Jahre	oral	3×1 Tropfen	2 und 6 Monate	5 Jahre nach der 1. Dosis
Pocken	2 Jahre	sca.	1 Tropfen	–	Revakzination nach 5 Jahren
DTP	2 Monate–5 Jahre	i. m.	3×(0,5–1 ml)	1–2 Monate	1 und 5 Jahre nach der 1. Dosis
DT	5–7 Jahre	i. m.	2×(0,5–1 ml)	1–2Monate	jährlich bis zum 7. Lebensjahr; danach nur noch Tetanus (T)
Tetanus (T)	nach 7 Jahren (zuvor DTP bzw. DT). Bei Schwangeren zwischen 5–7 Monaten	i. m.	2×(0,5–1 ml)	1–2 Monate 4–6 Wochen	im Fall einer Exposition
Masern	6 Monate–4 Jahre	s. c.	1×0,5 ml	–	–
Typhus	jedes Alter	s. c.	2×0,5 ml	1 Woche	bei Epidemien
Cholera	jedes Alter	s. c.	0,5 und 1 ml	1 Woche	bei Epidemien
Gelbfieber	jedes Alter	s. c.	1×1 ml	–	bei Epidemien und Reiseverkehr
Tollwut	jedes Alter	s. c.	14–18×0,5–1 ml	24 Stdn.	im Fall einer Exposition

i. k. = intrakutan; i. m. = intramuskulär; s. c. = subkutan; sca. = Skarifikation

Tabelle 16.6. Impfplan für Kinder und Jugendliche

Alter	Impfstoff	Zeitabstand
3–30 Tage	BCG	
2–3 Monate	Sabin (1. Dosis) + DTP (1. Dosis)[a]	Simultan
4–5Monate	Sabin (2. Dosis) + DTP (2. Dosis)	Simultan
6–7 Monate	DTP (3. Dosis)	–
1–2 Jahre	Masern	4 Wochen
	Sabin (3. Dosis) + DTP (1. Vervollständigung)	
2–3 Jahre	Pockenerstimpfung[b]	–
5–6 Jahre	Pockenrevakzination	4 Wochen
bzw. vor Einschulung	Sabin (1. Vervollständigung) + DTP (2. Vervollständigung)	
10–12 Jahre	BCG (bei Tuberkulin-negativen)	6 Wochen
	Rubella (nur bei Mädchen)	

[a] Anstatt Sabin oral + DTP i. m. kann man kombinierten Salk-DTP Impfstoff anwenden

[b] Im Falle einer Infektionsgefahr sollen die exponierten Kinder schon früher vakziniert werden. Bei Entseuchungskampagnen wird sogar die Impfung von Neugeborenen empfohlen

bei Pockenimpfungen „mit Erfolg" sehen; diesem Jungen wurden sechs Wochen später Pokken-Viren inokuliert, es kam aber zu keiner Erkrankung, d. h., er war immun. Schlußfolgerung: Das „humanisierte" Kuhpocken-Virus war wirkungsvoll in der Verleihung einer Immunität gegen Pocken.

In weiteren Experimenten inokulierte Jenner 1798 einem Jungen namens Summers Material, das direkt einer Kuh-Pocken-Pustel entnommen worden war. Material aus der sich bei diesem Jungen entwickelnden Pustel wurde einem zweiten Kind inokuliert und dies wurde fünfmal fortgesetzt. Daraus folgte die zweite Schlußfolgerung: Das Kuhpocken-Virus kann künstlich durch eine Reiheninokulation (Passage) in humaner Haut „humanisiert" werden.

Diese Experimente dienten als Grundlage für die Einführung der Jennerschen Vakzination mit humanisiertem (abgeschwächtem) Kuhpocken-Virus. Dieses Vorgehen breitete sich von Land zu Land aus, wobei die Vaccinia-„Lymphe" von Arm zu Arm passagiert wurde. Es stellte sich jedoch bald heraus, daß sich das „humanisierte" Virus zu sehr abgeschwächt hatte und seine Immunisierungswirkung verlor; aus diesem Grunde wurde dann die „natürliche" Kuhpocke (Cowpox) direkt verwendet.

Bei der heute durchgeführten Pockenimpfung wird Vaccinia-Lymphe von Kälbern oder Schafen verwendet, die experimentell durch Haut-Skarifikation infiziert wurden. Der Inhalt der Pusteln wird 6 bis 8 Tage später durch Kürettage gewonnen, homogenisiert, mit 0,5% Phenol und 50% Glycerin versetzt und kann dann bei −10° C oder über mehrere Wochen bei Kühlschranktemperatur gelagert werden. Weitere Teste werden durchgeführt, um sicherzustellen, daß die Präparation steril und unschädlich ist und die geeignete Aktivität besitzt (Virus-Titration in der Haut von Kaninchen oder in Chorionallantois-Membranen); dies alles ist eine Voraussetzung für den Vertrieb des Produktes.

Der Pocken-Impfstoff kann entweder als glycerinisierte Lymphe oder in lyophilisierter Form (in diesem Fall wird er kurz vor Gebrauch in Wasser gelöst) benutzt werden. Während die flüssige Vakzine nur für wenige Wochen bei 0–4° C aufbewahrt werden kann und nach einmaliger Lagerung bei Zimmertemperatur nur für wenige Tage, kann der lyophilisierte Impfstoff ohne Wirksamkeitsverlust für eine Drei-Monats-Periode gelagert werden. Eine andere gebräuchliche Form von Pockenimpfstoff wird von Virus-Kulturen in Chorionallantois-Membran gewonnen; auf diese Weise kann ein bakteriologisch steriler Impfstoff erhalten werden, jedoch verursacht er keine solch heftige Reaktion wie der Kuhpocken-Impfstoff.

Als Impftechnik wird heute allgemein die Multiskarifikation im Bereich des M.deltoideus am Oberarm durchgeführt oder im Fall von Massenimpfungen die Druckinjektion (Ped-O-Jet).

Kleinkinder werden innerhalb der ersten drei Lebensjahre geimpft und Wiederholungsimpfungen folgen in 5jährigem Abstand. Bei Entseuchungskampagnen in Gebieten, in denen die Krankheit endemisch ist, ist auch die Impfung von Neugeborenen gerechtfertigt; die Impfung sollte dann aber nach einem Jahr wiederholt werden.

Drei Reaktionsformen können beobachtet werden:

a) Primärreaktion. Bei vollempfänglichen Menschen (ohne Immunität) tritt folgende Ereignisfolge auf: Die durch die Skarifikation verursachte Läsion verschwindet innerhalb von 24–48 Stunden. Nach drei bis vier Tagen bildet sich eine rote Papel aus, die sich vergrößert, bis am 6. oder 7. Tag eine Bläschenbildung mit einem hyperämischen Hof auftritt. Um den neunten Tag kommt es zu einer hochgradigen Rötung und starkem Juckreiz, und die Bläschen werden pustulös. Zu dieser Zeit tritt im allgemeinen eine Vergrößerung und Druckschmerzempfindlichkeit der axillären Lymphknoten hinzu. Die Pusteln trocknen im Verlauf von etwa 2 Wochen vollständig unter Hinterlassung einer Narbe ein.

b) Beschleunigte (Vakzinoid-)Reaktion. Diese Reaktion deutet auf eine partielle Immunität hin. Die Ereignisfolge ist die gleiche wie a), nur schneller, so daß die gesamte Reaktion nach 10 Tagen abgeschlossen ist.

c) Sofort (Immun-)Reaktion. Die Papel erscheint nach 8 bis 24 Stunden und erreicht eine maximale Reaktion nach 2 bis 3 Tagen mit Regression in den folgenden beiden Tagen, ohne daß ein vesikopustuläres Stadium aufgetreten wäre. Dieser Reaktionstyp ist häufig nur eine verzögerte Überempfindlichkeit auf Proteine des Impfvirus. Um diese Reaktion als Immunreaktion zu deuten, muß eine Kontrolle mit hitzeinaktivierter Vakzine (30 Minuten bei 56° C) negativ sein und es muß nachgewiesen sein, daß der verwendete Impfstoff eine vesikopustulöse Reaktion bei anderen Personen hervorrufen kann.

Eine Pockenimpfung ist kontraindiziert, a) wenn eine akute fiebrige Erkrankung vorliegt, b) beim Vorliegen von Hautläsionen (Gefahr einer generalisierten Vaccinia), c) bei Personen, die mit Kortikoiden, Antimetaboliten oder Immunsuppressiva behandelt werden und d) während der ersten drei Schwangerschaftsmonate (mögliche Embryopathien).

Poliomyelitis. Es stehen zwei Arten von Impfstoffen gegen Kinderlähmung zur Verfügung, die beide wirksam sind: die Salk-Vakzine mit inaktiviertem Virus und die Sabin-Vakzine mit abgeschwächtem Virus. Die jeweiligen Vorteile beider Impfstoffe im Vergleich zueinander sind in Tabelle 16.7 augeführt.

Tabelle 16.7. Vergleichende Eigenschaften des Salk- und Sabin-Impfstoffes zur Prophylaxe gegen Poliomyelitis

	Impfstoff	
	Salk	Sabin
Art der Verabreichung	subkutan	oral
Wirksamkeit	80%	100%
Intestinale Schranke	–	+
Virus-Dissemination	–	+
Interferenz durch andere Enterovieren	–	+
Innokuität	–	mögliche Typ 3-Reversion

Bei der Salk-Vakzine ist das Virus mit Formalin (1:4000) unter Bedingungen, die seine Immunogenität erhalten, inaktiviert. Diese Inaktivierung erfolgt gemäß einer Kinetikkurve erster Ordnung (lineares Verhältnis zwischen Virus-Konzentration und Zeit); unter gewissen Umständen jedoch kann das Virus wegen Aggregatbildung geschützt sein, und es ergibt sich eine Änderung der Neigung der Geraden, was zur Berechnung einer ungenügend langen Inaktivierungszeit durch Extrapolation auf den Konzentrationswert 0 führt. Nach Einführung der Salk-Vakzine für Massenimpfungen in den Vereinigten Staaten (1955) traten aus diesem Grund schwere Zwischenfälle auf, die durch ungenügend inaktivierten Impfstoff verursacht waren (204 Impf-Polio-Fälle, 158 davon entwickelten die paralytische Form und 11 starben). Nach entsprechenden Kontrollmaßnahmen ist dieses Problem allerdings gelöst und heute stehen sicher inaktivierte Impfstoffe zur Verfügung, die die erforderte Immunogenität besitzen. Es gibt keine Zweifel über die Wirksamkeit der Salk-Vakzine: sie wurde zur Immunisierung von 70–90% der Bevölkerung der Vereinigten Staaten verwendet und in Schweden führte sie zur vollkommenen Ausrottung der Krankheit. Jedoch eröffnete die Entwicklung einer abgeschwächten Mutante des Poilio-Virus durch Cox, Koprowski und Sabin eine breitere Aussicht für Massen-Impfungen, indem sie leicht applizierbaren und wirksam immunisierenden (nahezu 100%) Impfstoff boten. Die Wirksamkeit ist nicht allein darauf begrenzt, die Erkrankung zu verhindern (durch Virusneutralisation zirkulierender Antikörper), sondern auch die Infektion (durch Bildung einer intestinalen Barriere, wahrscheinlich durch Sekretions-IgA-Antikörper).

Die von Sabin selektierte Mutante wurde von der amerikanischen Gesundheitsbehörde schließlich vorgezogen und wird heute in erster Linie auf der ganzen Welt verwendet. Die erste Impfung erfolgt im allgemeinen mit drei Verabreichungen einer trivalenten Vakzine, obwohl die am meisten empfohlene Form der Gebrauch monovalenter Vakzine in einer 1,3,2-Reihenfolge ist; alternativ kann eine erste Impfung auch mit Typ 3-Vakzine erfolgen, gefolgt von zwei Impfungen mit trivalenter Vakzine. Der Impfstoff wird oral verabreicht (gewöhnlich ein Tropfen) in Abständen von 2 und 6 Monaten, beginnend im zweiten Lebensmonat.

Damit Massenimpfungen wirklich erfolgreich sind, müssen große Teile einer Population, möglichst 90% oder mehr, erfaßt werden. Gründe für ein Versagen des Sabin-Impfstoffes sind durch Interferenz mit anderen Enteroviren bedingt, die eine Implantation des Impfvirus verhindern können. Diese Schwierigkeit kann bis zu einem gewissen Grad umgangen werden, wenn die Impfung in den Wintermonaten begonnen wird.

Diphtherie. Die Impfung gegen Diphtherie wird mit einem Diphtherie-Toxoid, gewöhnlich als Alaun-präzipitiertes Toxoid oder als Adsorbat-Impfstoff an Aluminiumhydroxyd oder Calciumphosphat adsorbiert, durchgeführt.

Kinder sollen im Alter von 2 Monaten bis 5 Jahren geimpft werden, da die Zahl der für Diphtherie Empfänglichen in diesen Altersgruppen sehr hoch (Schick-positiv) und das Auftreten von Allergien selten (Malony-Test) ist. Für die älteren Jahrgänge ist die Situation umgekehrt: Die Zahl der Empfänglichen ist klein und allergische Reaktionen recht häufig, so daß die Anwendung des Diphtherie-Toxoids nur unter besonderen Bedingungen und unter bestimmten Vorsichtsmaßnahmen erfolgen sollte, um exzessiv heftige Reaktionen zu vermeiden.

Der protektive Effekt der Diphtherie-Impfung ist unbestritten; in entwickelten Ländern, in denen die Immunisierung systematisch durchgeführt wird, ist Diphtherie eine selten zu beobachtende Erkrankung. Das gleiche trifft nicht für Entwicklungsländer zu, in denen Schwierigkeiten bei der Durchführung öffentlicher Gesundheitsprogramme bestehen und die Gesundheitserziehung der Bevölkerung mangelhaft ist.

Tetanus. Auch für die Tetanus-Impfung wird an Alaun präzipitiertes Toxoid oder Adsorbat-Impfstoff verwendet. Im Gegensatz zu Diphtherie-Toxoid kann Tetanus-Toxoid jeder Altersgruppe verabreicht werden, da sich kein Überempfindlichkeitsstatus einstellt. Die Grund-Immunisierung sollte bei allen Kindern innerhalb der ersten Lebensjahre durchgeführt werden. Prophylaktisch sollten Frauen zwischen dem fünften und siebenten Schwangerschaftsmonat (Verhinderung eines Neugeborenen-Tetanus) und bestimmte Berufsgruppen wie Landarbeiter, Industrie-Arbeiter und Militärpersonen geimpft werden.

Die Wirksamkeit einer Tetanus-Impfung konnte während des 2. Weltkrieges gezeigt werden: Die Häufigkeit von Tetanus unter den immunisierten amerikanischen und englischen Truppen war ungefähr nur ein Zehntel der Häufigkeit, die im ersten Weltkrieg, als noch keine Impfungen stattfanden, beobachtet wurde.

Keuchhusten. Die Vakzine gegen Keuchhusten ist eine Suspension von Phase-I-B. pertussis, die durch Formalin oder Merthiolat abgetötet wurden und auf eine Konzentration eingestellt ist, die keine außerordentlichen Reaktionen verursacht, aber eine Minimal-Immunigenität besitzt (4 protektive Einheiten/0,5 ml, standardisiert durch Protektionsteste bei Mäusen).

Die durch die Impfung hervorgerufene Reaktion ist im ersten Lebensjahr mild und gewöhnlich auf einen leichten Temperaturanstieg und eine kleine lokale Entzündungsreaktion begrenzt. Bei höheren Altersgruppen treten häufiger heftigere Reaktionen auf. Aus diesem Grund wird empfohlen, die Impfung innerhalb der ersten Lebensmonate durchzuführen, besonders da die Keuchhustenhäufigkeit mit Todesfolge im ersten Lebensjahr am höchsten ist. Bei Kindern über 5 Jahre stellt der Keuchhusten kein größeres Risiko mehr dar, dagegen sind Impfreaktionen häufiger und heftiger, so daß eine Impfung nicht empfohlen wird.

Die Schutzwirkung der Impfung ist statistisch belegt, wonach nur 10–20% geimpfter Kinder, die einer Infektion ausgesetzt wurden, die Erkrankung entwickelten, während dies bei ungefähr 90% nichtimmunisierter Kinder der Fall war. Bei geimpften Kindern kann eine Korrelation zwischen dem Auftreten der Krankheit und dem Agglutinationsspiegel im Serum beobachtet werden. In den Vereinigten Staaten konnte nachgewiesen werden, daß nach Keuchhusten-Impfung die Mortalität von 12,5 im Jahre 1920 auf 0,3 pro 100000 im Jahre 1950 sank.

Kombinations-Impfstoffe. Heute wird allgemein eine Kombination von Diphtherie- und Tetanustoxoid (Doppel- oder DT-Impfstoff) oder dieser zusammen mit Pertussis-Vakzine (Dreifach-Impfstoff oder DPT) gebraucht.

Die Grundimmunisierung mit dem Dreifach-Impfstoff kann innerhalb des ersten Lebensjahres durchgeführt werden und Wiederholungsinjektionen erfolgen im Alter von 1 und 5 Jahren (s. S. 328). Zwischen dem 5. und 7. Lebensjahr kann die Wiederholungsinjektion mit DT erfolgen (ohne Pertussis). Für Personen älter als sieben Jahre sollte auch DT nicht mehr verwendet werden (Sensibilisierung gegen Diphtherie-Toxoid), sondern nur noch Tetanus-Toxoid.

Masern. Impfungen gegen Masern werden z. Zt. mit abgeschwächtem Virus (Stamm „Edmonston" oder Abkömmlingen) durchgeführt, die keine schwere Form der Krankheit verursachen können, obwohl bei einem gewissen Prozentsatz von Geimpften (10–15%) Fieber, Unwohlsein und ein diskretes Exanthem auftreten kann. Diese Reaktionen treten zwischen dem sechsten und dem zehnten Tag nach der Injektion auf und können bis zu einem gewissen Grad als Zeichen für eine Immunisierung betrachtet werden.

Das abgeschwächte Virus ist nicht kontagiös und propagiert daher die Infektion nicht. In Ausnahmefällen wurden allerdings Enzephalitiden beobachtet, so daß es ratsam erscheint, daß Impflinge einer besonders aufmerksamen pädiatrischen Beobachtung unterliegen, so daß sich in dieser Richtung entwickelnde Symptome durch γ-Globulin-Gabe zum Stillstand gebracht werden können. Der Impfstoff wird in lyophilisierter Form angeboten und muß vor Gebrauch in 0,5 ml Verdünnungslösung resuspendiert werden.

Typhus. Der Typhus-Impfstoff ist eine Suspension von *S.typhi* (Ty^2-Stamm) mit 10^9 Hitze-Phenol-getöteter Keime pro ml. Für Länder, in denen Infektionen mit anderen Salmonellen häufig sind, wird ein Typhus-Parathyphus (TABC)-Impfstoff empfohlen, der 10^9 Typhus-Bazillen und je $2{,}5 \cdot 10^8$ *S.paratyphi A, B* und *C* enthält. Eine Impfung gegen Typhus erfolgt nur unter besonderen Umständen, z. B. bei Reisen in Gebiete mit endemischem Vorkommen von Typhus, bei militärischen Operationen oder gelegentlich einer epidemischen Welle. Zwei Inokulationen scheinen ausreichend Schutz zu gewähren, wobei eine Booster-Verabreichung alle drei Jahre oder im Falle einer Epidemie erfolgen sollte. Die lokale und allgemeine Impfreaktion kann gelegentlich recht beschwerlich sein (Kopfschmerzen, Unwohlsein, Fieber). Diese Reaktion kann durch Verabreichung von Aspirin (0,5 g bei Erwachsenen) ein und vier Stunden nach der Impfung gemildert werden.

Bei einer Untersuchung in Jugowlawien, die von der WHO organisiert wurde, wurde gefunden, daß zwei Injektionen eines Hitze-Phenol-inaktivierten Impfstoffes bei Kindern einen ausreichenden Schutz bieten.

Gelbfieber. Auch Impfungen gegen Gelbfieber werden bei Bewohnern endemischer Gebiete oder bei Reisenden in solche Gebiete vorgenommen.

In Südamerika wird der meistverwendete Impfstoff vom Stamm 17 D des Gelbfiebervirus hergestellt, der in Hühnereiern kultiviert wird. Dieser Stamm leitet sich von einem pantropischen afrikanischen Virus (Asibi) ab, das durch zahlreiche Passagen in Affen und Hühnerembryonen gänzlich seine viszerotropen Eigenschaften verloren hat; obwohl es seine neurotrope Eigenschaft bei Mäusen erhalten hat, hat es sie auch bei Affen verloren.

17 D-Virus-Suspensionen werden durch intrazerebrale Inokulation in Mäusen titriert und dann lyophilisiert. Zur Impfung wird das Lyophilisat (500–600 MLD) in 0,5 bis 1,0 ml Kochsalzlösung aufgeschwemmt. Eine einzige Injektion verleiht eine gute Immunität für drei bis sechs Jahre.

Bei ungefähr 5% der Geimpften tritt nach 5 bis 7 Tagen eine Allgemeinreaktion auf, die wahrscheinlich allergischer Natur ist; sie besteht aus Unwohlsein, Kopfschmerzen und einem leichten Temperaturanstieg. In der Vergangenheit wurden auch Gelbsucht und Enzephalitis beobachtet, erstere wurde durch Kontamination mit Serum-Hepatitis-Viren, letztere durch ungenügende Abschwächung des Neurotropismus des Impfvirus verursacht. Heute treten solche Zwischenfälle nicht mehr auf und die 17 D-Vakzine kann als unschädlich und hochwirksam angesehen werden.

Cholera. In Gegenden, die für Cholera endemisch sind, bei Epidemien oder bei Reisenden in Gebiete mit Cholera-Vorkommen wird ein Impfstoff, der ca. $4 \cdot 10^9$ Keime pro ml jedes der beiden Cholera-Vibrionenstämme, Inaba und Ogawa, enthält, die durch Hitze abgetötet wurden und die Phenol als Präservationsmittel enthalten, verwendet. Die Vakzine schützt gegen die klassifizierten V.cholerae-Typen wie auch gegen die El Tor-Gruppe; jedoch ist der Schutz variabel (30 bis 80%) und die Immunität besteht nur für 3 bis 6 Monate. Zwei subkutane Injektionen (0,5 und 1 ml) werden empfohlen. Die Impfung verursacht allgemeine und lokale Reaktionen, die gelegentlich beschwerlich, jedoch nicht ernsthafter Natur sind.

Tollwut (Rabies). 1882 inokulierte Pasteur das Hunde-Rabies-Virus in Kaninchen-Hirn; nach serieller Passage fand er, daß die Inkubations-Periode, die ursprünglich 12–25 Tage war, auf ein Minimum von 6 Tagen abgefallen war (fixiertes Virus). Das auf diese Weise veränderte Virus hatte sich an das ZNS adaptiert und war unfähig, eine Infektion zu verursachen, wenn es subkutan injiziert wurde. Auf Grund dieser beiden Merkmale faßte Pasteur den Entschluß, das fixierte Virus zur Induktion von Immunität nur bei solchen Personen anzuwenden, die von tollwütigen Hunden gebissen worden waren.

Dies erfolgte durch tägliche Injektion von Viren, die über einen Zeitraum von 14 bis nur 1 Tag (frisches Virus) durch eine Behandlung mit Kaliumhydroxyd getrocknet worden waren.

Die erste auf diese Weise geimpfte Person war ein elsässischer Junge namens Joseph Meister, dem ein tollwütiger Hund 14 Bisse beigebracht hatte. Andere Fälle folgten mit günstigen Ergebnissen. Pasteurs Methode breitete sich schnell aus, und über das Pasteur-Institut wurde der Impfstoff der ganzen Welt zugänglich.

Heute werden Impfstoffe benutzt, die mit fixierten Viren hergestellt werden; die Fixierung (Inaktivierung) erfolgt entweder mit Phenol (Vakzine vom Fermi-Semple-Typ) oder anderen inaktivierenden Verfahren (UV-Strahlung, Propiolacton etc.)

Das bei der Herstellung von phenolisiertem Impfstoff herangezogene Kaninchen-Hirn ist heute durch das Hirn neugeborener Mäuse ersetzt, das im Gegensatz zum Kaninchen-Hirn keine enzephalitogenen Faktoren enthält (Palacios-Fuenzalida-Vakzine).

Beim Menschen werden zur Zeit nur abgetötete Vakzine benutzt; in der Veterinärmedizin werden Lebendvakzine bevorzugt, da sie eine längerandauernde Immunität erzeugen. Die bei der Prophylaxe der Hunde-Tollwut meistverwendete Vakzine wird mit Flury-HEP (hohe (high) passage), einem durch 180 Passagen in Hühnerembryonen abgeschwächten Virus, das seine Virulenz vollkommen verloren hat, hergestellt. Mit dieser Vakzine persistiert die Immunität für ungefähr 1 Jahr. Wird das Flury-LEP (niedrige (low) passage) verwendet, das noch ein Teil seiner Virulenz besitzt, so besteht die Immunität für ungefähr 3 Jahre. Bei Rindern wurde die Flury-HEP-Vakzine zum Teil verwendet; man neigt jedoch heute dazu, die ERA-Vakzine, die aus Zellkulturen hergestellt wird, heranzuziehen.

In Tabelle 16.8 sind die Daten der verschiedenen Rabies-Vakzinen zusammengefaßt.

Eine Prophylaxe der menschlichen Rabies nach Hundebissen wird durch tägliche Injektion von 1 ml eines Fuenzalida-Typ-Impfstoffes über 14 Tage (Bisse am Stamm und Beinen) oder 18 Tage (Bisse am Kopfbereich) durchgeführt. Bei sehr ausgedehnten Wunden wird die aktive Immunisierung mit einer Anti-Rabies-Serum-Therapie kombiniert.

Ein Nachweis für die Wirksamkeit der Vakzine ist die niedrige Rabies-Inzidenz bei behandelten Individuen. Eine Rabies-Studie, die 734 Fälle mit Bissen Tollwut-gesicherter Hunde einschloß, zeigte, daß von 581 Personen, die eine vollständige Behandlung durchmachten, nur 8% einer Tollwut erlagen, während bei den verbleibenden 153 Personen, die eine Behandlung ablehnten, die Mortalität 50% erreichte. Mit den heute zur Verfügung stehenden Impfstoffen erreicht der Schutz 100%.

Lokale Reaktionen (schmerzhafte Ödeme, Juckreiz, Erytheme) werden recht häufig unter der Anti-Rabies-Behandlung beobachtet, obwohl sie selten die Unterbrechung der Injektionen veranlassen. Bei einem geringen Prozentsatz der Patienten (1:3000 bis 1:19000) treten neurologische Komplikationen auf, die von einer allergischen Sensibilisierung gegen Nervengewebe im Impfstoff herrühren. Bei der Semple-

Tabelle 16.8. Anti-Rabies-Vakzine

Autor	Jahr	Virus-Quelle	Virus-Zustand	Anwendung	Enzephalitogener Faktor
Pasteur	1885	Kaninchen-Medulla, fixiertes Virus	lebend, abgeschwächt	Mensch	+
Semple	1911	Kaninchen-Hirn, fixiertes Virus	abgetötet	Mensch	+
Koprowski et al.	1948	Hühner-Embryo, Flury-Virus	lebend, abgeschwächt, LEP, HEP	Hunde Hunde Rinder	
Fuenzalida u. Palacios	1955	Neugeborene-Mäuse-Hirn, fixiertes Virus	abgetötet	Mensch Hunde	−
Abelseth	1964	Schweine-Nieren-Zellen, ERA-Virus	lebend, abgeschwächt	Rinder Hunde	
Wictor u. Koprowski	1965	Diploide Human-Zell-Linie, WI 38-Zellen, Flury-Virus	lebend, abgeschwächt, HEP	In der Erprobung	

Typ-Vakzine ist hauptsächlich das ZNS (Enzephalomyelitis) von solchen Komplikationen betroffen, und sie treten ungefähr dreimal häufiger auf als bei Verwendung der Fuenzalida-Typ-Vakzine, bei der bevorzugt das periphere Nervensystem betroffen wird (Guillain-Barré-Syndrom)[1]

Gelegentlich wurden Zwischenfälle beobachtet, wenn fixierte lebende Viren als Impfstoffe verwendet wurden, wie 1962 in Fortaleza, Brasilien, als 18 von 60 Personen starben, nachdem sie Vakzine vom Semple-Typ erhalten hatten, die ungenügend inaktiviert worden war. Lebende Vakzine sollte beim Menschen gänzlich vermieden werden.

Tuberkulose. Eine Impfung gegen Tuberkulose wird mit BCG (Bacillus Calmette-Guérin) durchgeführt. BCG ist eine abgeschwächte Variante des *Mycobacterium bovis,* das durch zahlreiche Passagen über Galle-behandelter Kartoffeln hergestellt wird. Wird dieser Keim in Meerschweinchen inokuliert, so vermehrt er sich an der Injektionsstelle und den regionalen Lymphknoten, führt aber zu keiner generalisierten Ausbreitung und verursacht weder Läsionen noch den Tod des Tieres.

Es gibt verschiedene BCG-Stämme, die sich gering in ihrer Infektiosität und Immunogentität unterscheiden. Bei der ursprünglichen Methode von Calmette wurden nur Neugeborene, die noch keinen Kontakt mit *M.tuberculosis* hatten, 10 mg BCG oral verabreicht. Im Verlauf der Einführung der oralen BCG-Impfung in Rio de Janeiro führte Assis beträchtliche Änderungen bei der Herstellung der Vakzine sowie der Immunisierungstechnik ein. Immunisierungen wurden daher in Brasilien auf zwei Arten durchgeführt:

a) Einfache Impfung: bestimmt für Neugeborene und größere Kleinkinder, die noch keiner heimischen Ansteckung ausgesetzt waren. Die primäre Impfung bestand in der Verabreichung von 1–3 Dosen zu je 100–200 mg je nach dem Alter, in einem Abstand von 15 Tagen. Die Revakzination erfolgt mit einer Einzeldosis von 200 mg im Alter von 2, 6 und 12 Jahren.

b) Konkurrente Impfung: bestimmt für Personen, die einer ständigen Ansteckung ausgesetzt

[1] Polyradikuloneuritis, die typischerweise durch faziale Diplegie mit erhöhtem Proteinspiegel im Liquor ohne entsprechende Zellzahlvermehrung gekennzeichnet ist. Obwohl sie selten auftritt, ist sie mit einer hohen Mortalitätsrate behaftet (ungefähr 20%)

sind. Die primäre Impfung wird mit 6 Dosen von 100–200 mg und eine Revakzination mit 6 Dosen von je 200 mg nach dem gleichen Plan wie unter a) durchgeführt.

Die BCG-Impfung in oraler Form wird heute nicht mehr angewendet; in allen Ländern, in denen BCG-Impfungen zur Verhütung der Tbc durchgeführt werden, wird die parenterale Impfung wegen der größeren Sicherheit der Immunisierung vorgezogen. Unter den angewandten Methoden sind die intradermale (Wallgren-Methode), die Multipunktion (Rosenthal-Birkhaug-Methode) und eine einfache Applikation eines Tropfen Impfstoffes auf eine kutane Skarifikation (Negre-Bretey-Methode) die gebräuchlichsten.

Bei der intradermalen Methode ist die Impfdosis 0,05–0,1 mg in 0,1 ml, wobei die Dosis in Abhängigkeit vom Alter der Person variieren kann. Die Inokulation erfolgt am Oberarm oder in der Skapula-Region (hinter dem Akromium). Dabei kommt es innerhalb von 1–2 Wochen zur Bildung eines Knötchen, was als positives Zeichen gewertet wird. Bei einem gewissen Prozentsatz der Fälle kann es zu einer begleitenden Adenopathie kommen und gelegentlich zu einer lokalen Ulzeration, die ohne ernsthafte Folgen vernarbt.

Der orale BCG-Impfstoff verursacht das Auftreten einer schwachen und transitorischen Allergie; dagegen induziert die intradermale Impfung in über 90% der Fälle eine klare und bleibende Reaktion, die vergleichbar ist der, die durch 2 TE GT (PPD) hervorgerufen wird.

Sowohl die orale wie auch die intradermale Impfung kann ohne größere Einschränkungen auch bei allergischen Personen durchgeführt werden, wobei auf einen vorliegenden Tuberkulin-Test verzichtet werden kann (uneingeschränkte Impfung).

Bezüglich der praktischen Ergebnisse einer BCG-Impfung existiert nur eine überzeugende Studie für die intradermale Methode, obwohl Vertreter der oralen Methode vielversprechende Ergebnisse dargelegt haben. Die Wirksamkeit der intradermalen Impfung wurde in einer englischen Studie von 1950 unter der Schirmherrschaft des „Medical Research Council" überzeugend dargelegt. Diese Untersuchung bestand aus 2 Gruppen von ungefähr 13500 Heranwachsenden beiderlei Geschlechts im Alter von 14–15 Jahren und zeigte eine Reduktion der spezifischen Mortalitätsrate um 83% bei der geimpften Gruppe.

16.7 Immuntherapie humaner Erkrankungen

Impftherapie. Unter Impftherapie versteht man die Infektionsbehandlung mit Vakzinen, die entweder mit von Patienten selbst isolierten Keimen (autogene Vakzine) oder mit „Stock"-Keimen (handelsübliche Vakzine) hergestellt wurden. Obwohl diese Behandlungsmethode früher beliebt war, ist sie heute obsolet. Sie wurde bei der Behandlung von Staphylokokken- und Streptokokken-Infektionen, bei Typhus, Brucellosen, Gonorrhoe, Keuchhusten, Chancroid (weicher Schanker), Lymphogranulom etc. angewandt. Alles weist darauf hin, daß bei der Mehrzahl der Fälle der therapeutische Effekt auf einen unspezifischen Reiz des Abwehrmechanismus zurückzuführen war: heute prinzipiell erklärbar durch Endotoxin-(Fieber, Steigerung der Phagozytose des RES), Adjuvans-(Antikörper-Bildung) und Komplement-(Aktivierung)Wirkung.

Xenogene und allogene Serumtherapie. Die Serumtherapie ist heute wegen der Verfügbarkeit von Chemotherapeutika und Antibiotika für die Behandlung bakterieller Infektionen auf die Behandlung toxischer Infektionen durch Unfälle mit giftigen Tieren und viralen Infektionen beschränkt. Die Serumtherapie wurde früher sowohl als Präventiv-Maßnahme (unmittelbarer Schutz exponierter Individuen) als auch als kurative Maßnahme durchgeführt. Heute ersetzen prophylaktische Maßnahmen mit Toxoiden (Diphtherie, Tetanus) und viralen Impfstoffen (Masern, Röteln) zunehmend die präventive Anwendung der Serumtherapie und begrenzen ihre Anwendung auf wenige Gebiete (siehe Tabelle 16.9). Zwei Arten von Produkten werden für die passive Immunisierung verwendet:

a) Hyperimmune, xenogene Seren, die gewöhnlich vom Pferd erhalten werden,

Tabelle 16.9. Anwendungsgebiete der Serumtherapie

Toxische Infektionen	Vergiftungen	Virus-Infektionen
Diphtherie	Schlangengifte	Tollwut
Tetanus	Spinnengifte	Masern
Gasbrand	Skorpione	Hepatitiden
Botulismus		

b)Humane γ-Globulin-Konzentrate von normalen Spendern (Masern, infektiöse Hepatitis) oder hyperimmunisierten Spendern (Tollwut, Tetanus).

Die Reinigungsmethoden von Pferde-Antitoxin wurden in Kapitel 6 beschrieben, sowie auch die Fraktionierungstechnik mit kaltem Äthanol (Cohn-Fraktionierung) zur Herstellung humaner γ-Globulin-Konzentrate (s. S. 77ff.). Die Antitoxine werden in internationalen Einheiten (IE) gemessen, und die humanen γ-Globulin-Konzentrate werden im allgemeinen auf eine Protein-Konzentration von nicht mehr als 15% eingestellt.

Daten bezüglich der Posologie serotherapeutischer Produkte sind in der Tabelle 16.9 zusammengefaßt; aufgeführt sind die Produkte, die z. Zt. häufig verwendet werden.

Besonders erwähnt werden soll die Prophylaxe der Erythroblastose durch Verabreichung von Anti-D-γ-Globulin post partum. Die immunogene Wirkung Rh-positiver fetaler Erythrozyten auf die rh-negative Mutter tritt bei der ersten Schwangerschaft wegen der ungenügenden Menge fetalen Blutes, das die intakte Plazenta passiert, nicht zutage. Während der Geburt jedoch kann es zu transplazentaren Blutungen kommen, die den nötigen immunogenen Stimulus liefern, der zum Auftreten fetaler Erythroblastosen bei nachfolgenden Schwangerschaften führt.

Die Injektion von nur 300 μg eines Anti-D-Serums innerhalb von 72 Stunden post partum ist ausreichend, eine Erythroblastose durch zwei, sich nicht ausschließende Mechanismen, zu verhindern:

a) Elimination opsonisierter fetaler Erythrozyten, und

b) Unterdrückung der Bildung materner Anti-D-Antikörper durch den passiv verabreichten Anti-D-Antikörper, der die Bindung des Antigens an entsprechende materne Lymphozyten verhindert.

In einer gut kontrollierten Studie, die in den Vereinigten Staaten an Hand von zwei Gruppen mit ungefähr 600 mit Anti-D behandelten und unbehandelten Frauen durchgeführt wurde, wurde die Bildung von Antikörpern bei 76 Frauen der Kontrollgruppe und bei nur 1 in der Gruppe der Behandelten beobachtet, was einer Schutzwirkung von 99,8% entspricht. Über Fehlschläge wurde allerdings berichtet, die entweder einer massiven transplazentaren Blutung oder einem ungewöhnlich starken sekundären Reiz bei wiederholten Schwangerschaften angelastet werden konnten.

Zwischenfälle bei der Serumtherapie. Die Verabreichung von Pferde-Serum kann eine Serumkrankheit und in seltenen Fällen einen anaphylaktischen Schock verursachen. Um einen Schock zu vermeiden, der äußerst ernst sein kann (besonders bei Personen, die zuvor schon mit Seren behandelt wurden oder eine Allergie-Vorgeschichte aufweisen), ist es ratsam, zunächst einen Sensitivitäts-Test durchzuführen. Dieser wird mittels einer intradermalen Injektion von 0,05 ml des 1:10 verdünnten Serums durchgeführt. Im Falle einer positiven Reaktion (Ausbildung einer urtikariellen Papel innerhalb von 15 Minuten) sollten folgende Vorsichtsmaßnahmen durchgeführt werden:

1. Injektion eines Antihistaminikums eine halbe Stunde vor der Serum-Injektion.

2. Injektion fraktionierter Dosen des Serums subkutan, beginnend mit 0,1 ml und ansteigen-

Tabelle 16.10. Posologie der zur Zeit angewandten serotherapeutischen Produkte

Erkrankung	Angewandtes Produkt	Posologie
Diphtherie	Diphtherie-Antitoxin (Pferd)	Prävention: 1000 IE Behandlung: 30000–60000 IE
Tetanus	Tetanus-Antitoxin (Pferd)	Prävention: 1000 IE Behandlung: 100000–200000 IE
Tollwut	Tollwut-Immunserum (Pferd)	Prävention: 40 IE/kg
Masern, infektiöse Hepatitis	γ-Globulin (ca. 15% Ig)	Prävention bzw. Mitigierung: 0,30 ml/kg
Erythroblastosis fetalis	Anti-D(Rh)-γ-Globulin (150 μg anti-D/ml)	Prävention: 2 ml/kg

den Mengen in nachfolgenden Injektionen, die in 15minütigem Abstand verabreicht werden.
3. Intravenöse Injektion des Serums denkbar. Es ist in jedem Fall angebracht, eine Lösung Epinephrin (1:1000) für die intramuskuläre Injektion (0,5 ml) im Falle eines peripheren Kollaps zur Hand zu haben.

γ-Globulin-Präparationen sollten, wie auch Seren, nur intramuskulär verabreicht werden und nur in Ausnahmefällen intravenös. Im letzteren Fall ist es unerläßlich, Präparationen zu verwenden, die keine Aggregate enthalten, da diese durch die Bildung von Kininen und Anaphylatoxinen als Folge einer Komplementaktivierung anaphylaktische Reaktionen verursachen.

Ausgewählte Übersichten und Originalarbeiten

Artenstein, M. S.: The current status of bacterial vaccines, p. 49. New York: Hospital Practice 1973

Cruickshank, R.: Modern trends in Immunology, Kap. 5–8. London: Butterworths 1963

Evans, D. G. (Ed.): Immunization against infectious diseases. Brit. med. Bull. *25*, 119 (1969)

Gell, P. G. H., Coombs, R. R. A.: Clinical aspects of Immunology. Oxford: Blackwell 1968

Humphrey, J. H., White R. G.: Immunology for students of medicine, 3rd. Ed. Oxford: Blackwell 1970

Medical Research Council: Vaccination against whooping-cough (Final Report). Brit. med. J. *1959 I*, 994

Medical Research Council: B. C. G. and vole bacillus in the prevention of tuberculosis in adolescence and early adult life. Brit. med. J. *1956–1959, 1964*, 4964, 413; 5149, 379; 5336, 973

Miller, M. E., Uses and abuses of gammaglobulin. In: Good, R. A., Fisher, D. W. (Eds.): Immunobiology. Stamford/Conn.: Sinauer Association 1971

Möller, G.: The immune response to infectious diseases. Transplant. Rev. *19*, 3 (1974)

Parish, J.: A history of immunization. Edinburgh: Livingstone 1965

Parish, H. J., Cannon, D. A.: Antisera, toxoids, vaccines and tuberculins in prophylaxis and treatment. Edinburgh: Livingstone 1962

Turk, J.: Immunity in clinical medicine. London: Heinemann 1969

Veronesi, R.: Doenças infecciosas e parasitárias. Rio de Janeiro: Guanabara-Koogan 1964

Weir, D. M.: Immunology for undergraduates. Edinburgh: Livingstone 1971

Yugoslav Typhoid Commission: A controlled field trial of the effectiveness of phenol and alcohol typhoid vaccines. Report. Bull. WHO *261*, 357 (1962)

17 Immunsuppression

Wilmar Dias da Silva

17.1 Einleitung

Die verschiedenen Arten der Gewebsveränderungen, die durch Immunmechanismen hervorgerufen werden, schreiten im allgemeinen chronisch fort, sind entstellend und häufig letal. Eine Kontrolle der klinischen Manifestationen hoffte man durch die Anwendung von Kortikosteroiden zu erreichen; jedoch hat die Therapie mit diesen Hormonen ihre Grenzen, die durch ihre Unspezifität, die Unvorhersehbarkeit ihrer Wirkung auf manche immunologischen Erkrankungen, wie z. B. der Glomerulonephritis, und der unerwünschten Nebenwirkungen bei Langzeitanwendung abgesteckt sind.

Die Schwierigkeiten bei der Therapie der Autoimmunerkrankungen sowie die Kontrolle der Abstoßungsreaktion bei Transplantationen (graft rejection, graft-versus-host-reaction), haben die Suche nach neuen Immunsuppressiva stark angeregt. Der Erfolg dieser Anstrengungen hängt davon ab, wie nahe unser Konzept über das, was sich auf der molekularen und zellulären Ebene während der Immunantwort abspielt, der Wirklichkeit nahe kommt. Erst das Verständnis über die Reaktionsfolge der Immunantwort ermöglicht eine spezifische Manipulation wie z. B. Suppression.

Die zellulären Veränderungen, die in peripheren lymphatischen Organen nach Kontakt mit einem Antigen auftreten und die biochemische Bedeutung, die diese umfassen, wurden schon in den verschiedenen Kapiteln dieses Buches analysiert.

Die Ereignisabfolge ist schematisch in Abb. 17.1 wiedergegeben mit der Absicht, die auffälligsten Schritte der Immunreaktion aufzuzeigen, auf die die verschiedenen Immunsuppressiva vermutlicherweise einwirken.

Um die verschiedenen Immunsuppressiva und ihren möglichen Wirkungsmechanismus besser beschreiben zu können, soll die Immunantwort in folgende Schritte eingeteilt werden:

Schritt A: Bildung von Lymphozyten-Vorläufer-Zellen und ihre Wanderung zu zentralen lymphatischem Organanen (Thymus, Bursa Fabricii bei Vögeln und entsprechende Strukturen bei Säugetieren).

Schritt B: Erwerbung einer immunologischen Kompetenz in zentralen lymphatischen Organen über eine Differenzierung und Spezifizierung, was zur Bildung „langlebiger" Lymphozyten führt, die in bestimmte Gebiete peripherer lympatischer Organe wandern (thymusabhängige und thymusunabhängige Strukturen).

Schritt C: Erkennung des immunogenen Stimulus durch Rezeptor-Zellen und Transfer der Antigen-Information auf immunkompetente Lymphozyten (T-Lymphozyten, B-Lymphozyten).

Schritt D: Induktion einer Immunantwort, gefolgt von einer Zellproliferation und Differenzierung mit Bildung von „Blasten" und „pyroninophilen" Zellen und immunologischen Memory-Zellen. Dieses ist die anscheinend auf Immunsuppressiva empfindlichste Phase.

Schritt E: Reifung der Lymphoblasten zu Plasmazellen und sensibilisierten T-Lymphozyten (Effektor-zytotoxische-T-Zellen).

Schritt F: Restimulation von Memory-Zellen bei einem Sekundär-Stimulus (Sekundär-Antwort).

17.2 Allgemeiner Wirkungsmechanismus von Immunsuppressiva

Die in Tabelle 17.1 aufgeführten Immunsuppressiva können auf eine der folgenden Arten auf die Immunantwort wirken:

a) Inhibition der Bildung von Vorläuferzellen (Stammzelltoxizität, Schritt A).

b) Unterdrückung der Zytogenese immunkompetenter Zellen: Thymektomie und Bursektomie, entweder prä- oder neo-natal, fakultativ verbunden mit subletaler Bestrahlung. Diese immunsuppressiven Maßnahmen verhindern die T- und B-Lymphozyten-Bildung (Schritt B).

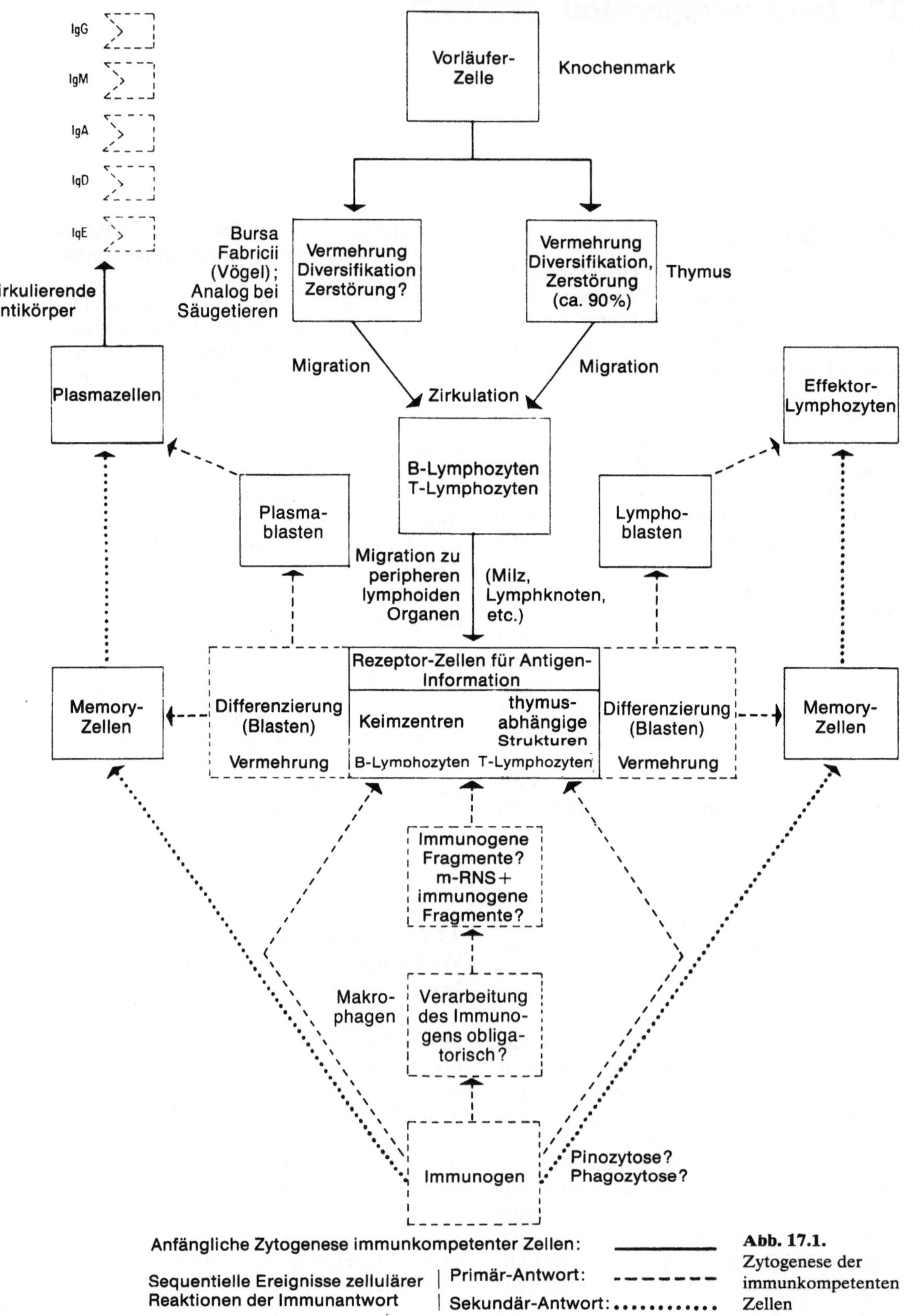

Abb. 17.1. Zytogenese der immunkompetenten Zellen

Tabelle 17.1. Klassifikation der meistverwendeten Immunsuppressiva

Gruppe	Immunsuppressivum
Chirurgisch	Neonatale Thymektomie Hormonale Bursektomie Neonatale chirurgische Bursektomie Ductus-thoracicus-Drainage von Lymphozyten
Bestrahlung	Röntgenstrahlen Gammastrahlen
Hormone	Adrenokortikotropes Hormon (ACTH) Kortikosteroide (Cortison, Hydrocortison, Prednison, Prednisolon, etc.)
Antimetaboliten	Purin-Analoge: 6-Mercaptopurin Azathioprin (Imurel) 6-Thioguanin Pyrimidin-Analoge: 5-Fluoruracil Folsäure-Analoge: Aminopterin Methotrexat
Pflanzenalkaloide	Vinblastin Vincristin Colchicin
Antibiotika	Actinomycin D Mitomycin C Puromycin Chloramphenicol Azaserin
Aminosäure-Antagonisten	Glutamin Diazomycin A Asparagin L-Asparaginase[a]

[a] Wirkt über die katalytische Hydrolyse des L-Asparagin, das in L-Asparaginsäure und Ammoniak gespalten wird.

c) Zerstörung oder Hemmung immunkompetenter Zellen: Bestrahlung mit γ- oder Röntgenstrahlen, Behandlung mit Antilymphozyten-Serum (ALS) und alkylierenden Substanzen. Diese Immunsuppressiva wirken auf verschiedene Schritte der Immunantwort.
d) Verhinderung des wirksamen Kontaktes zwischen Antigendeterminanten des Immunogens und immunkompetenten Zellen: Blockade des Antigens durch passiv übertragene spezifische Antikörper, Unterdrückung der Erkennung von Antigenen durch Rezeptor-Blockade mit Anti-Idiotyp-Antikörper (Schritt C).
e) Blockade der Phagozytose und damit Hemmung der Antigen-Verarbeitung: Bestrahlung und Kortikosteroide (Schritt C).
f) Hemmung der Biosynthese von Nukleinsäuren (DNS und RNS) und Proteinen, die auf Stimulation mit einem Antigen in immunkompetenten Zellen auftreten: Antimetabolite, Aminosäure-Analoge; Antibiotika, Folsäureantagonisten und einige pflanzliche Alkaloide. Diese Hemmung tritt hauptsächlich bei Schritt D und E auf.
g) Hemmung der Vermehrung und Differenzierung von Zellen, die schon stimuliert sind, so daß die Bildung sensibilisierter Lymphozyten (Effektor-Zellen), Plasmazellen und Memory-Zellen verhindert wird: Bestrahlung, Behandlung mit alkylierenden Substanzen und Antimetaboliten. Diese Hemmung tritt auf den Stufen D, E und F auf.

h) Spezifische Paralyse: Die Induktion eines spezifischen Toleranzzustandes für Antigendeterminanten – eine alternative Form der Immunantwort immunkompetenter Zellen (s. Kap. 4).

Eine Aufdeckung immunsuppressiver Wirkungen erfolgt hauptsächlich durch Methoden, die denen ähnlich sind, die bei der experimentellen Chemotherapie angewandt werden. Laboratoriumstiere und Antigene werden gemäß des Typs der Immunantwort, auf die die Wirkung eines bestimmten Immunsuppressivum getestet werden soll, ausgewählt. Will man z. B. die Wirkung einer bestimmten Substanz auf die Bildung von Reagin-Antikörper untersuchen, so sind die Versuchstiere der Wahl Maus und Ratte; dabei wird das Antigen in kleinen Mengen zusammen mit einem geeigneten Adjuvans wie Aluminiumhydroxyd oder einer B.pertussis-Suspension injiziert. Das Auftreten einer Immunantwort kann man entweder durch kutane Anaphylaxie oder durch Histamin-Freisetzung aus dem Gewebe in vitro messen. Bei Untersuchungen von Wirkungen auf die Bildung präzipitierender Antikörper sollte das Kaninchen herangezogen werden und das Antigen, zusammen mit Freundschem Adjuvans, injiziert werden. Möchte man andererseits die Wirkung auf Überempfindlichkeitsreaktionen vom verzögerten Typ untersuchen, so wird oft das Meerschweinchen benutzt, wenn mit Tuberkulin-Typ-Reaktionen gearbeitet wird; soll die allogene Immunantwort untersucht werden (Transplantat-Abstoßung) so bieten sich Maus-Inzuchtstämme an. Die in Tabelle 17.1 zusammengefaßten Immunsuppressiva wurden oder werden für ihre Wirkung auf fast alle Formen der Immunantwort getestet.

17.3 Inhibition der Zytogenese immunkompetenter Zellen

Thymektomie und Bursektomie Eine prä- oder neonatale Thymektomie führt zu einer deutlichen Reduktion der Zahl der zirkulierenden Lymphozyten; zugleich kommt es zu einer Depopulation der parakortikalen Bereiche in den Lymphknoten und den periarteriolären Scheiden der Milz (thymusabhängige Bereiche). Die Lymphfollikel und Keimzentren (thymusunabhängige Bereiche) sind nicht betroffen, ihre Plasmazellpopulation bleibt intakt. Eine Thymektomie betrifft vor allem die zelluläre Immunität; abhängig vom Antigen kann es zu einer nur geringen Veränderung der humoralen Immunität kommen. Das Ausmaß der Beeinflussung des Immunsystems hängt vom Entwicklungsstand des lymphatischen Systems zur Zeit der Geburt ab; je geringer es entwickelt ist, um so stärker ist der Effekt. Mäuse, die in den ersten Lebenstagen thymektomiert werden, nehmen Hauttransplantate von Spendern an, die für starke Histokompatibilitätsantigene (H-2) unterschiedlich sind.

Eine Thymektomie ausgewachsener Tiere zeigt erst eine Wirkung, nachdem „langlebige" Lymphozyten der thymusabhängigen Bereiche verschwunden sind; dies kann man durch Gesamtkörper-Bestrahlung beschleunigen. Im Gegensatz zur Thymektomie verursacht eine Bursektomie (bei Vögeln) keine Verminderung der Zahl zirkulierender Lymphozyten und verändert nicht die thymusabhängigen Bereiche. Die hauptsächlich vorgefundenen Veränderungen finden sich in den thymusunabhängigen Bereichen der Lymphknoten und Milz, die keine Keimzentren entwickeln und keine Plasmazellen bilden. Der Serum-Immunglobulin-Spiegel ist stark erniedrigt, und die Fähigkeit des Tieres, Antikörper zu bilden, ist beträchtlich vermindert. Die „hormonale Bursektomie", die mittels Inokulation von 19-Nortestosteron in Hühnereiern erfolgt, ist sehr viel wirkungsvoller als die chirurgische Bursektomie.

Die Thymektomie und Bursektomie sind von großer Bedeutung für die experimentelle Immunologie bei der Lösung verschiedener Probleme der Zytophysiologie immunkompetenter Zellen. Dagegen ist die klinische Thymektomie auf Fälle begrenzt, bei denen die Immunerkrankung primär durch eine Thymushyperplasie bedingt ist oder bei denen eine Thymushyperplasie zu klinischen Sekundärerscheinungen führt.

17.4 Zerstörung oder Inaktivierung immunkompetenter Zellen

17.4.1 Röntgen-Bestrahlung

Das Ausmaß der durch Bestrahlung erreichten Immunsuppression hängt in erster Linie von der eingesetzten Bestrahlungsdosis ab: Eine Bestrahlung mit 900 bis 1200 R (supraletale Bestrahlung) verursacht eine fast vollständige Zerstörung des lymphatischen und myeloischen Gewebes, was zu einem vollständigen Verlust immunologischer Fähigkeiten führt. Nach Bestrahlung mit solch einer Dosis erholt sich die immunologische Aktivität des Tieres nicht mehr spontan.

Ist eine langandauernde, nicht aber permanente immunsuppressive Wirkung erwünscht, wird eine geringere Dosis von 300 R (subletale Bestrahlung) gewählt. In den ersten Stunden nach der Bestrahlung wird eine Hemmung der Mitose und Zerstörung von Lymphozyten beobachtet, gefolgt von einer Periode immunologischer Inaktivität. Nach dieser Zeit beginnen Lymphozyten zu proliferieren, und die peripheren lymphatischen Organe repopulieren sich wieder; die immunologische Reaktionsfähigkeit erholt sich partiell oder sogar vollständig. Die Veränderungen der Immunreaktivität kann man folgendermaßen zusammenfassen:

a) Die Primärantwort ist abgeschwächt, gelegentlich sogar unterdrückt, wenn das Antigen im Zeitraum von 12 Stunden bis 50 Tage nach der Bestrahlung verabreicht wird. Die Veränderungen zeigen sich im verzögerten Auftreten zirkulierender Antikörper, und selbst wenn sie auftreten, erreichen sie niemals die Konzentration nicht bestrahlter Tiere.

b) Wird das Antigen kurz vor der Bestrahlung verabreicht, treten Antikörper etwas verzögert auf, erreichen aber nicht normale Konzentrationen.

c) Wird die Immunisierung während der Erholungsphase des lymphatischen Systems, wenn die Zellen aktiv proliferieren, vorgenommen, können die zirkulierenden Antikörper sehr hohe Konzentrationen erreichen. Dieses Phänomen kann man entweder als unspezifische kompensatorische Stimulation erklären oder damit, daß für stimulierte Zellklone mehr Raum zur Verfügung steht.

Wahrscheinlich ist dies auch der Grund, warum kleine Bestrahlungsdosen von 10 bis 25 R eher die Antikörper-Bildung anregen als unterdrücken.

d) Eine Bestrahlung hat auch nur einen geringen Effekt auf die Sekundärantwort. Dieses offensichtliche Paradoxon kann damit erklärt werden, daß bei der Sekundärantwort eine Differenzierung von Zellen stattfindet, die für das Antigen schon sensibilisiert sind (primed) – eine Situation, die ähnlich der ist, bei der das Tier nach Antigen-Stimulation bestrahlt wird. Jüngere Untersuchungsergebnisse weisen darauf hin, daß die Bestrahlung in erster Linie die sich vom Thymus ableitenden Lymphozyten-Populationen trifft, die die Proliferation und Reifung anderer Lymphozyten-Populationen beeinflussen. Röntgen-Strahlen üben ihre Wirkung auf die Immunantwort über ihren Effekt auf die DNS aus; sie verursachen Störungen in der komplementären Zusammenlagerung der DNS-Stränge in der Doppel-Helix und verhindern dadurch die Trennung der Chromosomen in der Anaphase. Solche Störungen können durch Deaminierung der N-haltigen Basen, durch Aufbrechen der Pentose-Basen-Bindung oder durch Oxidation der Desoxyribose und Aufbrechen der Nukleotid-Kette bedingt sein. Daraus folgt eine Störung der DNS-abhängigen Protein-Synthese und eine Hemmung der Zellteilung.

Zwei Substanzen können unter experimentellen Bedingungen die immunsuppressive Wirkung einer Bestrahlung verhindern: Cysteamin und β-Mercaptoäthylamin.

17.4.2 Antilymphozyten-Serum (ALS)

Antilymphozyten-Seren werden durch Injektion geeigneter Tiere – im allgemeinen Kaninchen oder Pferde – mit Lymphozyten von Thymus, Milz, Lymphknoten oder Lymphozyten, die durch Ductus-thoracicus-Drainage erhalten wurden, hergestellt. Die Injektion erfolgt gewöhnlich intravenös (ohne Adjuvans); Wiederholungsinjektionen werden entweder ebenfalls intravenös oder subkutan verabreicht. Die so erhaltenen Antiseren werden mit gewaschenen Erythrozyten absorbiert, um antierythrozytäre Antikörper zu entfernen; von dem absorbierten Serum wird dann die γ-Globulin-Fraktion isoliert (Antilymphozyten-Globulin, ALG). Die antilymphozytären Antikörper können Lymphozyten agglutinieren oder zusammen mit Komplement lysieren. ALG enthält fast ausschließlich Antikörper gegen Oberflächenantigene.

ALG-Wirkung auf zirkulierende Lymphozyten und lymphatische Organe. Die Injektion geringer Mengen ALG bewirkt einen abrupten, aber transitorischen Abfall der Zahl der zirkulierenden Lymphozyten. Bei der Ratte und beim Hund ist die Lymphopenie nach 4 Stunden am ausgeprägtesten, die Zahl der Lymphozyten steigt dann über 24 Stunden wieder auf normale Werte an. Polymorphkernige Leukozyten sind praktisch nicht betroffen. Bei Meerschweinchen verursacht eine Langzeit-Behandlung mit ALG eine dauernde Reduktion der Lymphozytenzahl in thymusabhängigen Bereichen der peripheren lymphatischen Organe, ist aber ohne den geringsten Einfluß auf die Zellen der Keimzentren der Lymphfollikel (thymusunabhängige Bereiche).

Antilymphozytenserum verhindert oder verlängert die Abstoßung von Transplantaten bei verschiedenen Laboratoriumstieren; es kann selbst eine Sekundär-Reaktion gegen Hauttransplantate bei der Maus unterdrücken. Auch andere Manifestationen zellulärer Überempfindlichkeit, wie gegen Dinitrochlorbenzol, werden unterdrückt. Die klinische Anwendung von ALG nimmt ständig zu und zwar bei der immunsuppressiven Behandlung nach Transplantationen und bei der Behandlung schwerer Formen autoimmuner Erkrankungen. ALG wird dabei immer in Kombination mit anderen Immunsuppressiva wie Kortikoide, Azathioprin (*Imurel*) oder (und) Cyclophosphamid (*Endoxan*) angewendet, um die Konzentration jedes einzelnen Medikaments möglichst unter der toxischen Dosis zu halten.

Mechanismus der ALS-Wirkung. Es herrscht keine absolute Klarheit darüber, wie ALG seine immunsuppressive Wirkung entfaltet. Ein Mechanismus könnte seine zytotoxische Aktivität gegen Lymphozyten sein. In zahlreichen Untersuchungen wurde aber keine Korrelation zwischen einer immunsuppressiven Wirkung und lytischer Aktivität gefunden, was vermuten läßt, daß (noch) andere Mechanismen eine Rolle spielen. Unter diesen könnte eine Antigen-Rezeptor-Blockade eine Rolle spielen. Jedoch spricht gegen diese Hypothese, daß der immunsupprimierende Effekt auf Lymphozyten dauerhaft ist und auf nachkommende Zellen über zwei Generationen übertragen werden kann. Es ist daher denkbar, daß es zu sehr viel komplexeren biochemischen Veränderungen unter ALG-Einwirkung kommt, als einfache Blockade chemischer Gruppen an der Zelloberfläche. Jüngere Untersuchungen lassen vermuten, daß ALG auf Helfer-Zellen einwirkt, deren Funktion unterdrückt und dadurch Suppressor-Zellen in größerem Ausmaß die Immunantwort bestimmt.

Hemmung des Kontaktes zwischen Antigendeterminanten und Rezeptoren immunkompetenter Zellen. Die Gabe eines spezifischen Antikörpers vor Injektion des bestimmten Antigens verhindert die Bildung von Antikörpern gegen dieses Antigen. Als Erklärung wird angenommen, daß durch Bindung des Antigens an den Antikörper ein Kontakt mit Antigen-Rezeptoren in der Membran immunkompetenter Zellen verhindert wird. Diese Art der Immunsuppression wird bei der Prophylaxe der fetalen Erythroblastose, die durch Rh-Inkompatibilität bedingt ist, angewandt (s. S. 299, 335).

17.4.3 Kortikosteroide

Hemmung der Makrophagen-Phagozytose oder Hemmung der Antigen-Verarbeitung. a) Bestrahlung, b) Steroid-Hormone

Kortikosteroide (Cortison. Dehydrocorticosteron u. a.) werden ausgiebig als Immunsuppressiva angewandt. Diese Hormone hemmen selbst unspezifische proliferative Vorgänge in verschiedenen Geweben und besitzen eine lympholytische Aktivität besonders für T-Lymphozyten.

Jüngere Untersuchungen über den Wirkungsmechanismus dieser Substanzen haben gezeigt, daß sie zwei biochemische Eigenschafen besitzen, die besonders wichtig für ihre immunsuppressive Wirkung sind: Sie haben eine stabilisierende Wirkung auf die Zellmembran und die Lysosomen-Membran, aber auch auf andere zelluläre Organellen; und sie können die Bildung adaptiver Enzyme induzieren. Obwohl wenig über die biochemischen Mechanismen bekannt ist, die bei der Wirkung der Kortikosteroide eine Rolle spielen, scheint es, daß ihr primärer Wirkungsort im Glucose-Stoffwechsel liegt.

Wirkung der Kortikosteroide auf die Bildung zirkulierender Antikörper. Die Wirkung der Kortikosteroide auf die Bildung zirkulierender Antikörper hängt von der Dosis, der Tierspezies und der Zeit, zu welcher das Antigen im Verhältnis zu Cortison verabreicht wird, ab. Große Mengen Kortikosteroide (4 mg/100 g Körpergewicht) verhindern die Antikörper-Bildung bei der Ratte, wenn sie vor dem Antigen gegeben werden. Der Mensch, Affe und Meerschweinchen sind dagegen viel resistenter gegenüber einer immunsuppressiven Wirkung, und es müssen erheblich größere Mengen über einen längeren Zeitraum verabreicht werden.

Wirkung der Kortikosteroide auf Antikörper-vermittelte Überempfindlichkeitsreaktionen. Kortikosteroide können die Überempfindlichkeitsreaktionen vom Sofort-Typ (humoral) entweder über die Immunglobulin-Bildung (siehe oben) oder durch Beeinflussung der Reaktion, die sich aus der Verbindung von Antikörpern mit dem spezifischen Antigen ergibt, modifizieren. In beiden Fällen hängt die Intensität der Reaktion von verschiedenen Faktoren ab, darunter Tierspezies, Dosis und Art der Verabreichung. Die systemische anaphylaktische Reaktion bei der Maus ist besonders empfänglich für die suppressive Wirkung der Kortikosteroide, während beim Meerschweinchen und Kaninchen die Ergebnisse widersprechend sind. Es scheint, daß dieser Speziesunterschied der Wirkungsweise z. T. von der Art und Herkunft der Mediatoren für die Überempfindlichkeit bei jeder Spezies herrührt. So scheinen die Symptome der systemischen anaphylaktischen Reaktion bei der Maus durch Mediatoren aus Lysosomen bedingt zu sein, deren Membranen durch Kortikosteroide stabilisiert werden. Das Meerschweinchen hingegen ist besonders empfindlich auf eine Histaminwirkung, das während der anaphylaktischen Reaktion aus Mastozyten freigesetzt wird, und dieser Prozeß wird durch Kortikosteroide nicht (oder kaum) beeinflußt. Kortikosteroide verhindern auch die Entwicklung von Gefäßläsionen bei der Arthus-Reaktion, die normalerweise durch hydrolytische Enzymwirkung verursacht wird, die aus Lysosomen polymorphkerniger Leukozyten freigesetzt werden.

Kortikosteroidwirkung auf die Phagozytose-Aktivität. Kortikosteroide beeinflussen die Fähigkeit des Makrophagen-Systems, partikuläre Substanzen zu eliminieren, jedoch ist nicht bekannt, auf welche Weise diese Hormone ihre Wirkung entfalten; es ist jedoch möglich, daß auch hier die Wirkung in der Stabilisierung der Lysosomen-Membran liegt, so daß die Freisetzung hydrolytischer Enzyme in die die phagozytierten Partikel enthaltenden Vakuolen verhindert wird. Die Verminderung der phagozytischen Aktivität der Makrophagen mag auf zweierlei Weise die Induktion einer Immunantwort beeinflussen: Zum einen könnte sie über die Blockade von Reaktionen wirken, die von der Phagozytose oder Freisetzung lysosomaler Enzyme abhängen (z. B. Arthus-Reaktion), zum anderen könnte sie die „Verarbeitung" von Antigenen beeinflussen, was auf die induktive Phase der Immunantwort rückwirken könnte.

Kortikosteroidwirkung auf Überempfindlichkeitsreaktionen vom verzögerten Typ. Cortison und ACTH unterdrücken die Ausbildung einer Überempfindlichkeitsreaktion vom Spät-Typ bei zuvor sensibilisierten Individuen. Darüber hinaus kann Cortison in höheren Dosen den Sensibilisierungseffekt selbst modifizieren, wenn es zusammen mit oder unmittelbar nach dem Antigen verabreicht wird. Es sollte jedoch beachtet werden, daß Cortison-Mengen, die ausreichen, die klinische Symptomatologie eines Ekzems zu unterdrücken, nicht ausreichen, die Entwicklung einer Immunreaktion, die zu dieser Krankheit führte, zu verhindern.

Kortikosteroidwirkung auf Autoimmunerkrankungen. Cortison und seine Analoge hemmen die Entwicklung von Autoimmunerkrankungen wie z. B. die der experimentellen Autoimmunenzephalitis und die der Autoimmunarthritis, die bei der Ratte durch Injektion von Freundschem Adjuvans induziert wird.

Kortikosteroide werden gewöhnlich bei der Therapie von Autoimmunerkrankungen (Lupus erythematodes und rheumatischer Arthritits) zusammen mit anderen Immunsuppressiva eingesetzt.

Kortikosteroidwirkung auf Transplantabstoßung. Eine Cortisongabe verzögert die Zeit der Abstoßung transplantierter Nieren oder Haut bei verschiedenen Tieren, wie Maus, Meerschweinchen, Kaninchen, Hund etc. und kann in hohen Gaben auch beim Menschen Abstoßungsreaktion unterdrücken.

17.4.4 Hemmung der Biosynthese von Nukleinsäuren (DNS und RNS) und Proteinen

Die Antigenstimulation induziert einen Zellvermehrungs- und Differenzierungsprozeß (Abb. 17.1), der die Synthese von Nukleinsäuren (DNS, RNS) und Proteinen bedingt und über verschiedene Enzymsysteme abläuft. Während aller Stadien der Syntheseprozesse entstehen Produkte, die als Substrate für die weiteren Synthese-Schritte benötigt werden. Hauptsächlich bedingt durch die Suche nach Substanzen, die ein neoplastisches Wachstum (bes. Leukämie) verhindern können, wurden eine große Anzahl verschiedener Verbindungen auf ihre Eigenschaft, die Synthese von Nukleinsäuren und/oder Proteinen zu inhibieren, untersucht. Die meisten Substanzen, die getestet wurden, haben die gemeinsame Eigenschaft, daß sie selektiv toxisch sind für sich teilende Zellen. Tabelle 17.1 gibt eine empirische Klassifikation immunsuppressiver Medikamente wieder, und in Abb. 17.2 sind die chemischen Reaktionsschritte dargestellt, auf die diese Verbindungen

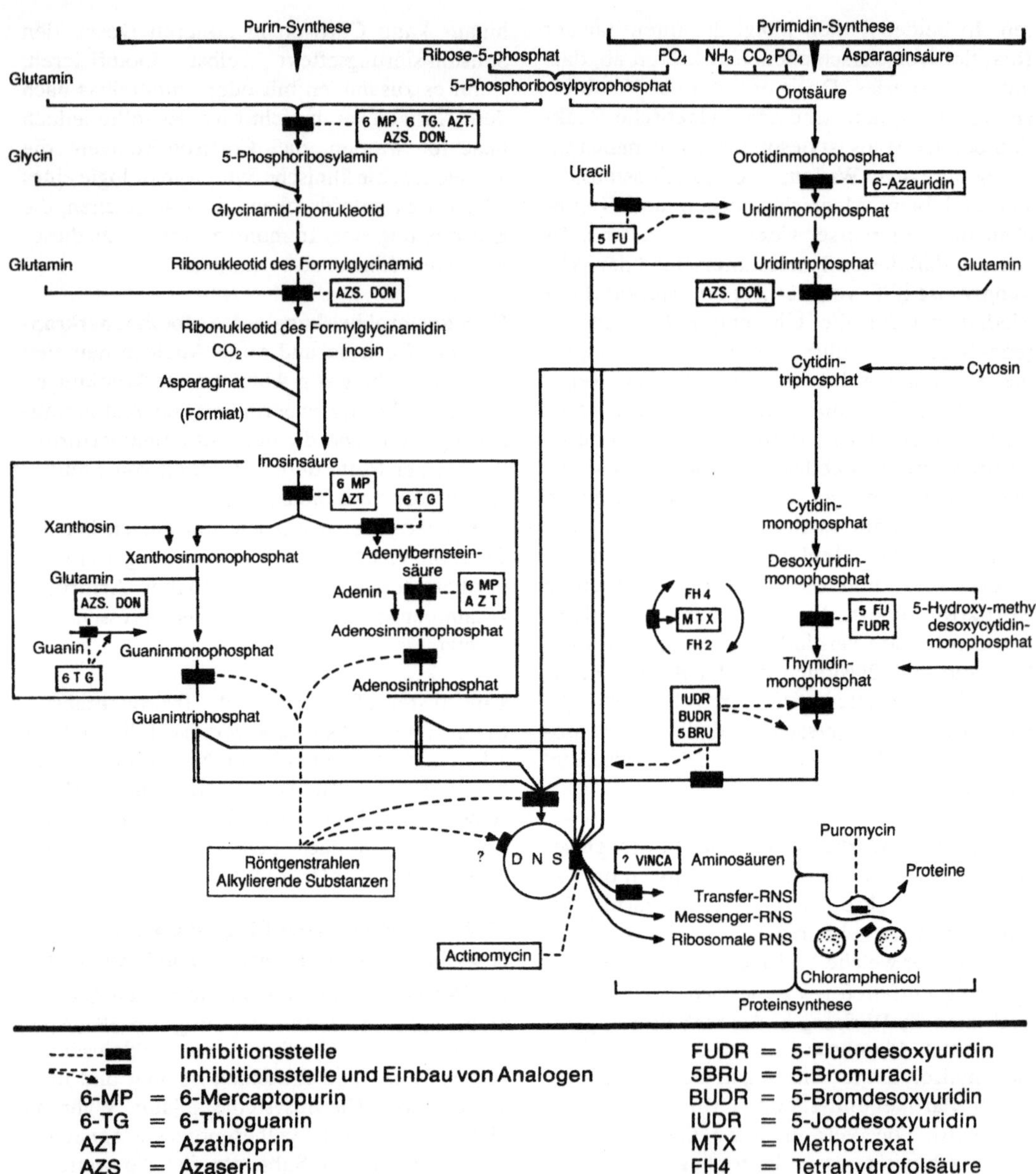

Abb. 17.2. Wirkung von Immunsuppressiva auf biochemische Reaktionswege

möglicherweise wirken. Es ist außerhalb des Rahmens dieses Buches, alle bisher getesteten Substanzen zu beschreiben, jedoch soll von jeder Gruppe ein wichtiges Beispiel etwas ausführlicher behandelt werden.

Alkylierende Substanzen. Vor mehr als 40 Jahren wurden alkylierende Substanzen in die experimentelle Immunologie eingeführt; jedoch erst nachdem man einen Zusammenhang zwischen der immunsuppressiven Eigenschaft und kanzerotoxischen Eigenschaften feststellte, wurden sie intensiver untersucht.

Alkylierende Substanzen entfalten ihre Wirkung wahrscheinlich auf die DNS und blockieren die Zellteilung. Diese Substanzen haben eine hohe Affinität für negativ geladene Bereiche der DNS, bilden Brücken zwischem den

Chromatiden und verhindern die Trennung der DNS-Stränge bei der Mitose (Abb. 17.3). Guanin ist die primär betroffene Base und dies führt a) zu einer veränderten Transkodierung von DNS auf mRNS und b) zu Brüchen der glykosidischen Bindung der Desoxyribose mit Freisetzung des alkylierten Guanins. Es kann nicht ausgeschlossen werden, daß diese Substanzen auch noch auf andere Zellbestandteile wirken; so ist denkbar, daß sie auch RNS oder bestimmte lebenswichtige oder für die Zellteilung wichtige Proteine (Mitosefusions-Proteine) alkylieren. Wie dem auch sei, diese Substanzen wirken selektiv auf alle Zellen, die sich schnell teilen – zu denen auch die Lymphozyten gehören, die durch Antigene stimuliert werden.

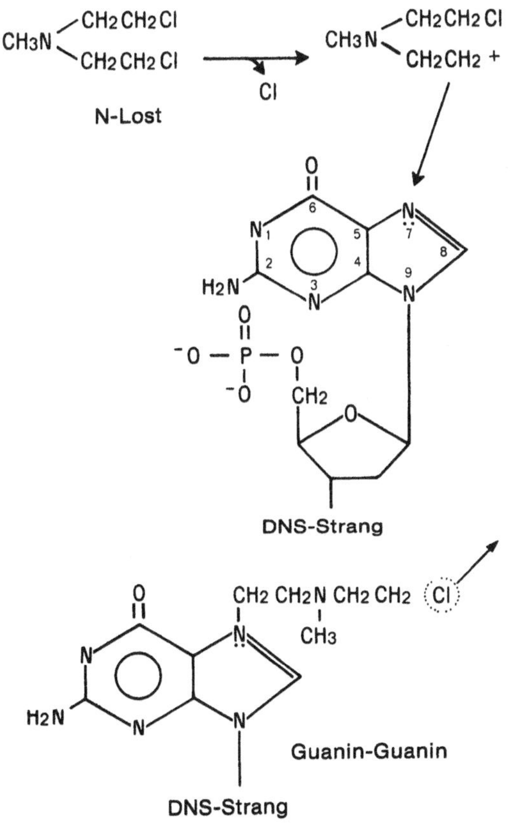

N-Lost

DNS-Strang

Guanin-Guanin

DNS-Strang

Abb. 17.3. Wirkungsmechanismus alkylierender Substanzen

Die unter dem Namen Stickstoff-Senfgas (Stickstoff-Lost, Methyl-bis-(2-chlor-äthyl)-amin) bekannten Substanzen unterdrücken die Bildung von Antikörpern gegen eine Reihe von Antigenen in verschiedenen Spezies, wenn sie vor oder zumindest zusammen mit dem Antigen verabreicht werden. Sie haben nur eine schwache Wirkung auf die Sekundärantwort.

Cyclophosphamid ist eine Transport-Form von Senfgas. Das aktive Molekül wird nach enzymatischem Abbau in der Leber freigesetzt. Es beeinflußt die Antikörperbildung und Transplantatabstoßungsreaktion sehr viel stärker als andere Senfgase und ist zudem noch fähig, auch eine schon initiierte Immunantwort zu hemmen.

Einige interessante Befunde über die Cyclophosphamid-Wirkung auf zellulärer Ebene konnten bei Vergleichsuntersuchungen mit Methotrexat erhoben werden. Man konnte nachweisen, daß beide Medikamente die Ausbildung einer Überempfindlichkeit auf Oxazolon beim Meerschweinchen hemmen, wobei sie allerdings auf verschiedene Schritte der Immunreaktion einwirken. Werden regionale Lymphknoten von Meerschweinchen, die zwei Tage nach Beginn einer Cyclophosphamid-Behandlung (täglich 10 mg) gegen Oxazolon sensibilisiert wurden, histologisch untersucht, so findet man keine sogenannten großen pyroninophilen Zellen oder Lymphoblasten; Tiere, die mit Methotrexat behandelt wurden, zeigen dagegen eine Reifestörung kleiner Lymphozyten. Senfgase wirken auf die Zellelemente des Knochenmarkes hemmend (Hemmung der Ausbildung polymorphkerniger Leukozyten). Cyclophosphamid wird gewöhnlich in Dosen von 5 mg/kg Körpergewicht angewendet; seine Knochenmarktoxizität wird durch regelmäßige Auszählung der polymorphkernigen Leukozyten kontrolliert.

Antimetabolite. Das Diagramm in Abb. 17.2 zeigt die möglichen biochemischen Reaktionsschritte, wo die in Tabelle 17.1 aufgeführten Antimetabolite eingreifen können. Im Allgemeinen unterdrücken Antimetabolite die Immunreaktion wirkungsvoller, wenn sie nach Antigengabe verabreicht werden (ungefähr zwei Wochen später), wahrscheinlich weil in dieser Periode die Antigeninduzierte Zellproliferation schon stattgefunden hat.

6-Mercaptopurin (6-MP). Dieses Purin-Analog hemmt die Bildung zirkulierender Antikörper für eine Reihe von Antigenen beim Kaninchen, dem Hund, der Maus und bei Menschen. Die wirksame Dosis zur Unterdrückung einer Primärantwort liegt um 6 mg/kg Körpergewicht bei täglicher, intravenöser Gabe. Größere Mengen (12–15 mg/kg Körpergewicht) sind gewöhnlich notwendig, um eine Sekundärantwort zu unterdrücken; diese Mengen sind ebenfalls ausreichend, eine Haut-Transplantat-Abstoßung beim Kaninchen, und die Nierentransplantatabstoßung beim Hund zu verzögern. Da jedoch diese Mengen recht toxisch sind, können sie nicht über eine längere Periode verabreicht werden.

Wird unter 6-MP-Behandlung ein Antigen, wie Rinderserumalbumin, in ein Tier injiziert, so kann es zu einer Toleranz kommen. Die Anzahl der Tiere, die bei einem solchen Experiment tolerant werden, steigt mit zunehmender Menge verabreichten Antigens. Die immunsuppressive Wirkung des 6-MP ist durch seine anti-metabolische Wirkung auf Purine bedingt. Diese Wirkung tritt als kompetitive Hemmung und durch den Einbau in Nukleinsäuren auf, so daß es zu einer unvollständigen oder gestörten Translation auf die mRNS kommt.

Azathioprin (Imurel) ist ein Imidazolderivat von 6-MP. Es weist eine geringere Toxizität für das Darmepithel und das Knochenmark auf als die ursprüngliche Verbindung, ist aber gleichwertig immunsuppressiv. Azathioprin wird in der Leber in seine immunsuppressiv-aktive Form überführt (Abb. 17.4); es wird heute bei den meisten immunsuppressiven Behandlungsschemata bei Vorliegen von Autoimmunerkrankungen oder zur Verhinderung einer Transplantat-Abstoßung eingesetzt. Es muß in mehreren Dosen über den Tag verteilt werden, um eine gleichmäßige Freisetzung seiner aktiven Form (6-MP) durch die Leber zu gewährleisten. Trotz seiner gegenüber 6-MP geringeren Toxizität kann Azathioprin Nebenwirkungen, wie gastrointestinale Störungen und eine Leukopenie, verursachen.

6-Thioguanin (6-TG). 6-TG ist eine mit 6-MP verwandte Verbindung, es wirkt aber direkter über die Bildung abnormaler DNS. Wie 6-MP übt auch 6-TG eine Hemmwirkung auf die Bildung zirkulierender Antikörper aus, und es wurde mit gewissem Erfolg bei der Behandlung einiger Autoimmunerkrankungen, wie hämolytischer Anämie, Lupus erythematodes, chronischer Hepatitis und hypoglobulinämischer Purpura, angewandt, Es hat den Nachteil einer kumulativen Toxizität, was seine Anwendung über einen längeren Zeitraum wie es nach Transplantationen notwendig wäre, verhindert.

5-Fluoruracil (5-FU) und Analoge. Pyrimidinbasen-Analoge wurden nicht sehr häufig als Immunsuppressivum eingesetzt, da wirksame Mengen in vivo kaum vertragen werden. Allerdings wurden sie häufig bei in vitro-Untersuchungen über Antikörper-Bildung eingesetzt und ermöglichten einige wichtige Beobachtungen über zelluläre Prozesse bei der Sekundärantwort. Diese Verbindungen unterdrücken die Bildung von Antikörpern. Ihre Wirkung wird durch Thymidin aufgehoben, was darauf hindeutet, daß sie auf die DNS einwirken.

Folsäureantagonisten. Aminopterin und besonders sein methyliertes Analog, Methotrexat, sind starke immunsuppressive Substanzen, die auf den Zellstoffwechsel einwirken, indem sie bei der Umwandlung der Folsäure in seine aktive Form, Tetrahydrofolsäure, eingreifen (Abb. 17.5). Obwohl die Umwandlung der Folsäure ein notwendiger Schritt für viele biochemische Prozesse darstellt, wie für die DNS- und RNS-Synthese und für die Synthese purinhaltiger Coenzyme, ist es nicht sicher, ob Folsäureantagonisten ausschließlich über diesen Umwandlungsschritt die Immunreaktion beeinflussen. Ihr Haupteffekt scheint in der Interphase während der DNS-Synthese zur Geltung zu kommen. Wie oben schon erwähnt, wirkt Methotrexat durch Hemmung der Bildung großer pyroninophiler Zellen in Plasma-Zellen oder sensibilisierte Lymphozyten (Abb. 17.1). Wie fast alle Immunsuppressiva wirken auch Folsäureantagonisten auf die Primärantwort und IgG-Bildung. Da Methotrexat eine große Toxizität aufweist, ist seine klinische Anwendung begrenzt.

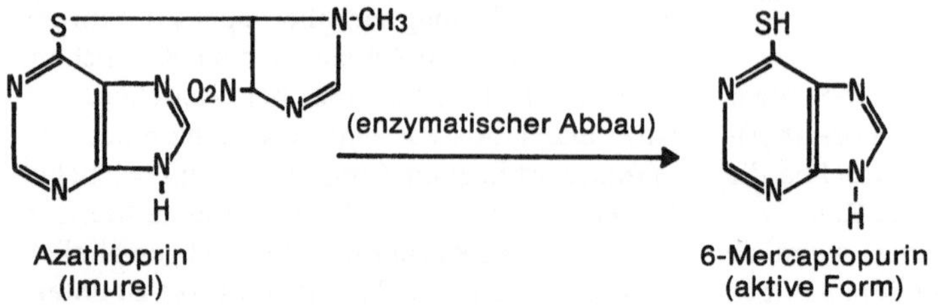

Abb. 17.4. Konversion von Azathioprin in 6-Mercaptopurin

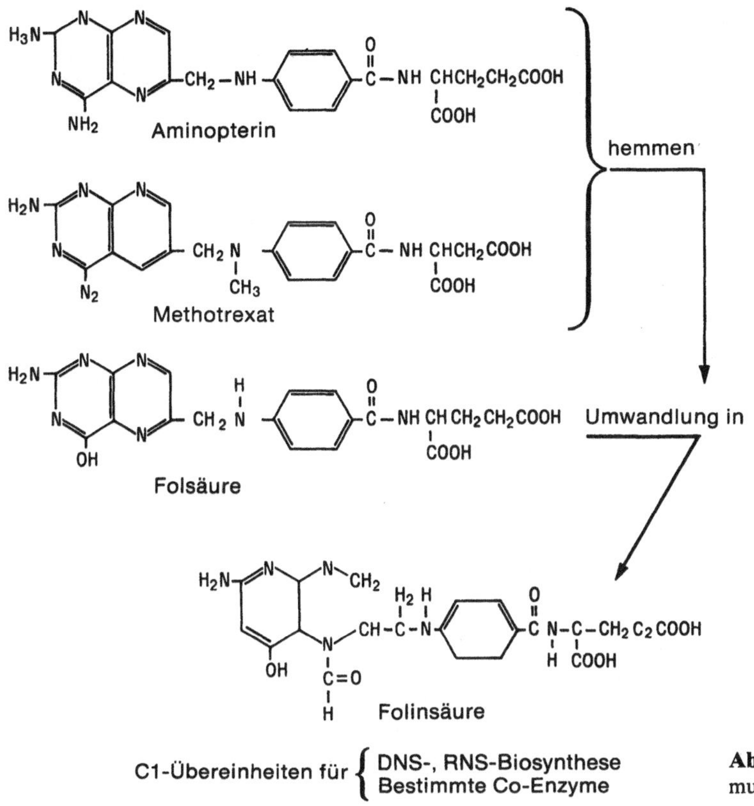

Abb. 17.5. Wirkungsmechanismus von Folsäure-Antogonisten

Pflanzenalkaloide. Einige Pflanzenalkaloide wurden auf ihre immunsuppressive Wirkung experimentell untersucht. Unter anderen sind dies Colchicin (aus *Colchicum autumnalis*) und die Vinca-Alkaloide Vincristin und Vinblastin aus *Vinca rosacea* bzw. *Vinca rosea.* Diese drei Alkaloide sind Mitoseinhibitoren, die die Spindelausbildung hemmen und die Zellteilung in der Metaphase anhalten. Zusätzlich besitzen sie eine lymphotoxische Aktivität; Colchicin hemmt darüber hinaus sehr wirkungsvoll den Phagozytose-Prozeß. Diese pharmakologischen Eigenschaften können ihre immunsuppressive Wirkung auf Überempfindlichkeitsreaktionen vom verzögerten Typ wie auch auf die Bildung zirkulierender Antikörper erklären.

Antibiotika. Fast alle Antibiotika, selbst die gebräuchlichsten, wirken in geringem oder größerem Umfang auf die Immunantwort; hier werden wir nur die fünf in Tabelle 17.1 aufgeführten Substanzen besprechen. Actinomycin D und C wurden hauptsächlich bei in vitro-Untersuchungen über Antikörper-Bildung angewandt; ihre in vivo Anwendung ist sehr beschränkt, da sie außerordentlich toxisch sind. Jüngere Untersuchungen deuten darauf hin, daß ihr Wirkungsmechanismus in der Bildung von Komplexen mit Guaninresten des DNS-Moleküls besteht, so daß die Bildung von RNS-Molekülen gestört wird. Diese Störungen betreffen nicht nur die Bildung ribosomaler RNS, sondern auch die Synthese von messenger- und transfer-RNS. Verständlicherweise kommt es auf diese Weise zur Hemmung der Proteinsynthese.

Untersuchungen über die Wirkung von Actinomycin D auf die Antikörperbildung haben gezeigt, daß die 19 S-Ig-Bildung stärker gestört ist als die 7 S-Ig-Bildung; diese Beobachtungen könnten vermuten lassen, daß die RNS, die zur 19 S-Synthese bestimmt ist, selektiv empfindlicher auf Actinomycin ist.

Puromycin. Puromycin wurde aus *Streptomyces alloniger* isoliert und scheint auf den Zellstoffwechsel zu wirken, indem es den Aminosäuren-Transfer von löslicher RNS an ribosomale Proteine hemmt. Seine in vivo-Anwendung ist wegen seiner großen Toxizität sehr begrenzt; es wurde aber in manchen in vitro-Systeme eingesetzt, wo es die Antikörper-Bildung wirksam blockierte, ohne zelltoxisch zu sein.

Cloramphenicol. Chloramphenicol wurde ursprünglich aus *Streptomyces venezuelae* isoliert, bis es als erstes Antibiotikum synthetisch hergestellt wurde. Es verhindert den Transfer der Aminosäuren an die Ribosomen durch Kompetition um die Aminosäurebindungsstelle.

In verhältnismäßig hohen Dosen inhibiert Chloramphenicol die Primärantwort in vivo. Wird es Zellkulturen zugegeben, verhindert es auch die Sekundärantwort, wenn man es zusammen mit dem Immunogen dem Kulturmedium zusetzt; es hat jedoch kaum eine Wirkung, wenn die Zellen bereits begonnen haben, Immunglobuline zu produzieren.

Azaserin. Azaserin ist ein von *Streptomyces fragilis* gebildetes Antibiotikum, das als Glutamin-Analog bei Bakterien wirkt und wahrscheinlich eine alkylierende Wirkung auf tierische Zellen hat. Es hat selbst keine immunsuppressive Wirkung, wurde aber bei Transplantationen oft mit Azathioprin zusammen verwendet.

Aminosäure-Antagonisten. Diese Substanzen werden erst in jüngster Zeit für die Immunsuppression eingesetzt. L-Asparaginase katalysiert die Hydrolyse von L-Asparagin in Asparagin-Säure und Ammoniak und hemmt auf diese Weise indirekt (bei der Maus) die Antikörperbildung gegen Schaferythrozyten-Oberflächenantigene und die blastogene Reaktion von Lymphozyten auf PHA. Beim Menschen unterdrückt eine tägliche Dosis von 25000 bis 50000 IU die Bildung von Antikörpern gegen Hämocyanin.

17.5 Spezifische Toleranz

Eine Suppression der Immunantwort durch Rückkopplung und eine Toleranzinduktion sind zwei spezifische immunsuppressive Maßnahmen. Mit diesen Methoden kann man auf immunologischer Basis bestimmen, welche Antikörper inhibiert werden können. Die grundlegenden Mechanismen, die bei dieser Form der Immunsuppression ablaufen, sind allerdings noch unklar.

Die bisher beschriebenen Immunsuppressiva entfalten ihre Wirkung ohne Unterschied und hemmen oder schädigen alle Zellen, die sich in der Mitose befinden, d. h. auch normal funktionierende und für das Überleben des Organismus besonders wichtige Zellen. Die Immunantwort, die auf der Zellebene durch eine Folge von Teilungen und spezifisch gerichteter Zelldifferenzierung gekennzeichnet ist, muß Vorrichtungen besitzen, Zellen entweder in einem Zustand immunologischer Aktivität (Antikörperbildung oder Entwicklung sensibilisierter Lymphozyten) oder umgekehrt, in einem Zustand spezifischer Nicht-Reaktivität (Toleranz) zu dirigieren. Es ist denkbar, daß, sind erst einmal die biochemischen Mechanismen bekannt, die diesem Vorgang zugrunde liegen, Substanzen entwickelt werden, die spezifisch paralysieren können oder eine Toleranzinduktion ermöglichen.

17.6 Einige Regeln für die Immunsuppression

Immunsuppressionsversuche an Laboratoriums-Tieren haben die Formulierung einiger Verallgemeinerungen ermöglicht, die als Wegweiser für die klinische Anwendung von Immunsuppressiva dienen können:

1. Wird eine geeignete Dosis eines Immunsuppressivums angewandt und zur optimalen Zeit im Verhältnis zum Antigen-Kontakt verabreicht, kann man
a) eine Hemmung der humoralen Primär- und Sekundärantwort erreichen,
b) eine immunologische Toleranz induzieren,
c) die IgM-Bildungsphase verlängern und somit eine Hemmung der IgG-Bildung erreichen,
d) eine Steigerung der Antikörperbildung induzieren und
e) eine Unterdrückung der Überempfindlichkeitsreaktion vom Spät-Typ erreichen.
2. Je näher die verabreichte Menge sich seiner toxischen Grenze nähert, um so wirksamer ist seine immunsuppressive Aktivität.
3. Antimetaboliten sind am wirksamsten, wenn sie während der Immunreaktions-Induktionsphase eingesetzt werden, während alkylierende Substanzen besser während der prä-Induktionsphase wirken.
4. Hat die Antikörperbildung begonnen, sind viel höhere, im allgemeinen toxische Mengen notwendig, um sie zu unterdrücken.
5. Die Primärantwort ist empfindlicher auf die Wirkung immunsuppressiver Medikamente als die Sekundärantwort.

6. Es ist leichter, den Ansatz einer verzögerten Überempfindlichkeitsreaktion vom Spät-Typ zu hemmen als eine ablaufende Reaktion zu beeinflussen.
7. Wird die Verabreichung des Immunsuppressivums unterbrochen, bevor das Antigen vollständig abgebaut ist, besteht die Möglichkeit einer Immunreaktion.

Ausgewählte Übersichten und Originalarbeiten

Gabrielson, A. E., Good, R. A.: Chemical Suppression of Adaptive Immunity. Advanc. Immunol. *6* 91 (1967)

Good, R. A., Fisher, D. W.: Immunobiology, p. 240 (Schwartz R. S.: Immunosuppression: the Challenge of Selectivity) and p. 248 (Lance E. M., Medawar P. B.: Antilymphocytic Sera: Its Properties and Potential). Stamford/Conn.: Sinauer Association 1971

Goodman, L. S., Gilman, A.: The Pharmacological Basis of Therapeutics. New York: McMillan 1965

Harris, J. E., Sinkovics, J. G.: The Immunology of Malignant Disease. St. Louis: Mosby 1970

Humphrey, J. H.: The Suppression of Immune Responses by Non-Sepcific Agents. In: Samter, M. (Ed.): Immunological Diseases. Boston: Little Brown & Co 1965

Sorkin, E. (Ed.): The Immune Response and its Suppression. Basel: Karger 1969

Turk, J. L.: Catology of the Induction of Hypersensitivity. In Delayed Hypersensitivity Specific Cell-Mediated Immunity. Brit. med. Bull *23* (1967)

Ausgewählte Literaturhinweise

a) Einige klassische Übersichten

Bordet, J.: Traité de l'Immunité dans, les maladies infectieuses. Paris: Mason 1920

Ehrlich, P.: Gesammelte Arbeiten zur Immunitätsforschung. Berlin: Hirschwald 1904

Metchnikoff, E.: L'Immunité dans les maladies infectieuses. Paris: Mason 1901

Samter, M. (Ed.): Excerpts from Classics in Allergy. Columbus/Ohio: Ross Lab 1966

Zinsser, J.: Resistance to Infectious Disease. New York: McMillan 1931

Topley, W. W. C.: Outline of Immunity. Baltimore: Wood 1963

b) Moderne Lehrbücher

Barret, J. T.: Textbook of Immunology. An Introduction to Immunochemistry and Immunobiology. St. Louis: Mosby 1970

Bellantini, D. B.: Immunology. Philadelphia: Saunders 1971

Boyd, W. C.: Fundamentals of Immunology. New York: John Wiley & Sons 1962

Campbell, D. H., et al.: Methods in Immunology. New York: Benjamin 1975

Carpenter, P. L.: Immunology and Serology. Philadelphia: Saunders 1956

Cushing, J., Campbell, D. H.: Principles of Immunology. New York: McGraw-Hill 1957

Davis, B. D., et al.: Microbiology. New York: Harper & Row 1966

Day, E. D.: Foundations of Immunochemistry. Baltimore: Williams & Wilkins 1966

Eisen, H. N.: Immunology. An introduction to molecular and cellular principles of the immune response. New York: Harper & Row 1974

Floersheim, G. L.: Transplantationsbiologie. Berlin–Heidelberg–New York: Springer 1971

Haurowitz, F.: Immunochemistry and the Biosynthesis of Antibodies. New York: John Wiley & Sons 1968

Holborow, E. J.: An ABC of Modern Immunology. Boston: Little Brown & Co 1973

Humphrey, J. H., White, R. C.: Kurzes Lehrbuch der Immunologie. Stuttgart: Thieme 1972

Kabat, E. A.: Kabat & Mayer's Experimental Immunochemistry. Springfield/Ill.: Ch. C. Thomas 1961

Kabat, E. A.: Einführung in die Immunchemie und Immunologie. Berlin–Heidelberg–New York: Springer 1971

Klein, J.: The biology of the mouse histocompatibility-2 complex. Berlin–Heidelberg–New York: Springer 1975

Nossal, G. J. V.: Antibodies and Immunity. New York: Basic Books 1969

Rafael, S.: Immunity. New York: Appleton-Century-Crofts 1961

Roitt, I. M.: Leitfaden der Immunologie. Darmstadt: Steinkopf 1975

Turk, J. L.: Immunology in Clinical Medicine. London: Heinemann 1969

Watson, J. D.: The Molecular Biology of the Gene. New York: Benjamin 1965

Weir, D. M. (Ed.): Handbook of Experimental Immunology. Oxford: Blackwell 1973

Weir, D. M.: Immunologie für Studenten. Stuttgart: Schattauer 1974

c) Wichtige Zeitschriften

In den folgenden Zeitschriften werden Original-Arbeiten aus dem Gebiet der Immunologie veröffentlicht:

Annales de l'Institut Pasteur

Australian Journal of Experimental Biology and Medicine

Biochemistry

British Journal of Experimental Pathology

British Medical Bulletin

Bulletin de la Societé de Chimie Biologique

Clinical Immunology and Immunopathology

Developmental and Comparative Immunology

Cellular Immunology

Clinical and Experimental Immunology

European Journal of Immunology

Immunochemistry

Immunogenetics

Immunology

International Archives of Allergy

Journal of Allergy

Journal of Biochemistry

Jornal of Experimental Hematology

Journal of Experimental Medicine

Journal of Immunogenetics

Journal of Immunology

Lancet

Nature

New England Journal of Medicine

Proceedings of the National Academy of Sciences (USA)

Proceedings of the Royal Society, Series B
Proceedings of the Society for Experimental Biology and Medicine Science
Scandinavian Journal of Immunology
Science
Tissue Antigens
Transplantation
Transplantation Proceedings
Vox Sanguinis
Zeitschrift für Immunitätsforschung

Übersichtsarbeiten finden sich besonders in folgenden Reihen:

Advances in Immunology
Annals of the New York Academy of Science
Annual Review of Biochemistry
Annual Review of Microbiology
Bacteriological Review
Contemporary Topics in Immunobiology
Contemporary Topics in Immunochemistry
Current Topics in Microbiology and Immunology
Histocompatibility
Immunological Review (früher Transplantation Review)
Progress in Allergy
Springer-Seminars in Immunopathology

Alphabetisches Personen- und Sachregister

Folgende Abkürzungen wurden benutzt: Ag = Antigen, Ak = Antikörper, CML = cell-mediated lympholysis (zell-vermittelte Lympholyse), H = Histokompatibilität, MHC = major histocompatibility complex (Haupt-Histo-Kompatibilitätskomplex), MLC = mixed lymphocyte culture (gemischte Lymphozyten-Kultur), RIA = radio immune assay (Radioimmuntest)

A

B

C

D

E

F

G

I

J

K

M

Q

R

T

U

V

W

X

Y

Z

Anwendung Immunologischer Methoden

Merck-Symposium der Deutschen Gesellschaft für Klinische Chemie Mainz, 16.–18. Januar 1975.
Herausgeber: H. Lang, W. Rick, L. Róka
1975. 72 Abbildungen, 57 Tabellen. XV, 280 Seiten
(Zusammenarbeit von Klinik und klinischer Chemie)
DM 44,–
ISBN 3-540-07481-3

W. H. Hitzig

Plasmaproteine

Pathophysiologie und Klinik
2., neubearbeitete Auflage 1977. 37 Abbildungen, 41 Tabellen.
X, 230 Seiten (Kliniktaschenbücher)
DM 24,–
ISBN 3-540-08035-X

H. Huber, D. Pastner, F. Gabl

Laboratoriumsdiagnose Hämatologischer und Immunologischer Erkrankungen

Unter Mitarbeit von H. Asamer, W. R. Mayr, F. Schmalzl
Mit einem Vorwort von H. Braunsteiner
1972. 36 Abbildungen. XXIV, 381 Seiten
Gebunden DM 84,–
ISBN 3-540-05615-7

Infektions- und Tropenkrankheiten, Schutzimpfungen

Von H. Blaha, W. D. Germer, V. Hochstein-Mintzel, H. C. Huber, H. Stickl, G. T. Werner
Bandherausgeber: W. D. Germer, H. Stickl
1978. 29 Abbildungen, 11 Tabellen, 36 Nachschlagtafeln.
XII, 222 Seiten (Taschenbücher Allgemeinmedizin)
DM 26,80
ISBN 3-540-08513-0

G. Weiss

Diagnostische Bewertung von Laborbefunden

Mit einem Geleitwort von A. Schretzmayr
4. Auflage 1976. XII, 494 Seiten
Gebunden DM 64,–
ISBN 3-540-79800-5

G. Weiss

Laboruntersuchungen nach Symptomen und Krankheiten

Mit differentialdiagnostischen Tabellen
Unter Mitarbeit von G. Scheurer, N. Schneemann, J.-D. Summa, K.H. Welsch, U. Wertz
1978. XII, 906 Seiten
Gebunden DM 68,–
ISBN 3-540-08567-X

Preisänderungen vorbehalten

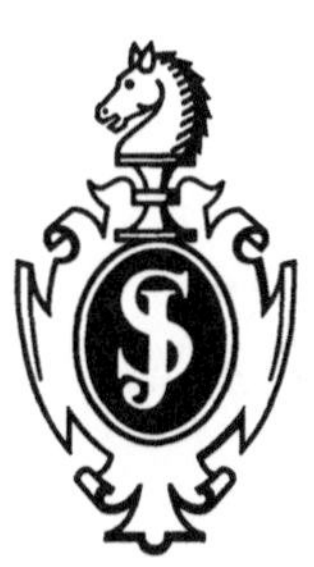

Springer-Verlag
Berlin
Heidelberg
New York